Rücker · Neugebauer · Willems
Instrumentelle pharmazeutische Analytik

Instrumentelle pharmazeutische Analytik

Lehrbuch zu spektroskopischen, chromatographischen, elektrochemischen und thermischen Analysenmethoden

Gerhard Rücker, Bonn
Michael Neugebauer, Bonn
Günter Georg Willems, Mainz

4., durchgesehene und aktualisierte Auflage
mit 242 Abbildungen und 81 Tabellen

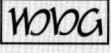 Wissenschaftliche Verlagsgesellschaft mbH Stuttgart

Anschriften der Autoren

Prof. Dr. Gerhard Rücker
Pharmazeutisches Institut
Universität Bonn
An der Immenburg 4
53121 Bonn

Priv.-Doz. Dr. Michael Neugebauer
Pharmazeutisches Institut
Universität Bonn
An der Immenburg 4
53121 Bonn

Dr. Günter Georg Willems
Institut für medizinische und
pharmazeutische Prüfungsfragen
Große Langgasse 8
55116 Mainz

Gerhard Rücker studierte Chemie an der Freien Universität Berlin und anschließend Pharmazie in Münster, promovierte 1962 bei K. E. Schulte in Münster und habilitierte sich 1968 für Pharmazeutische Chemie ebendort. 1971 Ernennung zum wissenschaftlichen Rat und Professor, 1979 Professor für Pharmazeutische Chemie in Bonn und Direktor des Pharmazeutischen Instituts. Arbeitsgebiete waren Analytik und chemische Stabilität von Arzneistoffen, sowie Isolierung und Strukturaufklärung der Inhaltsstoffe von Arzneipflanzen.
Seit 1991 ist er Herausgeber des bei der Wissenschaftlichen Verlagsgesellschaft erscheinenden 9-bändigen Kommentars zum Arzneibuch. Seit 1996 Emeritus.

Michael Neugebauer studierte Pharmazie in Münster, promovierte am Institut für Pharmazeutische Chemie und habilitierte sich für das Fach Pharmazeutische Chemie in Bonn. Anschließend als Akademischer Oberrat am Pharmazeutischen Institut in Bonn, sowie in Professurvertretungen für Pharmazeutische Chemie in Bonn und Pharmazeutische und Organische Chemie an der Fachhochschule Bonn-Rhein-Sieg tätig. Seine Arbeitsgebiete sind u. a. Entwicklung chromatographischer und spektroskopischer Methoden zur Analytik von Arzneistoffen und Untersuchung der Biotransformation von Arzneistoffen mit konventionellen und alternativen Methoden, z. B. in Bruteiern.

Günter G. Willems studierte Physik und Chemie in Mainz, 1967 Diplom, 1971 Promotion, anschließend Wissenschaftlicher Assistent am Institut für Anorganische und Analytische Chemie der Johannes Gutenberg Universität Mainz. Betreuung zahlreicher analytischer und instrumenteller Lehrveranstaltungen, wissenschaftliche Arbeiten und Entwicklung komplexer Instrumentation zur Elektoanalytik. 1975 Wissenschaftlicher Referent für pharmazeutische Analytik, 1980 Ernennung zum Leitenden Chemiedirektor, stellvertretender Leiter der Abteilung Pharmazie am Institut für medizinische und pharmazeutische Prüfungsfragen (IMPP) Mainz, dessen Aufgabe in der Erstellung bundeseinheitlicher Prüfungen und der Stoffsammlungen („Gegenstandskataloge") u. a. für den ersten Abschnitt der Pharmazeutischen Prüfung besteht. Daneben langjährig Sachverständiger für die Vorbereitung des Hochschuleingangstests Pharmazie und den Hochschuleingangstest Medizin. Seit 2001 im Ruhestand.

Ein Markenzeichen kann warenrechtlich geschützt sein, auch wenn ein Hinweis
auf etwa bestehende Schutzrechte fehlt.

Bibliografische Information der Deutschen Nationalbibliothek
Die Deutsche Nationalbibliothek verzeichnet diese Publikation in der Deutschen
Nationalbibliografie; detaillierte bibliografische Daten sind im Internet unter
http://dnb.d-nb.de abrufbar.

ISBN 978-3-8047-2397-9

Jede Verwertung des Werkes außerhalb der Grenzen des Urheberrechtsgesetzes
ist unzulässig und strafbar. Das gilt insbesondere für Übersetzungen, Nachdrucke,
Mikroverfilmungen oder vergleichbare Verfahren sowie für die Speicherung in
Datenverarbeitungsanlagen.

© 2008 Wissenschaftliche Verlagsgesellschaft mbH Stuttgart
Birkenwaldstr. 44, 70191 Stuttgart
www.wissenschaftliche-verlagsgesellschaft.de
Printed in Germany
Satz und Druck: Tutte Druckerei GmbH, Salzweg-Passau
Umschlaggestaltung: Atelier Schäfer, Esslingen

Vorwort zur 4. Auflage

Instrumentelle Analysenmethoden nehmen in der pharmazeutischen Analytik, insbesondere in der Arzneibuch-Analytik einen breiten Raum ein. Für die Ausbildung der Pharmaziestudenten fehlten früher entsprechende Lehrbücher. Diese Lücke wurde 1988 mit dem vorliegenden Lehrbuch „Instrumentelle pharmazeutische Analytik", das die Grundlagen spektroskopischer, chromatographischer und elektrochemischer Methoden behandelte, geschlossen. In den folgenden Auflagen wurden auch thermische und radiochemische Analysemethoden einbezogen. Es war unseres Wissens, aufbauend auf zwei Vorgänger-Bücher über „Spektroskopische Methoden in der Pharmazie" einer der ersten Versuche im deutschsprachigen Raum, ein derartiges Buch zu erstellen.

Das vorliegende Lehrbuch ist nicht nur auf Pharmaziestudenten zugeschnitten, wenngleich besondere Bedeutung auf die Einführungen für Anfänger ohne umfangreiche Grundkenntnisse gelegt ist. Im gegebenen Rahmen werden auch die Belange Fortgeschrittener wie Doktoranden und im Beruf stehender Pharmazeuten, Chemiker und Biologen berücksichtigt, die mit instrumenteller pharmazeutischer Analytik in Berührung kommen. Die Methoden werden meist nicht erschöpfend mathematisch bzw. physikalisch abgeleitet, sondern anwendungsbezogen erklärt. Zum leichteren Einstieg geben den methodischen Einzelkapiteln vorangestellte Einführungen zunächst einen Überblick. Große Bedeutung wird den Methoden des Arzneibuches beigemessen. Zur Vertiefung ist am Ende eines jeden Kapitels eine Auswahl an Literaturangaben angefügt.

Seit der Herausgabe der 3. Auflage des vorliegenden Buches nahm die Bedeutung der instrumentellen Analytik von Arzneimitteln weiter zu. Die Methoden unterliegen nicht nur einem ständigen Prozess der Verbesserung und Weiterentwicklung, auch ihr Anwendungsbereich weitet sich gegenüber den klassischen Analysenverfahren immer mehr aus. Laufend werden die instrumentellen Methoden auch im Arzneibuch verändert bzw. neue Verfahren werden eingeführt. Notwendigerweise findet dies seinen Niderschlag in der Lehre und Prüfung. Wie schon in den früheren Neuauflagen wurden auch in der 4. Auflage alle beschriebenen Analysenmethoden konsequent an die Vorschriften und Anforderungen der aktuellen Ausgabe des Arzneibuchs (z. Zt. 5. Ausgabe der Ph.Eur. inkl. Nachträgen) angepasst.

Am Anfang des Buches erfolgt eine kurze Einführung in die rechtlichen Grundlagen zur Sicherung der Qualität von Arzneimitteln gemäß den internationalen, europäischen und nationalen Vorschriften. Weitere Kapitel sind dem sinnvollen Umgang mit Messwerten und Messergebnissen sowie der Validierung und Kalibrierung gewidmet.

Bei den optischen und spektroskopischen Analysenmethoden wird insbesondere auf Modernisierungen der Geräte und neue Arzneibuch-Anwendungen eingegangen. Verstärkt wurden Hinweise und Literaturangaben zur Bioanalytik eingefügt. Bei den radiochemischen Verfahren wird die Positronenemissionstomographie (PET) genauer behandelt. Bei den chromatographischen Analysenmethoden wurden die Definitionen, die Nomenklatur und die verwendeten Symbole an die Vorschriften der IUPAC angepasst, die in der Vergangenheit von der Fachgruppe Analytische Chemie in der Gesellschaft Deutscher Chemiker ins Deutsche übertragen wurden und die inzwischen auch teilweise im Arzneibuch verwendet werden. Veränderte Vorschriften und die Anwendungsbereiche elektrochemischer und thermischer Analysenmethoden im Arzneibuch wurden umfangreich aktualisiert.

Die schon in der vorausgehenden Auflage eingeführten Marginalien am Seitenrand sollen den Lesern die Orientierung im Buch und den Studierenden die Aufnahme und das Rekapitulieren des komplexen und umfangreichen Stoffes erleichtern. Wie in den früheren Auflagen sind wir bemüht, uns nicht zu einer Oberflächlichkeit verleiten zu lassen, die kein Verständnis der Methoden und ihrer Grundlagen zuließe. Dennoch muss zugunsten des Umfanges des Buches in einigen Fällen auf Literatur der Grundlagenfächer wie z. B. der Physikalischen Chemie verwiesen werden. Wir hoffen mit dieser 4. Auflage den Studierenden und in der Praxis tätigen Kollegen wiederum einen fundierten und aktuellen Einblick in die instrumentellen Methoden in der pharmazeutischen Analytik zu geben. Für Anregungen und Vorschläge sind wir jederzeit dankbar.

Wir danken Frau Dr. H. Blasius für die Einführung in die rechtlichen Grundlagen zur Sicherung der Qualität von Arzneimitteln. Dem Verlag, insbesondere Herrn Dr. E. Scholz und Frau A. Piening danken wir für die gute Zusammenarbeit und ihr Verständnis.

Bonn und Mainz im Herbst 2007   Die Verfasser

Inhaltsverzeichnis

Vorwort zur 4. Auflage V

Charakterisierung von Analysenmethoden — I

    Verzeichnis der Symbole 2
    Rechtliche Grundlagen zur Qualitätskontrolle von Arzneimitteln 3

H. Blasius

1 Über den sinnvollen Umgang mit Messwerten und Messergebnissen 11

M. Neugebauer
G. Rücker

1.1 Ermittlung von Messwerten 11
1.2 Berechnung von Messergebnissen 13

2 Validierung und Kalibrierung 15
2.1 Validierung von Analysenverfahren 15
2.1.1 Qualitätsmerkmale für Analysenverfahren 16
2.1.2 Erfassung und Bestimmung der Qualitätsmerkmale für Analysenverfahren 20
2.1.3 Durchführung von Validierungen in der pharmazeutischen Analytik 30
2.2 Kalibrierung von Messgeräten 33
2.2.1 Empfindlichkeit von Messgeräten 34
2.2.2 Nachweisgrenze bzw. Bestimmungsgrenze bei Messgeräten 35
2.2.3 Bestimmungsgrenze bei Messgeräten 36
2.3 Abschätzung von Gesamtfehlern, Fehlerfortpflanzung ... 36

Optische und spektroskopische Analysenmethoden — II

G. Rücker

    Verzeichnis der Symbole 40

3 Einführung in die optischen und spektroskopischen Analysenmethoden 41
3.1 Licht als elektromagnetische Wellenbewegung 42
3.2 Energie der elektromagnetischen Wellen 43

3.3	Spektrum der elektromagnetischen Wellen, Spektralbereiche	43
3.4	Lichtabsorption und Farbe	46
3.5	Übersicht über die spektroskopischen Analysenmethoden	46
3.5.1	Atomspektroskopie und Molekülspektroskopie	47
3.5.2	Emissionsspektroskopie und Absorptionsspektroskopie	47

4	**Refraktometrie**	**48**
4.1	Grundlagen der Refraktometrie	48
4.2	Messung der Brechzahl	49
4.2.1	Grenzwinkel der Totalreflexion	49
4.2.2	Abbe-Refraktometer	50
4.3	Anwendungen der Refraktometrie in der Pharmazie	51

5	**Chiroptische Analysenmethoden**	**53**
5.1	Polarimetrie	53
5.1.1	Grundlagen der Polarimetrie	53
5.1.2	Messung der optischen Drehung	56
5.1.3	Anwendungen der Polarimetrie in der Pharmazie	60
5.2	Zirkulardichroismus	62
5.2.1	Wirkung von zirkular polarisiertem Licht auf optisch aktive Substanzen	62
5.2.2	Definition des Zirkulardichroismus	63
5.2.3	Messgrößen für den Zirkulardichroismus	65
5.2.4	Geräte zur Messung des Zirkulardichroismus	67
5.2.5	Anwendung des Zirkulardichroismus zur Untersuchung der Stereochemie von Arzneistoffen	68
5.2.6	Qualitätskontrolle von Arzneistoffen	69
5.2.7	Anwendungen im Arzneibuch	69
5.3	Optische Rotationsdispersion, Cotton-Effekt	69
5.3.1	Normale optische Rotationsdispersion	70
5.3.2	Anomale Rotationsdispersion, Cotton-Effekt	70

6	**Einführung in die atomspektroskopischen Analysenmethoden**	**72**
6.1	Thermische Anregung von Atomen	72
6.2	Vorgänge in der Flamme	73
6.3	Elektronenanregung und Lichtemission des Natriums	74

7	**Spektralanalyse**	**75**
7.1	Prinzip der Spektralanalyse	75
7.2	Messgeräte zur Spektralanalyse	75
7.3	Anwendungen der Spektralanalyse in der Pharmazie	76

8	**Atomemissionsspektroskopie, Flammenphotometrie**	77
8.1	Prinzip der Flammenphotometrie	77
8.1.1	Quantitative Auswertung der Lichtemission	77
8.2	Messgeräte zur Flammenphotometrie	79
8.3	Anwendungen der Flammenphotometrie in der Pharmazie	80
9	**Atomabsorptionsspektroskopie**	84
9.1	Grundlagen der Atomabsorptionsspektroskopie	84
9.1.1	Lichtabsorption durch Atome, Resonanzabsorption	84
9.1.2	Messgrößen der Atomabsorptionsspektroskopie	85
9.2	Messgeräte zur Atomabsorptionsspektroskopie	85
9.3	Anwendungen der Atomabsorptionsspektroskopie in der Pharmazie	87
10	**Einführung in die Molekülspektroskopie**	91
10.1	Wechselwirkungen von Licht mit organischen Molekülen	91
10.1.1	Ionisation	92
10.1.2	Elektronenanregung	93
10.1.3	Molekülschwingungen	94
10.1.4	Molekülrotationen	94
10.2	Absorptionsspektrum, Absorptionsbanden	95
10.3	Messgrößen für die Lichtabsorption	96
10.3.1	Transmission	97
10.3.2	Absorption	97
10.4	Lambert-Beer'sches Gesetz	98
10.4.1	Bouguer-Lambert'sches Gesetz	98
10.4.2	Beer'sches Gesetz	98
10.4.3	Kombiniertes Bouguer-Lambert-Beer'sches Gesetz, molarer Absorptionskoeffizient	98
10.4.4	Anwendungen des Lambert-Beer'schen Gesetzes	99
10.4.5	Herleitung des Lambert-Beer'schen Gesetzes	100
10.5	Grundsätzlicher Aufbau von Absorptionsspektrometern	101
11	**UV-Vis-Spektroskopie**	104
11.1	Grundlagen der UV-Vis-Spektroskopie	104
11.1.1	Chromophores System, Elektronenübergänge	104
11.1.2	Jablonski-Termschema	104
11.1.3	Verbotene Elektronenübergänge	106
11.1.4	Aussehen der Absorptionsbanden, Feinstruktur	106
11.2	Chromophore aus π-Elektronen	108
11.2.1	Alkene, Polyene	108
11.2.2	Alkine	112
11.2.3	Aromaten	113

11.2.4	Unterscheidung von Polyenen, Polyinen und Aromaten	115
11.3	Chromophore aus π- und n-Elektronen	115
11.3.1	Gesättigte Carbonylverbindungen	116
11.3.2	Ungesättigte Carbonylverbindungen	116
11.3.3	Heterocyclische Verbindungen	120
11.3.4	Substanzen mit mehreren voneinander unbabhängigen Chromophoren	121
11.4	Anwendungen der UV-Vis-Spektroskopie in der Pharmazie	122
11.4.1	Durchführung von Messungen im UV-Vis-Bereich	122
11.4.2	Anwendung der UV-Vis-Spektroskopie zur Strukturaufklärung	131
11.4.3	Anwendung der UV-Vis-Spektroskopie zur Analyse von Arzneimitteln	133
11.4.4	Photometrische Bestimmung von Arzneistoffen in Gemischen; Mehrkomponentenanalysen	144
11.4.5	Charge-Transfer-Spektren	147
11.4.6	Photometrische Bestimmungen in biologischem Material	148
11.4.7	Stabilitätsuntersuchungen an Arzneistoffen	154
11.4.8	Differentialspektroskopie, Derivativspektroskopie, Ableitungsspektroskopie	154
11.4.9	Untersuchung von Reaktionsabläufen, Isosbestische Punkte	157
12	**Fluorimetrie**	**166**
12.1	Grundlagen der Fluorimetrie	166
12.1.1	Anregungsspektrum und Fluoreszenzspektrum	166
12.1.2	Fluoreszenzintensität	168
12.1.3	Fluoreszenz und Struktur	169
12.2	Messung der Fluoreszenz	170
12.2.1	Messgeräte	170
12.2.2	Lösungsmittel	171
12.2.3	Lumineszenzminderung zur Detektion von Substanzen auf der Dünnschichtplatte	172
12.3	Anwendungen der Fluorimetrie in der Pharmazie	172
12.3.1	Identitätsprüfung von Arzneistoffen	173
12.3.2	Reinheitsprüfung von Arzneistoffen	173
12.3.3	Gehaltsbestimmung von Arzneistoffen	174
12.3.4	Analyse von biologischem Material	175
12.3.5	Kopplungen der Fluorimetrie mit chromatographischen Verfahren	176
12.4	Lumineszenzmethoden durch andere Anregungsarten	176
12.4.1	Chemilumineszenz	176
12.4.2	Röntgenfluoreszenzspektroskopie	177

13	**IR-Spektroskopie, Raman-Spektroskopie**	178
13.1	Prinzip der IR-Spektroskopie	178
13.2	Grundlagen der IR-Spektroskopie	178
13.2.1	Infraroter Bereich des Spektrums der elektromagnetischen Wellen	178
13.2.2	Molekülschwingungen	179
13.3	Praktische IR-Spektroskopie	185
13.3.1	IR-Spektrum	185
13.3.2	IR-Spektrometer	186
13.3.3	Messung von IR-Spektren	187
13.3.4	Charakterisierung der Molekülschwingungen	193
13.4	Anwendungen der IR-Spektroskopie in der Pharmazie	195
13.4.1	Kontrolle und Optimierung von IR-Spektrometern nach dem Arzneibuch	195
13.4.2	Strukturaufklärung	196
13.4.3	Analyse von Arzneimitteln	211
13.4.4	IR-Spektroskopie in der toxikologischen und biochemischen Analyse	215
13.4.5	Untersuchung der Stabilität von Arzneistoffen	215
13.5	Nicht-dispersive IR-Spektroskopie, NDIR-Spektroskopie	216
13.6	Spektroskopie im Nahen IR-Bereich, NIR-Spektroskopie	217
13.7	Raman-Spektroskopie	221
13.7.1	Prinzip der Raman-Spektroskopie	221
13.7.2	Raman-Effekt	221
13.7.3	Anwendung der Raman-Spektroskopie	222
14	**^{1}H-NMR-Spektroskopie**	225
14.1	Prinzip der Kernresonanzspektroskopie	225
14.1.1	Kernspin und magnetisches Moment von Atomkernen	226
14.2	Grundlagen der ^{1}H-NMR-Spektroskopie	228
14.2.1	Verhalten der Wasserstoffkerne im Magnetfeld Kreiselmodell	228
14.2.2	Energieniveaus der Wasserstoffkerne im Magnetfeld ..	229
14.2.3	Larmor-Gleichung	231
14.2.4	Besetzungsunterschied und Magnetisierung	231
14.2.5	Kernresonanz, Quermagnetisierung und Kerninduktion	232
14.2.6	Relaxation und Relaxationszeit	234
14.2.7	Messung der Kernresonanz	235
14.3	^{1}H-NMR-Spektrum	240
14.3.1	Chemische Verschiebung	240
14.3.2	Integrationskurve	249
14.3.3	Spin-Spin-Kopplung	250
14.4	Anwendungen der ^{1}H-NMR-Spektroskopie in der Pharmazie	264

14.4.1 Kontrolle und Optimierung des ^{1}H-NMR-
Spektrometers nach dem Arzneibuch 265
14.4.2 Durchführung von ^{1}H-NMR-Messungen nach dem
Arzneibuch 266
14.4.3 Strukturaufklärung 266
14.4.4 Konformationsanalyse von Arzneistoffen 272
14.4.5 Untersuchungen des Zustandes von Arzneistoffen in
Lösung 273
14.4.6 Identifizierung und Reinheitsprüfung von Arzneistoffen 278
14.4.7 Untersuchungen über Struktur und Wirkung von
Arzneistoffen 278

15 **^{13}C-NMR-Spektroskopie** 280

15.1 Prinzip der ^{13}C-NMR-Spektroskopie 280
15.1.1 Resonanzfrequenz der ^{13}C-Atome 280
15.2 Chemische Verschiebung der ^{13}C-Atome 280
15.2.1 Einfluss des Hybridisierungsgrades 281
15.2.2 Substituenteneinflüsse und γ-Effekt 282
15.2.3 Einfluss der Elektronendichte 284
15.2.4 Inkrement-Regeln zur Abschätzung von
^{13}C-Verschiebungen 285
15.3 Spin-Kopplungen 294
15.3.1 ^{1}H/^{13}C-Kopplungen 295
15.3.2 Andere heteronukleare Kopplungen 296
15.4 Entkopplungsverfahren in der ^{13}C-NMR-Spektroskopie 297
15.4.1 Protonen-Breitband-Entkopplung 297
15.4.2 Protonen-Off-Resonance-Entkopplung 298
15.4.3 Selektive ^{1}H-Entkopplungen 298
15.4.4 Gepulste Protonen-Entkopplung 298
15.5 Integration von ^{13}C-Signalen 300
15.6 ^{13}C-NMR-Spektroskopie durch Pulsfolgen 300
15.6.1 Eindimensionale (1D)-^{13}C-NMR-Spektroskopie 301
15.6.2 Zweidimensionale (2D)-^{13}C-NMR-Spektroskopie 302
15.7 Anwendungen der ^{13}C-NMR-Spektroskopie in der
Pharmazie 304
15.8 NMR-Spektroskopie zur Untersuchung lebender
Gewebe 305
15.8.1 Klinische NMR-Spektroskopie, *In-vivo*-Spektroskopie 305
15.8.2 ^{1}H-NMR-Tomographie, Kernspin-Tomographie.
Protonen-Imaging (MRT, MRI) 307

16 **Massenspektrometrie** 309

16.1 Prinzip der Massenspektrometrie 309
16.1.1 Grundvorgänge der Massenspektrometrie 309
16.1.2 Masseneinheiten 310

16.2	Grundlagen der Massenspektrometrie durch Elektronenstoß-Ionisation EI-Massenspektrometrie	311
16.2.1	Ionisierung durch Elektronenstoß – Bildung von Molekülionen	312
16.2.2	Zerfall der Molekülionen; Fragmentierung	313
16.2.3	Massenspektrum	317
16.2.4	Aufbau des EI-Massenspektrometers	318
16.2.5	Fragmentierungsreaktionen in der EI-Massenspektrometrie	324
16.3	Anwendung der EI-Massenspektrometrie zur Strukturaufklärung	334
16.3.1	Interpretation von EI-Massenspektren	334
16.3.2	Formulierung massenspektrometrischer Zerfallsreaktionen	341
16.3.3	Verlauf der Auswertung von EI-Massenspektren	345
16.4	Massenspektrometrie mit anderen Ionisationsmethoden	348
16.4.1	Weiche Ionisationsmethoden	348
16.4.2	Ionisation schwer verdampfbarer Verbindungen	350
16.5	Massenspektrometrie mit anderen Methoden der Ionentrennung	355
16.5.1	Elektrostatische Analysatoren	355
16.5.2	Quadrupol-Analysatoren	356
16.5.3	Flugzeit-Analysatoren	356
16.5.4	Ion-Trap-Massenspektrometrie	357
16.5.5	Ionen-Zyklotron-Resonanz-Analysatoren	359
16.6	Spezielle Methoden der Massenspektrometrie	359
16.6.1	Doppelt fokussierende Massenspektrometrie	359
16.6.2	Kombination mehrerer Analysatoren	360
16.7	Anwendungen der Massenspektrometrie in der Pharmazie	362
16.7.1	Identifizierung von Arzneistoffen; Kopplung der Massenspektrometrie mit chromatographischen Trennverfahren	362
16.7.2	Nachweis stabiler Isotope zur Untersuchung biologischer Reaktionen	369
17	**Radiochemische Analysenverfahren**	**371**
17.1	Grundlagen radiochemischer Messmethoden	371
17.1.1	Zerfallsgesetz und Halbwertszeit	371
17.2	Messgrößen für radioaktive Strahlung	373
17.3	Messgeräte zur Messung radioaktiver Strahlung	374
17.3.1	Ionisationsdetektoren	374
17.3.2	Szintillationsdetektoren	378
17.3.3	Halbleiterzähler	379
17.4	Gammaspektrometrie	380

17.5	Anwendung radiochemischer Analysenmethoden in der Pharmazie	381
17.5.1	Analytik von Radiopharmaka	381
17.5.2	Isotopenverdünnungsanalyse	383
17.5.3	Radioimmunoassay	384
17.5.4	Markierung von Verbindungen durch Radionuklide	385
17.5.5	Neutronenaktivierungsanalyse	386
17.5.6	Medizinische Anwendungen	386

III Chromatographische Analysenmethoden

M. Neugebauer

	Verzeichnis der Symbole	390
18	**Einführung in die chromatographischen Methoden**	**391**
18.1	Chromatographische Trennmechanismen	393
18.2	Chromatographische Symbole und Kenngrößen	397
18.2.1	Retentionsdaten	398
18.2.2	Kenngrößen zur Beschreibung von Peakform und Trennqualität	401
18.2.3	Quantitative Kenngrößen und Methoden	410
18.2.4	Zusammenfassung: Parameter zur Beschreibung von Chromatogrammen	413
18.3	Häufig verwendete Abkürzungen	414
19	**Gaschromatographie**	**416**
19.1	Prinzip der Gaschromatographie	416
19.2	Aufbau des Gaschromatographen	417
19.2.1	Probenaufgabesysteme	418
19.2.2	Trennsäulen	421
19.2.3	Detektoren	428
19.2.4	Signalregistrierung, Integratoren	432
19.3	Durchführung gaschromatographischer Analysen	433
19.3.1	Auswahl der Trennbedingungen	433
19.3.2	Praktische Durchführung	436
19.3.3	Derivatisierungen	436
19.4	Auswertung des Gaschromatogramms	438
19.4.1	Retentionsindizes	438
19.4.2	Quantitative Bestimmungen	440
19.5	Anwendung der Gaschromatographie in der Pharmazie	443
19.5.1	Anwendungen der Gaschromatographie im Arzneibuch	443
20	**Hochleistungs-Flüssigchromatographie**	**446**
20.1	Prinzip der Hochleistungs-Flüssigchromatographie	446

20.2	Aufbau von Geräten zur Hochleistungs-Flüssigchromatographie	448
20.2.1	Elutionsmittel	450
20.2.2	Pumpen	451
20.2.3	Gradientenmischer	451
20.2.4	Probeneinlasssystem	452
20.2.5	Trennsäulen	453
20.2.6	Säulenfüllung und Trennmaterialien	454
20.2.7	Detektoren	457
20.3	Durchführung flüssigchromatographischer Analysen	460
20.3.1	Die Trennverfahren der Hochleistungs-Flüssigchromatographie	460
20.3.2	Auswahl der Trennbedingungen	467
20.3.3	Elutionsgeschwindigkeit	468
20.3.4	Temperatureinflüsse	469
20.3.5	Elutionsmittelgradienten	469
20.4	Anwendungen der Hochleistungs-Flüssigchromatographie in der Pharmazie	470
20.4.1	Anwendungen der Hochleistungs-Flüssigchromatographie im Arzneibuch	471
21	**Dünnschichtchromatographie**	**474**
21.1	Prinzip der Dünnschichtchromatographie	474
21.1.1	Geräte und Materialien zur Durchführung der Dünnschichtchromatographie	475
21.1.2	Durchführung der Dünnschichtchromatographie	478
21.1.3	Anwendung der Dünnschichtchromatographie in der Pharmazie	482
21.2	Prinzip der quantitativen Dünnschichtchromatographie	484
21.2.1	Messgeräte und Messprinzip der quantitativen Dünnschichtchromatographie	485
21.2.2	Durchführung quantitativer, dünnschichtchromatographischer Messungen	486
21.2.3	Fehlermöglichkeiten	490
21.2.4	Anwendung der quantitativen Dünnschichtchromatographie in der Pharmazie	491

Elektrochemische Analysenmethoden   IV

G. G. Willems

	Verzeichnis der Symbole	494
22	**Allgemeine Einführung in die Elektrochemie**	**498**
22.1	Elektrodenvorgänge	498
22.2	Elektrodenpotentiale; Nernst'sche Gleichung	500

22.3	Arten von Elektroden	502
22.3.1	Metall(ionen)elektroden	502
22.3.2	Gaselektroden	505
22.3.3	Redoxelektroden	506
22.4	Elektrochemische Zellen	507
22.4.1	Aufbau der galvanischen Zelle	508
22.4.2	Spannung der galvanischen Zelle; Elektrochemische Spannungsreihe	509
22.4.3	Elektrolytische Umsetzungen	512
22.4.4	Elektrolytische Leitfähigkeit	520
22.4.5	Anhang: Ein Ersatzschaltbild der elektrochemischen Zelle	524
23	**Potentiometrie**	**527**
23.1	Grundlagen der Direktpotentiometrie	527
23.1.1	Messung von pH-Werten	528
23.1.2	Konzentrationsbestimmungen mit ionenspezifischen Elektroden	532
23.2	Durchführung direktpotentiometrischer Messungen	537
23.3	Grundlagen potentiometrischer Titrationen	539
23.3.1	Säure-Base-Titrationen	540
23.3.2	Fällungstitrationen	542
23.3.3	Komplexometrische Titrationen	545
23.3.4	Redoxtitrationen	545
23.4	Durchführung potentiometrischer Titrationen	548
23.5	Pharmazeutische Anwendungen potentiometrischer Titrationen	552
24	**Elektrogravimetrie**	**559**
24.1	Grundlagen der Elektrogravimetrie	559
24.2	Instrumentelle Anordnung und Durchführung elektrogravimetrischer Bestimmungen	563
24.3	Anwendungsbereich der Elektrogravimetrie	565
25	**Coulometrie**	**568**
25.1	Grundlagen der Coulometrie	569
25.2	Durchführung coulometrischer Bestimmungen	572
25.3	Instrumentelle Anordnung	573
25.4	Anwendungen der Coulometrie	575
26	**Voltammetrische Verfahren; Polarographie**	**578**
26.1	Einführung in die Voltammetrie und Polarographie	578
26.2	Grundlagen der Voltammetrie	582
26.2.1	Grundlagen der Gleichspannungspolarographie	582
26.2.2	Grundlagen der Voltammetrie an stationären Elektroden	586

26.2.3	Der voltammetrische Grundstrom	587
26.2.4	Auswertung voltammetrischer Strom-Spannungs-Kurven; Simultanbestimmungen	590
26.2.5	Voltammogramme bei nichtreversiblen Elektrodenvorgängen	591
26.2.6	Cyclische Voltammetrie	593
26.3	Durchführung voltammetrischer Bestimmungen	594
26.3.1	Voltammetrische Zellen	594
26.3.2	Instrumentelle Anordnung	596
26.3.3	Experimentelle Durchführung	597
26.4	Anwendungen der Voltammetrie	597
26.4.1	Voltammetrie anorganischer Substanzen	598
26.4.2	Voltammetrie organischer Verbindungen	601
26.4.3	Voltammetrie in der pharmazeutischen Analytik	609
26.5	Anhang: Spezielle voltammetrische Verfahren	610
26.5.1	Inverse Voltammetrie	610
26.5.2	Pulsverfahren	611
26.5.3	Wechselspannungsvoltammetrie	613

27 Amperometrie und Voltametrie … 617

27.1	Einführung in die amperometrischen und voltametrischen Indizierungsverfahren	617
27.2	Grundlagen und Anwendungsbereiche der amperometrischen und voltametrischen Verfahren	619
27.2.1	Amperometrie mit einer Indikatorelektrode	619
27.2.2	Amperometrie mit zwei Indikatorelektroden	624
27.2.3	Voltametrie mit einer Indikatorelektrode	628
27.2.4	Voltametrie mit zwei Indikatorelektroden	629
27.3	Durchführung amperometrischer und voltametrischer Titrationen mit einer und mit zwei Indikatorelektroden	631
27.3.1	Messanordnungen und experimentelle Durchführung	631
27.3.2	Elektroden und Zellen	632
27.3.3	Durchführung amperometrischer Methoden des Arzneibuchs	633
27.4	Pharmazeutische Anwendungen amperometrischer und voltametrischer Indizierungsmethoden	635

28 Konduktometrie … 638

28.1	Grundlagen der Konduktometrie	638
28.2	Durchführung konduktometrischer Messungen	639
28.2.1	Instrumentelle Anordnung	640
28.2.2	Messzellen	640
28.3	Anwendungen der Konduktometrie	642
28.3.1	Absolute Leitfähigkeitsmessungen	642
28.3.2	Konduktometrische Titrationen	642

29	**Elektrophoretische Verfahren**	648
29.1	Grundlagen elektrophoretischer Verfahren	657
29.2	Durchführung elektrophoretischer Verfahren	659
29.3	Anwendungen elektrophoretischer Verfahren	663

V Thermische Analysenmethoden

G. G. Willems

Verzeichnis der Symbole 668

30	**Grundlagen der thermischen Analysenmethoden**	669
30.1	Einführung in die Methoden	669
30.2	Grundprinzipien	671
30.3	Modifikationsübergänge und Thermodynamik	673

31	**Thermogravimetrie**	676
31.1	Grundlagen der Thermogravimetrie	676
31.2	Durchführung der Thermogravimetrie	676
31.3	Anwendungen der Thermogravimetrie	679

32	**Thermoanalyse, Differenzthermoanalyse**	682
32.1	Grundlagen der Thermoanalyse	682
32.2	Durchführung der Differenzthermoanalyse	682
32.3	Anwendungen der Differenzthermoanalyse	684

33	**Kalorimetrische Verfahren**	685
33.1	Grundlagen der Dynamischen Differenz-Kalorimetrie	685
33.2	Durchführung der Dynamischen Differenz-Kalorimetrie	686
33.3	Anwendungen der Dynamischen Differenz-Kalorimetrie	688
33.4	Kopplungssysteme	692

Sachregister 695

Charakterisierung von Analysenmethoden

Verzeichnis der Symbole
Teil I: Charakterisierung von Analysenmethoden

a	Abschnitt auf der y-Achse der Kalibriergeraden	n	Anzahl der Messungen
b	Steigung der Kalibriergeraden (Regressionskoeffizient)	μ	richtiger Wert einer Analyse
		r	linearer Korrelationskoeffizient
		s	absolute Standardabweichung
b	Kalibrierempfindlichkeit von Messgeräten	s_{rel}	relative Standardabweichung
		s^2	Varianz
c	Konzentration	s_R	Standardabweichung der Rauschsignale
C_m	Grenzkonzentration		
E	Empfindlichkeit	s_t	totale Standardabweichung
F	Testgröße der F-Verteilung	S_m	Messsignal einer Substanz
F	absoluter Gesamtfehler	S_R	Mittelwert der Rauschsignale
F_{rel}	relativer Gesamtfehler	$t_{ber.}$	Testgröße für den t-Test
f	um 1 verminderte Zahl der Bestimmungen ($n-1$)	Vk	Variationskoeffizient
		$\bar{x}$	arithmetischer Mittelwert der Messwerte
f	absoluter Fehler der Teilschritte	x_i	Messwerte, Konzentrationswerte
f_{rel}	relativer Fehler der Teilschritte	Δx	Fehler einer Messung
γ	analytische Empfindlichkeit von Messgeräten	$\bar{y}$	arithmetischer Mittelwert von Messwerten
k	Faktor		
ΔM	Änderung der Messwerte	y_i	Messwerte

Rechtliche Grundlagen zur Qualitätskontrolle von Arzneimitteln

Übersicht

Die Sicherung der Qualität von Arzneimitteln ist in einer Vielzahl von internationalen, europäischen und nationalen Vorschriften geregelt (Lit. 1,2). Diese beziehen sich zum einen auf den erforderlichen Prüfumfang und methodische Fragen und zum anderen auf die Einhaltung der Grundsätze der guten Herstellungspraxis (GMP).

Welche Prüfungen an Arzneimitteln zur Anwendung am Menschen durchgeführt werden müssen, bestimmen im EU-Binnenmarkt der europäische **Kodex für Humanarzneimittel** (Lit. 3) sowie die **europäische Prüfrichtlinie** (Lit. 4). Beide sind in Deutschland im **Arzneimittelgesetz** (Lit. 5) und in den **Arzneimittelprüfrichtlinien** gemäß § 26 AMG (Lit. 6) in nationales Recht umgesetzt. Weitere Detailvorschriften (Leitlinien und Empfehlungen) zu einzelnen Prüfungen sind im europäischen Regelwerk für Arzneimittel in Band 3 **Eudralex** (Humanarzneimittel) enthalten (Lit. 7,8).

Vorschriften für die Prüfung von Arzneimitteln

Die **Grundsätze der guten Herstellungspraxis (GMP)**, die die Qualitätssicherung und Qualitätskontrolle einschließen, sind in den Mitgliedstaaten der Europäischen Union verbindlich anzuwenden (Lit. 9). Nähere Einzelheiten sind EU-weit im **EG-GMP-Leitfaden** (Band 4 **Eudralex**) festgelegt (Lit. 10). Dieses umfangreiche Dokument, das erstmals im Jahr 1989 herausgegeben wurde und das in keinem Pharmaunternehmen, Herstellungsbetrieb und Kontrolllabor fehlen darf, hat zahlreiche Anhänge und wird ständig an den Stand von Wissenschaft und Technik angepasst. Seine wesentlichen Inhalte sind im deutschen Arzneimittelrecht in der **Arzneimittel- und Wirkstoffherstellungsverordnung** (AMWHV) von November 2006 implementiert (Lit. 11).

Grundsätze der guten Herstellungspraxis (GMP)

In dem vorliegenden Buch werden die instrumentell-analytischen Methoden für die Prüfung von Arzneistoffen, Hilfsstoffen und Fertigarzneimitteln behandelt. Dazu bilden die Arzneibücher (**DAB, Ph. Eur., HAB**) sowie der **Deutsche Arzneimittel-Codex (DAC)** eine wichtige Grundlage. Sofern nicht auf ein Arzneibuch zurückgegriffen werden kann, müssen für die Kontrolle der Qualität von Arzneistoffen, Wirkstoffen oder Fertigarzneimitteln eigene analytische Methoden ausgearbeitet und validiert werden. Die hieraus abgeleiteten **Spezifikationen** bilden die Grundlage der routinemäßigen Kontrolle für die Freigabe zur Verwendung innerhalb des Herstellungsverfahrens oder auch für das Inverkehrbringen (**Freigabespezifikation**) (Lit. 11). Die

Analytische Vorschriften

Ausarbeitung eigener analytischer Vorschriften

Merkmale des Arzneimittels, die über seine gesamte Haltbarkeitsdauer eingehalten werden müssen, werden in der **Laufzeitspezifikation** beschrieben.

Qualifizierung und Validierung

Definition von Validierung und Qualifizierung

Ziel jeder analytischen Messung ist es, ein wahres Ergebnis bzw. den wahren Wert einer Größe zu ermitteln. Auch bewährte instrumentelle Methoden in der pharmazeutischen Analytik zeigen Analysenfehler bzw. Bestimmungsfehler. Um zu verlässlichen und reproduzierbaren Ergebnissen zu kommen, muss die Qualität und Eignung der Verfahren einer speziellen Kontrolle unterworfen werden. Diese Kontrolle wird als **Validierung** bezeichnet. Es gibt hierzu eine Reihe nationaler und internationaler gesetzlicher Regelungen. So fordern die europäische Prüfrichtlinie (Lit. 4) bzw. die deutschen Arzneimittelprüfrichtlinien (Lit. 6): „Alle Prüfverfahren müssen dem jeweiligen Stand der Wissenschaft entsprechen und müssen validierte Verfahren sein. Die Ergebnisse der Validierungsprüfung sind vorzulegen". Der europäische Leitfaden zur guten Herstellungspraxis (EG-GMP, Lit. 10) enthält für die Begriffe der Qualifizierung sowie der Validierung die folgende Definition:

- **Validierung:** Beweisführung in Übereinstimmung mit den Prinzipien der Guten Herstellungspraxis (GMP), dass Verfahren, Prozesse, Ausrüstungsgegenstände, Materialien, Arbeitsgänge oder Systeme tatsächlich zu den erwarteten Ergebnissen führen.
- **Qualifizierung:** Beweis, dass eine Ausrüstung korrekt arbeitet und zu den erwarteten Ergebnissen führt. Teilweise wird der Begriff der „Validierung" ausgeweitet und beinhaltet auch die Qualifizierung.

Der Anhang 15 zum EU-Leitfaden einer guten Herstellungspraxis von April 2001 (Lit. 10) ist der Thematik der **Qualifizierung und Validierung** gewidmet. Hiernach sollten alle Validierungsaktivitäten geplant werden.

Qualifizierung

Arten der Qualifizierung

Der erste Schritt einer Validierung neuer Einrichtungen, Anlagen oder Ausrüstungsgegenstände sollte die **Designqualifizierung** (DQ) sein (siehe Tab. 1). Bei neuen oder veränderten Einrichtungen, Anlagen oder Ausrüstungsgegenständen ist eine **Installationsqualifizierung** (IQ) vorzunehmen. Die IQ umfasst unter anderem die **Kalibrierung**. Im Anschluss an die Installationsqualifizierung sollte die **Funktionsqualifizierung** (OQ) stattfinden. Ihr erfolgreicher Abschluss ermöglicht die formale „Freigabe" der Einrichtungen, Anlagen und Aus-

Tab. 1 Elemente der Qualifizierung (EG-GMP-Leitfaden, Lit. 10)

Qualifizierung bedeutet eine dokumentierte Verifizierung, dass Einrichtungen, Anlagen und Ausrüstung…	
Designqualifizierung (DQ)	… bezüglich des vorgesehenen Designs für den entsprechenden Verwendungszweck geeignet sind.
Installationsqualifizierung (IQ)	… so wie sie installiert wurden, mit dem genehmigten Design und den Empfehlungen des Herstellers übereinstimmen. **Kalibrierung:** Arbeitsgänge, durch die unter bestimmten Bedingungen die Beziehung zwischen den durch ein Messgerät oder ein Messsystem angezeigten oder den sich aus einer Materialmessung ergebenden Werten und den entsprechenden bekannten Werten eines Referenzstandards bestimmt wird. Kalibrieren: Vergleich einer gemessenen Größe mit einer Referenzgröße. **zum Vergleich:** **Justierung:** Ein Messsystem wird so abgeglichen, dass die gemessene Größe vom wahren Wert (Referenzwert) so wenig wie möglich abweicht und innerhalb des Toleranzbereichs liegt. **Eichen:** In einer Prüfung wird festgestellt, ob die eichrechtlichen Vorschriften, wie z. B. die Eichfehlgrenzen, nicht verletzt werden. Bestätigung durch Eichstempel.
Funktionsqualifizierung (OQ)	… so wie sie installiert oder modifiziert wurden, im Rahmen der vorgesehenen Betriebsbereiche den Erwartungen gemäß funktionieren.
Leistungsqualifizierung (PQ)	… so wie sie miteinander verbunden wurden, auf der Grundlage der genehmigten Prozessmethode und Produktspezifikation effektiv und reproduzierbar funktionieren.

rüstung zur Nutzung. Die anschließende **Leistungsqualifizierung** (PQ) dient dazu, Tests mit Produktionsmaterialien, geeigneten Ersatzmaterialien oder simulierten Produkten durchzuführen. Ausrüstungen und Prozesse sollen in bestimmten Zeitabständen bewertet werden, um zu gewährleisten, dass sie sich weiterhin in einem qualifizierten bzw. validierten Zustand befinden. Bei Änderungen ist eine Änderungskontrolle durchzuführen, evtl. mit einer **Requalifizierung** oder **Revalidierung**.

Validierung

Die Validierung im Rahmen der Guten Herstellungspraxis (Lit. 3,4,9) umfasst die

Arten der Validierung

- Validierung analytischer Methoden
- Reinigungsvalidierung
- Prozessvalidierung.

Validierung analytischer Methoden

Vorschriften für die Validierung analytischer Methoden und Verfahren

Für analytische Methoden, die nicht explizit im Arzneibuch referenziert werden, ist der Nachweis zu führen, dass die Methode unter den gegebenen Anwendungsbedingungen unter Nutzung qualifizierter analytischer Geräte zuverlässig ist und zu korrekten analytischen Werten führt. Zur Validierung analytischer Methoden bei der Prüfung von Humanarzneimitteln wurden im Rahmen der internationalen Harmonisierung der Zulassungsanforderungen zwischen der Europäischen Gemeinschaft, den USA und Japan (International Conference on Harmonisation ICH) zwei wichtige Leitlinien (Guidelines) verabschiedet:

Harmonisierung der Valididierungsmethoden

- Validation of analytical methods: Definitions and terminology (CPMP/ICH)381/95) von Juni 1995 (Lit. 12)
- Validation of analytical procedures: Methodology (CPMP/ICH/281/95) von Dezember 1996 (Lit. 13).

In diesen wird im Einzelnen dargelegt, bei welchen Prüfungen im Rahmen des Arzneimittel-Zulassungsverfahrens in welchem Umfang Validierungen durchgeführt werden müssen und welche Parameter in die jeweilige Validierung einzubeziehen sind.

Die vier gängigsten Methoden, die validiert werden müssen sind:

Wichtigste Bereiche der Validierung

- Identitätstests
- Gehalt an Verunreinigungen
- Grenzwertbestimmungen für Verunreinigungen
- Gehaltsbestimmung des Wirkstoffes selbst bzw. des Wirkstoffes im Fertigarzneimittel oder anderer ausgewählter Komponenten.

Typische Parameter der Validierung sind (siehe auch Tab. 2 und Kap. 2.1 und 2.2):

Parameter der Validierung

- Präzision (precision), Wiederholpräzision (repeatability), Vergleichspräzision, (reproducibility), Laborpräzision, Wiederfindung (recovery)
- Richtigkeit (accuracy)
- Nachweisgrenze (limit of detection)
- Bestimmungsgrenze (limit of quantitation)
- Spezifität, Selektivität (specifity, selectivity)
- Linearität (linearity)
- Empfindlichkeit (sensitivity)
- Arbeitsbereich, Bestimmungsbereich (range)

Definition der Robustheit analytischer Verfahren

Wichtig ist darüber hinaus die **Robustheit** (*robustness, ruggedness*) einer Methode (Kap. 2.1.1). Sie ist definiert als die Störanfälligkeit der Ergebnisse durch variierende Bedingungen oder die Fähigkeit eines Verfahrens, ein Ergebnis zu liefern, das durch variierende Bedingungen nicht oder nur unwesentlich verfälscht wird. Für jeden variierbaren Parameter lässt sich ein Bereich ermitteln, in dem die Genauigkeit der Methode nicht durch die Variation des Parameters beeinflusst wird. Die Größe dieses Bereichs ist das Maß für die Robustheit der Methode bezüglich des variierten Parameters. Ein weiterer integraler Bestandteil vieler analytischer Verfahren ist der Nachweis der Eignung für den spezifischen Test (system suitability testing). Die Parameter, die hierfür zu validieren sind, ergeben sich aus der Art des Verfahrens. Näheres hierzu siehe in Kap. 2 dieses Buches.

Tab. 2 Parameter der Validierung (EG-GMP-Leitfaden, Lit. 10, siehe auch Kap. 2.1 und 2.2)

Präzision (*precision*)	Sie beschreibt die Streuung von Analysenergebnissen. Als Maße dienen die Standardabweichung (s), die relative Standardabweichung (s_{rel}) (identisch mit dem Variationskoeffizient VK) und seltener die Varianz (s^2). **Wiederholpräzision** (*repeatability*): Aussage über die Präzision bei Wiederholbedingungen: gleiche Probe, gleicher Prüfer, gleiches Gerät, identische Reagenzien, kurzer Zeitabstand. **Vergleichspräzision** (*reproducibility*): Aussage über die Präzision unter Vergleichsbedingungen: anderes Labor (d. h. auch andere Geräte, Chemikalien, Prüfer). **Laborpräzision**: Aussage über die Präzision bei gleicher Probe, aber wechselnden Bedingungen: anderer Prüfer, anderes Gerät, anderer Tag, neue Chemikalien etc. **Wiederfindungs(rate)** (*recovery*): Verhältnis der unter Wiederholbedingungen gemessenen Ausbeute nach allen Analyseschritten (Mittelwert) zum richtigen Wert des Analyten in der Probe.
Richtigkeit (*accuracy*)	Sie erlaubt eine Aussage über den systematischen Fehler einer Methode. Maß der Übereinstimmung zwischen dem ermittelten und einem definitionsgemäß richtigen Wert (Referenzmaterial mit definiertem Gehalt).
Nachweisgrenze (*limit of detection*)	Kleinste nachweisbare Menge (DIN), minimal detektierbare Nettokonzentration oder Gehalt (ISO*).
Bestimmungsgrenze (*limit of detection*)	Kleinste quantifizierbare Menge (DIN), minimal detektierbare Nettokonzentration oder Gehalt (ISO*).
Spezifität (*specifity*)	Fähigkeit, eine bestimmte Substanz ohne Störungen durch andere Komponenten zu bestimmen. **Selektivität** (*selectivity*): Fähigkeit, verschiedene, nebeneinander zu bestimmende Komponenten ohne gegenseitige Störung zu erfassen.
Linearität (*linearity*)	Fähigkeit, innerhalb eines gegebenen Konzentrationsbereiches Ergebnisse zu liefern, die der Konzentration des Analyten direkt proportional sind (Kalibrierfunktion).
Empfindlichkeit (*sensitivity*)	Differenz in der Probenkonzentration, die der kleinsten detektierbaren Signaldifferenz entspricht; Steigung der Kalibriergeraden.
Arbeitsbereich (Messbereich) (*range*)	Konzentrationsbereich für akzeptable/bestätigte Angaben über die zu validierenden Parameter. Wird ermittelt aus der linearen Kalibrierfunktion, Bereich, für den diese Gültigkeit besitzt.

*) International Standardization Organisation

Prozess-Validierung

Gebiete der Prozessvalidierung

In Ausnahmefällen kann es notwendig sein, Prozesse während der routinemäßigen Produktion zu validieren (**begleitende Validierung**). Eine **retrospektive Validierung** ist nur bei gut etablierten Prozessen zulässig. Übergreifende Vorschriften für die Arbeit in analytischen Laboratorien sowie für die Kalibrierung und Validierung von Analysenmethoden und Regelungen von Teilbereichen auf inoffizieller, wissenschaftlicher Grundlage werden unter den folgenden Begriffen zusammengefasst: Computersystem-Validierung (CSV), Good Analytical Practice (GAP), Good Automated Laboratory Practice (GALP).

Bedeutung des Standes der Technik

Anpassung der Methoden an den Stand der Technik

Artikel 23 des Kodexes für Humanarzneimittel (Richtlinie 2001(83/EG, Lit. 3) fordert, dass auch nach Erteilung der Zulassung bezüglich der angewandten Kontrollmethoden zur qualitativen und quantitativen Analyse der Bestandteile des Fertigerzeugnisses stets der Stand der Technik und die Fortschritte der Wissenschaft berücksichtigt werden müssen. Gegebenenfalls sind die notwendigen Änderungen vorzunehmen, um die Kontrolle der Arzneimittel gemäß den allgemein anerkannten wissenschaftlichen Methoden sicherzustellen.

Literatur

1) Blasius H., Cranz H., Arzneimittel und Recht in Europa. Wissenschaftliche Verlagsgesellschaft Stuttgart (1998)
2) Blasius H., Müller-Römer D., Fischer, J., Arzneimittel und Recht in Deutschland. Wissenschaftliche Verlagsgesellschaft Stuttgart (1998)
3) Richtlinie 2001/83/EG des Europäischen Parlaments und des Rates vom 6. November 2001 zur Schaffung eines Gemeinschaftskodexes für Humanarzneimittel. Amtsblatt Nr. L 311 vom 28. 11. 2001, S. 67–128. Geändert durch die Richtlinien 2002/98/EG vom 27. Januar 2003, 2004/24/EG vom 31. März 2004 und 2004/27/EG vom 31. März 2004
4) Richtlinie 2003/63/EG der Kommission vom 25. Juni 2003 zur Änderung der Richtlinie 2001/83/EG des Europäischen Parlaments und des Rates zur Schaffung eines Gemeinschaftskodexes für Humanarzneimittel. Amtsblatt Nr. L 159 vom 27. 6. 2003, S. 46–94
5) Gesetz über den Verkehr mit Arzneimitteln (Arzneimittelgesetz – AMG). In der Fassung der Bekanntmachung vom 12. Dezember 2005. BGBl. I S. 3394
6) Zweite Allgemeine Verwaltungsvorschrift zur Änderung der Allgemeinen Verwaltungsvorschrift zur Anwendung der Arzneimittelprüfrichtlinien vom 11. Oktober 2004. BAnz Nr. 197 vom 16. Oktober 2004
7) Eudralex. Volume 3 – Medicinal Products for Human Use: Guidelines. http://ec. europa.eu/enterprise/pharmaceuticals/eudralex/homev3.htm. bzw. http://www.emea.europa.eu/htms/human/humanguidelines/quality.htm
8) Feiden K. (Hrsg.), Arzneimittelprüfrichtlinien. Sammlung nationaler und internationaler Richtlinien. Unter Mitarbeit von Helga Blasius. Fortsetzungswerk, einschl. 26. Akktualisierungslfg., Wissenschaftliche Verlagsgesellschaft Stuttgart (2007)

9) Richtlinie 2003/94/EG der Kommission vom 8. Oktober 2003 zur Festlegung der Grundsätze und Leitlinien der Guten Herstellungspraxis für Humanarzneimittel und für zur Anwendung beim Menschen bestimmte Prüfpräparate. Amtsblatt Nr. L 262 vom 14. 10. 2003, S. 22-2
10) Eudralex. Volume 4. EU Guidelines to Good Manufacturing Practice, Medicinal Products for Human and Veterinary Use, Stand Oktober 2005. http://EC.europa.eu/enterprise/pharmaceuticals/eudralex/homev4.htm
11) Verordnung zur Ablösung der Betriebsverordnung für pharmazeutische Unternehmer vom 3. November 2006. BGBL 2006 Teil I Nr. 51, 2523–2542 vom 9. November 2006, 2523 (Artikel 1: Verordnung über die Anwendung der Herstellungspraxis bei der Herstellung von Arzneimitteln und Wirkstoffen und über die Anwendung der Guten fachlichen Praxis bei der guten Herstellung von Produkten menschlicher Herkunft – (Arzneimittel- und Wirkstoffherstellungsverordnung – AMWHV)
12) Validation of analytical methods: Definitions and terminology (CPMP/ICH/381/95) as of June 1995
13) Validation of analytical procedures: Methodology (CPMP/ICH/281/95) as of Dezember 1996

1 Über den sinnvollen Umgang mit Messwerten und Messergebnissen

1.1 Ermittlung von Messwerten

Jede Messung ist naturgemäß mit experimentellen Fehlern oder Unsicherheiten behaftet. Häufig ist es nicht einfach, den Fehler einer Messung abzuschätzen oder gar zu berechnen; dennoch gibt es einige einfache Regeln, die es ermöglichen, ein Endergebnis mit der gebotenen Genauigkeit anzugeben. Darunter ist zu verstehen, dass das Resultat einer Messung oder Berechnung weder zu ungenau (d. h. mit zu wenig signifikanten Ziffern), noch übertrieben genau anzugeben ist (d. h. mit einer Anzahl an signifikanten Ziffern versehen ist, die in keiner Weise der Genauigkeit des Messvorganges entspricht – etwa sämtlichen Ziffern der Anzeige eines Taschenrechners).

Was ist bei der Angabe von Messwerten zu beachten?

Die Anzahl der angegebenen signifikanten Ziffern ist immer auch eine Aussage über die Genauigkeit bzw. über den Fehler des Messwertes.

Anzahl der Ziffern bei Messwerten

Signifikante Ziffern

Hierunter versteht man die Stellen, die mit Sicherheit bekannt sind plus der ersten unsicheren Stelle. Dabei wird üblicherweise unterstellt, dass die unsichere Stelle um ± 1 ihrer Einheit abweichen kann. Das Arzneibuch verwendet eine etwas andere Definition. Es werden nur die sicheren Stellen angegeben und eine Abweichung von ± 5 **hinter** der letzten angegebenen Stelle ist erlaubt.

Definition der signifikanten Ziffern

Unsicherheit

Unter **absoluter Unsicherheit** versteht man die mögliche Abweichung in der letzten Stelle eines Messwertes. Unter **relativer Unsicherheit** versteht man die absolute Unsicherheit in Promille oder Prozent bezogen auf den Messwert, siehe Gl. 1.1.

Definition der der absoluten und relativen Unsicherheit

$$\text{Rel. Unsicherheit} = \frac{\text{abs. Unsicherheit}}{\text{Messwert}} \cdot 100\, [\%] \quad \text{(Gl. 1.1)}$$

Auf einer Analysenwaage kann üblicherweise mit einer Genauigkeit (absoluten Unsicherheit) von $\pm 0{,}5$ mg gewogen werden, obwohl eine Ablesung von zehntel Milligramm möglich ist. Bei einer Einwaage

Beispiel für die Berechnung der relativen Unsicherheit

von z. B. 1341,7 mg sollte der richtige Wert somit zwischen 1341,2 und 1342,2 mg liegen. Als Messwert können 5 signifikante Ziffern angegeben werden, 4 sicher gemessene Ziffern (1341) sowie die 7 als unsichere Stelle. Die relative Unsicherheit beträgt nach Gl. 1.2 0,037 % und ist von der absoluten Einwaage abhängig.

$$\text{Rel. Unsicherheit} = \frac{\pm 0{,}5\,\text{mg}}{1341{,}7\,\text{mg}} \cdot 100 = 0{,}037\,\% \qquad \text{(Gl. 1.2)}$$

Werden z. B. nur 25,7 mg mit der angenommenen absoluten Unsicherheit von ± 0,5 mg eingewogen, so beträgt die relative Unsicherheit fast 2 % und dürfte für viele Analysen bereits zu groß sein. Aus diesem Grund lässt das Arzneibuch bei niedrigen Einwaagen häufig zunächst eine ca. 10fach höhere Menge einwiegen und nach dem Lösen in einem größeren Volumen, z. B. 100,0 ml, einen aliquoten Teil, z. B. 10,0 ml, für die Analyse abpipettieren. Dieses Verfahren führt zu einer geringeren Unsicherheit, da der Verdünnungsschritt mit Vollpipette und Messkolben zu einem kleineren Fehler führt als die direkte Einwaage der kleineren Menge.

Bedeutung des Dezimalkommas bzw. -punktes

Die Zahl der signifikanten Stellen vor oder hinter dem Dezimalkomma bzw. Dezimalpunkt ist bedeutungslos, da Dezimalkomma bzw. -punkt mit Hilfe der Exponentialschreibweise oder der Wahl einer anderen Einheit beliebig verschoben werden kann, siehe Gl. 1.3.

$$1341{,}7\,\text{mg} = 1{,}3417\,\text{g} = 1{,}3417 \cdot 10^3\,\text{mg} \qquad \text{(Gl. 1.3)}$$

Sind Nullen signifikante Ziffern?

Erlaubt wäre jedoch die Schreibweise 0,0013417 kg, da führende Nullen, d. h. vor der ersten gemessenen Ziffer stehende Nullen im Gegensatz zu Nullen, die innerhalb des Messwertes oder im Anschluss an den Messwert stehen, nicht signifikant sind.

Die Umrechnung von z. B. 5,1 g = 5100 mg stellt somit einen groben Fehler dar, da bei der Angabe 5,1 g nur zwei signifikante Stellen definiert sind und die relative Unsicherheit bei einer angenommenen Abweichung von ± 1 in der letzten Stelle ca. 2 % beträgt. Die Angabe 5100 mg würde dagegen eine relative Unsicherheit von nur 0,02 % vortäuschen. Die richtige Schreibweise wäre 5,1 g = 5,1 · 10³ mg, bei der die Zahl der signifikanten Stellen nach der Umrechnung unverändert beibehalten wird.

Angabe volumetrischer Messwerte nach dem Arzneibuch

Eine wiederum abweichende Definition benutzt das Arzneibuch bei der Angabe von volumetrischen Messwerten. Hier bedeutet eine Null hinter dem Dezimalkomma bzw. in der letzten Stelle hinter dem Dezimalkomma, dass das Volumen so genau wie möglich gemessen werden muss. In diesen Fällen ist bei quantitativen Bestimmungen eine Vollpipette oder ein Messkolben zu verwenden, für welche die zulässigen Toleranzen der Eichordnung gelten.

1.2 Berechnung von Messergebnissen

Fast immer ist es notwendig, aus verschiedenen Messwerten ein Analysenergebnis zu berechnen. Dabei ergibt sich häufig das Problem, dass die Angabe der einzelnen Messwerte mit unterschiedlicher Unsicherheit, d. h. auch mit unterschiedlicher Zahl von signifikanten Stellen erfolgt. Ein Beispiel dafür ist z. B. die quantitative Bestimmung von wasserfreiem Natriumsulfat durch Kationenaustauschchromatographie nach dem Arzneibuch. Als Einwaage sollen ca. 1,30 g, genau gewogen, verwendet werden. Nach den Definitionen des Arzneibuches bedeutet dies, dass die Einwaage zwischen 1,17 und 1,43 g liegen muss, da eine maximale Abweichung von 10 % gegenüber der Vorgabe erlaubt ist. Die Vorgabe von 1,30 g mit drei signifikanten Ziffern ist so zu interpretieren, dass auf einer Analysenwaage auf ± 5 mg genau gewogen werden muss, da das Arzneibuch in der nicht mehr angegebenen Stelle eine Abweichung von ± 5 zulässt. Die Einwaage könnte z. B. 1342 mg betragen, die relative Unsicherheit von ca. 0,4 % ist für eine derartige Bestimmung ausreichend. Die auf einer Analysenwaage üblicherweise erreichbare Genauigkeit von $\pm 0,5$ mg muss nicht ausgenutzt werden, wodurch sich der Zeitbedarf für die Wägung erniedrigt. Moderne digitale Analysenwaagen werden die Einwaage trotzdem mit 5 signifikanten Ziffern, d. h. auf zehntel Milligramm genau angeben, die auch verwendet werden kann.

Messwerte mit unterschiedlicher Unsicherheit

Beispiel: Anzahl der signifikanten Ziffern eines Messergebnisses, das durch Multiplikation und Division von Messwerten ermittelt wird

Wird nach dem Ionenaustausch die freigesetzte Schwefelsäure mit 1 M-Natronlauge titriert, so könnte sich bei Verwendung einer 50 ml Bürette ein Verbrauch von 18,8 ml ergeben. Eine genauere Angabe ist nicht möglich, da die Bürette nur auf 0,1 ml genau abgelesen werden kann. Die relative Unsicherheit dieser Messung beträgt ca. 0,5 % und ist für die Bestimmung ausreichend. Auch der maßanalytische Faktor wird deshalb vom Arzneibuch ebenfalls mit drei signifikanten Stellen (71,0 mg/ml) angegeben.

Bei dem Ergebnis dürfen somit nur drei signifikante Stellen angegeben werden, selbst wenn die Einwaage auf einer digitalen Analysenwaage mit 5 signifikanten Stellen durchgeführt wurde, siehe Gl. 1.4.

$$\text{Gehalt Na}_2\text{SO}_4 = \frac{18{,}8 \text{ ml} \cdot 71{,}0 \text{ mg/ml}}{1342{,}1 \text{ mg}} \cdot 100 = 99{,}5 \,\%$$

(Gl. 1.4)

Der Grund dafür liegt darin, dass die Unsicherheit des Messergebnisses durch den Messwert mit der größten relativen Unsicherheit, in diesem Fall dem Volumen der Maßlösung, bestimmt wird. Das berechnete Ergebnis des Taschenrechners mit 8 oder mehr Ziffern muss in diesem Fall auf drei signifikante Ziffern verkürzt werden, wobei in die dritte Stelle die übliche Rundung einfließen kann. Die Angabe von mehr als drei signifikanten Ziffern würde eine geringere

Unsicherheit vortäuschen, die durch das Analysenverfahren nicht gegeben ist. Deutlich unterschieden werden muss bei derartigen Berechnungen zwischen Messwerten und sonstigen Zahlen. Die **Zahl** 100 im obigen Beispiel hätte somit keinen Einfluss auf die Anzahl der signifikanten Stellen.

Werden bei der Berechnung von Messergebnissen aus Messwerten außer Multiplikation und Division auch Additionen oder Subtraktionen durchgeführt, so gehen statt der relativen Unsicherheiten die absoluten Unsicherheiten der Messwerte in das Messergebnis ein. Bei Additionen oder Subtraktionen von Messwerten dürfen im Ergebnis nur so viele Dezimalstellen erscheinen, wie der Einzelwert mit der geringsten Stellenzahl rechts vom Dezimalkomma aufweist. Dies ist die Zahl mit der größten absoluten Unsicherheit. Exponentialzahlen sind zuvor auf den größten Exponenten abzugleichen:

Beispiel: Anzahl der signifikanten Ziffern eines Messergebnisses, das durch Addition und Subtraktion von Messwerten ermittelt wird

Beispiel 1

4,16 min + 17,032 min + 28,9 min = 50,1 min
und **nicht** (lt. Rechner) 50,092 min

Beispiel 2

$4,00 \cdot 10^{-2}$ min + $5,55 \cdot 10^{-3}$ min + 10^{-6} min =

$$
\begin{array}{r}
4,00 \cdot 10^{-2} \text{ min} \\
+\ 0,555 \cdot 10^{-2} \text{ min} \\
+\ 0,0001 \cdot 10^{-2} \text{ min} \\
\hline
4,56 \cdot 10^{-2} \text{ min}
\end{array}
$$

und **nicht** (lt. Rechner) $4,5551 \cdot 10^{-2}$ min

2 Validierung und Kalibrierung

Für eine vertiefte Einführung in die mathematischen Grundlagen der Fehlerbetrachtung sei auf die Literatur 1–4 verwiesen. Siehe auch Kapitel „Rechtliche Grundlagen zur Qualitätskontrolle von Arzneimitteln".

2.1 Validierung von Analysenverfahren

Fehler bei Analysenverfahren

Die bei Durchführung eines Analysenverfahrens erhaltenen Messwerte (x_i, $i = 1, 2, 3$ usw.) sind mit **Abweichungen vom wahren Wert** (Unsicherheiten) behaftet. Man unterscheidet:

Definitionen und Arten von Fehlern

- Zufällige (statistische) Abweichungen (zufällige Fehler)
- Systematische Abweichungen (systematische Fehler).

Zufällige (statistische) Abweichungen (zufällige Fehler). Unvermeidliche, zufällige, vom Einfluss des Analytikers unabhängige Schwankungen der Messwerte bei wiederholter Durchführung einer analytischen Methode unter genau den gleichen Bedingungen (**Wiederholbedingungen**). Ein Maß für diese zufälligen Abweichungen ist die **Präzision** (Kap. 2.1.1 und 2.1.2).

Zufällige Fehler

Systematische Abweichungen (systematische Fehler). Abweichungen, die auf eine vorhandene Störung des Analysenverfahrens zurückzuführen sind, z. B. mangelhafte Geräte, nicht genau eingestellte Normallösungen, Verunreinigung von Reagenzien, unvollständige Extraktionen, Zersetzungen, Einfluss von Begleitstoffen, eine sich wiederholende falsche persönliche Verfahrensweise u. a. Ein Maß für die systematischen Abweichungen ist die **Richtigkeit** bzw. die **Wiederfindung** (Kap. 2.1.1 und 2.1.2).

Systematische Fehler

Angabe der Mess- oder Analysenergebnisse

Die Angaben der Mess- oder Analysenergebnisse erfolgt im Allgemeinen als **arithmetischer Mittelwert** ($\bar{x}$) mehrerer Bestimmungen (x_1, x_2, x_3 usw.). Die **Fehler** (Unsicherheiten) ($\pm \Delta x$) einer Messung (Ab-

Arithmetischer Mittelwert

weichung um Δx nach oben oder nach unten) können angegeben werden als:

Absoluter und relativer Fehler

- **Absolute Fehler** (absolute Messunsicherheiten) in der gleichen Maßeinheit wie das Mess- bzw. Analysenergebnis ($\bar{x} \pm \Delta x$)
- **Relative Fehler** (relative Messunsicherheiten), in Prozent des Mess- bzw. Analysenergebnisses s. Gl. 2.1.

$$\bar{x} \pm \frac{\Delta x \cdot 100}{\bar{x}} [\%] \qquad \text{(Gl. 2.1)}$$

In jedem Fall bezeichnet der Fehler ausgehend vom Mittelwert $\bar{x}$ das Intervall $\pm \Delta x$ in dem mit einer definierten Wahrscheinlichkeit der wahre Wert der Messgröße liegt. Ein korrekt angegebenes Analysenergebnis besteht aus dem um bekannte systematische Abweichungen korrigierten Mittelwert ($\bar{x}$) und dem Fehler.

Anwendung des Medians

Median. Die Angabe des arithmetischen Mittels $\bar{x}$ setzt eine symmetrische Häufigkeitsverteilung der Einzelmesswerte in Form einer **Gauß'schen Glockenkurve** voraus (Kap. 2.1.1). Ist keine symmetrische Verteilung gegeben, wie z. B. bei biologischen oder medizinischen Untersuchungen, so kann der **Medianwert** (**Median**) herangezogen werden. Dies ist jedoch nur bei größeren Messreihen sinnvoll.

Ermittlung des Medians

Zur Ermittlung des Medians werden die Einzelmesswerte in steigender Reihenfolge geordnet. Bei ungerader Zahl von Messwerten wird der mittlere Wert als Median herangezogen. Bei gerader Anzahl von Messwerten ergibt sich der Median als Mittelwert der beiden mittleren Werte (z. B. bei 10 Messwerten aus dem 5. und 6. Wert). Vorteil des Medians ist, dass er durch stark abweichende Messwerte (**Ausreißer**, Kap. 2.1.2) nicht beeinflusst wird d.h. er ist gegenüber Ausreißern **robust** (Kap. 2.1.1).

Was ist das Ziel der Validierung?

Ziel der **Validierung einer Analysenmethode** ist die Überprüfung und Bewertung ihrer Qualität bzw. **die Ermittlung der Fehler**. Dabei soll durch Laboratoriumsversuche nachgewiesen werden, dass das Analysenverfahren aussagekräftige, richtige und präzise Informationen über das analytische Problem liefert bzw. welche Unsicherheiten zu erwarten sind.

2.1.1 Qualitätsmerkmale für Analysenverfahren

Zur Validierung von Analysenverfahren werden u.a. folgende Qualitätsmerkmale herangezogen:

Qualitätsmerkmale bei der Validierung von Analysenverfahren

- Präzision (precision)
- Richtigkeit (accuracy)
- Nachweisgrenze (limit of detection)
- Bestimmungsgrenze (limit of quantitation)
- Selektivität, Spezifität (selectivity, specifity)

- Linearität (linearity)
- Empfindlichkeit (sensitivity)
- Bereich (Bestimmungsbereich) (range)
- Robustheit (robustness, ruggedness).

Die Qualitätsmerkmale werden gelegentlich unterschiedlich definiert, so dass diesbezüglich eine gewisse Verwirrung herrscht. Im Folgenden wurden insbesondere die Definitionen der USP und der DIN-Normen 55350 herangezogen (Lit. 5).

Präzision

Die **Präzision** ist ein Maß für den Grad der Reproduzierbarkeit der Analysenergebnisse bei wiederholter Durchführung einer analytischen Methode unter genau den gleichen Bedingungen (**Wiederholbedingungen**). Die Messergebnisse (x_i) sind im Allgemeinen statistisch um den Mittelwert $\bar{x}$ (das arithmetische Mittel der Messwerte) in Form einer **Gauß'schen Glockenkurve** verteilt (**Normalverteilung**, siehe Abb. 2.1). Man bezeichnet die statistischen Abweichungen auch als **zufällige Fehler**.

Zufällige Fehler, Präzision bzw. Reproduzierbarkeit von Analysenergebnissen

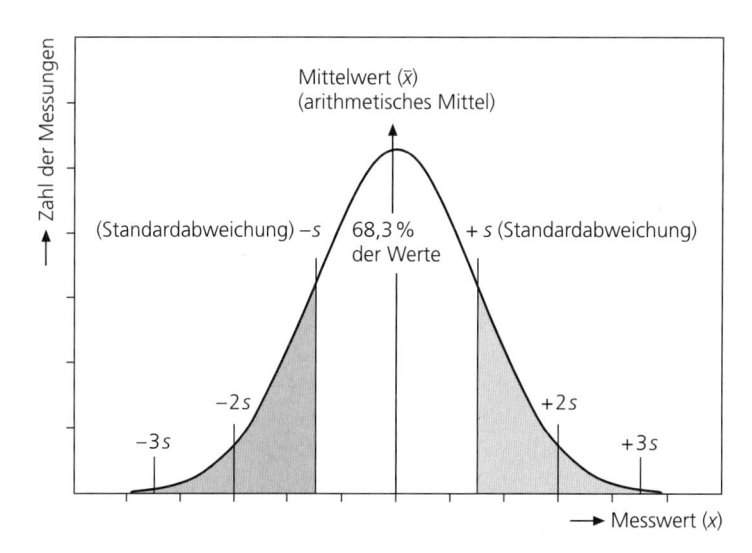

Abb. 2.1 Normalverteilung von Messwerten (Gauß'sche Glockenkurve)

Die für die Validierung wichtige Frage, ob eine Normalverteilung vorliegt, kann z. B. mithilfe von **Wahrscheinlichkeitspapier** beantwortet werden. Dafür sollten mindestens ca. 30 Messwerte vorliegen. Mit schon fünf Messwerten sind Abschätzungen möglich (Lit. 6).

Die Präzision eines Verfahrens kann durch die **Standardabweichung** (s) bzw. **relative Standardabweichung** (**Variationskoeffizient**, Kap. 2.1.2) zahlenmäßig erfasst werden. Die Standardabweichung charakterisiert die Streuung der Einzelwerte um den Mittelwert. Man unterscheidet:

Kennzeichnung der Präzision

- **Wiederholpräzision** (repeatability), wenn das Analysenverfahren am gleichen Objekt unter genau den selben Bedingungen mit dem gleichen Gerät im gleichen Labor vom gleichen Analytiker mehrmals wiederholt wird. Dabei wird die **Wiederholstandardabweichung** bestimmt (Kap. 2.1.2).
- **Vergleichspräzision*)** (reproducibility), bei wiederholter Durchführung des Anlysenverfahrens am gleichen Objekt in verschiedenen Laboratorien durch verschiedene Analytiker mit verschiedenen Geräteausrüstungen. Dabei wird die **Vergleichstandardabweichung** bestimmt (Kap. 2.1.2).

Richtigkeit

Abweichung des Mittelwertes vom wahren Wert

Die **Richtigkeit** gibt die Abweichung des Mittelwertes $\bar{x}$ der Bestimmungen vom **wahren Wert** an. Die Ursachen für diese Abweichungen können als **systematische Fehler** beschrieben werden. Wenn der wahre Wert einer Analyse nicht bekannt ist (was häufig der Fall ist), wird stattdessen ein durch Abschätzung ermittelter **Näherungswert** zur Berechnung der Richtigkeit herangezogen. Diesen Näherungswert bezeichnet man als **richtigen Wert**.

Abschätzung des richtigen Wertes

Zur Ermittlung bzw. **Abschätzung des richtigen Wertes** gibt es u. a. folgende Möglichkeiten:

- Stöchiometrische Berechnung (man erhält den wahren Wert).
- Referenzmethode, mithilfe einer anerkannten bzw. hochgereinigten Standardsubstanz (richtiger Wert). Im Arzneibuch sind für manche Arzneistoffe Chemische Referenzsubstanzen (CRS bzw. RN) und Biologische Referenzsubstanzen (BRS) aufgeführt. Sie können vom Technischen Sekretariat der Europäischen Arzneibuchkommission, Straßburg bezogen werden. Für Referenzmaterialien gilt als analytisches Qualitätsmerkmal die **Rückführbarkeit** (traceability). Sie bedeutet, dass das verwendete Referenzmaterial auf ein „zertifiziertes Referenzmaterial" einer unabhängigen Institution bezogen oder mit ihm verglichen (rückgeführt) wurde.

Chemische und biologische Referenzsubstanzen des Arzneibuchs

---

*) Oft wird für die Vergleichspräzision der deutsche Begriff **Reproduzierbarkeit** angewandt. Nach DIN 55350 soll dieser Begriff nicht verwendet werden, da er umgangssprachlich die Wiederholpräzision einschließt.

Nachweisgrenze

Sie gilt für **qualitative** Analysen und gibt die niedrigste Masse (g, mg, µg, ng) bzw. den niedrigsten Gehalt (**Grenzkonzentration**) einer Substanz (%, ppm, ppb, mol·l^{-1}) an, die mit dem Verfahren noch zuverlässig nachgewiesen werden kann.

*Kleinste Masse oder Konzentration bei **qualitativen** Analysen*

Bestimmungsgrenze

Sie gilt für **quantitative** Bestimmungen und ist die niedrigste Masse bzw. der niedrigste Gehalt, die unter den angegebenen Analysenbedingungen in dem vorliegenden Material noch mit akzeptabler Präzision (s. o.) und Richtigkeit (s. o.) bestimmt werden kann.

*Kleinste Masse oder Konzentration bei **quantitativen** Analysen*

Selektivität

Die **Selektivität** bzw. **Spezifität** gibt an, inwieweit ein Verfahren für eine bestimmte Substanz in Gegenwart anderer Substanzen (chemisch ähnliche Substanzen, Verunreinigungen, Abbauprodukte, Hilfsstoffe u. a.) präzise und richtige Ergebnisse liefert. Man bezeichnet die Summe der Begleitstoffe auch als **Matrix**.

Selektivität, Spezifität

Definition der Matrix

Linearität

Die **Linearität** einer quantitativen Analysenmethode beschreibt die **Proportionalität** zwischen den Messergebnissen und der Stoffmenge bzw. der Konzentration. Die Proportionalität kann entweder direkt sein, oder erst durch eine mathematische Transformation der Messwerte sichtbar gemacht werden. Linearität gilt praktisch nur für einen bestimmten Konzentrationsbereich (**Bestimmungsbereich**, s. u.).

Proportionalität zwischen Messwerten und Stoffmenge; Bestimmungsbereich

Empfindlichkeit

Die **Empfindlichkeit** beschreibt, wie stark ein Messergebnis auf Konzentrationsänderungen reagiert. Ein Analysenverfahren ist umso empfindlicher, je größer die Änderung des Messwertes bei einer bestimmten Konzentrationsänderung ist. Im umgangssprachlichen Gebrauch wird der Begriff Empfindlichkeit häufig fälschlicherweise mit der Nachweis- bzw. Bestimmungsgrenze (s. o.) gleichgesetzt. Der Begriff Nachweisempfindlichkeit sollte nicht benutzt werden, da er nicht eindeutig definiert ist.

Was ist Empfindlichkeit? Sie hat in der Umgangssprache eine andere Bedeutung als in der Analytik!

Zahlenmäßig erfasst wird die Empfindlichkeit durch Angabe des Zuwachses der Messgröße je Zunahme um eine Konzentrationseinheit der zu bestimmenden Substanz. Bei direkter Proportionalität entspricht dies der **Steigung der Kalibriergeraden** (Kap. 2.1.2). Ein Verfahren ist umso empfindlicher, je größer die Steilheit ist.

Erfassung der Empfindlichkeit

Bestimmungsbereich

Definition des Bestimmungsbereiches

Der **Bestimmungsbereich** (Bereich) ist dasjenige Massen- bzw. Konzentrationsintervall, in welchem der zu bestimmende Stoff mit der angegebenen Präzision und Richtigkeit (s. o.) bestimmt werden kann. Die Angabe erfolgt in denselben Einheiten wie bei den Analysenergebnissen (z. B. g, mg, µg, %, ppm, mol · l^{-1}).

Robustheit

Was ist die Robustheit eines Analysenverfahrens?

Die **Robustheit** (Störanfälligkeit, Belastbarkeit gegenüber äußeren Einflüssen) einer Analysenmethode bedeutet ihre Widerstandsfähigkeit gegen stärkere Abänderungen der Analysenbedingungen und gegen Störeffekte. Damit beschreibt sie, inwieweit ein Verfahren trotz dieser Änderungen noch richtige, präzise und aussagekräftige Informationen liefert. Folgende Änderungen bzw. Einflüsse kommen z. B. in Frage:

Einflüsse auf die Robustheit

- Störanfälligkeit der Messgeräte
- Stabilität der Prüflösung
- Durchführungszeiten
- Temperatureinflüsse
- Lichteinflüsse
- Herkunft, Stabilität und Alter der Reagenzien
- Schwankungen in der Konzentration der Reagenzien
- Untersuchungslaboratorium (vgl. auch Kap. 2.2.2).

Man spricht von einem **robusten Verfahren**, wenn solche Effekte keinen oder nur einen geringen Einfluss auf das Analysenergebnis ausüben. In der Literatur ist der Begriff der Robustheit nicht ganz einheitlich und noch nicht endgültig definiert. Die USP unterscheidet z. B. zwischen Robustheit (robustness) und Rauheit (ruggedness).

2.1.2 Erfassung und Bestimmung der Qualitätsmerkmale für Analysenverfahren

Erfassung der Präzision durch Bestimmung der Standardabweichung

Beschreibung der Präzision durch die Standardabweichung

Zur Beurteilung der **Präzision** eines Analysenverfahrens (bzw. des **zufälligen Fehlers**) wird die **Standardabweichung** herangezogen. Man unterscheidet:

Arten der Standardabweichung

- Absolute Standardabweichung (s)
- Relative Standardabweichung (s_{rel}) (auch: **Variationskoeffizient** Vk)
- Quadrat der Standardabweichung (s^2) als **Varianz**.

Die **absolute Standardabweichung** (s) bestimmt man aus den Ergebnissen der mehrmaligen Wiederholung der Analyse unter genau den gleichen Bedingungen.

Die Berechnung von s erfolgt mit Hilfe der Gl. 2.2.

$$s = \sqrt{\frac{\sum (x_i - \bar{x})^2}{n - 1}} \qquad \text{(Gl. 2.2)}$$

Berechnung der absoluten Standardabweichung

s = absolute Standardabweichung
x_i = Einzelmesswerte der Bestimmungen
$\bar{x}$ = Mittelwert der Einzelmesswerte
n = Anzahl der Bestimmungen (mindestens 5 Werte)

Die Standardabweichung (s) wird als **Betrag (ohne Vorzeichen)** angegeben. Sie ist zur Kennzeichnung entsprechender Intervalle in der Gauß'schen Glockenkurve nach rechts ($+s$) und nach links ($-s$) aufgetragen (Abb. 2.1), bzw. vom Mittelwert $\bar{x}$ subtrahiert oder addiert ($\bar{x} \pm s$). Die Angabe erfolgt in den gleichen Einheiten wie das Analysenergebnis (g, mg, µg, ng, mol · l^{-1}).

Angabe der Standardabweichung

Gauß'sche Glockenkurve

Würde man die Abweichung jedes einzelnen Messwertes (x_i) vom Mittelwert ($\bar{x}$) berechnen und die Werte einfach summieren, so ergäbe sich auf Grund der unterschiedlichen Vorzeichen (positive und negative Abweichungen vom Mittelwert) der Wert Null.

Zum Vergleich der Standardabweichungen verschiedener Verfahren eignet sich besser die **relative Standardabweichung** (s_{rel}) (meist in %) bezogen auf den Mittelwert der Bestimmungen ($\bar{x}$). Die relative Standardabweichung wird auch als **Variationskoeffizient** (Vk) bezeichnet.

Relative Standardabweichung; Variationskoeffizient; Varianz

$$s_{rel} \text{ (bzw. } Vk) = \frac{s \cdot 100}{\bar{x}} \, [\%] \qquad \text{(Gl. 2.3)}$$

Die **Varianz** (s^2) kann zur Ermittlung der Gesamtstandardabweichung mehrerer unabhängiger Messwertreihen herangezogen werden (Lit. 3).

Folgen die Messergebnisse einer **Gauß'schen Verteilung (Normalverteilung, Gauß'sche Glockenkurve)** (Kap. 2.1.1, Abb. 2.1), so liegen 68,3 % der gemessenen Werte innerhalb des Intervalls $\bar{x} - s$ bis $\bar{x} + s$, 95,9 % der Werte zwischen $\bar{x} - 2s$ bis $\bar{x} + 2s$ und 99,7 % zwischen $\bar{x} - 3s$ bis $\bar{x} + 3s$.

Als **Ausreißer** bezeichnet man Messwerte, die stark von den übrigen abweichen. Die Ursachen für diese Abweichungen sollten so weit möglich aufgeklärt werden. Zur Abgrenzung von anderen Messwerten gibt es **Ausreißertests** (Lit. 6, 7). Durch Ausreißer nicht beeinflusst wird der **Median** (s. o.), der aber nur bei großen Messreihen eingesetzt wird. So genannte **Unfallwerte** sind Messwerte, die durch Fehler bei der Versuchsdurchführung verfälscht wurden und deren Ursache erkannt wurde (z. B. Übertitrieren usw.) (Lit. 7).

Behandlung von Ausreißern bei Messreihen; Ausreißertests; Unfallwerte

Zur Bestimmung der Standardabweichung werden mindestens $n = 5$ Proben getrennt aufgearbeitet und analysiert; keinesfalls sollte

Berechnung der Standardabweichung

diese Zahl unterschritten werden. Man führt die Berechnung am besten mithilfe einer Wertetabelle durch. Zuerst berechnet man den Mittelwert ($\bar{x}$) und dann die Abweichungen der Einzelbestimmungen (x_i) vom Mittelwert ($x_i - \bar{x}$), die man quadriert: $(x_i - \bar{x})^2$. Die Quadrate werden addiert, durch die Zahl der Messwerte vermindert um 1, dividiert und die Wurzel gezogen (Gl. 2.2). Der Betrag (ohne Vorzeichen) ergibt die Standardabweichung. Die meisten Taschenrechner für naturwissenschaftliche Zwecke ermöglichen die Berechnung der Standardabweichung aufgrund der einprogrammierten Funktion.

Mithilfe der Standardabweichung kann man auch die **Wiederholbarkeit** und **Vergleichbarkeit** von Analysenergebnissen sowie die **Genauigkeit von Messgeräten** (Kap. 2.2) beschreiben:

Wiederholstandardabweichung

- Beschreibung der Wiederholbarkeit von Analysenergebnissen durch die **Wiederholstandardabweichung**: Mehrfache Wiederholung der Bestimmung von der Probenvorbereitung bis zur quantitativen Analyse unter genau den gleichen Bedingungen, im gleichen Laboratorium und vom gleichen Analytiker.

Vergleichstandardabweichung; Ringversuche

- Beschreibung der Vergleichbarkeit von Analysenergebnissen durch die **Vergleichstandardabweichung**: Durchführung des Analysenverfahrens an der gleichen Probe durch mehrere verschiedene Laboratorien oder verschiedene Analytiker an verschiedenen Geräten (**Ringversuche**) (Lit. 7). Die Vergleichstandardabweichung ist im Allgemeinen um den Faktor 1,5 bis 2-mal größer als die Wiederholstandardabweichung.

Systemstandardabweichung; Gerätestandardabweichung

- Beschreibung der Genauigkeit von Messgeräten durch die **Systemstandardabweichung**: Sie dient der Überprüfung und Beurteilung des Messsystems bzw. eines Messgerätes (**Gerätestandardabweichung**) insbesondere zur Berechnung der **analytischen Empfindlichkeit** (Kap. 2.2.1). Zur Bestimmung der Systemstandardabweichung wird eine Probe einmal aufgearbeitet, die Probelösung mindestens zehnmal gemessen und die Standardabweichung dieser Messungen bestimmt.

Vergleich von Standardabweichungen als Maß der Präzision durch den *F*-Test

Vergleich unterschiedlicher Analysenverfahren

Voraussetzung: Normalverteilung!

Wie schon erwähnt, wird die Standardabweichung auch zum Vergleich der Präzision **unterschiedlicher** Analysenverfahren herangezogen. Der Unterschied in der Standardabweichung kann entweder zufallsbedingt sein oder auf Verbesserungen oder Verschlechterungen der analytischen Methode beruhen. Aufschluss darüber, ob die Präzision zweier Verfahren als gleich anzusehen ist oder unterschiedliche Standardabweichungen auf andere Einflüsse zurückzuführen sind, gibt der ***F*-Test**. Zur Anwendung des *F*-Tests wird als erster Einstieg der unten stehende vereinfachte Weg empfohlen. Für ein genaueres Studium wird auf die weiterführende Literatur (Lit. 8, 9, 1–4) verwiesen (nicht erfasst wurden in diesem Zusammenhang Begriffe wie z. B. **Nullhypothese**, **einseitiger** und **zweiseitiger** Test, **α- und β-Fehler** usw.).

Man berechnet zunächst aus den Standardabweichungen der beiden zu vergleichenden Verfahren (1 und 2) eine Testgröße F nach Gl. 2.4:

$$F = \frac{s_1^2}{s_2^2} \qquad \text{(Gl. 2.4)}$$

Berechnung der Testgröße der F-Verteilung

F = Testgröße der F-Verteilung
s_1 = Standardabweichung des Verfahrens 1
s_2 = Standardabweichung des Verfahrens 2 ($s_1 > s_2$)

Liegt ein signifikanter Unterschied in der Standardabweichung d. h. der Präzision der Verfahren 1 und 2 vor, so ist F größer als ein tabellierter Zahlenwert (Tab. 2.1, F-Verteilung). Dieser hängt vom Risiko der Aussage und von der Zahl der durchgeführten Analysen nach beiden Methoden (n_1, n_2) ab. Ist F gleich oder kleiner als der tabellierte Zahlenwert, so ist ein Unterschied in der Präzision der Verfahren 1 und 2 nicht nachweisbar.

Die Werte der F-Verteilung sind oft für eine **Irrtumswahrscheinlichkeit** von 5 % tabelliert (Tab. 2.1). Vereinfacht dargestellt bedeutet dies, dass bei F-Werten, die größer als die tabellierten Werte sind, mit einer Wahrscheinlichkeit von 95 % die verglichenen Methoden ungleiche Präzision besitzen. In Tab. 2.1 entsprechen f_1 und f_2 der um 1 verminderten Zahl der jeweils durchgeführten Bestimmungen (Zahl der Freiheitsgrade) ($f_1 = n_1 - 1$, $f_2 = n_2 - 1$).

Interpretation der Werte der F-Verteilung

Erfassung der Richtigkeit, Wiederfindung

Die **Richtigkeit** eines Analysenverfahrens hängt von der Größe **systematischer Fehler** ab, die auf eine Störung des analytischen Verfahrens hinweisen. Sie kann überprüft werden (Kap. 2.1.1):

- Mithilfe eines Standards (**Referenzmethode**)
- Anhand einer Kalibriergeraden, wenn diese nicht durch den Nullpunkt verläuft (s. auch unter Erfassung von Linearität, Empfindlichkeit und Bestimmungsbereich).

Die relative Abweichung des Analysenwertes vom richtigen Wert (Kap. 2.1.1) wird mithilfe eines Standards bzw. einer Standardsubstanz bestimmt. Dazu werden mindestens drei Modellmischungen mit verschiedenen Gehalten der zu bestimmenden Substanz (**Standardsubstanz**) hergestellt, die auch alle anderen Komponenten enthalten müssen. Der Gehalt dieser Modellmischungen wird als richtiger Wert (μ) angesehen (Kap. 2.1.1). Aus dem Mittelwert ($\bar{x}$) mehrerer (jeweils mindestens 5) Bestimmungen an **einer** Modellmischung erhält man einen Ausdruck für den Gesamtfehler der Bestimmungsmethode in

Überprüfung der Richtigkeit durch eine Referenzmethode

Tab. 2.1 F-Verteilung (Irrtumswahrscheinlichkeit 5 %) nach Lit. 4 ($f_1 = n_1 - 1$; $f_2 = n_2 - 1$)

f_2 \ f_1	1	2	3	4	5	6	7	8	9	10	12	15	20	24	30	40	60	120	∞
1	161,4	199,5	215,7	224,6	230,2	234,0	236,8	238,9	240,5	241,9	243,9	245,9	248,0	249,1	250,1	251,1	252,2	253,3	254,3
2	18,51	19,00	19,16	19,25	19,30	19,33	19,35	19,37	19,38	19,40	19,41	19,43	19,45	19,45	19,46	19,47	19,48	19,49	19,50
3	10,13	9,55	9,28	9,12	9,01	8,94	8,89	8,85	8,81	8,79	8,74	8,70	8,66	8,64	8,62	8,59	8,57	8,55	8,53
4	7,71	6,94	6,59	6,39	6,26	6,16	6,09	6,04	6,00	5,96	5,91	5,86	5,80	5,77	5,75	5,72	5,69	5,66	5,63
5	6,61	5,79	5,41	5,19	5,05	4,95	4,88	4,82	4,77	4,74	4,68	4,62	4,56	4,53	4,50	4,46	4,43	4,40	4,36
6	5,99	5,14	4,76	4,53	4,39	4,28	4,21	4,15	4,10	4,06	4,00	3,94	3,87	3,84	3,81	3,77	3,74	3,70	3,67
7	5,59	4,74	4,35	4,12	3,97	3,87	3,79	3,73	3,68	3,64	3,57	3,51	3,44	3,41	3,38	3,34	3,30	3,27	3,23
8	5,32	4,46	4,07	3,84	3,69	3,58	3,50	3,44	3,39	3,35	3,28	3,22	3,15	3,12	3,08	3,04	3,01	2,97	2,93
9	5,12	4,26	3,86	3,63	3,48	3,37	3,29	3,23	3,18	3,14	3,07	3,01	2,94	2,90	2,86	2,83	2,79	2,75	2,71
10	4,96	4,10	3,71	3,48	3,33	3,22	3,14	3,07	3,02	2,98	2,91	2,85	2,77	2,74	2,70	2,66	2,62	2,58	2,54
11	4,84	3,98	3,59	3,36	3,20	3,09	3,01	2,95	2,90	2,85	2,79	2,72	2,65	2,61	2,57	2,53	2,49	2,45	2,40
12	4,75	3,89	3,49	3,26	3,11	3,00	2,91	2,85	2,80	2,75	2,69	2,62	2,54	2,51	2,47	2,43	2,38	2,34	2,30
13	4,67	3,81	3,41	3,18	3,03	2,92	2,83	2,77	2,71	2,67	2,60	2,53	2,46	2,42	2,38	2,34	2,30	2,25	2,21
14	4,60	3,74	3,32	3,11	2,96	2,85	2,76	2,70	2,65	2,60	2,53	2,46	2,39	2,35	2,31	2,27	2,22	2,18	2,13
15	4,54	3,68	3,29	3,06	2,90	2,79	2,71	2,64	2,59	2,54	2,48	2,40	2,33	2,29	2,25	2,20	2,16	2,11	2,07
16	4,49	3,63	3,24	3,01	2,85	2,74	2,66	2,59	2,54	2,49	2,42	2,35	2,28	2,24	2,19	2,15	2,11	2,06	2,01
17	4,45	3,59	3,20	2,96	2,81	2,70	2,61	2,55	2,49	2,45	2,38	2,31	2,23	2,19	2,15	2,10	2,06	2,01	1,96
18	4,41	3,55	3,16	2,93	2,77	2,66	2,58	2,51	2,46	2,41	2,34	2,27	2,19	2,15	2,11	2,06	2,02	1,97	1,92
19	4,38	3,52	3,13	2,90	2,74	1,63	2,54	2,48	2,42	2,38	2,31	2,23	2,16	2,11	2,07	2,03	1,98	1,93	1,88
20	4,35	3,49	3,10	2,87	2,71	2,60	2,51	2,45	2,39	2,35	2,28	2,20	2,12	2,08	2,04	1,99	1,95	1,90	1,84
21	4,32	3,47	3,07	2,84	2,68	2,57	2,49	2,42	2,37	2,32	2,25	2,18	2,10	2,05	2,01	1,96	1,92	1,87	1,81
22	4,30	3,44	3,05	2,82	2,66	2,55	2,46	2,40	2,34	2,30	2,23	2,15	2,07	2,03	1,98	1,94	1,89	1,84	1,78
23	4,28	3,42	3,03	2,80	2,64	2,53	2,44	2,37	2,32	2,27	2,20	2,13	2,05	2,01	1,96	1,91	1,86	1,81	1,76
24	4,26	3,40	3,01	2,78	2,62	2,51	2,42	2,36	2,30	2,25	2,18	2,11	2,03	1,98	1,94	1,89	1,84	1,79	1,73
25	4,24	3,39	2,99	2,76	2,60	2,49	2,40	2,34	2,28	2,24	2,16	2,09	2,01	1,96	1,92	1,87	1,82	1,77	1,71
26	4,23	3,37	2,98	2,74	2,59	2,47	2,39	2,32	2,27	2,22	2,15	2,07	1,99	1,95	1,90	1,85	1,80	1,75	1,69
27	4,21	3,35	2,96	2,73	2,57	2,46	2,37	2,31	2,25	2,20	2,13	2,06	1,97	1,93	1,88	1,84	1,79	1,73	1,67
28	4,20	3,34	2,95	2,71	2,56	2,45	2,36	2,29	2,24	2,19	2,12	2,04	1,96	1,91	1,87	1,82	1,77	1,71	1,65
29	4,18	3,33	2,93	2,70	2,55	2,43	2,35	2,28	2,22	2,18	2,10	2,03	1,94	1,90	1,85	1,81	1,75	1,70	1,64
30	4,17	3,32	2,92	2,69	2,53	2,42	2,33	2,27	2,21	2,16	2,09	2,01	1,93	1,89	1,84	1,79	1,74	1,68	1,62
40	4,08	3,23	2,84	2,61	2,45	2,34	2,25	2,18	2,12	2,08	2,00	1,92	1,84	1,79	1,74	1,69	1,64	1,58	1,51
60	4,00	3,15	2,76	2,53	2,37	2,25	2,17	2,10	2,04	1,99	1,92	1,84	1,75	1,70	1,65	1,59	1,53	1,47	1,39
120	3,92	3,07	2,68	2,45	2,29	2,17	2,09	2,02	1,96	1,91	1,83	1,75	1,66	1,61	1,55	1,50	1,43	1,35	1,25
∞	3,84	3,00	2,60	2,37	2,21	2,10	2,01	1,94	1,88	1,83	1,75	1,67	1,57	1,52	1,46	1,39	1,32	1,22	1,00

Form der relativen Abweichung vom jeweils richtigen Wert in Prozent (Gl. 2.5).

$$\text{Relative Abweichung} = \frac{(\bar{x} - \mu) \cdot 100}{\mu} [\%] \qquad (Gl.\ 2.5)$$

$\bar{x}$ = Mittelwert der Bestimmungen an einer Modellmischung
μ = richtiger Wert (zugesetzte Substanzmenge zur Modellmischung)

Berechnet man umgekehrt die in der Analyse wiedergefundene Substanzmenge in Prozent, so ergibt sich die **Wiederfindung (Wiederfindungsrate**; recovery) (Gl. 2.6).

$$\text{Wiederfindung} = \frac{\bar{x} \cdot 100}{\mu} [\%] \qquad (Gl.\ 2.6)$$

Berechnung der Wiederfindung; Wiederfindungsrate

Diese bildet ebenfalls ein Maß für die Richtigkeit des Analysenverfahrens.

Abschätzung, ob in einem Analysenverfahren ein systematischer Fehler vorliegt durch den *t*-Test

Die an Modellanalysen ermittelte relative Abweichung vom richtigen Wert (bzw. die **Wiederfindung**) gibt keine **exakte** Auskunft, ob **wirklich** ein systematischer Fehler vorliegt, sondern stellt einen Gesamtfehler dar, in welchem auch zufällige Fehler enthalten sind. Ob auch ein systematischer Fehler vorliegt, kann mit dem ***t*-Test (Student-*t*-Test)** abgeschätzt werden. Dabei wird das Auftreten eines systematischen Fehlers mit Hilfe eines ***t*-Wertes** ermittelt, welcher sich aus der Statistik ergibt (Tab. 2.2). Man berechnet zuerst den *t*-Wert (t_{ber}) für die Analyse und vergleicht ihn mit dem tabellierten *t*-Wert für $f = n - 1$ (Tab. 2.2):

Berechnung des *t*-Wertes zur Ermittlung systematischer Fehler

Student ist ein Pseudonym des englischen Chemikers W. S. Gosset (1876 bis 1937)

$$t_{ber} = \frac{\bar{x} - \mu}{s} \cdot \sqrt{n} \ [\%] \qquad (Gl.\ 2.7)$$

t_{ber} = berechneter Wert
$\bar{x}$ = Mittelwert der Bestimmungen
μ = richtiger Wert (z. B. zugesetzte Standardsubstanz)
s = Standardabweichung des Verfahrens
n = Zahl der durchgeführten Bestimmungen
f = $n - 1$ (vgl. Tab. 2.2)

Ein **systematischer Fehler** wird nicht angenommen, wenn der berechnete Wert (t_{ber}) zwischen dem positiven und negativen Betrag des Tab. 2.2 entnommenen *t*-Wertes liegt: $-t < t_{ber} < +t$.

Tab. 2.2 t-Test-Tabelle (nach Lit. 10) ($f = n - 1$)

f	Irrtumswahrscheinlichkeit	
	5 %	1 %
1	12,706	63,657
2	4,303	9,925
3	3,182	5,841
4	2,776	4,604
5	2,571	4,032
6	2,447	3,707
7	2,365	3,499
8	2,306	3,355
9	2,262	3,250
10	2,228	3,169
15	2,131	2,947
20	2,086	2,845
30	2,042	2,750
40	2,021	2,704
60	2,000	2,660
∞	1,960	2,576

Erfassung der Nachweisgrenze

Grenzkonzentration bei nicht instrumentellen Methoden

Für nicht instrumentelle Methoden (z. B. Fällungsanalysen, Farbreaktionen u. a.) wird an Modellmischungen diejenige Masse bzw. Konzentration (**Grenzkonzentration**) ermittelt, bei der die Reaktion gerade noch als eindeutig positiv angesehen werden kann. Für **instrumentelle Methoden** wird die Ermittlung der Nachweisgrenze in Kap. 2.2.2 besprochen.

Erfassung der Bestimmungsgrenze

Bestimmungsgrenze bei nicht instrumentellen Methoden

Für nicht instrumentelle Methoden wird an Modellmischungen die niedrigste Masse bzw. Konzentration ermittelt, bei der die quantitative Bestimmung noch mit vertretbarer Präzision und Richtigkeit durchgeführt werden kann. Für **instrumentelle Methoden** vgl. Kap. 2.2.3.

Erfassung der Selektivität

Die Beurteilung der Selektivität (Spezifität) ist für die Arzneistoff-Analytik von besonderer Bedeutung. Zu ihrer Erfassung muss die zu bestimmende **Reinsubstanz (Standardsubstanz)** zur Verfügung stehen, bzw. isolierbar sein. Zunächst sollte sichergestellt werden, dass das Messsignal nur durch die Prüfsubstanz erzeugt wird. In manchen Fällen sind Simultanbestimmungen mehrerer Substanzen möglich, auch wenn die Messsignale dieser Substanzen teilweise überlappen (vgl. z. B. Kap. 11, UV-Vis-Spektroskopie). Dann führt man Analysen in Gegenwart der **Proben-Matrix**, d. h. aller Begleitstoffe (Verunreinigungen, Abbauprodukte, Begleitsubstanzen, Hilfsstoffe u. a.; **Vergleichsanalyse**) sowie **ohne** diese Begleitstoffe aus (**Referenzanalyse**) und vergleicht die Ergebnisse und die Standardabweichungen. Eventuell ist ein *t*-Test durchzuführen, um die Identität der Mittelwerte nachzuweisen, s. u. Weichen die Mittelwerte bzw. Standardabweichungen voneinander ab, so liegen Störungen durch die Matrix vor.

Stehen die Begleitstoffe nicht zur Verfügung oder sind sie unbekannt, so müssen die Bestimmungsergebnisse mit solchen verglichen werden, bei welchen das Analysenmaterial vorher einer mehr oder weniger vollständigen Reinigung unterzogen wurde (z. B. durch chromatographische Verfahren). Für die Validierung der Analytik von Phytopharmaka vgl. Lit. 11.

t-Test zum Vergleich zweier Mittelwerte

Der Vergleich der Mittelwerte zweier Messreihen z. B. zur Beurteilung der Selektivität ist mithilfe des *t*-Testes (s. o. unter Erfassung der Richtigkeit, Wiederfindung) nach **vorangegangenem *F*-Test** (s. o. unter Erfassung der Präzision durch Bestimmung der Standardabweichung) möglich. Voraussetzung ist, dass nach dem *F*-Test die Standardabweichungen als **nicht signifikant unterschiedlich** angesehen werden. Zunächst wird die totale Standardabweichung (s_t) der beiden Messreihen (Messreihe 1, Messreihe 2) berechnet:

$$s_t = \sqrt{\frac{s_1^2(n_1-1) + s_2^2(n_2-1)}{n_1 + n_2 - 2}} \qquad \text{(Gl. 2.8)}$$

Dann wird die Testgröße t_{ber} bestimmt:

$$t_{ber} = \frac{\bar{x}_1 - \bar{x}_2}{s_t} \sqrt{\frac{n_1 \cdot n_2}{n_1 + n_2}} \qquad \text{(Gl. 2.9)}$$

s_1, s_2 = Standardabweichungen der Messreihen 1 und 2
n_1, n_2 = Anzahl der Messungen in den Messreihen 1 und 2
$\bar{x}_1, \bar{x}_2$ = Mittelwert der Messreihen 1 und 2

Der Unterschied der beiden Mittelwerte $\bar{x}_1$ und $\bar{x}_2$ wird als nur zufällig angesehen, wenn sich ergibt: $-t < t_{\text{ber}} < +t$. Der Wert t wird (mit $f = n_1 + n_2 - 2$) der Tab. 2.2 entnommen.

Erfassung von Linearität, Empfindlichkeit und Bestimmungsbereich

Die Ermittlung der **Linearität**, der **Empfindlichkeit** und des **Bestimmungsbereiches** kann im gleichen Versuch durchgeführt werden.

Erfassung der Linearität

Abhängigkeit der Messwerte von der Konzentration; Verdünnungsreihe

Anhand von Modellmischungen mit steigender Konzentration an Standardsubstanz oder zunehmender Verdünnung wird die Abhängigkeit der Messwerte von der Konzentration untersucht und eine graphische Auftragung der Messwerte gegen die Konzentration erstellt. Hierbei sind als mögliche Ergebnisse zu erwarten:

Berechnung einer Kalibriergeraden bei direkter Proportionalität, Ausgleichsgerade

- Bei **direkter Proportionalität** (linearer Abhängigkeit) erhält man eine Gerade (**Kalibriergerade**). Ihr Verlauf sollte mit Hilfe der **Methode der kleinsten Fehlerquadrate** optimiert werden (**Ausgleichsgerade**, s. u.). Zur Erstellung einer Kalibriergeraden müssen mindestens 5 Messpunkte verwendet werden. Die Messpunkte sollen den Messbereich gleichmäßig abdecken, der Null- bzw. Blindwert, d. h. der Messwert einer substanzfreien Probe, muss ebenfalls gemessen werden. Als Beispiel für eine Kalibriergerade vgl. Abb. 8.2 und 11.13.

Transformation einer nicht linearen Kalibrierkurve in eine Gerade

- Bei Kurven (**Kalibrierkurve**) sollte versucht werden, durch mathematische Transformationen eine Gerade zu erhalten (z. B. durch graphische Auftragung des Logarithmus der Messwerte gegen die Konzentration bzw. des Logarithmus der Konzentration gegen die Messwerte). Kalibrierkurven verlaufen häufig in begrenzten Bereichen **nahezu linear** und können in diesem Bereich annähernd wie eine Gerade behandelt werden. Beispiele bilden Abb. 11.13 und 21.7.

Berechnung des Verlaufs einer Kalibriergeraden (Regression 1. Art)

Optimierung der Kalibriergeraden durch die Methode der kleinsten Fehlerquadrate

Um aus den Messpunkten (der **Messwolke**) den Verlauf der Kalibriergeraden zu bestimmen, benutzt man die **Methode der kleinsten Fehlerquadrate**.

Ist die Messgröße y eine lineare Funktion der Konzentration x, so besitzt die Kalibriergerade (Abb. 8.2) eine Gleichung der Form:

$$y = a + bx$$

a = Achsenabschnitt auf der y-Achse
b = Steigung (**Regressionskoeffizient**)

Die charakteristischen Größen der Kalibriergeraden erhält man wie folgt (Lit. 3):

$$b = \frac{\sum (x_i - \bar{x})(y_i - \bar{y})}{\sum (x_i - \bar{x})^2} \qquad \text{(Gl. 2.10)}$$

$a = \bar{y} - b\bar{x}$
x_i = Konzentrationswerte
$\bar{x}$ = Mittelwert der Konzentrationen
y_i = Messwerte
$\bar{y}$ = Mittelwert der Messwerte

Die Berechnung ist einfacher mit programmierbaren Taschenrechnern oder PC-Software möglich.

Berechnung des linearen Korrelationskoeffizienten für die Kalibriergerade

Ob und in welchem Ausmaß ein Zusammenhang zwischen zwei Messreihen (bzw. Zahlenreihen x, y) besteht, gibt der **lineare Korrelationskoeffizient** (r) an (Lit. 3):

Zusammenhang zwischen zwei Messreihen; linearer Korrelationskoeffizient

$$r = \frac{\sum (x_i - \bar{x})(y_i - \bar{y})}{\sqrt{\sum (x_i - \bar{x})^2 \sum (y_i - \bar{y})^2}} \qquad \text{(Gl. 2.11)}$$

Die Werte entsprechen denjenigen bei der Berechnung des Verlaufs der Kalibriergeraden. Der Grad des Zusammenhangs zwischen den Größen x und y in der Kalibriergeraden ist umso besser, je näher sich der lineare Korrelationskoeffizient r dem Wert -1 oder $+1$ nähert. Bei $r = 0$ besteht kein Zusammenhang zwischen x und y.

Erfassung der Empfindlichkeit

Die Empfindlichkeit ergibt sich aus der Änderung der Messwerte bei Änderung der Konzentration oder Masse der zu bestimmenden Substanz (Kap. 2.1.1):

Was ist die Empfindlichkeit eines Messverfahrens?

$$E = \frac{\Delta M}{\Delta c} \qquad \text{(Gl. 2.12)}$$

E = Empfindlichkeit
ΔM = Änderung der Messwerte
Δc = Änderung der Konzentration bzw. Masse

Bei linearer Abhängigkeit entspricht die Empfindlichkeit der Steigung der Kalibriergeraden, d. h. dem **Regressionskoeffizienten** (b).

Empfindlichkeit und Regressionskoeffizient

Empfindlichkeit bei spektroskopischen Gehaltsbestimmungen

Bei UV-spektroskopischen Gehaltsbestimmungen z. B. sollte möglichst am Maximum bzw. am höchsten Maximum gemessen werden, weil dort die Empfindlichkeit am größten ist.

Erfassung des Bestimmungsbereiches

Der Massen- bzw. Konzentrationsbereich, innerhalb dessen eine Analysenmethode eingesetzt werden kann, ergibt sich aus dem Verlauf der Kalibriergeraden bzw. des annähernd linearen Teils der Kalibrierkurve. Meist liegt die günstigste Möglichkeit in der Mitte des durch Messpunkte abgedeckten Linearbereiches. Die Kalibriergerade bzw. Kurve darf nicht über die äußeren Messpunkte hinaus extrapoliert werden.

Der Bestimmungsbereich darf nicht über den niedrigsten oder höchsten Messwert hinaus extrapoliert werden

Erfassung der Robustheit

Die **Robustheit** kann nicht exakt zahlenmäßig erfasst werden. Zur Ermittlung interessierender Einflüsse sollten die entsprechenden Bedingungen geändert und an einem aliquoten Teil der Probe eine **erneute Validierung** der infrage kommenden Qualitätsmerkmale durchgeführt und mit der ursprünglichen Beurteilung verglichen werden (vgl. z. B. USP). Bei Änderungen des Laboratoriums bzw. des Analytikers (**Ringversuche**) kann z. B. die **Vergleichsstandardabweichung** (Kap. 2.1.1) zur Beurteilung der verschiedenen Messergebnisse herangezogen werden.

Wie kann die Robustheit erfasst werden?

2.1.3 Durchführung von Validierungen in der pharmazeutischen Analytik

Allgemeine Grundsätze

In der pharmazeutischen Analytik muss sich die Validierung der Analysenverfahren auf alle drei Bereiche der Qualitätskontrolle von Arzneimitteln beziehen:

- Identitätsprüfung
- Reinheitsprüfung
- Gehaltsbestimmung.

Das Arzneibuch gibt zur Zeit keine **allgemeinen Hinweise** zur Validierung von Analysenverfahren, jedoch findet man Angaben bei einzelnen Methoden. Allgemeine Definitionen und Vorschriften finden sich in der USP. Eine Zusammenfassung über Validierung pharmazeutischer Analysenverfahren befindet sich in Lit. 12. (Zur Validierung klinisch-analytischer Methoden vgl. Lit. 8).

Definitionen und Vorschriften zur Validierung pharmazeutischer Analysenverfahren

In die Validierung sollten alle das Resultat beeinflussenden Parameter einbezogen werden, wie Luftfeuchte, Licht, Temperatur, Druck, Qualität und Alter der Reagenzien und Lösungsmittel, Messinstrumente usw. Die Messinstrumente sind zu kalibrieren (Kap. 2.2) und die Vergleichssubstanzen (Standardsubstanzen) zu charakterisieren bzw. zu standardisieren (Rückführbarkeit, s. Kap. 2.1.1). Die Probenmuster müssen repräsentativ sein.

Die bei der Validierung zu ermittelnden Parameter hängen neben dem analytischen Ziel (Identitätsprüfung, Reinheitsprüfung, Gehaltsbestimmung) im Wesentlichen von folgenden Vorgaben ab:

Parameter zur Validierung pharmazeutischer Analysenverfahren

- Untersuchungsmaterial (Arzneiformulierungen, Syntheseedukte, Arzneimittelendprodukte, Reaktionszwischenprodukte, Rohmaterialien, wiedergewonnene Lösungsmittel, biologisches Material u. a.)
- Konzentrations- bzw. Gehaltsbereich der zu bestimmenden Stoffe (z. B. > 10 %, 10 – 0,01 %, < 100 ppm).

Für das Arzneibuch vorgesehene oder andere breit anzuwendende Methoden sollten grundsätzlich sowohl im entwickelnden Labor als auch in **Ringversuchen** (s. u. unter Validierung von Identitätsprüfungen) validiert werden. Bei Anwendung bereits in der Literatur beschriebener Analysenverfahren ist häufig eine erneute Validierung (**Revalidierung**) notwendig, weil sich die publizierten Daten meist nur auf dasjenige Labor beziehen, welches die Methode entwickelt hat. Verlauf und Ergebnisse der Validierung sind schriftlich zu dokumentieren (Proben, Vergleichssubstanzen, Reagenzien, Geräte, Geräteeinstellungen, Temperatur, Zeit, Messergebnisse, Berechnungen, Bewertung der Ergebnisse). Die fortlaufende Kontrolle wird anhand von **Kontrollkarten** (vgl. Lit. 1) durchgeführt.

Validierung in Ringversuchen; Revalidierung

Dokumentation und Konsequenzen der Validierung

Genügen die bei der Validierung erhaltenen Ergebnisse nicht den Anforderungen, so sind die Analysenbedingungen zu verändern, z. B. durch Verringerung oder Beseitigung systematischer Fehler. Ist dies nicht möglich, so ist evtl. eine andere Methode heranzuziehen. Zur Bewertung der Standardabweichungen unterschiedlicher Methoden kann ein F-Test genutzt werden (Kap. 2.1.2).

Validierung von Identitätsprüfungen

Organoleptische Prüfungen können wegen starker interindividueller Einflüsse nicht exakt validiert werden. Bei anderen Identitätsprüfungen ist insbesondere die **Spezifität (Selektivität)** gegenüber Verbindungen mit ähnlicher Struktur zu überprüfen.

Validierung organoleptischer Prüfungen

Validierung von Reinheitsprüfungen

Zur Validierung von Reinheitsprüfungen sind insbesondere zu überprüfen (s. auch Tab. 2.3):

- Spezifität (Selektivität)
- Nachweisgrenze
- Richtigkeit
- Robustheit

Validierung von Grenzprüfungen

Bei **Grenzprüfungen** ist besonderer Wert auf die Nachweisgrenze zu legen. Eventuell ist die Ermittlung der Richtigkeit und des Bereiches notwendig (vgl. USP).

Validierung von Gehaltsbestimmungen

Bei der Validierung einer Methode zur Gehaltsbestimmung müssen mindestens folgende Merkmale untersucht werden:

- Linearität, Empfindlichkeit
- Bestimmungsbereich, Bestimmungsgrenze
- Spezifität (Selektivität)
- Richtigkeit
- Präzision
- Robustheit

Die Validierung sollte mit der Untersuchung der Abhängigkeit der Messwerte von der Konzentration (Linearität, Empfindlichkeit) beginnen. Dann sollte in dem als günstig ermittelten Konzentrationsbereich die Spezifität (Selektivität) überprüft werden. Anschließend wäre bei verschiedenen Konzentrationen die Wiederfindung zu bestimmen, um zu ermitteln, ob ein systematischer Fehler vorliegt. Die

Analyse von Placebos

Analyse eines Placebos ist einzubeziehen. Dabei darf das Ergebnis nicht signifikant verschieden von null sein.

Ausarbeitung von Konventionsmethoden

Liegt ein systematischer Fehler vor, so ist er zu beseitigen, eventuell durch eine Kalibrierung der Messgeräte (Kap. 2.2). Ist dies nicht möglich, so ist er zu minimieren und in die Berechnungsformel einzubeziehen (**Konventionsmethode**). Schließlich muss zur Beurteilung der Präzision die Wiederhol- und Vergleichsstandardabweichung ermittelt werden.

Vorschriften der USP zur Validierung

Die USP teilt die zu validierenden Analysenmethoden je nach den zu überprüfenden Merkmalen in die Kategorien I, II, III und IV ein (Tab. 2.3):

Kategorie I: Untersuchung von Hauptkomponenten (Arzneistoffe oder aktive Komponenten) in pharmazeutischen Endprodukten.
Kategorie II: Untersuchungen auf Verunreinigungen oder Abbauprodukte der Hauptkomponenten in pharmazeutischen Endprodukten (Grenzprüfung und quantitative Bestimmung der Nebenprodukte).
Kategorie III: Untersuchung von Leistungsparametern wie Auflösungsgeschwindigkeit, Wirkstofffreisetzung u. a.
Kategorie IV: Identitätsreaktionen.

Tab. 2.3 Validierungsvorschläge der USP (zur Nomenklatur siehe Kap. 2.1.1)

Merkmal	Kategorie I Gehaltsbestimmung	Kategorie II Grenzprüfung	Kategorie II quant. Bestimmung	Kategorie III quant. Bestimmung	Kategorie IV Identifizierung
Präzision	+	–	+	+	–
Richtigkeit	+	+*)	+	+*)	–
Nachweisgrenze	–	+	–	+*)	–
Bestimmungsgrenze	–	–	+	+*)	–
Selektivität, Spezifität	+	+	+	+*)	+
Bereich	+	+*)	+	+*)	–
Linearität	+	–	+	+*)	–

*) Die Überprüfung dieser Größen hängt vom analytischen Problem ab.

2.2 Kalibrierung von Messgeräten

Kalibrierung bedeutet in diesem Fall die Überprüfung der für ein Analysenverfahren benötigten Geräte auf Eignung für den vorgesehenen Zweck, auf einwandfreie Funktion und auf die Lage der Messgebnisse in den vorgegebenen **Toleranzen**. Die Toleranzen ergeben sich aus den Angaben der Hersteller. Die Kalibrierung muss in regelmäßigen zeitlichen Abständen erfolgen, da Abweichungen im Messverhalten der Geräte oft nur langsam eintreten und daher nicht sofort erkannt werden. Die Ergebnisse sollen laufend schriftlich dokumentiert werden (z.B. auf **Kontrollkarten**, Lit. 1). Die Kalibrierung von Messgeräten wird bei den einzelnen instrumentellen Methoden teilweise erwähnt. Sie sollte anhand von Eich- bzw. Kalibrier-Standards (z.B. **Standardspektren**, **Standardsubstanzen**) durchgeführt werden und die Spezifikationen der Hersteller berücksichtigen.

Messgeräte zur Bestimmung von Masse, Volumen und Temperatur unterliegen dem **Eichgesetz**. Danach sind Waagen alle 2 Jahre zu ei-

Toleranzen von Messgeräten

Dokumentation der Kalibrierung von Messgeräten

Vorschriften des Eichgesetzes

chen. Für analytische Zwecke sollte aber mindestens alle 6 Monate eine Überprüfung erfolgen.

Von besonderer Bedeutung zur Beurteilung von Messgeräten und instrumentellen Analysenmethoden sind:

- Empfindlichkeit
- Nachweisgrenze
- Bestimmungsgrenze.

2.2.1 Empfindlichkeit von Messgeräten

Bezüglich der Empfindlichkeit kann man bei Messgeräten unterscheiden (Lit. 13):

- Kalibrierempfindlichkeit (b)
- Analytische Empfindlichkeit (γ).

Die **Kalibrierempfindlichkeit** (b) von Messgeräten entspricht der in Kap. 2.1.1 und 2.1.2 gegebenen Definition für die Empfindlichkeit von Analysenverfahren. Bei direkter Proportionalität von Messwerten und Konzentration bzw. Masse ist sie gleich der **Steigung der Kalibriergeraden**, d.h. gleich dem Regressionskoeffizienten (b).

Analytische Empfindlichkeit von Messgeräten

Die **analytische Empfindlichkeit** (γ) von Messgeräten bezieht die Präzision, d. h. die **Systemstandardabweichung** (s) (Gerätestandardabweichung, Kap. 2.1.2) in die Betrachtung ein:

$$\gamma = \frac{b}{s} \qquad (\text{Gl. 2.13})$$

b = Kalibrierempfindlichkeit
s = Systemstandardabweichung

Ein Messgerät spricht danach umso empfindlicher auf Konzentrationsänderungen an, je größer die Steigung der Kalibriergeraden (b) und je kleiner die Gerätestandardabweichung (s), also je größer γ ist (Lit. 13). Die analytische Empfindlichkeit kann wegen der Konzentrationsabhängigkeit von s ebenfalls konzentrationsabhängig sein.

2.2.2 Nachweisgrenze bzw. Bestimmungsgrenze bei Messgeräten

Signal-Rausch-Verhältnis

Die Anzeige von Messgeräten kann bei Messungen ohne die zu bestimmende Substanz (**Blindwerte**) mehr oder weniger stark schwanken (Abb. 18.8). Diese Schwankungen nennt man **Rauschen** (noise). Man bezeichnet das Verhältnis der Höhe des Messsignals (mit Substanz) zu den Rausch-Signalen (ohne Substanz) als Signal-Rausch-Verhältnis. Dieses Verhältnis ist von Bedeutung für die Nachweis- und Bestimmungsgrenze des Messgerätes. Um eine Substanz noch eindeutig nachzuweisen (**Nachweisgrenze**) bzw. zu bestimmen (**Bestimmungsgrenze**), muss das Messsignal der Substanz (S_m) erkennbar größer als der **Mittelwert der Rausch-Signale** ($\bar{S}_R$) sein:

Nachweisgrenze und Rauschsignale bei Messsystemen

$$S_m > \bar{S}_R \quad \text{(vgl. Abb. 18.8)}$$

Nachweisgrenze

Als Nachweisgrenze wird im Allgemeinen ein Signal-Rausch-Verhältnis $S_m : \bar{S}_R = 2 : 1$ bis $3 : 1$ angesehen (Lit. 13, USP), d. h. nur Signale, welche mindestens doppelt oder dreifach so intensiv sind wie der Mittelwert der Rausch-Signale gelten als eindeutig positiv (Abb. 18.8 A).

Andere Autoren beziehen zur Charakterisierung der **Nachweisgrenze** nicht die absolute Höhe der Rausch-Signale, sondern ihre **Standardabweichung** (s_R) in die Berechnung ein und fordern, dass das Messsignal um die k-fache Standardabweichung ($k \cdot s_R$) größer sein muss als der **Mittelwert der Rausch-Signale** ($\bar{S}_R$):

$$S_m = \bar{S}_R + k \cdot s_R \qquad \text{(Gl. 2.14)}$$

S_m = Nachweisgrenze (als Höhe des Messsignals)
$\bar{S}_R$ = Mittelwert der Rausch-Signale
s_R = Standardabweichung der Rausch-Signale
k = Faktor

Für die Nachweisgrenze wird meist ein Minimalwert von $k = 3$ vorgeschlagen (Lit. 13, USP). Dies bedeutet, dass das Messsignal mindestens um die dreifache Standardabweichung des **Rauschens** ($3\,s_R$) größer sein muss als der Mittelwert der Rausch-Signale ($\bar{S}_R$), um mit einer Sicherheit von 95 % eine Substanz nachzuweisen. Für $k = 6$ erhöht sich die Sicherheit der Erfassung auf 99,7 % (Lit. 8).

Nach diesem Ansatz kann die experimentelle Ermittlung der Nachweisgrenze von Messgeräten wie folgt verlaufen:

Experimentelle Ermittlung der Nachweisgrenze von Messgeräten

1. Bestimmung von $\bar{S}_R$ und s_R aus 20–30 Messungen des Blindwertes ohne die zu bestimmende Substanz

2. Berechnung der Nachweisgrenze in Form von S_m (als Höhe des Messsignals) unter Verwendung des Faktors $k = 3$
3. Berechnung der Nachweisgrenze in Form der Nachweiskonzentration (**Grenzkonzentration**) (C_m):

$$C_m = \frac{S_m - \bar{S}_R}{b} \qquad \text{(Gl. 2.15)}$$

b = Steigung der Kalibriergeraden. (Größe des Messsignals pro Konzentrationseinheit) (Kap. 2.1.2)

Für die Kontrolle und Optimierung von **^{1}H-NMR-Spektrometern** nach dem Arzneibuch wird eine andere Definition des Signal-Rausch-Verhältnisses herangezogen (vgl. Kap. 14.4.1). Für die **Chromatographie** (Teil III) ist die Arzneibuchdefinition und Bestimmung des Signal-Rausch-Verhältnisses S/N in Kap. 18.2.3 beschrieben.

2.2.3 Bestimmungsgrenze bei Messgeräten

Zur Definition der Bestimmungsgrenze für quantitative Bestimmungen vgl. Kap. 2.1.1. Die Berechnung erfolgt wie bei der Nachweisgrenze von Messgeräten beschrieben, aber mit $k = 10$, d. h., das Messsignal sollte den Mittelwert der Blindwert-Signale (Rauschen) $\bar{S}_R$ um die zehnfache Standardabweichung der Blindwerte (s_R) übertreffen (siehe Lit. 10 unter „Einführung").

Bestimmungsgrenze von Messgeräten und Mittelwert des Rauschens

$$S_m = \bar{S}_R + 10\, s_R \qquad \text{(Gl. 2.16)}$$

S_m = Bestimmungsgrenze (als Höhe des Messsignals)
$\bar{S}_R$ = Mittelwert der Rausch-Signale (Blindwert)
s_R = Standardabweichung des Blindwertes

Damit ist die Bestimmungsgrenze in diesem Falle etwa um den Faktor 3 größer als die Nachweisgrenze.

2.3 Abschätzung von Gesamtfehlern, Fehlerfortpflanzung

Beitrag der Teilfehler eines Verfahrens zum Gesamtfehler

Analysenverfahren bestehen meist aus mehreren Teilschritten mit oft sehr unterschiedlich großen einzelnen Fehlern. Um das gesamte Verfahren zu optimieren, interessiert, wie die Teilfehler zum **Gesamtfehler** beitragen. Die Fehler der Teilschritte ergeben sich aus der:

- Fehlerabschätzung der Teilschritte
- Abschätzung der Ablesegenauigkeit der Messgeräte bzw. aus den Angaben der Hersteller.

Der **Gesamtfehler** des Verfahrens errechnet sich aus den Fehlern der Teilschritte nach dem **Fehlerfortpflanzungsgesetz** (eine Normalverteilung vorausgesetzt Kap. 2.1.2), je nachdem wie die Teilschritte in das Gesamtergebnis eingehen.

Berechnung des Gesamtfehlers nach dem Fehlerfortpflanzungsgesetz

Bei **Multiplikation** oder **Division** der Messergebnisse bzw. Variablen der analytischen Teilschritte zum Gesamtergebnis werden die **relativen** Fehler der Teilschritte (f_{rel}) quadratisch addiert und aus der Summe die Wurzel gezogen. Man erhält beispielsweise bei 3 Teilschritten (1, 2, 3) den relativen Gesamtfehler (F_{rel}) wie folgt:

$$F_{rel} = \sqrt{(f_{rel}1)^2 + (f_{rel}2)^2 + (f_{rel}3)^2} \qquad (Gl.\ 2.17)$$

Die Gl. 2.17 zeigt, dass wegen der Quadrierung der größte Teilfehler verhältnismäßig stark zum Gesamtfehler beiträgt. An diesem Teilfehler (bzw. Teilschritt) sollte die Optimierung des Verfahrens einsetzen.

Gelegentlich wird durch einfache Addition der relativen Teilfehler ein **relativer Größtfehler** (größter möglicher Fehler, maximal möglicher Fehler) ermittelt:

Relativer Größtfehler

$$\text{Größtfehler} = (f_{rel}1) + (f_{rel}2) + (f_{rel}3) \qquad (Gl.\ 2.18)$$

Bei **Addition** oder **Subtraktion** der Messergebnisse bzw. Variablen der analytischen Teilschritte zum Gesamtergebnis werden die **absoluten** Fehler der Einzelschritte (f) quadratisch addiert und aus der Summe die Wurzel gezogen. Man erhält beispielsweise bei 3 Teilschritten (1, 2, 3) den absoluten Gesamtfehler (F) wie folgt:

$$F = \sqrt{(f1)^2 + (f2)^2 + (f3)^2} \qquad (Gl.\ 2.19)$$

Auch hier trägt der größte Fehler überproportional zum Gesamtfehler bei. Durch einfache Addition der Einzelfehler kann ein **absoluter Größtfehler** ermittelt werden.

Literatur zur Charakterisierung von Analysenmethoden

1) L. Sachs: Angewandte Statistik. 9. Aufl., Springer-Verlag, Berlin (1999)
2) S. Bolton: Pharmaceutical Statistics. Marcel Dekker, New York (1990)
3) L. Kny, I. Beyrich, B. Göber: Lehrbuch der Arzneimittelkontrolle. VEB Verlag Volk und Gesundheit, Berlin (1983)
4) E. Glaser, P. Surmann: Praktische Mathematik in der Pharmazie. Thieme-Verlag, Stuttgart (1981)
5) Qualitätsmanagement und Statistik (DIN-Taschenbuch 223). 2. Aufl., Beuth Verlag, Berlin, Köln (1997)
6) G. W. Gottschalk in Analytiker-Taschenbuch Bd. 1, Seite 63. Springer-Verlag, Berlin (1980)
7) Reihe Lebensmittelanalytik, Heft 6/6, Fa. Boehringer, Mannheim (1983).
8) H. Vogel in Analytiker-Taschenbuch, Bd. 9, Seite 3. Springer-Verlag, Berlin (1990)

Mathematische Grundlagen

9) E. L. Inman, J. K. Frischmann, P. J. Jiminez, G. D. Winkel, M. L. Persinger, B. S. Rutherford, J. Chromatogr. Science **25**, 252 (1987)
10) A. N. Martin, J. Swarbrick, A. Camarata: Physikalische Pharmazie. 3. Aufl., Wiss. Verlagsges., Stuttgart (1987); H. Leuenberger, (Hrsg.), Martin Physikalische Pharmazie. 4. Aufl., Wiss. Verlagsges., Stuttgart (2002)
11) K. Feiden (Hrsg.): Arzneimittelprüfrichtlinien. Sammlung nationaler und internationaler Richtlinien. Unter Mitarbeit von Helga Blasius. Grundwerk einschl. 26. Aktualisierungslfg., Wiss. Verlagsges., Stuttgart (2007)

Praktische Anwendung

12) G. Stenzhorn, Pharm. Ztg. **124**, 795, 1369 (1979)
13) D. A. Skoog, J. J. Leary: Instrumentelle Analytik. Springer Verlag, Berlin, Heidelberg, New York (1996)
14) H. Feltkamp, P. Fuchs, H. Sucker (Hrsg.): Pharmazeutische Qualitätskontrolle. Georg Thieme-Verlag, Stuttgart (1983)
15) M. Otto: Chemometrie. VCH-Verlag, Weinheim (1997)

Optische und spektroskopische Analysenmethoden

II

Verzeichnis der Symbole
Teil II: Optische und spektroskopische Analysenmethoden

A	Absorption	m	Masse, Massenzahl
A	Radioaktivität	m	mittelstarke Bande (IR)
$A_{1\ cm}^{1\ \%}$	spezifische Absorption	m	magnetische Quantenzahl
A_r	Relative Atommasse	m/z	Masse-Ladungs-Verhältnis
$[a]_D$	spezifische Drehung	M	Molekülmasse
a.m.u.	atomare Masseneinheit	M	reduzierte Masse
ΔA	Zirkulardichroismus	M_r	relative Molekülmasse
b	Schichtdicke	μ	magnetisches Moment
B, Bo	magnetische Flussdichte	μ	Permeabilität
Bq	Becquerel (Radioaktivität)	n	Hauptquantenzahl
c	Lichtgeschwindigkeit im Vakuum	n	Zahl der konjugierten Doppelbindungen
c	Konzentration		
Ci	Curie (Radioaktivität)	n	Stoffmenge
γ	gyromagnetisches Verhältnis	$n(\lambda)$	Brechzahl, Brechungsindex
d	relative Dichte	N	Teilchenzahl (Atome, Moleküle)
D	Durchlässigkeit	N_A	Avogadro-Konstante (Loschmidt'sche Zahl)
Da	Dalton, Masseneinheit		
δ	chemische Verschiebung (NMR)	ν	Frequenz
		$\tilde{\nu}$	Wellenzahl
e	Ladung	P	Drehimpuls
e	Basis des natürl. Logarithmus	π^*	angeregtes π^*-Niveau
eV	Elektronenvolt	Q	Fluoreszenzquantenausbeute
E	Energie	r	Radius
ΔE	Energiedifferenz	rd	Rad (radioaktive Dosis)
E	Extinktion (durch die Absorption A ersetzt)	rem	Rem (radioaktive Äquivalentdosis)
E_{kin}	kinetische Energie	R	Molekularrefraktion
$\varepsilon(\lambda)$	molarer Absorptionskoeffizient	rad	rad (spezifische Drehung)
ε max	Absorptionskoeffizient des Absorptionsmaximums	s	Spaltbreite
		s	starke Bande (IR)
$\Delta\varepsilon$	molarer Zirkulardichroismus	s	Weg
g	statistischer Faktor in der Boltzmann-Gleichung	Sv	Sievert (radioaktive Äquivalentdosis)
g	Dissymmetrie-Faktor	σ^*	angeregtes σ^*-Niveau
Gy	Gray (radioaktive Dosis)	t	Zeit
h	Planck'sche Konstante	T	absolute Temperatur
H	magnetische Feldstärke	T	Transmission
Hz	Hertz	T_1	Spin-Gitter-Relaxationszeit
HOMO	höchstes besetztes Orbital	T_2	Spin-Spin-Relaxationszeit
I	Rotationsquantenzahl	$T_{1/2}$	Halbwertszeit
I	Lichtintensität	Θ	Elliptizität
I	Kernspinquantenzahl	τ	chemische Verschiebung (NMR)
I_0	Intensität eines in eine Probe einfallenden Lichtstrahles	u	internationale atomare Masseneinheit
		U	Spannung
I_λ	Fluoreszenzintensität	U	Geschwindigkeit
I.E.	Internationale Einheit	v	Schwingungsquantenzahl
J	Kopplungskonstante	v	Geschwindigkeit
k	Boltzmann-Konstante	$v(\lambda)$	Lichtgeschwindigkeit in einem Medium
k	Kraftkonstante	V	Beschleunigungsspannung
K	Kraft	w	schwache Bande (IR)
K_L	Lorentz-Kraft	x	Dehnung (Auslenkung)
K_z	Zentrifugalkraft	z	Ladungszahl
l	Küvettenlänge	Z	Schwingungsmöglichkeiten eines Moleküls
LUMO	niedrigstes unbesetztes Orbital		
λ	Wellenlänge	ω	Kreisfrequenz
λ	radioaktive Zerfallskonstante		
λ max	Wellenlänge des Absorptionsmaximums		

3 Einführung in die optischen und spektroskopischen Analysenmethoden

Optische und spektroskopische Analysenmethoden beruhen, abgesehen von einigen Ausnahmen, auf der Wechselwirkung von Licht mit den zu untersuchenden Substanzen, oder auf der Ausstrahlung von Licht durch die Substanzen.

Wichtige **optische Analysenmethoden** sind:

Was sind optische Analysenmethoden?

- Refraktometrie
- Chiroptische Methoden (Polarimetrie, Zirkulardichroismus, optische Rotationsdispersion).

Hier werden die optischen Erscheinungen der Lichtbrechung und der optischen Drehung zur Analyse von Stoffen herangezogen.

Die in der pharmazeutischen Analytik angewandten **spektroskopischen Analysenmethoden** sind durch sehr unterschiedliche Grundvorgänge gekennzeichnet. Allen Methoden ist gemeinsam, daß man Energie (meist Lichtenergie) auf Atome oder Moleküle einwirken lässt und die Wirkungen beobachtet. Für den Pharmazeuten wichtige spektroskopische Methoden sind:

Was sind spektroskopische Analysenmethoden?

- Spektralanalyse
- Atomemissionsspektroskopie (Flammenphotometrie)
- Atomabsorptionsspektroskopie
- UV-Vis-Spektroskopie
- Fluorimetrie
- IR-Spektroskopie
- NMR-Spektroskopie (Kernresonanzspektroskopie)
- Massenspektrometrie.

Da fast alle spektroskopischen Verfahren ebenfalls optische Vorgänge zur Analyse heranziehen, ist die Unterteilung in optische und spektroskopische Methoden nicht ganz schlüssig. Sie wird lediglich aus praktischen Gründen vorgenommen. Zunächst sollen die wichtigsten physikalischen Eigenschaften des Lichtes besprochen werden.

3.1 Licht als elektromagnetische Wellenbewegung

Was ist Licht?

Licht kann physikalisch als transversale elektromagnetische Wellenbewegung betrachtet werden, die durch periodische Änderung elektrischer und magnetischer Felder gekennzeichnet ist. Die Wellennatur des Lichtes zeigt sich in den Interferenz- und Beugungserscheinungen und der Polarisation (Wellenoptik). Die Ausbreitung des Lichtes erfolgt geradlinig (elektromagnetische Strahlung; geometrische Optik). Das für den Menschen sichtbare Licht stellt nur den schmalen Ausschnitt aus dem Spektrum elektromagnetischer Wellen dar, der von unserem Auge wahrgenommen werden kann. In der Spektroskopie wird oft auch elektromagnetische Strahlung anderer Wellenlängen als Licht bezeichnet.

Lichtgeschwindigkeit, Wellenlänge und Frequenz

Alle Arten elektromagnetischer Wellen besitzen im Vakuum die gleiche Ausbreitungsgeschwindigkeit (**Lichtgeschwindigkeit:** $c = 2.997925 \cdot 10^{10}$ cm · s^{-1}). In Materie verringert sie sich (vgl. Kap. 4, Refraktometrie). Die elektromagnetischen Wellen unterscheiden sich in der **Wellenlänge** λ bzw. in der **Frequenz** ν. Die Frequenz entspricht der Zahl der Schwingungen des elektrischen bzw. magnetischen Feldes pro Zeiteinheit (Schwingungen pro Sekunde); ihre Einheit ist s^{-1} (bzw. Hertz [Hz]; für hohe Frequenzen wird die Bezeichnung Megahertz, 1 MHz = 10^6 Hz verwendet). Ausbreitungsgeschwindigkeit c, Wellenlänge λ, und Frequenz ν sind durch Gleichung 3.1 verknüpft:

$$c = \lambda \cdot \nu \qquad (\text{Gl. 3.1})$$

Eine elektromagnetische Welle kann demnach entweder durch ihre Wellenlänge λ in Zentimeter [cm], Mikrometer [μm] oder Nanometer [nm] (siehe Tab. 3.2), oder ihre Frequenz ν [s^{-1}] charakterisiert werden. Eine dritte Größe zur Kennzeichnung einer elektromagnetischen Welle ist die **Wellenzahl** $\tilde{\nu}$. Sie stellt die reziproke Wellenlänge dar:

Definition der Wellenzahl

$$\tilde{\nu} = \frac{1}{\lambda} \, [\text{cm}^{-1}] \qquad (\text{Gl. 3.2})$$

$\tilde{\nu}$ [cm^{-1}] gibt die Anzahl der Wellenlängen an, die auf einen cm entfallen und darf nicht mit der Frequenz ν verwechselt werden. Wellenzahl und Frequenz sind durch die Lichtgeschwindigkeit c verknüpft:

$$\nu = c \cdot \tilde{\nu} \qquad (\text{Gl. 3.3})$$

Nach dem SI-System wird auch die Wellenzahl wie die Frequenz mit ν bezeichnet und auf 1 m bezogen: $\nu = \frac{1}{\lambda}$ [m^{-1}]. Dies kann zu Verwechslungen führen.

3.2 Energie der elektromagnetischen Wellen

Neben der Wellennatur deuten verschiedene Beobachtungen auch auf eine **Teilchennatur** des Lichtes hin. Man bezeichnet diese Strahlungsteilchen als **Lichtquanten** bzw. **Photonen**; sie besitzen eine bestimmte Energie. Elektromagnetische Strahlung besteht demnach nicht aus einem kontinuierlichen, beliebig teilbaren Energiestrom, sondern aus einem Strom nicht teilbarer Lichtquanten. Nach M. Planck, N. Bohr und A. Einstein ist die Energie E eines Lichtquants durch die **Planck'sche Gleichung** 3.4 gegeben:

Was sind Lichtquanten?

Planck'sche Gleichung

$$E = h \cdot v \qquad \text{(Gl. 3.4)}$$

v = Frequenz
h = Proportionalitätsfaktor (Planck'sche Konstante; allgemeine Naturkonstante), $6{,}6256 \cdot 10^{-34}$ Joule · s;
  1 Joule = 0,238 cal, 1 cal = 4,1868 Joule

Wird für die Frequenz die Beziehung $v = c/\lambda$ eingesetzt, so lautet die Planck'sche Gleichung:

$$E = \frac{h \cdot c}{\lambda} \qquad \text{(Gl. 3.5)}$$

Damit ergeben sich bezüglich der Strahlungsenergie folgende Aussagen:

- Die Energie der Lichtquanten der elektromagnetischen Strahlung ist von der Frequenz abhängig. Je größer die Frequenz ist, umso größer ist die Energie der Strahlung.
- Die Energie der Lichtquanten der elektromagnetischen Strahlung ist umgekehrt proportional der Wellenlänge λ. Je größer die Wellenlänge, umso geringer ist die Energie.

Abhängigkeit der Energie der Lichtquanten

3.3 Spektrum der elektromagnetischen Wellen, Spektralbereiche

Elektromagnetische Wellen unterscheiden sich in ihren Wellenlängen λ bzw. Frequenzen v und damit auch in der Energie ihrer Photonen. Das gesamte Spektrum der elektromagnetischen Wellen umfasst einen Bereich von sehr energiereicher Strahlung mit kleinen Wellenlängen bis zu sehr energiearmer Strahlung mit großen Wellenlängen. Für praktische Zwecke werden die elektromagnetischen Wellen in Spek-

Beschreibung elektromagnetischer Wellen und der Spektralbereiche

Tab. 3.1 Das Spektrum der elektromagnetischen Wellen. Spektralbereiche (Wellenlängen bezogen auf Vakuum)

Spektralbereich	Wellenlänge (λ)	Wellenzahl ($\tilde{\nu}$)	Strahlungsenergie*) kcal · mol^{-1} (kJ · mol^{-1})	Wirkung auf Moleküle
γ-Strahlen	kleiner als 0,1 Å (0,01 nm)		20 Mill. (80 Mill.)	Ionisation
Röntgenstrahlen (X-rays)	0,1–10 Å (0,01–1 nm)		20 Mill.–200 000 (80 Mill.–800 000)	Ionisation
Vakuum-Ultraviolett (Vakuum-UV)	100–200 nm		2000–150 (8000–600)	Elektronen-anregung
Nahes Ultraviolett (UV)	200–400 nm		150–80 (600–320)	Elektronen-anregung
Sichtbarer Bereich (Vis)	**400–800 nm**		**80–40 (320–160)**	**Elektronen-anregung**
Nahes Infrarot (NIR)**	0,8–2,5 µm	12 550–4000 cm^{-1}	40–12 (160–50)	Molekül-schwingungen
Infrarot, Mittleres Infrarot (IR, MIR)**	2,5–50 µm	4000–200 cm^{-1}	12–0,6 (160–2,5)	Molekül-schwingungen
Fernes Infrarot**	50 µm–500 µm	200–20 cm^{-1}	0,6–0,06 (2,5–0,25)	Molekül-rotationen
Mikrowellen (MW)	500 µm–30 cm		0,06–0,001 (0,25–0,004)	Molekulrotation Erwärmung
Radiowellen Funkwellen	größer als 0,1 m	(Frequenz ν kleiner als 3000 MHz)		Kernresonanz

*) 1 kcal = 4,1868 kJoule. Die Werte sind stärker gerundet.
**) Seltener verwendete Bezeichnungen sind IR-A (für NIR), IR-B (für MIR) und IR-C (für Fernes Infrarot).

tralbereiche eingeteilt (Tab. 3.1). Zur Abgrenzung der einzelnen Spektralbereiche wird fast immer die Wellenlänge λ benutzt. Nur im Bereich der Infrarotstrahlung (IR-Bereich) ist die Angabe der Wellenzahl $\tilde{\nu}$ gebräuchlicher, bei Radiowellen wird meist die Frequenz ν angegeben. Zur Kennzeichnung der Wellenlänge haben sich bestimmte Längeneinheiten als praktisch erwiesen (Tab. 3.2).

Vis-Bereich

Der für den Menschen sichtbare Teil des Spektrums der elektromagnetischen Wellen (Tab. 3.1) (auch Vis-Bereich, visible) umfasst den verhältnismäßig kleinen Wellenlängenbereich zwischen ca. 400 und 800 nm. Die Strahlungsenergie liegt etwa zwischen 80 und 40 kcal · mol^{-1} (320–160 kJ · mol^{-1}). Bekanntlich vermittelt die kürzestwellige Strahlung des sichtbaren Bereiches den Farbeindruck violett, die längstwellige rot (Tab. 3.3). Daher wird in der Spektroskopie ein Übergang zu kürzeren Wellenlängen als **Blauverschiebung** und ein

Tab. 3.2 Längeneinheiten zur Angabe der Wellenlänge

Längeneinheit	Å	nm	µm	mm	cm	gebräuchlich im Spektralbereich
Å (Angström) auch AE (Angström-Einheit) (soll nicht mehr verwendet werden!)	1	10^{-1}	10^{-4}	10^{-7}	10^{-8}	γ-Strahlung, Röntgenstrahlung
nm (Nanometer) früher: mµ (Millimikron)	10	1	10^{-3}	10^{-6}	10^{-7}	Vakuum-UV, nahes Ultraviolett, sichtbarer Bereich
µm (Mikrometer) früher: µ (Mikron)	10^4	10^3	1	10^{-3}	10^{-4}	Infrarot
mm (Millimeter)	10^7	10^6	10^3	1	10^{-1}	Mikrowellen
cm (Zentimeter)	10^8	10^7	10^4	10	1	Mikrowellen

Übergang zu längeren Wellenlängen als **Rotverschiebung** bezeichnet. Andere Bezeichnungen sind **hypsochrom** für einen Übergang zu kürzeren Wellenlängen und **bathochrom** für einen Übergang zu längeren Wellenlängen. Die jeweils an den sichtbaren Bereich angrenzenden Bereiche werden als ultravioletter Bereich (jenseits von Violett liegend = UV-Bereich) und als infraroter bzw. ultraroter Bereich (jenseits von Rot liegend = IR-Bereich, UR-Bereich) bezeichnet. Die Energie der Strahlung des ultravioletten Bereiches ist wegen der kleineren Wellenlängen (200–400 nm) größer, die des infraroten Bereiches wegen der größeren Wellenlängen (0.8–50 µm, vgl. Kap. 13.2.1) kleiner als die des sichtbaren Bereiches. Der Bereich des Vakuum-Ultraviolett (100–200 nm) mit seiner recht energiereichen Strahlung von ca. 150–2000 kcal · mol^{-1} (600–8000 kJ · mol^{-1}) hat seine Bezeichnung von der Erzeugung dieser Strahlung in einer Hochvakuum-Röhre. Röntgenstrahlen (im engl. Sprachgebrauch X-rays) und γ-Strahlen besitzen noch kürzere Wellenlängen und daher eine noch größere Energie. An den IR-Bereich (Nahes Infrarot, Infrarot) schließt sich die verhältnismäßig energiearme Strahlung des Fernen Infrarot, der Mikrowellen und Funkwellen (Radiowellen) an.

UV-Bereich
IR-Bereich

Vakuum-UV

Röntgenstrahlung

In der Praxis ist es möglich, Strahlung der in Tab. 3.1 aufgeführten Spektralbereiche zu erzeugen und bestimmte Wellenlängen daraus auszuwählen. Man bezeichnet Lichtstrahlung, die – ideal betrachtet – nur aus einer einzigen Wellenlänge bzw. praktisch aus einem schmalen Wellenlängenausschnitt besteht, als **monochromatisches Licht**. Licht, das ein Gemisch mehrerer Wellenlängen darstellt, ist **polychromatisches Licht**.

Poly- und monochromatisches Licht

Aus Tab. 3.1 ist die große Spannweite der Energie der elektromagnetischen Wellen zu erkennen. Diese Energie kann auf Atome oder Moleküle einwirken und dort verschiedene Wirkungen hervorrufen, die später näher beschrieben werden.

3.4 Lichtabsorption und Farbe

Farbensehen des Menschen

Das Gemisch aller Wellenlängen des Sonnenlichtes (Tageslicht) vermittelt dem Menschen den Farbeindruck weiß. Wird eine Substanz von Sonnenlicht getroffen, so absorbiert sie daraus bestimmte Wellenlängen. Das Restgemisch wird reflektiert bzw. durchgelassen. Dieser Rest an sichtbarer Lichtstrahlung ruft im menschlichen Auge nicht mehr den Farbeindruck weiß, sondern den Eindruck der Komplementärfarbe der absorbierten Wellenlänge hervor. Auf diese Weise entsteht der Eindruck der Farbigkeit von Stoffen (Tab. 3.3). Substanzen, die keine Strahlung des sichtbaren Bereiches absorbieren, ergeben den Farbeindruck weiß.

Tab. 3.3 Farbe von Wellenlängen des Sonnenlichtes und des nach Absorption dieser Wellenlängen ausgestrahlten Restlichtes (Komplementärfarbe)

Absorbierte Wellenlänge (nm)	Farbe der absorbierten Wellenlänge	Beobachtete Komplementärfarbe des Restlichtes
400	violett	grüngelb
425	dunkelblau	gelb
450	blau	orange
510	grün	purpurrot
550	gelb	dunkelblau
590	orange	blau
640	rot	blaugrün

3.5 Übersicht über die spektroskopischen Analysenmethoden

Anregung von Atomen und Molekülen

In der Spektroskopie (mit Ausnahme der Massenspektrometrie) lässt man auf Atome oder Moleküle Strahlungsenergie oder seltener Wärmeenergie einwirken. Die Atome oder Moleküle gehen dabei in einen höheren Energiezustand über. Man bezeichnet diesen Vorgang als **Anregung**. Nach kurzer Zeit kehren sie wieder in den Grundzustand zurück und die Energie wird meist in Form von Wärmeenergie (strahlungslos), gelegentlich auch in Form von Strahlung, d. h. als Lichtenergie abgegeben. Das Ausmaß der Energie-Aufnahme (**Absorption**) oder Abgabe (**Emission**) kann gemessen und in Abhängigkeit von der Wellenlänge in einem **Spektrum** graphisch dargestellt werden. Das Spektrum wird zur Analyse der Substanz eingesetzt.

Absorption und Emission

3.5.1 Atomspektroskopie und Molekülspektroskopie

Untersucht man in der oben beschriebenen Weise Atome, so spricht man von **Atomspektroskopie**, bei der Untersuchung von Molekülen von **Molekülspektroskopie** (Tab. 3.4).

Tab. 3.4 Spektroskopische Analysenmethoden

	Emissionsspektroskopie	Absorptionsspektroskopie
Atomspektroskopie	Spektralanalyse Atomemissionsspektroskopie (AES) (Flammenphotometrie)	Atomabsorptionsspektroskopie (AAS)
Molekülspektroskopie	Fluorimetrie	UV-Vis-Spektroskopie IR-Spektroskopie (NMR-Spektroskopie)

3.5.2 Emissionsspektroskopie und Absorptionsspektroskopie

Ein anderes Einteilungsprinzip für spektroskopische Methoden ergibt sich aus der Tatsache, dass die Verfahren entweder auf der Messung der **Lichtemission** oder der **Lichtabsorption** beruhen. Man bezeichnet sie als **Emissionsspektroskopie** bzw. **Absorptionsspektroskopie** (Tab. 3.4). Die Massenspektrometrie lässt sich in dieses Schema nicht einordnen.

Definition von Emissions- und Absorptionsspektroskopie

In der **Emissionsspektroskopie** erfolgt die Anregung der Atome bzw. Moleküle durch Zufuhr von Licht- oder Wärmeenergie. Man registriert das bei der anschließenden Rückkehr in den Grundzustand emittierte Licht, z. B. in Form des **Emissionsspektrums**. Zur Emissionsspektroskopie gehören z. B. die **Spektralanalyse**, die **Atomemissionsspektroskopie (Flammenphotometrie)** und die **Fluorimetrie** (Tab. 3.4).

In der **Absorptionsspektroskopie** erfolgt die Anregung der Atome oder Moleküle durch Einstrahlung von Licht mit definierten Wellenlängen. Registriert wird der **absorbierte Anteil** der Lichtintensität. Trägt man die Messwerte für die absorbierte Lichtintensität gegen die Wellenlänge auf, so erhält man das **Absorptionsspektrum** der Atome oder Moleküle. Zur Absorptionsspektroskopie gehören z. B. die **Atomabsorptionsspektroskopie (AAS)**, die **UV-Vis-Spektroskopie**, die **IR-Spektroskopie** und mit Einschränkungen auch die **NMR-Spektroskopie** (Tab. 3.4).

4 Refraktometrie

4.1 Grundlagen der Refraktometrie

Definition der Brechzahl (Brechungsindex)

In der Refraktometrie misst man die **Brechzahl** (den **Brechungsindex**)*) und wertet sie analytisch aus (vgl. Lehrbücher der Physik). Wenn ein Lichtstrahl der Wellenlänge λ aus dem Vakuum in eine durchsichtige Substanz eintritt, kommt es zu einer Verlangsamung seiner Ausbreitung. Das Verhältnis der Lichtgeschwindigkeit im Vakuum (c) und der Lichtgeschwindigkeit in der Substanz ($v(\lambda)$) wird als Brechzahl $n(\lambda)$ (Brechungsindex n_λ)*) bezeichnet:

$$n(\lambda) = \frac{c}{v(\lambda) \text{ Substanz}} \tag{Gl. 4.1}$$

In der Praxis wird die Brechzahl jedoch nicht auf das Vakuum (**absolute Brechzahl**), sondern auf Luft bezogen (**relative Brechzahl**). Anstelle der Lichtgeschwindigkeit im Vakuum wird die in Luft herangezogen:

$$n(\lambda) = \frac{v(\lambda) \text{ Luft}}{v(\lambda) \text{ Substanz}} \tag{Gl. 4.2}$$

Die absolute Brechzahl von Luft, die gegen Vakuum gemessen 1,0003 beträgt, wird damit zur relativen Brechzahl 1,0000.

Was ist Refraktion?

Beim Übergang eines Lichtstrahls aus einem optisch dünneren (Luft) in ein optisch dichteres Medium (Substanz) kommt es auch zu einer Änderung der Ausbreitungsrichtung (**Lichtbrechung, Refraktion**). Der Strahl wird zum Lot hin gebrochen (Abb. 4.1). Die Sinus-Werte von Einfallswinkel α und Brechungswinkel β verhalten sich

Snellius'sches Brechungsgesetz, Totalreflexion

wie die Brechzahl des Eintrittsmediums (n_2) zur Brechzahl des Austrittsmediums (n_1), im vorliegenden Falle des optisch dichteren (n_2) und optisch dünneren (n_1) Mediums (**Snellius'sches Brechungsgesetz**).

Ist das Austrittsmedium Luft ($n_1 = 1$), so erhält man die auf Luft bezogene Brechzahl n_2 des Eintrittsmediums:

$$\frac{\sin \alpha}{\sin \beta} = \frac{n(\text{Eintrittsmedium})}{n(\text{Austrittsmedium})} = \frac{n_2}{n_1} = n_2 \tag{Gl. 4.3}$$

---

*) In der Physik ist der Begriff **Brechzahl** üblich. Das Arzneibuch benutzt die ältere Bezeichnung **Brechungsindex**.

Die Brechzahl (der Brechungsindex) $n(\lambda)$ ändert sich wegen der Abhängigkeit der Lichtgeschwindigkeit in einer Substanz von λ mit der Wellenlänge des Lichtes (**Dispersion**). Man verwendet meist die D-Linie des Natriums mit der Wellenlänge $\lambda = 589{,}3$ nm (vgl. Kap. 6) und macht dies durch den Zusatz D deutlich. Auch von der Temperatur ist die Brechzahl abhängig. Meist gibt man den für 20 °C bestimmten Wert an und verwendet das Symbol n_D^{20}. Die Abhängigkeit von der **Polarisierbarkeit** wurde früher zur Berechnung der Molekularrefraktion herangezogen. Die Brechzahlen von Flüssigkeiten liegen meist zwischen 1,3 und 1,8, die von Festkörpern zwischen 1,3 und 2,5.

4.2 Messung der Brechzahl

Die zur Bestimmung der Brechzahl (des Brechungsindex) verwendeten Messgeräte werden als **Refraktometer** bezeichnet. Sie nutzen meist den **Grenzwinkel der Totalreflexion** zur Messung aus (Abbé-Refraktometer, Pulfrich-Refraktometer, Zeiss-Eintauchrefraktometer). Gewöhnlich wird das **Abbe-Refraktometer** verwendet.

4.2.1 Grenzwinkel der Totalreflexion

Fällt ein monochromatischer Lichtstrahl aus einem optisch dichteren in ein optisch dünneres Medium, so wird er vom Lot weggebrochen (Abb. 4.1, Strahl a). Vergrößert man den Einfallswinkel α, so wird auch der Brechungswinkel β größer. Man kann α so weit vergrößern, bis $\beta = 90°$ oder größer als $90°$ wird (Abb. 4.1, Strahl c bzw. b). In diesem Falle geht der Lichtstrahl nicht mehr in das optisch dünnere Medium über, sondern wird in das dichtere Medium reflektiert, man sagt, er wird total reflektiert. Denjenigen Winkel α, bei dem β gerade $90°$ wird (Abb. 4.1, Strahl c), bezeichnet man als **Grenzwinkel der Totalreflexion**, weil bei einer weiteren Vergrößerung von α Totalreflexion erfolgt. Wie der Brechungswinkel, so ist auch der Grenzwinkel der Totalreflexion wellenlängenabhängig (vgl. Lehrbücher der Physik).

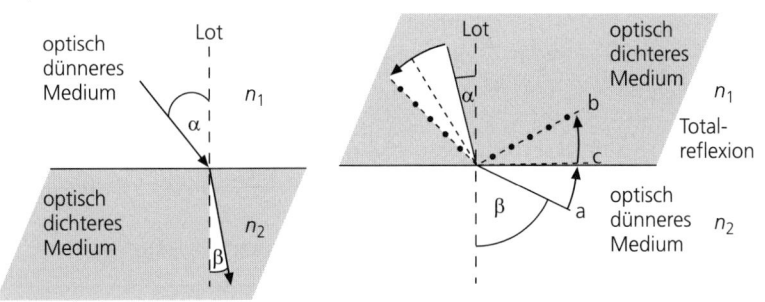

Abb. 4.1 Lichtbrechung am optisch dichteren und optisch dünneren Medium; Totalreflexion

4.2.2 Abbe-Refraktometer

Aufbau des Abbe-Refraktometers

Das Abbe-Refraktometer (Abb. 4.2) benutzt den Strahlengang der Totalreflexion (Kap. 4.2.1) zur Messung der Brechzahl (Brechungsindex). Das Gerät enthält zwei Glas-Prismen, ein drehbares oberes **Beleuchtungsprisma** und ein unteres **Messprisma**. Das Beleuchtungsprisma ist auf seiner Unterfläche aufgeraut, um das ausfallende Licht diffus zu machen, so dass es die Unterfläche in allen Richtungen verlässt, als ob es mit verschiedenen Einfallswinkeln dort aufgetroffen wäre. Nach Hochklappen des beweglichen Beleuchtungsprismas wird die Probe auf das glatte Messprisma gebracht und durch Zuklappen in dünner Schicht zwischen den beiden Prismen verteilt. Durch das Beleuchtungsprisma fällt weißes Licht in die Anordnung, welches im Okular beobachtet wird. Dort sieht man eine Hell-Dunkel-Grenze,

Hell-Dunkel-Grenze im Abbe-Refraktometer

die mithilfe eines Drehknopfes mit einem Fadenkreuz zur Deckung gebracht wird. Die Hell-Dunkel-Grenze ist wie folgt zu deuten:

- Ausgehend von der Lichtquelle fällt Licht durch das Beleuchtungsprisma und dessen aufgeraute Oberfläche durch Streuung in vielen verschiedenen Winkeln in die optisch dünnere Probe (a, b, c). Strahlen, die mit dem Einfallswinkel der Totalreflexion α in die Probe gelangen, erreichen gerade noch das Messprisma (Strahlengang a). Strahlen mit einem größeren Einfallswinkel als α werden an der Grenze Beleuchtungsprisma/Probe total reflektiert, sie gelangen nicht in das Messprisma und damit nicht an das Okular, welches dort abgedunkelt bleibt (Strahlengang b).
- Strahlen, mit einem kleineren scheinbaren Einfallswinkel als dem Winkel der Totalreflexion α, gelangen aus dem Beleuchtungsprisma in die Probe und von dort in das Messprisma. Sie fallen auf das Okular (Strahlengang c) und bewirken dort Helligkeit.
- Auf diese Weise wird die Hell-Dunkel-Grenze im Okular durch den streifenden Strahlengang (a) mit dem Einfallswinkel α und dem Brechungswinkel $\beta = 90°$ markiert. Dieser Grenzwinkel α der Totalreflexion (Kap. 4.2.1) kann am Okular gemessen werden. Für den Strahlengang (a) kann dann das Snellius'sche Brechungsgesetz mit dem Brechungswinkel $\beta = 90°$ angewandt werden:

Messung der Brechzahl

$$\frac{\sin \alpha}{\sin \beta} = \frac{\sin \alpha}{\sin 90°} = \frac{n(\lambda) \text{ Substanz}}{n(\lambda) \text{ Glas}} \qquad \text{(Gl. 4.4)}$$

Da $\sin 90° = 1$ ist, erhält man folgende Beziehung, die bei bekannter Brechzahl des Glases die Bestimmung der Brechzahl der Substanz aus dem Winkel α ermöglicht:

$$n(\lambda) \text{ Substanz} = \sin \alpha \cdot n(\lambda) \text{ Glas}$$

Auf der Skala des Refraktometers ist nicht der Winkel α, sondern direkt die Brechzahl (der Brechungsindex) abzulesen.

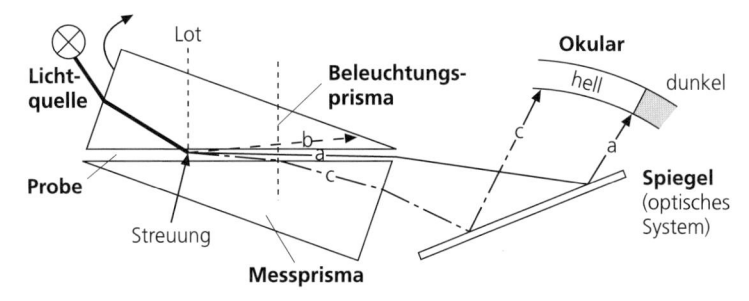

Abb. 4.2 Strahlengang im Abbe-Refraktometer

Die Prismenfassungen des Abbe-Refraktometers sind mit Anschlüssen für einen Thermostaten versehen. Für Messungen nach dem Arzneibuch muss auf 20 ($\pm$ 0,5) °C temperiert werden. In Ausnahmefällen wird bei 40° oder 75°C gemessen (Fette, Cetylpalmitat).

In den meisten Fällen wird Tageslicht oder weisses Kunstlicht zur Messung verwendet, weil die Geräte mit einem Kompensator versehen sind, der die Messwerte auf Natrium-D-Licht bezieht. Das Arzneibuch (2.2.6) gibt den Brechungsindex bis auf drei Dezimalstellen an. An dem verwendeten Refraktometer muss daher diese Stelle noch exakt ablesbar und die vierte zu schätzen sein, wobei die Ziffern 1 bis 4 auf null und die Ziffern 5 bis 9 auf zehn zu runden sind.

Anforderungen an das Refraktometer nach dem Arzneibuch

Nach dem Arzneibuch werden zur Kontrolle des Refraktometers 2,2,4-Trimethylpentan (n_D^{20} 1,392), Toluol (n_D^{20} 1,497) und 1-Methylnaphthalin (n_D^{20} 1,616) verwendet. Für diese Substanzen gab die Ph.Eur.4.0 auch die Änderung des Brechungsindex pro Grad Temperaturänderung an (Temperaturkoeffizient $\Delta n/\Delta t$); Temperaturkoeffizienten für zahlreiche Stoffe s. Lit. 4.

4.3 Anwendungen der Refraktometrie in der Pharmazie

Die Brechzahl (Brechungsindex) ist eine charakteristische Stoffkonstante, die zur Identitäts-, Reinheits- und Gehaltsprüfung von Arzneistoffen herangezogen wird. Insbesondere lassen sich Stoffgemische wie ätherische und fette Öle durch die Brechzahl charakterisieren. Beimengungen, Verfälschungen und Verdorbenheit können zu einer Veränderung der Brechzahl führen.

Anwendungen der Brechzahl-Messung

Auch quantitative Bestimmungen sind möglich, wenn eine Kalibrierkurve erstellt wird. Die Brechzahl ermöglicht dann eine schnelle Gehaltsbestimmung und wird insbesondere in der industriellen Pharmazie angewandt.

Bedeutung besitzt die Refraktometrie auch als Detektionsmethode in der Hochleistungs-Flüssigchromatographie (Brechungsindexdetektor, Brechzahldetektor; vgl. Kap. 20.2.7).

Anwendungen im Arzneibuch (2.2.6)

Im Arzneibuch (Ziffer 2.2.6) wird der Brechungsindex bei vielen Stoffen zur Identitäts- und Reinheitsprüfung herangezogen (Lit. 4): z. B. ätherische Öle, Benzylalkohol, Dichlormethan, Gycerol, Methylsalicylat, Propylenglycol u. a. Bei Nicethamid ist der n_D vom Wassergehalt abhängig (Lit. 1).

Bei Glycerol ist aufgrund des Brechungsindex eine schnelle quantitative Bestimmung des Wassergehaltes möglich, weil n_D mit zunehmendem Wassergehalt nahezu linear abnimmt (Lit. 1).

Das Arzneibuch verwendet den Brechungsindex auch in der Fettanalytik (Octyldodecanol, Isopropylmyristat, Isopropylpalmitat, Kakaobutter, Rizinusöl, Sesamöl, mittelkettige Triglyceride u. a.). Hier nimmt der n_D mit zunehmender Zahl von C-Atomen und Doppelbindungen im Molekül zu. Damit besteht eine Korrelation zwischen der Iodzahl von Fetten und Fettsäuren und ihrem Brechungsindex.

Literatur über Refraktometrie

1) G. Rücker, Brechungsindex. In F. Bracher, P. Heisig, P. Langguth, E. Mutschler, G. Rücker, O. Scriba, E. Stahl-Biskup, R. Troschütz, G. Seitz (Hrsg.): Arzneibuch-Kommentar mit 26. Erg. Lfg. Wiss. Verlagsges., Stuttgart, Govi-Verlag, Eschborn (2007)
2) H. Althoff in H. Feltkamp, P. Fuchs, H. Sucker: Pharmazeutische Qualitätskontrolle. Georg Thieme-Verlag, Stuttgart, New York (1983)
3) D. A. Skoog, J. J. Laery: Instrumentelle Analytik. Springer-Verlag, Berlin, Heidelberg, New York (1996)
4) H. Münstermann, Pharmaz. Ztg. **137**, 1990 (1992)
5) W. Baumann in Hager, Bd. 2, S. 149 (1991)

5 Chiroptische Analysenmethoden

Bei den chiroptischen Methoden lässt man **polarisiertes Licht** auf optisch aktive (chirale) Substanzen einwirken. Die Messergebnisse führen zur Charakterisierung der Verbindungen, insbesondere ihrer Stereochemie. Zu den chiroptischen Methoden (s. auch Abb. 5.4) gehören:

- Polarimetrie
- Zirkulardichroismus (CD)
- Optische Rotationsdispersion (ORD) und Cotton-Effekt (CE).

Was sind chiroptische Methoden?

Es wird auch links- und rechtspolarisierte IR- und Raman-Strahlung zur Untersuchung der Stereochemie eingesetzt (VOA: Vibrational Optical Activity, Lit. 6, 7, Polarimetrie).

5.1 Polarimetrie

5.1.1 Grundlagen der Polarimetrie

In der Polarimetrie wird die Drehung der Schwingungsebene des linear polarisierten Lichtes durch optisch aktive Substanzen gemessen (**optische Drehung**) und zur Analyse herangezogen.

Linear polarisiertes Licht

Wie bereits erwähnt (Kap. 3.1), sind Lichtstrahlen transversale elektromagnetische Wellen, deren elektromagnetisches Feld senkrecht zur Fortpflanzungsrichtung schwingt. Natürliches Licht schwingt in allen Ebenen (Abb. 5.1). Man bezeichnet solches Licht als **nicht polarisiert**. Dagegen nennt man Licht, das nur in einer Ebene schwingt (Abb. 5.1) **linear polarisiert**; seine Erzeugung aus natürlichem Licht bezeichnet man als **Polarisation**.

Nicht polarisiertes und polarisiertes Licht

Polarisation

Erzeugung von linear polarisiertem Licht

Nicol'sches Prisma

In doppelbrechenden, optisch anisotropen Kristallen z. B. Kalkspat ($CaCO_3$) sind Ausbreitungsgeschwindigkeit und Ausbreitungsrich-

Nicol'sches Prisma. Ordentlicher und außerordentlicher Strahl

tung von einfallendem Licht für die verschiedenen Schwingungsebenen des Lichtes unterschiedlich (Abb. 5.1). Fällt ein unpolarisierter Lichtstrahl auf die Rhomboederfläche eines solchen Kalkspatkristalls, so wird er in zwei Strahlen aufgespalten, den:

- **Ordentlichen Strahl**, er wird beim Eintritt in das Prisma verhältnismäßig stark gebrochen
- **Außerordentlichen Strahl**, er wird schwächer gebrochen.

Wichtig ist, dass beide Strahlen senkrecht zueinander polarisiert sind. Der ordentliche Strahl schwingt senkrecht zur Papierebene, der außerordentliche in der Papierebene der Abb 5.1. Die Intensität beider Strahlen ist gleich groß und gleich der Hälfte der einfallenden Intensität.

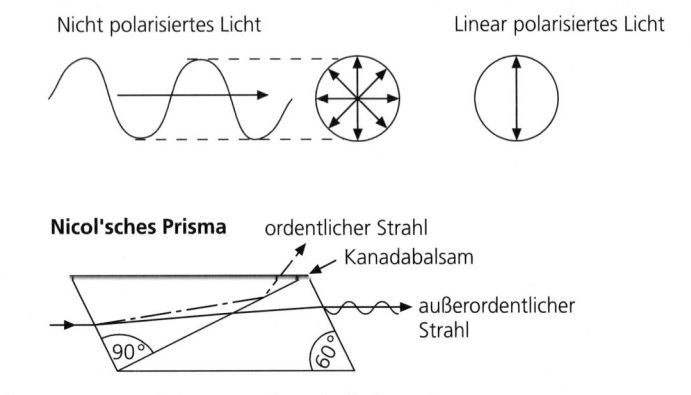

Abb. 5.1 Linear polarisiertes Licht. Nicol'sches Prisma

Im **Nicol'schen Prisma** (Nicol) (Abb. 5.1) wird der ordentliche Strahl durch Totalreflexion (Kap. 4.2.1) entfernt. Man erhält ausschließlich das in der Papierebene schwingende, polarisierte Licht des außerordentlichen Strahles.

Herstellung des Nicol'schen Prismas

Zur Herstellung des Nicol'schen Prismas wird ein Kalkspatkristall bestimmter Abmessungen in zwei Teile geschnitten und mit Kanadabalsam*) wieder verklebt. Unpolarisiertes Licht wird in der Weise in das Prisma eingestrahlt (Abb. 5.1), dass der Einfallswinkel des ordentlichen Strahls beim Eintritt aus dem Kalkspat in das optisch dünnere Medium (Kanadabalsam) den Grenzwinkel der Totalreflexion überschreitet. Er wird auf diese Weise durch Totalreflexion entfernt,

---

*) Balsam (Balsamum canadense) aus der Balsamtanne (Abies balsamea) sowie aus A. fraseri oder Tsuga canadensis mit dem gleichen Brechungsindex wie „Kronglas" (ein Kali-Kalk-Glas). Kanadabalsam enthält u. a. Pinen, β-Phellandren, Harzsäuren, Bernsteinsäure.

während der außerordentliche Strahl das Prisma polarisiert verlässt und zur Messung verwendet wird (Abb. 5.1).

Polarisationsfilter, Polarisationsfolien

Statt dem Nicol'schen Prisma werden auch Polarisationsfilter oder Polarisationsfolien verwendet. Dort sind in dünne Platten oder Folien stark doppelbrechende Kristalle oder anisotrope Flüssigkeiten (flüssige Kristalle) eingelagert.

Zirkular polarisiertes Licht

Zirkular polarisiertes Licht schwingt ebenfalls nur in einer Richtung wie linear polarisiertes Licht, aber die Schwingungsrichtung dreht sich bei der Ausbreitung (Abb. 5.2), und beschreibt eine Spirale. Dreht sich die Schwingungsebene des auf den Beobachter zukommenden Lichtstrahles nach links (entgegen der Uhrzeigerrichtung), so liegt **linkszirkular polarisiertes Licht** vor; dreht sie sich nach rechts (in Uhrzeigerrichtung), so liegt **rechtszirkular polarisiertes Licht** vor (Abb. 5.2). Besitzen je ein links- und ein rechtszirkular polarisierter Lichtstrahl gleiche Frequenz, gleiche Amplitude und gleiche Phase (d. h. sind sie kohärent), so addieren sie sich zu einem linear polarisierten Lichtstrahl (Abb. 5.2).

Links- und rechtszirkularpolarisiertes Licht

Umgekehrt kann man sich jeden linear polarisierten Lichtstrahl aus je einem kohärenten links- und rechtszirkular polarisierten Lichtstrahl zusammengesetzt denken.

Optische Aktivität

Optisch aktive Substanzen drehen die Schwingungsebene des linear polarisierten Lichtes entweder nach rechts (im Uhrzeigersinn, positiv, Symbol d oder $+$) oder nach links (entgegen dem Uhrzeigersinn, negativ, Symbol l oder $-$), beurteilt von einem Beobachter, auf den der Strahl zukommt.

Die optische Drehung lässt sich wie folgt deuten: Die Wechselwirkung der beiden Enantiomeren einer Substanz mit links- und rechts-

Deutung der optischen Drehung

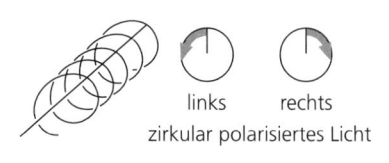

links   rechts
zirkular polarisiertes Licht

Drehwinkel α

Abb. 5.2 Zirkular polarisiertes Licht

Addition von links- und rechtszirkular polarisiertem Licht

zirkular polarisiertem Licht ist wegen der sterischen Unterschiede verschieden. Als eine Folge pflanzt sich links- und rechtszirkular polarisiertes Licht in den beiden Enantiomeren mit unterschiedlicher Geschwindigkeit fort. Diese unterschiedliche Ausbreitungsgeschwindigkeit in einer optisch aktiven Substanz führt zu einer Phasenverschiebung der beiden polarisierten Lichtwellen, die sich beim Verlassen der Substanz an einer anderen Stelle des Kreises als bei einer optisch inaktiven Substanz zu einer linear polarisierten Welle addieren. Die Schwingungsebene dieser Welle ist daher um einen Winkel a gedreht (Abb. 5.2), der als **Winkel der optischen Drehung** bzw. **Drehwinkel (Drehungswinkel)** bezeichnet wird.

Wo tritt optische Aktivität auf?

Optische Aktivität tritt auf bei:
- Kristallen, z. B. Quarz, verursacht durch den Aufbau des Kristalls. Sie geht beim Lösen oder Schmelzen verloren.
- Molekülen mit **Chiralitätszentrum** (bzw. Asymmetriezentrum). Moleküle, die sich wie Bild und Spiegelbild verhalten (**optische Antipoden, Enantiomere**), drehen die Ebene des polarisierten Lichtes um den gleichen Betrag nach links bzw. nach rechts. **Diastereomere** zeigen unterschiedliche Drehwerte und Drehrichtungen (vgl. Lehrbücher der organischen Chemie und Lit. 5).

5.1.2 Messung der optischen Drehung

Die optische Drehung wird konventionell in Grad (°) gemessen, nach dem Internationalen Einheitensystem (SI) in Radiant (Abkürzung rad)*⁾. Messgeräte zu ihrer Messung bezeichnet man als **Polarimeter**. Die Drehung fester Substanzen wird in Lösung, die von Flüssigkeiten auch in reiner Form gemessen. Charakteristische Größe ist die **spezifische Drehung**.

Polarimeter

---

*) Nach dem Internationalen Einheitensystem (SI) ist die spezifische Drehung (Symbol $[a_m]_\lambda^t$) wie folgt definiert: Drehung einer Lösung oder Flüssigkeit von 1 kg optisch aktiver Substanz in 1 Kubikmeter Lösung bei einer Schichtdicke von 1 m, gemessen bei der Temperatur t und der Wellenlänge λ. Maßeinheit ist Radiant (rad). Möglich ist auch die Angabe in Milliradiant-Quadratmeter je Kilogramm:

$$[a_m]_\lambda^t = (\text{mrad} \cdot \text{m}^2 \cdot \text{kg}^{-1})$$

Diese unpraktischen Messgrößen werden in der Praxis kaum verwendet. Die spezifische Drehung in Milliradiant kann wie folgt aus der spezifischen Drehung im CGS-System berechnet werden:

$$[a_m]_D^{20} = [a]_D^{20} \cdot 0{,}1745$$

Spezifische Drehung

Die optische Drehung einer optisch aktiven Substanz ist von folgenden Faktoren abhängig:

Abhängigkeit der optischen Drehung

- Wellenlänge des polarisierten Lichtes. Man verwendet meist die D-Linie des Natriumlichtes bei 589,3 nm (vgl. Kap. 6).
- Temperatur. Meist werden die Messungen bei 20 °C durchgeführt.
- Lösungsmittel (z. B. dessen pH-Wert). Wenn keine andere Angabe gemacht wird, sollten wässrige Lösungen verwendet werden.
- Schichtdicke der durchstrahlten Lösung bzw. Flüssigkeit.
- Konzentration.

Diese Einflüsse werden bei der vom Arzneibuch benutzten konventionellen Definition der **spezifischen Drehung** $[a]_D^{20}$ berücksichtigt:

Definition der spezifischen Drehung

$$[a]_D^{20} = \frac{a}{c \cdot l} \qquad \text{(Gl. 5.1)}$$

a = gemessener Drehungswinkel [Grad]
c = Konzentration der Lösung [g · ml^{-1}]
l = Schichtdicke (Länge des Polarimeterrohres) [dm]

Danach ist die spezifische Drehung $[a]_D^{20}$ der Drehungswinkel in Grad (°) einer Lösung der optisch aktiven Substanz mit der Konzentration von 1 g · ml^{-1} in einer Schichtdicke von 1 dm bei 20 °C, gemessen mit Natrium-D-Licht von 589,3 nm. Die Maßeinheit nach dem früheren CGS-System ist daher Grad · ml · dm^{-1} · g^{-1}.

In der Praxis lassen sich wegen schlechter Löslichkeit oder hohen Substanzbedarfs selten Lösungen mit Konzentrationen im Bereich von 1 g · ml^{-1} herstellen. Man arbeitet daher mit kleineren Konzentrationen. Verwendet man die Konzentration g/100 ml so muss man die rechte Seite der Gleichung mit 100 multiplizieren:

Messung der spezifischen Drehung

$$[a]_D^{20} = \frac{100 \cdot a}{c \cdot l} \qquad \text{(Gl. 5.2)}$$

c = Konzentration [g/100 ml]
l = Schichtdicke [dm]

Gibt man die Konzentration c nicht in g/100 ml sondern in g · l^{-1} an, so muss zusätzlich der Nenner der Gleichung durch 10 dividiert werden:

$$[a]_D^{20} = \frac{1000 \cdot a}{c \cdot l} \qquad \text{(Gl. 5.3)}$$

c = Konzentration [g · l^{-1}]
l = Schichtdicke [dm]

Wird eine optisch aktive Flüssigkeit in ungelöster Form vermessen, so entspricht die Masse der optisch aktiven Substanz pro ml der Dichte ρ_{20}, bzw. der relativen Dichte d_{20}^{20}, die sich nur geringfügig unterscheiden ($d_{20}^{20} = 1{,}00180 \cdot \rho_{20}$):

$$[a]_D^{20} = \frac{a}{\rho_{20} \cdot l} \quad \text{bzw.} \quad \frac{a}{d_{20}^{20} \cdot l} \qquad \text{(Gl. 5.4)}$$

ρ = Dichte bei 20 °C in g · cm^{-3}
d_{20}^{20} = relative Dichte der Flüssigkeit bei 20 °C, bezogen auf Wasser von 20 °C
l = Schichtdicke [dm]

Interessant ist eine gelegentlich beobachtete Konzentrationsabhängigkeit der spezifischen Drehung (z. B. bei Weinsäure). In bestimmten Fällen ist sogar die Drehrichtung von der Konzentration abhängig (z. B. Äpfelsäure).

Angabe der spezifischen Drehung

Bei Angabe der spezifischen Drehung muss daher neben Wellenlänge, Temperatur und Lösungsmittel auch die Konzentration vermerkt werden, z. B.:

$$[a]_D^{20} = +50{,}0° \; (c = 1{,}000 \text{ g} \cdot \text{ml}^{-1}; \text{Chloroform})$$

Neben der spezifischen Drehung $[a]_D^{20}$ wird gelegentlich die Molekularrotation $[M]_\lambda^t$ (molarer Drehwert) herangezogen, die sich auf 1 Mol optisch aktive Verbindung bezieht (M_r = relative Molmasse).

$$[M]_\lambda^t = \frac{[a]_D^t \cdot M_r}{100} \qquad \text{(Gl. 5.5)}$$

Halbschattenpolarimeter

Aufbau des Polarimeters

Zur Messung der optischen Drehung wird das Halbschattenpolarimeter verwendet (Abb. 5.3). Lichtquelle ist die D-Linie einer Natriumdampflampe, deren Licht über ein optisches System an ein Nicol'sches Prisma (den **Polarisator**) gelangt. Ein zweites Nicol'sches Prisma befindet sich drehbar als **Analysator** vor dem Okular. Durch Drehung des Analysators um die Ausbreitungsachse des Lichtes sind bei fest stehendem Polarisator zwei extreme Positionen möglich:

1. Der Analysator steht in gleicher Stellung wie der Polarisator bzw. um 180° gedreht. Er ist für den in der Papierebene polarisierten außerordentlichen Lichtstrahl durchlässig, im Okular herrscht volle Helligkeit. Diese Stellung von Analysator und Polarisator bezeichnet man als parallel.

Parallele und gekreuzte Stellung von Polarisator und Analysator

2. Wird der Analysator aus der parallelen Stellung um 90° oder 270° gedreht, so ist er für das in der Papierebene polarisierte Licht des Polarisators undurchlässig. Im Okular herrscht volle Dunkelheit.

Man bezeichnet diese Stellung von Analysator und Polarisator als gekreuzt.

Bringt man zwischen den Polarisator und den gekreuzt stehenden, volle Dunkelheit erzeugenden Analysator in einem **Polarimeterrohr** (Abb. 5.3) die Lösung einer optisch aktiven Substanz, so dreht diese die Ebene des polarisierten Lichtes um den Winkel α. Das Okular hellt sich auf. Man muss den Analysator ebenfalls um den Winkel α drehen, damit er erneut gekreuzt zur Polarisationsebene des Lichtes steht, d. h. damit wieder volle Dunkelheit herrscht. Der am Analysator abzulesende Winkel entspricht der optischen Drehung der Lösung.

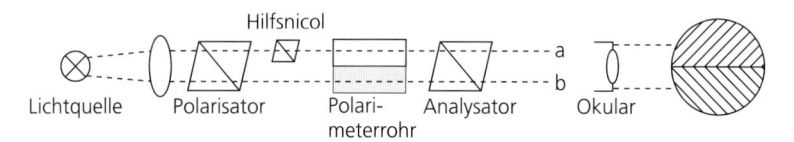

Abb. 5.3 Halbschattenpolarimeter

Da das menschliche Auge maximale Dunkelheit schlecht erkennt, arbeitet man nach der **Halbschattenmethode**. Hierbei wird der Strahlengang geteilt und in seiner oberen Hälfte ein zusätzliches Nicol'sches Prisma (**Hilfsnicol**) angebracht (Abb. 5.3, Strahlengang a). Stehen Polarisator, Hilfsnicol und Analysator parallel, so gelangt der Lichtstrahl ungeschwächt an das Okular. Verdreht man das Hilfsnicol um einen kleinen Winkel, so kommt es zu einer leichten Verdunklung der oberen Hälfte des Okulars. Man kann nun den Analysator so drehen, dass die untere Hälfte des Okulars (Abb. 5.3, Strahlengang b) so abgedunkelt ist, wie die obere Hälfte. Diese **Halbschatteneinstellung** wird als Nullpunkt der Messung gewählt. Bringt man nun das Polarimeterrohr mit der optisch aktiven Substanz in die untere Hälfte des Strahlenganges (b), so erscheinen die zwei Halbkreise ungleich dunkel, weil die Ebene des Strahles b durch die Substanz um den Winkel α gedreht wurde. Man stellt nun wiederum auf gleiche Dunkelheit ein (Halbschatten) und liest den Drehwinkel ab.

Halbschattenmethode. Funktion des Hilfsnicols

Lichtelektrische Polarimeter

In einem lichtelektrischen Polarimeter erfolgt die Helligkeitsmessung über Photoelemente und einen Sekundärelektronenvervielfacher. Dieser steuert über einen Motor die Drehung des Analysators, bis erneut volle Dunkelheit herrscht. Meist wird der Messwert digital angezeigt.

5.1.3 Anwendungen der Polarimetrie in der Pharmazie

Die spezifische Drehung ist eine charakteristische Stoffkonstante, die in der Arzneistoffanalytik zur Identitäts-, Reinheits- und Gehaltsbestimmung eingesetzt wird. Wichtig ist in diesem Zusammenhang, dass enantiomere und diastereomere Formen von Wirkstoffen unterschiedliche pharmakologische Eigenschaften besitzen können (vgl. Lehrbücher der pharmazeutischen Chemie). Das Arzneibuch unterscheidet zwischen der **optischen Drehung** unter festgelegten Bedingungen und der **spezifischen Drehung** (Kap. 5.1.2).

Messung der optischen Drehung nach dem Arzneibuch

Vorschriften des Arzneibuchs für die Polarimetrie

Das Arzneibuch (Ziffer 2.2.7) schreibt ein Polarimeter vor, welches ein Ablesen des Drehwinkels bei $\lambda = 589{,}3$ nm auf $0{,}01°$ gestattet. Die Drehung wird üblicherweise in einer Schichtdicke von 1,00 dm bei $20(\pm 0{,}5)\,°C$ gemessen. Messungen bei anderen Temperaturen dürfen nur dann durchgeführt werden, wenn in der Monographie eine Temperaturkorrektur vorgesehen ist. Um individuelle Einflüsse auszuschalten, wird der Nullpunkt als Mittelwert aus mindestens 5 Ablesungen bestimmt, und zwar bei:

- Lösungen an dem mit dem reinen Lösungsmittel gefüllten Polarimeterrohr
- Ungelösten flüssigen Substanzen an dem leeren Polarimeterrohr.

Die Messung erfolgt ebenfalls als Mittelwert von mindestens 5 Einstellungen. Es ist darauf zu achten, dass sich im Polarimeterrohr keine Luftbläschen befinden und die Lösung nicht getrübt ist. In manchen Fällen, z. B. bei Zuckern, ist die Einstellung eines Mutarotationsgleichgewichtes abzuwarten (z. B. Glucose, Mannose, Fructose). Dies kann gelegentlich durch Zugabe von Spuren Ammoniak-Lösung beschleunigt werden. Das vorgeschriebene Lösungsmittel darf nicht ausgetauscht werden, weil dadurch eine Änderung des Drehwinkels, in Ausnahmefällen auch des Drehsinns, hervorgerufen werden kann. Entsprechendes gilt für die Konzentration, die im Arzneibuch in $g \cdot l^{-1}$ angegeben wird.

Die Skaleneinteilung des Polarimeters kann nach dem Arzneibuch mittels geeichter Quarzplättchen, die Linearität durch Messung des Drehwinkels von Saccharose-Lösungen bestimmter Konzentration kontrolliert werden.

Identitätsprüfungen

Nach dem Arzneibuch wird die optische Drehung in folgender Weise als Identitätskriterium herangezogen:

- Die Substanz muss eine bestimmte Drehungsrichtung zeigen, ohne dass ein Zahlenwert für die Drehung gefordert wird.

- Die Substanz muss die geforderte **optische** oder **spezifische Drehung** besitzen.
- Die Substanz darf keine Drehung zeigen um den Überschuss eines Enantiomers auszuschließen, d. h. ein Racemat nachzuweisen.

Nachweis von racemischen Arzneistoffen

Reinheitsprüfungen

Die Polarimetrie wird häufig zur Reinheitsprüfung eingesetzt, da Verunreinigungen zu einer Veränderung der optischen Drehung führen, falls die Beimengungen nicht zufällig den gleichen Drehwert wie die Substanz besitzen. Wichtig ist die Polarimetrie auch zur Überprüfung optisch aktiver Arzneistoffe auf Racemisierung. Im Arzneibuch ist in den meisten Fällen ein Mindest- oder Höchstwert oder ein Intervall für die spezifische Drehung vorgeschrieben.
Sonderfälle sind z. B.:

- **Ätherische Öle:** Es wird ein bestimmter Drehwinkel bzw. ein bestimmter Bereich gefordert, der in einer vorgeschriebenen Prüflösung zu messen ist.
- **Fructose, Glucose:** Es ist die Einstellung des Mutarotationsgleichgewichtes abzuwarten; die Einstellung wird in einigen Fällen durch Ammoniak-Lösung beschleunigt.
- **Mannitol, Sorbitol:** Zur Erhöhung des Drehwertes wird in Natriumtetraborat-Lösung gemessen.
- **Atropinsulfat:** Eine Verunreinigung durch das optisch aktive Hyoscyamin wird durch Begrenzung des Drehwinkels auf einen Wert nahe null limitiert.

Gehaltsbestimmungen

Die Polarimetrie kann zur Gehaltsbestimmung optisch aktiver Substanzen eingesetzt werden, wenn die spezifische Drehung von der Konzentration der Messlösung unabhängig ist (Kap. 5.1.2):

$$c = \frac{1000 \cdot a}{[a]_D^{20} \cdot l} \, [\text{g} \cdot \text{l}^{-1}] \qquad (\text{Gl. 5.6})$$

Bei konstanter Länge des Polarimeterrohrs ist die Konzentration dem abgelesenen Drehwinkel a direkt proportional. Soll die Konzentration c' in Prozent (m/m) bestimmt werden, so muss die relative Dichte d_{20}^{20} der Lösung (bzw. die Dichte ρ_{20}) berücksichtigt werden:

Konzentrationsbestimmung durch Polarimetrie

$$c' = \frac{100 \cdot a}{[a]_D^{20} \cdot l \cdot \rho_{20}} \, [\%\,(\text{m/m})] \qquad (\text{Gl. 5.7})$$

Substanzspezifische Polarimeter z. B. **Saccharimeter** zur Gehaltsbestimmung von Zuckerlösungen, sind so kalibriert, dass anstelle des Drehwinkels direkt die Konzentration abgelesen werden kann.

5.2 Zirkulardichroismus

Bei der Messung des Zirkulardichroismus wird die **Lichtabsorption** von zirkular polarisiertem Licht durch optisch aktive Substanzen in Abhängigkeit von der Wellenlänge beobachtet und zur sterischen Analyse der Substanzen herangezogen.

5.2.1 Wirkung von zirkular polarisiertem Licht auf optisch aktive Substanzen

Wechselwirkung von links- und rechtszirkular polarisiertem Licht mit einem optisch aktiven Medium. Chiroptische Erscheinungen

Wie in Kap. 5.1.1 beschrieben, kann man sich einen linear polarisierten Lichtstrahl durch Überlagerung von je einem links- und rechtszirkular polarisierten Lichtstrahl (von gleicher Frequenz und Amplitude) zusammengesetzt denken. Beim Durchgang von links- und rechtszirkular polarisiertem Licht durch ein optisch aktives Medium (z. B. durch ein Enantiomer einer optisch aktiven Substanz) kommt es zu einer unterschiedlichen Wechselwirkung der beiden Strahlenarten mit der Substanz und folglich zu einer unterschiedlichen Ausbreitungsgeschwindigkeit und zu einer unterschiedlichen Lichtabsorption. Die unterschiedliche Ausbreitungsgeschwindigkeit führt zur **Optischen Drehung** (Kap. 5.1.1) und zu einer unterschiedlichen

```
         ┌─────────────────────────────┐
         │ Links- bzw. rechtszirkular  │
         │ polarisiertes Licht (L, R)  │
         └─────────────────────────────┘
                       │
              Optisch aktive Substanz
                  ↙         ↘
   ┌──────────────────────┐  ┌──────────────────────┐
   │ Unterschiedliche     │  │ Unterschiedliche     │
   │ Ausbreitungs-        │  │ Lichtabsorption      │
   │ geschwindigkeit      │  │ (A_L ≠ A_R)          │
   │ (c_L ≠ c_R)          │  │                      │
   └──────────────────────┘  └──────────────────────┘
            │                          │
            ↓                          ↓
   ┌──────────────────────┐  ┌──────────────────────┐
   │ Optische Drehung     │  │ Zirkulardichroismus  │
   │ (Polarimetrie)       │  │ (CD)                 │
   │ Normale Optische     │  │                      │
   │ Rotationsdispersion  │  │                      │
   │ (ORD)                │  │                      │
   │ Zirkulare Doppel-    │  │                      │
   │ brechung (n_L ≠ n_R) │  │                      │
   └──────────────────────┘  └──────────────────────┘
                  ↘         ↙
              ┌──────────────────────┐
              │ Anomale Optische     │
              │ Rotationsdispersion  │
              │ (Cotton-Effekt)      │
              └──────────────────────┘
```

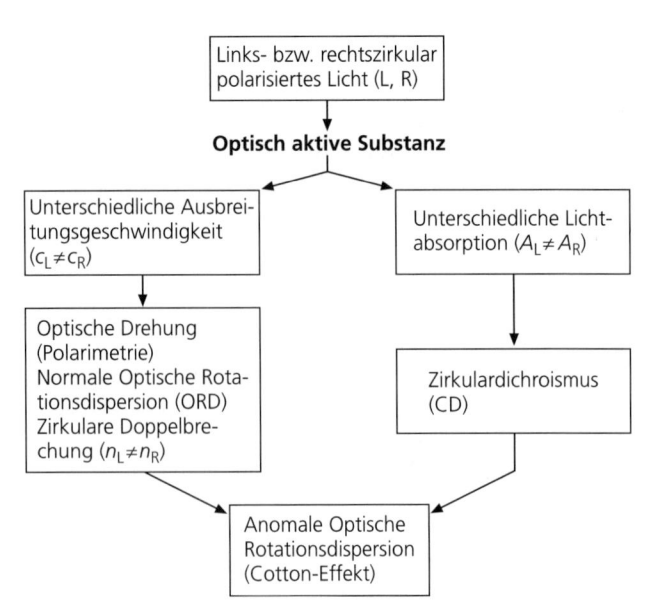

Abb. 5.4 Zusammenhang einiger chiroptischer Erscheinungen

Brechzahl (zirkulare Doppelbrechung) (s. Kap. 4) für die beiden Strahlen. Die unterschiedliche Lichtabsorption führt zum Zirkulardichroismus. In Abb. 5.4 ist der Zusammenhang von chiroptischen Erscheinungen dargestellt.

5.2.2 Definition des Zirkulardichroismus

Der Zirkulardichroismus (auch Circulardichroismus; CD) ist definiert als die Differenz ΔA der Absorption des links- und rechtszirkular polarisierten Lichtes (A_L, A_R) (Abb. 5.5). ΔA wird als **Zirkulardichroistische Absorption** bezeichnet:

$$\Delta A = A_L - A_R \text{ (ohne Einheit)} \tag{Gl. 5.8}$$

Die Lichtabsorption A ist in Kap. 10.3 definiert. Ist $A_L > A_R$ so ist der Zirkulardichroismus positiv ($+$ CD), im umgekehrten Falle negativ ($-$ CD). In Abb. 5.5 sind sowohl A_L und A_R als auch $\Delta A = A_L - A_R$ in Abhängigkeit von der Wellenlänge λ aufgetragen. Für Racemate optisch aktiver Verbindungen ($A_L = A_R$) und für optisch nicht aktive Verbindungen ist $\Delta A = 0$.

Positiver und negativer Zirkulardichroismus

Molarer Zirkulardichroismus

Bezogen auf einmolare Lösungen und eine Küvettenlänge von 1 cm, wird der molare Absorptionskoeffizient ε (Kap. 10.4.3) zur Definition des Zirkulardichroismus herangezogen: (**molarer Zirkulardichroismus, molarer differenzdichroistischer Absorptionskoeffizient**):

$$\Delta \varepsilon = \varepsilon_L - \varepsilon_R \text{ (l} \cdot \text{mol}^{-1} \cdot \text{cm}^{-1}\text{)} \tag{Gl. 5.9}$$

Der molare Zirkulardichroismus $\Delta \varepsilon$ steht mit ΔA in folgendem Zusammenhang (Konzentration c in mol $\cdot$ l^{-1}, Küvettenlänge l in cm):

$$\Delta \varepsilon = \frac{\Delta A}{c \cdot l} \tag{Gl. 5.10}$$

Abhängigkeit des Zirkulardichroismus von der Wellenlänge

Wie die Absorption A bzw. der molare Absorptionskoeffizient ε (Kap. 10.4.3) ist auch die Differenz der Absorption bzw. des Absorptionskoeffizienten von links- bzw. rechtszirkular polarisiertem Licht ΔA bzw. $\Delta \varepsilon$ von der Wellenlänge (λ) abhängig (Abb. 5.5). Bei der Messung des CD wird meist $\Delta \varepsilon$ gegen λ aufgetragen (Abb. 5.6). Man bezeichnet das entsprechende Diagramm nicht ganz korrekt auch als **CD-Spektrum**. Zusätzlich hängt der CD ebenso wie die Lichtabsorption von der Temperatur und vom Lösungsmittel ab. Das Maximum bzw. Minimum des CD befindet sich am Maximum der UV/Vis-Ab-

CD-Spektrum

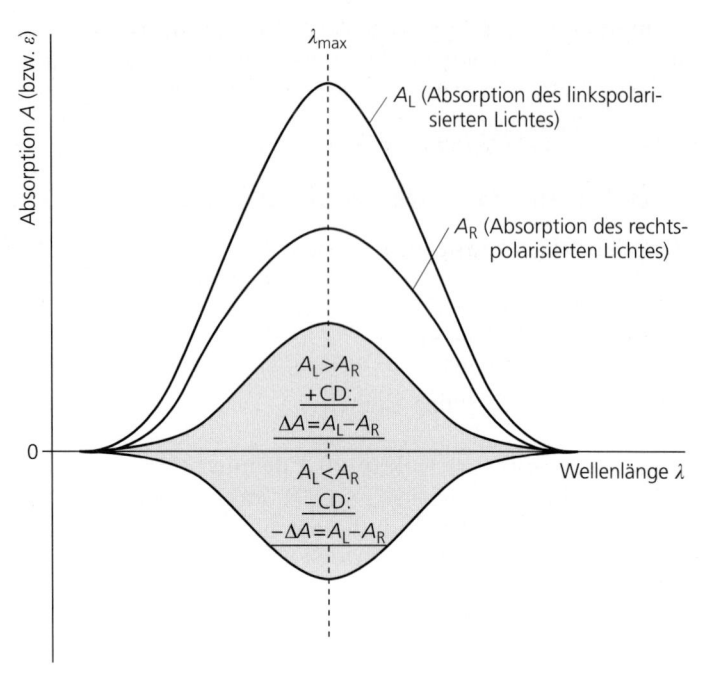

Abb. 5.5 Definition des Zirkulardichroismus

Positiver und negativer Zirkulardichroismus

sorptionskurve der Substanz (λ_{max}). Dort ist der Unterschied in der Absorption von links- bzw. rechtszirkular polarisiertem Licht durch eine optisch aktive Substanz am größten, d. h. die beiden Lichtkomponenten werden dort am stärksten unterschiedlich absorbiert. Dies ist ursächlich verknüpft mit dem sterischen Bau der Substanzen. Bei enantiomeren Verbindungen wird z. B. entweder rechts- oder links zirkular polarisiertes Licht stärker absorbiert, was zu einem positiven oder negativen CD führt (Abb. 5.5). Außerdem liegt das Maximum oder Minimum des CD am Wendepunkt des Cotton-Effektes der Kurve der Optischen Rotationsdispersion (ORD-Kurve) (Kap. 5.3).

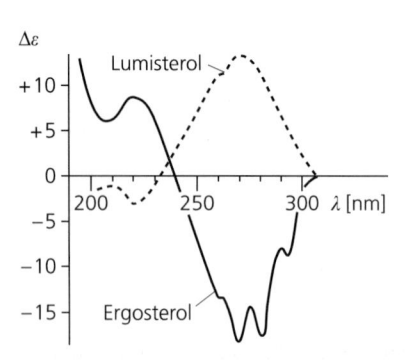

Abb. 5.6 Molarer Zirkulardichroismus von Lumisterol und Ergosterol (nach Lit. 4)

5.2.3 Messgrößen für den Zirkulardichroismus

Zur Beschreibung des Zirkulardichroismus sind im Arzneibuch (Ziffer 2.2.41) drei Messgrößen vorgesehen: die **Zirkulardichroistische Absorption** ΔA, der **Dissymmetrie-Faktor** g und die **Molare Elliptizität** (Θ).

Beschreibung des Zirkulardichroismus durch den Dissymmetrie-Faktor oder die Elliptizität

Zirkulardichroistische Absorption

Vgl. unter Kap. 5.2.2. Die Bestimmung von ΔA wird in der Ph.Eur. z. B. bei der Charakterisierung der Reagenzien $(1S)$-$(+)$-Campfersulfonsäure und Isoandrosteron eingesetzt, die auch zur Überprüfung des Dichrographen herangezogen werden.

Dissymmetrie-Faktor

Je größer der Unterschied $\Delta\varepsilon$ des links- und rechtszirkular polarisierten Lichtes am Maximum oder Minimum des CD ist (molarer Zirkulardichroismus s. Gl. 5.9), umso größer ist der Dissymmetrie-Faktor g (ε = molarer Absorptionskoeffizient):

$$g = \frac{\Delta\varepsilon}{\varepsilon} \text{ (ohne Einheit)} \qquad \text{(Gl. 5.11)}$$

Molare Elliptizität

Eine wichtige Größe zur Beschreibung des Zirkulardichroismus ist die **Elliptizität** (Θ, Theta). Würde z. B. der rechtszirkular polarisierte

Ableitung der Elliptizität

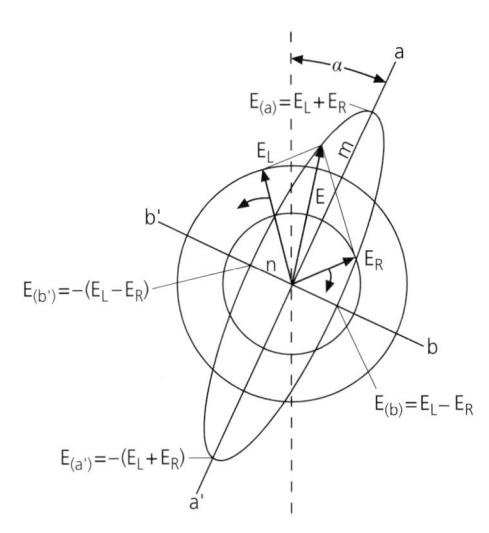

Abb. 5.7 Addition von links (L) und rechts (R) zirkular polarisiertem Licht unter Bildung von elliptisch polarisiertem Licht

Lichtstrahl (R) stärker absorbiert als der linkszirkular polarisierte Strahl (L) (Abb. 5.7), so ist der elektrische Schwingungsvektor $\vec{E}_R$ des rechtszirkular polarisierten Lichtes kleiner als der phasengleiche aber linksgängige Vektor $\vec{E}_L$ des linkszirkular polarisierten Lichtes. Die beiden sich entgegengesetzt drehenden Vektoren ($\vec{E}_R$, $\vec{E}_L$) addieren sich in jedem Augenblick ihrer Bewegung zum Gesamtvektor $\vec{E}$.

In Abb. 5.7 sind in a (entlang der y-Achse) die elektrischen Schwingungsvektoren $\vec{E}_R$ und $\vec{E}_L$ gleichgerichtet und es kommt zur Addition ihrer positiven Werte: $\vec{E} = \vec{E}_L + \vec{E}_R$. Dies entspricht einer Addition der Absolutwerte: $E_{(a)} = E_L + E_R$. Bei a' addieren sich die gleichgerichteten negativen Werte: $E_{(a')} = -(E_L + E_R)$. Bei b und b' entspricht der resultierende Summenvektor der Differenz der Absolutwerte, weil $\vec{E}_L$ und $\vec{E}_R$ entgegengerichtet sind: $\vec{E}_{(b)} = E_L - E_R$; $E_{(b')} = -(E_L - E_R)$. Somit beschreiben beim Übergang a → b → a' → b' die Werte für die Spitze des resultierenden Vektors $\vec{E}$ eine elliptische Bahn

Entstehung von elliptisch polarisiertem Licht

(**elliptisch polarisiertes Licht**). Wegen der unterschiedlichen Geschwindigkeit des links- und rechtszirkular polarisierten Lichtstrahls im Medium (**zirkulare Doppelbrechung, Optische Drehung**), steht die Ellipse nicht senkrecht, sondern sie ist um den Winkel α der optischen Drehung (Kap. 5.1) gedreht. Die Spitze des Vektors $\vec{E}$ bewegt sich als ellipsenförmige Helix in die Ausbreitungsrichtung des Lichtstrahls. Die Gestalt der Ellipse hängt vom Unterschied in der Größe der beiden Vektoren des elektrischen Feldes $\vec{E}_L$ und $\vec{E}_R$ ab. Sie geht für den Fall gleicher Geschwindigkeit beider Lichtarten ($\vec{E}_L = \vec{E}_R$) in eine Gerade (a–a') über (**linear polarisiertes Licht**). Der Betrag von E_L und E_R

Elliptisch und linear polarisiertes Licht

wird durch die unterschiedliche Lichtabsorption für das links- und rechtszirkular polarisierte Licht, d. h. durch den Zirkulardichroismus bestimmt. Folglich korreliert die Gestalt der Ellipse mit dem Zirkulardichroismus ΔA und kann zu dessen Beschreibung herangezogen

Beschreibung der Gestalt der Ellipse des Lichtvektors

werden. Allgemein ist die Form einer Ellipse durch das Verhältnis der kleinen Nebenachse (n) zur großen Hauptachse (m) gekennzeichnet und wird mit Hilfe der Elliptizität Θ beschrieben:

$$\Theta = \arctan \frac{\text{kleine Achse}}{\text{große Achse}} = \arctan \frac{n}{m} \qquad (\text{Gl. 5.12})$$

Die Elliptizität Θ entspricht damit dem Bogen, den der Tangens des Verhältnisses $\frac{n}{m}$ beschreibt. Setzt man für n und m die Größe des entsprechenden resultierenden Lichtvektors $\vec{E}$ ein, so gilt:

$$\Theta = \arctan \frac{E_L - E_R}{E_L + E_R} \qquad (\text{Gl. 5.13})$$

Die so definierte Elliptizität Θ der Spitze des Lichtvektors E kann zur Charakterisierung des Zirkulardichroismus herangezogen werden. Gemessen wird die Elliptizität in Grad. Bezieht man sie auf Lösungen von 1 g · ml^{-1} so ergibt sich die **spezifische Elliptizität**. Die **molare Elliptizität** [Θ] (in eckigen Klammern) bezieht das Arzneibuch bei einer Küvettenlänge von $l = 1$ cm auf die Konzentration decimol pro cm^3 (1/10 mol pro ml) (M_r = molare Masse):

Spezifische und molare Elliptizität

$$[\Theta] = \frac{\Theta \cdot M_r}{c \cdot l \cdot 10} \; [\text{Grad} \cdot \text{cm}^2 \cdot \text{decimol}^{-1}] \qquad \text{(Gl. 5.14)}$$

Die molare Elliptizität steht mit dem molaren Zirkulardichroismus in direkter Beziehung: Unter Einbezug des die Lichtabsorption der beiden Strahlen (E_L und E_R) beschreibenden Lambert-Beer'schen Gesetzes (Kap. 10.4), der Phasendifferenz der beiden Lichtwellen sowie einiger Vereinfachungen (z. B. Ersatz von ln durch lg) kommt man von Gl. 5.14 zunächst zu folgender Beziehung:

Beziehung zwischen der molaren Elliptizität und dem molaren Zirkulardichroismus

$$[\Theta] = \frac{2{,}303}{4} \cdot \frac{180}{\pi} (\varepsilon_L - \varepsilon_R) \cdot c \cdot l \qquad \text{(Gl. 5.15)}$$

c = Konzentration in [decimol · ml^{-1}]; $l = 1$ cm. Durch Umrechnung auf die für $\Delta\varepsilon$ definierte Konzentration [mol · l^{-1}] (Faktor 100) erhält man:

$$[\Theta] = 2{,}303 \frac{4500}{\pi} \cdot \Delta\varepsilon \approx 3300 \cdot \Delta\varepsilon. \qquad \text{(Gl. 5.16)}$$

Diese Gleichung wird im Arzneibuch (Ziffer 2.2.41) zur Beschreibung des Zirkulardichroismus herangezogen.

5.2.4 Geräte zur Messung des Zirkulardichroismus

Geräte zur Messung des Zirkulardichroismus werden als **Dichrographen** bezeichnet, Geräte, welche direkt die Elliptizität anzeigen, als **Ellipsometer**. Das Arzneibuch beschreibt einen Dichrographen (Lit. 9).

Aufbau eines Dichrographen

Funktion des Dichrographen

In einem Monochromator erzeugtes **monochromatisches Licht** wird zunächst **linear polarisiert** (Abb. 5.8). Anschließend erfolgt abwech-

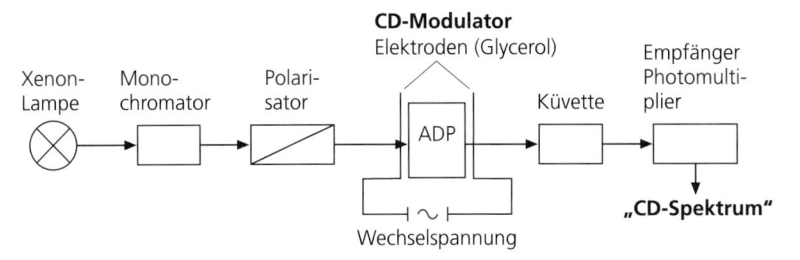

Abb. 5.8 Aufbau eines Dichrographen (ADP Ammoniumdihydrogenphosphat)

selnd Umwandlung dieses Lichtstrahls in rechts- und linkszirkular polarisiertes Licht in einem **CD-Modulator** (Circulardichroismus-Modulator). Die wellenlängenabhängige Absorption beider Lichtarten durch die in der Küvette befindliche Substanz wird gemessen und ihre Differenz im CD-Spektrum (z. B. Abb. 5.6) als Funktion der Wellenlänge registriert.

Aufbau des CD-Modulators

CD-Modulator

Elektrooptischer Effekt

Zur Überführung von linear polarisiertem Licht in abwechselnd rechts- und linkszirkular polarisiertes Licht wird der **elektrooptische Effekt** (Kerr-Effekt) herangezogen. Legt man an einen Kristall aus Ammoniumdihydrogenphosphat (ADP) mithilfe einer lichtdurchlässigen Elektroden-Flüssigkeit (z. B. Glycerol) eine Spannung (Abb. 5.8), so wird der Kristall in Abhängigkeit von der Größe der Spannung doppelbrechend. Es bildet sich bei Einstrahlung von Licht ein ordentlicher und ein außerordentlicher Strahl (Kap. 5.1). Legt man eine Wechselspannung an, so erfolgt eine von der Spannungsänderung abhängige Modifikation des Kristallaufbaus. Diese bewirkt einen spezifischen Gangunterschied zwischen dem ordentlichen und dem außerordentlichen Strahl ($\lambda/4$), der beim Wechsel der Spannungsrichtung zu abwechselnd links- und rechtszirkular polarisiertem Licht führt (**Pockels-Zelle**). Der Gangunterschied kann auch durch den **piezoelektrischen Effekt** eines Quarzkristalls herbeigeführt werden, der zur Erzeugung des elektrischen Wechselfeldes einem periodischen mechanischen Stress (Druck) unterworfen wird (**piezoelastische Modifikation**).

Piezoelektrischer Effekt

5.2.5 Anwendung des Zirkulardichroismus zur Untersuchung der Stereochemie von Arzneistoffen

Niedermolekulare Verbindungen

Bei niedermolekularen Verbindungen z. B. bei Terpenen, Steroiden u. a. werden zur Interpretation des CD hinsichtlich der Stereochemie empirische und semiempirische Ansätze herangezogen wie die **Oktantenregel** und die **Quadrantenregeln**, s. dazu Lit. 1, 4, 6. Man unterscheidet Verbindungen mit einem chiralen Chromophor (**inhärent chirale Chromophore**, $\Delta\varepsilon > 10$) oder mit einem nicht chiralen Chromophor, welcher aber durch eine dissymmetrische Umgebung gestört ist ($\Delta\varepsilon < 10$). Letztere Chromophore werden weiter in chirale Sphären oder Klassen unterteilt, die einen unterschiedlichen chiroptischen Einfluss ausüben. Eine Aufstellung verschiedener Chromophore und der dazu gehörenden CD-Regeln gibt Lit. 6.

Oktanten- und Quadrantenregeln

Biopolymere

Neben der Anwendung bei niedermolekularen Verbindungen ist auch die Bestimmung der Sekundärstruktur bzw. Konformation von Biopolymeren wie Polypeptiden, Proteinen und Nucleinsäuren mit Hilfe des CD pharmazeutisch interessant (Lit. 10). Beispielsweise lassen sich bei Proteinen Sekundärstrukturen wie z. B. Anteile der α-Helix, der β-Struktur (Faltblattstruktur) und anderer Strukturen näherungsweise bestimmen (Abb. 5.9). Im Spektrum der α-Helix von Peptiden (Abb. 5.9) liegt bei ca. 222 nm die Bande des n → π*-Überganges des Peptides (Kap. 10.1.2), während die negative Bande bei 208 nm und die positive bei 192 nm dem π → π*-Übergang entsprechen. Auch eine quantitative Bestimmung von α-Helix-Strukturen in Peptiden und Proteinen ist möglich.

Anwendung des Zirkulardichroismus bei Biopolymeren

5.2.6 Qualitätskontrolle von Arzneistoffen

Zur Qualitätskontrolle von Arzneistoffen wird der Zirkulardichroismus insbesondere bei Antibiotika, Alkaloiden, Enzymen, Steroiden, Vitaminen u. a. herangezogen (zu älteren Anwendungen siehe z. B. Lit. 10). Der CD kann z. B. mit der IR-Spektroskopie (Lit. 12, VCD-Spektroskopie, „Vibrations-CD-Spektroskopie") und der HPLC (Lit. 11) gekoppelt werden.

5.2.7 Anwendungen im Arzneibuch

Das Arzneibuch (Ziffer 2.2.41) beschreibt zwar den Zirkulardichroismus als allgemeine Analysenmethode, gibt aber zur Zeit (2007) nur Anwendungen bei den Reagenzien (1S)-(+)-Campfersulfonsäure und Isoandrosteron an. Zu erwarten ist der Einsatz zur Charakterisierung von Biopolymeren (Kap. 5.2.5). Dort wird nicht die Konzentration des Polymers selbst, sondern die Konzentration eines Monomerenrestes herangezogen. Dieser entspricht der durchschnittlichen molaren Masse eines Monomeren, wenn man die Molekülmasse des Polymeren durch die Anzahl der Monomeren dividiert. Für Proteine nennt das Arzneibuch einen Durchschnittswert von 100–120 (meist 115, entsprechend einer Aminosäure), für Nukleinsäuren als Natriumsalze von etwa 330.

Monomerenrest nach Arzneibuch

5.3 Optische Rotationsdispersion, Cotton-Effekt

Wie bereits erwähnt (Kap. 5.1.2), hängen der Betrag und eventuell sogar die Richtung der optischen Drehung von der Wellenlänge des linear polarisierten Lichtes ab. Diese Erscheinung bezeichnet man

Abhängigkeit der optischen Drehung von der Wellenlänge des verwendeten Lichtes

als **Optische Rotationsdispersion (ORD)**. Trägt man in einem Diagramm die Drehung [α] in Abhängigkeit von der Wellenlänge auf, so erhält man ORD-Kurven (Abb. 5.10).

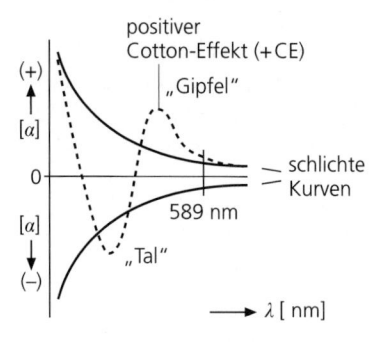

Abb. 5.10 Optische Rotationsdispersion (ORD-Kurven)

5.3.1 Normale optische Rotationsdispersion

Schlichte ORD-Kurven

Bei vielen Substanzen nimmt der Betrag der Drehung mit abnehmender Wellenlänge stetig zu. Die erhaltenen Kurven bezeichnet man auch als **schlichte Kurven**. Bei Enantiomeren sind sie symmetrisch zur Null-Linie angeordnet. Durch Messung bei kürzeren Wellenlängen kann die Messgenauigkeit der optischen Drehung erhöht werden, andererseits kann bei Messung an der Natrium-D-Linie bei sehr kleinen Messwerten Inaktivität vorgetäuscht werden (Abb. 5.10). Das Arzneibuch lässt z. B. zur Verbesserung der Messgenauigkeit die optische Drehung von Iopamidol bei 436 nm bestimmen.

5.3.2 Anomale Rotationsdispersion, Cotton-Effekt

ORD-Kurven mit Gipfel und Tal.
Positiver und negativer Cotton-Effekt

Zeigt eine Substanz Zirkulardichroismus (Kap. 5.2), so ist im Wellenlängenbereich der Absorptionsbande, d. h. des angeregten Chromophors, der schlichten Kurve der ORD (Abb. 5.10) eine S-förmige Kurve überlagert. Als Summe beider Kurven misst man eine ORD-Kurve mit Gipfel und Tal (Abb. 5.10). Man bezeichnet diese Erscheinung als **Cotton-Effekt** (CE) (nach A. A. Cotton, 1896). Die Gestalt der Kurve ist von der Stereochemie am Chromophor abhängig. Einen CE, bei dem das Maximum längerwellig ist, bezeichnet man als positiv und umgekehrt. Der Nulldurchgang liegt bei der Wellenlänge des Maximums des Zirkulardichroismus (Kap. 5.2), d. h. am Absorptionsmaximum der Substanz (Kap. 10.2). Der Cotton-Effekt wird zur Ableitung des sterischen Baus von Substanzen herangezogen. In der Analytik des Arzneibuches wird der Cotton-Effekt bisher nicht eingesetzt (Lit. 6).

Literatur über Polarimetrie

1) F. Bracher, P. Heisig, P. Langguth, M. Mutschler, G. Rücker, G. Scriba, E. Stahl-Biskup, R. Troschütz, G. Seitz (Hrsg.): Arzneibuch-Kommentar mit 26. Erg. Lfg. Wiss. Verlagsges., Stuttgart, Govi-Verlag, Eschborn (2007)
2) H. Althoff in H. Feltkamp, P. Fuchs und H. Sucker: Pharmazeutische Qualitätskontrolle. Georg Thieme-Verlag, Stuttgart, New York (1983)
3) D. A. Skoog, J. J. Leary: Instrumentelle Analytik. Springer-Verlag, Berlin, Heidelberg, New York (1996)
4) G. Snatzke in B. Schröder, J. Rudolph: Physikalische Methoden in der Chemie. Verlag Chemie, Weinheim (1985)
5) H. J. Roth, Christa E. Müller, G. Folkers: Stereochemie und Arzneistoffe. Wiss. Verlagsges., Stuttgart (1998)
6) L. A. Nafie. Applied Spectroscopy **50**, 14A (1996)
7) H. Günzler, M. Heise, IR-Spektroskopie, VCH Weinheim, 1996

Literatur über Zirkulardichroismus

1) G. Snatzke. Angew. Chem. **80**, 15 (1968); **91**, 380 (1979); Methodicum Chimicum Bd. 1, S. 426 (1973)
2) K. Mislow: Einführung in die Stereochemie. Verlag Chemie, Weinheim (1967)
3) H. Rau in H. Naumer, W. Heller (Hrsg.): Untersuchungsmethoden in der Chemie. Georg Thieme-Verlag, Stuttgart (1986)
4) M. Hesse, H. Meier, B. Zeeh: Spektroskopische Methoden in der organischen Chemie. Georg Thieme-Verlag, Stuttgart (2005)
5) E. L. Eliel, S. H. Wilen: Organische Stereochemie. Wiley-VCH, Weinheim (1998)
6) G. Snatzke, F. Snatzke in Analytiker Taschenbuch. Bd. 1, S. 217, Springer Verlag, Berlin (1980)
7) V. Buß, Pharmaz. Ztg. **140**, 287 (1995)
8) H. J. Roth, Christa E. Müller, G. Folkers: Stereochemie und Arzneistoffe. Wiss. Verlagsges., Stuttgart (1998)
9) F. Bracher, P. Heisig, P. Langguth, M. Mutschler, G. Rücker, G. Scriba, E. Stahl-Biskup, R. Troschütz, G. Seitz (Hrsg.): Arzneibuch-Kommentar mit 26. Erg. Lfg. Wiss. Verlagsges., Stuttgart, Govi-Verlag, Eschborn (2007)
10 H. Althoff in H. Feltkamp, P. Fuchs, H. Sucker, Pharmazeutische Qualitätskontrolle, Georg Thieme-Verlag, Stuttgart (1983)
11) J. Junghänel, T. Jira, Pharm. uns. Zeit **26**, 278–280 (1997)
12) H. H. Drese, Nachrichten aus der Chemie **51** (2003)

Literatur über Optische Rotationsdispersion

1) K. Mislow: Einführung in die Stereochemie. Verlag Chemie, Weinheim (1967)
2) M. Hesse, H. Meier, B. Zeeh: Spektroskopische Methoden in der organischen Chemie. Thieme-Verlag, Stuttgart (1995)
3) G. Snatzke, F. Snatzke in Analytiker Taschenbuch. Bd. 1, S. 217, Springer-Verlag, Berlin (1980)
4) V. Buß, Pharmaz. Ztg. **140**, 287 (2005)
5) H. J. Roth, Christa E. Müller, G. Folkers: Stereochemie und Arzneistoffe. Wiss. Verlagsges., Stuttgart (1998)
6) J. Junghänel, T. Jira, Pharm. uns. Zeit **26**, 278–280 (1997)

6 Einführung in die atomspektroskopischen Analysenmethoden

Wie schon erwähnt (Kap. 3.5), können Atome durch Zufuhr von Energie zur Lichtemission angeregt werden. Die thermische Anregung erfolgt meist in einer Flamme, z. B. der Bunsenflamme, aber auch in einem Lichtbogen oder Funken. Die Lichtemission wird qualitativ in der **Spektralanalyse** (Kap. 7) und quantitativ in der **Flammenphotometrie** (Kap. 8) ausgewertet. Beide Methoden können unter dem Begriff **Atomemissionsspektroskopie** zusammengefasst werden. Dagegen werden in der **Atomabsorptionsspektroskopie** (Kap. 9) in der Flamme gebildete Atome durch Einstrahlung von Licht angeregt. Hier wird nicht die Emission, sondern die Absorption von Licht quantitativ ausgewertet. In beiden Fällen wird aber ein Teil der absorbierten Energie auch in Form von Wärme abgegeben.

Atomemissions- und absorptionsspektroskopie

6.1 Thermische Anregung von Atomen

Die Elektronen von Metallatomen – interessant sind besonders die Alkali- und Erdalkalimetalle – werden durch Zufuhr von Wärme ausgehend von energieärmeren Energieniveaus E_1 auf nicht besetzte energiereichere Niveaus E_2 angehoben. Da diese angeregten Zustände instabil sind, springt das Elektron nach 10^{-7} bis 10^{-9} s in den Grundzustand zurück. Die dabei frei werdende Energie wird in Form von Lichtquanten emittiert, deren Frequenz v bzw. Wellenlänge λ der Energiedifferenz der Niveaus (ΔE) entspricht (Kap. 3.2):

$$\Delta E = E_2 - E_1 = h \cdot v = \frac{h \cdot c}{\lambda} \qquad \text{(Gl. 6.1)}$$

Im **Emissionsspektrum** bewirkt der Niveauübergang eine Emissionslinie der Frequenz v bzw. der Wellenlänge λ. Da in einem Atom mehrere unterschiedliche Übergänge angeregt werden können, entstehen auf diese Weise typische Linienspektren. Spektrallinien, die bei einem bestimmten Element durch die Rückkehr von Elektronen aus verschiedenen Anregungszuständen in den gleichen Grundzustand entstehen, bezeichnet man als **Serien** (vgl. Abb. 6.1 für Natrium). (Bezüglich weiterer Einzelheiten über Atomspektren vgl. Lehrbücher der anorganischen Chemie).

Entstehung von Linienspektren

Serien

Die **Linienspektren** sind besonders charakteristisch für die Alkali- und Erdalkalimetalle. Sie werden in der **Spektralanalyse** (Kap. 7) zur Identifizierung von Metallen und ihrer Verbindungen herangezogen. In der **Flammenphotometrie** (Kap. 8) wird zur quantitativen Bestimmung die Intensität der Linien ausgewertet.

Spektralanalyse und Flammenphotometrie

Linienbreiten

Da die Energiedifferenz ΔE zwischen den Energieniveaus prinzipiell eine genau definierte Größe ist, sollte sie in Form von Licht einer bestimmten Wellenlänge λ, d. h. einer scharfen Linie, emittiert werden. Dies ist jedoch nicht der Fall, weil aus verschiedenen Gründen eine Linienverbreiterung eintritt. Man kennzeichnet die effektive Linienbreite als Breite der Linie in Einheiten der Wellenlänge λ, gemessen in halber Höhe. Die Linienbreite ist für die Atomemissionsspektroskopie (Kap. 8) und für die Atomabsorptionsspektroskopie (Kap. 9) von Bedeutung. Gründe für die Linienverbreiterung sind experimenteller Art wie z. B. die Temperatur, sowie die Heisenberg'sche Unschärferelation und der Doppler-Effekt (siehe Lehrbücher der Physik).

Effektive Linienbreite

6.2 Vorgänge in der Flamme

In der Praxis liegen die zu analysierenden Metalle meist als Ionen in ihren Salzlösungen vor. In der Flamme werden diese Metallionen nach Verdampfen des Wassers zunächst in die Atome überführt (**Atomisierung**). Die Atomisierung entspricht einer Homolyse des Salzes. Die gebildeten Atome werden dann in der beschriebenen Weise angeregt. Sie fallen unter Emission von Licht in den Grundzustand zurück.

Atomisierung und Anregung in der Flamme

$$AB \underset{\text{Ionisation}}{\overset{\text{Atomisierung}}{\rightleftarrows}} A + B$$
(Salz) (Atome)

$$A + B \underset{\text{Emission}}{\overset{\text{Anregung}}{\rightleftarrows}} A^* + B$$
(angeregte Atome)

Umgekehrt tritt in der Flamme auch wieder **Ionisation** der gebildeten Atome ein. Dieser Vorgang vermindert die Lichtemission und muss bei der quantitativen Anwendung der Flammenphotometrie berücksichtigt werden. Dissoziation in Atome und Ionisation hängen von der Flammentemperatur, der Konzentration des Salzes und von der Gegenwart anderer Salze ab. Es scheint, dass noch gewisse Schwierigkeiten im Verständnis dieser Vorgänge bestehen.

Bogen- und Funkenspektren

Die Alkali- und Erdalkalimetalle werden schon in der Bunsenflamme zur Lichtemission gebracht. Schwerere Metalle können nur durch höhere Temperaturen von einigen tausend Grad Celsius, z. B. im elektrischen Lichtbogen oder in einem Funken zur Lichtemission angeregt werden (**Bogen-** und **Funkenspektren**). Im Gegensatz zu den Spektren der Alkali- und Erdalkalimetalle bestehen die Spektren anderer Metalle aus einer viel größeren Anzahl von Linien (Serien, z. B. Cer mit 5755 Linien).

Bei höheren Temperaturen als denen der Bunsenflamme, z. B. in einem Funken oder Lichtbogen, werden neben den Atomen auch Ionen angeregt. Es kommt zu einer Überlagerung ihrer Emissionsspektren mit den Emissionsspektren der Atome.

6.3 Elektronenanregung und Lichtemission des Natriums

Entstehung der Natrium-D-Linie

Als Beispiel für das Verhalten von Alkali- und Erdalkalimetallen in der Flamme soll die Lichtemission von Natriumatomen mit der Elektronenkonfiguration $1s^2\, 2s^2\, 2p^6\, 3s^1$ erläutert werden (Abb. 6.1). Wichtig ist eine gelbe Doppellinie, bestehend aus den Linien bei 589,0 und 589,5 nm. Diese werden durch Anregung des 3s-Valenzelektrons erzeugt (Abb. 6.1), welches in das energiereichere 3p-Orbital überführt wird. Dort können die Elektronen zwei geringfügig unterschiedliche Energiezustände einnehmen. Ursache dafür ist der Spin der Elektronen (Kap. 14.1.1), der zu zwei Energiezuständen innerhalb des 3p-Orbitals führt. Beim Rückfall auf das 3s-Niveau wird daher eine Doppellinie emittiert, die oft nicht aufgelöst ist (Mittelwert: $\lambda = 589{,}3$ nm). Das gelbe Licht dieser **Natrium-D-Linie** wird z. B. in der Polarimetrie (Kap. 5.1) und in der Refraktometrie (Kap. 4) als Messlicht herangezogen. Weitere Anregungsmöglichkeiten des Natriums, z. B. vom Orbital 3s nach 4p, führen ebenfalls zu einem Dublett von Emissionslinien, die im UV-Bereich liegen (Abb. 6.1).

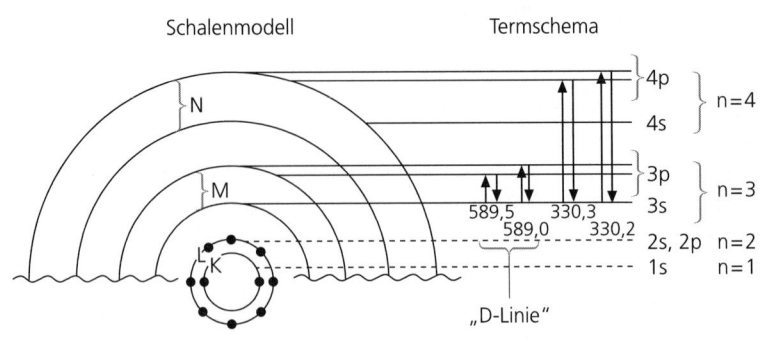

Abb. 6.1 Elektronenanregung und Lichtemission des Natriums (Schalenmodell und Termschema) (n Hauptquantenzahl)

7 Spektralanalyse

7.1 Prinzip der Spektralanalyse

In der Spektralanalyse wird die Lichtemission von Atomen zu deren Identifizierung herangezogen. Wie bereits erwähnt (Kap. 6), sind die Linienspektren der Alkali- und Erdkalimetalle besonders charakteristisch. Sie können schon in der Bunsenflamme angeregt werden. Die Flammenfärbung bzw. bestimmte Linien werden häufig zur Identifizierung dieser Elemente herangezogen. Tab. 7.1 gibt einen Überblick über analytisch wichtige Spektrallinien von Alkali- und Erdkalimetallen (vgl. auch Lehrbücher der anorganischen und analytischen Chemie).

Identifizierung von Alkali- und Erdkalimetallen durch Spektralanalyse

Tab. 7.1 Spektrallinien zum spektroskopischen Nachweis von Alkali- und Erdkalimetallen (in nm, die halbfetten Werte sind besonders charakteristisch)

Lithium:	**670,8** (rot); 610,4 (orange)
Natrium:	**589,5** (gelb) und **589,0** (gelb) (meist nicht aufgelöste Doppellinie)
Kalium:	**769,9** (rot); **766,5** (rot); **404,7** (violett); 404,4 (violett)
Calcium:	647 (rot); **622,0** (rot); 618 (rot); 580 bis 570 (grün); 554 (grün); 422,7 (violett) u. a.
Strontium:	**660** bis **690** (rot) (mehrere Linien); **605,0** (orange); **460,7** (blau) u. a.
Barium:	**524,2** (grün); **513,7** (grün); 455,4 (blau) u. a.

7.2 Messgeräte zur Spektralanalyse

Geräte zur Untersuchung der Emissionsspektren von Atomen sind **Spektralapparate, Spektroskope**, sowie **Funkenspektrographen** und **Bogenspektrographen**.

In der qualitativen anorganischen Analyse wird meist ein einfaches geradsichtiges **Handspektroskop** verwendet (Abb. 7.1). Das Gerät ist mit einem Geradsicht-Prisma ausgestattet, bei welchem meist 3 Prismen aus Glas verschiedener Brechzahlen hintereinander geschaltet sind, um eine Richtungsablenkung des zerlegten Lichtes zu vermeiden.

Aufbau des Handspektroskops

Das zu analysierende Licht fällt durch das Schutzfenster und den verstellbaren Spalt auf eine Sammellinse und von dort auf das Geradsicht-Prisma, wo es zerlegt wird. An der Okular-Öffnung kann der Spalt über die Sammellinse scharf abgebildet werden. Dies geschieht durch Scharfeinstellung der Ränder der gelben Natriumlinie. Durch anschließende Verengung des Spaltes sind die Linien vor dem sich verdunkelnden Hintergrund besser sichtbar und können beobachtet werden. Gelegentlich wird zusätzlich noch eine Wellenlängenskala in das Gesichtsfeld eingeblendet.

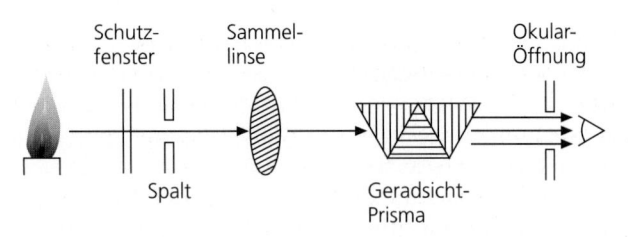

Abb. 7.1 Geradsichtiges Handspektroskop

7.3 Anwendungen der Spektralanalyse in der Pharmazie

Flammenfärbung

In der Pharmazie wird die Spektralanalyse zum qualitativen Nachweis von Verbindungen der Alkali- und Erdalkalimetalle herangezogen (Tab. 7.1). Ältere Arzneibücher ließen Identitätsprüfungen auf Kalium und Natrium auch durch Beobachtung der Flammenfärbung ohne spektrale Zerlegung des emittierten Lichtes ausführen.

8 Atomemissionsspektroskopie, Flammenphotometrie

8.1 Prinzip der Flammenphotometrie

Die Lichtemission angeregter Atome findet eine quantitative Anwendung in der **Atomemissionsspektroskopie** (**AES**). Häufigste Anwendungsform der Atomemissionsspektroskopie ist die **Flammenphotometrie**. Hierbei wird eine wässrige Lösung der zu analysierenden Substanz in eine Flamme gesprüht und die Intensität der Lichtemission gemessen. Die **Atomisierung** und **Anregung** (Kap. 6) kann auch mithilfe anderer Einrichtungen erfolgen (Ofen, Plasma, Lichtbogen).

8.1.1 Quantitative Auswertung der Lichtemission

Die Intensität des von den Atomen emittierten Lichtes sollte theoretisch eine lineare Funktion ihrer Konzentration sein. Jedoch bringen Sekundärvorgänge in der Flamme erhebliche Abweichungen mit sich (Kap. 6.2), sodass mit Kalibrierkurven gearbeitet werden muss. Die Vorgänge hängen wesentlich von der Temperatur und der Geometrie der Flamme ab. Auch die Eigenemission der Flamme muss berücksichtigt werden.

Abhängigkeit der Lichtemission von den Eigenschaften der Flamme

Einflüsse der Flammentemperatur auf die Lichtemission

Zur Erzeugung geeigneter Flammen verwendet man Brenngase, gemischt mit Luft oder Sauerstoff im stöchiometrischen Verhältnis. Gebräuchlich sind z. B.:

Erdgas/Luft	(ca. 1900 °C)
Acetylen/Luft	(ca. 2300 °C)
Wasserstoff/Luft	(ca. 2100 °C)
Dicyan/Sauerstoff	(ca. 4500 °C)

In der Erdgasflamme können nur die Alkali- und Erdalkalimetalle angeregt werden. Für andere Elemente sind Acetylen oder Wasserstoff erforderlich.

Wie sich aus der **Boltzmann-Gleichung** (Gl. 8.1) ableiten lässt, übt die Flammentemperatur einen entscheidenden Einfluss auf die Intensität der Lichtemission aus. Die Gleichung zeigt, dass die Zahl der angeregten Atome und damit die Lichtemission mit steigender Temperatur zunimmt:

Boltzmann-Gleichung $$\frac{N^*}{N_0} = g \cdot e^{-\frac{\Delta E}{k \cdot T}}$$ (Gl. 8.1)

N^* = Zahl der Atome im angeregten Zustand
N_0 = Zahl der Atome im Grundzustand
g = statistischer Faktor (Gewichtung des oberen Niveaus)
ΔE = Anregungsenergie
k = Boltzmann-Konstante (allgemeine Naturkonstante);
  $(1{,}38066 \cdot 10^{-23}$ Joule $\cdot$ Kelvin$^{-1})$
T = Temperatur (Kelvin)

Für die D-Linie des Natriums erhält man bei einer Temperatur von 2500 °C ein Verhältnis von angeregten zu nicht angeregten Atomen von etwa 2 : 10000. Das heißt, von 10000 Atomen sind nur etwa zwei angeregt. Steigert man die Temperatur um ca. 200 °C, so wird schon die doppelte Anzahl von Natriumatomen zur Lichtemission gebracht. Wegen der wieder zunehmenden Ionisierung der Atome bei Erhöhung der Flammentemperatur kann der Zunahme der Emission eine Abnahme überlagert sein. Die Lichtemission nimmt wieder stärker zu, sobald auch die Ionen angeregt werden. Das Spektrum der Ionenanregung überlagert dann das Spektrum der Atomanregung.

So findet man im Falle von Magnesium zwischen 2000 °C und 2500 °C das reine Emissionsspektrum der Atome. Bei ca. 4500 °C liegen mehr als 50 % Magnesiumionen vor, welche mit ihrem Spektrum das Atomemissionsspektrum überlagern.

Einflüsse der Geometrie der Flamme auf die Lichtemission

Struktur von Flammen

Bekanntlich liegen in Flammen Zonen unterschiedlicher Temperatur und chemischer Reaktivität vor. Die Größe dieser Zonen wird wesentlich durch die Strömungsgeschwindigkeit des Brenngases bestimmt. In der Flammenphotometrie wird das Brenngasgemisch mit der zerstäubten Lösung der Substanz von der Basis des Brenners, also von unten, in den Verbrennungsbereich gebracht (Abb. 8.1). Für jede Emissionslinie eines Elements gibt es eine optimale Temperatur, die durch Auswahl einer geeigneten Messzone an der Flamme eingestellt werden sollte. Die höchste Temperatur der Flamme liegt oberhalb der Spitze des inneren Kegels der Flamme (Abb. 8.1).

In der darüber liegenden Oxidationszone werden die Elemente in die Oxide überführt und im äußeren Mantel aus der Flamme entfernt.

Strömungsgeschwindigkeit des Gasgemisches

Auch für die Strömungsgeschwindigkeit des Gasgemisches gibt es einen optimalen Wert. Bei zu kleiner Strömungsgeschwindigkeit gelangt zu wenig Substanzlösung in die Flamme, bei zu großer kühlt die Flamme zu stark ab. Die Zerstäubungsgeschwindigkeit, die Zufuhr des Gasgemisches und die Beobachtungszone innerhalb der Flamme müssen deshalb bei der Messung von Probe und Vergleichslösung (Kap. 8.3) identisch sein.

Eigenemission der Flamme

Die Eigenemission der Flamme hängt weitgehend vom verwendeten Brenngas ab. So zeigt z. B. die Wasserstoff/Luft-Flamme eine Blaufärbung, verursacht durch Hydroxylradikale (HO˙).

Linienbreite

Eine zu große Breite der Emissionslinie des zu bestimmenden Elements (Kap. 6.1) kann zu Überlappungen mit anderen Linien und damit zu Störungen führen. Die Linienbreite kann durch den speziellen Aufbau der Atomisierungseinheit begrenzt werden (Lit. 1).

8.2 Messgeräte zur Flammenphotometrie

Ein Flammenphotometer besteht aus folgenden Bauteilen (Abb. 8.1):

Aufbau eines Flammenphotometers

- **Zerstäuber:** Dieser befindet sich in der Zerstäuberkammer. Hier wird die zu untersuchende Lösung durch Pressluft oder Sauerstoff über eine Kapillare zerstäubt. Die groben Tröpfchen laufen von der Wand der Zerstäuberkammer wieder zurück in das Vorratsgefäß.
- **Brenner:** Die zerstäubte Lösung wird als Aerosol mit dem Brenngas vermischt und in den Brenner geleitet. Es sind verschiedene Typen von Brennern in Gebrauch, auf die nicht näher eingegangen werden soll.
- **Monochromator:** Das emittierte Licht wird von einem Hohlspiegel auf den Monochromator geworfen. Dort wird die zur Messung gewünschte Spektrallinie ausgefiltert.

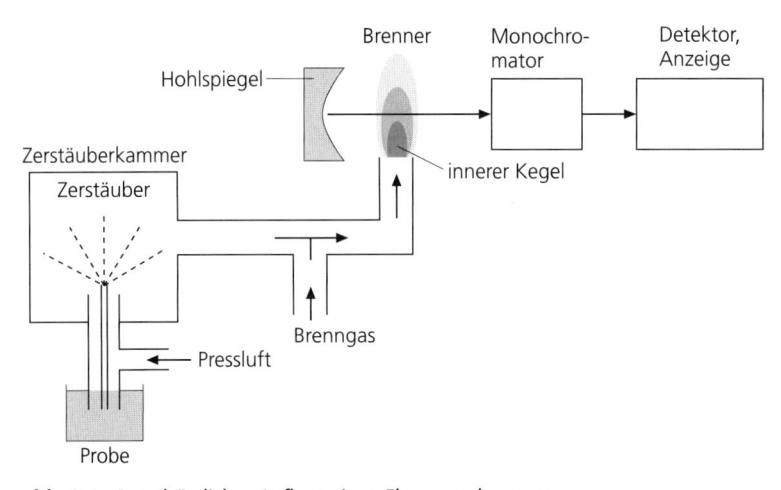

Abb. 8.1 Grundsätzlicher Aufbau eines Flammenphotometers

■ **Detektor:** Eine Photozelle wandelt das Licht in ein entsprechendes elektrisches Signal um. Dieses wird verstärkt und auf einem Anzeigegerät sichtbar gemacht, bzw. durch Datenverarbeitung ausgewertet.

Das Arzneibuch (Ziffer 2.2.22) schreibt zur Atomemissionsspektroskopie (Flammenphotometrie) kein bestimmtes Messgerät vor. Es soll ein Monochromator verwendet werden. Die Probe soll in einem geeigneten Lösungsmittel (z. B. Wasser) gelöst und in einer Flamme geeigneter Zusammensetzung und Temperatur thermisch angeregt werden. Dies ist auch in einem Lichtbogen oder Argon-Plasma möglich (siehe Ph.Eur. 6.0 sowie Lit. 2 und 7).

8.3 Anwendungen der Flammenphotometrie in der Pharmazie

Einige mithilfe von Routinegeräten bestimmbare, pharmazeutisch wichtige Elemente und die Bestimmungsgrenzen sind in Tab. 8.1 zusammengestellt. Mit aufwendigeren Geräten können bei hohen Flammentemperaturen oder in einem Plasma (z. B. Argon-Plasma) zusätzliche Elemente erfasst und die Bestimmungsgrenzen noch um Zehnerpotenzen abgesenkt werden.

Tab. 8.1 Pharmazeutisch relevante, flammenphotometrisch bestimmbare Elemente (nach Lit. 1,4)

Element	Wellenlänge [nm]	Bestimmungsgrenze ca. [µg · ml^{-1}]
Barium	455,4	2
Blei*	368,4	20
Bor	518,0	5
Calcium	422,7	0,05
Kalium	766,5; 769,9	0,05
Kupfer*	324,8	1
Lithium	670,8	0,05
Natrium	589,0; 589,5	0,002
Silber*	338,9	0,5
Strontium	460,7	0,05

*) UV-Bereich

Das Arzneibuch (Ziffer 2.2.22) sieht zwei Methoden (I und II) zur flammenphotometrischen Analyse vor (Abb. 8.2):

- Methode I: Bestimmung mithilfe einer Kalibrierkurve (Eichkurve)
- Methode II: Bestimmung nach der Zusatzmethode (Standardzumischmethode, Standard-Additionsmethode).

Methoden des Arzneibuchs zur Flammenphotometrie

Methode I

Bestimmung mithilfe einer **Eichkurve** (Kalibrierkurve): Zunächst wird eine Reihe von Referenzlösungen bekannter Konzentration hergestellt. Die Nullpunkteinstellung erfolgt gegen Wasser. Dann wird die Empfindlichkeit des Gerätes so justiert, dass die konzentrierteste Referenzlösung dem Vollausschlag des Anzeigeinstruments entspricht. Für jede Referenzlösung sind drei Messungen durchzuführen und die Werte gegen die Konzentration aufzutragen (Abb. 8.2). Danach wird in der gleichen Weise die nach der Monographie hergestellte Probelösung dreimal vermessen (c_x). Zur Prüfung der Messung auf Richtigkeit wird die Untersuchung mit einer Referenzlösung wiederholt, deren Konzentration dem bei der Probe erhaltenen Ergebnis entspricht.

Bestimmung mithilfe einer Eichkurve

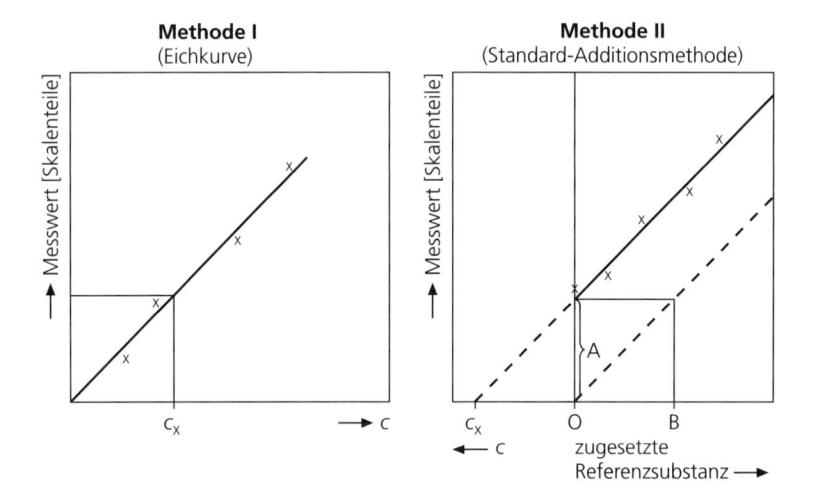

Abb. 8.2 Auswertung flammenphotometrischer Messungen nach dem Arzneibuch

Methode II

Standard-Additionsmethode, Zusatzmethode, Standardzumischmethode: In mindestens 3 gleiche Messkolben (z. B. 100 ml) werden gleiche Volumina der zu untersuchenden Lösung eingefüllt. Mit Ausnahme eines Messkolbens wird in alle übrigen soviel einer vorge-

Standard-Additionsmethode

schriebenen Referenzlösung gegeben, dass eine Lösungsreihe mit steigenden Mengen des zu untersuchenden Elements entsteht. Dann werden alle Messkolben mit Wasser auf das vorgeschriebene Volumen (z. B. 100,0 ml) aufgefüllt.

Unter den gleichen Messbedingungen wie bei Methode I wird jede Lösung dreimal vermessen. Dann werden in einem Koordinatensystem nach rechts die bekannten zugesetzten Konzentrationen der Referenzsubstanz aufgetragen, nach oben die erhaltenen Messwerte (Abb. 8.2). Die nach der Methode der kleinsten Fehlerquadrate (Kap. 2.1.2) erhaltene Gerade wird extrapoliert, bis sie die Abszisse auf der negativen Seite schneidet. Der Abstand vom Nullpunkt bis zu diesem Schnittpunkt ergibt die unbekannte Konzentration (c_x) der Probe.

Die Gerade der Methode II ist gegenüber der Kalibriergeraden nach Methode I um den Ordinatenabschnitt A (Abb. 8.2) parallel verschoben. A entspricht dem Messwert für die unbekannte Konzentration der Probe. Diese würde aufgrund der Kalibrierkurve nach Methode I der Konzentration B entsprechen (über Fehlermöglichkeiten vgl. Lit. 2).

Anwendungen der Flammenphotometrie

In der Flammenphotometrie können z. B. Alkali- und Erdalkalimetalle in sehr niedrigen Konzentrationen bestimmt werden (Tab. 8.1).

In der Arzneibuchanalytik wird die Flammenphotometrie (Atomemissionsspektroskopie) häufiger zu Reinheitsprüfungen herangezo-

Tab. 8.2 Beispiele für Reinheitsprüfungen im Arzneibuch auf anorganische Verunreinigungen durch Atomemissionsspektroskopie

Prüfung auf	Stoff	Prüfung auf	Stoff
B	Dalteparin-Natrium	Na	Albuminlösungen vom Menschen
Al	Polyethylen Polypropylen		Lithiumcarbonat Kaliumsalze
Cr	Polyethylen Polypropylen	Ti	Polyethylen Polypropylen
Ca	Adsorbat-Impfstoffe	V	Polyethylen Polypropylen
Fe	Methylthioniniumchlorid		
K	Lithiumcarbonat Magnesiumchlorid Natriumchlorid Albuminlösungen vom Menschen	Zn	Polyethylen Polypropylen

gen (Tab. 8.2, Ph.Eur. 6.0 und Lit. 7). In der klinischen Chemie werden hauptsächlich Lithium, Natrium, Kalium und Calcium im Serum durch Flammenphotometrie bestimmt (Lit. 5, 6).

Literatur über Flammenphotometrie

1) D. A. Skoog, J. J. Leary: Instrumentelle Analytik. Springer-Verlag, Berlin, Heidelberg, New York (1996)
2) S. Ebel, Atomemissionsspektroskopie in F. Bracher, P. Heisig, P. Langguth, E. Mutschler, G. Rücker, G. Scriba, E. Stahl-Biskup, R. Troschütz, G. Seitz (Hrsg.): Arzneibuch-Kommentar mit 26. Erg. Lfg. Wiss. Verlagsges. Stuttgart, Govi-Verlag, Eschborn (2007)
3) U. R. Kunze, G. Schwedt: Grundlagen der quantitativen Analyse. Georg Thieme Verlag, Stuttgart (1996)
4) B. Welz: Atomabsorptionsspektrometrie. Verlag Chemie, Weinheim (1983)
5) W. Rick: Klinische Chemie und Mikroskopie. Springer-Verlag, Berlin (1990)
6) U. Jaehde, R. Radziwil, S. Mühlebach, W. Schunack, Lehrbuch der klinischen Pharmazie, Wiss. Verlagsges., Stuttgart (2003)
7) Pharmeuropa **15**, 691–696 (2003)

9 Atomabsorptionsspektroskopie

9.1 Grundlagen der Atomabsorptionsspektroskopie

Prinzip der AAS

In der **Atomabsorptionsspektroskopie (Atomabsorptionsspektrophotometrie, AAS)** werden, wie in der Flammenphotometrie (Kap. 8), Lösungen von Metallsalzen zunächst in einer Flamme verdampft. Im Gegensatz zur Flammenphotometrie werden jedoch die in der Flamme gebildeten Atome durch **Einstrahlung von Licht** angeregt. Man misst die absorbierte Lichtintensität und benutzt diesen Messwert zur quantitativen Analyse. Damit ist die AAS im Gegensatz zur emissionsspektroskopischen Flammenphotometrie eine absorptionsspektroskopische Methode.

9.1.1 Lichtabsorption durch Atome, Resonanzabsorption

Zur Anregung der Atome verwendet man eine Emissionslinie desselben Elementes, welches analysiert werden soll. Damit regt man in den Atomen der Probe den gleichen Elektronenübergang an, dem die Linie entstammt. Man bezeichnet diese Linie als **Resonanzlinie**, den Vorgang selbst als **Resonanzabsorption**.

Strahlt man z. B. Licht der D-Linie des Natriums (Kap. 6.3) in Natriumdampf, so wird ein Teil der Strahlung absorbiert, weil die Energie gerade ausreicht, um in nicht angeregten Natriumatomen den der D-Linie entsprechenden Übergang anzuregen. Die Intensität des eingestrahlten Lichtes wird daher beim Durchgang durch die Probe entsprechend der Absorption vermindert.

Strahlungsquelle der AAS

Als Strahlungsquelle verwendet man normalerweise in der AAS das gleiche Element, welches man bestimmen will. Daraus ergibt sich, dass zur Bestimmung jedes einzelnen Elements (oder einer Gruppe von Elementen) jeweils eine spezielle Lichtquelle erforderlich ist.

Die bei der Atomisierung der Probe (Kap. 6.2) in der Flamme gleichzeitig ablaufende Lichtemission erfolgt in alle Richtungen des Raumes und stört die Messung nicht sehr stark. Sie kann darüber hinaus durch technische Maßnahmen von der Messstrahlung unterschieden werden (Kap. 9.2).

9.1.2 Messgrößen der Atomabsorptionsspektroskopie

In der AAS wird wie in der UV-Vis-Spektroskopie (Kap. 11) als Messgröße die Absorption $A(\lambda)$ (Kap. 10.3) verwendet, definiert als dekadischer Logarithmus des Verhältnisses der in die Probe eingestrahlten Lichtintensität (I_0) (spektraler Strahlungsfluss), zu der aus der Probe wieder heraustretenden Lichtintensität (I). Nach dem hier im Prinzip ebenfalls gültigen Lambert-Beer'schen Gesetz (Kap. 10.4) ist $A(\lambda)$ theoretisch der Konzentration c und der Schichtdicke b der Probe proportional:

Gültigkeit des Lambert-Beer'schen Gesetzes in der AAS

$$A(\lambda) = \log_{10} \frac{I_0}{I} = a(\lambda) \cdot c \cdot b \qquad \text{(Gl. 9.1)}$$

$a(\lambda)$ = Absorptionskoeffizient bei der Wellenlänge λ.

Wegen der unübersichtlichen Vorgänge in der Flamme (Kap. 6.2 und 8.1.1), die stark von der Versuchsanordnung abhängen, ist die Berechnung der Konzentration aus dem Messwert A mithilfe des Absorptionskoeffizienten $a(\lambda)$ nicht möglich. Auch ist die Schichtdicke b der Flamme keine konstante Größe (Kap. 8.1.1). Man führt die Analysen daher mit Hilfe von Referenzlösungen oder anhand von Kalibrierkurven durch.

9.2 Messgeräte zur Atomabsorptionsspektroskopie

Ein Atomabsorptionsspektrometer (AAS-Gerät) besteht aus folgenden Bauteilen (Abb. 9.1):

Aufbau eines AAS-Geräts

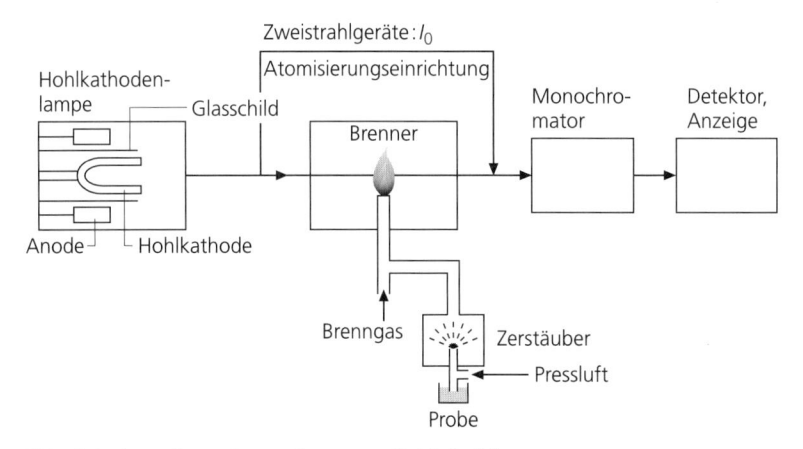

Abb. 9.1 Atomabsorptionsspektrometer (AAS-Gerät)

- Strahlungsquelle (normalerweise eine Hohlkathodenlampe)
- Atomisierungseinrichtung (z. B. ein Brenner oder Graphitrohrofen)
- Monochromator
- Detektor mit Anzeigeinstrument.

Strahlungsquelle

Wie bereits erwähnt, müssen in der Strahlungsquelle Emissionslinien desjenigen Elements erzeugt werden, welches in der Probe bestimmt werden soll. Dies geschieht meist durch Anregung des betreffenden Elements in einer **Hohlkathodenlampe** (Abb. 9.1). Sie besteht aus einer Wolfram- oder Nickelanode und einer zylinderförmigen Hohlkathode. Beide befinden sich in einer Glasröhre, die mit Neon oder Argon unter einem Druck von 1 bis 5 Torr gefüllt ist. Die Kathode besteht aus dem zu bestimmenden Metall oder ist mit einer Schicht dieses Metalls überzogen.

Aufbau der Hohlkathodenlampe

Wird eine Spannung angelegt (ca. 400 V), so erfolgt zunächst Ionisation des Füllgases. Es fließt ein Strom (ca. 100 mA) und die Kationen des Gases schlagen Atome aus der Oberfläche der Kathode heraus, die teilweise angeregt werden und das benötigte Licht emittieren. Es sind auch Hohlkathodenlampen verfügbar, die mit mehr als einem Metall belegt sind, sodass die Analyse mehrerer Metalle möglich ist.

Die Strahlungsquelle muss folgende Anforderungen erfüllen:

Anforderungen an die Strahlungsquelle

- Die für die Messung ausgewählte Linie („Messlinie") muss genügend von anderen Linien isoliert sein.
- Die Linienbreite (Kap. 6.1; 8.1.1) der Messlinie muss bedeutend kleiner sein als die Linienbreite der Atomabsorptionslinie des zu bestimmenden Elementes. Die Linienbreite der Messlinie ist temperaturabhängig.
- Die Intensität der Messlinie muss genügend stark und konstant sein.

Atomisierungseinrichtung, Brenner

Es wird im Prinzip eine ähnliche Einrichtung verwendet wie in der Flammenphotometrie (Kap. 8). Daneben werden auch Atomisierungseinrichtungen ohne Flamme eingesetzt (**flammenlose Atomabsorptionsspektroskopie**). Diese bestehen meist aus einem elektrisch beheizbaren Rohr aus Graphit (**Graphitrohrofen-Technik, Graphitrohrküvette**), in welchem die Lösung zunächst verdampft und die Probe dann durch Erhitzen auf 2000 bis 3000 °C atomisiert wird. Die Bestimmungsgrenze kann dadurch noch um zwei bis drei Zehnerpotenzen verbessert werden (Lit. 4). Die Atomisierung kann auch durch chemische Reduktion der Ionen in der Kälte erreicht werden. Spezielle Techniken wurden zur Verbesserung der Grenzkonzentration bei Quecksilber entwickelt (**Kaltdampf-Technik, Hydrid-Technik**, Lit. 4, 5). In der Hydrid-Technik wird vor der Atomisierung das zu be-

Flammenlose AAS

stimmende Element z. B. mit Natriumborhydrid zum Hydrid umgesetzt. Bei 800–1000 °C zerfällt das Hydrid in Atome und Wasserstoff (Lit. 6).

Monochromator

Der Monochromator kann zwischen Hohlkathodenlampe und Atomisierungseinrichtung oder nach dieser (Abb. 9.1) angeordnet sein.

Die zur Messung günstige Resonanzlinie wird nach ihrer Wellenlänge selektiert, auf den Detektor geleitet und das Signal an das **Anzeigeinstrument** weitergegeben.

Durch das eingestrahlte Resonanzlicht und die hohe Flammentemperatur werden die in der Flamme gebildeten Atome von der Flamme auch zur **Lichtemission** angeregt. Das dabei emittierte Licht mit der Wellenlänge der Resonanzlinie kann die Absorptionsmessung verfälschen. Zur Unterscheidung wird deshalb das Licht der Hohlkathodenlampe in seiner Intensität mit einer bestimmten Frequenz moduliert. Am Empfänger kann die modulierte (aber durch Absorption in ihrer Intensität verminderte) Messstrahlung von der kontinuierlichen Emissionsstrahlung der Atome abgetrennt und zur Messung gebracht werden.

Wie in der UV-Vis-Spektroskopie, unterscheidet man auch in der Atomabsorptionsspektroskopie **Einstrahl-** und **Zweistrahlgeräte** (Abb. 9.1). Bei Einstrahlgeräten wird I_0 zunächst ohne Einführung der Probe gemessen (Nullpunkteinstellung). Bei Zweistrahlgeräten wird der von der Hohlkathode kommende Lichtstrahl geteilt und der eine Teil unter Umgehung der Atomisierungseinheit zur Messung von I_0 über den Monochromator zum Detektor gelenkt.

Anordnung des Monochromators

Emissionsstrahlung der Probe

9.3 Anwendungen der Atomabsorptionsspektroskopie in der Pharmazie

Mithilfe der AAS können mehr als 60 Elemente hochspezifisch qualitativ und quantitativ bestimmt werden (für pharmazeutisch wichtige Elemente siehe Tab. 9.1). Die Bestimmungsgrenzen liegen unter 1 ppm, in manchen Fällen bei 0,005 ppm. Die Genauigkeit beträgt etwa $\pm 2\%$. Die AAS ist insbesondere bei der Analyse von Schwermetallen der Flammenphotometrie überlegen und wird zur Spurenanalyse sowie in der Bioanalytik (Lit. 6) eingesetzt.

Im Arzneibuch enthalten die entsprechenden Monographien Angaben über Lösungsmittel, Konzentration und Herstellung der Referenzlösungen und der Probelösung, sowie über Strahlungsquelle, Wellenlänge, Flamme, Brenner oder andere Verdampfungseinrichtungen. Wie in der Flammenphotometrie (Kap. 8) sieht das Arzneibuch (Ziffer 2.2.23) zwei Messverfahren vor:

Methoden des Arzneibuchs zur AAS

Tab. 9.1 Pharmazeutisch wichtige, durch Atomabsorptionsspektroskopie (nach Lit. 1,4) bestimmbare Elemente

Element	Wellenlänge [nm]	Grenzkonzentration ca. [µg · ml^{-1}]
Aluminium	309,3	0,03
Arsen	193,7	0,15
Barium	553,3	0,7
Blei	283,3	0,01
Cadmium	228,8	0,0005
Calcium	422,7	0,0001
Chrom	357,9	0,002
Eisen	248,3	0,005
Kalium	766,5	0,001
Kupfer	324,8	0,001
Magnesium	285,2	0,0001
Natrium	589,9; 589,5	0,0002
Nickel	232,0	0,004
Quecksilber	253,6	0,2
Silber	328	0,001
Titan	364,3	0,05
Vanadin	318,4	0,04
Zink	213,9	0,001
Zinn	224,6	0,02

■ **Methode I:** Bestimmung mit Hilfe einer Eichkurve.
■ **Methode II:** Bestimmung nach der Zusatzmethode (Standardzumischmethode, Standard-Additionsmethode).

Anwendungen in der Arzneibuchanalytik

Als Messgröße für die Erstellung der Kalibrierkurven wird die Absorption A (Kap. 9.1.2) herangezogen. In der Arzneibuchanalytik wird die Atomabsorptionsspektroskopie auch häufiger zu Reinheitsprüfungen herangezogen, s. z. B. Tab. 9.2. In der klinischen Chemie ist die AAS z. Zt. das geeignete Verfahren zur Bestimmung von Calcium-, Magnesium-, Kupfer- und Blei-Ionen. Im Serum wird lediglich die Summe aus dem an Transferrin gebundenen Eisen und dem Hämoglobin-Eisen erfasst (Lit. 5, 6).

Tab. 9.2 Beispiele für Reinheitsprüfungen im Arzneibuch auf anorganische Verunreinigungen durch Atomabsorptionsspektroskopie

Prüfung auf	Stoff	Prüfung auf	Stoff
Ag	Cisplatin	Ni	Calciumstearat
Al	Albuminlösung v. Menschen		Gehärtetes Erdnussöl
	Natriumlactat		Gehärtetes Sojaöl
	Polyvinylchlorid		Nickel in Polyolen
			Prazosinhydrochlorid
			Mittelkettige Triglyceride
Ba	Protaminhydrochlorid	Pb	Blei in Zuckern
Ca	Material für Behältnisse		Calciumstearat
	Hämofiltrationslösungen		Medizinische Kohle
	Natriumalginat		Kupfersulfat
	Talkum		Oxprenolol
			Saccharose
Cd	Material für Behältnisse		Mittelkettige Triglyceride
	Calciumstearat		Zinkacexamat
	Polyvinylchlorid		Zinkoxid
	Zinkacexamat		Zinkstearat
	Zinkoxid		
	Zinkstearat	Sn	Mittelkettige Triglyceride
	[^{111}I]-Indium-Pentetat	Fe	Argininhydrochlorid
Cr	Mittelkettige Triglyceride		Calciumgluconat
Cu	Argininhydrochlorid		Calciumascorbat
	Bleomycinsulfat		Kupfersulfat
	Calciumascorbat		Prazosinhydrochlorid
	Medizinische Kohle		Talkum
	Mefenaminsäure		Zinkacexamat
	Mittelkettige Triglyceride	Hg	Hämodialyselösungen
	Parnaparin-Natrium		Penicillamin
K	Hämodialyselösungen	Ti	Polyvinylchlorid
	Hämofiltrationslösungen	V	Polyethylen
Mg	Hämodialyselösungen		Polypropylen
	Hämofiltrationslösungen	Zn	Polyethylen
	Talkum		
Na	Enoxaparin-Natrium		
	Hämodialyselösungen		
	Hämofiltrationslösungen		
	Niedermolekulare Heparine		

Literatur über Atomabsorptionsspektroskopie

1) D. A. Skoog, J. J. Leary: Instrumentelle Analytik. Springer-Verlag, Berlin, Heidelberg, New York (1996)
2) G. Buttgereit in F. Korte (Hrsg.): Methodicum Chimicum Bd. 1/2, S. 736. Thieme-Verlag, Stuttgart (1973)
3) S. Ebel, Atomabsorptionsspektroskopie in F. Bracher, P. Heisig, P. Langguth, E. Mutschler, G. Rücker, G. Scriba, E. Stahl-Biskup, R. Troschütz, G. Seitz (Hrsg.): Arzneibuch-Kommentar mit 26. Erg. Lfg. Wiss. Verlagsges. Stuttgart, Govi-Verlag, Eschborn (2007)
4) B. Welz, M. Sperling: Atom-Absorptions-Spektrometrie. Verlag Chemie, Weinheim (1998)
5) W. Rick: Klinische Chemie und Mikroskopie. Springer-Verlag, Berlin, Heidelberg, New York (1990)
6) U. Jaehde, R. Radziwil, S. Mühlebach, W. Schunack, Lehrbuch der klinischen Pharmazie, Wissensch. Verlagsges., Stuttgart (2003)

10 Einführung in die Molekülspektroskopie

In der Molekülspektroskopie werden Moleküle durch Strahlungsenergie (Licht) angeregt (Abb. 10.1). Man bestimmt in einem **Absorptionsspektrophotometer** den durch die Moleküle absorbierten Anteil an eingestrahlter Lichtintensität und registriert ihn in Abhängigkeit von der Wellenlänge in Form des **Absorptionsspektrums (UV-Vis-Spektroskopie, IR-Spektroskopie)**. In diesen Fällen wird beim Übergang in den Grundzustand die Energie in Form von Wärme wieder freigesetzt. Wird sie als Strahlungsenergie (Licht) emittiert, so kann das **Emissionsspektrum** gemessen werden (**Fluorimetrie**) (Abb. 10.1).

Definition der Molekülspektroskopie

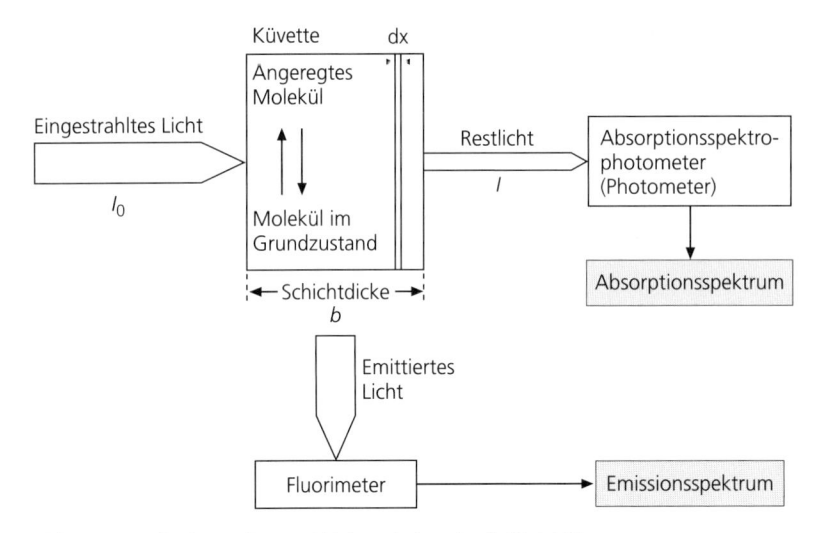

Abb. 10.1 Lichtabsorption und Lichtemission durch Moleküle

10.1 Wechselwirkungen von Licht mit organischen Molekülen

Wenn Moleküle elektromagnetische Strahlung (Licht) absorbieren, so werden je nach Energie der absorbierten Lichtquanten, d. h., je nach der Wellenlänge des Lichtes, die folgenden Wirkungen beobachtet:

Wirkungen von Strahlung auf Moleküle

- Ionisation
- Anregung des Elektronensystems (Elektronenanregung, Abb. 10.2)

- Anregung von Molekülschwingungen (Abb. 10.2)
- Anregung von Molekülrotationen.

10.1.1 Ionisation

Wirkung ionisierender Strahlung auf Moleküle

Energiereiche Strahlung (z. B. γ-Strahlung, Röntgenstrahlung, Elektronenstrahlung) (Kap. 3.3) kann aus Molekülen einzelne Elektronen herausschlagen. Bei Einstrahlung eines hinreichend energiereichen Lichtquants kommt es zur Bildung positiv geladener **Molekülionen**:

$$\text{Molekül} \xrightarrow{h \cdot v} [\text{Molekülion}]^{+} + \text{Elektron}$$

Die Molekülionen sind wegen des radikalischen Elektrons sehr reaktionsfähig und können in charakteristischer Weise zerfallen. Von den dabei entstehenden oft substanztypischen Mustern von Fragmenten macht man in der **Massenspektrometrie** Gebrauch. Dort wird zur Ionisation z. B. Elektronenstrahlung eingesetzt (Kap. 16).

Im Organismus können ionisierte Moleküle die verschiedensten Wirkungen hervorrufen (z. B. bei der Behandlung von Tumoren, Verursachung von Strahlenschäden). Zu Messmethoden s. Kap. 17.

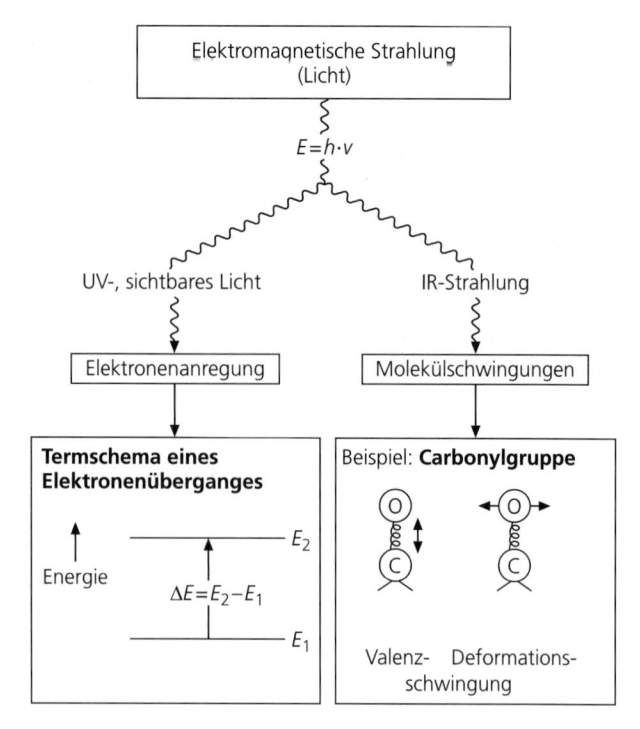

Abb. 10.2 Elektronenanregung und Anregung von Molekülschwingungen

10.1.2 Elektronenanregung

Organische Moleküle enthalten drei Arten von Valenzelektronen:

- σ-Elektronen des Molekülgerüstes
- π-Elektronen der Doppel- und Dreifachbindungen
- Nichtbindende n-Elektronenpaare von Sauerstoff-, Schwefel- und Stickstoffatomen.

Diese Elektronen können durch Licht mit einer Energie zwischen 40 und 2000 kcal · mol^{-1} (ca. 160 bis 8000 kJ · mol^{-1}) angeregt werden (Abb. 10.2). Die im Grundzustand mit dem Energieniveau E_1 vorliegenden Elektronen gehen dabei in einen angeregten Zustand, d. h. in ein leeres, antibindendes Orbital mit der höheren Energie E_2 über (Abb. 10.3). Dabei werden die bindenden σ- und π-Elektronen in die jeweils antibindenden energiereicheren Zustände σ* und π* überführt (σ → σ* – Übergänge, π → π*-Übergänge). Die nicht bindenden n-Elektronen können sowohl n → σ* als auch n → π*-Übergänge ausführen. Solche **Elektronenübergänge** werden in einem Termschema graphisch dargestellt (Abb. 10.2 und 10.3). Die zum Übergang aus dem Grundzustand in den angeregten Zustand notwendige Energie ΔE wird dem eingestrahlten Licht entnommen. Sie beträgt (siehe auch Gl. 3.5):

Elektronenübergänge in Molekülen, Termschema

$$\Delta E = E_2 - E_1 = h \cdot v = \frac{h \cdot c}{\lambda} \qquad \text{(Gl. 10.1)}$$

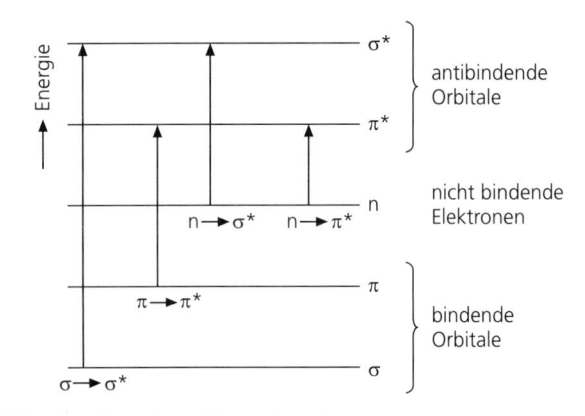

Abb. 10.3 Elektronenübergänge (Termschema)

Anregung von σ-Elektronen (Abb. 10.3)

Zur Überführung von σ-Elektronen in ein σ*-Energieniveau bedarf es verhältnismäßig großer Energiebeträge (150 bis 2000 kcal · mol^{-1},

Energiebedarf von Elektronenübergängen

ca. 600 bis 8000 kJ · mol^{-1}) wie sie das Licht des Vakuum-UV (λ = 100 bis 200 nm) liefert (Kap. 3.3). Für die praktische Molekülspektroskopie hat die Anregung von σ-Elektronen kaum Bedeutung.

Anregung von π-Elektronen (Abb. 10.3)

Leichter anzuregen als σ-Elektronen sind die π-Elektronen von Doppelbindungen und Dreifachbindungen. Wenn sie in Konjugation stehen, d.h. alternierend mit Einfachbindungen angeordnet sind, wird die zur Anregung eines solchen konjugierten π-Elektronensystems notwendige Energie noch geringer (Kap. 11.2.1).

Die zum Übergang von π-Elektronen in angeregte π*-Energiezustände benötigte Energie liegt zwischen 40 bis 150 kcal · mol^{-1} (ca. 160 bis 600 kJ · mol^{-1}); sie kann von Licht des sichtbaren (Vis)- und UV-Bereiches geliefert werden (Kap. 3.3).

Anregung von n-Elektronen (Abb. 10.3)

n-Elektronen sind verhältnismäßig leicht durch Licht des sichtbaren (Vis)- oder UV-Bereiches anzuregen (Kap. 3.3). Sie gehen in angeregte σ*- oder π*-Energieniveaus über.

10.1.3 Molekülschwingungen

Definition von Valenz- und Deformationsschwingungen

Zwischen den Atomen eines Moleküls sind mechanische Schwingungen möglich, die man als **Molekülschwingungen** bezeichnet. Man unterscheidet **Valenzschwingungen** (in Richtung der Bindungs-Valenzachse) und **Deformationsschwingungen** (Deformation des Bindungswinkels) (Abb. 10.2). Die Valenzschwingungen bezeichnet man auch als **Streckschwingungen**, die Deformationsschwingungen als **Biegeschwingungen**.

Für die Carbonylgruppe ergeben sich z. B. die in Abb. 10.2 skizzierten Schwingungsmöglichkeiten, die man als CO-Valenzschwingung bzw. CO-Deformationsschwingung bezeichnet. Molekülschwingungen werden durch die Energie der IR-Strahlung (Kap. 3.3) (E = 40 bis 0,6 kcal · mol^{-1}; ca. 160 bis 2,4 kJ · mol^{-1}) angeregt (Kap. 13).

10.1.4 Molekülrotationen

Zur Anregung von Molekülrotationen genügt die Energie des Mikrowellenbereiches (Kap. 3.3) (**Mikrowellenspektren**).

Wichtig ist, dass mit der Elektronenanregung gleichzeitig auch Molekülschwingungen und Molekülrotationen angeregt werden können und bei der Anregung von Molekülschwingungen auch Molekülrotationen.

10.2 Absorptionsspektrum, Absorptionsbanden

Für ein bestimmtes Molekül sei zunächst nicht bekannt, welche Energiebeträge zu seiner Anregung notwendig sind, d. h. Licht welcher Wellenlängen zur Herbeiführung der verschiedenen Übergänge eingestrahlt werden muss. Diese Wellenlängen findet man durch Messung des **Absorptionsspektrums** auf.

Zur Aufnahme des Spektrums durchstrahlt man die Substanz mit Licht zunehmender Wellenlänge (d. h. abnehmender Energie, siehe Kap. 3.2) und bestimmt jeweils den absorbierten Anteil an Lichtintensität. Bei Wellenlängen, deren Energie zu groß ist, um einen Elektronenübergang oder eine Molekülschwingung anzuregen (Abb. 10.4), absorbiert die Probe nicht. Wird Licht einer Wellenlänge eingestrahlt, das die zur Anregung eines Überganges gerade passende Energie besitzt, absorbiert das Molekül. Vergrößert man die Wellenlänge des eingestrahlten Lichtes erneut, so ist seine Energie nun zur Anregung zu klein; das Molekül kann keine Strahlung absorbieren. Beim Übergang zu noch größeren Wellenlängen (dies entspricht einer weiteren Erniedrigung der Energie) kann ein so geringer Wert an Lichtenergie erreicht werden, der zur Anregung eines noch energieärmeren Überganges ausreicht.

Trägt man in einem Diagramm (Abb. 10.4) auf der Abzisse nach rechts die Wellenlänge λ (d. h. nach links die Energie) des eingestrahlten Lichtes und auf der Ordinate den durch die Probe absorbierten Anteil der Lichtintensität (Lichtabsorption) auf, so erhält man die **Absorptionskurve** der Substanz. Das Diagramm ist das **Absorptionsspektrum**. Wellenlängen größter Absorption bezeichnet man als **Absorptionsmaxima**.

Was ist ein Absorptionsspektrum?

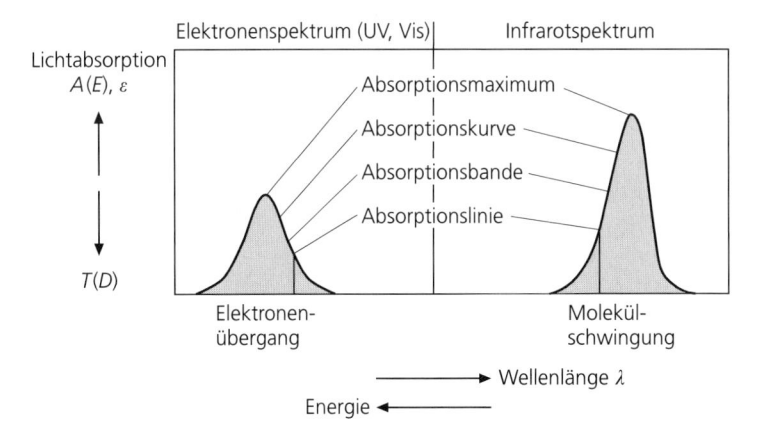

Abb. 10.4 Absorptionsspektrum eines Moleküls (schematisch)

Je nachdem, in welchem Wellenlängenbereich das Absorptionsspektrum eines Moleküls gemessen wird, unterscheidet man:

Arten von Absorptionsspektren von Molekülen

- Spektren im ultravioletten Bereich (UV-Spektren)
- Spektren im sichtbaren Bereich (Vis-Spektren)
- Spektren im infraroten Bereich (IR-Spektren).

Wegen der Elektronenanregung bezeichnet man die Spektren im UV- und sichtbaren Bereich (UV-Vis-Spektren) auch als **Elektronenspektren** bzw. **Elektronenanregungsspektren**.

Absorptionsbanden

Entstehung von Absorptionsbanden im UV/Vis und IR-Spektrum

Die Absorptionskurven der Moleküle zeigen meist sehr breite Maxima (Abb. 10.4), die man als Absorptionsbanden bezeichnet. Da für jeden Anregungsschritt eine genau definierte Energie erforderlich ist, wären nicht breite Banden, sondern scharfe Absorptionslinien zu erwarten. Die Verhältnisse sind jedoch komplizierter. Bei Anregung eines Elektronenüberganges finden nämlich gleichzeitig auch Molekülschwingungen statt. Nun erfordert jeder zulässige Schwingungszustand eines zur Elektronenanregung befähigten Moleküls auch eine etwas andere Anregungsenergie für die Elektronen. Es tritt daher für jeden dieser gequantelten Schwingungszustände im Elektronenspektrum eine Absorptionslinie bei einer etwas anderen Wellenlänge auf (Abb. 10.4). Diese Linien werden vom Messgerät nicht mehr aufgelöst, sondern zusammen als breite Absorptionsbande der Elektronenanregung registriert (Abb. 10.4) (vgl. Kap. 11.1.2, **Jablonski-Termschema**).

Elektronenschwingungsspektren

Ähnlich kommen die Absorptionsbanden in IR-Spektren zustande. Hier finden gleichzeitig mit der Anregung von Schwingungen auch Molekülrotationen statt (**Rotationsschwingungsspektren**). Jeder Rotationszustand erfordert für die Schwingung eine etwas andere Anregungsenergie. Man erhält daher für jeden Rotationszustand eine Absorptionslinie bei einer etwas anderen Wellenlänge. Alle Linien werden zusammen als Absorptionsbande der von Rotationen überlagerten Molekülschwingung registriert.

Man bezeichnet daher im Unterschied zu den Linienspektren der Atome (Kap. 6) die Molekülspektren als **Bandenspektren**.

10.3 Messgrößen für die Lichtabsorption

Messung der Lichtabsorption durch Transmission und Absorption

Zur Messung der Lichtabsorption werden folgende Messgrößen herangezogen:

- Transmission (T) (identisch mit der Durchlässigkeit D)
- Absorption (A) (früher Extinktion E).

Bezeichnet man die Intensität eines in die Substanzprobe eingestrahlten monochromatischen Lichtstrahles mit I_0 und die nach Durchgang durch die Probe noch vorhandene Lichtintensität mit I (Abb. 10.1), so gelten die im Folgenden getroffenen Definitionen.

10.3.1 Transmission

Die Transmission (T) (Durchlässigkeit D)*) gibt an, welcher Bruchteil an eingestrahlter Lichtintensität I_0 die Probe wieder verlässt, d.h. nicht absorbiert wurde. Multipliziert man diesen Wert mit 100, so erhält man den Bruchteil an nicht absorbierter Lichtintensität in %:

Definition der Transmission

$$T = \frac{I}{I_0}; \quad T[\%] = \frac{I}{I_0} \cdot 100 \qquad \text{(Gl. 10.2)}$$

Absorbiert die Probe kein Licht ($I = I_0$), so ist $T = 100\,\%$; wird alles Licht absorbiert ($I = 0$), so ist $T = 0\,\%$. Die Transmission wird hauptsächlich bei der Messung von IR-Spektren verwendet (Kap. 13).

10.3.2 Absorption

Die Absorption (A) (früher Extinktion E)**) ist der dekadische Logarithmus des Verhältnisses des in die Probe eingestrahlten Lichtes (I_0) zur Intensität des nicht absorbierten Lichtes (I) (Abb. 10.1). Die Absorption entspricht dem dekadischen Logarithmus des Kehrwertes der Transmission (T) und ist dimensionslos:

Definition der Absorption

$$A = \log_{10} \frac{I_0}{I} = \log_{10} \frac{1}{T} \qquad \text{(Gl. 10.3)}$$

Diese Definition der Absorption als Messgröße für die Lichtabsorption findet ihre Begründung im **Lambert-Beer'schen Gesetz** (Kap. 10.4).

A ist Null, wenn die Probe kein Licht absorbiert ($I = I_0$; $A = \log 1 = 0$); bei vollständiger Lichtabsorption ($I = 0$) nimmt A den Wert

---

*) Nach DIN 1349 wird die Transmission T als spektraler Reintransmissionsgrad $\tau(\lambda)$, die Absorption als spektrales Absorptionsmaß $A(\lambda)$ (Extinktion) bezeichnet.

**) Im Arzneibuch (Ziffer 2.2.25) wurde die früher verwendete Bezeichnung Extinktion (E) durch Absorption (A) ersetzt und damit der englischen Bezeichnung Absorbance (A) angeglichen. Diese Größe darf aber nicht mit der gelegentlich verwendeten prozentualen Absorption verwechselt werden, einer Messgröße, die den Bruchteil der von einer Probe absorbierten Lichtintensität angibt:

$$\text{Absorption [\%]} = \frac{I_0 - I}{I_0} \cdot 100$$

nahezu unendlich an. In der praktischen Spektroskopie misst man für A meist Werte zwischen 0 und 1, seltener zwischen 1 und 2.

Was ist im Absorptionsspektrum aufgetragen?

Im Absorptionsspektrum wird A (früher E) auf der Ordinate in aufsteigender Richtung, T (bzw. D) in absteigender Richtung aufgetragen (Abb. 10.4).

10.4 Lambert-Beer'sches Gesetz

Das Lambert-Beer'sche Gesetz als Grundlage der UV/Vis-Spektroskopie

Die Beziehung zwischen Absorption, durchstrahlter Schichtdicke und Konzentration einer Lösung wird durch das Lambert-Beer'sche Gesetz beschrieben. Es stellt eine Kombination des **Bouguer-Lambert'schen-Gesetzes** und des **Beer'schen Gesetzes** dar.

10.4.1 Bouguer-Lambert'sches Gesetz

Die Zahl der von einem Lichtstrahl auf seinem Wege durch die Lösung getroffenen Substanzmoleküle hängt bei konstanter Konzentration von der Schichtdicke b der Küvette ab (Abb. 10.1). Die Absorption A ist daher proportional der Schichtdicke b [cm]*):

$$A = k_1 \cdot b \qquad \text{(Gl. 10.4)}$$

k_1 = Proportionalitätsfaktor

10.4.2 Beer'sches Gesetz

Bei konstanter Schichtdicke hängt die Zahl der von einem Lichtstrahl getroffenen Moleküle der gelösten Substanz von ihrer molaren Konzentration ab. Bei konstanter Schichtdicke b ist daher die Absorption A proportional der molaren Konzentration c [mol $\cdot$ l^{-1}]:

$$A = k_2 \cdot c \qquad \text{(Gl. 10.5)}$$

k_2 = Proportionalitätsfaktor

10.4.3 Kombiniertes Bouguer-Lambert-Beer'sches Gesetz, molarer Absorptionskoeffizient

Sind sowohl die Schichtdicke b als auch die molare Konzentration c variabel, so müssen beide Beziehungen kombiniert werden:

$$A = (k_1; k_2) \cdot c \cdot b \qquad \text{(Gl. 10.6)}$$

---

*) Nach DIN 1349 soll die Schichtdicke mit d bezeichnet werden. Das Arzneibuch verwendet die Bezeichnung b.

Die Proportionalitätsfaktoren k_1 und k_2 gehen in einem neuen Proportionalitätsfaktor (ε; Epsilon) auf. Man erhält das Bouguer-Lambert-Beer'sche Gesetz (im Folgenden kürzer als **Lambert-Beer'sches Gesetz** bezeichnet):

Lambert-Beer'sches Gesetz

$$A = \varepsilon(\lambda) \cdot c \cdot b \qquad \text{(Gl. 10.7)}$$

A = Absorption
$\varepsilon(\lambda)$ = Proportionalitätsfaktor: molarer Absorptionskoeffizient
 $[1 \cdot \text{mol}^{-1} \cdot \text{cm}^{-1}]$ (die Maßeinheit wird oft weggelassen)
c = molare Konzentration $[\text{mol} \cdot \text{l}^{-1}]$
b = Schichtdicke [cm]

Das Lambert-Beer'sche Gesetz sagt aus, dass die Lichtabsorption (Absorption A, früher Extinktion E) proportional der molaren Konzentration c und der Schichtdicke b ist. Die graphische Darstellung der Absorption A gegen die Konzentration c bei konstanter Schichtdicke b bzw. gegen die Schichtdicke b bei konstanter Konzentration c ergibt jeweils eine Gerade (Abb. 11.13).

Den Proportionalitätsfaktor ε des Lambert-Beer'schen Gesetzes bezeichnet man als **molaren Absorptionskoeffizienten** (früher **molarer Extinktionskoeffizient**, molare Extinktion; **absorptivity**); ε entspricht der Absorption A einer einmolaren Lösung ($c = 1\,\text{mol} \cdot \text{l}^{-1}$) bei einer Schichtdicke von 1 cm ($b = 1$) und bei der Wellenlänge λ:

Definition des molaren Absorptionskoeffizienten

$$\varepsilon(\lambda) = A_{1\,\text{cm}}^{1\,\text{mol}} \qquad \text{(Gl. 10.8)}$$

Die Größe des molaren Absorptionskoeffizienten ε hängt von der Wellenlänge ab. Der Zusatz (λ), der dies ausdrückt, wird aber oft weggelassen. Ebenso wie die graphische Auftragung von T bzw. A gegen die Wellenlänge λ, führt auch die Auftragung von ε gegen λ zur Absorptionskurve einer Substanz (Abb. 10.4). Die für die Absorptionsmaxima (λ max) ermittelten ε-Werte (ε max) stellen charakteristische Stoffkonstanten dar, die je nach der Struktur der Substanz zwischen etwa 20 und 200 000 $\text{l} \cdot \text{mol}^{-1} \cdot \text{cm}^{-1}$ betragen können.

10.4.4 Anwendungen des Lambert-Beer'schen Gesetzes

Das Lambert-Beer'sche Gesetz ist für die praktische Absorptionsspektroskopie von großer Bedeutung. Durch:

- Messung der Absorption A einer Lösung bekannter Konzentration c kann der molare Absorptionskoeffizient bestimmt werden:

Identitätsprüfung, Strukturermittlung und Gehaltsbestimmung mit Hilfe des Lambert-Beer'schen Gesetzes

$$\varepsilon(\lambda) = \frac{A}{b \cdot c}\,[\text{l} \cdot \text{mol}^{-1} \cdot \text{cm}^{-1}] \qquad \text{(Gl. 10.9)}$$

Wie schon erwähnt, besitzt dieser Wert Bedeutung als Stoffkonstante; er kann z. B. zur Identitätsprüfung und zur Strukturermittlung herangezogen werden (Kap. 11).

■ Durch Messung der Absorption A einer Lösung kann, wenn $\varepsilon(\lambda)$ bekannt ist, aus dem Lambert-Beer'schen Gesetz die Konzentration errechnet werden:

$$c = \frac{A}{\varepsilon(\lambda) \cdot b} \, [\text{mol} \cdot \text{l}^{-1}] \qquad (\text{Gl. 10.10})$$

Einschränkungen für die Anwendung des Lambert-Beer'schen Gesetzes

Bei allen Anwendungen des Lambert-Beer'schen Gesetzes müssen jedoch folgende Einschränkungen berücksichtigt werden:

■ Das Lambert-Beer'sche Gesetz gilt streng nur für monochromatisches Licht.
■ Das Lambert-Beer'sche Gesetz gilt streng nur für verdünnte Lösungen (Kap. 11).
■ Prinzipiell, jedoch mit Einschränkungen, gilt das Lambert-Beer'sche Gesetz auch in der Atomabsorptionsspektroskopie (Kap. 9) und in der IR-Spektroskopie (Kap. 13).

10.4.5 Herleitung des Lambert-Beer'schen Gesetzes

Die durchstrahlte Lösung der Schichtdicke b (Küvette) (Abb. 10.1), wird in dunne Schichten der Dicke dx zerlegt. Beim Durchtritt des Lichtes durch eine dieser Schichten nimmt die Lichtintensität um dI ab. Diese Abnahme ist proportional der an dieser Stelle noch vorhandenen Lichtintensität I, der Konzentration c und der betrachteten Schichtdicke dx:

$$-dI \sim I \cdot c \cdot dx \qquad (\text{Gl. 10.11})$$

Einführung des Proportionalitätsfaktors k (natürlicher Extinktionskoeffizient) führt zu einer Differentialgleichung:

$$-dI = k \cdot I \cdot c \cdot dx$$

Diese wird durch Trennung der Variablen und Integration gelöst. Hierbei ist die Lichtintensität in den Grenzen I_0 bis I und die Schichtdicke in den Grenzen 0 bis b variabel:

$$-\frac{dI}{I} = k \cdot c \cdot dx$$

$$\int_{I_0}^{I} \frac{dI}{I} = -k \cdot c \cdot \int_{0}^{b} dx$$

Die Integration ergibt:

$$\ln \frac{I}{I_0} = -k \cdot c \cdot b$$

Rechnet man in den dekadischen Logarithmus um und bezeichnet $0{,}4343 \cdot k$ als ε so erhält man:

$$\log_{10} \frac{I}{I_0} = -0{,}4343 \cdot k \cdot c \cdot b = -\varepsilon \cdot c \cdot b$$

Nach Entlogarithmieren ergibt sich eine exponentielle Abnahme der Lichtintensität beim Durchgang durch die Küvette:

$$I = I_0 \cdot 10^{-\varepsilon \cdot c \cdot b}$$

Durch Umkehrung des Bruches kann das negative Vorzeichen beseitigt werden. Für $\log_{10} \frac{I_0}{I}$ wird der Begriff Absorption A (früher Extinktion E) verwendet. Man gelangt so zum Lambert-Beer'schen Gesetz (siehe Gl. 10.7):

$$\log_{10} \frac{I_0}{I} = A = \varepsilon \cdot c \cdot b \qquad \text{(Gl. 10.12)}$$

10.5 Grundsätzlicher Aufbau von Absorptionsspektrometern

Geräte zur Messung von Absorptionsspektren (Kap. 3.5.2) bezeichnet man als Spektrometer (Spektralphotometer, Spektrophotometer, Absorptionsspektrometer). Im Folgenden werden die Bezeichnungen **Absorptionsspektrometer** bzw. **Spektrometer** verwendet. Die Geräte müssen folgende Funktionen erfüllen:

Vielfältige Nomenklatur von Spektrometern

- Erzeugung von Licht einer bestimmten Wellenlänge (monochromatisches Licht), die sich kontinuierlich ändern lässt (Lichtquelle, Monochromator)
- Messung der Intensität I_0 des in die Lösung der Substanz eingestrahlten Lichtes und der Intensität I des austretenden Lichtes (Empfänger) (Abb. 10.1)
- Anzeige der Transmission (T) oder der Absorption (A) bzw. Registrierung des gesamten Absorptionsspektrums der Substanz (Anzeigeinstrument, Schreiber).

Funktion des Absorptionsspektrometers

Im Absorptionsspektrometer (Abb. 10.5) liefert eine Lichtquelle (meist eine Halogenlampe für den Vis-Bereich und eine Deuteriumlampe für den UV-Bereich) zunächst polychromatisches Licht. Durch einen Spalt wird ein Strahlenbündel ausgeblendet, das auf einem Monochromator trifft. Dieser selektiert mithilfe eines Prismas oder Gitters aus dem Gemisch vieler Wellenlängen ideal betrachtet eine einzige aus (monochromatisches Licht).

Prisma als Monochromator

Arten von Monochromatoren

Beim Durchgang durch ein Prisma wird Licht verschiedener Wellenlängen unterschiedlich stark gebrochen, d. h. polychromatisches Licht wird in seine Komponenten zerlegt (Dispersion). Durch Drehen des Prismas kann Licht der verschiedenen Wellenlängen über den Austrittsspalt in die Küvette des Absorptionsspektrometers geleitet werden (vgl. Lehrbücher der Physik).

Gitter als Monochromator

Durch Ritzung von Glas- oder Metallflächen erzeugt man **Reflexionsgitter**, die durch Beugung und Interferenz polychromatische Lichtstrahlen in Licht einzelner Wellenlängen zerlegen (vgl. Lehrbücher der Physik). Heute werden fast ausschließlich Gittermonochromatoren verwendet weil sich im Gegensatz zum Prisma der Reflexionswinkel der einzelnen Wellenlängen linear ändert, sodass bei gleicher Drehung des Gitters gleiche Wellenlängenabschnitte eingeblendet werden.

Ablauf einer Messung im Absorptionsspektrometer

Zunächst wird die Intensität I_0 des monochromatischen Lichtes nach Durchgang durch die Lösungsmittelküvette (**Vergleichsküvette**) gemessen (Abb. 10.5, Strahlengang B). Dadurch werden Fehler, die aufgrund der Eigenabsorption des Lösungsmittels, der Reflexion von Licht an der Küvette und der Streuung in der Küvette entstehen, ausgeschaltet. Der gleiche Lichtstrahl wird nun zur Messung von I

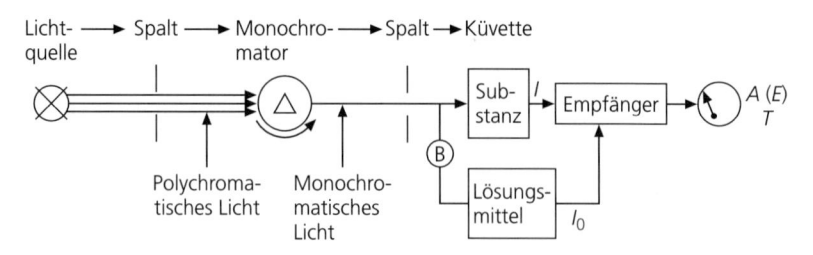

Abb. 10.5 Aufbau eines Absorptionsspektrometers

durch die Substanzküvette geleitet. Das Anzeigeinstrument wandelt I und I_0 in T oder A um (Kap. 10.3). Durch Drehen des Monochromators gelangt Licht einer anderen Wellenlänge in den Strahlengang. So kann nacheinander im gesamten vom Monochromator erfassten Wellenlängenbereich die Lichtabsorption der Substanz gemessen werden. Bei **selbstregistrierenden Spektrometern** werden diese Werte mithilfe eines Schreibers in Abhängigkeit von der Wellenlänge als Absorptionskurve (Abb. 10.4) registriert.

Die für die einzelnen Spektralbereiche (UV-, Vis- und IR-Bereich) verwendeten Absorptionsspektrometer zeigen Abweichungen von diesem Grundschema. Für den sichtbaren Bereich und den UV-Bereich sind auch stark vereinfachte **Kolorimeter** und **Photometer** in Gebrauch (Kap. 11). Heute werden oft Photodiodenarray-Spektrophotometer eingesetzt (Kap. 11.4.1). Im UV-Bereich müssen alle durchlässigen Teile, auch die Küvetten, aus Quarzglas gefertigt sein, weil normales Glas für UV-Strahlung undurchlässig ist.

Kolorimeter, Photometer

11 UV-Vis-Spektroskopie

11.1 Grundlagen der UV-Vis-Spektroskopie

Definition der UV-Vis-Spektroskopie

Die Energie des sichtbaren und ultravioletten Lichtes (Tab. 3.1) wird von bestimmten organischen Molekülen teilweise absorbiert und regt π- und n-Elektronen an (Kap. 10.1.2). Die durch graphische Auftragung der Lichtabsorption (meist der Absorption (A), früher als Extinktion E bezeichnet, Kap. 10.3.2) gegen die Wellenlänge erhaltenen Absorptionsspektren des sichtbaren und UV-Bereiches (**UV-Vis-Spektren, Elektronenspektren**) haben für die qualitative und quantitative Analyse von Arzneistoffen große Bedeutung (**Kolorimetrie, Photometrie, Spektralphotometrie**).

11.1.1 Chromophores System, Elektronenübergänge

Was ist ein Chromophor? Einteilung der Chromophore

Man bezeichnet den für die Absorption von sichtbarem bzw. UV-Licht verantwortlichen Teil eines Moleküls als **Chromophor** bzw. **chromophores System**. Dort befinden sich die anregbaren π- und n-Elektronen (Kap. 10.1.2). Zur Anregung von σ-Elektronen reicht die Energie des sichtbaren und UV-Lichtes nicht aus. Daher trägt z.B. das gesättigte Kohlenstoffgerüst eines Moleküls zur Lichtabsorption in diesem Bereich nur in untergeordnetem Maße bei.

Elektronen können aus einem bindenden σ- oder π-Orbital in das jeweilige antibindende Orbital (σ*, π*) oder aus einem nicht bindenden n-Orbital in antibindende σ*- und π*-Orbitale übergehen (Kap. 10.1.2) (σ → σ*; π → π*; n → σ*; n → π*-Übergänge).

HOMO- und LUMO-Übergänge

Es handelt sich dabei um Übergänge zwischen dem höchsten besetzten Orbital HOMO (highest occupied molecular orbital) zum niedrigsten unbesetzten Orbital LUMO (lowest unoccupied molecular orbital).

Für die Praxis der UV-Vis-Spektroskopie sind zwei Gruppen von Chromophoren von Bedeutung:

- Chromophore die nur aus π-Elektronen aufgebaut sind
- Chromophore die aus π- und n-Elektronen bestehen.

11.1.2 Jablonski-Termschema

Die Elektronenübergänge eines organischen Moleküls sind komplizierter als im Termschema Abb. 10.3 dargestellt. Sie werden genauer im sogenannten **Jablonski-Termschema** veranschaulicht (Abb. 11.1).

Grundlagen der UV-Vis-Spektroskopie

Vom Grundzustand S_0, meist einem Singulett-Zustand*), erreichen die Elektronen die energiereicheren Singulett-Zustände S_1 oder S_2, usw. (Abb. 11.1, Weg a). Die Rückkehr nach S_0 erfolgt meist durch strahlungslose Inaktivierung, d. h. Umwandlung der Elektronenenergie in Wärmeenergie (internal conversion, z. B. Abb. 11.1, Weg b) oder durch Emission von Licht (Fluoreszenz, Kap. 12). Andererseits können die Singulett-Zustände S_1, S_2 usw. der Elektronen durch strahlungslose Spin-Umkehr (intersystem crossing) in die etwas energieärmeren Triplett-Zustände*) T_1 oder T_2 übergehen (Abb. 11.1, Weg c). Von hier fallen sie unter erneuter Spin-Umkehr und Emission von Licht in den Grundzustand S_0 zurück (Phosphoreszenz, Abb. 11.1, Weg d).

Anregung von Elektronen und Rückkehr in den Grundzustand

Entstehung von Fluoreszenz

Entstehung von Phosphoreszenz

Die Elektronenzustände (S_0, S_1, S_2, T_1, T_2) sind in ihren Energieniveaus nicht einheitlich. Wegen mechanischer Schwingungen der Bindungen sind jedem Niveau zusätzlich etwa 30 bis 50 **Schwingungsniveaus** überlagert, die zu einer leicht unterschiedlichen Gesamtener-

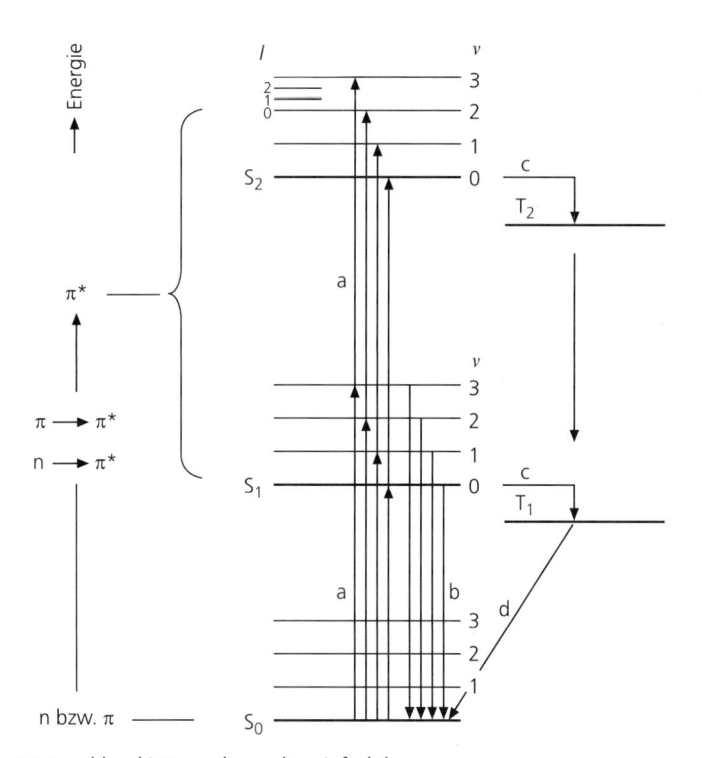

Abb. 11.1 Jablonski-Termschema (vereinfacht)

---

*) Im **Singulett-Zustand** eines Moleküls sind die Elektronenspins antiparallel (↑↓) angeordnet. Das Molekül zeigt kein Spinmoment, es ist diamagnetisch. Im **Triplett-Zustand** sind die Spins parallel (↑↑). Das Molekül ist paramagnetisch.

gie führen. Diese Niveaus werden mit $v = 0, 1, 2, 3$ usw. bezeichnet (v = **Schwingungsquantenzahl**) (Abb. 11.1). Die innerhalb eines solchen Schwingungszustandes durch Molekülrotationen zusätzlich noch hervorgerufenen **Rotationsniveaus** bezeichnet man mit $I = 0, 1, 2, 3$ usw. (in Abb. 11.1 nur bei S_2, $v = 2/3$ angedeutet). Ein Elektronenübergang z. B. von S_0 nach S_2 erfordert für Moleküle unterschiedlicher Schwingungszustände leicht unterschiedliche Energiebeträge (Abb. 11.1, Weg a). Wie in Kap. 10.2 schon erwähnt, werden die den Übergängen in einzelne Schwingungs- und Rotationsniveaus entsprechenden Absorptionslinien vom Messinstrument meist nicht aufgelöst, sodass breite Absorptionsbanden gemessen werden. Ausnahmen bilden unter bestimmten Bedingungen die Spektren der Polyene, Polyine und Aromaten mit Feinstruktur (Kap. 11.2).

Entstehung von Absorptionsbanden

Die Elektronen zeigen in den einzelnen Energieniveaus eine unterschiedliche Verweildauer. Zum Beispiel sind die Zustände S_2 und S_3 usw. sehr viel kürzerlebig als S_1.

11.1.3 Verbotene Elektronenübergänge

Nicht alle theoretisch denkbaren Elektronenübergänge innerhalb eines Moleküls (Abb. 11.1) sind erlaubt. Es gibt mehrere **Übergangsverbote**.

Übergangsverbote

Spin-Verbot (Interkombinationsverbot): Verbot des Überganges von Singulett- in Triplett-Zustände und umgekehrt.

Überlappungsverbot (Raumverbot): Verbot von Elektronenübergängen, bei welchen sich die beteiligten Orbitale nicht oder nicht genügend überlappen.

Symmetrieverbot: Verbot von Elektronenübergängen zwischen Elektronenzuständen gleicher Symmetrie.

Bedeutung verbotener Elektronenübergänge

Wichtig für die UV-Spektroskopie ist, dass unter bestimmten Umständen diese Verbote durchbrochen werden, sodass in diesen Fällen trotzdem Absorptionsbanden gemessen werden (**verbotene Übergänge**). Diese sind von geringer Übergangswahrscheinlichkeit, zeigen daher meist eine geringere Intensität und sind aber für die Spektreninterpretation wichtig, z. B. die n → π*-Übergänge bei Carbonylverbindungen und Heterocyclen (Kap. 11.3).

11.1.4 Aussehen der Absorptionsbanden, Feinstruktur

Kennzeichnung der Absorptionsbanden durch λ max und ε max

Die Absorptionsbanden im UV-Vis-Spektrum (s. z. B. Abb. 11.3 und 11.6), sind durch ihre Lage (λ max), ihre Höhe (ε max) und ihre Form (z. B. durch eine Feinstruktur) gekennzeichnet. Die Lage des Absorptionsmaximums (λ max) hängt von der Energie ab, die zur Anregung aus dem Grundzustand S_0 des Moleküls in einen Anregungszustand erforderlich ist (Kap. 11.1.2).

Im Falle erlaubter Übergänge ist eine UV-Vis-Bande umso intensiver, d. h. die **Übergangswahrscheinlichkeit** aus dem Grund- in den Anregungszustand ist umso größer, je leichter das Molekül mit der Strahlung in Wechselwirkung treten kann*). Dies ist umso besser möglich je mehr sich die Ladungsverteilung im Molekül beim Elektronenübergang ändert. Je unterschiedlicher nämlich die Ladungsverteilung in den beiden beteiligten Energiezuständen ist, umso wirkungsvoller kann das elektromagnetische Wechselfeld des Lichtes das Molekül angreifen und seine Energie auf dieses übertragen. Andererseits sind, wie bereits erwähnt, Übergänge zwischen Elektronenzuständen gleicher Symmetrie verboten (**Symmetrieverbot**, Kap. 11.1.3), können aber mit geringer Übergangswahrscheinlichkeit trotzdem stattfinden.

Intensität von UV/Vis-Absorptionsbanden

Die Absorptionsbanden sind umso breiter, je kürzer die Lebensdauer der Anregungszustände ist. Die Bandenbreite nimmt wegen der erleichterten Energieabgabe mit steigender Wechselwirkung der Moleküle mit dem Lösungsmittel zu. Im Gaszustand erhält man schmalbandige Spektren, in Lösung verbreitern sich die Banden mit zunehmender Polarität des Lösungsmittels (z. B. Abb. 11.3). Hierbei sind die für Lösungsmittelmoleküle leichter zugänglichen n-Orbitale stärker betroffen als die π-Orbitale.

Breite von UV/Vis-Absorptionsbanden

Da sich die Moleküle in Lösung praktisch ausschließlich im ersten Schwingungszustand ($v = 0$, Abb. 11.1) befinden, gehen gemäß dem **Franck-Condon-Prinzip****) nahezu alle Elektronenübergänge von diesem Zustand aus, von dem sie die verschiedenen Schwingungszustände des angeregten Elektronenzustandes erreichen (z. B. S_1: $v = 0, 1, 2$ usw., Abb. 11.1). Diese Übergänge werden bei Polyenen, Polyinen und Aromaten gelegentlich in Form einer **Feinstruktur** der Spektren sichtbar. Dabei entspricht die längstwellige Teilbande einem Elektronenübergang von S_0 ($v = 0$) nach S_1 ($v = 0$), die nächste von S_0 ($v = 0$) nach S_1 ($v = 1$) usw. Die Energiedifferenz zwischen diesen Niveaus ist der Differenz der Wellenzahlen der Teilbanden proportional. Sie entspricht der Energiedifferenz zwischen zwei Schwingungsniveaus der betreffenden Bindung, d. h. der zur Anregung einer Molekülschwingung benötigten Energie. Die **Wellenzahldifferenz** zwischen zwei Teilbanden

Feinstruktur von UV/Vis-Absorptionsbanden. Wellenzahldifferenz

---

*) Man bezeichnet die Intensitätserhöhung einer Bande als **hyperchromen** Effekt, eine Intensitätserniedrigung als **hypochromen** Effekt (nicht mit dem hypsochromen Effekt, Kap. 3.3, zu verwechseln!).

) Das **Franck-Condon-Prinzip entspricht einer Auswahlregel für Änderungen der Schwingungsniveaus in einem Molekül während eines Elektronenüberganges. Es besagt, dass bei gleichzeitiger Elektronenanregung diejenigen Schwingungsübergänge unwahrscheinlich sind, bei welchen sich der Abstand der Atomkerne im Molekül ändert. Die Begründung liegt in der unterschiedlichen Zeitdauer der Übergänge. Während des ca. 10^{-15} s dauernden Elektronenüberganges kann sich der Kernabstand nicht ändern, weil für eine Schwingung der Kerne viel mehr Zeit, nämlich ca. 10^{-12} s benötigt wird.

ist daher identisch mit der relativen Lage der entsprechenden Valenzschwingung im **Infrarot-Spektrum** (Kap. 13). Sie kann zur Unterscheidung von Polyenen, Polyinen und Aromaten herangezogen werden (Kap. 11.2.4).

11.2 Chromophore aus π-Elektronen

Substanzgruppen, deren chromophores System aus π-Elektronen aufgebaut ist, sind Alkene, Alkine und aromatische Verbindungen:

$$(-C=C-)_n; \quad (-C\equiv C-)_n; \quad \langle\bigcirc\rangle-$$

11.2.1 Alkene, Polyene

Verschiebung des Absorptionsmaximums von Polyenen mit zunehmender Zahl von Doppelbindungen

Der $\pi \rightarrow \pi^*$-Übergang des Ethens liegt bei 162 nm im Bereich des Vakuum-UV-Lichtes. Aus Tab. 11.1 ist zu erkennen, wie das Absorptionsmaximum konjugierter Polyene mit zunehmender Zahl von Doppelbindungen zu längeren Wellenlängen verschoben wird (Rotverschiebung, Kap. 3.3). Ursache ist die zunehmende Erhöhung des Energieniveaus des höchsten besetzten Orbitals (HOMO, highest occupied molecular orbital) und die Erniedrigung des niedrigsten leeren π-Orbitals (LUMO, lowest unoccupied molecular orbital). Dadurch wird die zur Anregung erforderliche Energiedifferenz ΔE immer kleiner (Abb. 11.2).

Ist das System konjugierter Doppelbindungen genügend lang, so wird das Absorptionsmaximum bis in den sichtbaren Bereich verschoben. Dies gilt z. B. für β-Caroten, welches 11 konjugierte Doppelbindungen enthält (Tab. 11.1), bei 451 nm blaues Licht absorbiert und deshalb orange gefärbt erscheint (Tab. 3.3).

Quadratwurzelgesetz, Dien-Regel

Zur Interpretation der Elektronenspektren von Polyenen werden u. a. das **Quadratwurzelgesetz** und die **Dien-Regel** nach R. B. Woodward herangezogen.

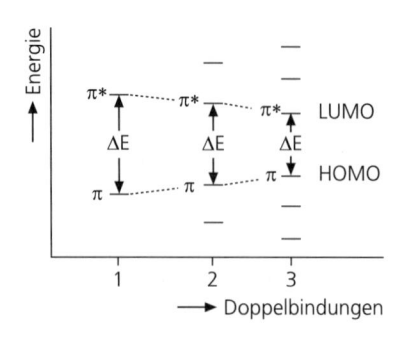

Abb. 11.2 Elektronenübergänge in konjugierten Polyenen

Tab. 11.1 Absorptionsmaxima konjugierter Polyene

Verbindung		Zahl der konjugierten Doppelbindungen	Absorptionsmaximum λ max [nm]	Farbe
$H_2C=CH_2$	Ethen	1	162	–
$H_2C=CH-CH=CH_2$	Butadien	2	217	–
$H_2C=CH-CH=CH-CH=CH_2$	Hexatrien	3	258	–
$H-(CH=CH)_4-H$	Octatetraen	4	302	–
$H-(CH=CH)_5-H$	Decapentaen	5	334	–
Vitamin-A-Alkohol (Retinol) (vgl. Abb. 11.3)		5	325	–
β-Caroten		11	455	orange

Quadratwurzelgesetz

Nach R. Kuhn und K. W. Hausser ist die Lage des längstwelligen Absorptionsmaximums eines konjugierten Polyens (λ max) annähernd proportional der Wurzel aus der Zahl (n) der Doppelbindungen:

Abschätzung der Zahl der Doppelbindungen

$$\lambda \max = 134 \sqrt{n} + 31 \; [\text{nm}] \qquad (\text{Gl. 11.1})$$

Nach Gl. 11.1 kann die Zahl der Doppelbindungen eines Polyens aus dem UV-Maximum abgeschätzt werden:

$$n = \left(\frac{\lambda \max - 31}{134}\right)^2 \qquad (\text{Gl. 11.2})$$

Für Vitamin-A-Alkohol (Retinol) (Abb. 11.3) ergibt sich z. B. ein Wert von 4,8. Tatsächlich besitzt die Substanz 5 Doppelbindungen.

Dien-Regel

Für ungesättigte Steroide und andere Polyene dient zur Abschätzung der Lage des Absorptionsmaximums die Dien-Regel von R. B. Woodward (siehe auch Lit. 4, 43). Sie besteht aus einem empirischen Inkrementsystem. Zur Berechnung werden zu einem Grundwert bestimmte Inkremente für die einzelnen Strukturelemente addiert (Tab. 11.2).

Woodward-Regel für Olefine

Tab. 11.2 Dien-Regel nach R. B. Woodward

Grundwerte:		
Acyclisches bzw. heteroannulares transoides Dien:	217 nm	bzw. 214 nm
Homoannulares, cisoides Dien:		253 nm

Inkremente:		
Zusätzliche konjugierte Doppelbindung		+30 nm
Exocyclische Natur einer Doppelbindung		+ 5 nm
Alkylsubstituent oder Ringrest		+ 5 nm
Auxochrome Gruppen:	O-Alkyl	+ 6 nm
	O-Acyl	0 nm
	S-Alkyl	+30 nm
	N-(Alkyl)$_2$	+60 nm
	Cl	+ 5 nm
	Br	+ 5 nm

Beispiel: Abschätzung der Lage des UV-Maximums von Ergocalciferol (Vitamin D$_2$) (Abb. 11.3).

Anwendung der Dien-Regel auf Ergocalciferol (Vitamin D$_2$)		
	Acyclisches Dien	217 nm
	Zusätzliche Doppelbindung	+ 30 nm
	Exocyclische Natur von 3 Doppelbindungen	+ 15 nm
	3 Ringreste	+ 15 nm
	Berechnet	277 nm
	Gefunden	265 nm

Die Doppelbindung in der Seitenkette des Ergocalciferols beeinflusst die Lage des längstwelligen Absorptionsmaximums nicht, da sie nicht in Konjugation zum Dien-Chromophor steht.

Wie in der Dien-Regel berücksichtigt, wird die Lage und Intensität der Absorptionsbanden von Olefinen auch von der geometrischen Konfiguration beeinflusst. Oft absorbieren die *cis*-Isomeren kürzerwellig und weniger intensiv. *Cis*-Carotene zeigen z. B. bei ca. 340 nm im Gegensatz zu den *trans*-Verbindungen den sogenannten **cis-Peak**.

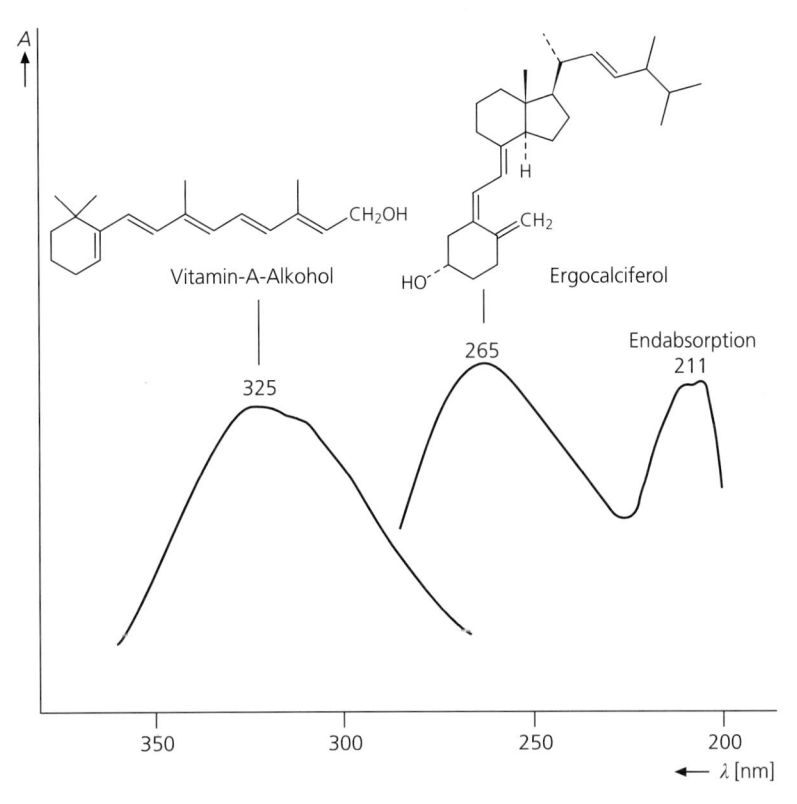

Abb. 11.3 UV-Spektrum von Polyenen

Substituenteneinflüsse auf Polyenchromophore, Polymethinfarbstoffe

Substituenten am chromophoren System eines Polyens verschieben die Absorptionsmaxima ebenfalls in den längerwelligen Bereich. Um diese Wirkung zu beschreiben, setzt man den Betrag derjenigen Rotverschiebung, den eine zusätzliche Doppelbindung bewirken würde, gleich 1. Die Verschiebung durch einen Substituenten wird dann in Bruchteilen bzw. als Vielfaches der Verschiebung durch eine Doppelbindung angegeben: z. B. Alkylgruppe 0,1–0,3; Benzolring 1,6–2,8; Hydroxygruppe 0,1; Carboxygruppe 0,4–1,1; Carbonylgruppe 0,6–1,5.

Verschiebung der Maxima durch Substituenten

Polymethinfarbstoffe. Ist an die beiden endständigen Kohlenstoffatome eines konjugierten Polyens mit ungerader C-Zahl jeweils ein Stickstoffatom gebunden, so kommt es zu einer starken Erniedrigung der Anregungsenergie. Die Absorptionsmaxima werden dabei bis in den sichtbaren Bereich verschoben, die Substanzen sind farbig (**Polyme-**

Warum sind Polymethin-farbstoffe farbig?

thinfarbstoffe, **Cyaninfarbstoffe**). Die Anregungsenergie wird erniedrigt, weil die beiden Stickstoffatome als Elektronendonator bzw. Elektronenakzeptor für das π-Elektronensystem fungieren; man bezeichnet sie als auxochrome Gruppen.

$$\underset{R_2}{\overset{R_1}{N}}-(CH=CH)_n-CH=\underset{R_4}{\overset{R_3}{\overset{\oplus}{N}}} \longleftrightarrow \underset{R_2}{\overset{R_1}{\overset{\oplus}{N}}}=CH-(CH=CH)_n-\underset{R_4}{\overset{R_3}{N}}$$

Die Stickstoffatome sind meist Bestandteil von Heterocyclen. Wird eines davon durch Sauerstoff ersetzt, so erhält man die **Merocyanine**, ersetzt man eine Ethengruppe durch die Azogruppe, so entstehen **Azacyanine**. Ursache für die Verschiebung der Absorption in den längerwelligen Bereich ist die Ausbildung dreier neuer Orbitale (π_1, π_2, π^*) mit geringer Energiedifferenz zwischen HOMO und LUMO (Abb. 11.4: $\Delta E_2 < \Delta E_1$) (Lit. 4).

Die Wellenlänge der Absorptionsbande ist proportional der Kettenlänge, sie nimmt für jede zusätzliche Doppelbindung ausgehend von 309 nm für $n = 1$ um ca. 100 nm zu. Bei $n > 5$ liegt die Absorption schon im nahen Infrarotbereich.

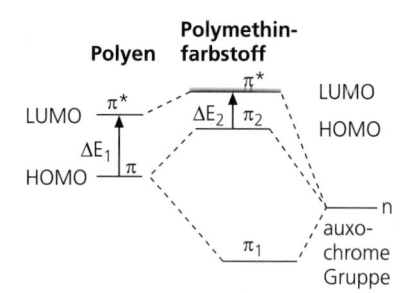

Abb. 11.4 Elektronenübergänge in Polymethinfarbstoffen (nach Lit. 4)

11.2.2 Alkine

Abschätzung der Zahl der Dreifachbindungen

Alkine (Polyacetylene) verhalten sich in ihrer UV-Absorption ähnlich wie Alkene. Das empirische **Quadratwurzelgesetz** gilt mit anderen Konstanten: $\lambda\max = 171 \cdot \sqrt{n+1}$ [nm] (n = Zahl der Dreifachbindungen). Die Absorptionsbanden der Polyacetylene zeigen meist eine noch stärker ausgeprägte Feinstruktur als die der Polyene (Kap. 11.2.4).

11.2.3 Aromaten

Elektronenübergänge des Benzols und seiner Derivate

Benzol zeigt drei Absorptionsbanden von sehr unterschiedlicher Intensität (Tab. 11.3), welche drei $\pi \rightarrow \pi^*$-Übergängen entsprechen. Meist wird nur die längstwellige, feinstrukturierte Bande (Abb. 11.6) zur Messung herangezogen. Ihre Feinstruktur ist bei Messung im Dampfzustand besonders ausgeprägt. Die Bezeichnungen der Banden sind unterschiedlich (Tab. 11.3).

Absorptionsbanden des Benzols und von Benzolderivaten

Tab. 11.3 Absorptionsbanden des Benzols

λ max [nm]	ϵ	Bezeichnungen	
184	60 000	β-Bande	$^1A_{1g} \rightarrow {}^1E_{1\mu}$
198	8 000	p-Bande E-Bande (K-Bande)	$^1A_{1g} \rightarrow {}^1B_{1\mu}$
255	230	α-Bande B-Bande	$^1A_{1g} \rightarrow {}^1B_{2\mu}$

Wie in Abb. 11.5 dargestellt, wären für Hexatrien drei bindende (π_1 bis π_3) und drei nicht bindende π-Orbitale (π_4^* bis π_6^*) anzunehmen. Je zwei davon ($\pi_{2/3}$ und $\pi_{4/5}^*$) gehen im Benzol in Paare nahezu **energiegleicher**, sogenannter **entarteter Orbitale** über. Von diesen ist das entartete antibindende Orbital $\pi_{4/5}^*$ wiederum in vier Singulettzustände aufgespalten, von denen die beiden energiereichsten ebenfalls nahezu energiegleich, d.h. entartet sind ($^1E_{1\mu}$). Daher gibt es ausgehend vom Grundzustand des Benzols ($^1A_{1g}$) drei Elektronenübergänge, die den drei Banden des Benzols entsprechen (Tab. 11.3). Von diesen

Elektronenübergänge des Benzols

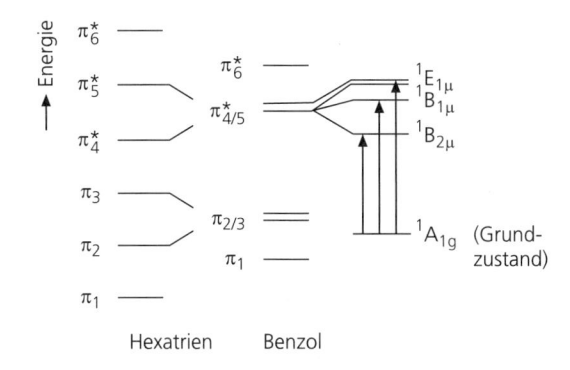

Abb. 11.5 Elektronenübergänge in Hexatrien und Benzol

sind die beiden längstwelligen zwar symmetrieverboten, treten aber wegen Überlagerung von Molekülschwingungen trotzdem mit geringerer Intensität auf.

Alkylbenzole zeigen ähnliche Spektren wie Benzol. Substituenten mit n- oder π-Elektronen in Konjugation zum aromatischen System (+ M- bzw. − M-Effekt) führen zu einer bathochromen Verschiebung (Kap. 3.3) aller Banden, einer Erhöhung der Intensität und meist zum Verlust der Feinstruktur.

Substituierte Benzolderivate

Die B-Bande liegt dann zwischen 250 und 290 nm (ε 200–2000), die K-Bande bei 200–250 nm (ε 7000–15000). Die Maxima von Phenolen betragen 210 nm (ε 6200) und 270 nm (ε 1450) mit einer Schulter bei 285 nm. Mit 0,1 M-NaOH oder bei zusätzlicher Substitution erfolgt bathochrome Verschiebung um 15 bis 30 nm. Phenolether und aromatische Carbonsäuren haben Banden bei ca. 270 bis 290 nm und 220 bis 230 nm. Primäre, sekundäre und tertiäre aromatische Amine absorbieren bei ca. 290 nm (ε 2000). Mit 0,1 M-NaOH sowie mit 0,1 M-HCl kann eine hypsochrome Verschiebung eintreten. Für p-disubstituierte Benzolderivate mit elektronenliefernden und elektronenziehenden Substituenten existieren Inkrement-Regeln zur Abschätzung der Absorption (Lit. 1, 4, 5, 43). Dort ist die bathochrome Verschiebung besonders stark, wenn ein + M und ein − M-Substituent gebunden ist.

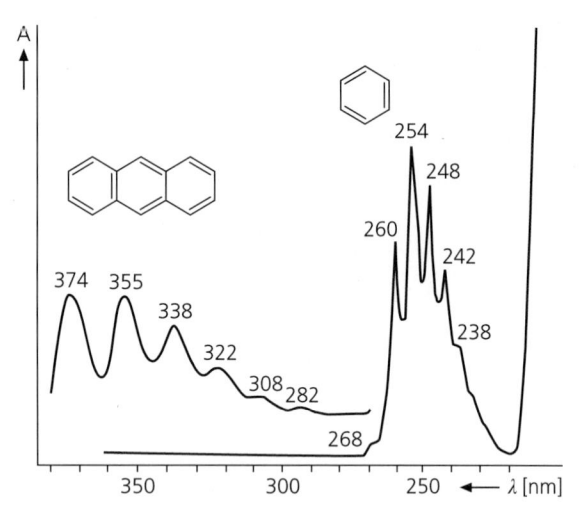

Abb. 11.6 UV-Vis-Spektren von Benzol und Anthracen (die Absorptionsskala ist für beide Substanzen unterschiedlich. A ist für Anthracen höher als für Benzol)

Polycyclische Aromaten

Die Anellierung mehrerer Benzolringe führt zu einer zunehmenden bathochromen Verschiebung bis in das Vis-Gebiet und zu einer Erhöhung der Absorption am Maximum (Abb. 11.6). Wie bei substituierten Benzolderivaten kann die B-Bande von der E-Bande überholt werden (z. B. beim Übergang Naphthalin-Anthracen) (Lit. 5).

11.2.4 Unterscheidung von Polyenen, Polyinen und Aromaten

Die wegen der Schwingungsniveaus (Kap. 11.1.4) meist feinstrukturierten UV-Vis-Spektren von Polyenen, Polyinen und Aromaten können durch die Berechnung der Wellenzahldifferenzen ($\Delta \tilde{\nu}$) der Teilbanden der feinstrukturierten Spektren unterschieden werden (Kap. 11.1.4):

Berechnung der Wellenzahldifferenz

$$\Delta \tilde{\nu} = \tilde{\nu}_2 - \tilde{\nu}_1 = \frac{1}{\lambda_2} - \frac{1}{\lambda_1} \, [\mathrm{cm}^{-1}] \qquad (\text{Gl. 11.3})$$

λ_1, λ_2 = Wellenlängen der Teilbanden [cm]
$\tilde{\nu}_1, \tilde{\nu}_2$ = Wellenzahlen der Teilbanden [cm^{-1}]

$\Delta \tilde{\nu}$ beträgt für die Polyene ca. 1500 cm^{-1}, für Polyine ca. 2000 cm^{-1} und für Aromaten etwa 700 bis 1100 cm^{-1}. Eine Erklärung hierfür ist in Kap. 11.1.4 gegeben.

11.3 Chromophore aus π- und n-Elektronen

Chromophore aus π- und n-Elektronen liegen in Carbonylverbindungen und Substanzen mit doppelt gebundenen Stickstoffatomen (z. B. heterocyclischen Verbindungen) vor:

$$\begin{array}{cc} \diagdown \\ \diagup \end{array}\!\!C\!=\!\underline{\bar{O}} \qquad \begin{array}{cc} \diagdown \\ \diagup \end{array}\!\!C\!=\!\underset{|}{C}\!-\!\underset{|}{C}\!=\!\underline{\bar{O}}$$

$$\begin{array}{cc} \diagdown \\ \diagup \end{array}\!\!C\!=\!\bar{N}\!\!- \qquad -\bar{N}\!=\!\bar{N}\!-$$

Hier können außer den π-Elektronen auch n-Elektronen angeregt werden. Zur Anregung der eigentlich verbotenen n → π*-Übergänge (Kap. 11.1.3) ist weniger Energie erforderlich als zur Anregung der π → π*-Übergänge. Daher zeigen derartige Verbindungen oft zwei Maxima: eines von geringer Höhe für den n → π*-Übergang bei längeren Wellenlängen und ein zweites mit stärkerer Absorption bei kürzeren Wellenlängen für den π → π*-Übergang.

Anregung von eigentlich verbotenen Elektronenübergängen in Carbonylverbindungen und Heterocyclen

11.3.1 Gesättigte Carbonylverbindungen

Absorptionsbanden von gesättigten Aldehyden, Ketonen und Carbonsäuren

Bei gesättigten Carbonylverbindungen (Aldehyde, Ketone, Carbonsäuren und Derivate) erfordert die Anregung des $\pi \to \pi^*$-Übergangs eine so hohe Energie, dass das Maximum unterhalb von 200 nm liegt (Abb. 11.7, 11.8). Daher zeigen diese Verbindungen oberhalb 200 nm nur ein dem $n \to \pi^*$-Übergang entsprechendes Maximum (ε 10–300). Dieses liegt für Ketone und Aldehyde bei ca. 250 bis 300 nm (Abb. 11.7), für Carbonsäuren, Ester und Amide infolge Erhöhung der Energie des niedrigsten unbesetzten π-Orbitals (LUMO) durch die auxochrome Gruppe (Abb. 11.8, X = OH, OR, NH_2) bei ca. 200–215 nm. Aufgrund dieser Maxima können Ketone und Aldehyde von anderen gesättigten Carbonylverbindungen unterschieden werden.

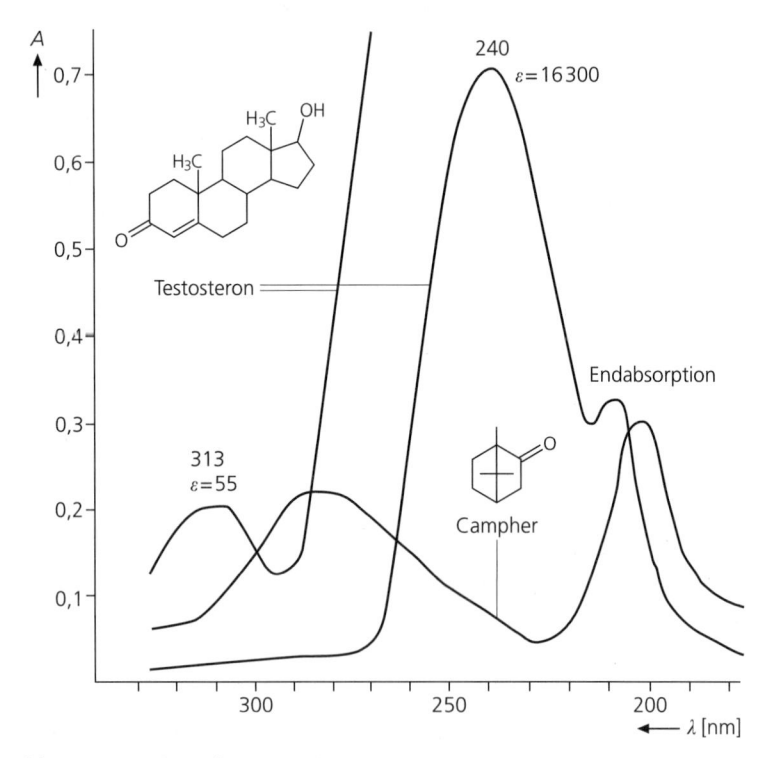

Abb. 11.7 UV-Vis-Spektren von Ketonen

11.3.2 Ungesättigte Carbonylverbindungen

Absorptionsbanden von ungesättigten Ketonen, Aldehyden und Carbonsäuren

Durch Konjugation der Carbonylgruppe mit einer Doppelbindung kommt es zu einer Erhöhung des Energieniveaus des höchsten besetzten π-Orbitals (HOMO) (Abb. 11.8, π_2) und zu einer Erniedrigung des Niveaus des niedrigsten nicht besetzten π-Orbitals (LUMO)

(Abb. 11.8, π_3^*) (vgl. auch Kap. 11.2.1). Damit verringert sich die Anregungsenergie ΔE sowohl für den $\pi \to \pi^*$-Übergang als auch für den $n \to \pi^*$-Übergang, sodass die entsprechenden Maxima in den Bereich um 240 nm bzw. 320 nm bathochrom verschoben werden (Abb. 11.7).

Die ε-Werte liegen für den $n \to \pi^*$-Übergang bei etwa 10 bis 300, für den $\pi \to \pi^*$-Übergang meist über 4000. Zur Erfassung des $n \to \pi^*$-Übergangs ist deshalb oft eine Messung bei höherer Konzentration notwendig (Abb. 11.7). Die bathochrome Verschiebung beider Banden setzt sich mit zunehmender Zahl von Doppelbindungen fort, wobei sich die intensivere $\pi \to \pi^*$-Bande schneller verschiebt und gelegentlich die $n \to \pi^*$-Bande einholen und überdecken kann.

ε-Werte bei $n \to \pi^*$- und $\pi \to \pi^*$-Übergängen

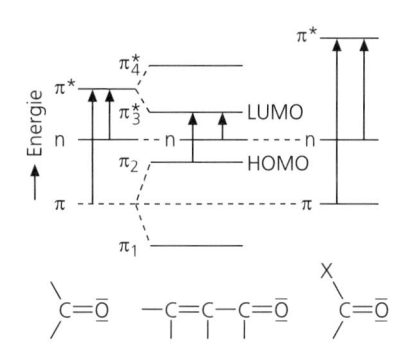

Abb. 11.8 Elektronenübergänge in Carbonylverbindungen

Keton-Regel, Carbonsäure-Regel

Für die $\pi \to \pi^*$-Bande ungesättigter Ketone und Aldehyde wurde von R. B. Woodward eine empirische Regel entwickelt, die ebenso wie die Dien-Regel (Kap. 11.2.1) aus Grundwerten und Inkrementen aufgebaut ist (Tab. 11.4, Lit. 4, 43). Von A. T. Nielson wurde eine ähnliche Regel für Carbonsäuren und Ester aufgestellt (Tab. 11.5).

Woodward-Regel für Ketone

Bei Rechnungen nach der Keton-Regel sind die Lösungsmitteleinflüsse auf die Lage der Absorptionsmaxima zu beachten. Allgemein wird mit zunehmender Polarität des Lösungsmittels die $\pi \to \pi^*$-Bande bathochrom, die $n \to \pi^*$-Bande hypsochrom verschoben. Die für den $\pi \to \pi^*$-Übergang geltende Keton-Regel bezieht sich auf Messungen in Ethanol. Werden bei der Messung andere Lösungsmittel verwendet, so sind zu den berechneten Werten die folgenden Korrekturwerte zu addieren: für Wasser + 8 nm; Chloroform − 1 nm; Dioxan − 5 nm; Ether − 7 nm; Hexan und Cyclohexan − 11 nm. Will man die in anderen Lösungsmitteln gemessenen Werte auf Ethanol umrechnen, so kehren sich die Vorzeichen um.

Einfluss des Lösungsmittel auf die Lage der Absorptionsbanden von Carbonylverbindungen

Tab. 11.4 Keton-Regel nach R. B. Woodward (für Alkohole als Lösungsmittel)

Grundwerte:	
α,β-ungesättigter Aldehyd	207 nm
α,β-ungesättigtes acyclisches Keton	215 nm
α,β-ungesättigtes Sechsring-Keton (und größer)	215 nm
α,β-ungesättigtes Fünfring-Keton	202 nm

Inkremente:	
Zusätzliche konjugierte Doppelbindung	+30 nm
Exocyclische Natur einer Doppelbindung	+ 5 nm
Homoannulare Dien-Komponente	+39 nm
Besonders hohe Ringspannung (z. B. Cyclobutan)+15 nm	

Substituenten:	Stellung zur Carbonylgruppe (Werte in nm)			
	α	β	γ	höher
Alkyl bzw. Ringrest	10	12	18	18
Cl	15	12		
Br	25	30		
OH	35	30		50
O-Alkyl	35	30	17	31
O-Acyl	6	6	6	6
S-Alkyl		85		
N-(Alkyl)$_2$		95		

Anwendung der Keton-Regel auf Testosteron

Beispiel: Abschätzung der Lage des UV-Maximums von Testosteron (Abb. 11.7).

α, β-ungesättigtes Sechsring-Keton	215 nm
Exocyclische Natur einer Doppelbindung	+ 5 nm
2β-Ringreste	+ 24 nm
Berechnet	244 nm
Gefunden	240 nm

Tab. 11.5 Carbonsäure-Regel nach A. T. Nielson

Grundwert: R—C=C—COOH	208 nm
Inkremente:	
Zusätzliche α- oder β-Alkylsubstitution	+ 9 nm
Zusätzliche α- und β-Alkylsubstitution	+17 nm
Zusätzliche konjugierte Doppelbindung	+30 nm
Exocyclische Natur einer Doppelbindung	+ 5 nm
Endocyclische Doppelbindung im 5- oder 7-Ring	+ 5 nm

Beispiel: Abschätzung der Lage des UV-Maximums von 3,3-Dimethylacrylsäure.

Anwendung der Carbonsäure-Regel

$$\begin{array}{c} H_3C \\ \diagdown \\ C=CH-COOH \\ \diagup \\ H_3C \end{array}$$

Grundwert	208 nm
β-Alkylsubstitution	+ 9 nm
Berechnet	217 nm
Gefunden	214 nm

Gekreuzt konjugierte ungesättigte Ketone

Die Lage der längstwelligen Absorptionsbande einer Substanz mit gekreuzt konjugiertem Enon-Chromophor (z. B. einige Corticoide) wird im wesentlichen durch den längeren Chromophor bestimmt, der die Banden des kürzerwelligen Chromophors überlagert. Bei Berechnungen nach der Keton-Regel können sich erhebliche Abweichungen ergeben.

11.3.3 Heterocyclische Verbindungen

Für die UV-Vis-Spektren heterocyclischer Verbindungen (Tab. 11.6) lassen sich kaum allgemein gültige Regeln ableiten; es muss auf die Literatur verwiesen werden (Lit. 6, 7, 8, 43). Die Auswertung erfolgt oft empirisch durch Vergleich mit den Spektren bekannter Verbindungen.

Tab. 11.6 UV-Vis-Absorption einiger Heterocyclen
(die Angaben in der Literatur weichen teilweise erheblich voneinander ab, s. Kap. 11.5)
C Cyclohexan; E Ethanol; H Hexan; M Methanol; s Schulter

Verbindung	λ max (ϵ) (gerundet)
Furan	252 (1) 200 (10000) C
Thiophen	270 (1.5) 231 (7100) H
Pyrrol	240 (300) 211 (15000) H
Imidazol	250 (60) 210 (5000) E
Pyrazol	214 (3160) E
Thiazol	240 (4000) E
Indol	218 (25120) 271 (6310) 278 (6310) 287 (5010) E
Pyridin	235 (1000) 239 (1260) 246 (2000) 250 (2000) 256 (2510) 262 (2000) E
Pyridazin	243 (1590) 248 (1590) 311 (316) E
Pyrimidin	243 (3160) 280 (400) E
Pyrazin	256 (5010) 260 (5010) 266 s (3980) 311 (630) 316 (630) E
Chinolin	228 (25120) 232 (25120) 275 (3160) 305 (2510) 315 (3510) E
Isochinolin	217 (84500) 248 (2000) 258 (3160) 265 (316) 280 (2000) 295 (1260) 300 (1590) 305 (2000) 315 (2000) 320 (3160) E

Tab. 11.6 UV-Vis-Absorption einiger Heterocyclen (Fortsetzung)

Verbindung		λmax (ε) (gerundet)
	Purin	< 220 (3000) 263 (7850) E
	Acridin	385 s 355 (10000) 344 (8000) 250 (170000)
	Phenothiazin	316 (4720) 252 (40860) M
	Cumarin	310 (6000) 278 (10500) E
	Flavon	304 (25000) 250 (17000) E
	Anthrachinon	322 (300) 269 (900) 260 s 250 (2900) E

Protonierung des Heteroatoms führt zu Verschiebungen der Maxima zu längeren oder kürzeren Wellenlängen und zur Erhöhung oder Erniedrigung des Absorptionskoeffizienten. Daher ist bei Spektrenvergleichen auf die Identität des Lösungsmittels, insbesondere des pH-Wertes, zu achten. Potentiell tautomere Heterocyclen sind in ihrer Absorption vom pH-Wert der Lösung abhängig. Deshalb kann das UV-Spektrum zur Analyse von Tautomeriegleichgewichten herangezogen werden. Hierbei wird bei Änderungen des pH-Wertes ein isosbestischer Punkt erhalten (Kap. 11.4.9).

Maxima bei protonierten Heterocyclen

11.3.4 Substanzen mit mehreren voneinander unabhängigen Chromophoren

Liegen in einem Molekül zwei oder mehrere durch mindestens zwei Einfachbindungen voneinander getrennte chromophore Systeme vor, so ist das UV-Vis-Spektrum des Gesamtmoleküls das Ergebnis einer

Addition der Absorptionskurven beider Chromophore, ähnlich dem Spektrum eines Gemisches (Kap. 11.4.4). Hierbei ergeben sich zwei Grenzfälle, zwischen welchen Übergänge möglich sind:

Überlagerung von Absorptionskurven

1. Absorbieren beide Chromophore bei gleichen Wellenlängen, so ergibt die Addition ihrer Absorptionskurven eine Kurve mit nur einem Absorptionsmaximum von erhöhter Absorption.
2. Absorbieren die beiden chromophoren Systeme bei unterschiedlichen Wellenlängen, so können Maxima bei beiden Wellenlängen auftreten. Die Lage der längstwelligen Absorptionsbande wird durch den längeren Chromophor bestimmt.

11.4 Anwendungen der UV-Vis-Spektroskopie in der Pharmazie

In der Pharmazie werden UV-Vis-Spektren zur Identitäts- und Reinheitsprüfung, zur quantitativen Analyse und zur Strukturanalyse pharmazeutisch wichtiger Substanzen herangezogen. Weitere Anwendungsgebiete bilden z. B. die Untersuchung der Stabilität von Arzneimitteln, Studien über den Wirkungsmechanismus von Arzneistoffen, die Bioanalytik (Lit. 41, 42) u. a.

11.4.1 Durchführung von Messungen im UV-Vis-Bereich

Messgeräte

Die Geräte zur Messung der UV-Vis-Absorption sind von sehr unterschiedlicher Ausstattung und können von dem in Kap. 10.5 beschriebenen Grundschema stark abweichen. Das Arzneibuch (Ziffer 2.2.25) schreibt lediglich ein Spektrometer vor, welches im Bereich von 200 bis 800 nm monochromatisches Licht liefert und zur Messung der Absorption geeignet ist. Die nachfolgende Einteilung ist nur grob, die Übergänge sind fließend und die Bezeichnungen unübersichtlich:

Vorschrift des Arzneibuchs für ein Spektrometer

Kolorimeter: Sichtbarer Spektralbereich; oft Verwendung von polychromatischem Licht. Detektor ist meist das menschliche Auge. Die Schichtdicken der Vergleichs- und Analysenlösung (b_v, b_x) werden durch Eintauchen von Glasstäbchen so lange variiert, bis das Auge in beiden Lösungen die gleiche Farbtiefe wahrnimmt. Dann sind die Absorptionswerte beider Lösungen (A_v, A_x) als gleich anzusehen:

$$A_v = A_x$$
$$\varepsilon \cdot c_v \cdot b_v = \varepsilon \cdot c_x \cdot b_x \qquad \text{(Gl. 11.4)}$$

Aus Gl. 11.4 kann unter Verwendung der Konzentration der Vergleichslösung (c_v), die gesuchte Konzentration c_x errechnet werden:

Photometer: Sichtbarer oder UV-Bereich oder beide Bereiche. Meist keine automatische Registrierung des gesamten Spektrums.

Filterphotometer mit kontinuierlicher Lichtquelle z. B. einer Glühlampe (Kontinuumstrahler), aus welcher bestimmte Wellenlängenbereiche durch Filter aussortiert werden (breitbandige Photometer) (Abb. 11.9).

Spektrallinienphotometer mit Spektrallampen, aus welchem mit Filtern eine Spektrallinie zur Messung ausgefiltert wird (Linienstrahler, schmalbandige Photometer). Durch Kombination einer Quecksilberdampflampe mit Filtern ist z. B. Licht folgender Messwellenlängen zu erzeugen: 334, 365, 405, 436, 546, 578 nm.

Spektrometer: Sichtbarer und UV-Bereich; Verwendung von praktisch monochromatischem Licht, erzeugt durch einen Monochromator. Meist automatische Registrierung des gesamten Spektrums.

Glühlampe — Spalt — **Spektralfilter** — Küvette — Photozelle — Anzeigeinstrument

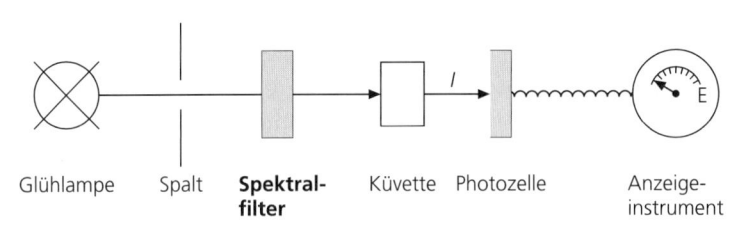

Abb. 11.9 Aufbau eines Einstrahlphotometers für den den sichtbaren Spektralbereich

Bezüglich der Kompensation der Eigenabsorption des Lösungsmittels unterscheidet man folgende Spektrometertypen:

Einstrahlphotometer: Zunächst wird mithilfe einer Vergleichsküvette, gefüllt mit dem Lösungsmittel, bei der ausgewählten Messwellenlänge der Nullwert ($A = 0$ bzw. $T = 100\ \%$) eingestellt. Erst dann kommt die in der Messküvette befindliche Probe zur Messung (Abb. 11.9).

Zweistrahl-Photometer: Es bestehen zwei Möglichkeiten. In beiden Fällen erfolgt die Einstellung des Nullwertes automatisch:

1. Der Lichtstrahl wird abwechselnd durch die Vergleichsküvette und durch die Messküvette geleitet.
2. Es erfolgt Teilung des Strahls meist durch eine rotierende Scheibe in einen Vergleichsstrahl, der durch die Vergleichsküvette läuft und den Messstrahl, der durch die Probe läuft (Abb. 10.5).

Einstrahlphotometer für den Vis-Bereich. Der Aufbau eines einfachen Einstrahlgerätes für den sichtbaren Spektralbereich ist in Abb. 11.9 dargestellt. Als Lichtquelle dient eine Glühlampe oder eine Metalldampflampe (z. B. Quecksilberdampflampe, Cadmiumdampflampe). Das Licht fällt durch einen Spalt auf ein Spektralfilter, welches nur für einen bestimmten Wellenlängenbereich durchlässig ist. Zunächst wird mithilfe einer mit dem Lösungsmittel (einschließlich aller Reagenzien) gefüllten Vergleichsküvette der Nullpunkt $A = 0$ eingestellt. Dann erfolgt die Messung von A an der mit der Probelösung gefüllten Messküvette.

Die Auswahl des Spektralfilters richtet sich nach der Färbung der zu bestimmenden Substanz. Ihre Lösung absorbiert die zu ihrer Farbe komplementäre Farbe. Deshalb muss das Spektralfilter Licht dieser Komplementärfarbe durchlassen. Eine Lösung ist z. B. orange gefärbt, wenn sie die zu Orange komplementäre Farbe Blau bei ca. 450 nm absorbiert (Tab. 3.3). Deshalb muss in diesem Falle ein Spektralfilter verwendet werden, welches blaues Licht des Spektralbereiches um 450 nm durchlässt. Spektralfilter lassen aber neben einer Schwerpunktwellenlänge auch Licht der benachbarten Wellenlängen mit schwächerer Intensität durch (breitbandige Photometer). Im UV-Bereich müssen **Quarzküvetten** verwendet werden.

Photodiodenarray-Spektrophotometer (Multikanalphotometer). Durch Verwendung eines **Photodiodenarray-Detektors** (PDA-Detektor) als Strahlungsempfänger (Abb. 11.10) ist es möglich, die Absorption einer Substanz gleichzeitig über den gesamten Wellenlängenbereich zu messen (Lit. 44). Im Handel verfügbare Multikanalphotometer arbeiten z. B. mit 328 oder 1024 nebeneinander angeordneten (aufgestellten) Photodioden (to array = aufstellen), von denen jede einen bestimmten kleinen Spektralbereich misst (z. B. λ_1 bis λ_4 in Abb. 11.10). Die Aufnahme eines Spektrums von 200–800 nm dauert nur etwa 0,05 s. Vorteile sind eine bessere Nachweis- bzw. Bestimmungsgrenze, einfacherer Bau der Geräte, Computersteuerung und geringer Bedienungsaufwand. Zur Verbesserung des Signal/Rausch-Verhältnisses können viele Spektren in einem Rechner addiert werden. Die Photodiodenarray-Detektion wird häufig mit Durchlaufküvetten in der Hochleistungsflüssigchromatographie eingesetzt (Kap. 20.2.7).

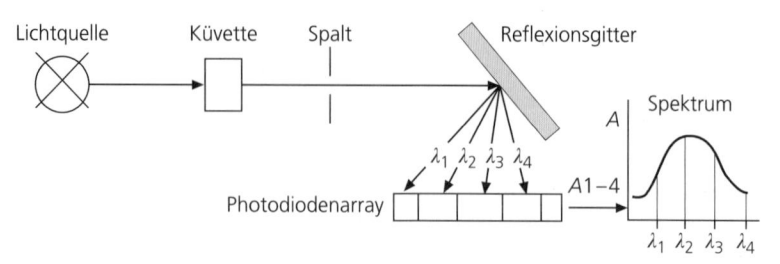

Abb. 11.10 Aufbau eines Photodiodenarray-Spektrometers

Photodiode. Sie besteht aus einer Halbleiterschicht, z. B. Silicium (Siliciumchip) (Abb. 11.11). Diese ist aus einem negativ leitenden Teil (n-Teil, n = negativ) und einem positiv leitenden Teil (p-Teil, p = positiv) zusammengesetzt. Durch eine entgegengesetzte Spannung (Vorspannung) bildet sich zunächst eine von Elektronen (und positiven Ladungen, positive Löcher) befreite Verarmungsschicht. Diese zeigt nahezu keine Leitfähigkeit. Fällt Strahlung auf den Chip, so werden in der Verarmungsschicht Elektronen sowie positiv geladene Teilchen gebildet, und es fließt ein Strom. Dieser ist proportional der Intensität der Strahlung und damit der Transmission.

Funktion der Photodiode

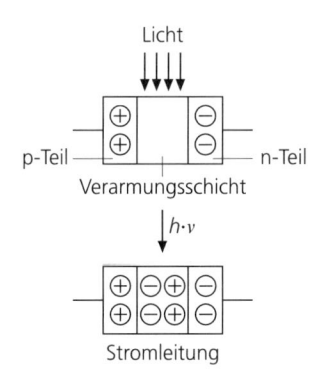

Abb. 11.11 Wirkungsweise einer Photodiode

Fehlermöglichkeiten, Kontrolle und Optimierung von Photometern

Bei der Messung von UV-Vis-Spektren sind u. a. folgende Fehlermöglichkeiten von Bedeutung (Lit. 3):

- Ungeeignete Lösungsmittel
- Küvettenfehler
- Temperatureinflüsse
- Fehler bei der Messung der Absorption
- Fehler bei der Messung der Wellenlänge
- Zu große spektrale Bandbreite
- Einflüsse von Fehlstrahlung (Streulicht)
- Ungenügendes Auflösungsvermögen.

Fehlermöglichkeiten bei der Aufnahme von UV-Vis-Spektren

Lösungsmittel, Lösungen. Lösungsmittel für die Spektroskopie sollen keine Reaktionen mit der gelösten Substanz eingehen und im betreffenden Spektralbereich möglichst nicht absorbieren. Neben organischen Lösungsmitteln werden Wasser sowie schwache Säuren oder Alkalien bzw. Pufferlösungen herangezogen (Tab. 11.7). Die Durchlässigkeitsgrenzen des Lösungsmittels sollten für das verwendete Gerät unter den angewandten Messbedingungen bestimmt werden. Die

Eigenabsorption von Lösungsmitteln

Eigenabsorption des Lösungsmittels sollte möglichst kleiner als 0,2 sein und 0,4 nicht überschreiten. Bei trüben Lösungen tritt Lichtstreuung an ungelösten Partikeln auf, welche die Messung beeinflussen kann (Lit. 3). Fluoreszierende Bestandteile der Analysenlösung können ebenfalls das Messergebnis verfälschen.

Wird anstelle eines unpolaren Lösungsmittels ein polareres eingesetzt, so kommt es bei n→π*-Übergängen oft zu einer hypsochromen Verschiebung, bei π→π*-Übergängen zu einer bathochromen Verschiebung. Man bezeichnet diese Vorgänge als negative bzw. positive *Solvatochromie*. Im ersten Fall ist mehr Anregungsenergie notwendig, im zweiten Fall weniger.

Solvatochromie

Hohe Messgenauigkeit bei einer Absorption von 0,25 bis 0,75

Zur Erzielung einer hohen Messgenauigkeit sollte die Konzentration der Lösungen so gewählt werden, dass der Messwert für die Absorption zwischen 0,25 und 0,75 liegt. Für die Schichtdicke $b = 1$ cm entspricht dies je nach Lichtabsorption einer Konzentration

Tab. 11.7 Kurzwellige Durchlässigkeitsgrenzen von Lösungsmitteln (UV-Vis-Spektrometer Perkin-Elmer 550 S)

Lösungsmittel (b = 1 cm)	Nicht ohne Fehler anwendbar unterhalb [nm]
Wasser	200
Cyclohexan	210
Methanol	210
Ethanol	210
2-Propanol	210
1 M–HCl	210
n-Hexan	215
Petrolether	215
Isooctan	215
Diethylether	215
1 M–NaOH	220
0,1 M–NaOH	220
Methylenchlorid	240
Chloroform	250
Essigester	260
Tetrachlorkohlenstoff	270
Benzol	280
Toluol	290

von 10^{-1} bis 10^{-4} % bzw. 10^{-3} bis 10^{-6} mol·l^{-1}. Jedoch sollten bei der Herstellung der Lösungen die Einwaagen nicht zu klein gewählt werden. Es ist genauer, die Lösung durch exakte Verdünnung einer konzentrierten Lösung auf die richtige Konzentration zu bringen.

Bestimmung der Durchlässigkeitsgrenze von Lösungsmitteln. Proben- und Vergleichsküvette werden mit dem Lösungsmittel gefüllt und das Spektrum registriert. Die Durchlässigkeitsgrenze liegt bei derjenigen Wellenlänge, bei der die Absorption größer als null (im Höchstfalle 0,2) wird oder das Rauschen stark zunimmt.

Küvetten. Die Küvetten (für den UV-Bereich aus Quarzglas) müssen sorgfältig behandelt und gereinigt werden. Die höchstzulässige Abweichung von der angegebenen Schichtdicke beträgt nach Arzneibuch ± 0,005 cm (Ziffer 2.2.25). Proben- und Vergleichsküvette müssen, mit dem verwendeten Lösungsmittel gefüllt, gegen Luft gemessen, eine Transmission bzw. Absorption ergeben, deren Abweichung nicht größer als 0,01 ist. Bei größeren Abweichungen müssen die Messergebnisse entsprechend korrigiert werden.

Behandlung und Überprüfung der Küvetten

Temperatureinflüsse. Der Einfluss geringer Temperaturschwankungen auf die Absorption in der Küvette ist nicht sehr groß, größer jedoch auf die Funktion der Messgeräte. Das Arzneibuch schreibt eine Messtemperatur von 19 bis 21 °C vor.

Temperatureinflüsse auf die Messungen

Absorptionsmessung. Fehler der Absorptionsmessung werden bereits durch ungenaue Einstellung des Nullwertes verursacht (s.o. unter Messgeräte). Für die Absorptionsmessung ist nach Arzneibuch (Ziffer 2.2.25) eine Abweichung von höchstens ± 0,01 zulässig. Die Kontrolle erfolgt im Bereich 200 bis 400 nm durch Messung der Absorption (A) bzw. der spezifischen Absorption ($A_{1\,cm}^{1\%}$) (Kap. 11.4.3) einer schwefelsauren Kaliumdichromatlösung bei zwei Maxima und zwei Minima (Tab. 11.8).

Kontrolle der Absorptionsmessung nach Arzneibuch

Tab. 11.8 Absorption der Kaliumdichromatlösung zur Kontrolle der Absorptionsmessung nach Arzneibuch im Bereich 200 bis 400 nm

λ [nm]		A $b = 1{,}00$ cm	$A_{1\,cm}^{1\%}$
235	(Min.)	0,748	122,9 bis 126,2
257	(Max.)	0,865	142,8 bis 146,2
313	(Min.)	0,292	47,0 bis 50,3
350	(Max.)	0,640	105,6 bis 109,0

Kontrolle der Absorption bei 400–800 nm

Kaliumdichromatlösung: 60,0 mg Kaliumdichromat R, das zuvor bei 130 °C bis zur konstanten Masse getrocknet wurde, werden im Messkolben in Schwefelsäure (0,005 mol · l^{-1}) zu 100,0 ml gelöst. 10,0 ml dieser Lösung werden mit Schwefelsäure (0,005 mol · l^{-1}) auf 100,0 ml verdünnt und zur Messung verwendet.

Im Bereich 400 bis 800 nm gibt das Arzneibuch keine Kontrollsubstanz an. Geeignet wäre z. B. eine Cobalt(II)-sulfat-Heptahydrat-Lösung, eine Nickel(II)-sulfat-Hexahydrat-Lösung oder eine Kaliumpermanganatlösung (Tab. 11.9).

Tab. 11.9 Absorption von Cobaltsulfat, Nickelsulfat und Kaliumpermanganat

	λ [nm]	A (0,300 g/ 10,0 ml H$_2$O) b = 1,00 cm	$A_{1cm}^{1\%}$
CoSO$_4$ · 7 H$_2$O	509	0,517	0,172
NiSO$_4$ · 6 H$_2$O	392	0,576	0,192
	655	0,212	0,0708
	718	0,240	0,0806
	λ [nm]	A (0,050 g/ 1000,0 ml H$_2$O b = 1,00 cm	$A_{1cm}^{1\%}$
KMnO$_4$	307	0,580	116
	503	0,580	116
	522	0,770	154
	542	0,740	148

Kontrolle der Wellenlängenanzeige

Wellenlängenanzeige. Eine ungenaue Wellenlängenanzeige kann gleichzeitig zu einem Fehler in der Absorptionsmessung führen, besonders, wenn quantitative Untersuchungen an scharfen Absorptionsmaxima oder an steilen Flanken von Banden ausgeführt werden. Fehler in der Wellenlängenzuordnung ergeben sich bei selbstregistrierenden Spektralphotometern aus einer zu hohen Registriergeschwindigkeit. Für die Kalibrierung der Wellenlängenanzeige empfiehlt das Arzneibuch (Ziffer 2.2.25) die Maxima einer Holmiumperchloratlösung, die Linien einer Wasserstoff- oder Deuteriumentladungslampe oder die Linien einer Quecksilberdampflampe (Tab. 11.10). Die erlaubte Abweichung beträgt ±1 nm im UV-Bereich und ±3 nm im Vis-Bereich.

Tab. 11.10 Geeignete Maxima bzw. Linien (λ [nm]) zur Kontrolle der Wellenlängenanzeige von Photometern (*im Arzneibuch vorgeschlagen)

Holmiumper-chloratlösung	Quecksilber-hochdrucklampe	Wasserstoff-lampe	Deuterium-lampe
641,1	579,07*	656,29	656,10
536,3*	576,96*	486,1*	486,0*
485,3	546,07*		
	435,83*		
451,3	407,78		
	404,66*		
417,2	366,3		
361,5*	365,48*		
287,15*	334,15*		
278,7	313,16*		
241,15*	302,25*		
	253,7*		

Holmiumperchloratlösung R: 0,85 ml Perchlorsäure (70 %) werden mit Wasser zu 10 ml verdünnt und in dieser Lösung unter leichtem Erwärmen 400 mg Holmium(III)-oxid (Ho_2O_3) gelöst.

Spektrale Bandbreite. Die aus dem Spalt des Monochromators (Filter, Prisma, Gitter) austretende Strahlung umfasst einen mehr oder weniger breiten Wellenlängenbereich. Die Intensitätsverteilung über diesen Bereich besitzt etwa die Form eines gleichschenkligen Dreiecks. Man bezeichnet den in halber Höhe dieses Dreiecks gemessenen Wellenlängenbereich als spektrale Bandbreite*) $\Delta \lambda$. Sie bestimmt die Qualität des Messgerätes und die Genauigkeit der Messungen und sollte möglichst klein sein, um weitgehend monochromatisches Licht zur Messung zur Verfügung zu haben. Die spektrale Bandbreite $\Delta \lambda$ hängt u. a. ab von:

> Die Qualität eines Spektrometers hängt von der spektralen Bandbreite ab

- Breite des Monochromatorspaltes (s), bei modernen Geräten ca. 0,1 mm

---

*) Gelegentlich wird auch der gesamte aus dem Monochromator austretende Wellenlängenbereich als spektrale Bandbreite bezeichnet.

- Eigenschaften des Monochromators, hauptsächlich von seiner Dispersion (dλ/ds); diese entspricht der Änderung der Wellenlänge dλ, die durch eine bestimmte Änderung der Spaltbreite ds hervorgerufen wird:

Dispersion des Monochromators

$$\Delta\lambda = s \cdot \frac{d\lambda}{ds} \qquad \text{(Gl. 11.5)}$$

Optimierung der spektralen Bandbreite

Eine Verringerung der spektralen Bandbreite $\Delta\lambda$ lässt sich nach Gl. 11.5 bei einem vorgegebenen Gerät mit festliegender linearer Dispersion durch Verkleinerung der Spaltbreite (s) erreichen. Jedoch sind einer Verengung des Spaltes Grenzen gesetzt, weil bei zu engem Spalt die Lichtintensität zu gering wird. Die Spaltbreite muss also einerseits möglichst klein sein, um hinreichend monochromatisches Licht zu erhalten, andererseits aber so groß wie möglich, um eine genügend hohe Lichtintensität zu erreichen.

Für die Absorption (A) registrieren die Spektrometer einen über die spektrale Bandbreite gemittelten Wert.

Fehler bei der Messung am Absorptionsmaximum. Bei zu großer spektraler Bandbreite erhält man einen zu kleinen, nicht dem Lambert-Beer'schen Gesetz entsprechenden Wert für A. Es gilt folgende Faustregel: Um den Fehler der Absorptionsmessung unter ca. 0,5 % zu halten, muss die spektrale Bandbreite des Spektrometers etwa $1/10$ der in halber Höhe gemessenen Breite des Absorptionsbandes betragen.

Fehler bei der Messung am Absorptionsminimum. Bei großer spektraler Bandbreite wird ein bezüglich des Lambert-Beer'schen Gesetzes zu großer Absorptionswert A gemessen.

Minimale Bandbreite von Spektrometern

Die einzelnen Spektrometertypen sind je nach technischer Ausstattung durch einen (bei Prismengeräten auch von der Wellenlänge abhängigen) minimalen Wert der spektralen Bandbreite gekennzeichnet (minimale Bandbreite). Dieser liegt bei den zzt. handelsüblichen Geräten unterhalb von 1 nm.

Einstellung der Spaltbreite bei Geräten mit variablem Spalt. Bei der Wellenlänge des Absorptionsmaximums der Probe wird der Spalt weit geöffnet und dann die Spaltbreite allmählich verringert. Die Absorption wird zunächst größer und dann infolge zu geringer Lichtintensität am Empfänger wieder kleiner. Der günstigste Wert für die Spaltbreite wird durch den größten Absorptionswert angezeigt.

Begrenzung des Streulichts nach Arzneibuch

Fehlstrahlung (Streulicht). Aus dem Monochromatorspalt tritt nicht nur Strahlung des ausgewählten Wellenlängenbereiches aus, sondern auch Licht anderer Wellenlängen (Fehlstrahlung, Streulicht). Fehlstrahlung entsteht durch Streuung von Licht an optischen Grenzflächen, Staubteilen usw., sowie durch Eigenabsorption, Emissionen oder Verunreinigung der Lösungsmittel. Der prozentuale Streulichtanteil, der zum Detektor gelangt, ist im kurzwelligen Spektralbereich besonders hoch, weil dort die Lichtintensität der Quelle stark abnimmt. Ein Streulichtanteil von 0,1 % bei 250 nm kann z. B. beim Übergang auf 200 nm auf über 10 % ansteigen. Streulicht verfälscht die Absorptionsmessung und verursacht damit Abweichungen der Messwerte vom Lambert-Beer'schen Gesetz, gelegentlich auch künstliche Maxima (**Endabsorptionen**).

Streulicht verfälscht die Absorptionsmessung

Zur Kontrolle des Streulichtes bei 200 nm kann nach Arzneibuch (Ziffer 2.2.25) eine Kaliumchloridlösung 1,2 % bei einer Schichtdicke von $b = 1$ cm gegen Wasser vermessen werden. Die Absorption (A) muss größer als 2 sein.

Auflösungsvermögen. Das Auflösungsvermögen ist ein Maß für die Fähigkeit eines Spektrometers, die Absorption bei zwei verschiedenen Wellenlängen noch hinreichend genau getrennt zu messen. Es ist definiert durch den Quotienten $\lambda/d\lambda$ (λ = Wellenlänge, $d\lambda$ = kleinste Entfernung von λ, bei der die Absorption noch genau gemessen wird). Bei Prismengeräten ist das Auflösungsvermögen u. a. von der Länge der Prismenbasis, bei Gittergeräten u. a. von der Gitterkonstanten abhängig.

Die Kontrolle des Auflösungsvermögens kann z. B. für den Bereich um $\lambda = 270$ nm durch Messung der zweiten Ableitung des Spektrums einer 0,02 % (V/V) Lösung von Toluol in Hexan erfolgen, siehe Kap. 11.4.8 und Abb. 11.19 (Differential-Spektroskopie). Der geforderte Wert ist in einigen Monographien des Arzneibuches jeweils angegeben (meist 2,0).

Kontrolle des Auflösungsvermögens nach Arzneibuch

11.4.2 Anwendung der UV-Vis-Spektroskopie zur Strukturaufklärung

Ziel der Interpretation des UV-Vis-Spektrums einer Verbindung ist die Identifizierung des chromophoren Systems. Bei folgenden Stoffgruppen ist das Elektronenspektrum z. B. zur Identifizierung bzw. Strukturaufklärung besonders wichtig: Polyacetylene, Azulene, Carotinoide, Steroide, Anthrachinone, Tropolone, Flavonoide, Alkaloide, Porphyrinfarbstoffe u. a. (vgl. Lit. 6, 7, 8).

Stoffgruppen mit charakteristischen UV-Vis-Spektren

Für die Auswertung des UV-Vis-Spektrums ist folgendes von Bedeutung (Lit. 43, 44):

- Lage der Absorptionsmaxima (λ max)
- Molare Absorptionskoeffizienten (ε)
- Feinstruktur der Banden.

Maxima unterhalb von etwa 215 nm sind oft apparativ bedingte Artefakte (Streulicht, Endabsorptionen: Kap. 11.4.1, Abb. 11.3, 11.7). Maxima in diesem Bereich dürfen zur Interpretation erst dann herangezogen werden, wenn nachgewiesen ist, dass es sich um echte Absorptionsmaxima handelt, d.h. dass ihre Absorption dem Lambert-Beer'schen Gesetz gehorcht.

Einfluss des Lösungsmittels

Die Lage der Maxima bzw. das Aussehen von Elektronenspektren können durch das Lösungsmittel beeinflusst werden. Im Allgemeinen erfolgt mit zunehmender Polarität des Lösungsmittels eine Verschiebung der Maxima zu längeren Wellenlängen (bathochrome Verschiebung). Man gibt meist die Absorptionsmaxima für Ethanol bzw. Methanol als Lösungsmittel an.

Wie schon erwähnt, kann im Falle von Carbonylverbindungen bei Verwendung eines anderen Lösungsmittels mit Hilfe von Korrekturwerten auf alkoholische Lösungsmittel umgerechnet werden (Lit. 4, 5; Kap. 11.3.2).

Auswertung von UV-Vis-Spektren

Zur Auswertung von UV-Vis-Spektren sind die in Kap. 11.2 und 11.3 behandelten Beziehungen zwischen Struktur und Spektrum heranzuziehen. Die Interpretation könnte etwa nach folgendem Schema vorgenommen werden:

Verlauf der Auswertung eines UV-Vis-Spektrums

1. Bestimmung der Absorptionsmaxima (λ max). Bei Vorliegen einer Feinstruktur Berechnung der Wellenzahlendifferenzen $\Delta \tilde{\nu}$ (Kap. 11.2.4).
2. Lösungsmittelkorrektur der Maxima (Kap. 11.3.2).
3. Berechnung der ε-Werte, wenn die relative Molekülmasse der Substanz aus dem Massenspektrum bekannt ist (Kap. 16).
4. Identifizierung von n → π*-Übergängen mit kleinen ε-Werten unter 2000 (Kap. 11.2 und 11.3).
5. Falls notwendig, erneute Messung des Spektrums mit erhöhter Konzentration zur Festlegung von n → π*-Übergängen (Kap. 11.3.2).
6. Erneute Messung des Spektrums nach Zugabe eines Tropfens alkoholischer Kaliumhydroxidlösung (Enole und Phenole zeigen evtl. Verschiebungen in den längerwelligen Bereich).
7. Erneute Messung des Spektrums nach Ansäuern mit Salzsäure (aromatische Amine zeigen evtl. eine Verschiebung in den kürzerwelligen Bereich).
8. Falls ein Polyen vorliegt (Wellenzahldifferenz, Kap. 11.2.4): Abschätzung der Zahl der konjugierten Doppelbindungen nach der Dien-Regel bzw. dem Quadratwurzelgesetz (Kap. 11.2.1).
9. Falls ein Polyin vorliegt (Wellenzahldifferenz, Kap. 11.2.4): Abschätzung der Zahl der konjugierten Mehrfachbindungen nach dem Quadratwurzelgesetz (Kap. 11.2.1).

10. Falls ein Aromat vorliegt: Versuch der Zuordnung der Substituenten (Kap. 11.2.3).
11. Falls ein ungesättigtes Keton bzw. Aldehyd vorliegt (n → π*-Übergang): Abschätzung der Zahl der konjugierten Doppelbindungen nach der Keton-Regel (Kap. 11.3.2).

11.4.3 Anwendung der UV-Vis-Spektroskopie zur Analyse von Arzneimitteln

Die Vorteile der UV-Vis-spektroskopischen Arzneimittelanalyse (Lit. 21) liegen in der niedrigen Nachweis- und Bestimmungsgrenze und der schnellen Durchführbarkeit der Methode, die Nachteile in ihrer oft geringen Substanzspezifität. Von besonderer Bedeutung für diese Anwendung ist die Kopplung der UV-Vis-Spektroskopie mit chromatographischen Methoden wie der Dünnschichtchromatographie (Kap. 21, Lit. 29), der Gaschromatographie (Kap. 19) und der Flüssigchromatographie (Kap. 20).

Vor- und Nachteile der UV-Vis-Spektroskopie

Zur Arzneistoffanalyse wird meist nicht der molare Absorptionskoeffizient ε, sondern die **spezifische Absorption** $A_{1\,cm}^{1\,\%}$ (früher spezifische Extinktion $E_{1\,cm}^{1\,\%}$) herangezogen.

Spezifische Absorption

Das Lambert-Beer'sche Gesetz gibt die Abhängigkeit der Absorption (A) von der molaren Konzentration (c) eines Stoffes bei konstanter Schichtdicke (b) wieder (Kap. 10.4; Gl. 10.7):

Was ist die spezifische Absorption $A_{1\,cm}^{1\,\%}$?

$$A = \varepsilon(\lambda) \cdot c \cdot b; \quad c \text{ in mol} \cdot l^{-1} \qquad (Gl.\ 11.6)$$

Wie bereits erwähnt wurde (Kap. 10.4), entspricht der molare Absorptionskoeffizient $\varepsilon(\lambda)$ der bei einer bestimmten Wellenlänge λ in 1 cm Schichtdicke gemessenen Absorption (A) einer 1-molaren Lösung der Substanz:

$$\varepsilon(\lambda) \equiv A_{1\,cm}^{1\,mol} \qquad (Gl.\ 11.7)$$

Im Bereich der Pharmazie sind die Konzentrationsangaben von Lösungen meist in Prozent erforderlich. Daher zieht man zur Analyse von Arzneimitteln eine Form des Lambert-Beer'schen Gesetzes heran, in welcher nicht die molare, sondern die prozentuale Konzentration eingesetzt ist:

$$A = A_{1\,cm}^{1\,\%} \cdot c \cdot b; \quad c \text{ in } \% \qquad (Gl.\ 11.8)$$

Anstelle von $\varepsilon(\lambda) = A_{1\,cm}^{1\,mol}$ steht hier die **spezifische Absorption** $A_{1\,cm}^{1\,\%}$. Dieser Wert entspricht der Absorption A einer in 1 cm Schichtdicke gemessenen 1 proz. Lösung bei einer bestimmten Wellenlänge und ist wie ε eine charakteristische Stoffkonstante, die zur Identitäts- und Reinheitsprüfung, sowie zur Gehaltsbestimmung von Arzneistoffen herangezogen wird. Der Zusammenhang zwischen der molaren und spezifischen Absorption ist durch die folgende Beziehung gegeben (M_r = relative Molmasse):

Zusammenhang zwischen $A_{1\,cm}^{1\%}$ und ε

$$A_{1\,cm}^{1\%} = \frac{10 \cdot \varepsilon}{M_r} \qquad \text{(Gl. 11.9)}$$

(DIN 1349 definiert für Lösungen von $c = 1$ g/l den spektralen Absorptionskoeffizienten $a(\lambda)$ ($A_{1\,cm}^{1\%} = 10\,a$).

Identitätsprüfung und Identifizierung von Arzneistoffen

Identitätsprüfungen nach dem Arzneibuch

Bei etwa 20 % der Monographien des Arzneibuchs wird eine UV-Vis-Messung zur Identitätsprüfung vorgeschrieben. Um wegen des apparativen Aufwandes die Aufnahme des gesamten UV-Vis-Spektrums zu vermeiden, andererseits aber die Prüfung möglichst spezifisch zu gestalten, zieht das Arzneibuch folgende Messgrößen oder deren Kombinationen zur Identitätsprüfung heran:

Messgrößen zur Identitätsprüfung von Arzneistoffen

- Absorptionsmaxima (λ max)
- Absorptionsmaxima (λ max) und Absorptionen (A) in festgelegten Prüflösungen
- Absorptionsmaxima (λ max) und spezifische Absorptionen $A_{1\,cm}^{1\%}$
- Absorptionsmaxima und -minima und spezifische Absorptionen $A_{1\,cm}^{1\%}$
- Verhältnis der Absorption zweier Maxima bzw. von Maximum und Minimum in festgelegten Prüflösungen.

Zur Erhöhung der Spezifität werden gelegentlich Verschiebungen der Maxima durch Ansäuern oder Alkalisieren vorgenommen (z. B. Phenole, Morphinhydrochlorid, Pyridoxinhydrochlorid) oder Farbreaktionen durchgeführt (z. B. Porter-Silver-Reaktion bei Betamethason und Dexamethason, Photoreaktion bei Diethylstilbestrol).

Charakteristische UV-Vis-Spektren einiger Arzneistoffgruppen

Spektren von Arzneistoffen

Acridinderivate. Sie zeigen eine Bande von hoher Intensität bei ca. 250 bis 270 nm (ε 40 000 bis 170 000) (Tab. 11.6). Bei substituierten Verbindungen sind zusätzliche Banden möglich.

Anilide. a) Säureanilide (schwache Analgetika), absorbieren zwischen 240 und 250 nm (ε ca. 10 000–20 000) mit einer Schulter zwi-

schen 270 und 300 nm. Bei zusätzlicher phenolischer OH-Gruppe erfolgt in 0,1 M-NaOH eine bathochrome Verschiebung.
b) 2,6-disubstituierte Anilide (Lokalanästhetika) zeigen eine schwache Absorption bei ca. 265 nm (ε ca. 350).

Aromaten. Das UV-Vis-Spektrum vieler Arzneistoffe wird durch die im Molekül vorliegenden Aromaten-Chromophore geprägt (Kap. 11.2.3).

Benzodiazepine. 1,4-Benzodiazepine vom Säureamidtyp zeigen in alkoholischer Lösung eine flache Bande zwischen 290 und 320 nm (ε ca. 2000–3000), die bei 7-Nitroderivaten von stärkerer Intensität ist (ε ca. 10000). Letztere zeigen zusätzlich eine Bande bei ca. 250 nm (ε ca. 16000), ebenso Chlordiazepoxid. Bei allen Benzodiazepinen erfolgt hypsochrome Verschiebung der langwelligen Bande in saurer Lösung (0,1 M-HCl) um ca. 20 nm und Erhöhung der Intensität (ε ca. 12000). Bei fehlender N-1-Substitution erfolgt in 0,1 M-NaOH bathochrome Verschiebung dieses Maximums (Oxazepam: 314 → 345 nm).

Chinolin- und Isochinolinderivate. Meist liegen zwei Banden unterschiedlicher Intensität bei ca. 230 bis 260 nm und ca. 310 bis 330 nm. Zusätzliche Banden sind möglich (Tab. 11.6). In 0,1 M-HCl erfolgt meist bathochrome Verschiebung beider Banden.

4-Hydroxycumarine. Zwei Maxima von ähnlicher Intensität liegen bei ca. 310 nm (ε ca. 12000 bis 20000) und ca. 280 bis 285 nm (ε ca. 12000 bis 20000) (Tab. 11.6).

Indolderivate. Indole (einschl. der Δ^9-hydrierten Lysergsäuren und Yohimbin) zeigen ein Maximum bei ca. 280 nm (ε ca. 6000–8000) mit einer zusätzlichen Bande bei ca. 289 nm (ε ca. 6000) und eventuell einer Schulter bei ca. 274 nm (Tab. 11.6). Nicht hydrierte Lysergsäurederivate absorbieren bei ca. 315 nm.

Phenothiazine. Meist tritt eine Bande bei 245 bis 250 nm (ε ca. 30000) auf, eine schwächere Bande liegt bei ca. 300 nm (ε ca. 3000 bis 5000) (Tab. 11.6). Bei 2-Substitution erfolgt meist eine bathochrome Verschiebung beider Banden bis zu 20 nm.

Pyrazolone. In alkoholischer Lösung liegen breite Maxima bei 265 bis 275 nm und 243 bis 245 nm von relativ großer Intensität (ε ca. 10000).

Salicylsäurederivate. Salicylsäure absorbiert in alkoholischer Lösung bei 303 nm (ε ca. 3900) und 234 nm (ε ca. 7500). In 0,1 M-NaOH erfolgt hypsochrome Verschiebung nach 296 nm und Ausbildung einer Schulter bei ca. 230 nm. Salicylsäureester und Salicylamid zeigen in alkoholischer Lösung ähnliche Maxima mit einer bathochromen Verschiebung der langwelligen Bande in 0,1 M-NaOH um ca. 30 nm. Acetylsalicylsäure hat Maxima bei 276 nm (ε ca. 1200) und 228 nm (ε ca. 9000).

Steroidhormone einschließlich Corticoide. Bei 4-En-3-on- bzw. 1,4-Dien-3-on-Struktur ist die typische Absorption α,β-ungesättigter Ketone mit einer starken Bande bei ca. 240 nm (ε ca. 16 000) und meist einer sehr schwachen Bande bzw. Schulter bei ca. 313 nm zu erkennen, die nur bei ca. 300 facher Konzentration zu erfassen ist (Kap. 11.3.2). Bei höher konjugierten Polyen-on-Chromophoren vgl. Keton-Regel (Kap. 11.3.2). Estrogene zeigen ein Maximum bei ca. 280 nm (ε ca. 2000). Bei freier phenolischer OH-Gruppe erfolgt in 0,1 M-NaOH wie bei Phenolen bathochrome Verschiebung um ca. 10 bis 20 nm.

Sulfonamide. 4-Aminobenzolsulfonamid zeigt eine Hauptbande bei 270 nm (ε ca. 10 000 – 20 000). Stark absorbierende Substituenten an N-1 bzw. N-4 führen zu erheblichen Veränderungen des Spektrums, oft unter Erhalt der Bande bei ca. 270 nm.

Sulfonamid-Diuretika (Benzothiadiazine). Verbindungen mit o-Chlor-p-aminosulfonamid-Struktur haben starke Banden bei ca. 270 bis 278 nm (ε ca. 20 000) und eine schwächere Bande bei ca. 315 bis 320 nm (ε ca. 3000 bis 4000). Bei Chlorothiazid erfolgt Verschiebung der starken Bande nach 280 nm und Überlagerung mit der längerwelligen Bande.

Xanthine. Eine starke, lagekonstante Bande liegt bei 272 nm (ε ca. 9000 bis 10 000) mit einem Minimum bei 242 nm (Tab. 11.6). Bei 225 bis 230 nm tritt eine Schulter auf. Nur bei Theophyllin erfolgt in 0,1 M-NaOH bathochrome Verschiebung um ca. 5 nm.

Reinheitsprüfung von Arzneistoffen

Das UV-Vis-Spektrum eines verunreinigten Arzneistoffes entspricht der Summe der Spektren des reinen Arzneistoffes und der Verunreinigung (Abb. 11.12). Deshalb ist bei Verunreinigungen von Arzneistoffen insbesondere mit Veränderungen der Absorptionswerte zu rechnen. Sehr geringe Mengen von Verunreinigungen können allerdings nicht erfasst werden.

Reinheitsprüfungen nach dem Arzneibuch

Zur Reinheitsprüfung nach dem Arzneibuch (Tab. 11.11) werden Absorptionsmessungen in vorgeschriebenen Prüflösungen herangezogen:

- Bei festgelegten Wellenlängen darf die Absorption A bzw. die spezifische Absorption $A_{1\,cm}^{1\,\%}$ die Werte des reinen Arzneistoffes nicht über- oder unterschreiten.
- Die Differenz der Absorption bei zwei verschiedenen Wellenlängen darf einen bestimmten Wert nicht über- oder unterschreiten.
- Der Quotient aus den bei zwei Wellenlängen gemessenen Absorptionswerten muss innerhalb eines festgelegten Intervalls liegen.
- Vergleich des gesamten oder eines Teiles des Spektrums der zu prüfenden Substanz mit der Standardsubstanz (CRS)
- Durchführung einer Reaktion zum Nachweis der Verunreinigung und Messung der Absorption des Reaktionsproduktes.

Messgrößen zur Reinheitsprüfung von Arzneistoffen

Von Bedeutung sind folgende Verfahren des Arzneibuches zur Reinheitsprüfung (Tab. 11.11):

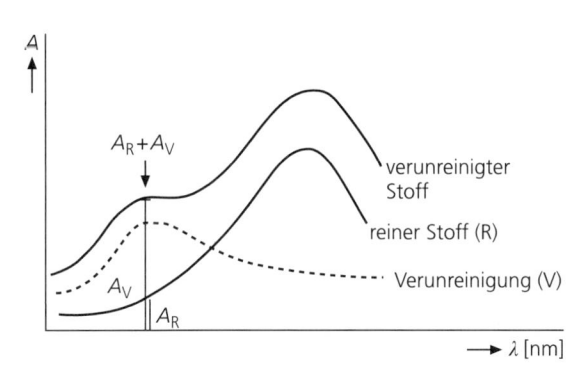

Abb. 11.12 Photometrische Reinheitsprüfung

- Prüfung auf Verunreinigungen durch **aromatische Verbindungen**. Es können noch etwa 0,001 mg aromatische Kohlenwasserstoffe pro Gramm Substanz erfasst werden. Olivenöl wird auf Verschnitte mit raffiniertem Öl, Rizinusöl auf heißgepresste, überalterte Öle geprüft.
- Freie **aromatische Amine** durch Diazoreaktion.
- „**Phenone**", d.h. Oxidationsprodukte von Phenylethanolaminderivaten, deren Oxidation zu einer Verlängerung des Chromophors und damit zu einer bathochromen Verschiebung des Absorptionsmaximums führt:

Beispiele für Anwendungen der UV-Vis-Spektroskopie zur Reinheitsprüfung nach Arzneibuch

- **„Apo-Verbindungen"**, d.h. Dehydratisierungsprodukte von β-Keto-alkoholen, deren Bildung wegen Verlängerung des Chromophors zu einer bathochromen Verschiebung führt:

$$R_1\text{-}R_2\text{-}C_6H_3\text{-}CH(CH_2OH)\text{-}C(=O)\text{-} \xrightarrow{-H_2O} R_1\text{-}R_2\text{-}C_6H_3\text{-}C(=CH_2)\text{-}C(=O)\text{-}$$

„Apo-Verbindung"

- Die Bestimmung der **Anisidin-Zahl** (Ziffer 2.5.36) erfolgt photometrisch.
- Andere Arzneistoffe werden nach Umsetzung mit entsprechenden Reagenzien photometrisch auf **Peroxide** (Titan(III)-chlorid-Schwefelsäure-Reagenz), **Hydroxymethylfurfural**, **Phenole**, **Aldehyde**, **Proteine** und **Nucleotide** sowie auf **anorganische Verunreinigungen** untersucht.

Tab. 11.11 Beispiele für UV-Vis-Reinheitsprüfungen des Arzneibuches

Prüfung auf Verunreinigung durch	Arzneistoffe
Aromaten	Konz. Ammoniaklösung (auf Pyridin); Dickflüssiges Paraffin; Dünnflüssiges Paraffin; Hartparaffin; Ethanol 96%; Vaselin
Freie aromatische Amine (Diazoreaktion)	Iopamidol; Iotalaminsäure; Natriumamidotrizoat; Phthalylsulfathiazol
„Phenone"	Epinephrinhydrogentartrat; Fenoterolhydrobromid; Isoprenalinsulfat; Isoxsuprinhydrochlorid; Norephedrinsalze; Orciprenalinsulfat; Phenylephrinsalze
„Apo-Verbindungen"	Methylatropiniumsalze
Anisidinzahl	Lebertran; Omega-3-säurenethylester
Peroxide	Crospovidon; Povidon
Hydroxymethylfurfural	Fructose; Hämofiltrationslösung; Peritonealdialyselösung; Stabilisator für Blutkonserven
Phenole	Phenoxyethanol; Warfarin; Sera und Impfstoffe
Aldehyde (Aldehyddehydrogenase)	Povidon
Proteine, Nucleotide	Heparincalcium; Heparinnatrium
Anorganische Ionen Cl^-, Br^-, SO_3^{2-}, B, Se-Verbindungen	Kaliumchlorid; Lactulose; Lactulosesirup; Magnesiumchlorid; Natriumbenzoat; Saccharose; Salbutamol

- Die Prüfung von **Materialien für Behältnisse** (Polyvinylchlorid, Polyolefine, Polypropylen u. a.) auf Verunreinigungen erfolgt durch Messung der Absorption.
- Prüfung von **Glasbehältern** auf Lichtdurchlässigkeit und von Transfusionsbestecken, Einmalspritzen u. a. Materialien auf Durchsichtigkeit.

Gehaltsbestimmungen von Arzneimitteln

UV-Vis-spektroskopische Gehaltsbestimmungen sollten, um eine möglichst hohe Genauigkeit zu erzielen, an einem breiten Absorptionsmaximum der zu bestimmenden Substanz durchgeführt werden. Ist dies nicht möglich, so müssen nicht zu steil verlaufende Abschnitte der Absorptionskurve (z. B. Schultern) mit ausreichend großer Absorption herangezogen werden. Scharfe Absorptionsmaxima und ihre steilen Flanken sind wegen der starken Änderung der Absorption bei kleinen Änderungen der Wellenlänge weniger geeignet. Die Fehlergrenze der Methode liegt zwischen $\pm 1\%$ und $\pm 10\%$. Bei günstigen Bedingungen kann ein Messfehler unter 1 % erreicht werden. Näheres über Fehlergrenzen und Fehlermöglichkeiten quantitativer photometrischer Bestimmungen: Lit. 3, 21, 33. Vor den Messungen ist das Messgerät zu optimieren und auf Fehlermöglichkeiten zu kontrollieren (Kap. 11.4.1).

Voraussetzungen für UV-Vis-spektroskopische Gehaltsbestimmungen

Zeigt eine Substanz keine Absorption im sichtbaren oder ultravioletten Spektralbereich, so kann sie durch eine chemische Reaktion in ein Derivat mit einem Maximum überführt werden, an dem die Bestimmung vorgenommen wird.

Gehaltsbestimmungen nach dem Arzneibuch

Etwa 7 % der Gehaltsbestimmungen des Arzneibuches werden photometrisch durchgeführt. Angewandt wird die Methode hauptsächlich bei Substanzen mit Steroidstruktur (Corticoide, Steroide) sowie bei einer Reihe von Arzneipflanzeninhaltsstoffen. In der industriellen Analytik wird die UV-Vis-Spektroskopie zur Bestimmung der Gleichförmigkeit des Gehalts fester Arzneiformen (content uniformity) herangezogen (Lit. 39).

Messverfahren zur Gehaltsbestimmung

Zunächst wird die Absorption A_x der Analysenlösung gemessen. Aus A_x kann die Konzentration c_x der zu bestimmenden Substanz mit Hilfe eines der folgenden Verfahren ermittelt werden:

- Lambert-Beer'sches Gesetz
- Vergleichslösung
- Kalibrierkurve.

Bestimmung der Konzentration mit Hilfe des Lambert-Beer'schen Gesetzes	**Anwendung des Lambert-Beer'schen Gesetzes.** Bei Kenntnis des molaren Absorptionskoeffizienten ε oder der spezifischen Absorption $A_{1\,\text{cm}}^{1\,\%}$ ergibt sich die Konzentration der zu bestimmenden Substanz aus der gemessenen Extinktion A_x als molare Konzentration oder in %:

$$c_x = \frac{A_x}{\varepsilon \cdot b} \, [\text{mol} \cdot \text{l}^{-1}] \qquad \text{(Gl. 11.10)}$$

$$c_x = \frac{A_x}{A_{1\,\text{cm}}^{1\,\%} \cdot b} \, [\%] \qquad \text{(Gl. 11.11)}$$

Bestimmung der Konzentration mit einer Vergleichslösung	**Analyse mithilfe einer Vergleichslösung.** Sind die ε- bzw. $A_{1\,\text{cm}}^{1\,\%}$-Werte nicht bekannt, so können Gehaltsbestimmungen mithilfe einer Vergleichslösung von bekannter Konzentration c_v der zu bestimmenden Substanz durchgeführt werden. Man misst bei gleicher Schichtdicke (b) die Absorption dieser Lösung (A_v) und die der Probe (A_x). Für beide Lösungen gilt das Lambert-Beer'sche Gesetz:

$$A_v = \varepsilon \cdot c_v \cdot b \qquad A_x = \varepsilon \cdot c_x \cdot b \qquad \text{(Gl. 11.12)}$$

Bildet man den Quotienten der bei gleicher Schichtdicke gemessenen Absorptionswerte, so lässt sich die unbekannte Konzentration c_x errechnen:

$$\frac{A_x}{A_v} = \frac{c_x}{c_v} \qquad c_x = c_v \cdot \frac{A_x}{A_v} \qquad \text{(Gl. 11.13)}$$

Wie erstellt man eine Kalibrierkurve?	**Analyse mithilfe einer Kalibrierkurve.** Zur Erstellung einer Kalibrierkurve misst man die Absorption mehrerer Lösungen von bekannter aber unterschiedlicher Konzentration und trägt diese in einem Diagramm als Funktion der Konzentration auf (Abb. 11.13). Der Verlauf einer Geraden sollte mithilfe der Methode der kleinsten Fehlerquadrate als Ausgleichsgerade festgelegt werden (siehe Kap. 2.1.2).
	Für eine Lösung von unbekannter Konzentration ergibt sich aus der gemessenen Absorption (A_x) die gesuchte Konzentration (c_x).
	Die Kalibrierkurve gibt zusätzlich Aufschluss darüber, ob für den in Betracht kommenden Konzentrationsbereich das Lambert-Beer'sche Gesetz gilt. Abweichungen vom Lambert-Beer'schen Gesetz sind an gekrümmten Kurven zu erkennen (Abb. 11.13).
Abweichungen vom Lambert-Beer'schen Gesetz	**Wahre Abweichungen vom Lambert-Beer'schen Gesetz** werden durch chemische Veränderungen verursacht (z. B. Dissoziationen, Assoziationen, Wechselwirkungen mit dem Lösungsmittel). **Scheinbare Abweichungen** sind durch physikalische Einflüsse bedingt (z. B. Fehlstrahlung, Streulicht). Die Abweichung vom Lambert-Beer'schen Gesetz infolge Fehlstrahlung tritt hauptsächlich im hö-

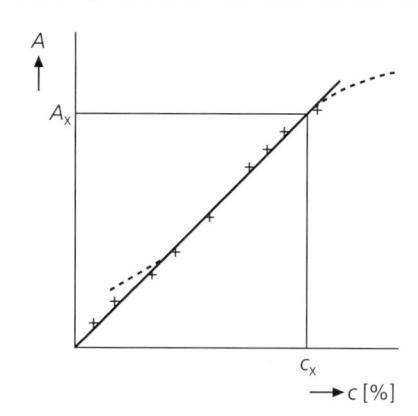

Abb. 11.13 Kalibrierkurve zur quantitativen Bestimmung eines Arzneistoffes

heren Konzentrationsbereich (bei starker Absorption) auf und kann schon bei 0,1 % Fehlstrahlung deutliche Abweichungen von den Geraden (Kalibrierkurve) hervorrufen (Kap. 10.4).

Beispiele für die Anwendung von Kalibrierkurven zur Gehaltsbestimmung nach Durchführung von Farbreaktionen bildet die Bestimmung von Phenol in Sera und Impfstoffen nach dem Arzneibuch (Ziffer 2.5.15). Auch die Untersuchung von Polysaccharid-Impfstoffen auf Protein, Nukleinsäuren, Phosphor, *O*-Acetyl-Gruppen, Hexosamine, Methylpentosen, Uronsäuren, Sialinsäure (Ziffer 2.5.16–23) erfolgt nach dieser Methode.

Beispiele für Gehaltsbestimmungen im Arzneibuch

Gehaltsbestimmungen im Vis-Bereich

Im Vis-Bereich sind Gehaltsbestimmungen nur möglich, wenn der zu bestimmende Arzneistoff farbig ist oder wenn er durch eine Farbreaktion in ein farbiges Reaktionsprodukt überführt werden kann.

Kolorimetrische Bestimmungen. Kolorimetrische Bestimmungen werden meist unter Verwendung von Vergleichslösungen des zu bestimmenden Stoffes von bekannter Konzentration vorgenommen. Man lässt polychromatisches Licht (weißes Tageslicht, Licht einer Glühlampe) durch die zu untersuchende Lösung und durch die Vergleichslösung fallen. In beiden Lösungen absorbiert die Substanz Licht der gleichen Wellenlänge. Das partiell in der Komplementärfarbe zu dieser Wellenlänge (Tab. 3.3) gefärbte Restlicht tritt aus den Küvetten wieder heraus. Die Farbintensität dieses Mischlichtes ist umso größer, je mehr Licht in der Küvette absorbiert wurde. Sie ist den Absorptionswerten der Lösungen bei der absorbierten Wellenlänge und damit der Konzentration proportional. Ein einfaches Beispiel bildet das Eintauchkolorimeter (Kap. 11.4.1).

Was ist Kolorimetrie?

Grenzprüfungen durch visuellen Vergleich mit einer Vergleichslösung	**Grenzprüfungen des Arzneibuches** sind einfache kolorimetrische Bestimmungen. Es wird meist eine Farbreaktion ausgeführt, deren Färbung mit der einer Vergleichslösung visuell zu vergleichen ist. Die Prüflösung darf nicht stärker gefärbt sein als die Vergleichslösung. Messgerät ist in diesem Fall das menschliche Auge.
Quantitative Bestimmung nach einer Farbreaktion	**Farbreaktionen zur Bestimmung von Arzneistoffen.** Für die meisten anorganischen Ionen und für viele organische Stoffe – einschließlich Arzneistoffen – sind zur photometrischen Bestimmung geeignete Farbreaktionen bekannt (Lit. 10, 11, 14, 33). Beispiele für Farbreaktionen des Arzneibuches vgl. Tab. 11.12.
Farbstoffmethode im Arzneibuch	Eine Besonderheit bildet z. B. die **Farbstoffmethode** zur Gehaltsbestimmung von Rauwolfiawurzel nach DAB (Tab. 11.12). Die Rauwolfiaalkaloide (z. B. Reserpin) bilden mit dem sauren Farbstoff Eriochromschwarz-T ein Salz, das sich als Ionenpaar aus gepufferter wässriger Lösung mit Chloroform ausschütteln lässt, während der überschüssige Farbstoff in der wässrigen Phase verbleibt. In der Chloro-

Tab. 11.12 Beispiele für Farbreaktionen zur Gehaltsbestimmung von Arzneistoffen

Anwendung im Arzneibuch	Reagenz bzw. Reaktion
Birkenblätter, Weißdornblätter, Passionsblumenkraut	Aluminiumchlorid (Flavonoide)
Digitoxin, Digoxin	Baljet-Reaktion
Aloe, Cascararinde, Faulbaumrinde, Rhabarber, Sennesblätter, Sennesfrüchte	Bornträger-Reaktion (Anthrachinone)
Schöllkraut	Formaldehyd, Chromotropsäure (Alkaloide)
Rosskastaniensamen	Eisen(III)-chlorid/Essigsäure (Triterpenglycoside)
Thymian	Emerson-Reaktion
Rauwolfiawurzel	Farbstoffmethode (Reserpin)
Pepsin	Folins-Reagenz
Digitalis-purpurea-Blätter	Keddé-Reaktion
Diethylstilbestrol	Photochemische Reaktion
Javanische Gelbwurz	Rubrocurcumin-Reaktion
Beclomethasondipropionat, Triamcinolon und Derivate, Fluocinolonacetonid	TTC-Reaktion
Polysaccharid-Impfstoffe auf	Protein, Phosphor, O-Acetylgruppen, Hexosamine, Methylpentosen, Uronsäuren, Sialinsäure u. a.

formlösung wird das Alkaloid-Eriochromschwarz-T-Salz photometrisch erfasst. Ähnliche Verfahren werden bei anderen Arzneistoffen angewendet.

Gehaltsbestimmungen im UV-Bereich

Photometrische Gehaltsbestimmungen von Arzneistoffen im UV-Bereich (Lit. 15, 16, 17) entsprechen prinzipiell den Bestimmungen im sichtbaren Bereich (s.o. unter Gehaltsbestimmungen im Vis-Bereich). Bei Verbindungen, die im UV-Bereich nicht oder unzureichend absorbieren, wird gelegentlich durch eine chemische Reaktion ein zur Messung geeignetes Derivat hergestellt. Im Folgenden sind zwei Beispiele für Gehaltsbestimmungen im UV-Bereich dargestellt.

Bestimmung von Riboflavin nach Ph. Eur. 65,0 mg Riboflavin werden in einem 500 ml Messkolben aus braunem Glas in 5 ml Wasser suspendiert, mit 5 ml Natriumhydroxidlösung 8,5 % R zur Lösung gebracht, 100 ml Wasser und 2,5 ml Essigsäure 98 % R zugefügt und mit Wasser auf 500,0 ml aufgefüllt. 20,0 ml dieser Lösung werden mit 3,5 ml Natriumacetatlösung (1,4 %) versetzt und mit Wasser zu 200,0 ml verdünnt. Ihre Konzentration beträgt $1,3 \cdot 10^{-3}$ g/100 ml (Verdünnungsfaktor 50). Nach Messung der Absorption A_x bei 444 nm wird die spezifische Absorption der Analysenlösung ($A_{1\,cm}^{1\%}$) berechnet:

Gehaltsbestimmung von Riboflavin im UV-Bereich

$$A_{x\,1\,cm}^{1\%} = \frac{A_x}{1,3 \cdot 10^{-3}}$$

Unter Verwendung der spezifischen Absorption für reines Riboflavin, $A_{1\,cm}^{1\%} = 328$, erhält man den Gehalt der Probe in %:

$$\% \text{ Riboflavin} = \frac{A_{x\,1\,cm}^{1\%} \cdot 100}{A_{1\,cm}^{1\%}} = \frac{A_{x\,1\,cm}^{1\%} \cdot 100}{328}$$

Setzt man für die spezifische Absorption $A_{x\,1\,cm}^{1\%}$ der Probe die oben abgeleitete Beziehung ein, so kann der Gehalt an Riboflavin direkt aus der gemessenen Absorption A_x errechnet werden:

$$\% \text{ Riboflavin} = \frac{A_x \cdot 100}{1,3 \cdot 10^{-3} \cdot 328} = 234,5 \cdot A_x$$

Bestimmung von Vitamin A nach Ph. Eur. Zunächst ist nach der entsprechenden Monographie (Ölige Lösung von Vitamin A) das Photometer zu überprüfen. Die Bestimmung wird am Absorptionsmaximum der Vitamin-A-Ester bei 326 nm durchgeführt.

Gehaltsbestimmung von Vitamin A im UV-Bereich

Vitamin-A-Ester (Retinol-Ester) → Na OH → Vitamin-A (Retinol)

Bei öligen Lösungen von Vitamin A muss zunächst durch eine Reinheitsprüfung festgestellt werden, ob störende Substanzen vorliegen. Dies geschieht durch Überprüfung des Maximums zwischen 325 und 327 nm und durch Bestimmung des Verhältnisses der Absorption bei 370, 350 und 300 nm zur Absorption bei 326 nm in einer vorgeschriebenen Prüflösung von 10 bis 15 Internationalen Einheiten (I. E.) Vitamin A pro ml in 2-Propanol. Wenn das Absorptionsmaximum den vorgeschriebenen Wert besitzt und folgende Werte für das Absorptionsverhältnis unterschritten werden, kann die UV-Methode A angewandt werden: A_{370}/A_{326} : 0,14; A_{350}/A_{326} : 0,54; A_{300}/A_{326} : 0,60. Wenn die Zubereitung dieser Reinheitsprüfung nicht entspricht, schreibt das Arzneibuch eine HPLC-Bestimmung (Kap. 20) nach Verseifung der Vitamin-A-Ester vor (Methode B).

Methode A.

$$\text{Vitamin-A-Gehalt} = 1900 \cdot \frac{A_{326} \cdot V}{100 \cdot m} \, [\text{I. E.}/\text{g}]$$

1900 = Umrechnungsfaktor von $A_{1\,cm}^{1\,\%}$ auf I. E./g Retinolester
A_{326} = Absorption bei 326 nm
V = Volumen auf das die Lösung verdünnt wurde, um eine Konzentration von 10 bis 15 I. E./ml zu erhalten
m = Einwaage [g]

11.4.4 Photometrische Bestimmung von Arzneistoffen in Gemischen; Mehrkomponentenanalysen

Photometrische Analyse mehrerer Stoffe nebeneinander

Photometrische Mehrkomponentenanalysen sind in der pharmazeutischen Analytik von besonderer Bedeutung, weil häufig Arzneistoffkombinationen zu untersuchen sind (Übersicht Lit. 19). Zudem sind bei der Aufarbeitung von Arzneizubereitungen störende Begleitstoffe mit Eigenabsorption zu erwarten. Derartige Analysen werden auch durch Kopplung der UV-Vis-Spektroskopie mit der Hochleistungs-Flüssigchromatographie (Kap. 20) durchgeführt.

Bestimmung von zwei Komponenten nebeneinander

Die photometrische Bestimmung zweier Arzneistoffe im Gemisch nebeneinander entspricht der Bestimmung zweier Einzelstoffe, wenn die Absorptionsmaxima der beiden Komponenten bei stark unterschied-

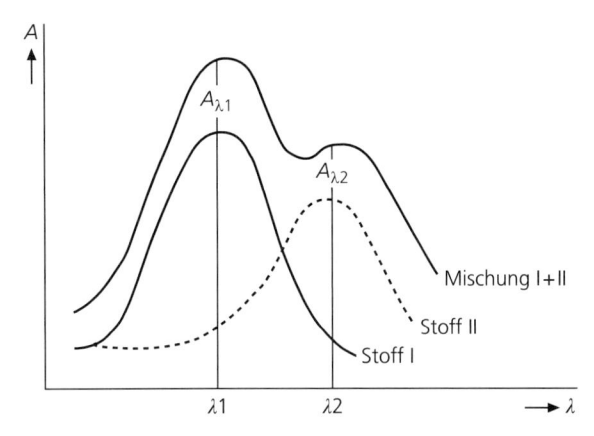

Abb. 11.14 Photometrische Bestimmung von zwei Stoffen nebeneinander

lichen Wellenlängen liegen. In den meisten Fällen überdecken sich jedoch die Absorptionskurven teilweise und man misst ihre Summe (Abb. 11.14).

Gelegentlich kann ein Wechsel des Lösungsmittels bzw. eine Änderung des pH-Wertes zu einem Auseinanderrücken der Absorptionsmaxima führen z. B. bei Gemischen von Phenolen bzw. Enolen mit aromatischen Aminen.

Besteht keine Möglichkeit der Vereinfachung, so muss eine aufwendigere **Zweikomponentenanalyse** durchgeführt werden.

Rechnerisches Verfahren. Die Konzentrationen c_I und c_{II} zweier Komponenten I und II in einem binären Gemisch werden aus zwei Gleichungen mit zwei Unbekannten errechnet. Zu diesem Zwecke muss die Gesamtabsorption des Substanzgemisches bei zwei verschiedenen Wellenlängen gemesssen werden: $A_{\lambda 1}, A_{\lambda 2}$ (Abb. 11.14). Die Messwellenlängen $\lambda 1$ und $\lambda 2$ sollten möglichst charakteristisch für die Stoffe I und II sein, d.h. möglichst dem Maximum oder starker Absorption der einen Komponente und jeweils geringer Absorption der anderen Komponente entsprechen (Abb. 11.14). Für $\lambda 1$ und $\lambda 2$ müssen die $A_{1\,cm}^{1\%}$-Werte für beide Komponenten bekannt sein:

Bestimmung von zwei Stoffen nebeneinander

Substanz I: $^I_{\lambda 1} A_{1\,cm}^{1\%}, ^I_{\lambda 2} A_{1\,cm}^{1\%}$;

Substanz II: $^{II}_{\lambda 1} A_{1\,cm}^{1\%}, ^{II}_{\lambda 2} A_{1\,cm}^{1\%}$.

Für die Wellenlänge $\lambda 1$ beträgt dann die Gesamtabsorption des Gemisches (Schichtdicke $b = 1$ cm):

$$A_{\lambda 1} = ^I_{\lambda 1} A_{1\,cm}^{1\%} \cdot c_I + ^{II}_{\lambda 1} A_{1\,cm}^{1\%} \cdot c_{II} \qquad \text{(Gl. 11.14)}$$

Für die Wellenlänge $\lambda 2$ gilt entsprechend:

$$A_{\lambda 2} = {}^{\mathrm{I}}_{\lambda 2} A^{1\%}_{1\,\mathrm{cm}} \cdot c_{\mathrm{I}} + {}^{\mathrm{II}}_{\lambda 2} A^{1\%}_{1\,\mathrm{cm}} \cdot c_{\mathrm{II}} \qquad \text{(Gl. 11.15)}$$

Durch Auflösung nach c_{I} und c_{II} erhält man die beiden Konzentrationen:

$$c_{\mathrm{I}} = \frac{A_{\lambda 1} \cdot {}^{\mathrm{II}}_{\lambda 2} A^{1\%}_{1\,\mathrm{cm}} - A_{\lambda 2} \cdot {}^{\mathrm{II}}_{\lambda 1} A^{1\%}_{1\,\mathrm{cm}}}{{}^{\mathrm{I}}_{\lambda 1} A^{1\%}_{1\,\mathrm{cm}} \cdot {}^{\mathrm{II}}_{\lambda 2} A^{1\%}_{1\,\mathrm{cm}} - {}^{\mathrm{I}}_{\lambda 2} A^{1\%}_{1\,\mathrm{cm}} \cdot {}^{\mathrm{II}}_{\lambda 1} A^{1\%}_{1\,\mathrm{cm}}} \qquad \text{(Gl. 11.16)}$$

$$c_{\mathrm{II}} = \frac{A_{\lambda 2} \cdot {}^{\mathrm{I}}_{\lambda 1} A^{1\%}_{1\,\mathrm{cm}} - A_{\lambda 1} \cdot {}^{\mathrm{I}}_{\lambda 2} A^{1\%}_{1\,\mathrm{cm}}}{{}^{\mathrm{I}}_{\lambda 1} A^{1\%}_{1\,\mathrm{cm}} \cdot {}^{\mathrm{II}}_{\lambda 2} A^{1\%}_{1\,\mathrm{cm}} - {}^{\mathrm{I}}_{\lambda 2} A^{1\%}_{1\,\mathrm{cm}} \cdot {}^{\mathrm{II}}_{\lambda 1} A^{1\%}_{1\,\mathrm{cm}}} \qquad \text{(Gl. 11.17)}$$

Heute werden zur Durchführung von Mehrkomponentenbestimmungen Rechner mit entsprechenden Programmen eingesetzt.

11.4.5 Charge-Transfer-Spektren

Mischt man Lösungen bestimmter Substanzen, z. B. von Atropin (in Ethylendichlorid) und Iod (Abb. 11.15), so kommt es zu Veränderungen des Absorptionsspektrums, die durch eine partielle Überführung von Elektronen von der einen auf die andere Substanz hervorgerufen werden (charge transfer: Ladungsübertragung). Die dabei auftretenden Komplexe zwischen dem Elektronendonator (z. B. Atropin) und dem Elektronenakzeptor (z. B. Iod) bezeichnet man als **Charge-Transfer-Komplexe (CT-Komplexe)** oder **Elektronen-Donator-Akzeptor-Komplexe (EDA-Komplexe)** (Lit. 30).

Entstehung von Charge-Transfer-Komplexen durch Elektronenüberführung (CT-Komplexe)

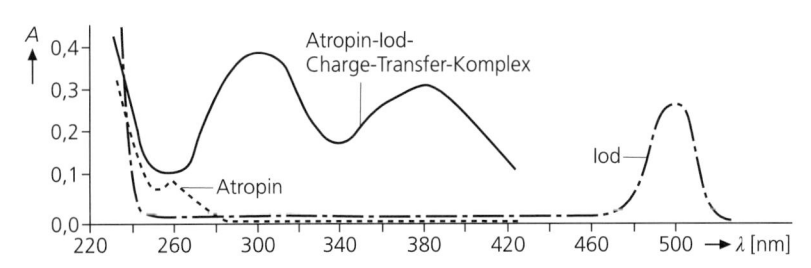

Abb. 11.15 UV-Vis-Spektrum von Atropin und Iod und des Charge-Transfer-Komplexes Atropin-Iod

Nach Art der Elektronen unterscheidet man π-, σ- und n-Donatoren und je nachdem, wohin die Ladung gelangt, π- und σ-Akzeptoren. Es sind verschiedene Kombinationen dieser Donatoren und Akzeptoren möglich, die zu unterschiedlichen Komplexen führen. Aromaten sind z. B. π-Donatoren; n-Donatoren sind Substanzen mit n-Elektronen wie z. B. Alkaloide. Als π-Akzeptoren werden neutrale Moleküle mit einem abgeschlossenen π-System und elektrophilen Substituenten herangezogen, z. B. 1,3,5-Trinitrobenzol, Pikrinsäure, Tetracyanoethylen, Tetracyanochinondimethan, σ-Akzeptoren sind z. B. Halogene und Pseudohalogene.

Arten der Donatoren und Akzeptoren

Die Bildung der Charge-Transfer-Komplexe geht von den zwischenmolekularen Kräften zwischen den Partnern A und D aus. Der andere Grenzzustand ist durch den kompletten Übergang eines Elektrons aus dem höchstbesetzten bindenden Orbital (HOMO) des Donators (D) in das tiefste unbesetzte Orbital (LUMO) des Akzeptors (A) gekennzeichnet (s. 11.1.1) und führt zur Bildung eines Radikalkations (D^+) und eines Radikalanions (A^-). Zwischen diesen beiden extremen Grenzzuständen liegen die Charge-Transfer-Komplexe:

Entstehung der Charge-Transfer-Maxima

$$D + A \rightleftharpoons \underset{\text{CT-Komplex}}{\boxed{D-A}} \rightleftharpoons D^+ + A^-$$

Die zum Ladungsübergang notwendige Charge-Transfer-Energie kann in Form von Lichtenergie aufgenommen werden. Ihre Absorption verursacht **Charge-Transfer-Maxima** bei einer anderen Wellenlänge als die Maxima der beiden Komponenten (Abb. 11.15). Liegen diese Maxima im sichtbaren Bereich, so ist der Charge-Transfer-Komplex gefärbt.

Die Absorptionskoeffizienten der Charge-Transfer-Maxima liegen zwischen 500 und 50000. Sie sind wie die Wellenlängen der Maxima stark temperatur- und lösungsmittelabhängig. Für die Charge-Transfer-Absorption gilt das Lambert-Beer'sche Gesetz.

In der Pharmazie finden Charge-Transfer-Spektren folgende Anwendungen (Lit. 31):

Anwendung von Charge-Transfer-Spektren zur Arzneistoff-Analyse

- Untersuchung der Komplexbildung von Arzneistoffen
- Identifizierung von Arzneistoffen (Beispiele: Arnolds Reagenz zum Nachweis von Ozon; Detektion von basischen Arzneistoffen auf der Dünnschichtplatte und in der HPLC-Analyse)
- Quantitative Analyse: Meist werden Charge-Transfer-Komplexe mit Iod als Akzeptor verwendet (z. B. Atropin, Abb. 11.15, Ephedrin, Coffein, Papaverin, Chinin, Ergotamin, Tolazolin, Xylometazolin u. a.)
- Mehrkomponentenanalyse (z. B. Procain neben Coffein: im Gegensatz zu Procain bildet Coffein keinen Charge-Transfer-Komplex).

11.4.6 Photometrische Bestimmungen in biologischem Material

Wegen ihrer hohen Empfindlichkeit eignet sich die UV-Vis-Spektroskopie zur Bestimmung von Arzneistoffen, ihrer Metaboliten und von körpereigenen Substanzen in biologischem Material (Harn, Blut, Organe). Auch Kopplungsverfahren mit chromatographischen Methoden sind von Bedeutung (s. Lit. 29, Kap. 19,20,21). Nachteile bringt die verhältnismäßig geringere Substanzspezifität der Spektren; auch werden häufig die Absorptionskurven der Arzneistoffe durch die Absorptionskurven körpereigener Substanzen überdeckt. In diesem Falle sind Trennungs- und Reinigungsoperationen notwendig. Anwendungsbereiche sind:

- Toxikologische Analysen
- Klinisch-chemische Analysen
- Untersuchungen zur Pharmakokinetik und Biotransformation von Arzneistoffen.

Toxikologische Analyse

Gifte mit Absorptionsmaxima im sichtbaren oder UV-Bereich (z. B. Schlafmittelwirkstoffe, Alkaloide, Drogen u. a.) können aufgrund dieser Maxima identifiziert werden (Lit. 40). Um Störungen zu vermeiden, trennt man die zu identifizierenden Substanzen meist dünnschicht- oder flüssigchromatographisch; zu ihrem Nachweis werden neben dem Elektronenspektrum auch die chromatographischen Daten (R_F-Werte, Retentionszeiten) herangezogen. Durch Verwendung eines Photodiodenarray-Detektors (Kap. 11.4.1) steht dafür das gesamte Spektrum zur Verfügung. UV-Vis-Daten wichtiger Arzneistoffe sind in Tab. 11.14 zusammengefasst.

Bedeutung besitzt die Vis-Spektroskopie zur Untersuchung von Vergiftungen durch Veränderungen des Blutfarbstoffes (z. B. nach Einatmen von CO, Bildung von Methämoglobin bei Aufnahme von Nitriten). Die Absorptionsspektren der verschiedenen Blutfarbstoffderivate unterscheiden sich. Zur Bestimmung des Gehaltes an CO-Hämoglobin wird z. B. die Extinktion an den Maxima 568 und 540 nm sowie am Minimum 560 nm gemessen und aus dem Verhältnis dieser Werte der Gehalt berechnet (Lit. 35). Barbiturate zeigen charakteristische Verschiebungen in alkalischer Lösung, die zu ihrer Identifizierung herangezogen werden (Abb. 11.16). 1,4-Benzodiazepine haben

Photometrische Bestimmung von Blutfarbstoffderivaten

Nachweis von Barbituraten und Benzodiazepinen

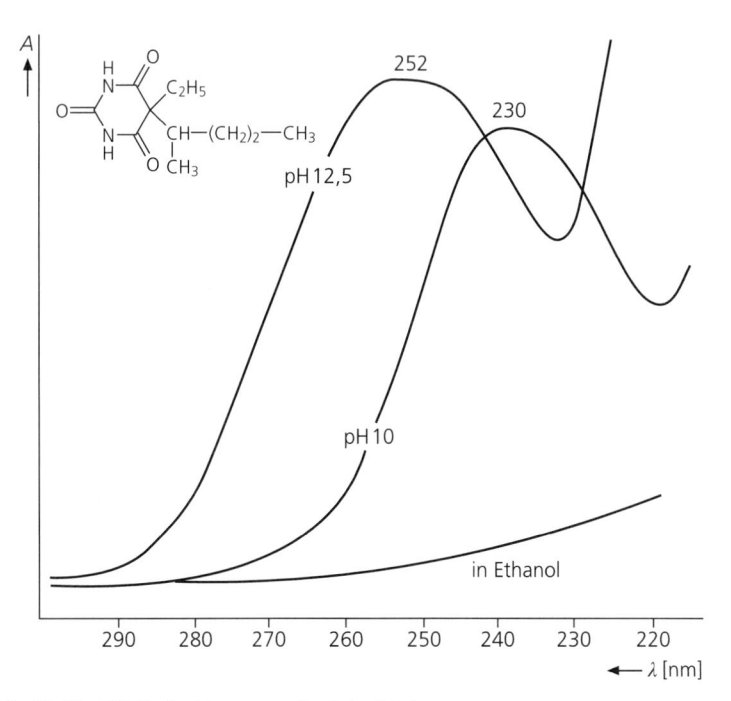

Abb. 11.16 UV-Vis-Spektrum von Pentobarbital

ebenfalls eine starke UV-Absorption, die zu ihrer Identifizierung und Quantifizierung eingesetzt wird.

Zur Bestimmung des Blutalkoholgehaltes wird das ADH-Verfahren eingesetzt, das auf einer enzymatischen Reaktion beruht (s. u. unter NADH-Verfahren).

Klinisch-chemische Analyse

Viele quantitative Bestimmungsmethoden der klinisch-chemischen Analyse beruhen auf photometrischen Messungen. Sie werden zur Untersuchung von Blut und Blutserum, zur Prüfung der Leberfunktion, der Nierenfunktion und der Darmresorption sowie zur Analyse des Harns, von Punktionsflüssigkeiten, Magensaft, Sputum und Stuhl eingesetzt (Lit. 21, 35 bis 42, 45).

Die photometrische Bestimmung erfolgt entweder mit Hilfe von ε bzw. $A_{1\,cm}^{1\,\%}$, anhand einer Kalibrierkurve oder aus Vergleichsmessungen an Standardlösungen, oft mithilfe einfacher Photometer oder Linienphotometer (Kap. 11.4.1). Die Verfahren können als Mikromethoden mit Proben von etwa 5 bis 10 µl durchgeführt werden (Mikroliteranalyse) (Lit. 35, 36). Es ist zu unterscheiden zwischen der:

- Photometrischen Bestimmung von definierten Substanzen oder Substanzgemischen
- Photometrischen Bestimmung der Enzymaktivität.

Die Bestimmung von Substanzen oder Substanzgemischen erfolgt aufgrund einer Eigenabsorption, einer Farbreaktion oder enzymatisch nach dem **NADH-Verfahren**. Zur Bestimmung von Enzymaktivitäten wird entweder das NADH-Verfahren herangezogen oder es werden künstliche Substrate eingesetzt (Lit. 41).

Einfache photometrische klinisch-chemische Bestimmungen

Bestimmungen von Substanzen aufgrund der Eigenabsorption. Bromsulfophthalein-Test (Leberfunktionstest); Phenolrot-Test (Nierenfunktionstest); Serumproteine aufgrund aromatischer Aminosäuren.

Farbreaktionen zur photometrischen klinischen Analyse

Bestimmungen von Substanzen aufgrund einer Farbreaktion. Es wird entweder eine chemische Farbreaktion durchgeführt oder die Substanz wird zunächst enzymatisch abgebaut (oft zu H_2O_2) und das Reaktionsprodukt durch eine Farbreaktion bestimmt. Farbreaktionen (in Klammern farbiger Stoff bzw. Reaktion): Hämoglobin (Cyan-Methämoglobin); Bilirubin im Serum (Azobilirubin); Cholesterol im Serum (Liebermann-Burchard-Reaktion); Gesamtlipide im Serum (unspezifische Reaktion mit $H_2SO_4/H_3PO_4/$Vanillin); Phosphatide im Serum (Ammoniumphosphomolybdat); Kupfer (Bathocuproin-Komplex); Coeruloplasmin (unbekannter Farbstoff aus p-Phenylendiamin); Eisen (Bathophenanthrolindisulfonat); Gesamteiweiß im Serum (Biuretmethode); Harnstoff im Serum (Indophenol); Xylose-Belastungstest; Creatinin-Clearance (Nierenfunktionstest). Durch enzymatischen Abbau zu Wasserstoffperoxid werden z. B. Cholesterol und Glucose im Serum bestimmt.

In der **Harnanalytik** können z. B. die folgenden Substanzen quantitativ photometrisch bestimmt werden (Lit. 36): α-Aminostickstoff, Ammoniak, α-Amylase, α-Aminolävulinsäure, Ascorbinsäure, Eisen, Glucose, Harnsäure, 5-Hydroxyindolessigsäure, 5-Hydroxy-3-methoxymandelsäure, 17-Hydroxycorticoide, Indikan, 17-Ketosteroide, Koproporphyrin, Kreatinin, Phosphat, Porphobilinogen, Uroporphyrin.

Photometrische Bestimmungen in der Harnanalyse

NADH-Verfahren

Das NADH-Verfahren, auch als optischer Test oder UV-Test bezeichnet, findet in der klinisch-chemischen Analyse (Lit. 41, 42) breitere Anwendung zur:

- Bestimmung von Substanzen in Blut, Serum und Urin
- Aktivitätsbestimmung von Enzymen.

Das Verfahren beruht auf dem Gleichgewicht zwischen dem Coenzym Nicotinamid-adenin-dinucleotid (NAD^+) und seiner hydrierten Form NADH. Dieses besitzt ein Absorptionsmaximum bei 340 nm während NAD^+ dort keine Absorption zeigt (Abb. 11.17). Daher kann der Verbrauch bzw. die Bildung von NADH photometrisch kontrolliert werden.

Verlauf des NADH-Verfahrens

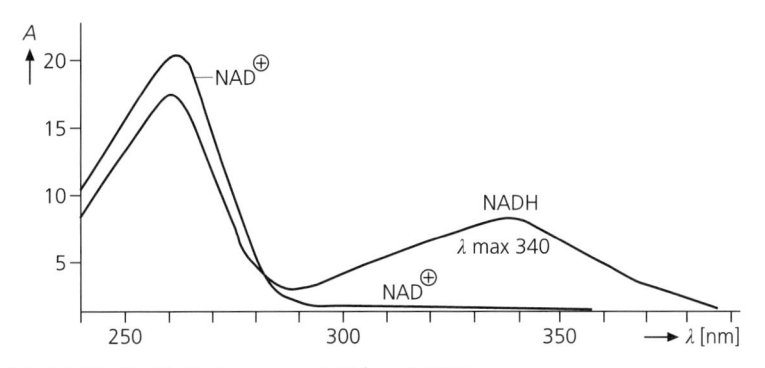

Abb. 11.17 UV-Vis-Spektrum von NAD^+ und NADH

Zur Bestimmung von Substanzen oder Substanzgemischen (Substraten) werden der Serumprobe die entsprechenden Enzyme einschließlich NADH bzw. NAD^+ im Überschuss zugesetzt. Die Abnahme, bzw. Zunahme der Absorption des NADH bei 340 nm führt

Verlauf des NADH-Verfahrens

zu einem konstanten Endwert, aus dem die **Substratkonzentration** ermittelt wird (Endwertmethode). Die **Enzymaktivität** ist durch den Substratumsatz pro Zeiteinheit unter definierten Reaktionsbedingungen charakterisiert*). Daher muss die Lichtabsorption in Abhängigkeit von der Zeit gemessen und eine Zeit-Umsatzkurve erstellt werden.

$$NAD^{\oplus} + 2H \rightleftharpoons NADH + H^{\oplus}$$

λ max 340 nm

Direkte NADH-Analyse

Direkte Bestimmungen nach dem NADH-Verfahren. Das Substrat wird unter Katalyse eines Enzyms entweder durch NADH hydriert oder durch NAD$^+$ dehydriert. Zur Konzentrationsbestimmung des Substrats wird die NADH-Konzentration zu Beginn der Analyse und nach Gleichgewichtseinstellung (Endwert) gemessen.

Beispiele. Ammoniak im Serum und Urin; Galactose im Blut und Urin; Galactose-Toleranztest (Leberdiagnostik); Sorbitdehydrogenase (SDH) (Leberdiagnostik); Glutamatdehydrogenase (GLDH) (Leberdiagnostik); Isocitratdehydrogenase (ICDH) (Leberdiagnostik); Lactatdehydrogenase (LDH) (Leberdiagnostik).

ADH-Verfahren zur Bestimmung des Blutalkoholgehaltes

Ein weiteres Beispiel bildet das ADH-Verfahren zur Bestimmung des Blutalkohol-Gehaltes. Durch Dehydrierung des Ethanols (Katalyse durch Alkoholdehydrogenase, ADH) wird Wasserstoff auf NAD$^+$ übertragen. Das hierbei gebildete NADH wird photometrisch bestimmt. Daraus lässt sich der Alkoholgehalt errechnen.

$$CH_3CH_2OH \xrightleftharpoons{ADH} CH_3CHO + [2H]$$

$$NAD^+ + [2H] \rightleftharpoons NADH + H^+$$

NADH-Indikatorreaktion

Die NADH-Reaktion als Indikatorreaktion: Verbraucht das Substrat kein NADH, so muss eine zusätzliche Reaktion vorgeschaltet werden. Erst in der nachgeschalteten Indikatorreaktion wird das Reaktions-

---

*) Die Enzymaktivität wird meist in folgenden Einheiten angegeben: 1 Internationale Einheit (U): Umsatz von 1 µmol Substrat pro Minute. 1 Katal: Umsatz von 1 mol Substrat pro Sekunde.

produkt I der Enzymreaktion mit NADH umgesetzt. Die Bestimmung der Substratkonzentration bzw. der Enzymaktivität erfolgt indirekt aufgrund der photometrisch ermittelten Änderung der NADH-Konzentration:

$$\text{Substrat} \xrightleftharpoons{\text{Enzym}} \text{Reaktionsprodukt I}$$

Reaktionsprodukt I + NADH + H$^+$ $\rightleftharpoons$
Reaktionsprodukt II + NAD$^+$

Beispiele. Glucose im Serum; Glutamat-Pyruvat-Transaminase/GPT (Leberdiagnostik); Glutamat-Oxalacetat-Transaminase (GOT) (Leberdiagnostik); Fructose-1,6-diphosphat-Aldolase (F-1, 6-P$_2$-ALD) (Leberdiagnostik).

Bestimmungen mit einer Hilfsreaktion und einer NADH-Indikatorreaktion. Reagiert auch das Reaktionsprodukt I der Enzym-Reaktion nicht mit NADH, so muss zusätzlich noch eine Hilfsreaktion eingeschaltet werden. So wird z. B. bei der Bestimmung von Triglyceriden oder von phosphatübertragenden Enzymen (Lit. 35, 36, 41) zunächst ein Substrat durch ATP (Adenosintriphosphat) unter Katalyse eines Enzyms phosphoryliert. ATP geht in ADP (Adenosindiphosphat) über. In einer Hilfsreaktion mit Phosphoenolpyruvat bildet ADP durch Übernahme des Phosphatrestes dieser Substanz wieder ATP. Erst das hierbei gebildete Pyruvat kann mit NADH reagieren. Aus dieser Bestimmung ermittelt man indirekt den Gehalt an Triglyceriden oder die Aktivität an phosphatübertragendem Enzym.

Hilfsreaktion und NADH-Indikatorreaktion

$$\text{Substrat} + \text{ATP} \xrightleftharpoons{\text{Enzym}} \text{Substrat-Phosphat} + \text{ADP}$$

ADP + Phosphoenolpyruvat $\rightleftharpoons$ Pyruvat + ATP
(Hilfsreaktion)

Pyruvat + NADH + H$^+$ $\rightleftharpoons$ Lactat + NAD$^+$

Beispiele. Harnsäure im Serum; Triglyceride und Glycerol; α-Amylase (Pankreasdiagnostik); Creatin-Kinase (CT) (Diagnostik des Herzinfarktes); Inulin-Clearance (Nierendiagnostik).

Pharmakokinetische Untersuchungen

Voraussetzung für Untersuchungen über die Freisetzung von Arzneistoffen, den Plasmaspiegel u. a. ist ein leistungsfähiges, analytisches Verfahren zur Erfassung der Konzentration des Wirkstoffes. Solche Untersuchungen können durch UV-Vis-Spektroskopie durchgeführt werden. Hierbei sind jedoch auch die Einflüsse des Mediums zu berücksichtigen, z. B. von Plasma bei In-vivo-Untersuchungen.

Anwendung bei Freisetzungsuntersuchungen und Plasmaspiegeln

Bei pharmakokinetischen Untersuchungen sollte der Arzneistoff so bestimmbar sein, dass noch etwa $^1/_{10}$ des maximalen Plasmaspiegels erfasst wird. Mithilfe der UV-Vis-Spektroskopie mit Bestimmungsgrenzen bis zu ca. 0,1 µg/ml können daher noch Substanzen mit einem maximalen Plasmaspiegel von ca. 1 µg/ml untersucht werden (Lit. 27). Wegen der verhältnismäßig geringen Spezifität der UV-Vis-Spektroskopie sollte geprüft werden, ob Metaboliten bzw. andere Substanzen mit ähnlichem Chromophor vorliegen können. Gegebenenfalls kann eine für den Arzneistoff spezifische Farbreaktion herangezogen werden.

Wechselwirkung von Arzneistoffen mit Proteinen

Auch Untersuchungen über die Wechselwirkung von Arzneistoffen mit Proteinen sind durch UV-Vis-Spektroskopie möglich, weil sich mit der Bindung an ein Protein die Lage der Absorptionsmaxima und die Größe der Absorptionskoeffizienten ändern können. Als Folge dieser Veränderungen zeigt eine Mischung aus Arzneistoff und Protein andere UV-Vis-Spektren als aus der Überlagerung der Spektren von Arzneistoff und Protein zu erwarten wäre. Daraus können andererseits Aufschlüsse über die Konzentration der Addukte, ihre Stabilität und ihre Struktur erhalten werden.

11.4.7 Stabilitätsuntersuchungen an Arzneistoffen

Die UV-Vis-Spektroskopie wird auch zur Untersuchung der Stabilität von Arzneistoffen herangezogen (Lit. 15, 17, 24). Falls das chromophore System des Arzneistoffes einer Abbaureaktion unterworfen ist, kann es zu Veränderungen der Absorption oder einer Verschiebung von Absorptionsmaxima bzw. zur Ausbildung neuer Absorptionsmaxima kommen. Wegen der Bildung von Abbauprodukten ähnelt eine photometrische Stabilitätsuntersuchung einer Mehrkomponentenanalyse (Kap. 11.4.4). Diese wird dadurch erschwert, dass die eine Komponente, nämlich der Wirkstoff, gewöhnlich in einem großen Überschuss gegenüber der anderen Komponente, dem Abbauprodukt, vorliegt. Deshalb müssen oft weitergehende Verfahren bzw. die Kopplung mit chromatographischen Methoden (Kap. 19, 20) herangezogen werden (Lit. 24).

11.4.8 Differentialspektroskopie, Derivativspektroskopie, Ableitungsspektroskopie

Was sind Derivativspektren?

Eigenschaften von Derivativspektren

Derivativspektren sind Kurven der ersten oder einer höheren mathematischen Ableitung einer UV-Vis-Absorptionskurve (Lit. 21, 23, 26). Im Vergleich zum Grundspektrum zeigen Derivativspektren einen stärker strukturierten Kurvenverlauf, der zu einer erheblichen Verbesserung der Auswertbarkeit führen kann (Tab. 11.13). Es können aber auch Informationen verloren gehen (Lit. 43).

Tab. 11.13 Änderungen in der 1. bis 4. Ableitung eines UV-Vis-Spektrums

Grund-spektrum	1. Ableitung	2. Ableitung	3. Ableitung	4. Ableitung
Maximum	Nulldurchgang	Minimum	Nulldurchgang	Maximum
Wendepunkt	Maximum (oder Minimum)	Nulldurchgang	Minimum (oder Maximum)	Nulldurchgang
Minimum	Nulldurchgang	Maximum	Nulldurchgang	Minimum

So entstehen z. B. in der n-ten Ableitung aus dem Maximum des Grundspektrums n + 1 Extremwerte (Maxima bzw. Minima). Dies hat zur Folge, dass mit steigender Ableitungsordnung die Breite der in den Derivativspektren auftretenden Banden ab- und die Schärfe der Maxima zunimmt. Die Feinstruktur der Banden kann daher besser erkannt werden.

So besitzt eine Schulter im Grundspektrum zwei zusätzliche Wendepunkte, die in der ersten Ableitung je ein Maximum und Minimum und damit eine deutliche Bande verursachen (Abb. 11.18). Da solche Schultern auch von einer zweiten Komponente herrühren können, bietet die Derivativspektroskopie eine gute Möglichkeit, Verunreinigungen zu erkennen bzw. Mischungen zu analysieren und Trübungen auszuschalten.

Anwendung von Derivativspektren zur Reinheitsprüfung von Arzneistoffen

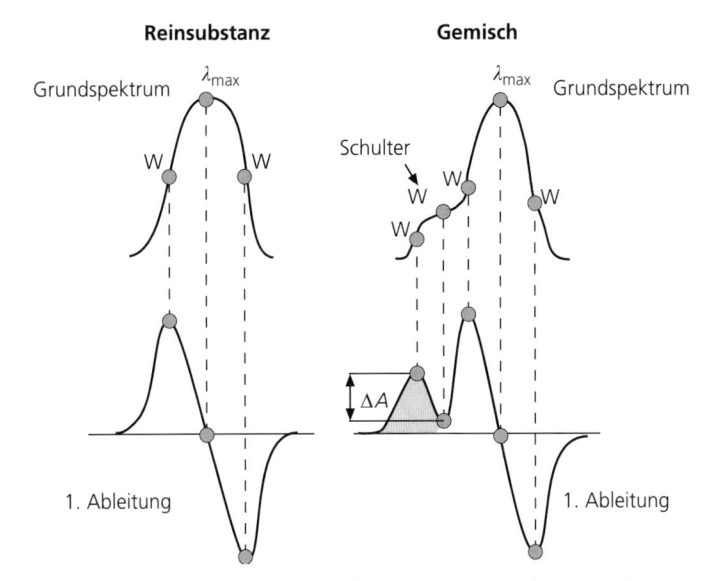

Abb. 11.18 1. Ableitung des UV-Vis-Spektrums einer Reinsubstanz und eines Gemisches (W Wendepunkte)

Die Maxima und Minima einer Grundkurve sind am besten in der 2. und 4. Ableitung, Schultern in der 1. und 3. Ableitung (Abb. 11.18) zu erkennen. Aus der Ableitung des Lambert-Beer'schen Gesetzes ergibt sich, dass der Ausschlag der Derivativspektren der Konzentration der Substanz proportional ist. Diese Größe kann zur quantitativen Analyse herangezogen werden:

$$\frac{dA}{d\lambda} = \frac{d\varepsilon}{d\lambda} \cdot c \cdot b \qquad \text{(Gl. 11.18)}$$

$$\frac{d^2A}{d\lambda^2} = \frac{d^2\varepsilon}{d\lambda^2} \cdot c \cdot b \quad \text{usw.} \qquad \text{(Gl. 11.19)}$$

Anwendung von Derivativspektren im Arzneibuch

So ist z. B. in der 1. Ableitung (Gl. 11.18) die durch eine Schulter im Grundspektrum verursachte Differenz zwischen Maximum und Minimum (Abb. 11.18, ΔA) der Konzentration der Substanz proportional, welche die Schulter verursacht; ΔA wird zur quantitativen Bestimmung herangezogen.

Überprüfung der Auflösung von Spektrometern

Das Arzneibuch (Ziffer 2.2.25, Lit. 21) beschreibt die 2. Ableitung (Gl. 11.19). Zur Überprüfung der Auflösung des Spektrometers wird eine Lösung von 0,2 g/l Toluol in Methanol herangezogen. Im Spektrum (Abb. 11.19) müssen drei negative Ausschläge bei 261, 265 und

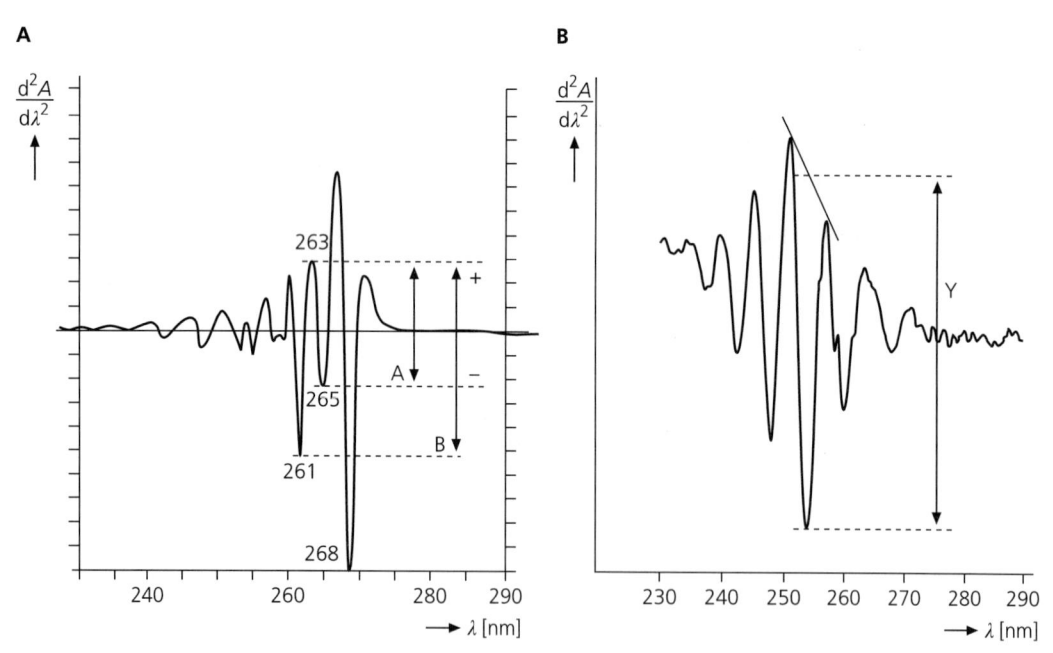

Abb. 11.19 2. Ableitung der UV-Spektren von **A**: Toluol in Methanol und **B**: Benzol in 2-Propanol

268 nm auftreten. Das Verhältnis zwischen einem Ausschlag bei 263/265 nm (A) und einem Ausschlag bei 263/261 nm (B) muss mindestens 0,2 betragen. Im Britischen Arzneibuch wird die 2. Ableitung benutzt, um Verunreinigungen von 2-Propanol durch Benzol aus der Höhe der Kurve (Y, Abb. 11.19) auf 2 ppm zu begrenzen.

Reinheitsprüfung von 2-Propanol

11.4.9 Untersuchung von Reaktionsabläufen, Isosbestische Punkte

Im Verlauf chemischer Reaktionen kann es zu einer Änderung des chromophoren Systems der an der Reaktion beteiligten Partner und damit zu Änderungen der Lichtabsorption kommen. In diesem Falle bietet die Elektronenspektroskopie die Möglichkeit, den Ablauf der Reaktion qualitativ und quantitativ zu verfolgen. Infrage kommen Farbreaktionen zum Nachweis von Arzneistoffen, Komplexbildungsreaktionen von Arzneistoffen in Lösung, Tautomeriegleichgewichte, Spaltungsreaktionen von Arzneistoffen und Enzymreaktionen (Kap. 11.4.6).

Isosbestische Punkte: Ist eine Substanz an einem binären, konzentrationsabhängigen Gleichgewicht beteiligt, dessen Partner eine unterschiedliche Absorption besitzen, so erhält man bei unterschiedlicher

Entstehung isosbestischer Punkte

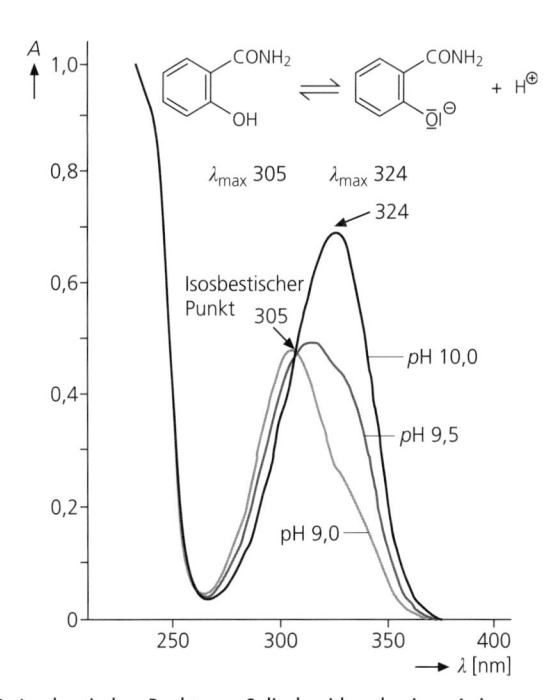

Abb. 11.20 Isosbestischer Punkt von Salicylamid und seines Anions

Lage des Gleichgewichts auch unterschiedliche Absorptionskurven für die Gesamtabsorption des Gemisches. Diese setzen sich additiv aus den Absorptionskurven der beiden Komponenten zusammen (Kap. 11.4.3).

Bei derjenigen Wellenlänge, bei der beide Bestandteile des Gleichgewichts (zufällig) auf ihrem sonst unterschiedlichen UV-Vis-Spektrum den gleichen Absorptionskoeffizienten besitzen, ist die Gesamtabsorption immer gleich, unabhängig davon in welchem Verhältnis zueinander die beiden Bestandteile vorliegen. Dies bedeutet, dass sich alle Absorptionskurven einer Gleichgewichtsmischung unabhängig von der Gleichgewichtslage in diesem Punkte schneiden. Er wird als **isosbestischer Punkt** bezeichnet (Abb. 11.20). Wenn die Gleichgewichtspartner bei mehreren Wellenlängen gleiche Absorptionskoeffizienten besitzen, so werden mehrere isosbestische Punkte beobachtet.

Das Auftreten isosbestischer Punkte kann herangezogen werden zur:

Anwendung isosbestischer Punkte

- Beweisführung, dass zwei Komponenten in einem Gleichgewicht vorliegen, bzw. dass an dem Gleichgewicht nur **zwei** absorbierende Molekülarten beteiligt sind
- Untersuchung, welche beiden von mehreren denkbaren Formen (z. B. tautomeren Formen) einer Substanz an einem Gleichgewicht beteiligt sind
- Ermittlung von Gleichgewichtskonstanten (Dissoziationskonstanten, Aciditätskonstanten, Komplexbildungskonstanten u. a.)
- quantitativen Analyse von Zweikomponentengemischen (Kap. 11.4.4).

Tab. 11.14 Absorptionsmaxima und spezifische Absorptionskoeffizienten wichtiger Arzneistoffe.

Die Auswahl der Substanzen erfolgte nach H. Auterhoff u. K. A. Kovar, Identifizierung von Arzneistoffen, 6. Aufl., Wissenschaftliche Verlagsgesellschaft, Stuttgart (1998). Die $A_{1cm}^{1\%}$-Werte sind mit einem Fehler bis zu ± 10 % behaftet.

S Schulter; E Ethanol; M Methanol; W Wasser; BP (Boraxpuffer): 19,05 g $Na_2B_4O_7 \cdot 10 H_2O$ in 1 l H_2O, pH 10.

Arzneistoff	λ [nm] ($A_{1cm}^{1\%}$)
Acetylsalicylsäure, Aspirin®	275 (64) 225 (460) E 275 (65) 228 (485) 0,1 M–HCl
Allopurinol	250 (560) 0,1 M–HCl
Alprenol	275 (55) 270 (60) 0,1 M–HCl
Ambroxolhydrochlorid, Mucosolvan®	313 (79) 248 (282) M 307 (72) 244 (241) 0,1 M–HCl 299 (64) 241 (240) 0,1 M–NaOH

Tab. 11.14 Absorptionsmaxima und spezifische Absorptionskoeffizienten wichtiger Arzneistoffe (Fortsetzung)

Arzneistoff	λ [nm] ($A_{1\,cm}^{1\%}$)
p-Aminosalicylsäure, PAS	304 (401) 281 (949) 239 (545) E 300 (245) 370 (235) 0,1 M–HCl
Amitryptilin · HCl	239 (435–475) M
Amitryptilin-Base	240 (500) 0,1 M–H_2SO_4
L-Ascorbinsäure	264 (579) W 243 (560) 0,01 M–HCl
Atropin (Base)	262 (6) 258 (7) 252 (6) M
Bamipin · HCl · H_2O, Soventol®	297 (66) 251 (466) M
Barbital	240 (538) BP
Benzocain, Anaesthesin®	294 (1340) 221 (553) E 294 (1155) 222 (494) Isopropanol 272 (100) 227 (790) 0,1 M–HCl
Benzoesäure	272 (72) 266 (60) 228 (116) E
Betamethasonvalerat	239 (334) W
Bisacodyl	265 (200) 0,1 M–H_2SO_4 248 (610) 0,1 M–NaOH
Bromazepam, Lexotanil®	320 (61) 233 (1050) M 348 (80) 237 (920) 0,1 M–NaOH
Bromhexin	310 (80) 245 (230) 0,1 M–HCl
Carbocromen	320 (450) 0,1 M–HCl
Chinidin	345 (175) 250 (900) 0,1 M–HCl
Chinin (Base)	332 (163) 278 (133) 236 (1110) E 345 (155) 250 (750) 0,1 M–HCl
Chloramphenicolpalmitat	271 (176) E 278 (298) W
Chlordiazepoxid · HCl, Librium®	309 (280–298) 246 (996–1058) 0,1 M–HCl
Chloroquin (Base), Resochin®	330 (347) 259 (513) 254 (523) 235 (S) E 343 (370) 329 (320) 256 (300) 237 (350) 222 (570) 0,01 M–HCl
Chlorpromazin	308 (120) 257 (937) E 254 (920) 0,1 M–HCl
Ciprofloxacin · HCl	270 (1058) 0,1 M–HCl
Clotrimazol	262 (25) 0,1 M–HCl
Codein (Base)	286 (54) 236 (S) E 285 (40) 0,1 M–HCl

Tab. 11.14 Absorptionsmaxima und spezifische Absorptionskoeffizienten wichtiger Arzneistoffe (Fortsetzung)

Arzneistoff	λ [nm] ($A_{1cm}^{1\%}$)
Coffein	273 (519) E 272 (470) 0,1 M–HCl
Cyanocobalamin	548 (52) 359 (168) 278 (93) W
Diazepam, Valium®	360 (150) 282 (475) 0,1 M–HCl
Diclofenac-Natrium	282 (425) M; 274 (288) 0,1 M–HCl 275 (327) 0,1 M–NaOH
Dihydrocodein (Base)	286 (37) 233 (S) E 282 (40) 0,1 M–H$_2$SO$_4$
Dihydroergotaminmesilat	281 (100) M; 279 (94) 0,1 M–HCl 280 (91) 0,1 M–NaOH
Diphenhydramin	257 (18) 252 (16) 0,1 M–H$_2$SO$_4$
Diphenhydramin · HCl	264 (14) 258 (16) 253 (12) E
Dipyridamol	400 (135) 282 (550) 235 (550) 0,1 M–HCl
L-Ephedrin · HCl	263 (7) 257 (9) 251 (7) M
Etacrynsäure	275 (170) 225 (500) 0,1 M–NaOH
Ethacridin (Base), Rivanol®	423 (220) 412 (220) 372 (476) 357 (S) 306 (215) 293 (378) 272 (1512) 257 (1065) E 360 (280) 270 (875) W 410 (170) 364 (295) 270 (875) 0,1 M–H$_2$SO$_4$
Ethaverin	315 (200) 255 (1450) 0,1 M–HCl
Ethylmorphin	287 (46) 241 (S) M 285 (45) 0,1 M–HCl
Etofyllin	273 (437) 234 (S) E 270 (410) 0,1 M–HCl
Flufenaminsäure	285 (550) 0,1 M–NaOH
Flunitrazepam	308 (332) 252 (516) M 309 (300) 253 (467) 218 (707) E 397, 235 0,1 M–NaOH
Furosemid, Lasix®	342 (136) 273 (631) 233 (1100) 228 (S)
Glibenclamid	300 (62,4) 274 (28,2) M 301 (54,3) 274 (24,1) 0,1 M–NaOH
Hexobarbital, Evipan®	243 (190) BP
L-Histidin	220 (ε 9000) (S) 250 50 % E
Homatropin · HBr	269 (S) 264 (4) 258 (6) 252 (S) E

Tab. 11.14 Absorptionsmaxima und spezifische Absorptionskoeffizienten wichtiger Arzneistoffe (Fortsetzung)

Arzneistoff	λ [nm] ($A_{1\,cm}^{1\%}$)
Hydrochlorothiazid, Esidrix®	371 (660) 318 (120) E 323 (90) 273 (490) 222 (950) 0,1 M–NaOH
Hydrocortison	240 (445) E
Ibuprofen, Aktren®	272 (11,2) 264 (14,5) 258 (11,3) M 272 (15,4) 264 (18,4) 258 (15,0) 0,1 M–NaOH
Imipramin	250 (265) 0,1 M–HCl
Indometacin, Amuno®	320 (180) E 280 (200) 0,1 M–NaOH
Isoniazid	263 (366) E 266 (380) W
Levomepromazinhydrochlorid	302 (110) 250 (690) W
Lidocain	263 (15) W
Mafenid · HCl	274 (35) 266 (38) 261 (28) 253 (S) 221 (616) W
Mandelsäure	264 (8) 258 (11) 251 (9) E
Meclozin	230 (350) 0,1 M–HCl
Mefenaminsäure	285 (420) 0,1 M–NaOH
Mefrusid	285 (50) 275 (40) 0,1 M–HCl
Menadion	333 (160) 263 (800) 250 (1100) 245 (1080) E 340 (160) 250 (1130) 0,1 M–HCl
Metamizol-Natrium, Novalgin®	265 (230) 236 (265) E
Metoprololtartrat	282, 276, 224–222 M 274, 222, 0,1 M–HCl
Morphin (Base)	298 (70) 0,1 M–NaOH 285 (40) 0,1 M–HCl
Nalidixinsäure	335 (500) 260 (1100) 0,1 M–NaOH
Naloxon · HCl	284 (35,6) M 281 (31,4) 0,1 M–HCl 292 (56,4) 0,1 M–NaOH
Naproxen	331 (79) 317 (64) 271 (227) 262 (224) M
Neostigminbromid	266 (S) 260 (19) M
Niclosamid	333 (600) M 377 (420) 335 (410) 0,1 M–NaOH
Nicotinamid	262 (238) E 260 (410) 0,1 M–HCl
Nicotinsäure	260 (420) 0,1 M–HCl

Tab. 11.14 Absorptionsmaxima und spezifische Absorptionskoeffizienten wichtiger Arzneistoffe (Fortsetzung)

Arzneistoff	λ [nm] ($A_{1\,cm}^{1\%}$)
Nifedipin, Adalat®	335 (140–142) 235 (615) M
Nipagin M	256 (1100) M 260 (455) 0,1 M–HCl
Nitrazepam	280 (910) M–HCl/M (9+1)
Nitrofurantoin, Furadantin®	357 (797) 266 (441) 242 (385) M
Norepinephrinhydrochlorid	281 (180) M 278 (160) 0,1 M–HCl
D-Norpseudoephedrin	266 (4) 263 (8) 257 (10) 251 (8) 247 (5) 0,1 M–H$_2$SO$_4$
Noscapin	310 (120) 291 (100) E 312 (90) 0,1 M–HCl
Nystatin	318 (600) 303 (660) 230 (240) M
Oxazepam, Adumbran®	315 (85) 230 (1200) E 360 (120) 283 (400) 0,1 M–HCl 345 (100) 0,1 M–NaOH
Oxedrin, Sympatol®	272 (50) W 290 (100) 240 (560) 0,1 M–NaOH
Papaverin (Base)	327 (166) 314 (141) 278 (253) 269 (S) 239 (2350) E 310 (255) 285 (195) 250 (1850) 0,1 M–HCl
Paracetamol	249 (880) M 255 (710) 0,1 M–NaOH
Perazin	250 (530) W
Phenazon	267 (496) 243 (511) E
Phenobarbital, Luminal®	240 (431) BP
Phenoxymethylpenicillin, K-Salz	275 (27) 269 (40) 263 (29) E 275 (25) 268 (30) W
Phenylbutazon, Butazolidin®	240 (534) E 265 (660) 0,1 M–NaOH
Phenytoin, Zentropil®	258 (29) M
Physostigmin (Base)	309 (115) 252 (468) M 302 (100) 245 (460) 0,1 M–HCl
Pilocarpin · HCl	216 (245) M
Pilocarpin (Base)	215 (240) 0,1 M–HCl
Procain · HCl	296 (838) M 290 (680) W

Tab. 11.14 Absorptionsmaxima und spezifische Absorptionskoeffizienten wichtiger Arzneistoffe (Fortsetzung)

Arzneistoff	λ [nm] ($A_{1cm}^{1\%}$)
Promethazin · HCl, Atosil®	249 (915) 0,1 M–HCl
Propranolol · HCl	295 (220) W
Propranolol (Base)	320 (70) 330 (130) 290 (220) 0,1 M–H_2SO_4
Propylthiouracil	275 (1000) 215 (1000) 0,1 M–HCl 305 (430) 260 (690) 230 (700) 0,1 M–NaOH
Propyphenazon	277 (468) 247 (468) E 278 (454) 248 (454) Isopropanol 240 (400) 0,1 M–HCl
Pyridoxin · HCl	324 (425) 254 (220) W
Pyrimethamin	286 (365) M 274 (320) 0,1 M–HCl 287 (381) 0,1 M–NaOH
Reserpin	294 (170) 268 (275) E 290 (180) 268 (280) 0,1 M–HCl
Riboflavin	444 (324) 373 (277) 267 (873) 223 (942) W 323 (444) 374 (277) 266 (860) 222 (790) Essigsäure u. Na-Acetat
Rutosid, Rutin	358 (267) 300 (S) 268 (S) 257 (322) M
Saccharin	285 (44) 277 (55) 222 (S) E 268 (75) 0,1 M–NaOH
Salicylamid	302 (295) 235 (543) E 328 (435) 242 (530) 0,1 M–NaOH
Salicylsäure	303 (267) 235 (506) E 328 (435) 242 (535) 0,1 M–NaOH
Scopolamin-N-butylbromid	276 (292) 0,1 M–H_2SO_4
Streptomycinsulfat	325 (0,14) W
Sulfadiazin	270 (844) E 242 (579) 215 (548) 0,1 M–HCl 254 (794) 242 (821) 0,1 M–NaOH
Sulfasalazin	368 (680) 247 (393) M 350 (662) 233 (540) 0,1 M–HCl 456 (750) 286 (359) 0,1 M–NaOH
Sulpirid	289 (70) M; 292 (70) 0,1 M–HCl 292 (64) 0,1 M–NaOH
Sulfisomidin	276 (636) E 262 (760) 0,1 M–NaOH
Terfenadin	259 (14,3) M
Tetracain · HCl	311 (986) 227 (252) M

Tab. 11.14 Absorptionsmaxima und spezifische Absorptionskoeffizienten wichtiger Arzneistoffe (Fortsetzung)

Arzneistoff	λ [nm] ($A_{1\,cm}^{1\%}$)
Tetracyclin	358 (312) 269 (370) E 356 (360) 270 (500) 0,1 M–HCl
Theobromin	273 (549) 234 (404) M 273 (575) 0,1 M–NaOH
Theophyllin · H$_2$O	270 (514) 226 (S) M 275 (630) 0,1 M–NaOH
Thiaminchlorid	267 (240) 233 (380) E 246 (415) 0,1 M–HCl
Thiaminnitrat	247 (250) 0,1 M–H$_2$SO$_4$
Tolbutamid, Rastinon®	275 (22) 268 (25) 263 (26) 258 (22) 228 (500) E 288 (520) 0,1 M–HCl
Trihexyphenidyl	264 (6) 258 (8) 252 (7) 247 (6)
Trimethoprim	287 (245) M 270 (210) 0,1 M–HCl
Verapamilhydrochlorid	279 (123) 230 (335) M 278 (118) 228 (313) 0,1 M–HCl 278 (113) 0,1 M–NaOH
Warfarin-Natrium	310 (365) M; 310 (410) 0,1 M–NaOH

Literatur über UV-Vis-Spektroskopie

Einführungen und Übersichten

1) R. Borsdorf, M. Scholz: Spektroskopische Methoden in der organischen Chemie. WTB, Vieweg u. Sohn, Braunschweig (1968)
2) D. A. Skoog, J. J. Leary: Instrumentelle Analytik. Springer-Verlag, Berlin, Heidelberg, New York (1996)
3) G. Gauglitz: Praktische Spektroskopie. Attempto-Verlag, Tübingen (1983)
4) M. Hesse, H. Meier, B. Zeeh: Spektroskopische Methoden in der organischen Chemie. Georg-Thieme-Verlag, Stuttgart (2005)
5) D. H. Williams, I. Fleming: Strukturaufklärung in der organischen Chemie. Georg Thieme-Verlag, Stuttgart (1991)

Weiterführende Literatur zur Strukturaufklärung

6) A. E. Gillam, E. S. Stern: An Introduction to Electronic Absorption Spectroscopy in Organic Chemistry. Edward Arnold Ltd., London (1960)
7) S. F. Mason in K. A. Katritzky (Hrsg.): Physical Methods in Heterocyclic Chemistry. Vol. II, Academic Press, New York (1983)
8) A. I. Scott: Ultraviolet Spectra of Natural Products. Pergamon Press (1964)
9) Ullmanns Encyklopädie der technischen Chemie, Bd. 2/I, S. 198. Urban u. Schwarzenberg, München–Berlin (1961)

Weiterführende Literatur zur quantitativen Analyse

10) B. Lange: Kolorimetrische Analyse. Verlag Chemie, Weinheim (1964)
11) B. Kakač, Z. J. Vejdělek: Handbuch der Kolorimetrie, Bd. I–III. VEB Gustav-Fischer-Verlag, Jena (1962–1966). B. Kakač, Z. J. Vejdělek: Handbuch der photometrischen Analyse organischer Verbindungen, Bd. 1 und 2, Verlag Chemie, Weinheim (1974)

12) W. Gottwald, K. H. Heinrich: UV/Vis-Spektroskopie für Anwender. Wiley–VCH, Weinheim (1998)
13) B. Hampel: Absorptionsspektroskopie im ultravioletten und sichtbaren Spektralbereich. Friedrich Vieweg, Braunschweig (1962)
14) B. Kakač, Z. J. Vejdělek: Handbuch der Kolorimetrie, Bd. 1, Kolorimetrie in der Pharmazie. VEB Gustav Fischer-Verlag, Jena (1962)
15) J. Kráčmar, L. J. Kraus, Pharmazie **19**, 369 (1964)
16) J. Kráčmar, J. Kráčmarova, Pharmazie **22**, 401 (1967)
17) J. Kráčmar, J. Kráčmarova, Pharmazie **26**, 1, (1971)
18) E. G. C. Clarke: Isolation and Identification of Drugs, 2. Ed. The Pharmaceutical Press, London (1986)
19) H. Sattler, Pharm. Ztg. **109**, 584, 1269 (1964); **110**, 448 (1965); **111**, 1395 (1966)
20) B. Lubina, Pharm. Ztg. **119**, 2 (1974)
21) S. Ebel, UV-Vis-Spektroskopie in F. Bracher, P. Heisig, P. Langguth, E. Mutschler, G. Rücker, G. Scriba, E. Stahl-Biskup, R. Troschütz, G. Seitz (Hrsg.): Arzneibuch – Kommentar mit 26. Erg. Lfg. Wiss. Verlagsges., Stuttgart, Govi-Verlag, Eschborn (2007)
22) G. Talsky, L. Mayring, H. Kreuzer, Angew. Chemie **90**, 840 (1978)
23) H. Pischel: Über die Anwendung der UV-Vis-Spektroskopie in der Arzneimittelkontrolle. Akademie-Verlag, Berlin (1978)
24) W. Grimm, G. Schepsky: Stabilitätsprüfung in der Pharmazie. Editio Cantor, Aulendorf (1980)
25) H. Glasl, Dtsch. Apoth.-Ztg. **123**, 1979 (1983)
26) H. Weitkamp in H. Feltkamp, P. Fuchs, H. Sucker (Hrsg.): Pharmazeutische Qualitätskontrolle. Georg-Thieme-Verlag, Stuttgart (1983)
27) J. Meier, H. Rettig, H. Hess: Biopharmazie. Georg-Thieme-Verlag, Stuttgart (1981)
28) H. W. Dibbern: UV- und IR-Spektren wichtiger pharmazeutischer Wirkstoffe. Editio Cantor, Aulendorf (1978)
29) W. Pisternick, K. A. Kovar, Krankenhauspharmazie **17**, 541 (1996)
30) R. Foster: Organic Charge-Transfer Complexes. Academic Press, London, New York (1969)
31) K. A. Kovar, W. Mayer, Pharmazie i. unserer Zeit **8**, 46 (1979)
32) L. Kny, T. Beyrich, B. Göber: Lehrbuch der Arzneimittelkontrolle. VEB Verlag Volk und Gesundheit, Berlin (1983)
33) P. Surmann: Quantitative Analyse von Arzneistoffen und Arzneizubereitungen. Wiss. Verlagsges., Stuttgart (1987)
34) F. A. Neugebauer in Gadamers Lehrbuch der chemischen Toxikologie und Anleitung zur Ausmittlung der Gifte, Bd. II. Vandenhoeck u. Ruprecht, Göttingen (1966)
35) R. Richterich: Klinische Chemie. Akademische Verlagsgesellschaft, Frankfurt (1965)
36) Klinisches Labor. E. Merck, Darmstadt (1970)
37) M. Geldmacher – von Mallinckrodt: Einfache Untersuchungen auf Gifte im klinisch-chemischen Laboratorium. Georg-Thieme-Verlag, Stuttgart (1976)
38) U. Pindur, G. Pindur: Klinische Chemie und serologische Laboratoriumsdiagnostik. Wiss. Verlagsges., Stuttgart (1991)
39) I. Liederwald, M. Müller: Analytiker-Taschenbuch, Bd. 11. Springer-Verlag, (1993)
40) Th. Daldrup, F. Mußhoff: Analytiker-Taschenbuch, Bd. 13. Springer-Verlag, (1995)
41) W. Rick: Klinische Chemie und Mikroskopie. Springer-Verlag, Berlin, Heidelberg, New York (1990)
42) U. Jaehde, R. Radziwil, S. Mühlebach, W. Schunack, Lehrbuch der klinischen Pharmazie, Wissensch. Verlagsges. Stuttgart (2003)
43) E. K Pretsch, P. Bühlmann, C. Affolter, M. Badertscher, Spektroskopische Daten zur Strukturaufklärung organischer Verbindungen, 4. Aufl., Springer Verlag (2001)
44) K. Cammann (Hrsg.), Instrumentelle Analytische Chemie, Spektrum Akad. Verlag, Heidelberg (2001)
45) F. Lottspeich, H. Zorbas (Hrsg.), Bioanalytik, Spektrum Akad. Verlag, Heidelberg (1998)

12 Fluorimetrie

12.1 Grundlagen der Fluorimetrie

Bei der Fluorimetrie handelt es sich um eine Methode der Emissionsspektroskopie (Kap. 3.5), bei der Moleküle durch Licht zur **Fluoreszenz** angeregt werden. Das emittierte Fluoreszenzlicht wird als **Fluoreszenzspektrum** registriert und analytisch ausgewertet.

Anregung von Molekülen zur Fluoreszenz

Bei der Anregung des Elektronensystems eines Moleküls durch Lichtabsorption gibt es für die Rückkehr aus dem Anregungszustand in den Grundzustand nach dem Jablonski-Termschema (Kap. 11.1.2, Abb. 11.1) drei Möglichkeiten:

1. **Strahlungslose Inaktivierung** durch Zusammenstöße mit Nachbarmolekülen z. B. des Lösungsmittels. Die Energie wird in Wärmeenergie umgewandelt (vgl. UV-Vis-Spektroskopie, Kap. 11).
2. **Fluoreszenz** durch Umwandlung der Elektronenanregungsenergie in Lichtenergie unter Emission von Fluoreszenzlicht (Kap. 12.1.1).
3. **Phosphoreszenz** durch strahlungslosen Übergang der Elektronen aus Singulett- in Triplett-Zustände unter Spin-Umkehr und danach Übergang unter erneutm Spinumkehr und Lichtemission in den Grundzustand.

Fluoreszenz und Phosphoreszenz sind Lumineszenzerscheinungen

Die durch Ausstrahlung von Licht gekennzeichneten Erscheinungen der **Fluoreszenz** und **Phosphoreszenz** fasst man unter dem Oberbegriff **Lumineszenz** zusammen.

Fluoreszenz tritt nur während oder unmittelbar nach der Anregung des Elektronensystems auf. Sie ist wegen der Schnelligkeit der ohne Spin-Umkehr verlaufenden Elektronenübergänge praktisch mit der Lichteinstrahlung beendet. Die Spin-Umkehr Singulett → Triplett → Singulett beansprucht dagegen mehr Zeit. Daher dauert die Phosphoreszenz nach Beendigung der Anregung noch messbar an.

12.1.1 Anregungsspektrum und Fluoreszenzspektrum

Anregungs- und Fluoreszenzspektrum

Um Fluoreszenz herbeizuführen, muss das Elektronensystem zunächst durch Lichtabsorption angeregt werden. Das Absorptionsspektrum einer Substanz bezeichnet man in der Fluorimetrie als **Anregungsspektrum** (Abb. 12.1).

Misst man dagegen die Intensität des ausgestrahlten Fluoreszenzlichtes in Abhängigkeit von der Wellenlänge, so erhält man das **Fluo-**

reszenzspektrum, ein Emissionsspektrum. Wie Abb. 12.1 zeigt, sind Anregungsspektrum und Fluoreszspektrum in Bezug auf eine bestimmte Wellenlänge in erster Näherung spiegelbildlich angeordnet.

Diese Besonderheit lässt sich wie folgt begründen: Nach dem Jablonski-Termschema (Abb. 11.1) befinden sich die Elektronen nach der Anregung in den verschiedenen Schwingungsniveaus ($v = 0, 1, 2$ usw.) der Elektronenanregungszustände S_1, S_2 usw. In den meisten Fällen fallen sie von hier strahlungslos direkt in die Schwingungszustände ($v = 0, 1, 2$ usw.) des Grundzustandes S_0 zurück (UV-Vis-Spektroskopie) (Abb. 11.1).

Bei Molekülen die zur Fluoreszenz fähig sind, verläuft die Rückkehr in den Grundzustand nach einem anderen Mechanismus (Abb. 12.1). Die Elektronen fallen zunächst alle strahlungslos in den Schwingungszustand $v = 0$ des Anregungszustandes S_1. Erst von hier erfolgt Übergang in die verschiedenen Schwingungszustände ($v = 0$, 1, 2 usw.) des Grundzustandes S_0 unter Aussendung von Fluoreszenzlicht (Abb. 12.1). Aus Abb. 12.1 ergibt sich, dass nahezu alle

Spiegelbildliche Anordnung von Anregungsspektrum und Fluoreszenzspektrum

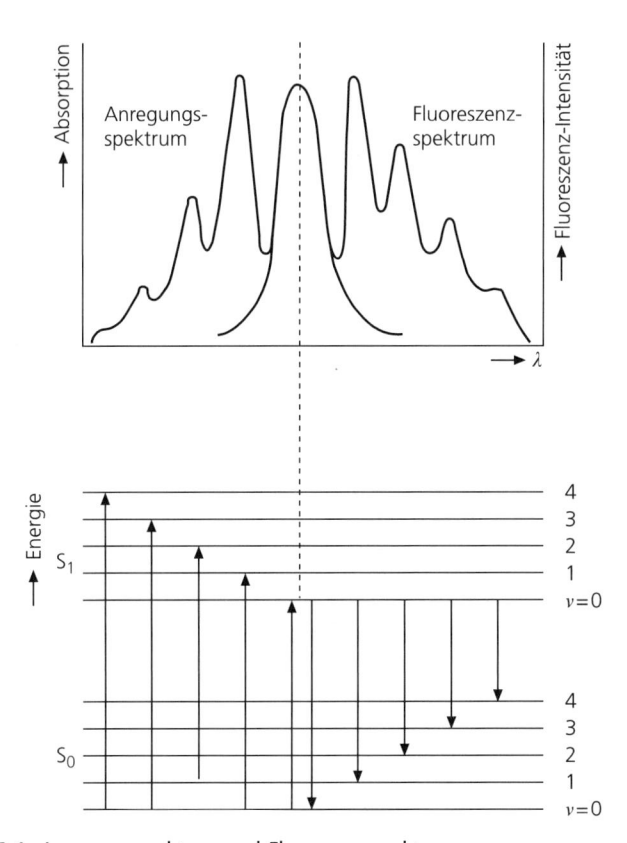

Abb. 12.1 Anregungsspektrum und Fluoreszenzspektrum

Übergänge der Elektronenanregung mehr Energie erfordern, als bei der Fluoreszenz in Form von Strahlungsenergie wieder frei wird (Gesetz von Stokes). Die einzige Ausnahme bildet der Übergang von S_0 ($v = 0$) nach S_1 ($v = 0$), bei welchem die gesamte aufgenommene Lichtenergie wieder als Strahlungsenergie anfällt. Bei der Wellenlänge dieser Strahlung befindet sich die Symmetrieachse zwischen dem Anregungs- und dem Fluoreszenzspektrum (Abb. 12.1).

12.1.2 Fluoreszenzintensität

Die Intensität I_λ des Fluoreszenzlichtes einer Substanzlösung von bestimmter Konzentration bei einer bestimmten Wellenlänge kann durch folgende Beziehung beschrieben werden:

$$I_\lambda \sim \varepsilon \cdot I_0 \cdot Q \cdot K \qquad \text{(Gl. 12.1)}$$

Abhängigkeit der Fluoreszenzintensität

Danach hängt die Fluoreszenzintensität I_λ von folgenden Größen ab:

- Molarer Absorptionskoeffizient ε bei der Anregungswellenlänge (je größer ε, umso mehr Energie wird von den Molekülen absorbiert und kann durch Fluoreszenz wieder emittiert werden).
- Intensität I_0 des Anregungslichtes (je mehr Anregungslicht zur Verfügung steht, umso stärker ist die Fluoreszenz).
- *Fluoreszenzquantenausbeute* — Fluoreszenzquantenausbeute Q, d. h. dem Bruchteil an Anregungslichtenergie, der in Fluoreszenzlicht umgewandelt wird; anders ausgedrückt: vom Quotienten aus der Zahl der emittierten und absorbierten Lichtquanten. Eine Verringerung der Quantenausbeute durch äußere Einflüsse (z. B. das Lösungsmittel) bezeichnet man als **Quenching**.
- Gerätekonstante K.

Einflüsse auf die Intensität der Fluoreszenz

Danach ergibt sich ein besonders starkes Fluoreszenzmaximum, wenn mit hoher Intensität I_0 des Anregungslichtes eine starke Absorptionsbande der Substanz (großes ε) angeregt wird. Bei konstanter Anregungsintensität I_0 ist unter konstanten Messbedingungen die Intensität des Fluoreszenzlichtes der Konzentration der Substanz proportional. Wegen verschiedener unübersichtlicher Einflüsse auf die Quantenausbeute (wie z. B. pH-Wert, Lösungsmittel, Selbstabsorption, Quenching u. a.) sind jedoch Absolutmessungen nicht möglich. Daher werden quantitative fluorimetrische Bestimmungen mithilfe von Vergleichslösungen oder nichtlinearen Kalibrierkurven ausgeführt (Kap. 12.3.3).

12.1.3 Fluoreszenz und Struktur

Die Rückkehr von Elektronen in den Grundzustand läuft nach demjenigen Mechanismus ab, bei dem die Lebensdauer des angeregten Zustandes am kürzesten ist. Dies trifft insbesondere bei starren Molekülen eher für die Fluoreszenz als für eine strahlungslose Energieabgabe zu. Fluoreszenz wird daher häufig bei Stoffgruppen beobachtet, die eine gewisse Starrheit des Molekülbaus aufweisen, wie z. B. (Lit. 3, 5):

Bei welchen Verbindungen ist Fluoreszenz zu erwarten?

- Aromatische Systeme (Abb. 12.2)
- Verbindungen mit konjugierten Doppelbindungen
- Carbonylverbindungen
- Kondensierte Heterocyclen wie Chinolin, Isochinolin, Indol u. a.

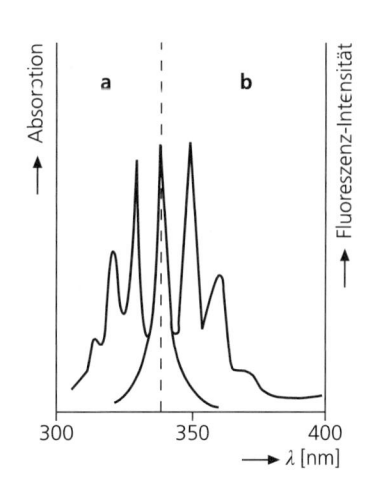

Abb. 12.2 Anregungsspektrum (a) und Fluoreszenzspektrum (b) von Anthracen

Den für die Fluoreszenz eines Moleküls verantwortlichen Teil bezeichnet man als **Fluorophor**. Bei der Fluoreszenzanregung sind $\pi \to \pi^*$-Übergänge gegenüber $n \to \pi^*$-Übergängen bevorzugt. So fluoresziert z. B. Benzol, nicht aber Pyridin. Bei planaren Molekülen tritt häufiger Fluoreszenz auf als bei nicht planaren. Gelegentlich wird die Fluoreszenzfähigkeit durch das Anion beeinflusst: Chininsulfat fluoresziert, Chininchlorid kaum. Bei Phenolen ist die Fluoreszenz abhängig vom pH-Wert der Lösung.

Fluorophor

Die Fähigkeit einer Substanz zur Fluoreszenz kann auch bei ihrer Absorption an festen Oberflächen, durch Chelatbildung, bei tiefen Temperaturen u. a. zunehmen. Arzneistoffe können z. B. fluoreszieren, wenn sie an Zelloberflächen adsorbiert sind. Die Erzeugung von

Zur Fluoreszenz anregbare Verbindungen

Anthracen   Cumarin   Indol

Anthrachinon   Fluorescein (chinoide Form)   Morin-Aluminium-Chelat

Fluoreszenz durch Chelatbildung wird zur fluorimetrischen Bestimmung von Tetracyclinen ausgenützt. In der qualitativen Analyse werden Metallionen wie Al^{3+}, Be^{2+} u. a. aufgrund von fluoreszierenden Chelatkomplexen mit organischen Molekülen (8-Hydroxychinolin, Alizarin, Morin) nachgewiesen. Verbindungen, die nicht fluoreszieren, können mit geeigneten Reagenzien in fluoreszierende Derivate überführt werden (**Fluoreszenzmarkierung**).

Fluoreszenzmarkierung

12.2 Messung der Fluoreszenz

12.2.1 Messgeräte

Aufbau eines Fluorimeters

Messgeräte zur Messung der Fluoreszenz bezeichnet man als **Fluorimeter**. Sie sind aus folgenden Grundelementen aufgebaut (Lit. 3, 5, 8) (Abb. 12.3):

- Lichtquelle
- Anregungs-Monochromator
- Küvette mit der zu messenden Substanz
- Absorptions-Monochromator
- Empfänger zur Messung der Absorption
- Emissions-Monochromator
- Empfänger zur Messung der Emission (Fluoreszenz).

Als **Lichtquellen** werden meist Hochdruck-Gasentladungslampen (Quecksilberdampf-, Xenon- oder Quecksilber-Xenonlampen) verwendet. Die Wellenlänge sollte im Bereich des Absorptionsmaximums der zu bestimmenden Substanz liegen. Ihre Strahlungsintensität muss möglichst konstant gehalten werden, da die Fluoreszenzintensität von

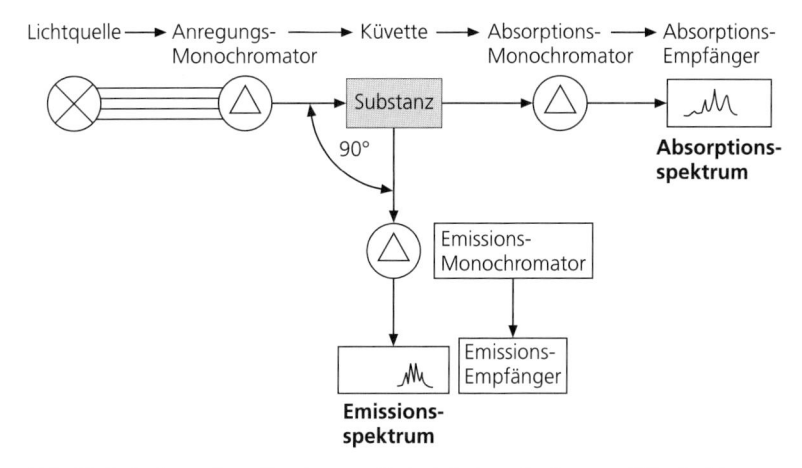

Abb. 12.3 Aufbau eines Fluorimeters (bei einfachen Geräten entfällt die Messung des Absorptionsspektrums)

der Intensität des Anregungslichtes abhängt (Kap. 12.1.2). Durch Erhöhung der Anregungsintensität kann die Empfindlichkeit der Messung gesteigert werden. Man verwendet zur Steigerung der Empfindlichkeit auch Laserstrahlung. Der **Anregungs-Monochromator** gestattet die Anregung der Probe mit monochromatischem Licht. Die Beobachtung der Fluoreszenz erfolgt entweder in der Durchstrahlungsrichtung, meist aber senkrecht zu ihr. Der **Emissions-Monochromator** dient der Analyse des Fluoreszenzlichtes und der Entfernung von Resten des Anregungslichtes (z. B. Streulicht). Häufig werden Spektralfilter verwendet. Als Empfänger verwendet man meist Photomultiplier oder Photodiodenarrays (s. 11.4.1).

12.2.2 Lösungsmittel

Die Fluoreszenzintensität ist – wie bereits erwähnt (Kap. 12.1.2) – stark lösungsmittelabhängig. Auch sind wegen der großen Empfindlichkeit der Fluorimetrie (Kap. 12.3.3) extreme Reinheitsanforderungen an die Lösungsmittel zu stellen. Diese dürfen keine Eigenabsorption und keine Eigenfluoreszenz aufweisen und müssen photostabil sein.

Es werden sowohl unpolare (z. B. Pentan, Cyclohexan, Methylcyclohexan) als auch polare Lösungsmittel (Aceton, Acetonitril, Acetanhydrid, Ethylacetat, Dioxan, Wasser) verwendet. Auch protische Lösungsmittel werden eingesetzt (Ethanol, Isopropanol, Triethanolamin, Wasser, Phosphorsäure, Schwefelsäure). Unpolare Lösungsmittel werden oft bevorzugt, weil Wechselwirkungen der Probe mit polaren Lösungsmitteln zur Bandenverbreiterung führen können. In Säuren und Basen kann die Fluoreszenzintensität pH-abhängig sein.

Häufig ist Entgasung des Lösungsmittels notwendig, da Sauerstoff ein starker Fluoreszenzlöscher ist.

12.2.3 Lumineszenzminderung zur Detektion von Substanzen auf der Dünnschichtplatte

Phosporeszenz und Dünnschichtchromatographie

Zur Auswertung von Dünnschichtchromatogrammen (Kap. 21) mit **Lumineszenzindikator** benutzt man Fluotest-Lampen, die mit Lichtquellen zur Fluoreszenzanregung bzw. Phosphoreszenzanregung bei 365 nm und 254 nm ausgerüstet sind (Emissionswellenlängen des Quecksilbers). Den hier verwendeten Adsorbentien sind Indikatoren zugesetzt, die durch kurzwelliges UV-Licht (ca. 254 nm) zur Lumineszenz (Kap. 12.1) angeregt werden (z. B. Zinksilikat, Zinkcadmiumsulfid, Calciumphosphate, Manganverbindungen, Wolframate u. a. anorganische Leuchtpigmente). Sie werden oft fälschlicherweise als Fluoreszenzindikatoren bezeichnet (Lit. 1). Sind nach der Entwicklung eines Chromatogramms Zonen von Substanzen belegt, die kurzwelliges UV-Licht absorbieren oder die durch Interaktion mit dem Indikator die Quantenausbeute (Kap. 12.1.2) der Lumineszenz mindern (Quenching), so findet Löschung bzw. Minderung der Lumineszenz statt: Dort treten auf der phosphoreszierenden Dünnschichtplatte dunkle Flecken auf, die der zerstörungsfreien Detektion dienen. Die Lumineszenzminderung ist wichtig für die quantitative Auswertung von Dünnschichtchromatogrammen (Kap. 21).

Mechanismus der Lumineszenzlöschung

Das Licht mit der Wellenlänge 365 nm dient zur Anregung der Eigenfluoreszenz getrennter Substanzen auf der Dünnschichtplatte.

12.3 Anwendungen der Fluorimetrie in der Pharmazie

In der pharmazeutischen Analytik wird die Fluorimetrie sowohl zur Identitäts- und Reinheitsprüfung als auch zur Gehaltsbestimmung eingesetzt (Lit. 3). Von großer Bedeutung ist sie in der toxikologischen, biochemischen und klinischen Analytik (Lit. 3, 5, 6, 7). In der Strukturaufklärung unbekannter Substanzen spielt sie nur dann eine Rolle, wenn die Substanz in äußerst geringer Konzentration oder in einer besonderen Matrix vorliegt. So wurde z. B. der karzinogen wirkende Metabolit des Benzpyrens fluorimetrisch identifiziert. Wichtig ist die Fluoreszenz bei Szintillationsdetektoren zur Messung radioaktiver Strahlung (Kap. 17.3.2).

Messung der Fluoreszenz nach Arzneibuch

Zur Messung der Fluoreszenz empfiehlt das Arzneibuch (Ziffer 2.2.21) ein Fluorimeter, bei dem nach Ausfilterung des Anregungslichtes die Emission in einem Winkel von 90° zum eingestrahlten Lichtstrahl gemessen wird. Unter der Bedingung, dass man gleiche Resultate erhält, lässt das Arzneibuch auch andere Fluorimeter zu.

Die Anregung der Fluoreszenz soll mit einer in der Monographie vorgeschriebenen, möglichst monochromatischen Anregungsstrahlung erfolgen.

12.3.1 Identitätsprüfung von Arzneistoffen

Bei der Identitätsprüfung von Arzneistoffen wird oft lediglich die Tatsache dass eine Substanz fluoresziert – ohne genaue Analyse des Fluoreszenzspektrums – als Identitätsnachweis gewertet. Zur Anregung dient dann Tageslicht oder UV-Licht ohne Festlegung der Wellenlänge.

Identitätsprüfungen von Arzneistoffen werden durchgeführt:

- Durch Beobachtung der **Eigenfluoreszenz**, z. B. Chinidinsulfat, Chininsalze – erst nach Zusatz von H_2SO_4. Die Fluoreszenz verschwindet auf Zusatz von HCl; Ethacridinlactat
- Nach einer **chemischen Reaktion**, die zur Fluoreszenz führt
- Auf der **Dünnschichtplatte** durch Beobachtung der Eigenfluoreszenz bei 365 nm oder einer Phosphoreszenzlöschung bei 254 nm (Kap. 12.2.3).

Beispiele für Umsetzungen zur Herbeiführung von Fluoreszenz, einschließlich von Reaktionen auf der Dünnschichtplatte:

Reaktionen zur Herbeiführung von Fluoreszenz

- **Schwefelsäure:** Hydrocortison, Progesteron, Testosteronpropionat, Estradiolbenzoat
- **Molybdänschwefelsäure:** Estradiolbenzoat
- **Coralyn-Reaktion:** Papaverin
- **Reaktion nach Jensen (Chloramin-Trichloressigsäure):** Cardenolide
- **Naturstoff-Reagenz:** Flavonoide u. a.
- **Thiochrom-Reaktion:** Thiaminsalze.

12.3.2 Reinheitsprüfung von Arzneistoffen

Fluorimetrische Reinheitsprüfungen werden in ähnlicher Weise durchgeführt wie Identitätsprüfungen.

Nachweis von Verunreinigungen aufgrund ihrer Eigenfluoreszenz

Prüfung von Verbandmaterialien auf optische Aufheller; medizinische Kohle auf fluoreszierende Substanzen; Dimeticon auf Mineralöle.

Grenzprüfung auf Aluminium

Nach dem Arzneibuch (Ziffer 2.4.17) erfolgt die Grenzprüfung auf Al^{3+} nach Chelatbildung mit 8-Hydroxychinolin bei einer Anregungsstrahlung von 392 nm und einer Fluoreszenzstrahlung von 518 nm (Lit. 11). Geprüft wird z. B. bei $CaCl_2$, KCl, $MgCl_2$, NaCl, Gereinigtem Wasser u. a.

Grenzprüfung von Kohlendioxid auf Gesamtschwefel

Alle Schwefelverbindungen werden bei ca. 1000 °C zu Schwefeldioxid oxidiert, nach Abkühlung in einem Fluoreszenzmessgerät durch eine UV-Anregungsstrahlung von $\lambda = 210$ nm zur Fluoreszenz ($\lambda = 350$ nm) angeregt und in einem Photomultiplier vermessen (Lit. 10).

12.3.3 Gehaltsbestimmung von Arzneistoffen

Wie schon erwähnt (Kap. 12.1.2) wird die Fluoreszenzintensität eines Stoffes durch Lösungsmittel, pH-Wert, Intensität des Anregungslichtes u. a. so stark beeinflusst, dass nur bei sehr niedrigen Konzentrationen eine lineare Beziehung zwischen Konzentration und Fluoreszenz besteht (Lit. 5), wie sie durch das Lambert-Beer'sche Gesetz beschrieben wird (Kap. 10.4). Aus diesem Grunde führt man quantitative fluorimetrische Bestimmungen häufig unter Verwendung von Referenzlösungen oder Kalibrierkurven durch. Fluorimetrische Bestimmungen sind bis in den ppb-Bereich (10^{-9} g · g^{-1}) möglich. Ein Vorteil ist, dass fluoreszierende Substanzen in Gegenwart nicht fluoreszierender Begleitstoffe bestimmt werden können. Daher ist die Fluorimetrie auch zur Mehrkomponentenanalyse geeignet.

Zur quantitativen fluorimetrischen Analyse bestehen folgende Möglichkeiten (Lit. 2, 3, 5):

Methoden der Gehaltsbestimmung durch Fluorimetrie

- Bestimmung einer Substanz aufgrund ihrer Eigenfluoreszenz (**direkte Methode**)
- **Fluoreszenzmarkierung** einer nicht fluoreszierenden Substanz durch Derivatisierung mit einem fluoreszierenden Reagenz (**chemische Methode**)
- Bestimmung einer nicht fluoreszierenden Substanz aufgrund der Fluoreszenz- bzw. Phosphoreszenzlöschung einer lumineszierenden Indikatorsubstanz (**indirekte Methode**).

Fluorimetrische Analyse mit Referenzsubstanzen

Wenn Proportionalität zwischen der Konzentration der Substanz und der Intensität des Fluoreszenzlichtes besteht, kann eine definierte Vergleichslösung zur quantitativen Bestimmung eingesetzt werden (Einpunkt-Kalibrierung). In diesem Falle verhalten sich die unbekannte Konzentration der Probe (c_x) und die Konzentration der Vergleichslösung (c_s) wie die entsprechenden Fluoreszenzintensitäten (I_x, I_s):

$$\frac{c_x}{c_s} = \frac{I_x}{I_s} \qquad \text{(Gl. 12.2)}$$

Die Konzentration der Probe beträgt:

$$c_x = \frac{c_s \cdot I_x}{I_s} \qquad \text{(Gl. 12.3)}$$

Fluorimetrische Analyse mit Kalibrierkurven

Kalibrierkurven werden in üblicher Weise (Kap. 11.4.3) mit Hilfe von Vergleichslösungen der zu bestimmenden Substanz oder mit Lösungen einer anderen fluoreszierenden Substanz hergestellt. Auch kann ein **Fluoreszenzglas** als Vergleich verwendet werden.

Kalibrierung

12.3.4 Analyse von biologischem Material

Wegen ihrer Selektivität und hohen Empfindlichkeit wird die Fluorimetrie häufig zur Analyse von biologischem Material herangezogen (Lit. 3, 6, 7):

- Bestimmung von fluoreszierenden Arzneistoffen oder ihrer Derivate und Metaboliten bei pharmakokinetischen Untersuchungen (z. B. Tetracycline).
- Bestimmung fluoreszierender Giftstoffe in der toxikologischen Analyse (z. B. Lysergsäurediethylamid, Tetrahydrocannabinol).
- In der Vitaminanalytik z. B. zur Bestimmung von Thiamin, Pyridoxin u. a.
- In der biochemischen Analytik z. B. zur Bestimmung von NAD, Flavinnucleotiden, Tryptophan u. a.
- Untersuchung von Proteinen entweder aufgrund der fluorimetrisch zugänglichen Aminosäuren Phenylalanin, Tyrosin oder Tryptophan oder durch Einführung eines physikalisch oder kovalent gebundenen fluoreszierenden Chromophors (Fluorogen). Bestimmung des Aminostickstoffs im Blutplasma, in der Immunologie usw. In der klinischen Chemie zur Bestimmung von Porphyrinen, Catecholaminen u. a., sowie als **Fluoreszenz-Immunoassay** (Lit. 6).
- Analyse von Nucleinsäuren. Die Pyrimidinbasen Uracil, Thymin und Cytosin, sowie die Purinbasen Adenin und Guanin zeigen Fluoreszenz.
- In der Enzymanalytik z. B. zur Bestimmung der proteolytischen Aktivität von Pepsin, Trypsin u. a.

Beispiele für die Untersuchung von biologischem Material

12.3.5 Kopplungen der Fluorimetrie mit chromatographischen Verfahren

In der modernen Analytik spielen Kopplungen der Fluorimetrie mit chromatographischen Trennmethoden eine wichtige Rolle (Lit. 3) (Kap. 21.2):

- Detektion von Substanzen auf der Dünnschichtplatte durch Eigenfluoreszenz oder Phosphoreszenzminderung (Kap. 12.2.3); DC-Platten mit „Fluoreszenzindikator" enthalten einen Phosphoreszenz-Indikator (Lit. 1).
- Detektion und quantitative Bestimmung von Substanzen in der Hochleistungs-Flüssigchromatographie (Kap. 20). Moderne HPLC-Geräte sind mit Fluoreszenzdetektoren ausgerüstet, die zur Anwendung beliebiger Anregungs- und Emissionswellenlängen geeignet sind. In der HPLC spielt auch die Fluoreszenzmarkierung (Derivatisierung) eine wichtige Rolle (Kap. 20.2.7).

Fluoreszenzdektoren in der HPLC

12.4 Lumineszenzmethoden durch andere Anregungsarten

12.4.1 Chemilumineszenz

Erfolgt die Anregung der Moleküle nicht durch UV-Strahlung (Kap. 12.1.1), sondern durch eine chemische Reaktion, so spricht man von **Chemilumineszenz** (Lit. 1, 3). Als **Biolumineszenz** bezeichnet man eine Chemilumineszenz in der Natur (z. B. bei Glühwürmchen). Nach der Methode der Chemilumineszenz werden im Arzneibuch (Ziffer 2.5.26) medizinische Gase (Sauerstoff, Stickstoff, medizinische Luft, Kohlendioxid, Distickstoffmonoxid) auf Verunreinigungen durch Stickstoffmonoxid und Stickstoffdioxid überprüft. Dabei wird zunächst Stickstoffmonoxid durch Ozon in eine angeregte Form von Stickstoffdioxid (NO_2^*) überführt. Dieses fällt unter Aussendung von Chemilumineszenzlicht ($h \cdot v$) in den Grundzustand zurück. Die Lichtintensität wird in einem speziellen Detektionssystem gemessen.

Reinheitsprüfung von medizinischen Gasen auf NO/NO_2 durch Chemilumineszenz

$$NO + O_3 \rightarrow NO_2^* + O_2 + 201 \text{ kJ/mol}$$
$$NO_2^* \rightarrow NO_2 + h \cdot v$$

Im Gas vorhandenes NO_2 wird zunächst zu NO reduziert und über dieses sein Gehalt in gleicher Weise bestimmt.

12.4.2 Röntgenfluoreszenzspektroskopie

Die Fluoreszenzanregung von Elementen mit einer Atommasse von 11 bis 92 erfolgt durch Strahlung einer Röntgenröhre oder radioaktiver Substanzen (Lit. 1, 3). Die Elemente können zerstörungsfrei in Festkörpern (Pulverpresslingen, Pasten und Lösungen) identifiziert und quantitativ bestimmt werden (Arzneibuch, Ziffer 2.2.37, Lit. 9).

Röntgenfluoreszenzspektroskopie im Arzneibuch

Literatur über Fluorimetrie

1) S. Ebel, Fluorimetrie in F. Bracher, P. Heisig, P. Langguth, E. Mutschler, G. Rücker, G. Scriba, G. Seitz, E. Stahl-Biskup, R. Troschütz (Hrsg.): Arzneibuch-Kommentar mit 26. Erg. Lfg. Wiss. Verlagsges., Stuttgart, Govi-Verlag Eschborn (2007)
2) M. Zander: Fluorimetrie. Springer-Verlag, Berlin, Heidelberg, New York (1981)
3) G. Schwedt: Fluorimetrische Analyse. Verlag Chemie, Weinheim (1981)
4) H. Weitkamp in H. Feltkamp, P. Fuchs, H. Sucker: Pharmazeutische Qualitätskontrolle. Georg Thieme-Verlag, Stuttgart (1983)
5) D. A. Skoog, J. J. Leary: Instrumentelle Analytik. Springer-Verlag, Berlin, Heidelberg, New York (1996)
6) W. Rick: Klinische Chemie und Mikroskopie. Springer-Verlag, Berlin, Heidelberg, New York (1990)
7) U. Jaehde, R. Radziwil, S. Mühlebach, W. Schunack, Lehrbuch der klinischen Pharmazie, Wissensch. Verlagsges. Stuttgart (2003)
8) K. Cammann (Hrsg.), Instrumentelle Analytische Chemie, Spektrum Akad. Verlag, Heidelberg (2001)
9) P. Dziemba, Röntgenfluoreszenzspektroskopie in F. Bracher, P. Heisig, P. Langguth, E. Mutschler, G. Rücker, G. Scriba, G. Seitz, E. Stahl-Biskup, R. Troschütz (Hrsg.): Arzneibuch-Kommentar mit 26. Erg. Lfg. Wiss. Verlagsges., Stuttgart, Govi-Verlag Eschborn (2007)
10) H. Müller, Kohlendioxid in F. Bracher, P. Heisig, P. Langguth, E. Mutschler, G. Rücker, G. Scriba, G. Seitz, E. Stahl-Biskup, R. Troschütz (Hrsg.): Arzneibuch-Kommentar mit 26. Erg. Lfg. Wiss. Verlagsges., Stuttgart, Govi-Verlag Eschborn (2007)
11) S. Ebel, Aluminium in F. Bracher, P. Heisig, P. Langguth, E. Mutschler, G. Rücker, G. Scriba, G. Seitz, E. Stahl-Biskup, R. Troschütz (Hrsg.): Arzneibuch-Kommentar mit 26. Erg. Lfg. Wiss. Verlagsges. Stuttgart, Govi-Verlag Eschborn (2007)

13 IR-Spektroskopie, Raman-Spektroskopie

13.1 Prinzip der IR-Spektroskopie

Durch Absorption von Strahlung des infraroten Spektralbereiches (IR-Bereich, NIR-Bereich, IR-B, Tab. 3.1) werden in Molekülen mechanische Schwingungen der Atome angeregt (Kap. 10.1.3). Diese **Molekülschwingungen** können entweder in Richtung der Bindungsachse zweier Atome oder Molekülteile (**Valenzschwingungen**) oder unter Deformation des Bindungswinkels (**Deformationsschwingungen**) erfolgen (Abb. 10.2). Man bezeichnet die Valenzschwingungen auch als **Streckschwingungen**, die Deformationsschwingungen als **Biegeschwingungen**.

Was sind Molekülschwingungen?

Die Molekülschwingungen bestimmter Atomgruppen sind besonders charakteristisch. Daher eignet sich die IR-Spektroskopie insbesondere zur Identifizierung der funktionellen Gruppen eines Moleküls, wie z. B. Hydroxygruppen, Carboxygruppen, Aminogruppen, Doppelbindungen, Dreifachbindungen und Aromaten. Darüber hinaus sind Teile des IR-Spektrums wie ein Fingerabdruck (fingerprint) für das Molekül als Ganzes charakteristisch und zur Identifizierung von Substanzen geeignet. Seltener wird die IR-Spektroskopie in der quantitativen Analyse eingesetzt. In der **Raman-Spektroskopie** werden Molekülschwingungen in Form von Emissionsspektren gemessen (Kap. 13.6).

Anwendungen der IR-Spektroskopie

13.2 Grundlagen der IR-Spektroskopie

13.2.1 Infraroter Bereich des Spektrums der elektromagnetischen Wellen

Definition und Unterteilung des IR-Bereiches

Die Strahlung des IR-Bereiches umfasst im weitesten Sinne Wellenlängen zwischen $\lambda = 0{,}8$ und $500\ \mu m$ (Tab. 3.1) entsprechend Wellenzahlen zwischen $\tilde{\nu} = 12\,500$ und $20\ cm^{-1}$ mit einer Energie zwischen 40 und $0{,}06\ kcal \cdot mol^{-1}$ (ca. 160 bis $0{,}24\ kJ \cdot mol^{-1}$); wie bereits in Kap. 3.3 erwähnt, wird im IR-Bereich nahezu ausschließlich die Wellenzahl $\tilde{\nu}$ verwendet. Aus praktischen Gründen wird der IR-Bereich in drei Teilbereiche gegliedert (Tab. 3.1):

1. **Naher IR-Bereich** (Nahes IR, NIR, IR-A) zwischen $\tilde{\nu} = 12\,550$ und $4000\ cm^{-1}$ (entsprechend 0,8 bis 2,5 µm). Dieser Spektralbereich liegt nahe am sichtbaren Bereich.

2. **Normaler (mittlerer) IR-Bereich** (IR, MIR, IR-B) zwischen $\tilde{v} = 4000$ und $200\ \text{cm}^{-1}$ (entsprechend 2,5 bis 50 μm). Dieser Bereich besitzt die größte Bedeutung.
3. **Ferner IR-Bereich** (Fernes IR, IR-C) zwischen $\tilde{v} = 200$ und $20\ \text{cm}^{-1}$ (entsprechend 50 bis 500 μm). Dieser Spektralbereich ist vom sichtbaren Bereich weiter entfernt. Im fernen IR werden meist keine Molekülschwingungen, sondern Molekülrotationen angeregt (Lit. 1).

Neuerdings wird rechts- und linkspolarisierte IR-Strahlung zur Untersuchung der Stereochemie von Molekülen herangezogen (VOA, Vibrational Optical Activity, Kap. 5).

13.2.2 Molekülschwingungen

Absorbieren organische Moleküle Strahlung des infraroten Bereiches, so werden mechanische Schwingungen der Atome angeregt (**Molekülschwingungen**). Wie schon erwähnt, unterscheidet man Valenzschwingungen durch Dehnung und Stauchung der Bindung zwischen zwei Atomen (Symbol: ν) und Deformationsschwingungen durch Deformation des Bindungswinkels (Symbol: δ, Abb. 10.2).

Zur Beschreibung der Molekülschwingungen werden einfache Modelle herangezogen, wie z. B. eine Spiralfeder, die zwei Kugeln bestimmter Massen miteinander verbindet (Abb. 10.2; 13.1). Die Kugeln entsprechen Atomen oder Molekülteilen, die Spiralfeder der chemischen Bindung. Ein solches schwingungsfähiges System (**Oszillator**) kann harmonische Schwingungen ausführen (**harmonischer Oszillator**). Wie später noch gezeigt wird, reicht jedoch das Modell des harmonischen Oszillators zur Beschreibung der Molekülschwingungen nicht aus. Sie entsprechen eher dem **anharmonischen Oszillator** (s. u. Anharmonischer Oszillator; Gekoppelte Oszillatoren).

Beschreibung von Molekülschwingungen mithilfe des harmonischen Oszillators

Harmonischer Oszillator

Schwingungen des harmonischen Oszillators; Hooke'sches Gesetz

Zur Auslenkung der in Abb. 13.1 dargestellten Masse m_A um den Betrag x bedarf es einer Kraft, die proportional zur Auslenkung zunimmt. Sie steht im Gleichgewicht mit einer rücktreibenden Kraft K (Federspannung), die dem **Hooke'schen Gesetz** gehorcht:

$$K = -k \cdot x \qquad (\text{Gl. 13.1})$$

Der Proportionalitätsfaktor k (Kraftkonstante) ist ein Maß für die Stärke der Feder bzw. der chemischen Bindung. Das Minuszeichen

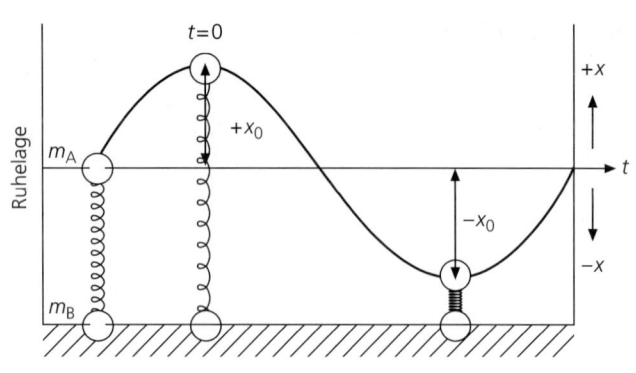

Abb. 13.1 Harmonische Schwingung einer Spiralfeder

Schwingungsgleichung für harmonische Schwingungen

macht deutlich, dass die Auslenkung x der rücktreibenden Kraft K entgegengerichtet ist.

Wenn man die Masse loslässt, so führt sie eine Schwingung aus (Abb. 13.1). Diese kann durch folgende Gleichung beschrieben werden (vgl. Lehrbücher der Physik):

$$x = x_0 \cdot \cos(2\pi \cdot v \cdot t) \tag{Gl. 13.2}$$

x = Auslenkung der Feder zur Zeit t
x_0 = größte Auslenkung der Feder (Amplitude)
v = Schwingungsfrequenz (Zahl der Schwingungen pro Sekunde)

Die **Schwingungsgleichung** besagt: Stellt man die Auslenkung (x) der Feder in Abhängigkeit von der Zeit (t) graphisch dar, so erhält man eine Cosinus-Kurve (Abb. 13.1), beginnend mit $t = 0$. Schwingungen, die einer solchen Gleichung gehorchen, bezeichnet man als **harmonische Schwingungen**, das System als **harmonischen Oszillator**.

Schwingungsfrequenz des harmonischen Oszillators

Der **harmonische Oszillator** ist durch seine Schwingungsfrequenz (Zahl der Schwingungen pro Sekunde) gekennzeichnet. Wichtig ist, durch welche Eigenschaften die Größe dieser Frequenz bestimmt wird. Aus der Schwingungsgleichung der harmonischen Schwingung (s. o.) erhält man folgende Beziehung für die Schwingungsfrequenz v (vgl. Lehrbücher der Physik):

$$v = \frac{1}{2\pi} \cdot \sqrt{\frac{k}{M}} \tag{Gl. 13.3}$$

k = Kraftkonstante (siehe Gl. 13.1)
$M = \dfrac{m_A \cdot m_B}{m_A + m_B}$

M bezeichnet man als die **reduzierte Masse**. Sie ist ein Maß für die Masse der schwingenden Kugeln (m_A, m_B). Im Modell der Abb. 13.1 ist die Masse m_B fest in einer Wand verankert.
Aus der Gleichung 13.3 lassen sich folgende Aussagen ableiten. Die Schwingungsfrequenz des harmonischen Oszillators ist:

- Um so größer, je größer die Kraftkonstante k ist, d. h., je kräftiger die Feder ist
- Um so kleiner, je größer die Massen m_A und m_B der schwingenden Kugeln sind.

Abhängigkeit der Schwingungsfrequenz des harmonischen Oszillators

Lage der IR-Absorptionsbanden

Die Schwingungsfrequenz ν einer Molekülschwingung ist entsprechend einem harmonischen Oszillator um so größer, je fester die Bindung zwischen den schwingenden Atomen und je kleiner die Masse der schwingenden Atome ist. Die zur Anregung einer Molekülschwingung notwendige Energie wird durch Einstrahlung von IR-Licht geliefert. Strahlung welcher Wellenzahlen $\tilde{\nu}$ absorbiert wird, ergibt sich aus dem Energiebedarf der jeweiligen Molekülschwingung. Daher hängt die Lage eines IR-Absorptionsmaximums entsprechend dem Federmodell (Abb. 13.1) von den Eigenschaften der betreffenden Atomgruppe ab: **starke chemische Bindungen und Atome kleiner Masse verursachen im IR-Spektrum Absorptionsmaxima bei großen Wellenzahlen (hohe Energie). Große Massen verursachen IR-Absorptionsmaxima bei kleinen Wellenzahlen (niedrige Energie):**

Abhängigkeit der IR-Banden vom Bau der Atomgruppen

$$\text{Wellenzahl } \tilde{\nu} \text{ der IR-Bande} \sim \sqrt{\frac{\text{Bindungsstärke der schwingenden Bindung}}{\text{reduzierte Masse der schwingenden Atome}}} \quad \text{(Gl. 13.4)}$$

Daraus ergibt sich, dass die Lage des IR-Absorptionsmaximums charakteristisch für den chemischen Bau der schwingenden Gruppe ist und zur Identifizierung funktioneller Gruppen herangezogen werden kann (Kap. 13.4.2).

Anharmonischer Oszillator; Gekoppelte Oszillatoren

Eine schwingende Atomgruppe in einem organischen Molekül (**molekularer Oszillator**) weicht in mehreren Punkten von den Vorstellungen über den harmonischen Oszillator (s. o.) ab. Man kommt zum Modell des **anharmonischen Oszillators** mit folgenden Eigenschaften:

Eigenschaften des anharmonischen Oszillators bezüglich Molekülschwingungen

- Die chemische Bindung ist nur begrenzt dehnbar. Sie reißt, wenn eine bestimmte Dehnung überschritten wird.
- Auch die Stauchung der chemischen Bindung über die Ruhelage

hinaus ist nicht unbegrenzt möglich. Bei sehr kleinen Abständen der Atome wird ihr mehr Widerstand entgegengesetzt, als nach dem Modell des harmonischen Oszillators.

■ Nach der Quantentheorie kann eine schwingungsfähige Atomgruppe nicht jede beliebige Schwingungsfrequenz, sondern nur diskrete Energie- und damit Schwingungszustände einnehmen. Diese Zustände sind durch die Schwingungsquantenzahl $v = 0, 1, 2, 3$ usw. gekennzeichnet (Abb. 11.1), dort ist die Schwingungsquantenzahl mit v bezeichnet).

Schwingungsquantenzahl und Oberschwingungen

Der **Energiebedarf für eine harmonische Molekülschwingung** beträgt nach der Planck'schen Gleichung $E = h \cdot v$. Neben dieser Grundenergie kann ein molekularer Oszillator nur bestimmte Vielfache dieses Betrages aufnehmen; neben der Grundschwingung bestehen deshalb auch **Oberschwingungen**. Zur Beschreibung der Verhältnisse muss in die Energiegleichung des harmonischen Oszillators die Schwingungsquantenzahl $v = 0, 1, 2, 3$ usw. eingeführt werden (Kap. 11.1.2):

$$E = h \cdot v \left(v + \frac{1}{2}\right) \qquad \text{(Gl. 13.5)}$$

Setzt man $v = 0$, so erhält man die **Nullpunktenergie** des Oszillators $E = \frac{1}{2} h \cdot v$. Für $v = 1$ ergibt sich die **Grundschwingung**, für $v = 2$ die **erste Oberschwingung** usw. Oberschwingungen mit höherem Energiebedarf werden hauptsächlich im nahen IR-Bereich (NIR) angeregt (Kap. 13.6). Für den **anharmonischen Oszillator** gilt eine erweiterte Energiegleichung (vgl. Lehrbücher der Physik).

Wie schon erwähnt, führen Moleküle neben Molekülschwingungen gleichzeitig auch **Rotationen** aus. Dies führt dazu, dass sich infolge der Drehung des Moleküls der Atomabstand der schwingenden Atomgruppe noch mehr oder weniger verändern kann, als es bei der reinen Schwingung der Fall wäre. Man bezeichnet ein solches Molekül als einen **rotierenden Oszillator**. Jedem **Schwingungsniveau** sind zusätzlich noch **Rotationsniveaus** ($I = 1, 2, 3$ usw. Abb. 11.1) überlagert. Die den Rotationsniveaus entsprechenden Linien werden normalerweise nicht mehr aufgelöst. Man misst deshalb auch in der IR-Spektroskopie Bandenspektren (**Rotations-Schwingungsspektren**) (Kap. 10.2).

Rotations-Schwingungsspektren

In Molekülen liegen fast immer mehrere schwingungsfähige Gruppen vor, die nicht isoliert betrachtet werden können, da sie durch ebenfalls schwingungsfähige chemische Bindungen verbunden sind. Daher beeinflusst die Schwingung der einen funktionellen Gruppe eines Moleküls die Schwingungen anderer Gruppen und umgekehrt (**gekoppelte Oszillatoren**).

Ein Beispiel für ein System gekoppelter Oszillatoren bildet die Schwingung der CO-Gruppe des Phenazons (Abb. 13.2). Versucht man, die der CO-Bindung entsprechende Feder zu dehnen und in Schwingung zu versetzen, dann führen auch die anderen Federn Schwingungen aus, welche ihrerseits die Schwingung der CO-Gruppe beeinflussen.

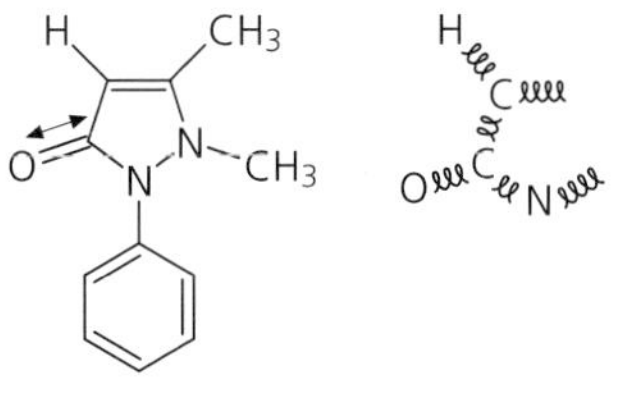

Abb. 13.2 Gekoppelte Oszillatoren

Die Kopplung einer Molekülschwingung mit einer anderen hat eine Verschiebung des für die betreffende Atomgruppe charakteristischen Absorptionsmaximums zu größeren oder kleineren Wellenzahlen zur Folge. Dies ist für die praktische IR-Spektroskopie von zweierlei Bedeutung:

Kopplung von Molekülschwingungen

1. Die Wellenzahl $\tilde{\nu}$ eines IR-Absorptionsmaximums ist für eine Atomgruppe umso charakteristischer, je weniger die Schwingung mit Schwingungen anderer Gruppen koppelt.
2. Umgekehrt können aus der Verschiebung des Absorptionsmaximums Schlüsse auf Kopplungen der Molekülschwingung und damit auf die Umgebung der schwingenden Gruppe gezogen werden.

Absorption von IR-Strahlung

Wie UV-Vis-Licht, so wird auch IR-Strahlung nur dann von Molekülen absorbiert, wenn das elektrische Wechselfeld des Lichtes mit einer als Dipol vorliegenden Atomgruppe in Wechselwirkung treten kann. Dies ist der Fall, wenn das Dipolmoment in den verschiedenen Schwingungszuständen der Atomgruppe unterschiedlich groß ist. Solche Schwingungen bezeichnet man als **IR-aktiv**. Andererseits findet in Molekülen mit einem Symmetriezentrum bei allen Schwingungen symmetrisch zum Symmetriezentrum keine Änderung des Dipolmoments statt. Diese Schwingungen sind **IR-inaktiv**.

Voraussetzung für die IR-Absorption. IR-aktive Schwingungen

Wie später gezeigt wird (Kap. 13.7), können IR-inaktive Schwingungen in der **Raman-Spektroskopie** angeregt werden, sie sind **Raman-aktiv**. Da die meisten funktionellen Gruppen kein Symmetriezentrum besitzen, liefert das IR-Spektrum meist mehr Informationen als das Raman-Spektrum. Jedoch ergänzen sich IR- und Raman-Spektren.

IR-inaktive Schwingungen. Raman-Spektroskopie

Normalschwingungen

Zahl der Freiheitsgrade eines Moleküls

Die Anzahl der Schwingungsmöglichkeiten eines Moleküls wird durch die Zahl N seiner Atome bestimmt: Jedes Atom kann Bewegungen in den 3 Richtungen des Raumes ausführen, es besitzt 3 **Freiheitsgrade**. Für das Gesamtmolekül ergeben sich daher insgesamt $3\,N$ Bewegungsfreiheitsgrade. Von diesen Bewegungsmöglichkeiten führen aber 6 nicht zu Molekülschwingungen. Bei drei davon bewegen sich nämlich alle Atome in dieselbe Richtung des Raumes, d. h. das Gesamtmolekül bewegt sich. Drei weitere Bewegungen führen zu Rotationen des Moleküls, nämlich dann, wenn sich alle Atome auf einer gleichgerichteten Kreisbahn bewegen (Abb. 13.3a). Daher beträgt die Zahl Z der eigentlichen Schwingungsmöglichkeiten eines Moleküls:

$$Z = 3\,N - 6 \tag{Gl. 13.6}$$

Man bezeichnet die daraus resultierenden Schwingungen als **Normalschwingungen**.

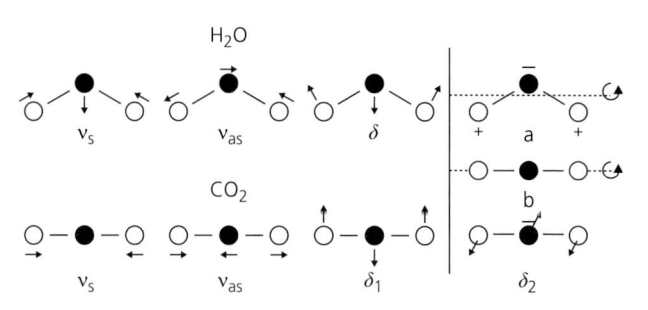

Abb. 13.3 Normalschwingungen von Wasser und Kohlendioxid

Zahl der Normalschwingungen des Wassermoleküls

Für das gewinkelte Wassermolekül mit 3 Atomen errechnen sich $Z = 3 \cdot 3 - 6 = 3$ Normalschwingungen, die im gasförmigen Zustand im IR-Spektrum auch zu beobachten sind: die symmetrische und antisymmetrische Valenzschwingung bei $v_s = 3657$ und $v_{as} = 3756\,\text{cm}^{-1}$ und die Deformationsschwingung bei $\delta = 1995\,\text{cm}^{-1}$ (Abb. 13.3).

Bei gestreckten (linearen) Molekülen fällt die Rotationsmöglichkeit um die Molekülachse weg, weil dabei weder die Atome noch ihr Massenschwerpunkt eine Bewegung ausführen (Abb. 13.3b). Daher sind hier nicht drei, sondern nur zwei Rotationen abzuziehen. Die Gesamtzahl der Normalschwingungen beträgt:

$$Z = 3\,N - 5 \tag{Gl. 13.7}$$

Normalschwingungen des Kohlendioxidmoleküls

Danach sollte das lineare CO_2-Molekül $Z = 3 \cdot 3 - 5 = 4$ Normalschwingungen besitzen (Abb. 13.3). Von diesen ist die symmetrische Valenzschwingung v_s IR-inaktiv, weil keine Änderung des Dipolmoments eintritt (s. o. unter Absorption von IR-Strahlung). Die asymmetrische Valenzschwingung liegt bei $\nu_{as} = 2349$ cm^{-1}. Die beiden Deformationsschwingungen δ_1 und δ_2 sind identisch, nur die Schwingungsrichtung ist unterschiedlich: bei δ_1 liegt sie in der Papierebene, bei δ_2 senkrecht zu ihr. Beide Schwingungen zeigen daher die gleiche Wellenzahl $\tilde{\nu}$ bei 667 cm^{-1}. Man bezeichnet solche Schwingungen als **entartet**.

Entartete Schwingungen

Das IR-Spektrum einer Substanz besteht jedoch nicht nur aus den Banden der Normalschwingungen. Es treten zusätzlich eine Vielzahl von gekoppelten Schwingungen sowie Ober- und Kombinationsschwingungen auf.

13.3 Praktische IR-Spektroskopie

Da in organischen Molekülen nahezu alle Schwingungen gekoppelt sind (Kap. 13.2.2), ist es nur in Ausnahmefällen möglich, die Schwingungsfrequenz einer Atomgruppe und damit die Lage des Absorptionsmaximums exakt zu berechnen. Die Absorptionsmaxima funktioneller Gruppen wurden stattdessen empirisch ermittelt und in Tabellen zusammengefasst (Tab. 13.4). Mit ihrer Hilfe können empirisch funktionelle Gruppen unbekannter Substanzen aus dem IR-Spektrum ermittelt werden (Lit. 1 bis 7, 30, 32).

13.3.1 IR-Spektrum

Im IR-Spektrum (z. B. Abb. 13.4) wird meist nicht wie im UV-Vis-Spektrum die Absorption A (Kap. 10.3), sondern meist die Transmission T (Durchlässigkeit D; transmittance) in aufsteigender Richtung registriert. Daher zeigen IR-Spektren gegenüber UV-Spektren ein umgekehrtes Bild: Bereiche großer Absorption, d. h. geringer Durchlässigkeit für IR-Strahlung schlagen nach unten aus. In Gebrauch sind auch IR-Spektrometer, welche die prozentuale Absorption oder die Absorption A registrieren.

Auftragung der Transmission gegen die Wellenzahl im IR-Spektrum

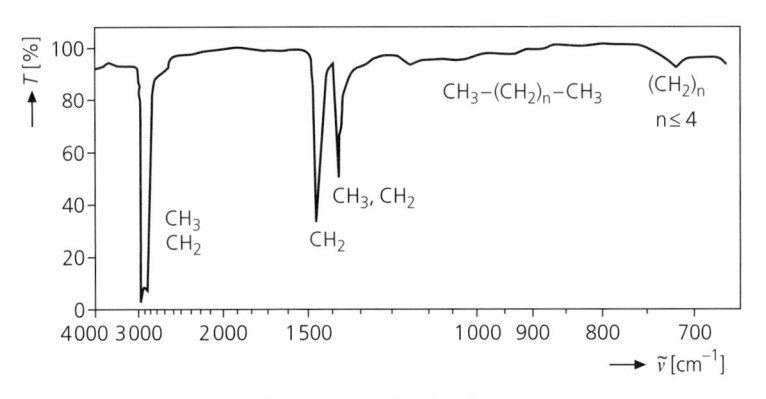

Abb. 13.4 IR-Spektrum von flüssigem Paraffin (Film)

Beschreibung der Intensität von IR-Banden

Man beschreibt die Lage von IR-Banden meist durch die Wellenzahl $\tilde{\nu}$ [cm^{-1}] (Tab. 3.1), seltener durch die Wellenlänge λ [μm]. Die Intensität der IR-Banden wird oft durch die Zusätze s für stark, m für mittel und w für schwach (weak) gekennzeichnet (Tab. 13.2, 13.3, 13.4). So liegen z. B. im IR-Spektrum des Paraffins (Abb. 13.4) folgende Banden vor: $\tilde{\nu}$ = 2900 (s); 1470 (m); 1380 (m); 725 (w) cm^{-1}. Sie entsprechen den CH$_3$- und CH$_2$-Gruppen der Substanz.

13.3.2 IR-Spektrometer

Spezifischer Aufbau von IR-Spektrometern

Für IR-Licht durchlässiges Material

Abweichend vom grundsätzlichen Aufbau eines Absorptionsspektrometers (Kap. 10.5, Abb. 10.5) sind mehrere Elemente des IR-Spektrometers (Abb. 13.5) den speziellen Erfordernissen des IR-Bereiches angepasst. Da Glas (auch Quarzglas) für normale IR-Strahlung undurchlässig ist, schneidet man die lichtdurchlässigen Teile aus Kristallen von Kochsalz, Kaliumbromid, Lithiumfluorid oder anderen Materialien. Wegen der Empfindlichkeit dieser Stoffe gegen Feuchtigkeit sind besondere Vorkehrungen zum Ausschluss von Wasser, auch in den Substanzproben, notwendig. Moderne Geräte arbeiten fast ausschließlich nach der FTIR-Technik (Kap. 13.3.3, Lit. 34).

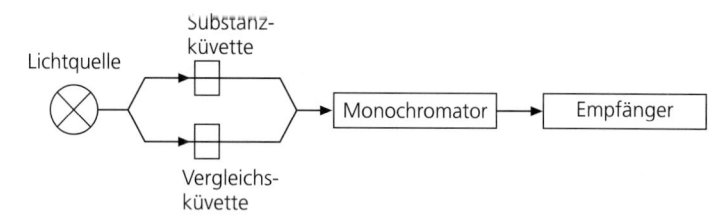

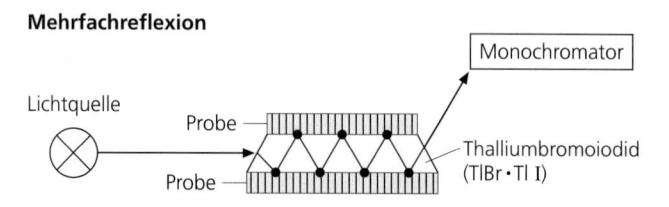

Abb. 13.5 Spektrometer. Aufnahme von IR-Spektren durch Mehrfachreflexion

Der Nernst-Stift als Lichtquelle

Lichtquelle. Als Lichtquelle wird der **Nernst-Stift** verwendet, ein Stab aus keramischem Material (Zirkonoxid mit Oxiden seltener Erden), der elektrisch auf etwa 1600 °C aufgeheizt wird und einen hohen Anteil an IR-Strahlung liefert. Eine andere Möglichkeit bietet der **Globar** aus Siliciumcarbid.

Küvetten. IR-Spektren von Gasen, Flüssigkeiten oder Lösungen werden mit Hilfe von Küvetten gemessen (Abb. 13.6). Außer der **Substanzküvette** wird eine **Vergleichsküvette** verwendet, in der sich das verwendete Lösungsmittel befindet. Das IR-Licht wird durch Spiegel in zwei Strahlen aufgeteilt, von welchen einer durch die Substanzküvette (Messstrahl), der andere durch die Vergleichsküvette (Vergleichsstrahl) läuft (Abb. 13.5).

Monochromator. Der Monochromator (ein Prisma bzw. Gitter), befindet sich meist hinter den Küvetten (Abb. 13.5). Ein Drehspiegel (Sektorspiegel) bringt durch Drehung abwechselnd den Messstrahl und den Vergleichsstrahl zur spektralen Zerlegung auf den Monochromator. Die Zerlegung des polychromatischen Lichtes erfolgt also erst nach dem Durchgang durch die Probe.

Empfänger. Da IR-Strahlung auch eine Wärmestrahlung ist, wird als Empfänger ein Thermoelement verwendet. Dort wird abwechselnd die Intensität des monochromatischen Messstrahls (I) und des monochromatischen Vergleichsstrahls (I_0) gemessen. Der Vergleichsstrahl wird dann durch eine Kammblende soweit abgeschwächt, bis er die gleiche Intensität besitzt, wie der (schwächere) Messstrahl. Die Bewegung der Kammblende wird auf den Schreiber übertragen und als IR-Spektrum registriert.

Das Thermoelement als Empfänger im IR-Spektrometer

13.3.3 Messung von IR-Spektren

Aufnahmetechnik

Der Substanzbedarf zur Aufnahme eines IR-Spektrums liegt je nach Aufnahmetechnik zwischen 1 und 15 mg. IR-Spektren können unter folgenden Bedingungen gemessen werden:

- In der Gasphase
- In flüssiger Phase als **dünner Film** zwischen zwei Kochsalz-Scheiben (z. B. Abb. 13.4)
- In Lösung (z. B. CCl_4, $CHCl_3$, CS_2) (z. B. Abb. 13.11)
- In geschmolzenem Zustand zwischen zwei Kochsalz-Scheiben
- In festem Zustand als Suspension (**Paste**) in flüssigem Paraffin (Nujol)
- In festem Zustand im Gemisch mit KBr oder KCl zu einer „Tablette" gepresst (**Pressling**) (z. B. Abb. 13.12, 13.13)

Messbedingungen bei IR-Messungen

Aufnahme der IR-Spektren von Gasen. Hierzu ist eine Gasküvette mit NaCl-Fenstern notwendig. Die Schichtdicken betragen bis zu 10 cm

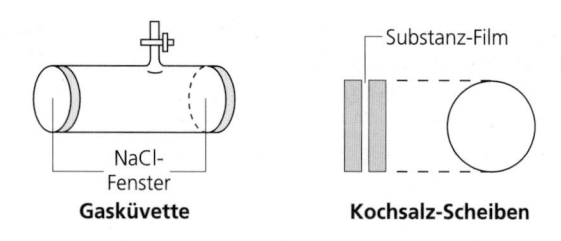

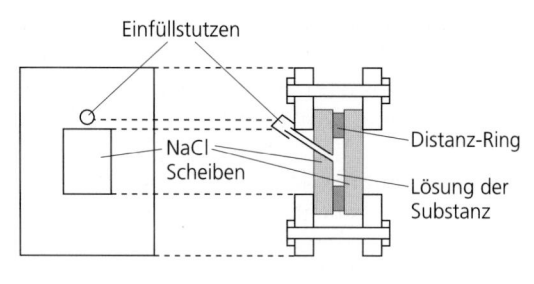

Abb. 13.6 Küvetten zur Messung der IR-Spektren von Gasen, Flüssigkeiten und Lösungen

(Abb. 13.6). Das Arzneibuch lässt Distickstoffmonoxid durch das IR-Spektrum identifizieren.

IR-Spektren als Film zwischen Kochsalz-Scheiben

Aufnahme der IR-Spektren von flüssigen Substanzen als dünner Film. Die Substanz wird auf eine Scheibe aus Kochsalz getropft. Durch Auflegen einer zweiten Kochsalz-Scheibe entsteht ein dünner Film, der in den Strahlengang des Spektrometers gebracht wird (Abb. 13.6).

Lösungsmittel zur Aufnahme von IR-Spektren

Aufnahme in Lösung. Als Lösungsmittel werden meist CCl_4, $CHCl_3$ und CS_2 benutzt. Die Lösungen sollen eine Konzentration von etwa 1 bis 10 % besitzen (z. B. 10 mg Substanz in 0,2 ml CCl_4). Man benutzt Flüssigkeitsküvetten (Abb. 13.6) mit einer Schichtdicke von etwa 0,1 bis 1 mm (Distanz-Ring). In den Vergleichsstrahlengang wird eine Küvette der gleichen Schichtdicke mit dem Lösungsmittel gebracht. Es ist zu beachten, dass auch das Lösungsmittel eine IR-Absorption (**Eigenabsorption**) besitzt. Störungen können z. B. in den folgenden Bereichen eintreten: CCl_4: 1560–1550; 820–700 cm^{-1}; $CHCl_3$: 3030–2990; 1260–1180; 940–920; 860–700 cm^{-1}. CS_2: 2400–2200; 1600–1400 cm^{-1}. Wässrige Lösungen können in Calciumfluorid-Küvetten vermessen werden.

Eigenabsorption von Lösungsmitteln

Aufnahme im geschmolzenen Zustand. In Sonderfällen kann die geschmolzene Substanz zwischen Kochsalzscheiben vermessen werden.

Aufnahme als Paste in flüssigem Paraffin. Schwerlösliche Substanzen werden durch Verreiben mit flüssigem Paraffin (Nujol) fein verteilt (ca. 2 mg Substanz in einem Tropfen Paraffin). Die Messung des IR-Spektrums dieser Suspension erfolgt wie bei Flüssigkeiten zwischen Kochsalz-Scheiben. Bei dieser Aufnahmetechnik stören die IR-Banden der Kohlenwasserstoffketten des Paraffins bei ca. 2900, 1460, 1380 und 725 cm^{-1} (Abb. 13.4). Sollen CH-Schwingungen identifiziert werden, so kann Hexachlor- oder Hexafluorbutadien als Suspensionsphase verwendet werden.

Eigenabsorption von Paraffinöl

Aufnahme in festem Zustand als Pressling mit KBr oder KCl, Halogenid-Pressling. 1 bis 2 mg Substanz werden mit ca. 130 bis 200 mg KBr fein verrieben und in einer speziellen Presse zu einem Pressling („Tablette") gepresst (Durchmesser ca. 13 mm; Dicke ca. 1 mm), der in den Strahlengang gebracht wird. Da KBr bzw. KCl nicht absorbieren, erhält man nur das IR-Spektrum der Probe. Nach Arzneibuch muss ein brauchbarer Pressling einheitlich aussehen und die Transmission muss bei 2000 cm^{-1} ohne Kompensation mehr als 75 % betragen, falls dort nicht eine Substanzbande vorliegt. KCl wird verwendet, wenn z. B. bei der Messung von Chloriden ein Halogenaustausch mit KBr befürchtet wird was aber keinen Einfluss auf das Spektrum haben dürfte.

Herstellung und Eigenschaften des KBr-Presslings

Aufnahme von IR-Spektren durch Mehrfachreflexion

Diese Aufnahmetechnik (attenuated total reflexion, abgeschwächte Totalreflexion; **ATR-Technik**, oft auch als **MIR-Technik** bezeichnet: multiple internal reflectance) wird bei Materialien eingesetzt, bei welchen eine normale Absorptionsmessung schwierig ist, z. B. bei viskosen Substanzen, Kunststoffen, Fasern, Lackschichten, Salben usw. (Lit. 9a). Die Probe befindet sich als Schicht meist oben und unten auf einer Scheibe mit einem trapezförmigen Querschnitt aus einem optisch dichteren Medium (Abb. 13.5) z. B. Thalliumbromidiodid, Germanium, Silberchlorid, Zinkselenid. Durch dieses Medium wird der Messstrahl so eingestrahlt, dass er an der unteren Probe als optisch dünnerem Medium, durch Totalreflexion reflektiert wird (Abb. 13.5; vgl. Kap. 4, Refraktometrie).

ATR-Technik bei viskosen Substanzen, Salben, Kunststoffen usw.

Der Strahl läuft erneut durch die optisch dichtere Scheibe, wird an ihrer Oberseite an der Probe erneut total reflektiert und der Vorgang wiederholt sich mehrmals. Bei jeder Totalreflexion an der Grenze zur Probe dringt der Messstrahl ein wenig in die Probe ein und es kommt dort zur Lichtabsorption. Durch die zahlreichen Reflexionen wird die effektive Schichtdicke stark vergrößert, sodass ein auswertbares Spektrum gemessen wird.

Als optisch dichteres Medium wird nach dem Arzneibuch (Ziffer 2.2.24) z. B. Thalliumbromidiodid verwendet, ein Mischkristall aus 42 % TlBr und 58 % TlI. Wegen ihrer Unlöslichkeit in Wasser kann diese Substanz für wässrige Lösungen und wegen des Durchlässigkeitsbereiches auch im langwelligen IR (bis ca. 250 cm^{-1}) eingesetzt werden. Thalliumbromidiodid ist giftig. Daher sind bei der Verarbeitung Handschuhe zu tragen und Abfälle sorgfältig zu entfernen. Die Substanz wird entweder direkt auf die Thalliumbromidiodid-Platte gebracht oder zunächst in einem Lösungsmittel gelöst und die Lösung aufgebracht und eingedampft. Das Arzneibuch schreibt z. B. die Messung durch Mehrfachreflexion zur Prüfung von Silicon-Elastomer für Verschlüsse und Schläuche vor (Ziffer 3.1.9).

Mikrotechniken zur Aufnahme von IR-Spektren

In **Mikroküvetten** sind Lösungen von wenigen Mikrolitern messbar, z. B. gelöste Fraktionen aus der Gaschromatographie (Kap. 19) oder Extrakte aus Dünnschichtchromatogrammen (Kap. 21). Spezielle Presswerkzeuge ermöglichen die Herstellung von **Mikropresslingen**. Mithilfe einer Mikrogasküvette und eines schnell registrierenden Spektrometers können aus dem Gaschromatographen austretende Fraktionen direkt gemessen werden (**GC/IR-Kopplung**).

GC/IR-Kopplung

Fourier-Transformations-Infrarotspektroskopie

In der Fourier-Transformations-Infrarotspektroskopie (FTIR-Spektroskopie, Lit. 2, 9a, 29) wird nicht wie üblich nahezu monochromatische IR-Strahlung aus einem Monochromator in die Küvette eingestrahlt und jeweils die Absorption gemessen (s. o. unter Aufnahmetechnik). Vielmehr wird die Strahlung des gesamten IR-Bereiches gleichzeitig in die Probe eingestrahlt. Es erfolgt gleichzeitige Absorption bei allen für die Probe charakteristischen Wellenzahlen. Allerdings wird im FTIR-Spektrometer die Intensität des die Probe verlassenden nicht absorbierten IR-Lichtes nicht wie im konventionellen IR-Spektrometer als Funktion der Wellenzahl, der Wellenlänge oder der Frequenz gemessen (**Frequenzdomäne**). Vielmehr erfolgt die Registrierung in der **Zeitdomäne**, d. h. die aus der Probe austretende Lichtintensität wird als Funktion der Zeit registriert. Das so erhaltene Intensität/Zeit-Diagramm bezeichnet man als **Interferogramm** (Abb. 13.8, B). Nach Beendigung der Messung wird das Interferogramm durch eine Rechenoperation in ein normales Spektrum zurückverwandelt. Die Umwandlung der Frequenzdomäne in eine Zeitdomäne während der Messung wird als **Modulation** bezeichnet. Sie wird durch ein **Michelson-Interferometer** vorgenommen, welches zwischen Lichtquelle und Probe angeordnet ist (Abb. 13.7). Die Rückverwandlung in die Frequenzdomäne, d. h. in ein normales IR-Spektrum nach Durchgang durch die Probe erfolgt durch eine mathematische Operation mit Hilfe eines Rechners, die **Fourier-Transformation (FT)**. Vorteile der FTIR-Spektroskopie sind:

Registrierung des Interferogramms

Modulation und Fourier-Transformation

- Eine wesentlich höhere Empfindlichkeit und damit die Möglichkeit der Messung kleinerer Probemengen, da die gesamte Leistung der Lichtquelle ausgenützt wird, nicht nur die Intensität für jeweils nur eine Wellenzahl.
- Sehr kurze Messzeiten, da das gesamte IR-Spektrum auf einmal aufgenommen wird und die Rechenoperationen schnell durchgeführt werden.
- Eine hohe Präzision der Wellenzahl-Registrierung durch interne Kalibriermöglichkeiten z. B. mit Hilfe eines Helium-Neon-Lasers. Die Nulldurchgänge des Interferogramms sind genau definiert und dienen der automatischen Wellenzahlkalibrierung (Präzision $\pm\ 0{,}01\ cm^{-1}$).
- Kompensation für Wasserdampf und Kohlendioxid aus der Luft.

Vorteile der FTIR-Spektroskopie

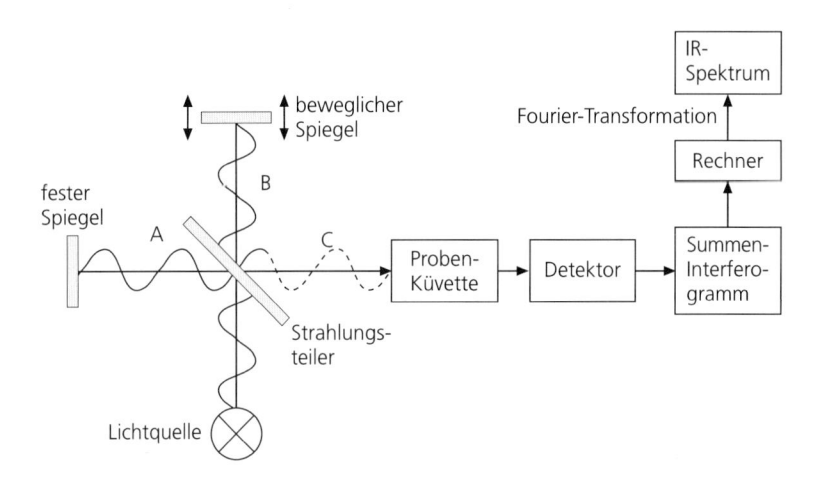

Abb. 13.7 FTIR-Spektrometer mit Michelson-Interferometer

Michelson-Interferometer. Das Interferometer wurde von dem amerikanischen Physiker A.A. Michelson für Zwecke der Astrophysik entwickelt. Die Charakterisierung einer Lichtstrahlung erfolgt dabei nicht durch eine Wellenlängenskala (oder Frequenzskala), sondern durch eine Zeitskala. Die von der Lichtquelle (z. B. einem Nernst-Stift) ausgehende IR-Strahlung wird zunächst durch einen Strahlungsteiler in zwei gleich intensive Strahlen (A, B) geteilt (Abb. 13.7):

Funktion des Interferometers

1. Eine Hälfte des Strahles (A) wird durch den Strahlungsteiler (Spiegel) rechtwinklig auf einen zweiten festen Spiegel reflektiert.
2. Die andere Hälfte (B) durchstrahlt den Strahlungsteiler, fällt auf einen beweglichen Spiegel und wird dort ebenfalls reflektiert.

Beide Hälften (A, B) des Lichtstrahls vereinigen sich nach ihrer Reflexion wieder, überlagern sich und interferieren zum Strahl C. Wie sie interferieren, hängt von ihrer Phasendifferenz ab, d. h. von der Stellung des beweglichen Spiegels im Augenblick der Reflexion. Dafür gibt es für die Strahlung jeder Wellenlänge zwei Grenzsituationen:

Entstehung eines Interferogramms

- Ist der optische Weg vom Strahlteiler zu beiden Spiegeln gleich lang (Phasendifferenz Null) oder beträgt die Phasendifferenz 1λ, 2λ usw., so kommt es zur Addition der beiden Wellen A und B mit maximaler Intensität (man bezeichnet dies als **konstruktive Interferenz**).
- Beträgt die Phasendifferenz zwischen A und B $\pm \lambda/2$ oder ein ungerades Vielfaches davon, so kommt es zur Löschung der Lichtintensität (**destruktive Interferenz**).
- Bei kontinuierlicher Hin- und Herbewegung des Spiegels wechselt die Lichtintensität in Abhängigkeit von der Stellung des Spiegels.

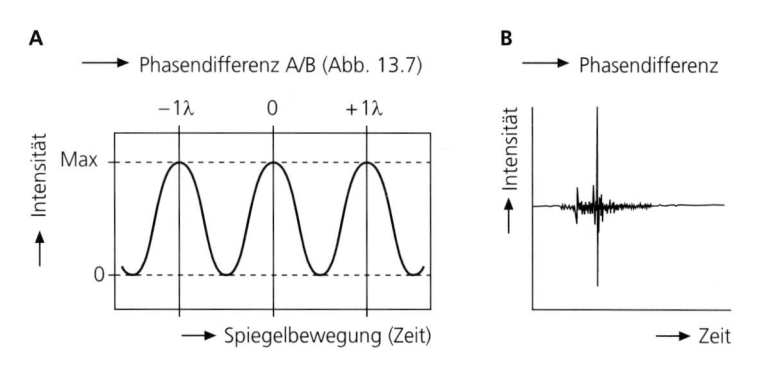

Abb. 13.8 Interferogramme
A   Interferogramm für IR-Strahlung einer Wellenlänge ohne Absorption
B   Beispiel eines Interferogramms für alle Wellenlängen nach IR-Absorption (nach Lit. 2)

Was bedeutet Zeitdomäne?

In Abb. 13.8 (Diagramm A) ist das so erhaltene Interferogramm für Licht **einer** Wellenlänge dargestellt. In Abhängigkeit von der Bewegungszeit des Spiegels (d. h. von der Phasendifferenz zwischen beiden Strahlen, bzw. von der Zeit) schwankt die Intensität zwischen dem Maximum und Null. Eine bestimmte Wellenlänge λ entspricht einer bestimmten Zeit auf der Skala der Spiegelbewegung. Die Wellenlänge kann daher durch diesen Zeitabschnitt charakterisiert werden (Zeitdomäne). Im FTIR-Spektrometer betreffen die Änderungen aber nicht nur eine Welle, sondern alle Wellen des IR-Strahlenspektrums und führen durch Überlagerung zu einem komplizierten **Summen-Interferogramm** für alle eingestrahlten Frequenzen (Abb. 13.8, Diagramm B).

Detektion, Fourier-Transformation. Beim Durchgang der gesamten IR-Strahlung durch die Probe werden alle für die Substanz charakteristischen Wellenzahlen teilweise oder ganz absorbiert. Das Interferogramm ändert daher in Abhängigkeit von der Zeit der Spiegelbewegung (Zeitdomäne) sein Aussehen und wird komplizierter, weil es die Summe mehr oder weniger unvollständiger Wellenbilder darstellt, die durch IR-Absorption entstanden sind (Abb. 13.8, Diagramm B). Das Summen-Interferogramm wird am Detektor registriert und im Rechner durch **Fourier-Transformation** in das normale IR-Spektrum überführt (zur Fourier-Transformation s. Lit. 22). Als Detektoren werden keine Thermoelemente, sondern schnell reagierende pyroelektrische Detektoren oder Halbleiter-Photoelemente verwendet.

Anwendungen der FTIR-Spektroskopie. Bei neuen Geräten wird die FTIR-Technik fast ausschließlich routinemäßig eingesetzt. Anwendungen sind:

- Messung von sehr geringen Probenmengen, z. B. zur Identitätsprüfung von Arzneistoffen und in der Bioanalytik (Lit. 31)
- Gasanalyse
- Untersuchung stark absorbierender Proben
- Untersuchung von Proben mit schwachen Absorptionsbanden
- Kopplung mit chromatographischen Trennverfahren (insbesondere der DC, HPTLC und GC, Lit. 2).

Anwendungen der FTIR-Spektroskopie

13.3.4 Charakterisierung der Molekülschwingungen

Es wurde schon erwähnt, dass die Molekülschwingungen in zwei Gruppen unterteilt werden können (Abb. 10.2, 13.9):

Arten von Molekülschwingungen

1. Valenzschwingungen (in Richtung der Bindungsachse)
2. Deformationsschwingungen (Deformation des Bindungswinkels).

Schwingungen, die unter Erhaltung der Symmetrie ablaufen, bezeichnet man als symmetrische (Symbol s), die anderen als antisymmetrische Schwingungen (Symbol as). Man unterscheidet also **symmetrische** und **antisymmetrische Valenzschwingungen** (v_s, v_{as}) und **symmetrische** und **antisymmetrische** Deformationsschwingungen (δ_s, δ_{as}) (Abb. 13.3).

Zur Anregung von Valenzschwingungen sind größere Energiebeträge notwendig als zur Anregung von Deformationsschwingungen (siehe Kap. 13.2.2). Daher treten im IR-Spektrum oberhalb von ca. $\tilde{v} = 1500$ cm^{-1} vorwiegend Valenzschwingungen, bei kleineren Wellenzahlen vorwiegend Deformationsschwingungen auf (Abb. 13.9). Eine Ausnahme bildet die NH-Deformationsschwingung, die oberhalb von 1500 cm^{-1} liegt. Bei den Valenzschwingungen sind die folgenden Bereiche zu unterscheiden (Abb. 13.9):

Vorkommen der Valenzschwingungen und Deformationsschwingungen

- Valenzschwingungen, an welchen Wasserstoffatome beteiligt sind (OH-, NH-, CH-Valenzschwingungen) liegen zwischen ca. 4000 und 2800 cm^{-1}.

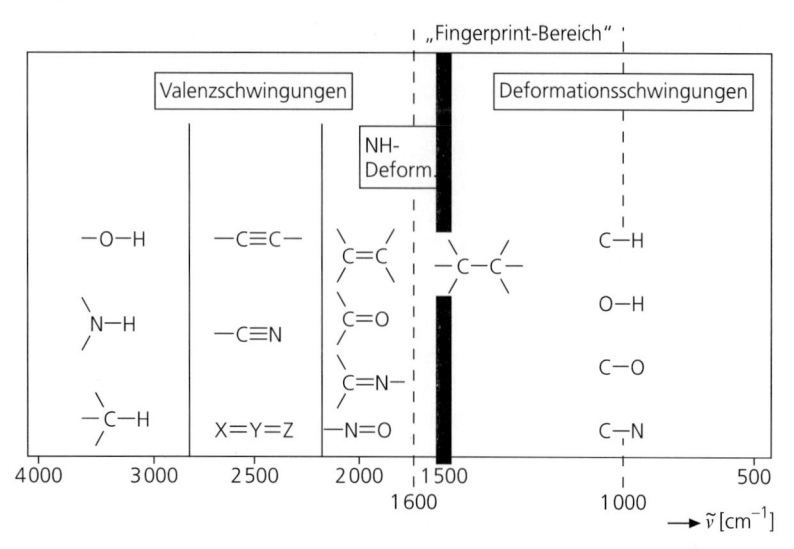

Abb. 13.9 Valenz- und Deformationsschwingungen im IR-Spektrum

- Valenzschwingungen dreifach gebundener Atomgruppen und kumulierter Doppelbindungen (z. B. —C≡C—, —C≡N, >C=C=C<) liegen bei ca. 2800 bis 2100 cm^{-1}.
- Valenzschwingungen doppelt gebundener Atome (z. B. >C—C<, >C=O, >C=N—, —N=O) liegen zwischen ca. 2100 bis 1500 cm^{-1}.

Warum liegen Valenzschwingungen mit Wasserstoff bei hohen Wellenzahlen?

Wie in Kap. 13.2.2 dargelegt wurde, ist der Energiebedarf zur Anregung einer Valenzschwingung um so größer, je größer die Bindungsstärke zwischen den schwingenden Atomen und je kleiner die Masse dieser Atome ist. Nach dieser Regel sollten die Banden dreifach gebundener und doppelt gebundener Atomgruppen bei höheren Wellenzahlen als die Valenzschwingungen einfach gebundener Gruppen liegen. Jedoch besitzt das Wasserstoffatom im Vergleich zu Kohlenstoff, Stickstoff oder Sauerstoff eine sehr geringe Masse. Dies führt nach Kap. 13.2.2 (Gl. 13.3) zu einer verhältnismäßig hohen Schwingungsfrequenz. Daher liegen die Banden von Valenzschwingungen, an welchen Wasserstoff beteiligt ist, (OH, NH, CH) bei hohen Wellenzahlen.

Gerüstschwingungen und Fingerprint-Bereich

Im Bereich zwischen ca. 1600 und ca. 1000 cm^{-1} treten Banden auf, die auf Schwingungen des Molekülgerüsts zurückzuführen sind (**Gerüstschwingungen**). Sie sind nicht für bestimmte funktionelle Gruppen charakteristisch, sondern für das Gesamtmolekül. Daher kann die IR-Absorptionskurve in diesem Bereich wie ein Fingerabdruck zur Identifizierung einer bestimmten Verbindung herangezogen werden. Man bezeichnet deshalb den Bereich zwischen etwa 1600 und 1000 cm^{-1} auch als den **Fingerprint-Bereich** (Fingerabdruck, Abb. 13.9). Andere Autoren definieren den **Fingerprint-Bereich** unterhalb 1500 cm^{-1} (Lit. 2), von 1300–650 cm^{-1} (Lit. 7) oder von 1500–700 cm^{-1} (Lit. 22).

13.4 Anwendungen der IR-Spektroskopie in der Pharmazie

Wichtiges Anwendungsgebiet der IR-Spektroskopie in der Pharmazie ist die Identitätsprüfung von Arzneistoffen und die Identifizierung funktioneller Gruppen in der Strukturaufklärung. Daneben wird diese spektroskopische Methode seltener zur Reinheits- und Gehaltsbestimmung von Arzneistoffen eingesetzt. Eine ähnliche Anwendung hat die IR-Spektroskopie auch in der toxikologischen Analyse gefunden. Unentbehrlich sind IR-Spektren zur Untersuchung polymorpher Formen von Arzneistoffen.

13.4.1 Kontrolle und Optimierung von IR-Spektrometern nach dem Arzneibuch

Kontrolle der Wellenzahlenskala

Nach dem Arzneibuch (Ziffer 2.2.24, Lit. 30) wird die Überprüfung der Wellenzahlenskala mit Hilfe eines Polystyrolfilmes vorgenommen. Der Film muss die in Tab. 13.1 angegebenen Maxima aufweisen.

Tab. 13.1 Maxima des Polystyrolfilmes $\tilde{v}$ [cm^{-1}] zur Überprüfung der Wellenzahlenskala nach dem Arzneibuch Ph. Eur. 2005. (Die Zahlen in Klammern geben die Genauigkeit an, mit der diese Wellenzahlen festgelegt wurden.) Für FTIR-Spektrometer (Abb. 13.7) gilt für alle Wellenzahlen eine Toleranz von $\pm 1,0$ cm^{-1}.

3060,0 ($\pm 1,5$)	1583,0 ($\pm 1,0$)
2849,5 ($\pm 2,0$)	1154,5 ($\pm 1,0$)
1942,9 ($\pm 1,5$)	1028,3 ($\pm 1,0$)
1601,2 ($\pm 1,0$)	

Kontrolle des Auflösungsvermögens

Für IR-Geräte mit Monochromator (Abb. 13.5) wird das Spektrum eines ca 35 µm dicken Polystyrolfilmes aufgenommen. Die Transmissionsdifferenzen x und y (%) zweier Maxima bei 2851 und 1583 cm^{-1} und der daneben liegenden Minima 2870 bzw. 1589 cm^{-1} (Abb. 13.10) darf die Werte A–B = 18 % und C–D = 10 % nicht unterschreiten.

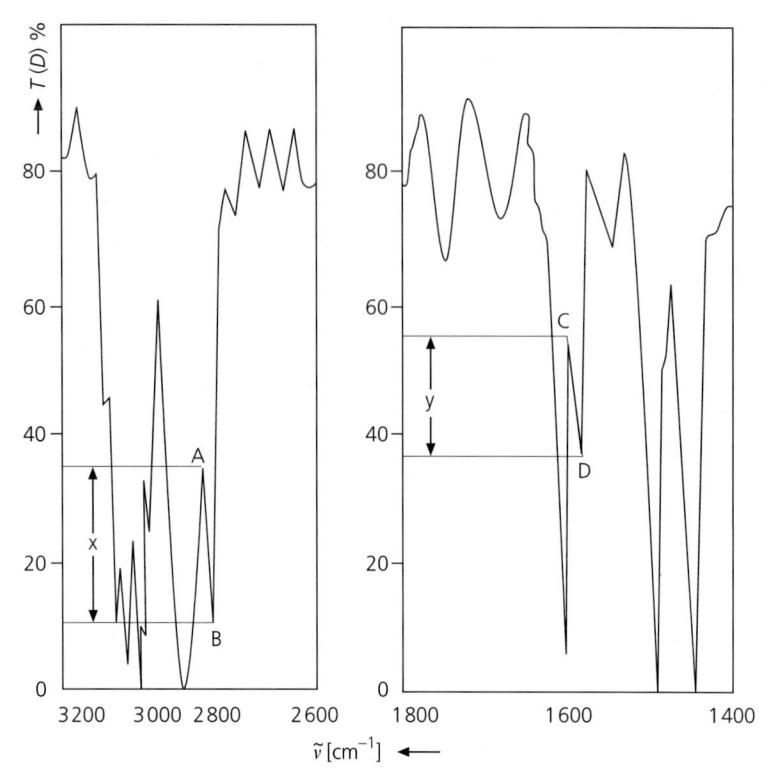

Abb. 13.10 Kontrolle der Auflösung des IR-Spektrometers mit Polystyrol

Für FTIR-Spektrometer (Abb. 13.7) gibt das Arzneibuch folgende Grenzwerte für die Auflösung an: x Absorptionsdifferenz $> 0{,}33$; y Absorptionsdifferenz $> 0{,}08$. Dies entspricht einer Transmissionsdifferenz von x 0 47 % und y = 83 %.

13.4.2 Strukturaufklärung

Wie schon erwähnt wurde (Kap. 13.2.2), eignet sich das IR-Spektrum insbesondere zur Identifizierung der funktionellen Gruppen einer Substanz. Besonders eindeutig lassen sich z. B. die folgenden Strukturelemente charakterisieren:

Strukturen, die im IR-Spektrum identifiziert werden können
- Alkane
- Doppelbindungen
- Aromatische Ringe
- Dreifachbindungen und kumulierte Doppelbindungen
- OH-Gruppen
- CO-Gruppen
- NH-Gruppen.

Aus dem IR-Spektrum lässt sich nicht nur ableiten, ob diese Gruppen vorhanden sind, sondern man erhält gegebenenfalls auch Informationen über die Art ihrer Bindung im Molekül und über ihre sterische Anordnung.

Die Auswertung der IR-Spektren erfolgt empirisch. Man entnimmt dem Spektrum die Wellenzahlen der Absorptionsbanden und sucht in einer Zuordnungstabelle (Tab. 13.2, 13.3, 13.4, Lit. 1 bis 7, 32) diejenigen funktionellen Gruppen, die bei dieser Wellenzahl absorbieren. Dabei muss auch die Intensität der Banden (Kap. 13.3.1) mit der in der Tabelle geforderten Intensität in Einklang sein.

Empirische Auswertung von IR-Spektren mit Zuordnungstabellen

Charakteristische IR-Banden funktioneller Gruppen

Alkylgruppen

Für Alkane liegen in drei Bereichen des IR-Spektrums Banden vor (Lit. 1 bis 7, 32) (Abb. 13.4):

1. Banden für C–H-Valenzschwingungen zwischen 3000 und 2850 cm^{-1}
2. Je eine Bande für CH-Deformationsschwingungen bei 1470 bis 1430 cm^{-1} und 1390 bis 1370 cm^{-1}
3. Die Bande der CH$_2$-Rocking-Schwingung bei ca. 720 cm^{-1}.

IR-Banden von Kohlenwasserstoffen

Die C–H-Valenz- und Deformationsschwingungen sind meist nur von begrenztem Wert, da sie bei der überwiegenden Zahl organischer Verbindungen auftreten. Ihre Abwesenheit würde auf die Abwesenheit gesättigter CH-Gruppen hinweisen. Die Lage der Rocking-Schwingung zwischen 720 und 725 cm^{-1} lässt eine Alkankette mit mindestens vier CH$_2$-Gruppen vermuten.

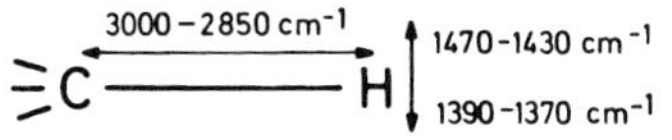

Doppelbindungen

Für Kohlenstoff-Doppelbindungen sind die folgenden IR-Banden zu erwarten (Lit. 1 bis 7,32; Tab. 13.2, 13.4):

- Banden für CH-Valenzschwingungen zwischen 3100 und 3000 cm^{-1}
- Banden für CH-Deformationsschwingungen senkrecht zur Ebene der Doppelbindungen zwischen 1000 und 600 cm^{-1}
- Banden für C=C-Valenzschwingungen zwischen 1700 und 1600 cm^{-1}.

IR-Banden von Olefinen

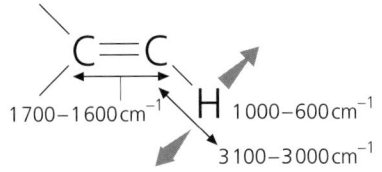

Banden verschiedener Stoffgruppen im Bereich von 3000–3100 cm^{-1}

Eine CH-Valenzschwingung zwischen 3100 und 3000 cm^{-1} tritt auch bei Aromaten, Allenen, Cyclopropanen, Epoxiden und Ethyleniminen auf. Die CH-Deformationsschwingung des olefinischen Wasserstoffatoms zwischen 1000 und 600 cm^{-1} ist zur Festlegung des Typs der Doppelbindung geeignet (Tab. 13.2). Wichtig ist die Unterscheidungsmöglichkeit von cis- und trans-konfigurierten Doppelbindungen. Ihre Charakterisierung ist aber zuverlässiger durch ^{1}H-NMR-Spektroskopie (Kap. 14) möglich. Tetrasubstituierte Doppelbindungen treten im IR-Spektrum meist nicht in Erscheinung (Lit. 1 bis 7, 32). Sie können durch ^{13}C-NMR-Spektroskopie (Kap. 15) erkannt werden.

Charakterisierung verschiedener Doppelbindungs-Typen

Tab. 13.2 Banden der verschiedenen Typen von Doppelbindungen

Doppelbindungs-Typ	Bande bei $\tilde{\nu}$ [cm^{-1}] ($\pm$ 20 cm^{-1})		
	CH-Valenz-schwingung	C=C-Valenz-schwingung	CH-Deformations-schwingung
R—CH=CH$_2$	3080 w	1645 m	990 s 910 s
R$_2$C=CH$_2$		1655 m	890 s
cis RCH=CHR		1660 m	730–675 m („cis-Peak")
trans RCH=CHR	3020 w	1675 m	965 s
R$_2$C=CHR		1670 w	840–800 s

Aromatische Ringe

IR-Banden von Benzolderivaten

Die IR-Absorptionsbanden aromatischer Ringe sind denen der Doppelbindungen ähnlich. Es sind die folgenden Banden zu erwarten (Lit. 1 bis 7, 32; Tab. 13.3, 13.4, Abb. 13.12, 13.13, 13.14):

- Banden für CH-Valenzschwingungen zwischen 3100 und 3000 cm^{-1}
- Banden für C=C-Valenzschwingungen zwischen 1630 und 1460 cm^{-1}
- Banden für CH-Deformationsschwingungen (senkrecht zur Ringebene) zwischen 1000 und 600 cm^{-1}.

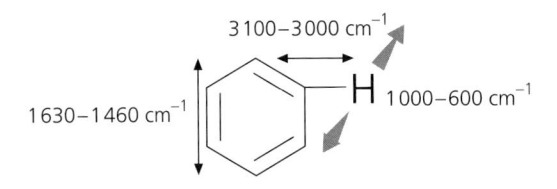

Charakteristisch für die Anwesenheit eines aromatischen Ringes sind die C=C-Valenzschwingungen: liegt bei etwa 1500 ($\pm$ 30) cm^{-1} und bei 1600 ($\pm$ 30) cm^{-1} je eine starke oder mittlere bis schwache Bande, so kann mit dem Vorhandensein eines aromatischen Ringes gerechnet werden.

Anwesenheit eines Aromaten

Tab. 13.3 Banden der verschiedenen Substitutionstypen des aromatischen Ringes

Substitutions-Typ	Banden [cm^{-1}]	Substitutions-Typ	Banden [cm^{-1}]	Substitutions-Typ	Banden [cm^{-1}]
mono	770–730 710–690	tri-1,2,3	780–760 745–705	tetra-1,2,4,5	870–855
di-ortho	770–735	tri-1,3,5	865–810 730–675	tetra-1,2,3,5	850–840
di-meta	810–750 710–690	tri-1,2,4	825–805 885–870	penta	870
di-para	840–810	tetra-1,2,3,4	810–800	hexa	–

Substitutionstyp von Aromaten

Die Art der Substitution eines Benzolringes lässt sich aus den Banden der CH-Deformationsschwingung zwischen 1000 und 600 cm^{-1} ableiten (Tab. 13.3). Besser ist der Substitutionstyp durch ^{1}H-NMR-Spektroskopie (Kap. 14) festzulegen. Heteroaromatische Verbindungen zeigen ähnliche Spektren.

Dreifachbindungen und kumulierte Doppelbindungen

IR-Banden von Alkinen und Nitrilen

Die Acetylenbindung und die Dreifachbindung der Nitrile können aufgrund von Valenzschwingungen zwischen 2500 und 2000 cm^{-1} identifiziert werden. Bei symmetrisch substituierten Acetylenen liegen häufig keine Banden vor. Für endständige Acetylene tritt zusätzlich noch die Valenzschwingung des Wasserstoffatoms zwischen 3300 und 3000 cm^{-1} in Erscheinung (Tab. 13.4). Im Bereich der Valenzschwingung der Dreifachbindung liegen auch Banden von kumulierten Doppelbindungen: Allene, Ketene, Carbodiimide, Ketenimine, Isocyanate, Thiocyanate, Isothiocyanate, Diazoniumsalze, Azide.

$$—C{\equiv}C—H \quad\quad —C{\equiv}N \quad\quad —\bar{N}{=}C{=}S$$

2300–2100 cm^{-1} (C≡C)
3300–3000 cm^{-1} (C–H)
2300–2200 cm^{-1} (C≡N)
2200–2000 cm^{-1} (N=C=S)

Hydroxylgruppen

Für Substanzen mit Hydroxylgruppen treten in drei Bereichen des IR-Spektrums Banden auf (Lit. 1 bis 7, 32; Tab. 13.4, Abb. 13.11, 13.12):

IR-Banden von Alkoholen, Phenolen und Enolen

1. Banden der OH-Valenzschwingung zwischen 3700 und 2500 cm^{-1}
2. Bande der OH-Deformationsschwingung zwischen 1400 und 1200 cm^{-1}
3. Bande der CO-Valenzschwingung zwischen 1200 und 1000 cm^{-1}.

$$\diagdown\!\!\!\!\!\!\!\!\diagup C—\bar{O}—H$$

3700–2500 cm^{-1} (O–H)
1200–1000 cm^{-1} (C–O)
1400–1200 cm^{-1} (Deformation)

Den größten Informationswert besitzt die OH-Valenzschwingung. Aus ihrer Lage und Form können Aufschlüsse über folgende Eigenschaften der Hydroxylgruppe erhalten werden:

- Über die dimere und polymere intermolekulare Assoziation von Alkoholen durch Wasserstoffbrückenbindungen (Abb. 13.11, 13.12, 13.14). Die Wasserstoffbrücke führt zu einer Verminderung der Bindungsstärke der OH-Bindung und damit zu einer Verschiebung der Bande zu kleineren Wellenzahlen (vgl. Kap. 13.2.2). Durch Messung in verdünnter Lösung brechen die intermolekularen Wasserstoffbrücken auf (Lit. 5 bis 7, Tab. 13.4).
 Intermolekulare Wasserstoffbrücken bei OH-Gruppen

- Über intramolekulare Wasserstoffbrückenbindungen und Chelate (intramolekulare Wasserstoffbrücken werden durch Verdünnung der Lösung nicht beeinflusst) (Lit. 5 bis 7). In diesem Falle ist die OH-Bande meist sehr breit und bis in den Bereich von 3200 bis 2500 cm^{-1} verschoben. Grund für die Verschiebung ist die Erniedrigung der Bindungsstärke der OH-Bindung durch die starke Wasserstoffbrücke.
 Intramolekulare Wasserstoffbrücken bei OH-Gruppen

- Hinweise darauf, ob ein primärer, sekundärer, tertiärer Alkohol oder ein Phenol vorliegt (Lit. 5, 7, Tab. 13.4).
 Primäre, sekundäre und tertiäre Alkohole

- Hinweise darauf, ob es sich um die OH-Gruppe eines Enolats oder einer Carbonsäure handelt (Lit. 1 bis 7, Abb. 13.11, 13.12). Im letzteren Fall liegt die Bande breit auseinander gezogen meist im Bereich zwischen 3200 und 2500 cm^{-1}, überlagert von den CH-Valenzschwingungen bei 2800 bis 3000 cm^{-1} („Säurebauch").

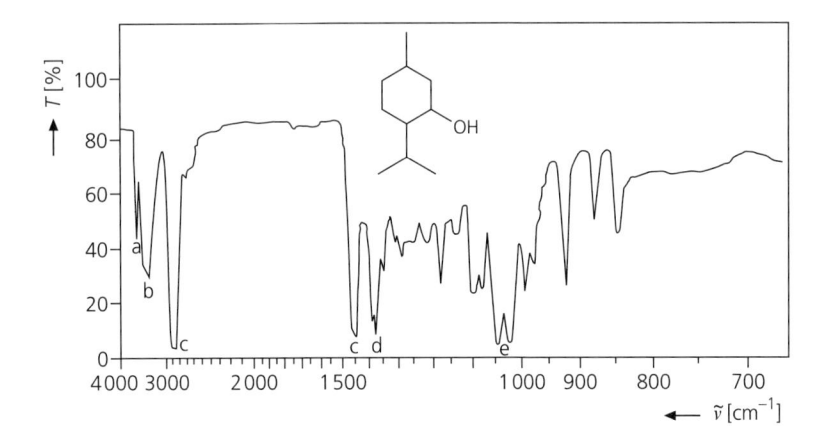

Abb. 13.11 IR-Spektrum von Menthol in CCl$_4$: a freies OH; b assoziiertes OH; c CH$_3$, CH$_2$; d Isopropyl; e C—O

Carbonylgruppen

Carbonylgruppen in ihren verschiedenen Bindungszuständen können mit Hilfe des IR-Spektrums gut charakterisiert werden (Lit. 1 bis 7, 32; Tab. 13.4, Abb. 13.12, 13.14):

Valenzschwingung der Carbonylgruppe

- Wichtigstes Merkmal für das Vorliegen einer CO-Gruppe ist die starke Valenzschwingung der CO-Doppelbindung im Bereich zwischen 2000 und 1600 cm^{-1} (Abb. 13.12, 13.14). Zum Teil können die verschiedenen Typen von Carbonylverbindungen aus der genauen Lage dieser Bande differenziert werden (Tab. 13.4).

Charakterisierung von Aldehyden

- Eine schwache Bande der CH-Valenzschwingung zwischen 2900 und 2700 cm^{-1} kann zur Charakterisierung von Aldehyden herangezogen werden. Eindeutiger werden Aldehyde im ^{1}H-NMR-Spektrum (Kap. 14) identifiziert.

IR-Banden von Estern und Lactonen

- Die Valenzschwingung der CO-Einfachbindung zwischen 1300 und 1050 cm^{-1} gibt Hinweise auf Ester und Lactone. Entsprechende CN-Valenzschwingungen sind bei Säureamiden und Lactamen zu erwarten.

IR-Banden von Carbonsäuren

- Bei Carbonsäuren bieten die Banden der an Wasserstoffbrücken beteiligten OH-Gruppen (3000 bis 2500 cm^{-1}, m bis w) eine zusätzliche Möglichkeit der Charakterisierung (Abb. 13.12).

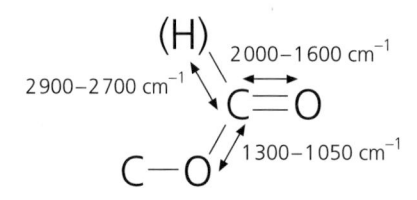

Aus der Lage der Valenzschwingung der CO-Doppelbindung sind weitere Informationen über die Umgebung der Carbonylgruppe zugänglich (Lit. 1 bis 7, 32; Tab. 13.4) wie z. B.:

Ungesättigte Carbonylverbindungen

- Anwesenheit von Doppelbindungen in Konjugation zur CO-Gruppe; eine Doppelbindung in α, β-Stellung bedingt im allgemeinen eine Verschiebung um 20 bis 30 cm^{-1} zu kleineren Wellenzahlen
- Ringgröße cyclischer Carbonylverbindungen (Ketone, Lactone, Lactame, cyclische Carbonsäureanhydride)
- Beteiligung der Carbonylgruppe an Wasserstoffbrückenbindungen.

Stickstoffhaltige Atomgruppen

IR-Banden von Aminen und Amiden

Stickstoffhaltige organische Verbindungen können IR-Banden in folgenden Bereichen des Spektrums aufweisen (Lit. 1 bis 7, 32; Tab. 13.4):

- Banden der NH-Valenzschwingungen zwischen 3500 und 2200 cm^{-1} (Abb. 13.13)
- Banden der NH-Deformationsschwingungen zwischen 1650 und 1500 cm^{-1}
- Banden der CN-Valenzschwingungen zwischen 1300 und 1200 cm^{-1}.

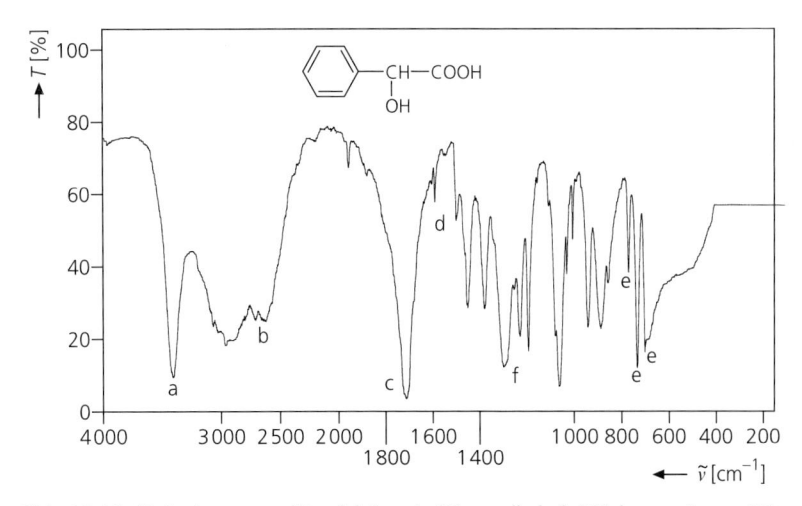

Abb. 13.12 IR-Spektrum von Mandelsäure in KBr; a alkohol. OH; b assoziiertes OH der Säure; c C=O; d Aromat; e monosubstituierter Aromat; f C—O

$$-\underset{\underset{1300-1200\ cm^{-1}}{\longleftrightarrow}}{\overset{\overset{3500-2200\ cm^{-1}}{\diagdown}}{C}}-\overset{\longleftrightarrow}{N}-H \updownarrow 1650-1500\ cm^{-1}$$

Wie bei der Hydroxygruppe sind auch bei NH-Gruppen die Banden der Valenzschwingung für die Spektreninterpretation am wertvollsten. Ihre Zahl und Lage kann Schlüsse darauf zulassen, ob eine primäre oder eine sekundäre Aminogruppe vorliegt und ob sie an inter- bzw. intramolekularen Wasserstoffbrücken beteiligt ist (Tab. 13.4). Die Klassifizierung quartärer Ammoniumverbindungen aufgrund ihres IR-Spektrums ist nur annähernd möglich (Tab. 13.4). Säureamide und ihr Assoziationszustand können meist aus dem IR-Spektrum charakterisiert werden.

Liegen in der Substanz NH-Gruppen und OH-Gruppen nebeneinander vor (Abb. 13.14), so ist die Unterscheidung ihrer Banden schwierig. In diesem Falle kann die Aufnahme des IR-Spektrums nach Umsetzung zur Ammoniumverbindung (Tab. 13.4) sowie eine Messung des Spektrums in verdünnter Lösung zur Sichtbarmachung der Bande des nicht assoziierten Alkohols von Bedeutung sein (Lit. 1 bis 7).

Primäre und sekundäre Amine

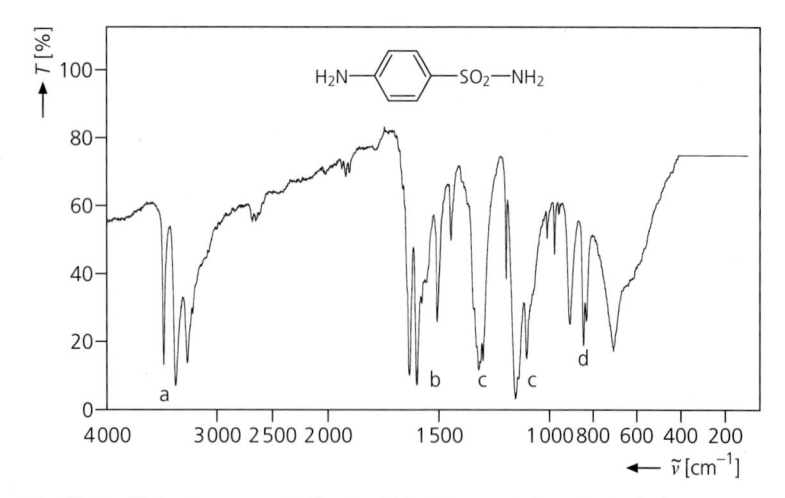

Abb. 13.13 IR-Spektrum von Sulfanilamid in KBr; a primäres Amin; b Aromat; c Sulfonamid; d parasubstituierter Aromat

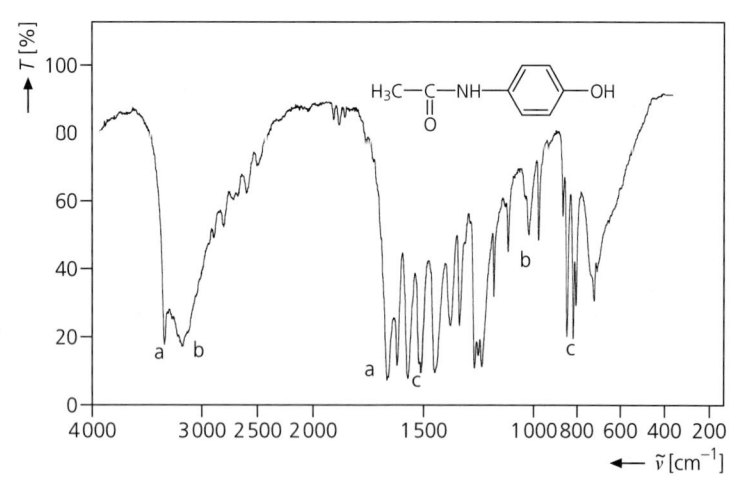

Abb. 13.14 IR-Spektrum von Paracetamol in KBr; a Säureamid; b OH; c parasubstituierter Aromat

Tab. 13.4 IR-Banden wichtiger funktioneller Gruppen [cm^{-1}] (Literatur 1–7, 32)

Alkane

Gruppe	Bande	Gruppe	Bande
H$_3$C—	2960 s; 2870 m; 1460 m; 1380 s	H$_3$C—COO— H$_3$C—CO— H$_3$COOC—	1380–1350
H$_3$CO— H$_3$C—N<	2850–2810 m; 2820–2780 m	—CH$_2$—	2925 s; 2850 m; 1470 m
(H$_3$C)$_2$C<	1380 s-m; 1370 s-m; 1170 s-m; 1145 m	△—H	3050 w
		—(CH$_2$)$_4$—	725–720 m-w
(H$_3$C)$_3$C—	1380 s-m; 1370 s-m; 1255 s-m; 1210 s-m	—CH$_2$—C=C— —CH$_2$—C≡C— —CH$_2$—CO— —CH$_2$—N$^\oplus$	1450–1400 m
		—CH$_2$—Hal	3050 w

Alkene

Gruppe	Bande	Bande	Bande
>C=C<H	3100–3000 w	1700–1600 w-m Diene, Triene: 1650; 1600 Polyene: 1650–1580 (breit)	1000–650 s-m (vgl. Tab. 13.2)

Aromaten

Gruppe	Bande	Bande	Bande
Ph—H	3100–3000 w	2000–1660 m-w	1600 s-w 900–700 1500 s-w s-m (vgl. Tab. 13.3)

Alkine, kumulierte Doppelbindungen

Gruppe	Bande	Gruppe	Bande
—C≡C—H	3300 w; 2140–2100 s-w	>C=C=CH$_2$	1950; 850
—C≡C—	2300–2100 s-w	>C=C=C<	1950
—C≡N	2300–2200	—N=C=O	2275–2250 s
—N≡N$^\oplus$	2260	—N=C=S	2200–2000 s
		—S—C≡N	2200–2000 s

Tab. 13.4 IR-Banden wichtiger funktioneller Gruppen [cm^{-1}] (Fortsetzung)

Alkine, kumulierte Doppelbindungen

—N$_3$	2160–2120 s	—N=C=N—	2155–2130 s
\C=C=O /	2150 s	\C=C=N— /	2000 s

Alkohole, Phenole

—OH (dimer und polymer assoziiert)	3600–3200 s-m; 1400–1260 s; 1200–1000 s	monomer: —CH$_2$OH	3640 m-w; 1050 s
		\CH—OH /	3630 m-w; 1100 s
		\—C—OH /	3620 m-w; 1150 s
		H$_5$C$_6$—OH	3610 m-w; 1200 s
—OH Chelate Carbonsäuren	3200–2500 s-w (breit)	Kristallwasser (in KBr)	3600–3100 w (meist 3450 breit)
		Wasser (in Lösung)	3710

Ether

\—C—O—C—/	1150–1070 s	(Benzo-1,3-dioxol / CH$_2$)	2780 m; 925; 720
C=C—O—C\	1275–1200 s; 1075–1020 s	\—C—O—C—O—C—/	1200–1040 s
\—C—OCH$_3$ /	2850–2810 m	Epoxid (H, O)	3100–3000 w; 1250 s; 950–810 m; 840–750 m
H$_5$C$_6$—OCH$_3$	2850 m	\—C—O—O—C—/	1000–800 w

Aldehyde*)

\—C—CHO /	2820 w; 2870 w; 1725 s	—C=C—CHO	2820 w; 2870 w; 1705–1680 s

Tab. 13.4 IR-Banden wichtiger funktioneller Gruppen [cm^{-1}] (Fortsetzung)

Aldehyde*)

Aryl—CHO	2820 w; 2870 w 1700 s	—(C=C)$_2$—CHO	2820 w; 2870 w; 1680–1660

Ketone*)

R—CO—R	1725–1705 s	cycloheptanone	1705 s
Aryl—CO—R	1700–1680 s	cyclohexanone	1715 s
—C=C—CO—R	1685–1665	cyclopentanone	1745 s
—C=C—CO—C=C—	1670–1600	cyclobutanone	1780 s
cyclopropyl-CO—R	1705–1685	1,3-cyclohexanedione	1760 s / 1730 s
Hal—C—CO—R	1745–1725	1,2-cyclopentanedione	1775 s / 1760 s
α-Diketone (s-trans)	1730–1710	O=⟨⟩=O (benzoquinone)	1690–1660 s
β-Diketone (Enol)	1640–1600	tropone	1650 s

*) Werte für Lösungsspektren. Bei Film oder Pressling Erniedrigung um ca. 10 cm^{-1}.

Carbonsäuren*)

—C—COOH	1725–1700 s	—COO$^{\ominus}$	1610–1550 s 1420–1300 s
—C=C—COOH	1715–1690 s		3400 s-m 3030 m 2500, 2100 m-w
Aryl—COOH	1700–1680 s	H$_3$N$^{\oplus}$—C—COO$^{\ominus}$	1665 m-w 1585 s 1555 m
Hal—C—COOH	1740–1720 s		

*) Alle Carbonsäuren: breite Bande zwischen 3000 und 2500 cm^{-1} (m-w).

Tab. 13.4 IR-Banden wichtiger funktioneller Gruppen [cm^{-1}] (Fortsetzung)

Ester und Lactone*)

Struktur	Bande	Struktur	Bande
—C—COOR	1750–1735 s	(7-Ring Lacton)	1730 s
—C≡C—COOR	1730–1715 s	(6-Ring Lacton)	1750 s
Aryl—COOR	1730–1715 s	(5-Ring Lacton)	1770 s
—C—COO—C≡C—	1800–1750 s	(6-Ring ungesättigt)	1720 s
Hal—C—COOR	1770–1745 s	(6-Ring ungesättigt)	1760 s
—C—COOR, ‖O	1755–1740 s	(5-Ring ungesättigt)	1755 s / 1785 s
—C(OH)—CH≡COOR	~1650 s	(5-Ring ungesättigt)	1800 s

*) Alle Ester und Lactone: meist zwei starke Banden zwischen 1300 und 1050 cm^{-1}.

Carbonsäureanhydride*) und -halogenide

Struktur	Bande	Struktur	Bande
R—CO—O—CO—R	1850–1800 s / 1790–1740 s	R—COCl	1815–1790 s
—C≡C—CO—O—CO—	1830–1780 s / 1770–1710 s	—C≡C—COCl	1790–1750 s
Aryl—CO—O—CO	1830–1780 s / 1770–1710 s	Aryl—COCl	1790–1750

*) Alle Anhydride: meist zwei starke Banden zwischen 1300 und 1050 cm^{-1}.

Tab. 13.4 IR-Banden wichtiger funktioneller Gruppen [cm^{-1}] (Fortsetzung)

Amide und Lactame

Gruppe	Banden	Gruppe	Banden
C—CONH$_2$	1690 s (Amid I) 1600 s (Amid II) als Pressling: 1650 s 1640 s	7-Ring Lactam (NH)	1669 s
		6-Ring Lactam (NH)	1670 s
		6-Ring Lactam (NR)	1640 s
—C—CONH—R	1700–1670 s 1550–1510 s als Pressling: 1680–1630 s 1570–1515 s	5-Ring Lactam (NH)	1717 s
		5-Ring Lactam (N–R)	1700 s
—C—CONR$_2$	1670–1630 s	4-Ring Lactam (N–R)	ca. 1800 s
—C—CO—N—C=C—	1685–1645 s	Succinimid (N–R)	1770 s 1700 s
—C≡C—CO—NR$_2$	1685–1645 s	N—CO—N (Harnstoff)	1660 s
R—O—CO—N	1740–1690 s	cyclischer Harnstoff (NH–CO–NH)	1640 s

Amine und Ammoniumsalze

Gruppe	Banden	Gruppe	Banden
—NH$_2$	3500 w; 3400 w (frei) 3300 s-m (assoziiert) 1650–1560 s-m 1230–1030 m 900–650 m (breit)	—NH$_3^\oplus$	3000 s (breit) 2500–2000 m 1600–1575 s 1500 s

Tab. 13.4 IR-Banden wichtiger funktioneller Gruppen [cm^{-1}] (Fortsetzung)

Amine und Ammoniumsalze

Gruppe	Bande	Gruppe	Bande
\NH/	3350–3300 w (frei) 3200 s-m (assoziiert) 1580–1490 w 1360–1180 m	\NH$_2^{\oplus}$/	2700–2250 s (breit) 2000 m 1600–1575 m
		—NH$^{\oplus}$/	2700–2300 s (breit)
\C=NH/	3400–3300 1690–1640	\C=N$^{\oplus}$—/	2500–2300 s (breit) 2200–1800 m 1680 m
\C=N—/	1690–1640	—N≡N—	1575 (w) (oft IR-inaktiv)

Nitro- und Nitrosoverbindungen

Gruppe	Bande	Gruppe	Bande
\—C—NO$_2$/	1560; 1350; 870	\—C—NO/	1600–1500
\—C—O—NO$_2$/	1640–1620 1285–1270	\—C—O—NO/	1680–1610 815–750
\N—NO/	1460–1430 s	\—N→O/	1410–1340 860–800

Schwefelhaltige Gruppen

Gruppe	Bande	Gruppe	Bande
—SH	2600–2550 w	—SO$_2$—N\/	1370–1330 1180–1160
\C=S/	1200–1050 s	—SO$_2$—OH	1260–1150 s 1080–1010 s 700–600
\S=O/	1060–1040 s	\N—C/ ‖ S	1550–1460 s 1300–1100 s
\SO$_2$/	1350–1310 s 1160–1120 s	RO—SO$_2$OR'	1420–1330 1200–1145

Tab. 13.4 IR-Banden wichtiger funktioneller Gruppen [cm⁻¹] (Fortsetzung)

Phosphorhaltige Gruppen

\P(=O)(OH)	2700–2560 1240–1180 s	P—O—Alkyl	1050–1030 s
P=O	1300–1250 s	P—O—Aryl	1240–1190 s

Halogenhaltige Gruppen

—C—F	1365–1120 s 1270–1100*)	—C—Br	680– 515 s 1075–1030*)
—C—Cl	830– 560 s 1100–1030*)	—C—I	ca. 500 s ca. 1060*)

*) An Aryl gebundenes Halogen

Anorganische Gruppen

$NH_4^\oplus$	3335–3030 s 1485–1390	NO_2^-	1410–1370 1250–1230
CO_3^{2-}	1450–1410 s 880– 800	PO_4^{3-}	1100– 950
SO_4^{2-}	1130–1080 s 680– 610	HSO_4^-	1180–1160 1080–1000 880– 840
NO_3^-	1410–1340 860– 800	HCO_3^-	1420–1400 1000– 990 840– 830; 700
SiO_4^{4-}	1100– 900	CrO_4^{2-}, $Cr_2O_7^{2-}$	950– 800
H_2O (gasförmig)	3756 1595	H_2O (flüssig)	ca. 3500–3800 ca. 1625

13.4.3 Analyse von Arzneimitteln

Die Anwendung der IR-Spektroskopie zur Analyse von Arzneistoffen erstreckt sich auf folgende Gebiete:

- Identifizierung und Identitätsprüfung
- Reinheitsprüfung
- Gehaltsbestimmung.

IR-Spektroskopie
im Arzneibuch

Hauptanwendungsgebiet im Arzneibuch (Ziffer 2.2.24, Lit. 30) ist die Identitätsprüfung, die bei etwa 50 % der Monographien durchgeführt wird, zunehmend als einzige Identitätsprüfung.

Identifizierung und Identitätsprüfung von Arzneistoffen

Identitätsprüfung
durch IR-Spektroskopie

Das IR-Spektrum ist insbesondere im **Fingerprint-Bereich** (Kap. 13.3.4) für die betreffende Substanz charakteristisch. Arzneistoffe können deshalb durch Vergleich ihres IR-Spektrums mit Referenzspektren identifiziert werden. Die Identität ist nachgewiesen, wenn das Spektrum der Probe mit dem unter gleichen Bedingungen aufgenommenen Spektrum der bekannten Substanz bezüglich der Bandenlagen und Intensitäten deckungsgleich ist. IR-Spektren pharmazeutisch wichtiger Substanzen vgl. Lit. 16, 17, 17a. Unter den medizinischen Gasen wird N_2O auf Identität geprüft (Ph.Eur. 5.1). Das Arzneibuch verwendet zur IR-spektroskopischen Identitätsprüfung entweder Standardsubstanzen (**Chemische Referenzsubstanzen**, *CRS*), die vom Technischen Sekretariat der europäischen Arzneibuchkommission ausgeliefert werden, oder Referenzspektren.

Identifizierung mit Referenzsubstanzen

Die IR-Spektren der zu untersuchenden Substanz und der Referenzsubstanz werden unter identischen Bedingungen zwischen 4000 und 650 cm^{-1} gemessen und verglichen. Die Maxima und relativen Intensitäten, d. h. der Kurvenverlauf, müssen übereinstimmen. Bei Proben, die im festen Zustand untersucht werden (Pressling, Paste in flüssigem Paraffin), können Störungen durch polymorphe Formen auftreten (s. u. unter Identitätsprüfung bei Vorliegen polymorpher Modifikationen).

Identifizierung mit Referenzspektren

Überprüfung des
IR-Spektrometers

Das Spektrum der zu untersuchenden Substanz wird mit einem Referenzspektrum verglichen. Um sicherzustellen, dass das verwendete IR-Spektrometer mit gleicher Qualität arbeitet wie das Gerät, mit dem das Referenzspektrum aufgenommen wurde, müssen zunächst Wellenlängenskala und Auflösung überprüft werden (Kap. 13.4.1). Dann wird das Spektrum der Probe nach den Vorschriften der Monographie aufgenommen. Dem Spektrum werden die Absorptionsbanden des Polystyrols bei 2851, 1601 und 1028 cm^{-1} überlagert. Sie dienen als Bezugsgrößen für die Festlegung der Wellenzahlen. Die Wellenzahlen der charakteristischen Banden der Probe dürfen höchstens um 0,5 % von den entsprechenden Banden des Referenzspektrums abweichen.

Identitätsprüfung bei Vorliegen polymorpher Modifikationen

Wichtig ist die IR-spektroskopische Identitätsprüfung von Arzneistoffen in fester Form (Pressling oder Paste in flüssigem Paraffin), die in **polymorphen Formen** auftreten, d. h. in unterschiedlichen Kristallformen kristallisieren. Man schätzt, dass etwa ein Drittel aller Arzneistoffe polymorphe Formen bilden (Lit. 18, 19). Bekanntlich kann die Kristallstruktur eines in fester Form applizierten Arzneistoffes die Bioverfügbarkeit und damit den therapeutischen Effekt entscheidend beeinflussen, falls die Auflösungsgeschwindigkeit der begrenzende Faktor bei der Resorption ist. Die IR-Spektren polymorpher Formen können sich unterscheiden durch:

IR-Spektren polymorpher Modifikationen von Arzneistoffen

- Zahl der Absorptionsbanden (Abb. 13.15)
- Unterschiedliche Intensitätsverhältnisse der Banden
- Unterschiedliche Bandenformen
- Bandenaufspaltungen

Diese Unterscheidungsmerkmale müssen nicht in allen Fällen auftreten. Bei der Identitätsprüfung von Arzneistoffen, die in polymorphen Formen existieren, sind zwei Fälle zu unterscheiden:

1. Wird bei Applikation in fester Form ausschließlich eine bestimmte polymorphe Form eines Arzneistoffes therapeutisch verwendet, so muss die Übereinstimmung des zu prüfenden Arzneistoffes mit der für den therapeutischen Einsatz am besten geeigneten polymorphen Form nachgewiesen werden*).

Polymorphie und Bioverfügbarkeit

Ein Beispiel bildet Chloramphenicolpalmitat, welches auch in einem pharmakokinetisch ungünstigen Polymorph A kristallisieren kann. Die therapeutisch verwendbare Form und Polymorph A unterscheiden sich in ihren IR-Spektren (Abb. 13.15). Polymorph A zeigt statt einer Bande bei 860 cm^{-1} eine Absorption bei 844 cm^{-1}. Im Bereich der Bande der einen Form zeigt die jeweils andere ein Absorptionsminimum (Lit. 9). Das 2. AB-DDR schrieb zur Unterscheidung die Aufnahme des IR-Spektrums zwischen 750 und 950 cm^{-1} als Paste in flüssigem Paraffin vor und ließ die Banden bei 860 und 844 cm^{-1} überprüfen (Abb. 13.15). Die Prüfung entspricht gleichzeitig einer Reinheitsprüfung auf Polymorph A, dessen auf maximal 10 % begrenzter Gehalt im IR-Spektrum klar erkennbar ist (Abb. 13.15).

---

*) In einigen Fällen wird von der US-Pharmacopeia zum Nachweis der richtigen Form eine **Kristallstrukturanalyse** verlangt (z. B. Carbamazepin).

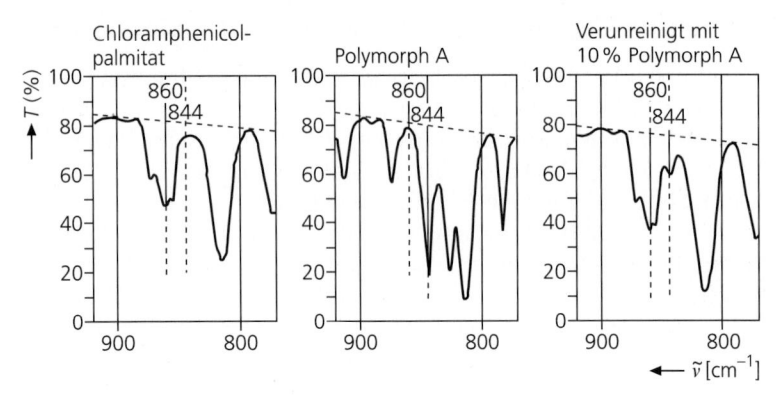

Abb. 13.15 Reinheitsprüfung von Chloramphenicolpalmitat (Lit. 9)

2. Ist die Kristallform für den therapeutischen Zweck ohne Bedeutung oder werden die Stoffe ohnehin in Lösung appliziert, so kann es trotzdem zu Störungen bei der IR-spektroskopischen Identitätsprüfung kommen. Liegen nämlich Referenzsubstanz und Probe in unterschiedlichen Modifikationen vor, so können trotz molekularer Identität die IR-Spektren unterschiedlich sein.

Verfahren des Arzneibuchs bei Vorliegen von Polymorphie

Um sicherzustellen, dass bei Messungen in fester Form die Abweichungen nicht auf Polymorphie von Referenzsubstanz und Probe zurückzuführen sind, lässt das Arzneibuch beide Substanzen in der gleichen Weise umkristallisieren, umfällen oder umlösen, damit sie in derselben Kristallform anfallen. Auch eine Messung in Lösung kann durchgeführt werden.

Sind die Unterschiede durch diese Maßnahmen nicht zu beseitigen, so sind die Substanzen auch molekular nicht identisch. Das Arzneibuch schreibt diese Vorgehensweise häufig vor.

Reinheitsprüfung von Arzneistoffen

Anwendbarkeit der IR-Spektroskopie zu Reinheitsprüfungen

Bei der IR-spektroskopischen Reinheitsprüfung vergleicht man wie bei der Identitätsprüfung das IR-Spektrum der Probe mit dem der Standardsubstanz. Zeigen sich zusätzliche Banden, so liegt eine Verunreinigung vor. Besitzt die Verunreinigung intensive IR-Absorptionsbanden, so können in günstigen Fällen schon etwa 0,5 % der Beimischung erkannt werden. Andererseits ist zu berücksichtigen, dass IR-Banden des Arzneistoffes wenig intensive IR-Banden der Verunreinigung überdecken können, sodass die Verunreinigung erst in Mengen von 10 % und darüber erkannt werden kann. Polymorphe Formen von Arzneistoffen (s. o.) können eventuell eine Verunreinigung vortäuschen. Insgesamt gesehen ist die IR-Spektroskopie nur bedingt zur Reinheitsprüfung anwendbar. Sie wird im Arzneibuch kaum eingesetzt (z. B. Dimeticon in Simeticon bei 1260 cm^{-1}).

Gehaltsbestimmungen

IR-spektroskopische Gehaltsbestimmungen (Lit. 10, 11) werden seltener durchgeführt als Gehaltsbestimmungen im UV-Vis-Bereich. Gründe sind die verhältnismäßig geringe Bestimmungsgrenze und der größere apparative Aufwand. In der industriellen Analytik werden sie wegen ihrer hohen Selektivität häufiger zur Analyse von Arzneizubereitungen eingesetzt. Bei der quantitativen Anwendung der IR-Spektroskopie geht man davon aus, dass die Intensität einer IR-Bande von der Konzentration der Substanz abhängt. Als Maß für die Intensitätsmessung werden herangezogen (Lit. 12):

Anwendbarkeit der IR-Spektroskopie zu Gehaltsbestimmungen

- Transmission T (Durchlässigkeit D).
- Absorption A (die aus der Transmission T berechnet werden kann).
- Integrale Absorption, d. h. die Fläche unterhalb einer charakteristischen IR-Bande. Die integrale Absorption wird wegen des größeren Aufwandes seltener verwendet.

13.4.4 IR-Spektroskopie in der toxikologischen und biochemischen Analyse

Wegen der hohen Substanzspezifität eignet sich das IR-Spektrum zur Identifizierung von Giften (Schlafmittel, Alkaloide u. a.). Die Isolierung der Substanzen aus Organmaterial erfolgt nach bekannten Trennungsgängen (z. B. Stas-Otto-Trennungsgang). Zur Aufnahme der IR-Spektren kleinster Substanzproben, wie sie in der toxikologischen Analyse oft anfallen, wurden besondere Mikrotechniken entwickelt. Zur Anwendung in der Bioanalytik (Lit. 31) eignet sich insbesondere die FTIR-Technik (siehe Kap. 13.3.3).

13.4.5 Untersuchung der Stabilität von Arzneistoffen

Sofern Veränderungen im Molekül eines Arzneistoffes auch zu Änderungen seines IR-Spektrums führen, eignet sich die IR-Spektroskopie auch zur Untersuchung der Stabilität. Bei derartigen Untersuchungen werden in zeitlicher Reihenfolge Spektren des in bestimmter Weise behandelten bzw. gelagerten Arzneistoffes mit dem der Reinsubstanz verglichen.

Eignung der IR-Spektroskopie zu Stabilitätsprüfungen

Als Beispiel sei die Stabilitätsprüfung der Penicilline erwähnt, deren Zerfall meist mit einem Abbau des hochgespannten β-Lactam-Ringes beginnt. Dieses Strukturelement ist durch die Bande der CO-Valenzschwingung bei etwa 1800 cm^{-1} charakterisiert (Tab. 13.4), die bei zunehmendem Abbau des Lactam-Ringes an Intensität verliert.

13.5 Nichtdispersive IR-Spektroskopie NDIR-Spektroskopie

Prinzip der NDIR-Spektroskopie

In der nichtdispersiven IR-Spektroskopie (NDIR-Spektroskopie) wird die von der Strahlungsquelle erzeugte IR-Strahlung nicht durch dispergierende Einrichtungen wie Prismen oder Gitter (s. Kap. 11.3.2) monochromatisiert. Vielmehr wird der gesamte oder ein ausgewählter breiter IR-Wellenlängenbereich in die Probe eingestrahlt. Zur Detektion ausgewertet wird die durch die spezifische Strahlungsabsorption bewirkte Änderung in der Erwärmung der Probe. Da sich diese nur auf die von der Probe absorbierten Wellenlängen bezieht, ist das Verfahren sehr spezifisch. Die NDIR-Spektroskopie wird hauptsächlich zur Gasanalyse eingesetzt wie z. B. zur Messung von Luftschadstoffen (CO, SO_2, NO/NO_2, Kohlenwasserstoffe, HCl), zur Analyse von Rauchgasen und Abgasen, zur Atmosphärenanalytik u. a. Im medizinischen Bereich dient die Methode z. B. der Raumluftüberwachung, der Analyse von Vergiftungen aus der Atemluft, der Überwachung der Atemluft bei der Narkose und der Alkoholbestimmung. In der Analytik des Arzneibuches (Ziffern 2.5.24 und 2.5.25) wird das Verfahren zur qualitativen und quantitativen Analyse von gasförmigen Verunreinigungen in Gasen eingesetzt: Kohlendioxid und Kohlenmonoxid in medizinischen Gasen (z. B. Sauerstoff, Stickstoff, Luft zur medizinischen Anwendung). Die Methode soll am Beispiel der Bestimmung von Kohlenmonoxid in medizinischen Gasen nach dem Arzneibuch (Ziffer 2.5.25, Methode II) erläutert werden.

Anwendungen der NDIR-Spektroskopie

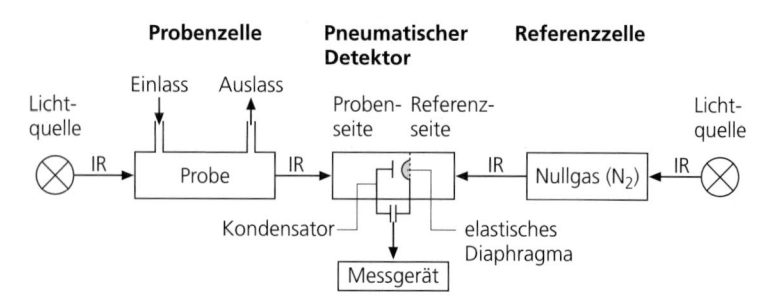

Abb. 13.16 Nicht-dispersives IR-Spektrometer

Bestimmung von Kohlenmonoxid in medizinischen Gasen. Die Apparatur (Abb. 13.16) besteht aus zwei Teilen, die sich gegenüber liegen. Auf jeder Seite ist eine gleich intensive IR-Strahlungsquelle mit breitem Wellenlängenbereich angeordnet. Nach Durchstrahlung der Probenzelle und der Referenzzelle fällt der IR-Strahl auf einen **Pneumatischen Detektor**, bei dem die Strahlungsabsorption durch eine Druckänderung infolge Erwärmung der Gase gemessen wird. Die **Probenzelle** und **Referenzzelle** des NDIR-Spektrometers sind zunächst mit dem gleichen Gas (Inertgas, z. B. N_2) gefüllt. Aus beiden IR-Strahlen wird von diesem Gas sowohl in der Probenzelle als auch in der Referenzzelle der gleiche Anteil der für N_2 charakteristischen Wellenzahlen absorbiert. Im Pneumatischen Detektor befindet sich auf beiden Seiten (**Probenseite, Referenzseite**) das Gas, welches bestimmt werden soll, z. B. hier CO. Probenseite und Referenzseite sind durch ein **elastisches Diaphragma** getrennt, welches den einen Teil eines **Kondensators** bildet. Das CO absorbiert auf beiden Seiten selektiv aus der polychromatischen Strahlung eine CO-anregende Welle (z. B. 2143 cm^{-1}). Die daraus resultierende Erwärmung und damit die Steigerung des Gasdrucks ist auf der Probenseite und der Referenzseite des Detektors gleich groß, und das **elastische Diaphragma** ändert seine Lage nicht. Die Kapazität des Kondensators bleibt unverändert (Nullstellung). Wird aber in die Probenzelle statt reinem N_2 auf CO zu prüfendes N_2 eingeführt, so kommt es schon dort zu einer von der CO-Konzentration abhängigen CO-Absorption. Der IR-Strahl der entsprechenden Wellenlänge wird dort abgeschwächt. Damit steht der Probenseite des Detektors weniger Strahlungsenergie für die CO-Absorption zur Verfügung; sie erwärmt sich weniger stark als die Referenzseite. Das elastische Diaphragma wird durch die stärkere Erwärmung auf der Referenzseite in Richtung Probenseite gedrückt, und der Kondensator ändert seine Kapazität. Diese Änderung wird in ein elektrisches Signal umgesetzt, dessen Intensität der CO-Konzentration in der Probe proportional ist.

Aufbau des NDIR-Spektrometers

Ablauf der Bestimmung von CO in N_2

13.6 Spektroskopie im Nahen IR-Bereich, NIR-Spektroskopie

Im Nahen IR-Bereich zwischen $\tilde{v} = 12\,500$ und 4000 cm^{-1}, entsprechend 800 bis 2500 nm (NIR-Bereich, IR-A), wirken höhere Energiebeträge auf die Moleküle ein als im normalen mittleren IR-Bereich (s. Kap. 13.2.1 und Tab. 3.1). Daher werden dort hauptsächlich schwerer anregbare Oberschwingungen (Obertöne) der X–H-Valenzgrundschwingungen zwischen 3500–1600 cm^{-1} (C–H, O–H, N–H, S–H) beobachtet (Tab. 13.5, Abb. 13.17, Kap. 13.2.2). Ihre Intensität ist geringer als die der Grundschwingungen, zusätzlich treten Kombinationen mehrerer Schwingungen auf. Die Bedeutung der Methode für die Pharmazie liegt hauptsächlich in der Möglichkeit, Spektren von Festsubstanzen ohne besondere Präparation aufzunehmen.

Schwingungen im NIR-Bereich

NIR-Geräte und Aufnahmetechnik. Der prinzipielle Aufbau entspricht dem normaler IR-Spektrometer (Kap. 13.3.2). Als Lichtquelle wird eine Wolframlampe verwendet. Als Monochromatoren dienen Gitter oder Interferenzfilter. Eingesetzt werden auch häufig mit einem Laser ausgestattete FTIR-Geräte für den NIR-Bereich (s. Kap. 13.3.3). Das Arzneibuch (Ziffer 2.2.40, Lit. 33) beschreibt die Überprüfung der Funktionsfähigkeit der Geräte. Zur Messung von NIR-Spektren ge-

Aufbau des NIR-Spektrometers

Tab. 13.5 Oberschwingungen im NIR-Bereich (nach Lit. 12, 22, 23)

Gruppe	Banden $\tilde{\nu}$ [cm^{-1}]			
C—H	5000–4000	6250–5550	9090–8200	
H$_3$C—			8375–8360	
—CH$_2$—			8255–8220	
H$_5$C$_6$—H			8740–8670	
—CHO	4760–4520		8000	
$\diagdown$C=CH$_2$ $\diagup$		6200–6135		
—CH=CH—	4675			
—C≡C—H	4650	6535		
O—H			7100	
prim.	3635	5070	6915–6700	
sek.	3625			
tert.	3615			
Phenol	3615, 3635 (Schulter)	7050		
—COOH	3700–3300		7100	
—O—O—H	4810	6850		
N—H				
prim.	5000	7000–6500 (2 Bdn)	10 000	
sek.		7000–6500 (1 Bdn)		
$\diagdown$C=O $\diagup$	3300–3600			
▽ (Epoxid)	4505–4405	6135–6060		
▽O (Epoxid)	6060–4545			

langen verdünnte oder unverdünnte Flüssigkeiten, Lösungen fester Substanzen oder im Bereich der Pharmazie meist die festen Substanzen selbst. Für Flüssigkeiten oder Lösungsmittel werden Küvetten aus Quarz mit Schichtdicken zwischen 0,5 mm und 10 cm verwendet. Wichtige Aufnahmetechnik ist die Aufnahme von Spektren fester Substanzen durch Messung des reflektierten NIR-Lichtes (**NIR-Reflexionsspektroskopie**). Gemessen wird in diesem Falle häufig mit Hilfe von **Glasfibersonden (Lichtleiter)**, welche direkt in die Probe eingetaucht werden. Das reflektierte IR-Licht wird durch die Glasfiber an das IR-Gerät geleitet und dort vermessen.

Messung von NIR-Spektren mit Glasfibersonden

Messverfahren

In der NIR-Spektroskopie sind folgende Messverfahren in Gebrauch (Lit. 33):

- Messung der Transmission in üblicher Weise wie in der mittleren IR-Spektroskopie
- Messung durch **diffuse Reflexion**
- Messung durch **Transflexion**.

Messung durch diffuse Reflexion: (NIR-Reflexionsspektroskopie). Die Methode ähnelt der im normalen IR-Bereich angewandten Mehrfachreflexion (Kap. 13.3.3). Sie wird hauptsächlich zur Analyse von Feststoffen eingesetzt. Die NIR-Stahlung durchdringt dabei die Oberflächenschicht fester Substanzpartikel und es kommt zu folgenden Wirkungen:

Analyse von Feststoffen

- Absorption von NIR-Licht unter Anregung von Eigenschwingungen der Moleküle
- Streuung (Reflexion) der nicht absorbierten Strahlung in alle Richtungen.

Die Messung der diffusen Reflexionsstrahlung erfolgt häufig mithilfe der bereits erwähnten Glasfibersonden (Lichtleiter) ohne weitere vorgeschaltete Probenpräparation.

Messung durch Transflexion. Die Methode wird bei Flüssigkeiten, Lösungen und Suspensionen angewandt, welchen ein Diffusionsreflektor zugefügt wird (ced TiO_2, Metallzubereitungen). Dieser bewirkt eine diffuse Reflexion innerhalb der Flüssigkeit, die gemessen wird.

Analyse von Flüssigkeiten

Anwendungen

Die NIR-Spektroskopie wird kaum zur Strukturaufklärung eingesetzt. Wichtigere Anwendungsgebiete sind:

- Identifizierung von Substanzen
- Quantitative Bestimmung von Substanzen in Gemischen.

Identifizierung von Substanzen. Das Aussehen der Spektren im NIR-Bereich (Abb. 13.17) ist außer von der Molekülstruktur z. B. von der Teilchengröße, der Kristallstruktur (**Polymorphie**), dem Feuchtigkeitsgehalt u. a. abhängig. Wegen dieser von Probe zu Probe variablen Einflüsse ist oft ein direkter Vergleich mit einem Referenzspektrum nicht möglich. Die Daten werden daher in geeigneter Weise durch Rechner mathematisch bearbeitet, wobei validierte Datenbanken angelegt werden müssen (Kalibration, Lit. 1, 2, 5), welche die Grenzen der Gleichförmigkeit der Substanz definieren. Das Arzneibuch gibt Hinweise zum Aufbau einer solchen Referenzspektren-Bibliothek, siehe Lit. 33.

Einflüsse auf das Aussehen von NIR-Spektren

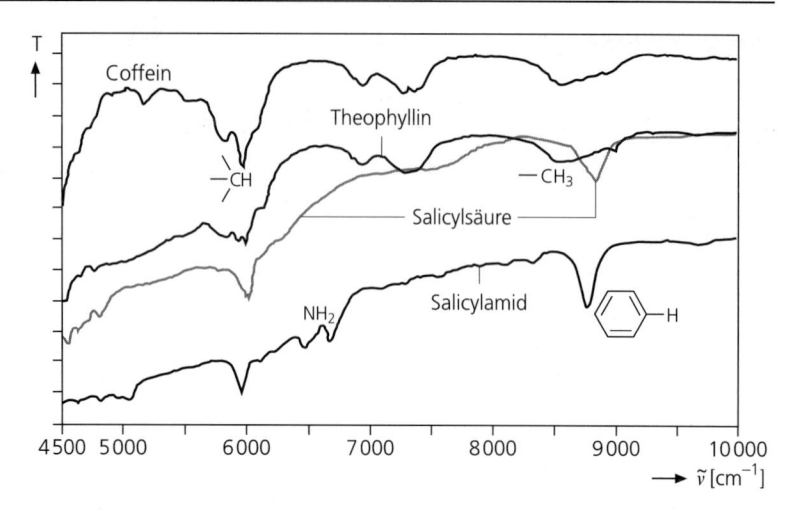

Abb. 13.17 NIR-Spektren von Coffein, Theophyllin, Salicylsäure und Salicylamid (nach Lit. 26)

Quantitative Bestimmung von Substanzen in komplizierten Gemischen.
Mit guter Genauigkeit können in komplizierten Gemischen Substanzen mit ausgeprägten Banden (Tab. 13.5) quantitativ bestimmt werden. Beispiele sind:

Gemischanalyse durch NIR

- Wasser, Phenole, Alkohole, Säuren, Hydroperoxide (Oberschwingung der HO-Valenzschwingung)
- Ester, Ketone, Carbonsäuren (erste Oberschwingung der CO-Valenzschwingung)
- primäre Amine (Oberschwingung der H_2N-Valenzschwingung).

Anwendungen in der Pharmazeutischen Analytik

Die NIR-Spektroskopie ist im Arzneibuch (Ziffer 2.2.40) als allgemeine Methode ausführlich beschrieben (Lit. 33). NIR-Methoden zeichnen sich durch einfache Probenvorbereitung aus, sowie durch die Geschwindigkeit der Messung, sobald die aufwendige Methodenentwicklung erfolgt ist, und durch ihre Präzision von 1–2%. Es können Festkörper-Spektren (z. B. von Tabletten auch in Blisterverpackung) aufgenommen werden. Wichtig ist die Methode zur Eingangskontrolle von Arznei- und Hilfsstoffen (Bulkware) mit der Glasfibersonde in den Originalbehältnissen und zur Kontrolle in allen Schritten des Herstellungsprozesses (Lit. 25, 26) z. B. zur Überwachung von Granulations- und Tablettierverfahren. Auch ist eine schnelle quantitative Bestimmung von Substanzen in Mehrkomponentenmischungen z. B. von Wirkstoffen in Gegenwart von Hilfsstoffen möglich.

Analyse von Bulkware

13.7 Raman-Spektroskopie

13.7.1 Prinzip der Raman-Spektroskopie

Raman-Spektren (Lit. 20, 21, 22, 30) ähneln den IR-Spektren (Abb. 13.18). Wie in der IR-Spektroskopie werden Atomgruppen zu Molekülschwingungen angeregt und charakteristische **Raman-Banden** registriert. Besonders charakteristische Banden erhält man von unpolaren oder wenig polaren Atomgruppen wie C≡C, C=C, N≡N, C≡N, C—C, O—O und S—S. Auch die von C—C-Schwingungen herrührenden Gerüstschwingungen von Molekülen lassen sich oft im Raman-Spektrum besser zuordnen als im IR-Spektrum, z. B. können Ringgrößen von Kohlenstoffringen bestimmt werden. Der Vorteil der Raman-Spektroskopie liegt darin, dass in vielen Fällen die IR-inaktiven Gruppen Raman-aktiv sind und umgekehrt (Kap. 13.2.2). In der pharmazeutischen Analytik wird die Raman-Spektroskopie bisher weniger eingesetzt, obwohl sie im Arzneibuch beschrieben ist (Ziffer 2.2.48, Lit. 30).

Raman-Spektren und IR-Spektren

Charakteristische Raman-Banden

13.7.2 Raman-Effekt

Der **Smekal-Raman-Effekt** ist nach dem indischen Physiker C. V. Raman und dem österreichischen Physiker A. G. Smekal benannt. Strahlt man monochromatisches Licht in eine Lösung, so treten drei physikalische Erscheinungen auf (vgl. Lehrbücher der Physik).

1. **Durchstrahlung** der Schicht ohne Änderung der Wellenzahl des verwendeten Lichtes
2. **Streuung** des Lichtes in alle Raumrichtungen ohne Änderung der Wellenzahl (Rayleigh-Streuung, Tyndall-Effekt)
3. **Streuung** des Lichtes unter Änderung der Wellenzahl (**Raman-Streustrahlung**).

Analysiert man die **Raman-Streustrahlung**, so stellt man fest, dass sie sich in Linien bestimmter Wellenlängen zerlegen lässt (**Stokes'sche Linien**). Verglichen mit der Wellenzahl des eingestrahlten Lichtes (Anregungslicht) haben diese **Raman-Linien** fast ausschließlich kleinere Wellenzahlen (von den kürzerwelligen **anti-Stokes-Linien** soll abgesehen werden). Dabei stimmen die Wellenzahldifferenzen zwischen den Linien der Raman-Streustrahlung und dem monochromatischen Anregungslicht mit den Wellenzahlen IR-aktiver Absorptionsbanden der Substanz überein (Lit. 30).

Was ist Raman-Streustrahlung?

Offenbar werden durch das eingestrahlte Licht analog zur IR-Spektroskopie Molekülschwingungen angeregt. Der Mechanismus der Anregung ist jedoch anders als in der IR-Spektroskopie: Einige Lichtquanten der monochromatischen Anregungsstrahlung (weniger als 1 %) geben einen Teil ihrer Energie an die Probenmoleküle zur

Mechanismus der Anregung von Raman-Spektren

Anregung von Molekülschwingungen ab. Diese nun energieärmeren Lichtquanten werden als **Raman-Streustrahlung** emittiert und ihre Wellenzahl gemessen. Die Wellenzahldifferenz zwischen den emittierten Raman-Linien und der eingestrahlten Anregungsstrahlung entspricht der zur Schwingungsanregung notwendigen Energie. Im **Raman-Spektrum** (Abb. 13.18), wird diese Wellenzahldifferenz registriert und den angeregten Molekülschwingungen zugeordnet.

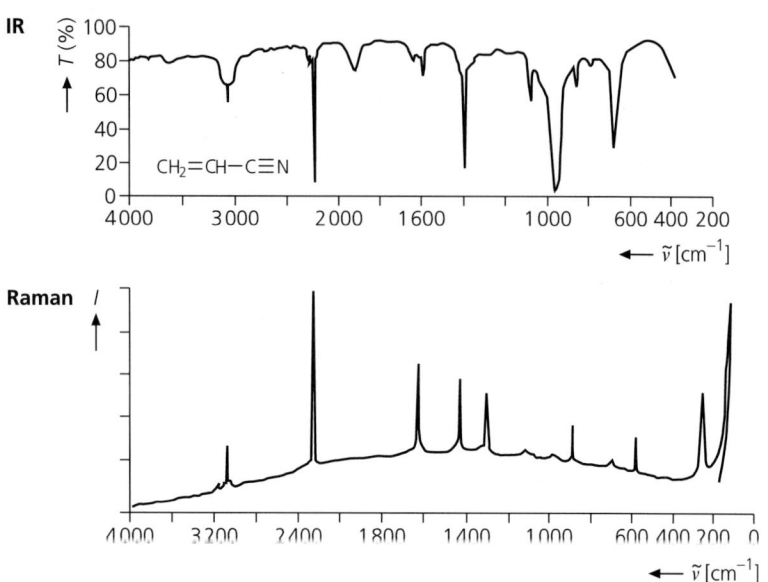

Abb. 13.18 IR- und Raman-Spektrum von Acrylnitril

13.7.3 Anwendung der Raman-Spektroskopie

Das schwingende Molekül kann nur dann Raman-Streustrahlung emittieren, wenn es wie ein Sender wirkt, d. h. einen oszillierenden Dipol darstellt, der Strahlung seiner eigenen Schwingungsfrequenz abgibt. Der Raman-Effekt kann daher nur dann beobachtet werden, wenn sich die **Polarisierbarkeit** des Moleküls während der Molekülschwingung ändert.

Voraussetzung für den Raman-Effekt

Die **Polarisierbarkeit** ist ein Maß für die Deformierbarkeit der Elektronenhülle des Moleküls. Das heißt, dass nur solche Atomgruppen Raman-aktiv sind, die zu einer Änderung der Deformierbarkeit ihrer Elektronenhülle in der Lage sind. Häufig sind dies diejenigen Atomgruppen, die mangels Änderung des Dipolmomentes nicht IR-aktiv sind (vgl. Kap. 13.2.2). Somit ergänzen sich IR- und Raman-Spektrum in willkommener Weise.

Aufbau von Raman-Spektrometern

Raman-Spektrometer erfordern wegen der geringen Intensität der Streustrahlung (weniger als 1 % des Anregungslichtes) eine intensive Lichtquelle. Meist wird ein Laser (z. B. $\lambda = 632{,}8$ nm) verwendet. Die Probe darf nicht fluoreszieren bzw. keine fluoreszierenden Verunreigungen enthalten. Die Streustrahlung wird – wie in der Fluorimetrie– quer zur Durchstrahlungsrichtung beobachtet. Die erforderlichen Substanzmengen betragen wenige Milligramm (Lit. 30). Eingesetzt wird auch die FT-Methode (Kap. 13.3.3)

Als Beispiel zeigt Abb. 13.18 das IR- und das Raman-Spektrum von Acrylnitril. Im Raman-Spektrum ist die Valenzschwingung der Doppelbindung bei 1600 cm^{-1} eindeutig zu identifizieren. Im IR-Spektrum zeigt sie nur eine geringe Intensität.

Die Raman-Spektrometrie findet folgende Anwendungen: Anwendungen der Raman-Spektroskopie

- Identifizierung apolarer Atomgruppen in der Strukturaufklärung
- Untersuchung symmetrischer Atomgruppen bzw. von Molekülen, die IR-inaktiv sind
- Zuordnung von Schwingungen der IR-Spektroskopie
- Messung wässriger Lösungen (eventuell von Arzneistoffen)
- Festkörperuntersuchungen
- Quantitative Bestimmungen.

Literatur über Infrarot- und Raman-Spektroskopie

1) H. Günzler, H. M. Heise: IR-Spektroskopie. VCH-Verlag, Weinheim (1996) — Einführungen
2) M. Hesse, H. Meier, B. Zeeh: Spektroskopische Methoden in der organischen Chemie. Georg Thieme-Verlag, Stuttgart (2005)
3) D. H. Williams, I. Fleming: Strukturaufklärung in der organischen Chemie. Georg Thieme-Verlag, Stuttgart (1991)
4) L. J. Bellamy: Ultrarotspektrum und chemische Konstitution. Dr. Dietrich Steinkopf Verlag, Darmstadt (1966) — Weiterführende Literatur zur Strukturaufklärung
5) J. Derkosch: Absorptionsspektralanalyse im ultravioletten, sichtbaren und infraroten Gebiet. Akademische Verlagsgesellschaft, Frankfurt (1967)
6) H. J. Hediger: Infrarotspektroskopie. Akademische Verlagsgesellschaft, Frankfurt (1971)
7) K. Nakanishi, P. H. Solomon: Infrared Absorption Spectroscopy. Holden Day Inc., San Francisco (1977)
7a) Applied Spectroscopy **50**, 14a (1996)
8) F. Moll. Mitt. Dtsch. Pharm. Ges. **41**, 119, 145 (1971) — Anwendung in der Pharmazie
9) S. Ganschow, W. Heil: Über die Anwendung der IR-Spektroskopie in der Arzneimittelkontrolle. Akademie-Verlag, Berlin (1980)
9a) W. Gottwald, W. Wachter: IR-Spektroskopie für Anwender. Wiley-VCH-Verlag, Weinheim (1997)
10) H. Kienitz in Ulmanns Encyklopädie der technischen Chemie, Band 2/1. Urban und Schwarzenberg, München (1961) — Quantitative infrarotspektroskopische Analyse
11) H. Weitkamp in H. Feltkamp, P. Fuchs, H. Sucker: Pharmazeutische Qualitätskontrolle. Georg Thieme-Verlag, Stuttgart (1983)
12) H. Günzler, H. Böck: IR-Spektroskopie. Verlag Chemie, Weinheim (1975)
13) W. Otting in Gadamers Lehrbuch der chemischen Toxikologie und Anleitung zur Ausmittelung der Gifte, Band II. Vandenhoeck und Ruprecht, Göttingen (1966) — Toxikologische Analyse
14) DMS-Arbeitsatlas der Infrarotspektroskopie. Verlag Chemie, Weinheim (1972) — Spektrensammlungen
15) Stadler Standard Spectra. Verlag Heyden a. Son, London

	16) E. G. C. Clarke: Isolation and Identification of Drugs. The Pharmaceutical Press, London (1986)
	17) H. Auterhoff, K. A. Kovar: Identifizierung von Arzneistoffen, 6. Aufl. Wiss. Verlagsges., Stuttgart (1998)
	17a) H. W. Dibbern: UV- und IR-Spektren wichtiger, pharmazeutischer Wirkstoffe. Editio Cantor, Aulendorf (1978)
Polymorphie	18) H. Kuhnert-Brandstätter, Pharmaz. in u. Zeit **4**, 131 (1975)
	19) A. Burger, in D. D. Bremer, D. Speiser (Hrsg.): Topics in Pharmaceutical Sciences, 347 (1983)
NDIR-Spektroskopie	20) H. M. Heise in Analytiker-Taschenbuch, Bd. 9. Springer-Verlag, Berlin, Heidelberg, New York (1990)
	21) H. Müller, Krankenhauspharmazie **18**, 273 (1997)
NIR-Spektroskopie	22) H. Böck in Analytiker-Taschenbuch, Bd. 4. Springer Verlag, Berlin, Heidelberg, New York (1984)
	23) N. B. Colthup, L. H. Daly, S. E. Wiberley: Introduction to Infrared and Raman Spektroskopy. Academic Press (1964)
	24) I. Lüderwald, H. Müller: Analytiker Taschenbuch, Bd. 11. Springer-Verlag, Berlin, Heidelberg, New York (1993)
	25) H. Wilson. GIT Labor-Fachzeitschrift **9**, 905 (1997)
	26) W. Wend, G. Goet. GIT Labor-Fachzeitschrift **40**, 96 (1996)
	26a) W. Wüst, L. Rudzik in Analytiker-Taschenbuch, Bd. 12. Springer-Verlag, Berlin, Heidelberg, New York (1994)
Raman-Spektroskopie	27) B. Schrader, in F. Korte (Hrsg.): Methodicum, Chimicum Bd. 1/1. Georg Thieme-Verlag, Stuttgart (1973)
	28) H. Günzler, H. Böck: IR-Spektroskopie. Verlag Chemie, Weinheim (1975)
	29) D. A. Skoog, J. J. Leary: Instrumentelle Analytik. Springer-Verlag, Berlin, Heidelberg, New York (1996)
	30) G. Rücker, IR-Spektroskopie; Raman-Spektroskopie in F. Bracher, P. Heisig, P. Langguth, E. Mutschler, G. Rücker, G. Scriba, E. Stahl-Biskup, R. Troschütz, G. Seitz (Hrsg.): Arzneibuch-Kommentar mit 26. Erg. Lfg., Wiss. Verlagsges. Stuttgart, Govi-Verlag, Eschborn (2007)
	31) U. Jaehde, R. Radziwil, S. Mühlebach, W. Schunack, Lehrbuch der klinischen Pharmazie, Wiss. Verlagsges. Stuttgart (2003)
	32) E. Pretsch, B. Mühlmann, C. Affelter, M. Badertscher, Spektroskopische Daten zur Strukturaufklärung organischer Verbindungen, Springer Verlag (2001)
	33) S. Ebel, NIR-Spektroskopie in F. Bracher, P. Heisig, P. Langguth, E. Mutschler, G. Rücker, G. Scriba, E. Stahl-Biskup, R. Troschütz, G. Seitz (Hrsg.): Arzneibuch-Kommentar mit 26. Erg. Lfg., Wiss. Verlagsges. Stuttgart, Govi-Verlag, Eschborn (2007)
	34) K. Cammann (Hrsg.), Instrumentelle Analytische Chemie, Spektrum Akadem. Verlag, Heidelberg (2001)

14 ¹H-NMR-Spektroskopie

14.1 Prinzip der Kernresonanzspektroskopie

In der Kernresonanzspektroskopie (nuclear magnetic resonance spectroscopy; NMR-Spektroskopie) wird das Verhalten von Atomkernen in Magnetfeldern beobachtet. Untersucht man Wasserstoffkerne (Protonen), so spricht man von **Protonenresonanzspektroskopie** (**¹H-Kernresonanzspektroskopie**, **¹H-NMR-Spektroskopie**). Daneben hat die Resonanzspektroskopie vor allem von ^{13}C-Kernen große Bedeutung (Kap. 15). Auch andere Atomkerne sind der Resonanzspektroskopie zugänglich (Kap. 14.1.1).

Für die Kerne der in einem Molekül gebundenen Wasserstoffatome gibt es im Magnetfeld zwei verschiedene Einstellungsmöglichkeiten: eine energiereichere und eine energieärmere. Durch Zufuhr von Energie können die in der energieärmeren Stellung befindlichen Atomkerne in die energiereichere Stellung übergehen und anschließend unter Abgabe dieser Energie wieder in die energieärmere Stellung zurückkehren. Die Energiezufuhr erfolgt durch Einwirkung elektromagnetischer Strahlung (Radiowellen). Die Kerne nehmen diese Energie nur dann auf, wenn sie zur Überführung in den energiereicheren Zustand gerade ausreicht (**Kernresonanz, Protonenresonanz**). Die Energieaufnahme wird im Kernresonanzspektrum (**¹H-NMR-Spektrum**, **Protonenresonanzspektrum**) registriert und gegen die notwendige Stärke des äußeren Magnetfeldes aufgetragen (Kap. 14.2.5).

Definition des Protonenresonanzspektrums

Die Größe der zur Kernresonanz notwendigen Energie und damit die Lage des Signals im Kernresonanzspektrum, die **chemische Verschiebung**, hängt von den Bindungsverhältnissen des betreffenden Atoms ab. Die Fläche unterhalb der Kernresonanzsignale ist proportional zu der Zahl der in Resonanz befindlichen Atome. Durch den Einfluss benachbarter Wasserstoffatome können Kernresonanzsignale in mehrere Teilsignale aufgespalten werden (**Spin-Kopplung**). Aus der Lage der Signale und ihrer Aufspaltung erhält man Informationen über Anordnung und Eigenschaften der Wasserstoffatome innerhalb organischer Moleküle.

Chemische Verschiebung

Spin-Kopplung

Die Kernresonanzspektroskopie wurde insbesondere von H. J. Bernstein, F. Bloch, R. R. Ernst, L. M. Jackmann, M. Karplus, P. C. Lauterbur, J. A. Pople, E. M. Purcell und J. N. Shoolery entwickelt und gefördert.

14.1.1 Kernspin und magnetisches Moment von Atomkernen

Kernspin des Wasserstoffatoms

Voraussetzung für die Ausführung von Kernresonanzmessungen ist ein permanentes magnetisches Moment der Atomkerne. Verursacht wird ein solches atomares Magnetfeld durch den Kernspin, d. h. durch eine Drehung der Atomkerne um ihre eigene Achse. Die Verhältnisse sollen am Beispiel des Wasserstoffkerns (des Protons) deutlich gemacht werden (Abb. 14.1). Das Proton besitzt einen Spin. Ebenso wie andere bewegte elektrisch geladene Teilchen (z. B. die Elektronen eines elektrischen Stromes in einem Metalldraht) baut das sich bewegende, positiv geladene Proton ein Magnetfeld auf. Es verhält sich wie ein Stabmagnet (Kernmagnet), der einen Nord- und einen Südpol besitzt (Abb. 14.1). Die Richtung des Magnetfeldes wird durch die Drehungsrichtung (Spinrichtung) des Kerns bestimmt.

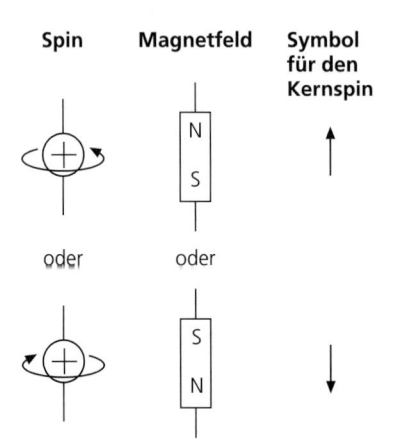

Abb. 14.1 Der Spin des Wasserstoffkerns

Paralleler und antiparalleler Kernspin

Die Richtung des Kernspins und damit auch die des Magnetfeldes werden durch Pfeile beschrieben (Abb. 14.1). Haben zwei Atomkerne die gleiche Spinrichtung, so bezeichnet man ihren Spin als parallel (↑↑), bei entgegengesetzter Spinrichtung als antiparallel (↑↓).

Atome mit Kernspin

Wie der Wasserstoffkern so haben auch andere Atome einen Kernspin und sind deshalb für Kernresonanzmessungen geeignet, z. B.: ^{2}D, ^{13}C, ^{15}N, ^{19}F, ^{23}Na, ^{29}Si, ^{31}P, ^{77}Se. Die Kerne der folgenden Atome zeigen diese Eigenschaft nicht: ^{12}C, ^{16}O, ^{32}S. Sie sind Kernresonanzmessungen nicht zugänglich.

Welche Atomkerne einen Spin und damit ein Magnetfeld besitzen, d. h. Kernresonanzmessungen zugänglich sind, hängt von ihrem Aufbau ab. Der Gesamtspin des Kerns ergibt sich aus der Summe der Spins der Kernbausteine, der Protonen und Neutronen. Damit lässt sich die Frage nach dem Kernspin aus der Ordnungszahl und der Massenzahl der Elemente beantworten. Atomkerne mit gerader Ordnungs- und Massenzahl (**g/g-Kerne**) haben keinen von außen messbaren Spin. Sind Ordnungszahl oder Massenzahl oder beide Zahlen ungerade (**u/g-, g/u-, u/u-Kerne**), so tritt ein Kernspin und damit ein nach außen wirksames magnetisches Moment auf.

Nach der Quantentheorie wird der Spin von Atomkernen (Kernspin, Drehimpuls P) durch die folgende Beziehung beschrieben (s. Lehrbücher der Physik):

$$P = \frac{h}{2\pi} \cdot \sqrt{I(I+1)} \qquad \text{(Gl. 14.1)}$$

h = Plancksche Konstante

Die entscheidende Größe in dieser Gleichung ist die Kernspinquantenzahl I. Nach der Quantentheorie kann sie für die verschiedenen Atome nur ganz- oder halbzahlige Werte annehmen: $I = 0, \frac{1}{2}, 1, \frac{3}{2}, 2$ usw. (Beispiele: $^{1}H = \frac{1}{2}$; $^{2}D = 1$; $^{13}C = \frac{1}{2}$; $^{14}N = 1$; $^{19}F = \frac{1}{2}$; $^{23}Na = \frac{3}{2}$; $^{31}P = \frac{1}{2}$; $^{11}B = \frac{3}{2}$).

Drehimpuls, Kernspinquantenzahl und magnetisches Moment von Atomkernen

Der Kernspin P wiederum bestimmt die Größe des magnetischen Moments μ des Atomkerns (der Proportionalitätsfaktor γ ist das **gyromagnetische Verhältnis**, eine für jede Kernart charakteristische Größe):

Gyromagnetisches Verhältnis

$$\mu = \gamma \cdot P = \gamma \cdot \frac{h}{2\pi} \cdot \sqrt{I(I+1)} \qquad \text{(Gl. 14.2)}$$

Je nach der Größe der Kernspinquantenzahl (I) und damit des magnetischen Moments gibt es folgende Arten von Atomkernen: Kerne mit $I = 0$ haben keinen Spin und damit kein magnetisches Moment, Kerne mit $I > 0$ besitzen einen Kernspin und damit auch ein magnetisches Moment.

Die wichtigsten Methoden der Kernresonanzspektroskopie beziehen sich auf den Wasserstoffkern und den Kern des Kohlenstoffisotops ^{13}C.

- ^{1}H-Kernresonanz-Spektroskopie, Protonenresonanzspektroskopie (nuclear magnetic resonance spectroscopy: ^{1}H-NMR-Spektroskopie) (Kap. 14.2)
- ^{13}C-Kernresonanz-Spektroskopie (^{13}C-NMR-Spektroskopie, Kap. 15).
- Kernresonanzspektroskopie anderer Kerne: ^{19}F, ^{31}P, ^{15}H (siehe Lit. 4).

14.2 Grundlagen der ¹H-NMR-Spektroskopie

14.2.1 Verhalten der Wasserstoffkerne im Magnetfeld Kreiselmodell

In der ¹H-NMR-Spektroskopie bringt man organische Moleküle in das statische, homogene Magnetfeld zwischen den Polen eines starken Magneten mit der magnetischen Flussdichte B_0 (**äußeres Magnetfeld, Hauptfeld**)*. Das Verhalten eines Wasserstoffkerns im Magnetfeld kann anschaulich durch Vergleich mit einem mechanischen Kreisel beschrieben werden. Dieser dreht sich zunächst um seine Längsachse (Abb. 14.2 A). Nach einem Anstoß von der Seite führt er zusätzlich noch eine torkelnde Bewegung aus, die als **Präzessionsbewegung** bezeichnet wird (Abb. 14.2 B, vgl. Lehrbücher der Physik).

Verhalten von Wasserstoffkernen im äußeren Magnetfeld

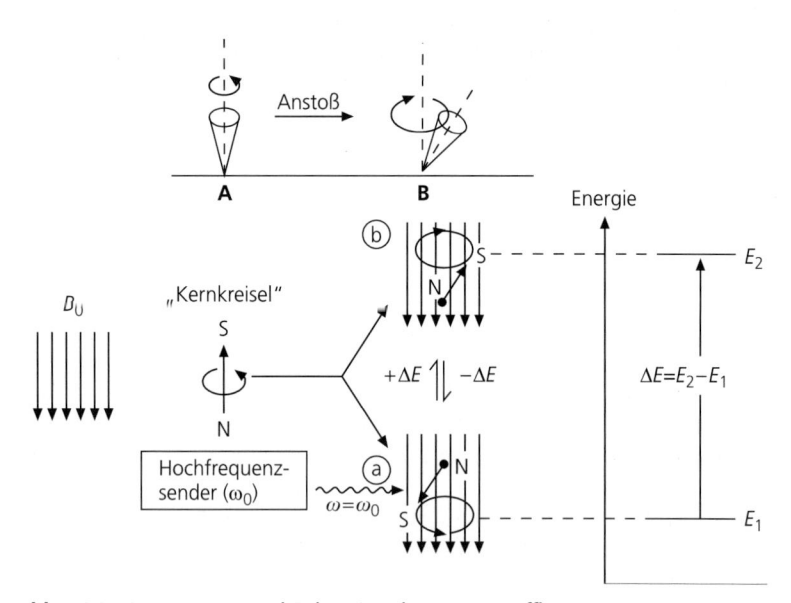

Abb. 14.2 Kernresonanz und Relaxation des Wasserstoffkerns

---

*) Zur Beschreibung der Stärke des Magnetfeldes verwendet man die **Magnetische Flussdichte** (B) (Synonym: **Magnetische Induktion**), die in Tesla (früher Gauß) gemessen wird: 1 Tesla = 10⁴ Gauß. Die Magnetische Flussdichte B ist mit der magnetischen Feldstärke H durch die magnetische Feldkonstante $\mu_0 = 1{,}256 \, \text{V} \cdot \text{s}/\text{A} \cdot \text{m}$ und die Permeabilitätskonstante μ_r verknüpft: $B = \mu_r \cdot \mu_0 \cdot H$. Die Permeabilitätskonstante μ_r beschreibt den Einfluss des Materials, in welchem das Magnetfeld aufgebaut ist. Somit gibt die Magnetische Flussdichte B eher die praktischen Verhältnisse wieder als die Magnetische Feldstärke H.

Der um seine Achse rotierende Wasserstoffkern (**Kernkreisel**) erhält durch das äußere Magnetfeld B_0, in das er gebracht wird, ebenfalls einen Anstoß (Abb. 14.2). Dabei kommt es ebenfalls zu einer Art Präzessionsbewegung. Für diese Bewegung gibt es zwei bevorzugte Richtungen (**Richtungsaufspaltung**, **Richtungsquantelung**, Abb. 14.2):

1. Der Kernkreisel kann die Präzessionsbewegung in Richtung des äußeren Feldes B_0 ausführen (Abb. 14.2 a).
2. Der Kernkreisel führt seine Bewegung in umgekehrter Stellung aus (Abb. 14.2 b).

Diese **Richtungsaufspaltung** der Präzessionsbewegung des Kernkreisels im Magnetfeld bedeutet gleichzeitig eine **Energieaufspaltung** (Energiequantelung). Die Präzessionsbewegung in Richtung des äußeren Feldes (Abb. 14.2 a) ist energieärmer (Energie E_1) und damit wahrscheinlicher als die andere (Abb. 14.2 b, Energie E_2). Die beiden Energiezustände E_1 und E_2 bezeichnet man als **Kern-Zeeman-Niveaus**. Man kann die beiden Einstellungen für die energiereichere und energieärmere Präzessionsbewegung auch als **Präzessionsdoppelkegel** darstellen (Abb. 14.3).

Die Richtungsaufspaltung der Präzessionsbewegung des Kernkreisels entspricht einer Energieaufspaltung

Allgemein lässt sich die Zahl der Energiezustände N (Kern-Zeeman-Niveaus), die ein Atomkern in einem Magnetfeld einnehmen kann, ausgehend von seiner Kernspinquantenzahl I (Kap. 14,.1.1) berechnen:

$$N = 2I + 1 \qquad \text{(Gl. 14.3)}$$

Daraus ergibt sich, dass der Wasserstoffkern und andere Kerne mit $I = \frac{1}{2}$ (z. B. auch Kohlenstoff ^{13}C) wie oben beschrieben, zwei Energiezustände einnehmen. Für Kerne mit $I = 1$ (z. B. ^{2}D, ^{14}N) würden sich drei, für $I = \frac{3}{2}$ (z. B. ^{11}B, ^{23}Na) vier unterschiedliche Energiezustände ergeben.

Zahl der Energiezustände von Atomkernen

14.2.2 Energieniveaus der Wasserstoffkerne im Magnetfeld

Die Energie ΔE, die aufgewandt werden muss, um den Kern aus dem energieärmeren Niveau (Abb. 14.2 a) in das energiereichere (b) zu überführen, entspricht der Energiedifferenz zwischen den beiden Energiezuständen:

Berechnung der Energie zur Herbeiführung von Kernresonanz

$$\Delta E = E_2 - E_1 \qquad \text{(Gl. 14.4)}$$

Zur Berechnung der Energiedifferenz ΔE muss zunächst die Energie der beiden Niveaus ermittelt werden. Die potentielle Energie E eines Kernmagneten mit dem magnetischen Moment μ im äußeren Magnetfeld B_0 ist durch folgende Gleichung gegeben (vgl. Lehrbücher der Physik):

$$E = -\mu_H \cdot B_0 \qquad \text{(Gl. 14.5)}$$

Hierbei ist μ_H die dem äußeren Feld B_0 gleichgerichtete Komponente des magnetischen Momentes μ des Kerns. Dieser Anteil kann nach der Gleichung $\mu_H = \gamma \cdot P_{B_0}$ aus dem entsprechenden Anteil des Kernspins (Drehimpuls P_{B_0}) errechnet werden. Dieser Anteil beträgt:

$$P_{B_0} = m \cdot \frac{h}{2\pi} \qquad \text{(Gl. 14.6)}$$

Damit ergibt sich für die potentielle Energie des Kernmagneten im äußeren Feld:

$$E = -\mu_H \cdot B_0 = -\gamma \cdot P_{B_0} \cdot B_0 = -\gamma \cdot m \cdot \frac{h}{2\pi} \cdot B_0 \qquad \text{(Gl. 14.7)}$$

Magnetquantenzahl

m ist die **Orientierungs- oder magnetische Quantenzahl**, die nur bestimmte Einstellungen des Kernkreisels im Feld B_0 zulässt. Sie kann die folgenden durch die Größe der Kernspinquantenzahl festgelegten Werte annehmen:

$$m = +I, I-1, I-2 \ldots -I+1, -I. \qquad \text{(Gl. 14.8)}$$

Wie erwähnt, besitzt der Wasserstoffkern im Magnetfeld zwei Energiezustände, die durch $m = -\frac{1}{2}$ und $m = +\frac{1}{2}$ gekennzeichnet sind. Man erhält daher aus Gleichung 14.7 für die beiden Energiezustände folgende Werte:

$$E_2 = +\frac{1}{2} \cdot \gamma \cdot \frac{h}{2\pi} \cdot B_0 \qquad \text{(Gl. 14.9)}$$

$$E_1 = -\frac{1}{2} \cdot \gamma \cdot \frac{h}{2\pi} \cdot B_0 \qquad \text{(Gl. 14.10)}$$

Daher beträgt die zur Überführung des Kerns aus dem energieärmeren (E_1) in den energiereicheren Zustand (E_2) aufzuwendende Energie:

$$\Delta E = E_2 - E_1 = \gamma \cdot \frac{h}{2\pi} \cdot B_0 \qquad \text{(Gl. 14.11)}$$

14.2.3 Larmor-Gleichung

Die Präzessionsbewegung des Kernkreisels im äußeren Magnetfeld B_0 verläuft mit einer bestimmten Kreisfrequenz ω. Diese wird in Hertz [Hz] gemessen. Nach dem englischen Sprachgebrauch wird für [Hz] auch die Abkürzung [cps] benutzt (cycles per second). Mit der Frequenz ν (Zahl der Umläufe pro Sekunde) hängt ω wie folgt zusammen: $\omega = 2\pi\nu$ (vgl. Lehrbücher der Physik).

Wenn man berücksichtigt, dass für die Energie ΔE zwischen den beiden Niveaus des Kernkreisels auch die Planck'sche Gleichung ($\Delta E = h \cdot \nu$) gilt, so erhält man mit Gl. 14.11:

Abhängigkeit der Kreisfrequenz der Präzessionsbewegung des Kernkreisels von der Stärke des Magnetfeldes (Larmor-Gleichung)

$$\Delta E = \gamma \cdot \frac{h}{2\pi} \cdot B_0 = h \cdot \nu \qquad \text{(Gl. 14.12)}$$

Daraus errechnet sich die Frequenz der Präzessionsbewegung zu:

$$\nu = \gamma \cdot \frac{1}{2\pi} \cdot B_0 \qquad \text{(Gl. 14.13)}$$

Zieht man zusätzlich die Definition der Kreisfrequenz ω heran, so ergibt sich durch Multiplikation mit 2π die Grundgleichung der Kernresonanzspektroskopie, die **Larmor-Gleichung**:

Larmor-Gleichung

$$\omega = 2\pi\nu = \gamma \cdot B_0 \qquad \text{(Gl. 14.14)}$$

Die Larmor-Gleichung besagt, dass die Kreisfrequenz ω der Präzessionsbewegung des Kernkreisels im Magnetfeld um so größer wird, je stärker das Magnetfeld B_0 ist.

Der Proportionalitätsfaktor γ der Larmor-Gleichung (**gyromagnetisches Verhältnis**) ist eine für jedes Element charakteristische Konstante des Atomkerns (vgl. Kap. 14.1.1).

14.2.4 Besetzungsunterschied und Magnetisierung

Bringt man bei Kernresonanzmessungen eine Substanz in das Magnetfeld B_0 eines Magneten, so befinden sich normalerweise mehr Wasserstoffkerne im energieärmeren Zustand als im energiereicheren, d. h. zwischen beiden Energiezuständen besteht ein **Besetzungsunterschied**. Die Resultierende aus den Feldstärken aller Elementarmagneten besitzt daher in Richtung des äußeren Feldes (energieärmeres Niveau) einen größeren Wert als entgegengesetzt (Abb. 14.3). Daraus ergibt sich ein nach außen wirksames, dem äußeren Feld gleichgerichtetes Magnetfeld der Probe. Die Achse des **Präzessionsdoppelkegels** (Kap. 14.2.1) ist dabei in Richtung des äußeren Feldes B_0 ausgerichtet. Man bezeichnet diese Erscheinung als **longitudinale Magnetisierung** (Abb. 14.3).

Besetzungsunterschied zwischen den Energiezuständen

Boltzmann-Gleichung

Der Besetzungsunterschied zwischen den beiden Energieniveaus lässt sich aus der **Boltzmann-Gleichung** ermitteln (vgl. Kap. 8, Atomemissionsspektroskopie):

$$\frac{N_1}{N_2} = e^{-\frac{\Delta E}{k \cdot T}} \qquad \text{(Gl. 14.15)}$$

N_1 = Zahl der Kerne im energiereicheren Zustand
N_2 = Zahl der Kerne im energieärmeren Zustand
ΔE = Energiedifferenz der Zustände
k = Boltzmann-Konstante
T = Temperatur [K]

Die Gleichung zeigt, dass der Besetzungsunterschied außer von der Temperatur auch von der Energiedifferenz ΔE zwischen den beiden Energieniveaus abhängt. Da ΔE der magnetischen Flussdichte B_0 proportional ist (Kap. 14.2.2), übt B_0 einen entscheidenden Einfluss auf den Besetzungsunterschied aus (vgl. Kap. 14.2.7, Tab. 14.1).

Bei Raumtemperatur und einer Magnetischen Flussdichte (Kap. 14.2.1) von $B_0 = 1{,}4$ Tesla (entsprechend 14000 Gauß) liegen z. B. von 2 Millionen Wasserstoffkernen lediglich 10 mehr als die Hälfte im energieärmeren Niveau vor. Nur diese 10 Kerne von 2 Millionen sind der Kernresonanz zugänglich.

14.2.5 Kernresonanz, Quermagnetisierung und Kerninduktion

In der Kernresonanzspektroskopie wird der Besetzungsunterschied zwischen den Energieniveaus der Kerne durch Zufuhr von Energie aufgehoben. Um die erforderliche Energie ΔE zuzuführen, bestrahlt man die im Magnetfeld B_0 befindliche Substanz mit Radiowellen wählbarer Frequenzen. Dabei werden im wesentlichen folgende Wirkungen beobachtet:

Zufuhr von Energie zur Kernresonanz und Quermagnetisierung der Kerne

- Kernresonanz
- Quermagnetisierung.

Durch **Kernresonanz** werden Kerne aus dem energieärmeren Niveau in die energiereichere Position überführt. Allerdings kann der Kernkreisel die Energie ΔE nur dann aufnehmen, wenn die Frequenz des Senders (ω_0 bzw. $2\pi \nu_0$) seiner eigenen Präzessionsfrequenz ω (bzw. $2\pi \nu$) entspricht:

$$\omega_0 = \omega \quad \text{bzw.} \quad \nu_0 = \nu \qquad \text{(Gl. 14.16)}$$

Ist diese **Resonanzbedingung** erfüllt, so können die energieärmeren Wasserstoffkerne der elektromagnetischen Strahlung Energie entnehmen und ihre Präzessionsbewegung kann (wie ein Regenschirm im Wind) in die energiereichere Einstellung umklappen (Abb. 14.2).

Kernresonanz ist jedoch nicht das einzige Ergebnis bei der Einstrahlung der Resonanzenergie. Es tritt zusätzlich **Quermagnetisierung der Kerne** ein (Abb. 14.3). Wie bereits beschrieben, liegt die Achse des Doppelkegels der beiden möglichen Präzessionsbewegungen eines Kerns zunächst in Richtung des äußeren Feldes (Abb. 14.3) **(longitudinale Magnetisierung)**. Im Resonanzfall zwingt die eingestrahlte Radiowelle die magnetischen Momente aller Kerne zu einer Auslenkung in einem bestimmten Winkel bezüglich der Richtung von B_0. Man bezeichnet dies als **Quermagnetisierung** bzw. **transversale Magnetisierung**, weil der Feldvektor der Kerne in eine Ebene quer (transversal) zur ursprünglichen Richtung bzw. zur Richtung des äußeren Feldes gedreht wird. Bei einer bestimmten Einwirkungszeit des Wechselfeldes der Radiofrequenz kann diese Drehung 90° betragen. Diesen Impuls bezeichnet man als **90°-Impuls**. Der 90°-Impuls ist ein wichtiges Instrument zur Durchführung spezieller Kernresonanz-Experimente (Kap. 15.6).

Quermagnetisierung

90°-Impuls

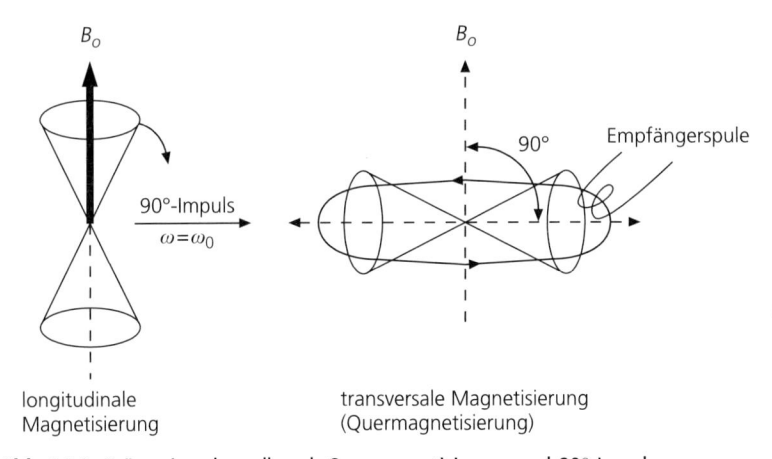

Abb. 14.3 Präzessionsdoppelkegel, Quermagnetisierung und 90°-Impuls

Der bezüglich des äußeren Feldes um 90° gedrehte Feldvektor steht in dieser Position nicht still, sondern rotiert in der Ebene senkrecht zum äußeren Magnetfeld. Er schneidet periodisch eine in diesem Bereich angebrachte **Empfängerspule** (Abb. 14.3). Dadurch wird in dieser eine Spannung induziert, die als **Kernresonanzsignal** registriert wird (**Kerninduktion**). Bei der Kerninduktion wird gewissermaßen die Aktivität des äußeren Radiowellensenders durch Vermittlung der Wasserstoffkerne an der Empfängerspule gemessen (Abb. 14.3, 14.4).

Entstehung des Kernresonanzsignals

Im **Kernresonanzspektrum** (Abb. 14.4, 14.6) ist auf der Abszisse die Feldstärke des äußeren Magnetfeldes B_0 aufgetragen. Die Ordinate zeigt den Zeigerausschlag eines Messinstrumentes, welches das indu-

Definition des Kernresonanzspektrums

zierte **Kernresonanzsignal** registriert (Abb. 14.4). Die Intensität des Signals hängt von der Zahl der Kerne ab, die aus der energieärmeren in die energiereichere Position überführt werden können.

14.2.6 Relaxation und Relaxationszeit

Strahlt man die Kernresonanz anregende Radiowelle mit sehr hoher Intensität in eine Probe ein, so sollte der Besetzungsunterschied vollständig aufgehoben werden. In diesem Zustand würde keine Energieaufnahme stattfinden und daher kein Kernresonanzsignal mehr registriert werden können. Man bezeichnet ihn als Sättigungszustand (**Sättigung der Kerne**). Glücklicherweise sind die Verhältnisse anders. Die Kerne fallen nämlich unter Energieabgabe schon nach kurzer Zeit wieder in die energieärmere Position zurück und es entsteht erneut ein Besetzungsunterschied. Diesen Vorgang bezeichnet man als **Relaxation**. Wird die Intensität der Radiowelle so gewählt, dass sie gerade so viel Energie nachliefern kann, wie durch Relaxation abgegeben wird, so kann ein stationäres Kernresonanzsignal über längere Zeit aufrechterhalten und beobachtet werden.

Sättigung der Kerne

Relaxation der Kerne. Relaxations-Mechanismen

Bei der Relaxation wird die Energie im wesentlichen nach zwei Mechanismen abgegeben:

1. Spin-Gitter-Relaxation
2. Spin-Spin-Relaxation.

Spin-Gitter-Relaxation

Bei der **Spin-Gitter-Relaxation** wird die Anregungsenergie als Wärmeenergie an die Umgebung der Substanz (an das „Gitter") z. B. an Lösungsmittelmoleküle abgegeben. Der Mechanismus der Spin-Gitter-Relaxation wird wie folgt gedeutet: Die Abgabe der Energie an das Gitter erfordert die Rückkehr der transversalen Magnetisierung in die longitudinale Ausgangsmagnetisierung (Abb. 14.3). Dieser Übergang ist besonders erleichtert, wenn ein Partnermolekül im Gitter ebenfalls ein Magnetfeld besitzt, mit dem das Feld des Kerns in Wechselwirkung treten kann. Solche Substanzen sind z. B. Dipole oder paramagnetische Substanzen (wie z. B. molekularer Sauerstoff).

Spin-Spin-Relaxation

Bei der **Spin-Spin-Relaxation** erfolgt die Abgabe der Energie an die Nachbarkerne **der gleichen Probe**. Es kommt zu einer Verminderung der Lebensdauer aller Spin-Zustände, nicht aber zu einer Änderung des Besetzungsunterschiedes. Die Spin-Spin-Relaxation wird besonders durch Atome erleichtert, deren Ladungsverteilung nicht kugelsymmetrisch ist, die also ein elektrisches Quadrupolmoment besitzen, z. B. ^2H und ^{14}N.

Die Zeitdauer der Relaxation bezeichnet man als:

- Spin-Gitter-Relaxationszeit (T_1)
- Spin-Spin-Relaxationszeit (T_2).

Lange T_1-Zeiten können zur Sättigung und damit zur Verkleinerung der Signalintensitäten führen, kurze T_1-Zeiten zu einer Verbreiterung der Signale. Im Gegensatz dazu führen lange T_2-Zeiten ebenfalls zu einer Verbreiterung der Signale. Hierfür gibt es verschiedene Ursachen (vgl. z. B. Lit. 3, 10).

Bedeutung der Relaxationszeiten

14.2.7 Messung der Kernresonanz
Kernresonanzspektrometer

Zur Durchführung von Kernresonanzmessungen werden nach den bisherigen Erläuterungen die folgenden Einrichtungen benötigt (Kernresonanzspektrometer nach F. Bloch, Abb. 14.4):

- Homogenes Magnetfeld der Stärke B_0, in welches die Probe eingebracht wird (Elektromagnet oder Permanentmagnet)
- Hochfrequenzsender zur Bestrahlung der Probe
- Messeinrichtung (Empfänger), die den Betrag der von den Kernen aufgenommenen und wieder abgegebenen Energie misst und im Kernresonanzspektrum registriert.

Aufbau des Kernresonanzspektrometers nach F. Bloch

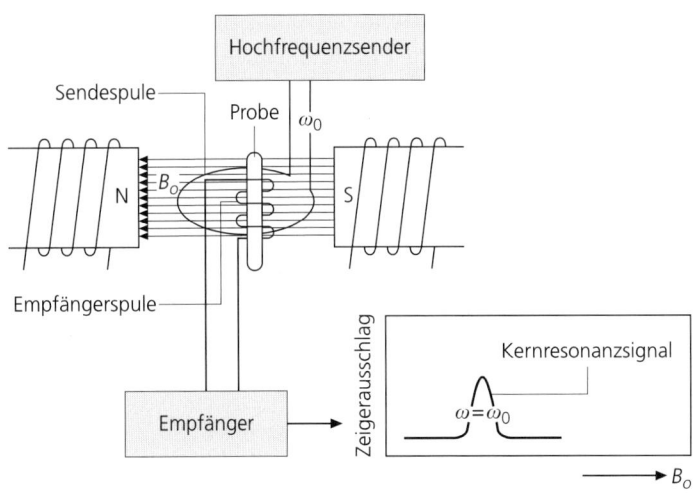

Die Probelösung befindet sich in einem Glasröhrchen, welches um seine Längsachse rotiert, sodass horizontale Feldinhomogenitäten ausgemittelt werden. Von der Sendespule wirkt senkrecht zur Magnetfeldrichtung B_0 die elektromagnetische Strahlung des Hochfrequenzsenders auf die Probe ein. Das Probenröhrchen ist von der Empfängerspule umgeben. Die Empfängerspule steht senkrecht zur Sendespule und zum Magnetfeld. Der Empfänger ist mit einem Schreiber gekoppelt.

Abb. 14.4 Kernresonanzspektrometer nach F. Bloch

Continuous-wave-Spektroskopie

Zur Durchführung von Kernresonanzmessungen gibt es zwei Methoden (siehe Lit. 4):

Aufnahme von NMR-Spektren: CW-Verfahren und FT-Verfahren

1. Klassische **Continuous-wave-Verfahren (CW-Verfahren, Sweep-Verfahren)**
2. Verfahren der **Impulsspektroskopie Pulsspektroskopie (Puls-Fourier-Transformations-NMR-Spektroskopie, PFT-NMR-Spektroskopie)**.

Bei älteren ¹H-NMR-Spektrometern wurde das CW-Verfahren eingesetzt. Heute wird fast ausschließlich die wesentlich empfindlichere Puls-Fourier-Transformations-NMR-Spektroskopie (s.u.) angewendet.

Zur Herbeiführung von Kernresonanz nach dem CW-Verfahren gibt es nach der Larmor-Gleichung (Kap. 14.2.3, Gl. 14.14) zwei Möglichkeiten:

CW-Verfahren: Frequenz-sweep-Methode und Feld-sweep-Methode.

1. Bei konstanter Stärke des äußeren Feldes, d. h. bei konstanter Präzessionsfrequenz ω der Kerne, wird die Frequenz der eingestrahlten Radiowelle ω_0 bzw. $2\pi\nu_0$ kontinuierlich verändert, bis sie ω entspricht ($\omega = \omega_0$). Man bezeichnet dieses Verfahren als **Frequenz-sweep-Methode**.
2. Bei der **Feld-sweep-Methode** wird eine konstante Radiofrequenz ω_0 bzw. $2\pi\nu_0$ (**Betriebsfrequenz des Spektrometers**) in die Probe eingestrahlt und die Feldstärke B_0 des Elektromagneten kontinuierlich verändert, bis die Präzessionsfrequenz ω der Kerne der Betriebsfrequenz ω_0 angeglichen ist ($\omega = \omega_0$). Die meisten CW-¹H-NMR-Spektrometer arbeiten nach diesem Verfahren.

Wie schon erwähnt, hängt der Besetzungsunterschied des Doppelkegels (Abb. 14.2) und damit die Empfindlichkeit von NMR-Messungen von der Energiedifferenz zwischen den beiden Niveaus und damit von der Stärke des äußeren Feldes ab. Man verwendet daher, um die Empfindlichkeit der Messungen zu steigern, möglichst hohe Feldstärken. Nach der Larmor-Gleichung (Gl. 14.14, Kap. 14.2.3) ist dies gleichbedeutend mit großen Betriebsfrequenzen (Tab. 14.1).

Zur Beschreibung der Stärke der Magnetfelder verwendet man in der Kernresonanzspektroskopie (und in der Massenspektrometrie, Kap. 16) die **magnetische Induktion** (B) (**magnetische Flussdichte**), s. Fußnote in Kap. 14.2.1.

Betriebsfrequenz von NMR-Spektrometern

Für die angewandten Felder (Tab. 14.1) liegen die Betriebsfrequenzen der Feld-sweep-Methode im Megahertz-Bereich (1 MHz = 10^6 Hz) und damit im Gebiet der **Radiowellen** (Tab. 3.1). Die auf die Substanz einwirkenden Energiebeträge sind äußerst gering (Tab. 14.1). Kernresonanzspektrometer werden nach der Betriebsfrequenz in [MHz] benannt (Tab. 14.1). So arbeiten 60 MHz-Kernresonanz-

Tab. 14.1 Daten zur Messung von Protonenresonanzspektren

Magn. Flussdichte ($B \sim H_0$)* [Tesla]	Betriebsfrequenz [MHz]	Wellenlänge λ [m]	Energie E [$J \cdot mol^{-1}$] (1 J = 0,239 cal)
1,41	60	5	$2,4 \cdot 10^{-2}$
2,11	90	3,3	$3,6 \cdot 10^{-2}$
2,35	100	3	$4 \cdot 10^{-2}$
4,70	200	1,5	$8 \cdot 10^{-2}$
8,45	360	0,83	$14,4 \cdot 10^{-2}$
9,39	400	0,75	$16 \cdot 10^{-2}$
17,63	750	0,4	$30 \cdot 10^{-2}$

* Vgl. Kap. 14.2.1

spektrometer mit einer Betriebsfrequenz von $v_0 = 60$ MHz (B ca. 1,41 Tesla/14 000 Gauß). Andere Spektrometer benutzen eine Frequenz von $v_0 = 90$ MHz bzw. 100 MHz (B ca. 2,11 bzw. 2,35 Tesla/ 21 100 bzw. 23 500 Gauß). Zur Strukturaufklärung dienen Geräte mit noch höheren Frequenzen (Tab. 14.1, Lit. 10, 11). Zur Herstellung derartig starker Magnetfelder werden supraleitende Magnetspulen mit Heliumkühlung verwendet.

Puls-Fourier-Transformations-NMR-Spektroskopie

NMR-Messungen nach der klassischen Continuous-Wave-Methode (CW-Methode) (s. o.) sind verhältnismäßig unempfindlich. Zur Verbesserung der Empfindlichkeit wurde die Impuls-, oder kürzer Puls-Fourier-Transformations-NMR-Spektroskopie (**Impulsspektroskopie**, **PFT-NMR-Spektroskopie**, **FT-NMR-Spektroskopie**, **Pulsspektroskopie**) entwickelt.

Bei der Puls-Fourier-Transformations-NMR-Spektroskopie wird zur Erhöhung der Empfindlichkeit eine große Zahl von Einzelspektren addiert. Diese erhält man jedoch nicht aus NMR-Messungen nach der CW-Methode. Vielmehr werden durch einen einzigen breiten Hochfrequenz-Impuls alle Kerne einer Kernsorte gleichzeitig angeregt. Dies beansprucht nur wenig Zeit, daher können in vertretbaren Zeiträumen viele NMR-Spektren angeregt, registriert und addiert werden. Die Durchführung ist nur mithilfe eines Computers möglich. Im Einzelnen sind zur Aufnahme eines PFT-NMR-Spektrums folgende Operationen notwendig (Abb. 14.5):

Verlauf der Aufnahme eines PFT-NMR-Spektrums

- Impulsanregung der Kerne

- Addition und Speicherung der Abklingkurven
- Überführung der addierten Abklingkurven in das NMR-Spektrum durch Fourier-Transformation (FT)
- Kalibrierung auf die chemische Verschiebung.

Impulsanregung Die **Impulsanregung** geschieht durch kurze Impulse einer Strahlung starker Intensität (Impulsspektroskopie) (Abb. 14.5, A). Die Dauer der Impulse beträgt meist ca. 1 bis 10 µs. Der eingestrahlte Impuls umfasst ein breites Frequenzband und enthält so die zur Anregung aller Kerne der Probe notwendigen Frequenzen. Bei der Impulsanregung wird Quermagnetisierung der Probe herbeigeführt (Kap. 14.2.5). Diese wird bei Beendigung des Impulses wieder aufgehoben.

Abklingkurve Das Signal in der Empfängerspule klingt ab und wird in einer Abklingkurve registriert (Abb. 14.5, B). Man bezeichnet diesen Vorgang als freien Induktionsabfall (**free induction decay**, **FID**). Registriert wird in Abhängigkeit von der Zeit (**Zeitdomäne**, Abb. 14.5). Die Abklingkurven vieler eingestrahlter Impulse werden addiert. Die so erhaltene Summenkurve, das **Interferogramm**, muss durch eine mathematische Operation in ein normales NMR-Spektrum (in die **Fre-**

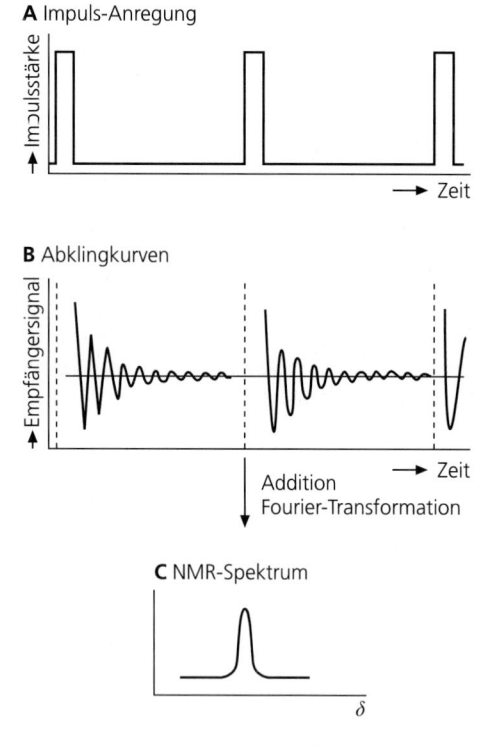

Abb. 14.5 Puls-Fourier-Transformations-NMR-Spektroskopie (PFT-NMR-Spektroskopie, schematisch dargestellt)

quenzdomäne) überführt werden. Dies geschieht durch **Fourier-Transformation** (FT). Ein analoges Verfahren wird in der FTIR-Spektroskopie angewandt (Kap. 13.3.3). Die Kalibrierung auf die übliche Skala der chemischen Verschiebung wird anhand des Resonanzsignals eines inneren Standards vorgenommen. Bei mehreren verschieden gebundenen Kernen innerhalb des Probemoleküls mit eventuell unterschiedlichen Spin-Aufspaltungen erhält man durch Überlagerung der FID-Kurven aller Kerne eines Moleküls einen komplizierteren Verlauf der Abklingkurve als in Abb. 14.5 dargestellt.

Die Entwicklung verschiedener Methoden der eindimensionalen (1D)- und zweidimensionalen (2D)-NMR-Spektroskopie war nur mithilfe der PFT-NMR-Spektroskopie möglich. Von diesen werden die **H,H-COSY-Methode** in Kap. 14.4.3 und die ^{13}**C-Methoden** in Kap. 15 behandelt. Von großer Bedeutung war die Puls-Fourier-Transformations-Technik auch für die Entwicklung der ^{15}N-NMR-Spektroskopie.

FT-Transformation

Messbedingungen bei ^{1}H-NMR-Messungen

Protonenresonanzspektren werden von flüssigen Proben, seltener von festen Körpern (vgl. Lit. 10) aufgenommen. Feste Substanzen müssen in Lösung gebracht werden, flüssige Stoffe können in Lösung oder in Substanz vermessen werden. Als Lösungsmittel kommen zur Anwendung:

- Flüssigkeiten, die selbst keine Wasserstoffatome enthalten und daher kein Protonenresonanzsignal ergeben, wie z. B. Tetrachlorkohlenstoff.

Lösungsmittel für ^{1}H-NMR-Messungen

- **Deuterierte Lösungsmittel.** Deuteriumatome besitzen zwar ein magnetisches Moment (Kap. 14.1.1), ergeben aber bei den für Wasserstoffkerne angewandten experimentellen Bedingungen (Betriebsfrequenz, Feldstärke, Empfindlichkeit) keine Kernresonanzsignale. Daher benutzt man Lösungsmittel, in welchen die Wasserstoffatome durch Deuteriumatome ersetzt sind (siehe Lit. 4): Deuterochloroform ($CDCl_3$), Deuterodimethylsulfoxid (($CD_3)_2SO$), Deuterobenzol (C_6D_6), Wasser (D_2O) u.a. Bei schwerlöslichen Substanzen hat sich z. B. ein Gemisch aus $CDCl_3$ und 10 bis 20 % $(CD_3)_2SO$ als brauchbares Lösungsmittel erwiesen.

Die zur Messung eines Kernresonanzspektrums benötigten Substanzmengen liegen je nach dem Gerätetyp zwischen etwa 1 und 30 mg.

14.3 ¹H-NMR-Spektrum

Im ¹H-NMR-Spektrum (Protonenresonanzspektrum, Abb. 14.6) ist auf der Abszisse die Stärke des äußeren Magnetfeldes B_0 aufgetragen. Die Ordinate zeigt die der Resonanzenergie entsprechende Induktionsspannung der Empfängerspule an. Für das Aussehen und die Auswertung eines Protonenresonanzspektrums sind drei Parameter von Bedeutung, die im Folgenden besprochen werden sollen:

Parameter eines ¹H-NMR-Spektrums
- Chemische Verschiebung
- Integrationskurve
- Spin-Spin-Kopplung.

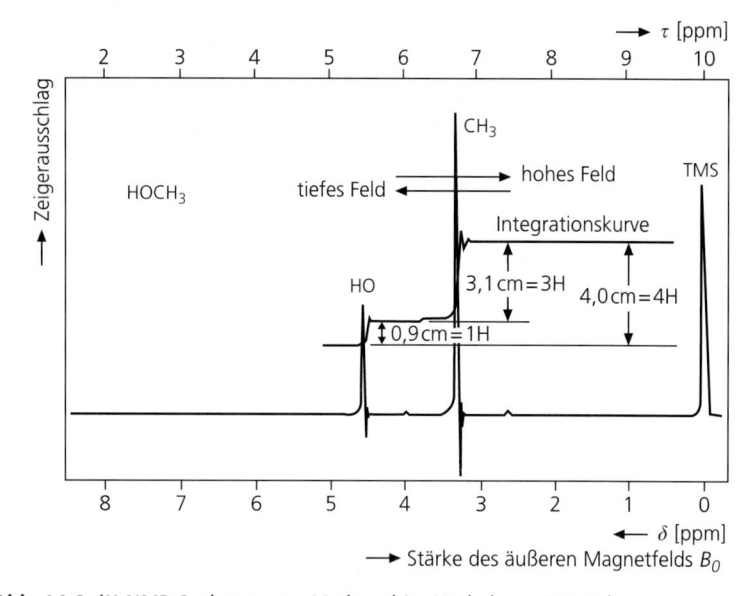

Abb. 14.6 ¹H-NMR-Spektrum von Methanol in CDCl$_3$ ($\omega_0 = 60$ MHz)

14.3.1 Chemische Verschiebung
Definition und Maßsystem der chemischen Verschiebung

Nach der Resonanzbedingung $\omega = \omega_0 = \gamma \cdot B_0$ (Kap. 14.2.5, Gl. 14.14, 14.16) sollten alle Wasserstoffkerne die gleiche Resonanzfrequenz besitzen, d. h. sie sollten alle ein Kernresonanzsignal bei der gleichen magnetischen Flussdichte B_0 des äußeren Magnetfeldes zeigen.

Im Gegensatz dazu liegen z. B. im ¹H-NMR-Spektrum des Methanols (Abb. 14.6) zwei Signale bei verschiedenen Feldstärken vor: ein Signal für die drei Wasserstoffatome der Methylgruppe und ein zweites für das Wasserstoffatom der Hydroxygruppe. Offensichtlich besitzen diese chemisch verschieden gebundenen Wasserstoffatome auch verschieden große Präzessionsfrequenzen ω. Zur Angleichung an die eingestrahlte Betriebsfrequenz ω_0 (Kap. 14.2.7) sind daher verschieden große Änderungen von B_0 erforderlich. Die Lage des Kernresonanzsignals eines Wasserstoffatoms ist also abhängig von der Art seiner chemischen Bindung und seiner Umgebung.

Wasserstoffatome, deren Kernresonanzsignale bei der gleichen Stärke B_0 des äußeren Feldes liegen, bezeichnet man als **magnetisch äquivalent**. Es sind aber nicht alle gleich gebundenen (**chemisch äquivalenten**) Wasserstoffatome auch magnetisch äquivalent (Lit. 10).

Magnetisch bzw. chemisch äquivalente Wasserstoffatome

Weil die verwendeten Kernresonanzspektrometer unterschiedliche Feldstärken bzw. Betriebsfrequenzen benutzen (Tab. 14.1), bezieht man die Lage der Kernresonanzsignale magnetisch nicht äquivalenter Wasserstoffatome auf eine Standardsubstanz. Die **relative Entfernung** eines Signals der Substanz vom Signal des Standards bezeichnet man als **chemische Verschiebung** (Symbol δ). Als Standard wird gewöhnlich das Kernresonanzsignal der zwölf magnetisch äquivalenten Wasserstoffatome des **Tetramethylsilans** $(CH_3)_4Si$ (TMS) herangezogen. Diese Substanz wird der Probe meist als innerer Standard zugemischt. Man ordnet ihrem Kernresonanzsignal die chemische Verschiebung $\delta = 0$ zu (Abb. 14.6). In anderen Fällen wird das Spektrometer vor der Messung mit Hilfe einer TMS-Probe auf $\delta = 0$ kalibriert (äußerer Standard). Dabei entspricht die chemische Verschiebung $\delta = 0$ des Standards derjenigen Kreisfrequenz ω_0 bzw. Frequenz ν_0 (Frequenzsweep-Methode) bzw. derjenigen Stärke des Magnetfeldes B_0 (Feldsweep-Methode), bei welcher die TMS-Protonen in Resonanz treten.

Definition der chemischen Verschiebung

Standard-Substanz Tetramethylsilan

Die δ-Werte bilden eine Skala, auf der die zur Kernresonanz notwendige Änderung der Stärke des äußeren Magnetfeldes ausgehend vom Grundwert für TMS ($\delta = 0$) in Millionstel (**parts per million**; ppm) aufgetragen wird. Eine relative Verringerung der Feldstärke um 1 Millionstel entspricht der Skaleneinheit $\delta = 1$ ppm. Muss z. B. die Feldstärke ausgehend von TMS um diesen Betrag verringert werden, um ein bestimmtes Proton zur Resonanz anzuregen, so beträgt die chemische Verschiebung dieses Protons $\delta = 1$ ppm.

Skala der δ-Werte

Formelmäßig lässt sich die chemische Verschiebung wie folgt definieren:

Frequenz-sweep-Methode (Kap. 14.2.7, $\omega = \omega_0$):

$$\delta[\text{ppm}] = \frac{\omega_0\ (\text{Probe}) - \omega_0\ (\text{TMS})}{\omega_0\ (\text{TMS})}$$

$$\text{bzw.} = \frac{\nu_0\ (\text{Probe}) - \nu_0\ (\text{TMS})}{\nu_0\ (\text{TMS})} \quad (\text{Gl. 14.17})$$

Bedenkt man, dass gemäß der Larmor-Gleichung (Kap. 14.2.3,

Gl. 14.14) die Frequenz der Präzessionsbewegung (v_0 bzw. ω_0) der Stärke des Magnetfeldes proportional ist, so ergibt sich für die Feldsweep-Methode (Kap. 14.2.7):

$$\delta\,[\text{ppm}] = \frac{B_0\,(\text{Probe}) - B_0\,(\text{TMS})}{B_0\,(\text{TMS})} \qquad (\text{Gl. 14.18})$$

Für die Lage des TMS-Signals kann man im Falle der Frequenzsweep-Methode mit einem zu vernachlässigenden Fehler die Betriebsfrequenz des NMR-Spektrometers in [MHz] (Tab. 14.1) einsetzen:

δ-Skala, Umrechnung in Hz

$$\delta\,[\text{ppm}] = \frac{\omega_0\,(\text{Probe}) - \omega_0\,(\text{TMS})\,[\text{Hz}]}{\text{Betriebsfrequenz}\,[\text{MHz}]} \qquad (\text{Gl. 14.19})$$

Das Verhältnis $[\text{Hz}]/[\text{MHz}] = 10^{-6}$ in dieser Gleichung definiert die Größenordnung der δ-Skala als 10^{-6}, die in der äquivalenten Bezeichnung [ppm] (Millionstel) angegeben wird. Aus der Beziehung ergibt sich auch, wie viel [Hz] bei den verschiedenen Spektrometern $\delta = 1$ [ppm] entspricht: 60 Hz für 60 MHz-Geräte; 90 Hz für 90 MHz-Geräte; 350 Hz für 350 MHz-Geräte usw. Andererseits lässt sich die in δ [ppm] angegebene Lage von Kernresonanzsignalen in [Hz] umrechnen. So beträgt die Lage des Signals der CH_3-Gruppe des Methanols (Abb. 14.6) für 60 MHz: 3,3 ppm $(10^{-6})\cdot$ 60 MHz = 198 Hz. Für ein 300 MHz-Gerät entspricht sie: 3,3 ppm $(10^{-6})\cdot$ 300 MHz = 990 Hz.

Tetramethylsilan besitzt als Standardsubstanz mehrere Vorteile:

Vorteile von Tetramethylsilan

- Die meisten Signale organischer Verbindungen liegen unterhalb vom TMS-Signal, sodass keine Überlagerungen auftreten.
- Das TMS-Signal zeigt wegen der 12 Protonen eine hohe Intensität
- TMS ist flüchtig und kann aus der Probe leicht entfernt werden.

In der δ-Skala der chemischen Verschiebung zeigen größer werdende Werte, dass das äußere Magnetfeld B_0 zur Herbeiführung von Kernresonanz zunehmend verkleinert wurde (eigentlich müssten daher formal die δ-Werte ein negatives Vorzeichen erhalten). Um diese Gegenläufigkeit der δ-Werte und der Feldstärke B_0 des äußeren Magnetfeldes (Abb. 14.6) zu vermeiden, benutzte man gelegentlich die **τ-Skala** (Tau). Danach besitzt das TMS-Signal ($\delta = 0$ ppm) eine chemische Verschiebung von $\tau = 10$ ppm. Man erhält:

$$\tau = 10 - \delta\,[\text{ppm}] \qquad (\text{Gl. 14.20})$$

Das Kernresonanzsignal der Methylprotonen des Methanols z. B. (Abb. 14.6) liegt bei $\delta = 3,3$ ppm bzw. bei $\tau = 6,7$ ppm, das Signal des OH-Protons bei $\delta = 4,55$ ppm bzw. $\tau = 5,45$ ppm.

Die δ- bzw. τ-Werte sind relative Größen, die nicht von der eingestrahlten Betriebsfrequenz der verschiedenen Spektrometer-Typen abhängen (Tab. 14.1). Man misst also mit einem 100 MHz-Spektrometer die gleichen δ-Werte in ppm wie mit einem 300 MHz-Spektrometer usw. Im Folgenden wird zur Angabe der chemischen Verschiebung die δ-Skala [ppm] herangezogen.

δ-Werte und Betriebsfrequenz

Ursachen der chemischen Verschiebung

Nach der Larmor-Gleichung $\omega = \gamma \cdot B_0$ (Kap. 14.2.3, Gl. 14.14) ist die Präzessionsfrequenz eines Wasserstoffatoms abhängig von der Stärke des äußeren Magnetfeldes. Entscheidend ist jedoch nicht das ursprünglich zwischen den Polen des Magneten (Abb. 14.4) erzeugte Feld B_0, sondern die am Ort des betrachteten Wasserstoffatoms tatsächlich vorliegende Feldstärke (**effektive Kraftflussdichte**, B_{eff}), die gegenüber B_0 abgeschwächt oder verstärkt sein kann. In der Physik entspricht die Abschwächung eines Magnetfeldes einem **diamagnetischen Effekt**, seine Verstärkung einem **paramagnetischen Effekt** (vgl. Lehrbücher der Physik). In der Kernresonanzspektroskopie spricht man auch von einer **Abschirmung** oder **Entschirmung** des äußeren Magnetfeldes.

Effektive Kraftflussdichte

Abschirmung des äußeren Feldes. Eine Verringerung der magnetischen Flussdichte B_0 des äußeren Feldes am Ort eines Wasserstoffatoms wird durch den Einfluß in der Nähe befindlicher Atome bzw. Atomgruppen hervorgerufen, deren bindende und nicht bindende Elektronen selbst Magnetfelder besitzen. Die Stärke dieser **Abschirmung** ist abhängig von der Elektronendichte und damit von den Bindungsverhältnissen in der Umgebung der betrachteten Wasserstoffatome. Zur Herbeiführung von Kernresonanz muss die Abschirmung durch Verstärkung des äußeren Feldes kompensiert werden. Daher liegen die Kernresonanzsignale stark abgeschirmter Wasserstoffatome im **höheren Feld**, d. h. bei kleinen δ-Werten. Da das äußere Magnetfeld B_0 an ihrem Ort verkleinert wurde, spricht man in diesem Falle auch von einer **diamagnetischen Verschiebung** bzw. einer **Hochfeldverschiebung** der Kernresonanzsignale (Abb. 14.6).

Ursachen der Abschirmung

Entschirmung des äußeren Feldes. Andererseits können bestimmte, in der Nähe eines Wasserstoffatoms gebundene Strukturelemente mit ihren Magnetfeldern das äußere Feld B_0 verstärken und so eine ursprünglich stärkere Abschirmung wieder verringern (**Entschirmung**). Die äußere Feldstärke B_0 muss deshalb zur Herbeiführung von Kernresonanz verkleinert werden. Die Kernresonanzsignale solcher Wasserstoffatome liegen daher im **tieferen Feld** bei größeren δ-Werten. Wegen der Verstärkung des Magnetfeldes B_0 spricht man auch von einer **paramagnetischen Verschiebung** bzw. einer **Tieffeldverschiebung** der Kernresonanzsignale (Abb. 14.6).

Ursachen der Entschirmung

Abschirmung und Entschirmung am Beispiel des Methanols	Die Abschirmung bzw. Entschirmung von Protonen soll am Beispiel des ^{1}H-NMR-Spektrums des Methanols erläutert werden (Abb. 14.6). Stark abgeschirmt gegenüber dem äußeren Feld B_0 sind z. B. im Vergleich zu den Methylprotonen des Methanols die zwölf Wasserstoffatome des inneren Standards Tetramethylsilan (TMS). Nach der Resonanzbedingung $\omega = \gamma \cdot B_0$ (Gl. 14.14) führt dies zu einer verkleinerten Präzessionsfrequenz ω der TMS-Protonen. Um diese Frequenz auf die Größe der Betriebsfrequenz ω_0 des Spektrometers zu bringen, (dies ist die Bedingung für Kernresonanz: $\omega = \omega_0$) muss das äußere Magnetfeld B_0 verhältnismäßig stark sein. Daher liegt das TMS-Signal auf der Skala der magnetischen Feldstärke bei einem relativ großen Wert auf der rechten Seite der B_0-Skala im hohen Feld (es wird als Nullpunkt der δ-Skala verwendet). Für die Kernresonanz der schwächer abgeschirmten Methylprotonen des Methanols genügt wegen des eigenen schwachen Feldes (geringere Abschirmung des äußeren Feldes B_0), eine um 3,3 Millionstel kleinere Feldstärke ($\delta = 3,3$ ppm) als für Tetramethylsilan. Um die noch schwächer abgeschirmten Wasserstoffatome der OH-Gruppe zur Resonanz zu bringen, kann die magnetische Flussdichte B_0 um 4,55 Millionstel verkleinert werden ($\delta = 4,55$ ppm).
Ursachen der chemischen Verschiebung	**Einflüsse der chemischen Umgebung auf die chemische Verschiebung von Wasserstoffatomen.** Wie erwähnt, wird die effektive Stärke des Magnetfeldes am Ort eines Wasserstoffatoms und damit seine chemische Verschiebung wesentlich durch die Elektronendichte in seiner Umgebung bestimmt. Effekte, welche die Elektronendichte verringern, führen zu einer Entschirmung und damit zu einer Verschiebung zu größeren δ-Werten und umgekehrt. Wichtig sind folgende Einflüsse:

- Die **Elektronendichte** am Kohlenstoffatom, an welches das betrachtete Wasserstoffatom gebunden ist. Sind an dieses C-Atom (elektronegativere) Heteroatome wie Halogen, Sauerstoff, Schwefel oder Stickstoff gebunden, so verringern diese die Elektronendichte und damit die Abschirmung des betrachteten Wasserstoffatoms. Die Größe seiner Verschiebung hängt von der **Elektronegativität** des Heteroatoms ab (Tab. 14.2, vgl. auch Lehrbücher der Organischen Chemie).
- **Mesomerie-Effekte**, welche zu einer Änderung der Elektronendichte an den wasserstofftragenden Kohlenstoffatomen führen. Diese Einflüsse sind besonders stark an Aromaten und anderen konjugierten Systemen zu beobachten.
- **Elektrische Dipole** in der Umgebung des Wasserstoffatoms.
- **Van der Waals'sche Kräfte** zwischen den Protonen der Probe, z. B. Abstoßungskräfte, die zu einer Polarisierung von σ-Bindungen führen können.
- **Wasserstoffbrücken.** Die Beteiligung eines Protons an einer H-Brücke führt zu einer schwächeren Abschirmung.

Tab. 14.2 Chemische Verschiebungen von Wasserstoffatomen (Fehler etwa ± 0,2 ppm), nach Lit. 2

CH_3-	δ [ppm]	$-CH_2-$	δ [ppm]	$>CH-$	δ [ppm]
CH_3-C	0,9	$-C-CH_2-C$	1,3	$-C-CH-C$	1,5
$CH_3-C-C=C$	1,1	$-C-CH_2-C-C=C$	1,7		
CH_3-C-O	1,4	$-C-CH_2-C-O$	1,9	$-C-CH-C-O$	2,0
$CH_3-C=C-$	1,6	$-C-CH_2-C=C$	2,3	$-C-CH-C=C-$	2,3
CH_3-Ar	2,3	$-C-CH_2-Ar$	2,7	$-CH-Ar$	3,0
$CH_3-C\equiv C-$	1,8–2,5	$-CH_2-C\equiv C-$	2,0–2,2		
CH_3-CO-R	2,2	$-C-CH_2-CO-R$	2,4	$-C-CH-CO-R$	2,7
$CH_3-CO-Ar$	2,6	$-C-CH_2-CO-Ar$	2,6	$-C-CH-CO-Ar$	3,3
$CH_3-CO-O-R$	2,0	$-C-CH_2-CO-O-R$	2,2		
$CH_3-CO-O-Ar$	2,4				
$CH_3-CO-N-R$	2,0	$-C-CH_2-CO-N-R$	2,2		
CH_3-O-R	3,3	$-C-CH_2-O-R$	3,4	$-C-CH-O-R$	3,7
CH_3-O-H	3,3	$-C-CH_2-O-H$	3,6	$-C-CH-OH$	3,9
$CH_3-O-C=C-$	3,7	$-C-CH_2-O-C=C-$	3,7		
CH_3-O-Ar	3,8	$-C-CH_2-O-Ar$	4,3		
$CH_3-O-CO-R$	3,7	$-C-CH_2-O-CO-R$	4,1	$-C-CH-O-CO-R$	4,8
CH_3-N	2,3	$-C-CH_2-N$	2,5	$-C-CH-N$	2,8
CH_3-N^+	3,3				
$CH_3-N-CO-R$	2,9	$-C-CH_2-N-CO-R$	3,3	$-C-CH-N-CO-R$	4,1
CH_3-S	2,1	$-C-CH_2-S$	2,4	$-C-CH-S$	3,2
CH_3-NO_2	4,3	$-C-CH_2-NO_2$	4,4	$-C-CH-NO_2$	4,7
CH_3-C-NO_2	1,6	$-C-CH_2-C-NO_2$	2,1		
$CH_3-C=C-CO$	2,0	$-C-CH_2-C=C-CO$	2,4		
$-C=C(CH_3)-CO$	1,8	$-C=C(CH_2)-CO$	2,4		
CH_3-Cl	3,0	$-C-CH_2-Cl$	3,6	$-C-CH-Cl$	4,0
CH_3-Br	2,7	$-C-CH_2-Br$	3,5	$-C-CH-Br$	4,3
CH_3-I	2,2	$-C-CH_2-I$	3,2	$-C-CH-J$	4,3
$CH_3-C\equiv N$	2,2	$-C-CH_2-C\equiv N$	2,3	$-C-CH-C\equiv N$	2,7
$C_6H_4\overset{O}{\underset{O}{\diamond}}CH_2$	5,9	CH_2 – Cyclopropan	0,3	CH – Cyclopropan	0,7
		CH_2 – Epoxid	2,6	CH – Epoxid	3,1

olefinische Protonen	δ [ppm]	aromatische Protonen	δ [ppm]
$>C=CH_2$	4,6–5,3	C_6H_6	7,27
$-CH=C-$	5,1–7,3		
$-CH=C-CO$	6,8	Ar—H	7,0–9,0
$-C=CH-CO$	5,9	$C_6H_5-CH_3$	7,1

Tab. 14.2 Chemische Verschiebungen von Wasserstoffatomen (Fehler etwa ± 0,2 ppm), nach Lit. 2 (Fortsetzung)

Weitere Protonen	δ [ppm]		δ [ppm]		δ [ppm]
R—C≡C—H	2,0–3,2	R—NH$_2$	1–4	—OH	0,5–5
R—CHO	9,7	R—NH—R	1–4	—OH (mit H-Brücken)	bis 16
R—C=C—CHO	9,5	R—CO—NH$_2$	5–9	R—COOH	9–13
Ar—CHO	9,9	R—CO—NH—R	5–9	=N—OH	10–12
HCO—	8,0	R—CO—NH—CO—R	9–12	R—SH	1–2
H$_2$O	ca. 5	Ammoniumsalze Lit. 8			
CHCl$_3$	7,27	Heterocyclische Verbindungen Lit. 7, 8			

- **Einflüsse der Chiralität.** Die Protonen einer Methylengruppe, die an ein Chiralitätszentrum gebunden ist, befinden sich in unterschiedlicher (diastereomerer) chemischer Umgebung und können daher eine unterschiedliche chemische Verschiebung zeigen (**Diastereotopie**).
- **Magnetische Anisotropie** in der Umgebung eines Wasserstoffatoms verursacht durch aromatische Ringe, Carbonylgruppen, Doppel- und Dreifachbindungen u.a. Gruppen (s.u.).

Magnetische Anisotropie

Beim Einbringen einer Substanz mit einem aromatischen Ring in das äußere Magnetfeld B_0 des NMR-Spektrometers wird in der Ebene des Benzolringes ein Ringstrom der π-Elektronen induziert (Abb. 14.7). Dieser besitzt wie jeder andere elektrische Strom ein Magnetfeld (**Sekundärfeld B_i**). Der Ringstrom verläuft so, dass B_i oberhalb und unterhalb der Ebene des Benzolringes dem äußeren Feld B_0 entgegengerichtet ist (Lenz'sche Regel, vgl. Lehrbücher der Physik). Da aber die Feldlinien des Sekundärfeldes B_i ebenso wie die Feldlinien eines elektrischen Ringstromes in geschlossenen Bahnen verlaufen, gibt es für die Richtung von B_i zwei Bereiche (Abb. 14.7 Anisotropie):

Anisotropie des Magnetfeldes bei Aromaten

Abschirmungsbereich des Benzols

1. In einem etwa kegelförmigen Raum oberhalb und unterhalb der Ebene des Benzolringes ist das Feld B_i dem äußeren Magnetfeld B_0 entgegengerichtet. Innerhalb dieser **Abschirmungskegel** wird das äußere Feld B_0 abgeschwächt. Wasserstoffatome, die sich im Abschirmungskegel des Benzols befinden, können erst dann zur Kernresonanz gebracht werden, wenn die Abschwächung (↑ B_i) durch eine entsprechende Vergrößerung des äußeren Magnetfeldes B_0 kompensiert wird. Das Resonanzsignal dieser Wasserstoffatome liegt daher im höheren Feld und ihre chemische Verschiebung bei

kleineren δ-Werten. Wegen der Verschiebung von Kernresonanzsignalen zu höheren Feldstärken wird der Abschirmungskegel oft mit einem Pluszeichen versehen (Abb. 14.7).

2. Außerhalb der Abschirmungskegel ist das Sekundärfeld B_i des Ringstromes der π-Elektronen dem äußeren Magnetfeld B_0 gleichgerichtet ($\downarrow B_i$). Beide Felder addieren sich. Um die Wasserstoffatome, die sich in diesem Bereich befinden, zur Resonanz zu bringen, muss B_0 um den Betrag B_i verkleinert werden (dieser Bereich wird deshalb oft durch ein Minuszeichen gekennzeichnet). Die Kernresonanzsignale solcher Protonen sind im tieferen Feld (Minuszeichen), d. h. bei größeren δ-Werten, zu beobachten (**Entschirmungsbereich**). Im Entschirmungsbereich befinden sich z. B. die in der Ringebene liegenden Wasserstoffatome des Benzols selbst (Abb. 14.7), deren Kernresonanzsignale aus diesem Grunde im tieferen Feld bei verhältnismäßig hohen δ-Werten (ca. 7 ppm) beobachtet werden (Tab. 14.2).

Entschirmungsbereich des Benzols

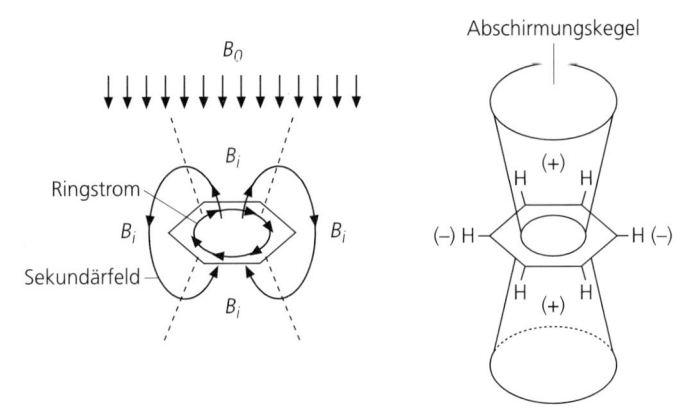

Abb. 14.7 Abschirmungs- und Entschirmungsbereiche des Benzols (magnetische Anisotropie)

Die magnetische Anisotropie am Benzolring ist auch bei Verwendung von aromatischen Lösungsmitteln, z. B. von Hexadeuterobenzol C_6D_6 zur Messung von Kernresonanzspektren von Bedeutung. Dabei kommt es zu einer Annäherung der Moleküle der gelösten Substanz an die Moleküle des Lösungsmittels (**Kollisionskomplexe**, vgl. Lit. 1 bis 4). Je nach der räumlichen Anordnung der Probenmoleküle an den Lösungsmittelmolekülen befinden sich bestimmte wasserstofftragende Gruppen der Probe entweder im Abschirmungs- oder im Entschirmungsbereich des Benzols. Liegen sie im Abschirmungskegel, so wird ihr Kernresonanzsignal zu kleineren δ-Werten verschoben. Sind sie im Entschirmungsbereich angeordnet, so muss eine Ver-

Hexadeuterobenzol als Lösungsmittel in der NMR-Spektroskopie

Signalverschiebung in Hexadeuterobenzol

Anisotropie des Magnetfeldes an Carbonylgruppen, Doppelbindungen und Dreifachbindungen

schiebung zu größeren δ-Werten erwartet werden. Dies kann dazu führen, dass Kernresonanzsignale beim Wechsel des Lösungsmittels, z. B. von $CDCl_3$ zu C_6D_6 unterschiedlich stark verschoben werden und hat für die praktische NMR-Spektroskopie Bedeutung. Es ist möglich, Signale, die sich in üblichen Lösungsmitteln überdecken, in einem aromatischen Lösungsmittel auseinander zu ziehen und damit die Interpretation des Spektrums zu erleichtern.

Anisotropie des Magnetfeldes findet man z. B. auch an der Carbonylgruppe, an der C=C-Doppelbindung und an der C≡C-Dreifachbindung (Abb. 14.8). Aus diesem Grund werden die δ-Werte von Wasserstoffatomen, die an diese Strukturelemente gebunden sind, je nach ihrer Stellung im Abschirmungskegel (+) oder im Entschirmungsbereich (−), verschieden beeinflusst. So ist z. B. das Proton der Aldehydgruppe im starken Entschirmungsbereich angeordnet (Abb. 14.8). Daher sind die NMR-Signale von Aldehydprotonen weit in das tiefere Feld (d. h. zu hohen δ-Werten von 9 bis 12 ppm) verschoben (Tab. 14.2).

Die olefinischen Protonen befinden sich im Entschirmungsbereich der Doppelbindung (Abb. 14.8), ihr Kernresonanzsignal liegt deshalb bei kleinen magnetischen Flussdichten B_0 (d. h. bei hohen δ-Werten von 4 bis 8 ppm; Tab. 14.2). Im Gegensatz dazu liegt das Wasserstoffatom des Acetylens wegen seiner linearen Anordnung an der Kohlenstoffachse im Abschirmungskegel der Dreifachbindung (Abb. 14.8). Es zeigt deshalb δ-Werte im höheren Feld bei etwa 2 ppm.

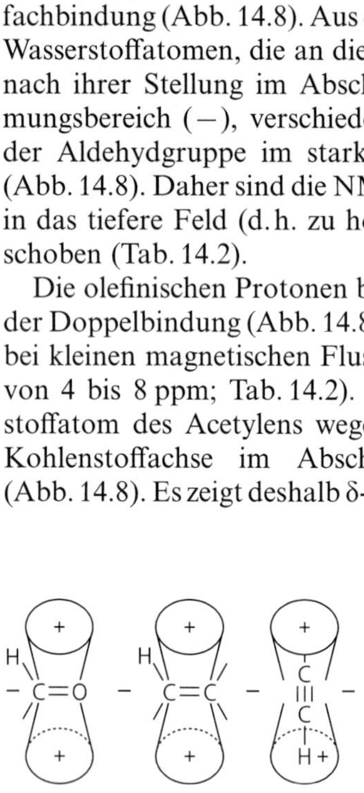

Abb. 14.8 Magnetische Anisotropie an Carbonylgruppen, Doppelbindungen und Dreifachbindungen

Tabellen der chemischen Verschiebung

Die δ-Werte verschieder gebundener Wasserstoffatome sind in Tabellen zusammengefasst (Tab. 14.2). Mit ihrer Hilfe kann aus der Lage der ^{1}H-NMR-Signale einer unbekannten Substanz ermittelt werden, wie die einzelnen Wasserstoffatome gebunden sind (Lit. 1 bis 5, 9, 10).

δ-Werte verschieder gebundener H-Atome

Die chemische Verschiebung der meisten Wasserstoffatome liegt zwischen 0 und 15 ppm. Bei relativ kleinen δ-Werten bis zu etwa 2,5 ppm (im hohen Feld) sind die Signale von CH_3- und CH_2-Gruppen zu finden, die an gesättigte Kohlenstoffatome gebunden sind. Wasserstoffatome, die an C-Atome mit Heteroatomen (O, N, S) gebunden sind (Ether, Amine, Thioether), zeigen δ-Werte zwischen etwa 2 und 5 ppm. Noch stärker entschirmt sind die Wasserstoffatome an Doppelbindungen und aromatischen Ringen; ihre Signale liegen bei δ-Werten zwischen 6 und 9 ppm. Eine sehr starke Entschirmung und damit eine starke Verschiebung des Kernresonanzsignals in das tiefere Feld (d.h. zu großen δ-Werten zwischen 9 und 12 ppm) erfährt das Wasserstoffatom der Aldehydgruppe.

Für bestimmte Strukturelemente organischer Moleküle wurden empirische Regeln zur Berechnung der chemischen Verschiebung von Wasserstoffatomen abgeleitet: Methylen- und Methinprotonen: **Shoolery-Regel** (Lit. 1–5). Olefinische Protonen: **Pascual-Regel** (Lit. 1–5). Aromatische Protonen (Lit. 1–5). Heterocyclen (Lit. 7).

Regeln zur Abschätzung der chemischen Verschiebung

14.3.2 Integrationskurve

Die Flächen unterhalb der Signale eines Kernresonanzspektrums sind von der Konzentration der Substanz in der Messlösung abhängig. Innerhalb eines ^{1}H-NMR-Spektrums in einer vorgegebenen Lösung verhalten sich die Flächen der Signale einer Substanz wie die Anzahl der entsprechenden Protonen, die diese Signale verursachen. Zur Bestimmung der Flächen sind die Kernresonanzspektrometer mit **Integratoren** ausgestattet, die eine **Integrationskurve** registrieren (Abb. 14.6, 14.9).

Die **Auswertung der Integrationskurve** verläuft wie folgt (Abb. 14.6): Die Gesamthöhe des Integrals (d.h. alle Stufen der Integrationskurve zusammen in cm) entspricht der Gesamtzahl der im Molekül vorhandenen Wasserstoffatome wie sie die Summenformel angibt. Dividiert man diese **Integralhöhe** (in cm) durch die Zahl der Wasserstoffatome, so erhält man die für ein Wasserstoffatom geltende Stufenhöhe. Mithilfe dieses Wertes kann berechnet werden, wie viele Wasserstoffatome die Integrationsstufen der einzelnen Signale bzw. Signalgruppen anzeigen.

Auswertung der Integrationskurve

Im NMR-Spektrum des Methanols (Abb. 14.6) z. B. beträgt die Gesamthöhe des Integrals 4 cm. Bei insgesamt 4 Wasserstoffatomen (Summenformel CH_4O) entspricht 1 cm einem Wasserstoffatom. Für das Signal bei $\delta = 3,3$ ppm errechnen sich somit aus der Integralhöhe von 3,1 cm (die Messung ist mit einem Fehler behaftet) drei Wasserstoffatome; für das Signal bei $\delta = 4,55$ ppm ergibt sich aus der Integralhöhe von 0,9 cm ein Wasserstoffatom. Die Anzahl der Wasserstoffatome wird für die einzelnen Signale in Klammern angegeben. Für Methanol gilt (Abb. 14.6): $\delta = 3,3$ ppm (3 H) und $\delta = 4,55$ ppm (1 H). Die modernen NMR-Spektrometer drucken das Integral meist in Millimeter aus. Für Benzocain (Abb. 14.12) hat das Integral des Quartetts bei $\delta = 4,32$ eine Höhe von 142 mm. Da dieses Signal der CH_2-Gruppe entspricht, ergeben sich für 1 H = 71 mm. Damit würden die anderen Signale folgende Protonenzahlen enthalten:

$\delta = 1{,}35\ (2{,}8\,\text{H});\ 4{,}05\ (2{,}1\,\text{H});\ 6{,}65\ (2\,\text{H});\ 7{,}85\ (1{,}9\,\text{H})$. Auch hier muss auf ganze Protonenzahlen gerundet werden.

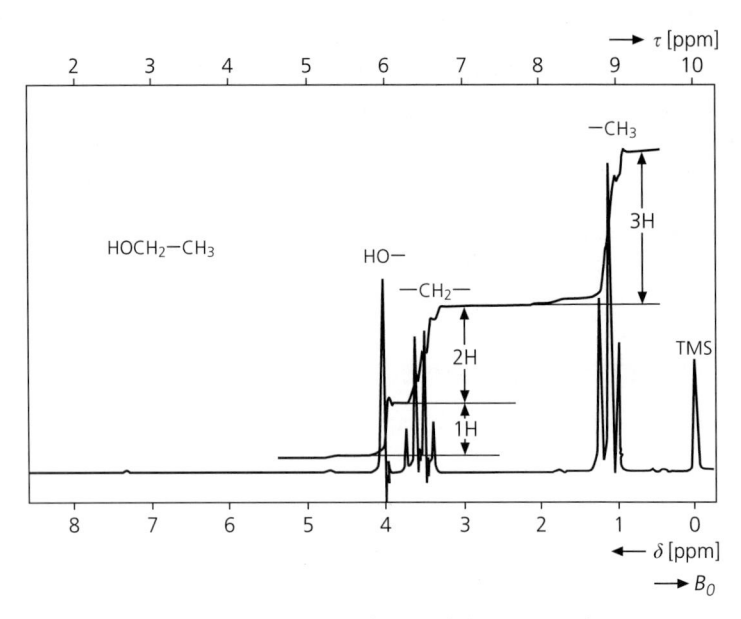

Abb. 14.9 ^{1}H-NMR-Spektrum von Ethanol in CDCl$_3$ ($\omega_0 = 60$ MHz)

14.3.3 Spin-Spin-Kopplung

In ^{1}H-NMR-Spektren sind die Signale bestimmter Wasserstoffatome oft in mehrere Teilsignale (Linien) aufgespalten (Abb. 14.9, Tab. 14.3). Die Aufspaltung wird durch benachbarte Protonen hervorgerufen; sie ist eine Folge der **Spin-Spin-Kopplung** der Protonen, die man meist kürzer als **Spin-Kopplung** bezeichnet. Die Spin-Kopplung ermöglicht z. B. Aussagen darüber, welche Wasserstoffatome eines Moleküls an benachbarte Kohlenstoffatome gebunden sind.

Aufspaltung der Signale von H-Atomen

Signal-Aufspaltungen erster Ordnung

Im ^{1}H-NMR-Spektrum des Ethanols (Abb. 14.9) sollte man drei Kernresonanzsignale erwarten, weil drei Sorten verschieden gebundener Wasserstoffatome im Molekül vorliegen:

- Drei äquivalente Wasserstoffatome der CH$_3$-Gruppe $\delta = 1{,}1$ ppm (3 H)
- Zwei äquivalente Wasserstoffatome der CH$_2$-Gruppe $\delta = 3{,}6$ ppm (2 H)
- Ein Wasserstoffatom der OH-Gruppe $\delta = 4{,}05$ ppm (1 H).

Zwei dieser Signale sind durch Spin-Kopplung aufgespalten: das Signal der CH$_3$-Gruppe in drei Linien und das Signal der CH$_2$-Gruppe in vier Linien. Für die aufgespaltenen Signale (**Multipletts**) verwendet man je nach der Zahl der Teilsignale (Linien) die in Tab. 14.3 aufgeführten Bezeichnungen. Danach bildet im Spektrum des Ethanols (Abb. 14.9) die CH$_3$-Gruppe ein Triplett (t) und die CH$_2$-Gruppe ein Quartett (q). Das Signal des Protons der OH-Gruppe ist ein Singulett (s).

Aufspaltung der Signale im ^{1}H-NMR-Spektrum von Ethanol

Tab. 14.3 Signal-Aufspaltungen erster Ordnung

Aussehen des Signals	Zahl der Linien (n+1)	Bezeichnung (Abkürzung)	Zahl der benachbarten H-Atome (n)	Intensitätsverhältnis der Linien
	1	Singulett (s)	0	1
	2	Dublett (d)	1	1 : 1
	3	Triplett (t)	2	1 : 2 : 1
	4	Quartett (q)	3	1 : 3 : 3 : 1
	5	Quintett (quint)	4	1 : 4 : 6 : 4 : 1
	6	Sextett (sext)	5	usw.
	7	Septett (sept)	6	
verschiedene Erscheinungsbilder	mehr als 7 Linien bzw. nicht genau festgelegt	Multiplett (m)	mehr als 6	

Die chemische Verschiebung (δ) eines durch Spin-Kopplung aufgespaltenen Signals wird an der Symmetrieachse des Multipletts abgelesen (Tab. 14.3). Die Abstände zwischen den einzelnen Maxima sind gleich. Man bezeichnet diesen Abstand als **Kopplungskonstante** (J), gemessen in [Hz]. Für Ethanol (Abb. 14.9) ist die Kopplungskonstante des Tripletts mit $J = 7$ Hz gleich der des Quartetts.

Zur Bestimmung der Kopplungskonstanten ist auf den Spektrenformularen meist auch eine Frequenzskala [Hz] aufgedruckt. Andern-

Bestimmung der chemischen Verschiebung und der Kopplungskonstanten an den Multipletts

falls kann die einem [ppm] entsprechende Größe in [Hz] der Betriebsfrequenz des Spektrometers entnommen werden (Kap. 14.3.1).

Allgemein werden Signale mit Spin-Kopplungen durch die chemische Verschiebung, die Zahl der Protonen, die Zahl der Maxima und die Kopplungskonstante J [Hz] charakterisiert (Tab. 14.3). Für die CH_3-Gruppe des Ethanols (Abb. 14.9) würde man z. B. schreiben: $\delta = 1{,}2$ ppm (3 H; t, $J = 7$ Hz); für die CH_2-Gruppe: $\delta = 3{,}4$ ppm (2 H; q, $J = 7$ Hz), für die OH-Gruppe: $\delta = 4{,}1$ ppm (s).

Angabe von Multipletts

Zahl der Linien eines Kernresonanzsignals-Multiplizitäts-Regel

Abhängigkeit der Aufspaltung von der Zahl der benachbarten H-Atome

Die Zahl der Teilsignale (Linien), in die das Kernresonanzsignal eines Wasserstoffatoms durch Spin-Kopplung aufgespalten ist, hängt von der Zahl n der an den benachbarten Kohlenstoffatomen gebundenen Wasserstoffatome ab (Tab. 14.3).

Für die CH_3-Gruppe des Ethanols (Abb. 14.9) ist $n = 2$, weil das benachbarte C-Atom zwei Wasserstoffatome trägt. Die Aufspaltung der Methylgruppe ergibt sich daraus zu $n + 1 = 3$, d. h. die Methylgruppe bildet ein Triplett (t). Für die Methylengruppe des Ethanols beträgt die Zahl der an das benachbarte C-Atom – nämlich das der CH_3-Gruppe – gebundenen Wasserstoffatome $n = 3$. Die Aufspaltung der CH_2-Gruppe ergibt sich danach zu $n + 1 = 4$, d. h. die Methylengruppe liegt als Quartett (q) vor.

$n+1$-Regel

Allgemein ist das Signal einer Protonensorte in $n + 1$ Linien aufgespalten, wenn an benachbarten C-Atomen n Wasserstoffatome gebunden sind. Die Aufspaltungsregel gilt auch dann, wenn diese Wasserstoffatome in gleichem Bindungszustand auf mehrere benachbarte Kohlenstoffatome verteilt sind. Es entstehen Spin-Systeme erster Ordnung.

Spin-Systeme erster Ordnung. Sind z. B. an den benachbarten C-Atomen des Protons H_M die Protonen H_A und H_X gebunden, so ergeben sich für die Aufspaltung des Kernresonanzsignals von H_M zwei Möglichkeiten (zur Nomenklatur für Spin-Systeme s. auch unter Signal-Aufspaltungen höherer Ordnung):

1. Die Protonen H_A und H_X sind magnetisch äquivalent, d. h. untereinander gleichwertig in ihrer Wirkung auf H_M. Die Zahl (n) der dem Proton H_M benachbarten Wasserstoffatome beträgt dann $n = 2$. Das Kernresonanzsignal von H_M erscheint als Triplett ($n + 1 = 3$). Dies gilt auch dann, wenn, was häufiger der Fall ist, die Kopplungskonstanten gleich groß sind ($J_{MA} = J_{MX}$, s. u.).
2. Die Protonen H_A und H_X sind magnetisch nicht äquivalent (Tab. 14.4). Daher wirkt jedes von ihnen unabhängig auf H_M ein. Zunächst ergibt z. B. der Einfluss von H_A ($n = 1$) zwei Linien ($n + 1 = 2$) als **Dublett**. Durch H_X ($n = 1$) wird jede dieser beiden Linien erneut in je zwei Linien ($n + 1 = 2$, insgesamt 4 Linien)

aufgespalten. H_M erscheint als Quartett, welches man in diesem Falle auch als **Dublett eines Dubletts** (dd) bezeichnet. Es treten zwei Kopplungskonstanten in Erscheinung: J_{MA} und J_{MX}.

Die Gesamtaufspaltung eines Protonenresonanzsignals ergibt sich in diesem Falle allgemein aus dem Produkt $(n_A + 1)(n_X + 1)$ (**Multiplizitätsregel**). Die Bezeichnungsweise derartiger Spin-Systeme erster Ordnung ist in Tab. 14.4 angegeben.

Multiplizitätsregel

Tab. 14.4 Bezeichnung von Spin-Systemen erster Ordnung (siehe auch unten unter Signal-Aufspaltungen höherer Ordnung)

Struktur	Nomenklatur des Systems	Aufspaltung von H_M		Maximale Zahl der Linien
$>$CH$_A$—CH$_M$—CH$_X$—	AMX	Dublett eines Dubletts	dd	4
$>$CH$_A$—CH$_M$—CH$_{2(X)}$—	AMX$_2$	Dublett eines Tripletts	dt	6
$>$CH$_A$—CH$_M$—CH$_3$	AMX$_3$	Dublett eines Quartetts	dq	8
$>$CH$_{2(A)}$—CH$_M$—CH$_{2(X)}$—	A$_2$MX$_2$	Triplett eines Tripletts	tt	9
$>$CH$_{2(A)}$—CH$_M$—CH$_3$	A$_2$MX$_3$	Triplett eines Quartetts	tq	12

Ein Beispiel bildet das Oktett der ^{2}CH-Gruppe im ^{1}H-NMR-Spektrum von Ephedrinhydrochlorid (Abb. 14.20). Für dieses Signal sind nach der Multiplizitätsregel 8 Linien zu erwarten ($n_A = 1$; $n_X = 3$). Man bezeichnet dieses Oktett auch als Dublett vom Quartett (dq, Tab. 14.14), weil das durch die CH$_3$-Gruppe verursachte Quartett durch die benachbarte ^{1}CH-Gruppe nochmals aufgespalten wird. Die Kopplungskonstanten betragen $J = 4$ und 7 Hz.

Nomenklatur für Spin-Systeme 1. Ordnung. Beispiel Ephedrinhydrochlorid

Ursachen der Signal-Aufspaltungen

Wie bereits erwähnt wurde (Kap. 14.1.1), bestehen für den Kernspin eines Wasserstoffatoms zwei mögliche entgegengesetzte Richtungen (↑ bzw. ↓). Da der Spin verantwortlich für den Aufbau eines Magnetfeldes ist, weisen Wasserstoffatome mit entgegengesetzter Spin-Richtung auch entgegengerichtete Magnetfelder auf. Innerhalb jeder Protonensorte eines Moleküls sind die beiden Richtungen des Kernspins gleich wahrscheinlich. Daher zeigt die Hälfte der Wasserstoffatome jeder Protonenart ein Magnetfeld in der einen Richtung, die andere Hälfte in entgegengesetzter Richtung (Abb. 14.10, H_A). Die schwachen Magnetfelder dieser Wasserstoffkerne sind dem äußeren Magnetfeld des NMR-Spektrometers B_0 entweder gleich- oder entgegengerichtet (Abb. 14.10). Dies führt entweder zu einer geringen Verstärkung oder einer geringen Abschwächung der magnetischen Flussdichte. Diese Feldänderungen wirken sich auch noch am Ort der benachbarten Wasserstoffkerne (H_X, Abb. 14.10) aus. Es wird daher für die eine Hälfte der Moleküle am Ort von H_X das äußere Feld um einen geringen Betrag verstärkt, für die andere Hälfte der Moleküle um einen geringen Betrag abgeschwächt.

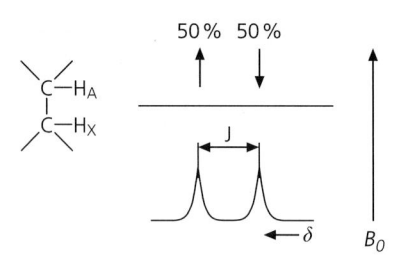

Abb. 14.10 Spin-Kopplung eines Wasserstoffatoms (H_X) mit einem benachbarten Wasserstoffatom (H_A)

Zur Herbeiführung von Kernresonanz für H_X muss daher bei der einen Hälfte der Moleküle das äußere Magnetfeld des NMR-Spektrometers um den gleichen Betrag abgeschwächt werden, d.h. das Kernresonanzsignal der Protonen H_X dieser Moleküle ist in das tiefere Feld (d.h. zu höheren δ-Werten) verschoben. Bei der anderen Hälfte der Moleküle der Probe muss das äußere Feld des NMR-Spektrometers zur Herbeiführung von Kernresonanz für H_X um den Betrag der Abschwächung des äußeren Feldes vergrößert werden. Das Kernresonanzsignal der Wasserstoffatome H_X ist hier in das höhere Feld (d.h. zu kleineren δ-Werten) verschoben.

Entstehung eines Dubletts

Auf diese Weise kommt es zur Aufspaltung des Signals der Protonen H_X in zwei Linien von gleich großer Intensität (**Dublett**), die bei etwas tieferen und höheren δ-Werten liegen (Abb. 14.10). Die Entfernung der Linien in Hz ist die Kopplungskonstante (J). In gleicher Weise wirkt auch das Proton H_X auf das Proton H_A ein, d.h. die Spin-Kopplung zweier Wasserstoffatome ist gegenseitig.

Entstehung eines Tripletts

Sind an ein Kohlenstoffatom zwei Wasserstoffatome H_A gebunden, so gibt es für die Richtung ihrer Kernspins drei Möglichkeiten (Abb. 14.11):

1. Bei 25 % der Moleküle besitzen beide Wasserstoffatome H_A die gleiche Spin-Richtung (↑↑) wie das äußere Feld des NMR-Spektrometers.

2. Bei 50 % der Moleküle besitzen die beiden Wasserstoffatome H_A einen entgegengesetzten Kernspin (↑↓ oder ↓↑). Ihre entgegengerichteten Magnetfelder heben sich auf.
3. Bei weiteren 25 % der Moleküle besitzen beide Protonen H_A einen gleichgerichteten Spin (↓↓), der aber dem äußeren Feld entgegengesetzt ist.

Daher muss das äußere Feld B_0 für die Resonanz des Nachbarprotons H_X im 1. Falle leicht abgeschwächt und im 3. Falle leicht verstärkt werden. Im 2. Falle ist keine Änderung notwendig. Auf diese Weise wird das Kernresonanzsignal von Wasserstoffatomen (H_X), die einer CH_2-Gruppe (H_A) benachbart sind, in ein **Triplett** aufgespalten (Abb. 14.11). Die Intensitäten der Linien des Tripletts verhalten sich wie 1 : 2 : 1 (25 % : 50 % : 25 %).

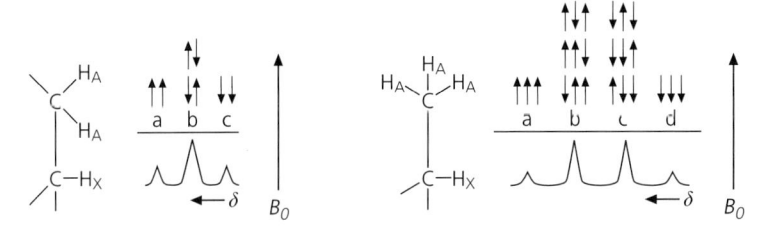

Abb. 14.11 Spin-Kopplung eines Wasserstoffatoms (H_X) mit zwei bzw. drei benachbarten Wasserstoffatomen (H_A)

Für die drei Protonen H_A einer CH_3-Gruppe gibt es vier Möglichkeiten der gegenseitigen Einstellung des Kernspins (Abb. 14.11). Das äußere Feld B_0 am Ort eines an einem Nachbarkohlenstoff gebundenen Wasserstoffatoms H_X wird daher in vierfacher Weise verändert. Es wird stark und leicht verstärkt (a, b) sowie leicht und stark geschwächt (c, d). Das Signal dieses Protons muss daher vier Linien aufweisen (**Quartett**). Die Intensitäten der Linien verhalten sich wie 1 : 3 : 3 : 1, weil die Einstellungsmöglichkeiten des Kernspins der benachbarten CH_3-Gruppe in diesem Wahrscheinlichkeitsverhältnis stehen.

Entstehung eines Quartetts

Allgemein ist die Zahl der Spin-Einstellungen einer wasserstofftragenden Gruppe und damit die Zahl der durch sie verursachten Aufspaltungen der Signale von Nachbarprotonen immer um 1 größer ($n + 1$) als die Zahl n der Wasserstoffatome, die die Aufspaltung verursachen (s. o. unter Zahl der Linien eines Kernresonanzsignals). Die Intensitäten der Linien des Multipletts verhalten sich wie die Binomialkoeffizienten des Pascal'schen Dreiecks (Tab. 14.3). Diese **Signal-Aufspaltungen erster Ordnung** sind durch Anwendung der Aufspaltungsregeln (s. o. unter Zahl der Linien eines Kernresonanzsignals) zu interpretieren.

Allgemeine Regel für Zahl und Intensität der Linien eines Multipletts

Signal-Aufspaltungen höherer Ordnung; Nomenklatur für Spin-Systeme

Signal-Aufspaltungen erster Ordnung (s. o.) werden dann beobachtet, wenn die Signale der koppelnden Wasserstoffatome im ^{1}H-NMR-Spektrum genügend weit voneinander entfernt sind. **Aufspaltungen höherer Ordnung** liegen vor, wenn die koppelnden Signale nahe aneinander liegen. Man definiert daher Aufspaltungen erster und höherer Ordnung mithilfe der Differenz der chemischen Verschiebung (Δv) der koppelnden Kerne ausgedrückt in [Hz]. Diese Differenz muss bei Kopplungen erster Ordnung mindestens zehnmal größer als die Kopplungskonstante J sein: $\Delta v / J > 10$. Ist Δv kleiner, so entstehen Aufspaltungen höherer Ordnung als komplizierte Liniensysteme (über die Umrechnung von δ-Werten in v-Werte s. o. unter Signal-Aufspaltungen erster Ordnung).

Zur Kennzeichnung von Spin-Kopplungen (**Spin-Systemen**) wird folgende Nomenklatur herangezogen:

- Liegen die chemischen Verschiebungen koppelnder Wasserstoffatome weit auseinander ($\Delta v / J > 10$), so bezeichnet man die Atome mit am Anfang und Ende des Alphabets liegenden Buchstaben (z. B. H_A und H_X). Die Zahl der Protonen wird durch Indizes gekennzeichnet. Spin-Systeme mit einem Anfangs- und einem Endbuchstaben des Alphabets entsprechen den Signal-Aufspaltungen erster Ordnung (s. o. unter Signal-Aufspaltungen erster Ordnung, Zahl der Linien eines Kernresonanzsignals und Tab. 14.4).

- Liegen die chemischen Verschiebungen koppelnder Wasserstoffatome näher zusammen ($\Delta v / J < 10$), so bezeichnet man diese Atome nur mit am Anfang des Alphabets liegenden Buchstaben (z. B. H_A und H_B). Spin-Systeme mit mindestens zwei Anfangsbuchstaben des Alphabets entsprechen Aufspaltungen höherer Ordnung.

So befinden sich am Benzolring des Benzocains (Abb. 14.12) je zwei benachbarte aromatische Protonen, die sich in ihrer chemischen Verschiebung nur wenig unterscheiden (H_A und H_B) und deshalb ein AB-System bilden. Häufig bezeichnet man das Spinsystem am p-disubstituierten Aromaten als AA'BB'-System. AA' und BB' bezeichnen chemisch gleiche (äquivalente) Wasserstoffatome des Aromaten, die aber nicht unbedingt auch magnetisch gleich (äquivalent) sein müssen.

In den ^{1}H-NMR-Spektren organischer Moleküle werden besonders häufig **AB-Systeme** und **ABX-Systeme** beobachtet.

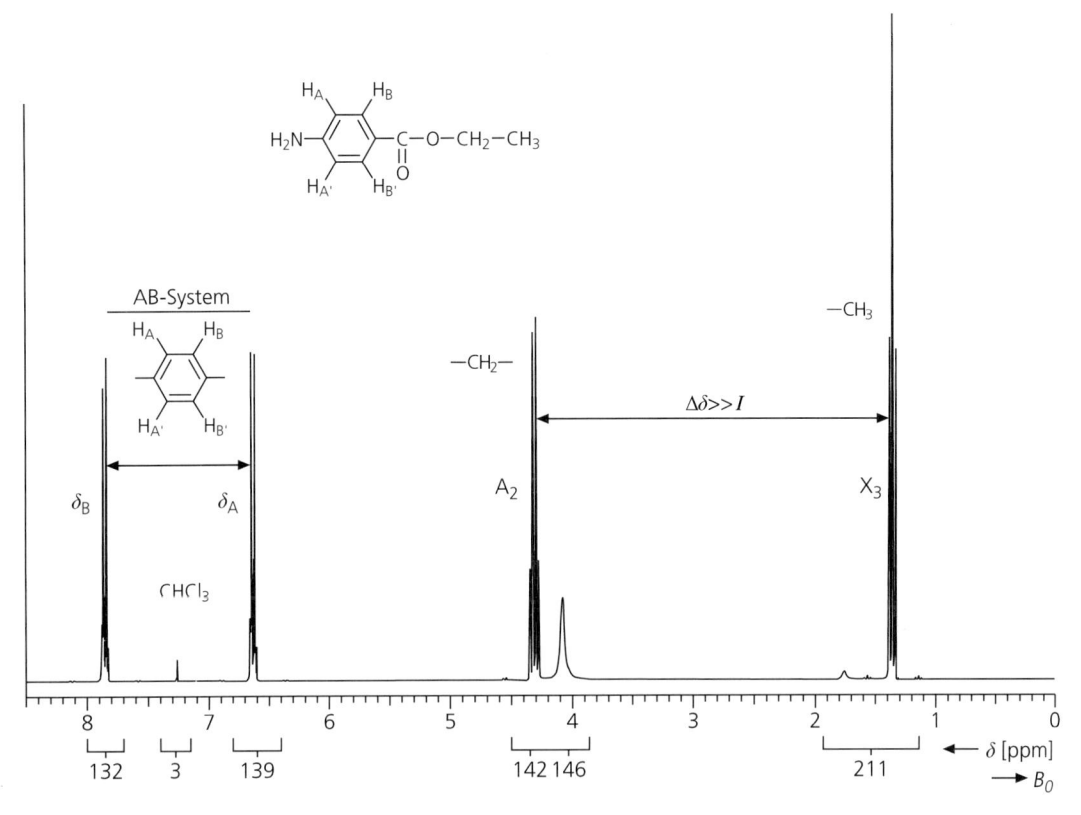

Abb. 14.12 ¹H-NMR-Spektrum von Benzocain in CDCl₃ ($\omega_0 = 300$ MHz)

AB-Systeme

Im AB-System (Abb. 14.13) koppeln zwei Wasserstoffatome miteinander, deren chemische Verschiebung sehr ähnlich ist. AB-Systeme bestehen aus 4 Linien (Bezeichnung 1 bis 4), von welchen die äußeren weniger intensiv sind als die inneren und die symmetrisch angeordnet sind. Das Aussehen des AB-Systems hängt vom Verhältnis $\Delta v/J$ ab. Ist dieses nahe 10, so nähert sich das System einer Aufspaltung 1. Ordnung.

Definition und Aussehen des AB-Systems

Zur Charakterisierung eines AB-Systems müssen die folgenden Werte ermittelt werden (Abb. 14.13): Die chemischen Verschiebungen (δ_A, δ_B) der beiden koppelnden Wasserstoffatome (H_A und H_B) und die Kopplungskonstante J_{AB}. Diese Werte können aus den Linien 1 bis 4 wie folgt berechnet werden (für die Linienpositionen sind die Frequenzen [Hz] einzusetzen; Berechnung aus den δ-Werten vgl. Kap. 14.3.1):

Berechnung der δ-Werte bei AB-Systemen

$$J_{AB} = v\,\text{Linie}\,2 - v\,\text{Linie}\,1 \\ = v\,\text{Linie}\,4 - v\,\text{Linie}\,3 \;[\text{Hz}] \qquad (\text{Gl. 14.21})$$

$$\delta_A - \delta_B = \Delta\delta =$$
$$\sqrt{(\nu\, \text{Linie}\, 4 - \nu\, \text{Linie}\, 1) \cdot (\nu\, \text{Linie}\, 3 - \nu\, \text{Linie}\, 2)}\ [\text{Hz}]$$

(Gl. 14.22)

Zu einem AB-System können z. B. folgende Strukturen führen:

Vorkommen von AB-Systemen

- Geminale Wasserstoffatome an Kohlenstoffatomen, die durch nicht frei drehbare Bindungen gebunden sind (z. B. in Ringen):

- Unsymmetrisch disubstituierte Olefine und α,β-ungesättigte Ketone (R ≠ R'; beide Reste enthalten am α-C-Atom zur Doppelbindung keinen Wasserstoff):

$$R-CH_A=CH_B-R'$$

- *p*-Disubstituierte Benzolderivate mit unterschiedlichen Substituenten (z. B. Benzocain, Abb. 14.12). Dies gilt jedoch nur in erster Näherung. Es treten hier auch Kopplungen zwischen Protonen auf verschiedenen Seiten des Ringes auf: **Meta-Kopplungen, Para-Kopplungen** (Tab. 14.5). An den 4 Signalen eines aromatischen AB-Systems erscheinen daher oft noch 4 innere Linien von geringerer Intensität, die nicht immer vollständig aufgelöst sind.
- γ-Substituierte sechsgliedrige und α,β-disubstituierte fünfgliedrige heterocyclische Ringe:

ABX-Systeme

Im ABX-System (Abb. 14.13, 14.14) liegen wie im AB-System zwei Protonen (H_A und H_B) vor, die sich nur wenig in ihrer chemischen Verschiebung unterscheiden ($\Delta\nu/J < 10$). Das zunächst zu erwartende AB-System ist zusätzlich durch ein drittes Proton H_X mit stark abweichender chemischer Verschiebung aufgespalten. Das ABX-System besteht daher aus einem oft 8 Linien umfassenden **AB-Teil** (Pro-

Aussehen des ABX-Systems

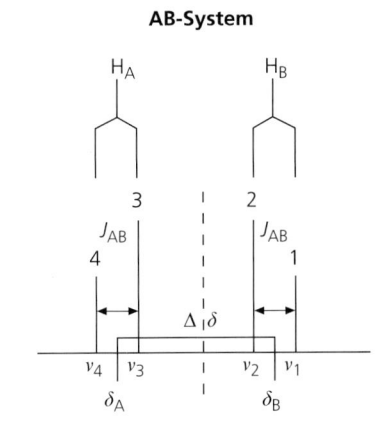

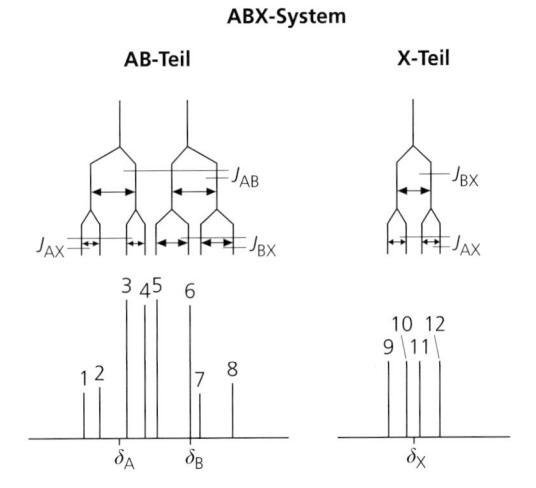

Abb. 14.13 AB- und ABX-System

tonen H_A und H_B) und einem **X-Teil** (Proton H_X) mit oft 4 Linien. Maximal können bis zu 14 Linien auftreten. Häufig fallen zwei oder mehrere Linien zusammen bzw. sind nicht als Einzellinien aufgelöst.

Zur Charakterisierung eines ABX-Systems müssen die chemischen Verschiebungen der drei beteiligten Protonen (δ_A, δ_B, δ_X) und die drei Kopplungskonstanten (J_{AB}, J_{AX}, J_{BX}) angegeben werden. Die Berechnung dieser Werte kann kompliziert sein (Anleitungen vgl. Lit. 1–5, 10). Folgende Strukturelemente können z. B. ein ABX-System ergeben:

- 1,1,2-Trisubstituierte Ethanderivate, wenn die freie Drehbarkeit behindert ist bzw. cycloaliphatische Verbindungen mit dem gleichen Strukturelement

Vorkommen von ABX-Systemen

■ 1,2-Disubstituierte Olefine (H_A, H_B) mit einem am α-C-Atom gebundenen Wasserstoffatom (H_X) (auch entsprechend substituierte α,β-ungesättigte Ketone, z. B. α-Ionon, Abb. 14.14).

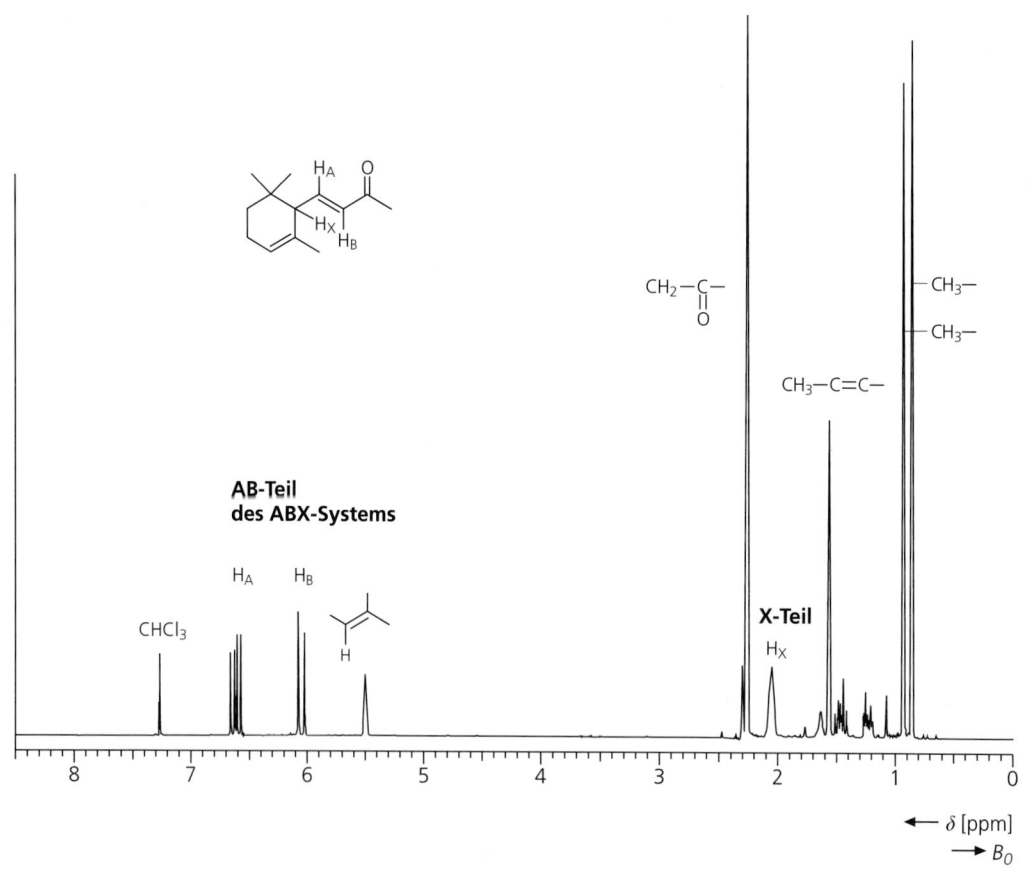

Abb. 14.14 ¹H-NMR-Spektrum von α-Ionon in $CDCl_3$ ($\omega_0 = 300$ MHz)

Einteilung der Spin-Kopplungen, Kopplungskonstanten

Vicinale und geminale Kopplungen. Fernkopplungen

Bisher wurden Kopplungen von Wasserstoffatomen betrachtet, die an benachbarte Kohlenstoffatome gebunden sind. Man bezeichnet sie als **vicinale Kopplungen** (Tab. 14.5). Es können aber auch Wasserstoffatome koppeln, die am gleichen oder an weiter voneinander entfernten Kohlenstoffatomen stehen. Man spricht dann von **geminalen**

Tab. 14.5 Einteilung der Spin-Kopplungen. Kopplungskonstanten (nach Lit. 4, 9)

	koppelnde H-Atome	Kopplungs-konstante J [Hz]	Bezeichnung
geminale Kopplungen (^2J)	>C< H,H	−30 bis +6	
	=C< H,H	−3,5 bis +7	
vicinale Kopplungen (^3J)	−CH−CH−	2−14	
	−CH$_2$−CH$_2$−	7	
	H\C=C/H (cis)	6−14	cis-Kopplung
	H\C=C/H (tr)	11−18	trans-Kopplung
	=CH−CH<	4−10	
	=CH−CH=	10−13	
	>CH−CHO	3−7	Aldehyd-Kopplung
	=CH−CHO	5−8	Aldehyd-Kopplung
	Ar−H (ortho)	7−10	o-Benzol-Kopplung
Fernkopplungen (^4J)	H\C−C/H (W)	0−10	W-Kopplung
	>CH−C=CH−	−3 bis +3,5	allylische Kopplung
(^5J)	>CH−C=C−CH<	0−2,5	homoallylische Kopplung
	>CH−(C≡C)$_n$−CH< n : 1−4	0−3	Acetylen-Kopplung
	H−Ar−H	0−3	m- bzw. p-Benzol-Kopplung

Kopplungen bzw. von **Fernkopplungen** (Tab. 14.5). Zu den Fernkopplungen (long-range-Kopplungen) gehören die **W-Kopplung**, die **allylische** und **homoallylische Kopplung** an Doppelbindungen, die **Acetylen-Kopplung** sowie die **meta-** und **para-Kopplung** am Benzolring (Tab. 14.5).

Größe der Kopplungskonstanten

Wie aus Tab. 14.5 zu ersehen ist, unterscheiden sich die verschiedenen Kopplungskonstanten sehr stark. Die Beträge liegen etwa zwischen 0 und 30 Hz. Die Fernkopplungskonstanten heben sich wegen ihrer meist unter 3 Hz liegenden Werte deutlich ab. Die Kopplungskonstanten sind vom äußeren Feld B_0 unabhängig, sodass bei Spektren von Geräten mit unterschiedlicher Betriebsfrequenz eine Umrechnung nicht notwendig ist.

Schreibweise der Kopplungskonstanten

Atomkerne koppeln im Normalfall über chemische Bindungen. Es gibt aber auch Kopplungen, die über den Raum stattfinden. Die Zahl der Bindungen, über die zwei Kerne koppeln, wird durch einen hochgesetzten Index an der Kopplungskonstante angegeben: ^2J = geminale Kopplungen; ^3J = vicinale Kopplungen; ^4J = allylische Kopplungen; ^5J = homoallylische Kopplungen (Tab. 14.5).

Das Vorzeichen der Kopplungskonstanten ist den Spektren nicht ohne weiteres zu entnehmen. Geminale Kopplungskonstanten (^2J) betrachtet man meist als negativ, vicinale (^3J) als positiv und Fernkopplungen als positiv oder negativ. Das Vorzeichen wird meist nicht angegeben, weil es bei Routineauswertungen keine wichtigen Erkenntnisse liefert.

Geminale Kopplungen

Abhängigkeit geminaler Kopplungen

Der Bereich für die Kopplungskonstante ^2J von CH_2-Gruppen liegt zwischen -30 und $+6$ Hz (Tab. 14.5). Der Wert von J nimmt mit dem s-Charakter der CH-Orbitale und mit zunehmender Substitution zu (Lit. 4); in Epoxiden liegt er z. B. bei $+5,5$ Hz. Die Konstante für endständige Vinylprotonen ist ähnlichen Substituenteneinflüssen unterworfen. Sie liegt zwischen $-3,5$ und $+7$ Hz (Tab. 14.5).

Vicinale Kopplungen; Karplus-Kurve

Abhängigkeit vicinaler Kopplungskonstanten

Die Größe der stets positiven vicinalen Kopplungskonstanten ^3J hängt von folgenden Faktoren ab (Lit. 1–5):

- Bindungslänge
- Bindungswinkel
- Torsionswinkel
- Substituenteneinflüsse.

An Doppelbindungen bzw. in Aromaten nimmt ^3J mit steigender Bindungslänge ab. Ein zunehmender Bindungswinkel zwischen der Doppelbindung und dem olefinischen H führt ebenfalls zur Abnahme von ^3J.

Wichtig ist die vicinale Kopplungskonstante zur Unterscheidung von *cis*- und *trans*-Doppelbindungen. Die Konstante der ***trans*-Kopplung** ist stets größer als die der ***cis*-Kopplung** (Tab. 14.5).

An Kohlenstoff-Einfachbindungen hängt die vicinale Kopplungskonstante ^3J vom Winkel ab, den die koppelnden Protonen bilden, wenn man entlang der C—C-Bindungsachse blickt (Diederwinkel, Torsionswinkel α, Abb. 14.15). Diese Abhängigkeit wurde von M. Karplus (1959) abgeleitet; ihre graphische Darstellung bezeichnet man als **Karplus-Kurve** (Abb. 14.15, Lit. 1 bis 5, 10). Nach dieser Beziehung wird die vicinale Kopplungskonstante ^3J mit steigendem Diederwinkel zunächst kleiner, erreicht bei etwa 90° ein Minimum und steigt dann wieder an. Damit ist es möglich aus der Kopplungskonstanten Informationen über die relative Anordnung der koppelnden Wasserstoffatome innerhalb eines Moleküls zu erhalten.

Unterscheidung von *trans*- und *cis*-Doppelbindungen

Kopplungskonstante und Diederwinkel. Karplus-Kurve

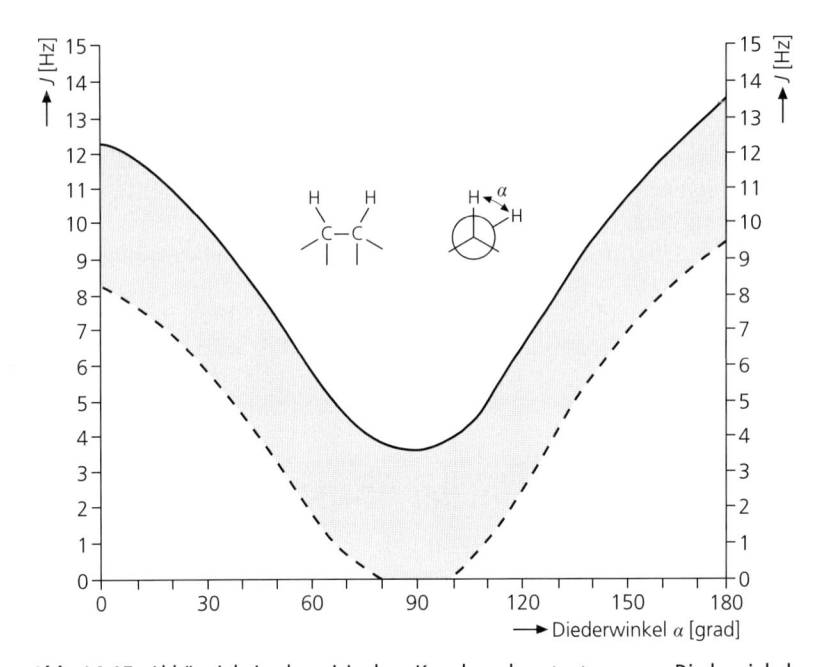

Abb. 14.15 Abhängigkeit der vicinalen Kopplungskonstanten vom Diederwinkel (Karplus-Kurve)

Wichtig ist z. B. die folgende Anwendung: An Cyclohexanringen kann zwischen Kopplungen der axial angeordneten Protonen einerseits (J_{aa}) und Kopplungen equatorialer Protonen (J_{ae}, J_{ee}) unterschieden werden. Für andere Strukturen wurden später spezielle, der Karplus-Gleichung analoge Beziehungen abgeleitet (Lit. 4, 5).

J_{aa} = 8 - 14 Hz J_{ae} = 1 - 7 Hz J_{ee} = 1 - 7 Hz

Kopplungen von OH- und NH-Protonen

Kopplungen von OH-Protonen mit benachbarten CH-Protonen sind meist nicht zu beobachten. Sie treten nur dann auf, wenn die Lösungen absolut wasser- und säurefrei sind und Lösungsmittel verwendet werden, in denen der Protonenaustausch langsam verläuft (z. B. Deuterodimethylsulfoxid).

Fernkopplungen

W-Kopplungen

In offenkettigen, gesättigten Aliphaten spielen Kopplungen über mehr als drei Bindungen meist keine Rolle. Dagegen können bei starren Cycloaliphaten sogenannte **W-Kopplungen** über vier Bindungen auftreten, wenn diese W-förmig angeordnet sind (Tab. 14.5). Über Fernkopplungen an ungesättigten Systemen und Aromaten vgl. Tab. 14.5. Fernkopplungen an Heterocyclen, vgl. Lit. 1 bis 5, 9, 10.

Die Aufspaltung der Signale kann durch **Spin Entkopplung** (Kap. 14.4.3, Abb. 14.16) aufgehoben und dadurch die Zuordnung erleichtert werden. Noch wichtiger sind die 2D- und 3D-Messverfahren zur Zuordnung der Kopplungspartner (Kap. 14.4.3, Kap. 15).

14.4 Anwendungen der ¹H-NMR-Spektroskopie in der Pharmazie

Die ¹H-NMR-Spektroskopie wird insbesondere zur Strukturaufklärung herangezogen. Andere Anwendungsgebiete bilden die qualitative und quantitative Analyse von Arzneimitteln, das Verhalten von Arzneistoffen in Lösung, seltener die Untersuchung von Körperflüssigkeiten auf Arzneistoffmetaboliten (Blut, Urin, Liquor, Fruchtwasser u. a.) und Beziehungen zwischen Struktur und Wirkung (s. Lit. 20). In der letzten Zeit sind auch wichtige Verfahren zur Anwendung der Kernresonanzspektroskopie in der medizinischen Diagnostik entwickelt worden (z. B. NMR-Tomographie, Kap. 15.8).

Im Arzneibuch werden Vorschriften zur Kontrolle und Optimierung des ¹H-NMR-Spektrometers und zur Durchführung der Messungen gegeben (Ziffer 2.2.33, Lit. 18).

14.4.1 Kontrolle und Optimierung des ¹H-NMR-Spektrometers nach dem Arzneibuch

Auflösung. Die Überprüfung der Auflösung erfolgt anhand der Linienbreite von Signalen folgender Testsubstanzen:

- *o*-Dichlorbenzol
- Tetramethylsilan.

Im Falle von *o*-Dichlorbenzol wird eine 20 proz. Lösung in Hexadeuteroaceton vermessen. Dabei darf die Signalbreite in halber Höhe der Peaks bei $\delta = 7{,}33$ ppm oder $7{,}51$ ppm nicht mehr als $0{,}5$ Hz betragen. In einer 5 proz. Lösung von Tetramethylsilan in Deuterochloroform muss die Linienbreite des TMS-Signals diese Bedingung ebenfalls erfüllen.

Linienbreite von o-Dichlorbenzol und Tetramethylsilan

Signal-Rausch-Verhältnis. Das Signal-Rausch-Verhältnis (S/N, signal/noise) ist definiert als Quotient aus der Höhe (A) eines Kernresonanzsignals einer Standardprobe und der Höhe (H) des Basislinienrauschens:

$$S/N = 2{,}5 \cdot \frac{A}{H} \qquad (Gl.\ 14.23)$$

Als Standardprobe wird eine 1 proz. Lösung von Ethylbenzol in CCl_4 verwendet. Die Messung von A (in mm) erfolgt am größten Signal des Methylenquartetts bei ca. 2,65 ppm. Die Höhe des Signals wird ausgehend von einer Basislinie gemessen, die durch die Mitte des Rauschens geht und zwischen 1,65 und 3,65 ppm gezogen wird.

Bestimmung des Signal-Rausch-Verhältnisses an Ethylbenzol

Die Messung von H (in mm) erfolgt zwischen 4 und 5 ppm von den positiven zu den negativen Spitzen des Basislinienrauschens. Es werden jeweils 5 aufeinanderfolgende Messungen ausgeführt. S/N muss mindestens 25 betragen.

Rotationsseitenbanden. Rotationsseitenbanden entstehen durch Rotation des Messröhrchens und liegen symmetrisch zum Hauptsignal. Ihr Abstand vom Hauptsignal wird mit zunehmender Rotationsgeschwindigkeit größer, ihre Intensität geringer. Sie müssen möglichst klein gehalten werden, um Verwechslungen mit Substanzsignalen zu vermeiden. Nach dem Arzneibuch darf die Amplitude der Rotationsseitenbanden, gemessen an einem geeigneten Signal einer Substanz, nicht mehr als 2 % der Höhe des Substanzsignals betragen.

Reproduzierbarkeit der Integration. Es wird eine 5 proz. Lösung von Ethylbenzol in CCl_4 verwendet. Es sind 5 Integrationen für die Pro-

Integration an Ethylbenzol

tonen der Phenyl- und Ethylgruppe durchzuführen und die Werte zu mitteln. Der Mittelwert ist mit den Einzelmessungen zu vergleichen. Es darf kein Einzelwert um mehr als 2,5 % vom Mittelwert abweichen.

14.4.2 Durchführung von ¹H-NMR-Messungen nach dem Arzneibuch

Das Arzneibuch beschreibt zwei Messverfahren (Ziffer 2.2.33, Lit. 18):

- Continuous-wave-Spektroskopie, CW-Verfahren (Kap. 14.2.7)
- Impulsspektroskopie (Kap. 14.2.7)

Die Substanz wird in einem geeigneten Lösungsmittel (Kap. 14.2.7) vermessen. Wenn nichts anderes vorgeschrieben ist, werden als **innerer Standard** in einer Konzentration von 0,5 bis 1,0 % zugesetzt:

Innere Standards für organische Lösungsmittel und wässrige Lösungen

- Tetramethylsilan für Lösungen in organischen Lösungsmitteln
- Natriumtrimethylsilyltetradeuteropropionat für wässrige Lösungen (bzw. D_2O).

Die Leistung des Radiowellensenders soll beim CW-Verfahren (Kap. 14.2.7) so eingestellt werden, dass keine Sättigung eintritt (s. Kap. 14.2.6). Das intensivste Signal im Spektrum soll fast die ganze Spektrenordinate beanspruchen. Das Signal der Standardsubstanz ist auf $\delta = 0,00$ ppm einzustellen. Die Durchlaufgeschwindigkeit bei der Spektrenaufnahme darf höchstens 2 Hz/s betragen. Bei der Impulsspektroskopie erfolgt die Einstellung der Geräteparameter und die Kalibrierung zur Messung nach den Angaben des Herstellers (Kap. 14.2.7; Kap. 15.8).

14.4.3 Strukturaufklärung

Mithilfe der ¹H-NMR-Spektroskopie kann die Anordnung der Wasserstoffatome in organischen Molekülen untersucht werden. Zur Aufklärung des Kohlenstoffgerüstes besitzt die ¹³C-NMR-Spektroskopie (Kap. 15) große Bedeutung.

Die Interpretation von Protonenresonanzspektren muss sich auf die folgenden Punkte erstrecken:

Auswertung von ¹H-NMR-Spektren

- Integrationskurve (Kap. 14.3.2)
- Chemische Verschiebung (Kap. 14.3.1)
- Signalaufspaltungen (Analyse von Spin-Systemen, Kap. 14.3.3).

Bei der Auswertung von ¹H-NMR-Spektren ist zu berücksichtigen, dass die zur Messung verwendeten deuterierten Lösungsmittel

(Kap. 14.2.7) geringe Mengen der nicht deuterierten Verbindungen enthalten, die ebenfalls Kernresonanzsignale ergeben:

$CDCl_3$: 7,27 ppm (s); C_6D_6: 7,25 ppm (s); $(CD_3)_2SO$: 2,50 ppm (quint) und ca. 3,3 ppm (s) (H_2O-Signal: Dimethylsulfoxid ist hygroskopisch und enthält oft Wasser); CD_3OD: 3,30 ppm (s) und ca. 4,75 ppm (s); D_2O: ca. 4,7 ppm (s); D_6-Aceton: 2,04 ppm (s).

_(Randnotiz: ¹H-NMR-Signale von Lösungsmitteln)

Auswertung der Integrationskurve

Ziel der Auswertung der Integrationskurve ist es, für jedes Signal oder jede Gruppe von Signalen die Zahl der Wasserstoffatome zu ermitteln:

- Wenn die Summenformel der Substanz bekannt ist, erfolgt die Auswertung nach Kap. 14.3.2.
- Wenn die Summenformel der Substanz nicht bekannt ist, muss die für ein Wasserstoffatom charakteristische Höhe des Integrals aus einzeln stehenden, gut ausgebildeten Signalen bereits bekannter Strukturelemente des Moleküls abgeschätzt werden. Solche Signale sind meist im tieferen Feld (bei höheren δ-Werten) zu finden. So muss z. B. das AB-System der aromatischen Protonen im ¹H-NMR-Spektrum des Benzocains (Abb. 14.16) entweder 2 oder 4 Protonen nicht aber 3 oder 5 Protonen entsprechen.

Auswertung der chemischen Verschiebung

Aus den chemischen Verschiebungen (δ-Werten) der Signale oder Signalgruppen eines ¹H-NMR-Spektrums lassen sich mithilfe von Zuordnungstabellen (Tab. 14.2, Lit. 1 bis 10) Informationen über die Art der Bindung der Wasserstoffatome erhalten (Kap. 14.3.1). Hierbei ist die Zahl der Protonen der Signale in die Überlegungen mit einzubeziehen, weil sich die chemischen Verschiebungen analog gebundener Methyl-, Methylen- und Methingruppen unterscheiden (Tab. 14.2).

Einige Wasserstoffatome sind wegen ihrer extrem kleinen bzw. großen chemischen Verschiebungen leicht zu identifizieren: Protonen an Cyclopropanringen, olefinische Protonen, aromatische Protonen und Aldehydprotonen (Tab. 14.2). Es muss beachtet werden, dass die chemische Verschiebung einiger Protonen (OH, NH, COOH) besonders stark von der Art des Lösungsmittels, der Temperatur und der Konzentration abhängt.

_(Randnotiz: Signale von OH-, NH- und COOH-Protonen)

Signal-Aufspaltungen

Signal-Aufspaltungen erster Ordnung mit vicinalen Kopplungskonstanten lassen Schlüsse auf die Zahl der Nachbarprotonen eines bestimmten Wasserstoffatoms zu (Kap. 14.3.3, Tab. 14.5). Wenn zwei

Auswertung von Kopplungskonstanten

Signalgruppen gleiche Kopplungskonstanten zeigen, so kann eventuell angenommen werden, dass die betreffenden Wasserstoffatome miteinander koppeln, d.h. dass sie im Falle von vicinalen Kopplungskonstanten an benachbarte Kohlenstoffatome gebunden sind. Fernkopplungen über mehr als zwei C-Atome hinweg sind an den meist kleinen Kopplungskonstanten von 0 bis ca. 3 Hz zu erkennen (Kap. 14.3.3, Tab. 14.4). Liegt der Diederwinkel von vicinalen Wasserstoffatomen bei etwa 90°, so ist nach der Karplus-Kurve (Kap. 14.3.3, Abb. 14.15) ebenfalls nur eine geringe bzw. keine Aufspaltung zu erwarten.

Die gegenseitige Verknüpfung zweier Multipletts ist außer aus der Identität der Kopplungskonstanten gelegentlich auch aus dem **Dacheffekt** abzuleiten. Hier zeigen die Multipletts eine in Form der zwei Seiten eines Daches gegeneinander geneigte Asymmetrie. Die Analyse von Spin-Systemen höherer Ordnung (Kap. 14.3.3) kann zur Identifizierung größerer Strukturelemente eines Moleküls führen. Eine wesentliche Verbesserung der Analyse von Spin-Systemen bringen die zweidimensionale Protonen-Korrelation (H,H-COSY), die CH-Korrelation (Kap. 15) und die 3D-Spektren (Kap. 15).

Interpretationshilfen zur Auswertung von ¹H-NMR-Spektren

Doppelresonanz-Experimente

Spin-Entkopplung (Doppelresonanz). Die meisten NMR-Spektrometer sind mit Einrichtungen zur Spin-Entkopplung ausgestattet. Dabei wird der Einfluss der Nachbarprotonen, welche die Aufspaltung eines Signals verursachen, durch Einstrahlung einer zusätzlichen Störfrequenz ausgeschaltet. Das Signal der betrachteten Protonen geht dann in ein Singulett über. Strahlt man im Spektrum des Benzocains (Abb. 14.16) auf die CH_2-Gruppe ein, so geht das Triplett der Methylgruppe ($\delta = 1,32$ ppm; Abb. 14.12) in ein Singulett über. Wird die CH_3-Gruppe bestrahlt, so erhält man aus dem Quartett der CH_2-Gruppe ($\delta = 4,32$; Abb. 14.12) ebenfalls ein Singulett.

Deuterierungs-Experimente

D_2O-Austausch. Die Wasserstoffatome von OH-, NH- und COOH-Gruppen können durch Schütteln ihrer Lösung mit D_2O gegen Deuteriumatome ausgetauscht werden. Das Verschwinden der entsprechenden Signale im ¹H-NMR-Spektrum und das Auftreten eines HOD-Signals zeigen die Richtigkeit der Zuordnung solcher Gruppen. Auch die Deuterierung anderer Atomgruppen kann zu wichtigen Informationen führen (über Deuterierungsreaktionen vgl. Lit. 4).

Lösungsmittel-Effekte. Änderungen im ¹H-NMR-Spektrum einer Substanz bei Wechsel des Lösungsmittels können die Interpretation erleichtern. Wichtig sind z.B. die folgenden Versuche:

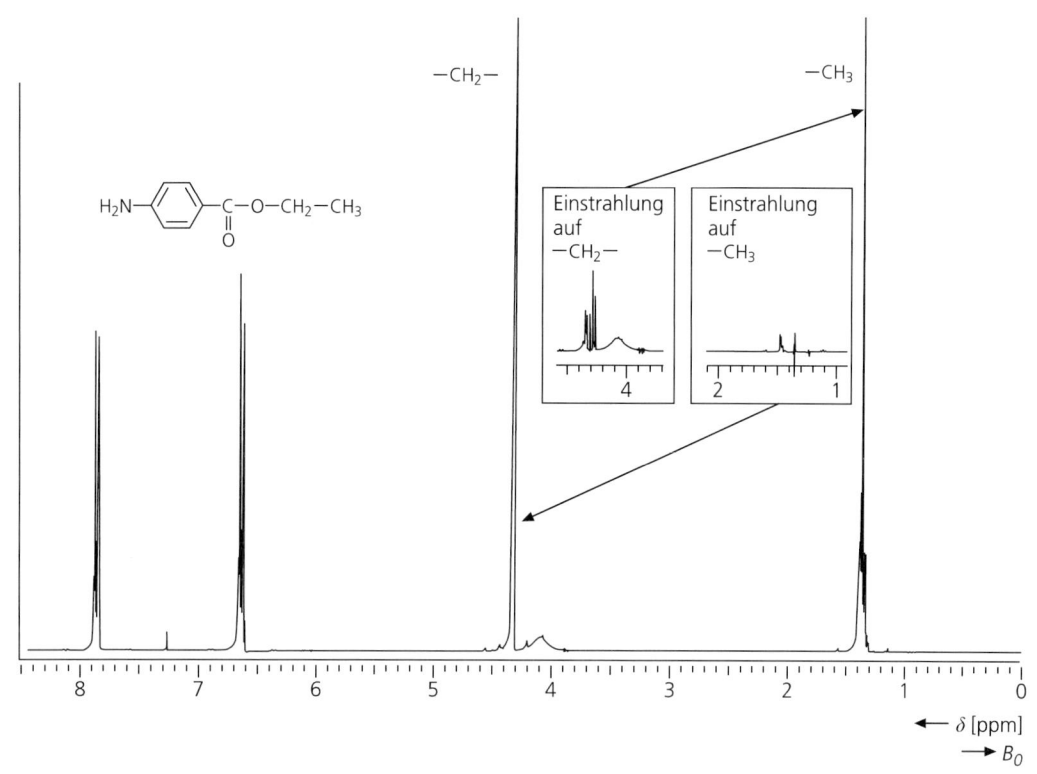

Abb. 14.16 ¹H-NMR-Spektrum von Benzocain nach Entkopplung (in CDCl₃, $\omega_0 = 300$ MHz)

Aufnahme des ¹H-NMR-Spektrums in absolut wasserfreiem Deuterodimethylsulfoxid $(CD_3)_2SO$ zur Charakterisierung von Aminen und Alkoholen. In diesem Lösungsmittel sind die Signale der OH-Protonen zu größeren δ-Werten von etwa 3 bis 7 ppm verschoben. Außerdem werden bei Abwesenheit von Feuchtigkeit (Kap. 14.3.3) die Austauschreaktionen mit den OH-Protonen anderer Moleküle so stark verlangsamt, dass oft Spin-Kopplungen mit Nachbarprotonen zu beobachten sind. Somit kann das OH-Proton primärer Alkohole ein Triplett und das sekundärer ein Dublett ergeben; in CDCl₃ wird eine solche Aufspaltung selten beobachtet.

Charakterisierung von Alkoholen und Aminen

Wie schon erwähnt wurde (Kap. 14.3.1), ändern sich im Lösungsmittel Benzol (C_6D_6) die chemischen Verschiebungen der einzelnen Signale gegenüber den in CDCl₃ gemessenen δ-Werten nicht um den gleichen Betrag. Auf diese Weise können Signale, die sich in CDCl₃ überlagern, durch Messung in C_6D_6 eventuell getrennt werden.

Aromatische Lösungsmittel

Chirale Lösungsmittel (z. B. *R*- oder *S*-2,2,2-Trifluor-1-phenylethanol) können mit enantiomeren Verbindungen diastereomere Solvatationskomplexe bilden, die zu unterschiedlichen ¹H-NMR-Spek-

Chirale Lösungsmittel

tren führen. Auf diese Weise kann z. B. die optische Reinheit von Substanzen ermittelt werden (Lit. 1–5, 10).

Verschiebungs-Reagenzien. Misst man das ^{1}H-NMR-Spektrum einer Substanz in $CDCl_3$ in Gegenwart von Komplexen aus β-Diketonen mit Elementen der Lanthaniden-Gruppe (**Verschiebungs-Reagenzien**), so kann es zu Verschiebungen der Signale bis zu etwa 25 ppm kommen. Die Verschiebung hängt vom Mengenverhältnis Reagenz/Substanz und von der Entfernung der Wasserstoffatome von den im Molekül vorliegenden Heteroatomen (O, N) ab, an welchen die Komplexbildung stattfindet (vgl. Lit. 4). Ein gebräuchliches Verschiebungs-Reagenz ist Tris(dipivaloylmethanato)-europium (Eu (DPM)$_3$). Hier ist ein Europiumion durch drei Moleküle Dipivaloylmethan (DPM) (in der Enolform) komplex gebunden (weitere Reagenzien vgl. Lit. 4, 5). Chirale Verschiebungs-Reagenzien werden zur Unterscheidung von Enantiomeren eingesetzt (Lit. 4, 5).

Nuclear-Overhauser-Effekt

Befinden sich zwei Wasserstoffkerne in räumlicher Nähe, so kann die Relaxation (Kap. 14.2.6) des einen Kerns weitgehend durch Wechselwirkung mit dem benachbarten Kern stattfinden. Bei Einstrahlung der Resonanzfrequenz in den einen Kern wird dessen Energie auf den zweiten Kern übertragen, sodass die relative Intensität seines Signals, d. h. sein Integral, ansteigt. Bei einem Abstand der Kerne von weniger als etwa 3 Å kann die Zunahme der Integralhöhe bis zu 50 % betragen; in der Praxis gelten schon Werte ab etwa 10 % als signifikant. Man bezeichnet diese Erscheinung als **Nuclear-Overhauser-Effekt (NOE)** oder **Kern-Overhauser-Effekt**.

Abstand zweier Protonen im Molekül

Das Verfahren kann zu Untersuchungen über den Abstand zweier Protonen im Molekül herangezogen werden, beispielsweise zur Entscheidung, ob in einem Strukturelement der eine oder der andere Wasserstoffkern einem dritten Kern näher benachbart ist. Bei der Messung müssen andere Relaxationsvorgänge möglichst ausgeschlossen werden. Daher befreit man die Messlösungen von molekularem Sauerstoff, der wegen seiner paramagnetischen Eigenschaften die Relaxation erleichtert. Meist wird der NOE durch Subtraktion des normalen Spektrums vom Doppelresonanzspektrum gemessen (**NOE-Differenzspektroskopie**) (Lit. 4).

NOE-Differenzspektroskopie

Zweidimensionale Protonenkorrelation

Die zweidimensionale Protonenkorrelation (**H,H-COSY-Methode**) wird routinemäßig zur Strukturzuordnung eingesetzt. Die Grundlagen der ein- (1D) und zweidimensionalen (2D)-NMR-Spektroskopie werden in Kap. 15 näher erläutert. Im vorliegenden Falle soll nur auf die Anwendung in der ¹H-NMR-Spektroskopie eingegangen werden. Die zweidimensionale Protonenkorrelation (englisch: **correlation spectroscopy**; COSY) liefert Informationen über die H/H-Kopplungen eines Moleküls. Im H,H-COSY-Diagramm (Abb. 14.17, H, H-COSY-Spektrum des Ephedrins) ist sowohl auf der x-Achse, als auch auf der y-Achse das ¹H-NMR-Spektrum der Substanz aufgetragen. Die auf einer Diagonalen dieses Diagramms liegenden Markierungen (**Diagonalsignale**) verbinden jeweils gleiche Signale der beiden ¹H-NMR-Spektren. Außerhalb der Diagonalen liegen die **Kreuzsignale**. Dort kreuzen sich zwei Hilfslinien (A, B, Abb. 14.17), die ausgehend von der chemischen Verschiebung zweier unterschiedlicher Kerne der beiden ¹H-NMR-Spektren gezogen werden. Diese beiden Kerne koppeln miteinander, wenn ihre Diagonal- und Kreuzsignale ein Quadrat (**Korrelationsquadrat**) bilden (z. B. $>^2$CH— und —CH$_3$) des Ephedrins, Abb. 14.17). Auf diese Weise können in Molekülen auch Kopp-

H,H-COSY-Diagramm

Diagonalsignale und Kreuzsignale

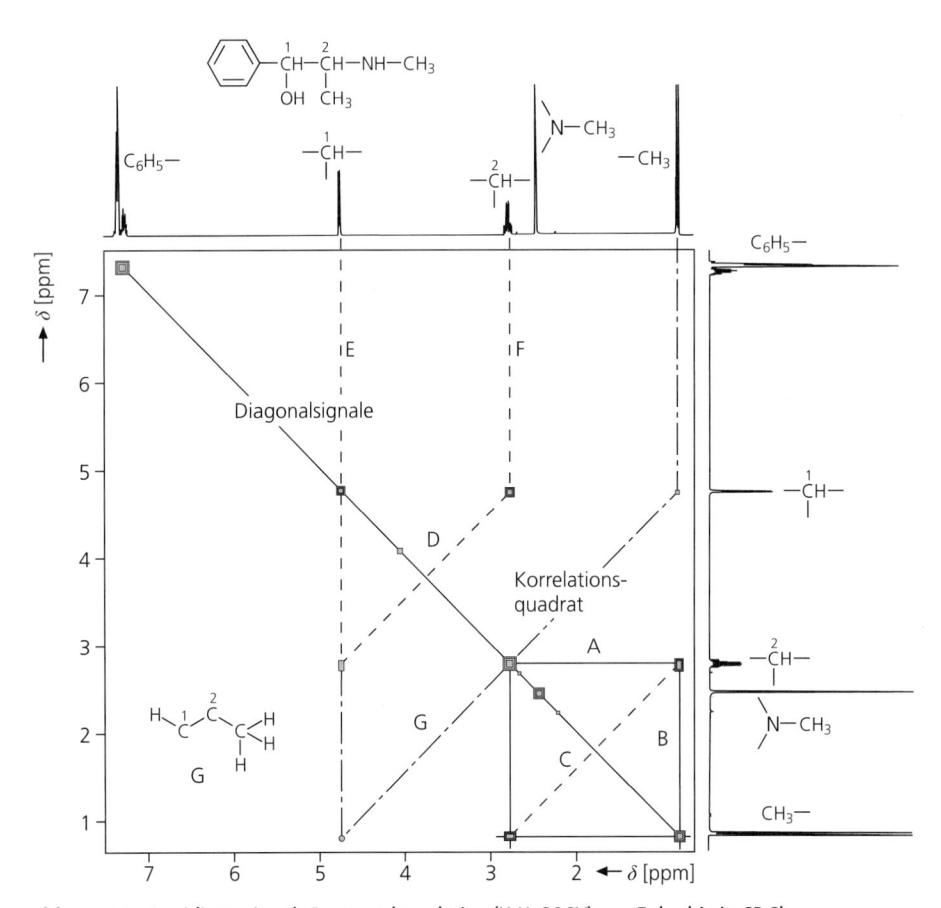

Abb. 14.17 Zweidimensionale Protonenkorrelation (H,H-COSY) von Ephedrin in CDCl$_3$ ($\omega_0 = 300$ MHz)

lungen aufgefunden werden, die mit den eindimensionalen Methoden nicht erkannt wurden.

Auswertung von H,H-COSY-Diagrammen

In einer übersichtlicheren Auswertung werden nicht Quadrate gezeichnet, sondern die jeweils zusammengehörenden nahezu gleich aussehenden Kreuzsignale durch Linien verbunden, welche die Diagonale senkrecht schneiden (C, D, G, Abb. 14.17). Diese Linien entsprechen der zweiten Diagonalen des jeweiligen Korrelationsquadrates. Um die Kopplungspartner zu finden, braucht man nur waagerechte oder senkrechte Hilfslinien (z. B. E, F, Abb. 14.17) zum gleichen Spektrum zu ziehen. Im Spektrum ist auch die Fernkopplung (W-Kopplung) zwischen ^{1}CH— und —CH$_3$ des Ephedrins durch eine solche Diagonale (G) dargestellt, die aus dem Spektrum (Abb. 14.20) nicht ohne weiteres zu ersehen ist, s. dazu Kap. 14.3.3.

Zur zweidimensionalen ^{1}H-NMR-Spektroskopie gehören auch:

- **NOESY-Aufnahmen** (Nuclear Overhauser Enhancement and Exchange Spectroscopy)
- **ROESY-Aufnahmen** (Rotating Frame Nuclear Overhauser Effekt Spectroscopy).

Man erhält analoge Diagramme wie beim H,H-COSY, jedoch zeigen die Kreuzsignale nicht die über Bindungen koppelnden, sondern die durch den NOE als räumlich nahe erkannten Kerne an (Lit. 1, 3–5, 10).

14.4.4 Konformationsanalyse von Arzneistoffen

Organische Moleküle können bekanntlich in verschiedenen Konformationen vorliegen, die durch Drehung um eine oder mehrere Einfachbindungen ineinander übergehen würden (vgl. Lehrbücher der organischen Chemie). Die ^{1}H-NMR-Spektroskopie ist eine der wichtigsten Methoden zur **Konformationsanalyse**. Eine solche Analyse könnte im einfachsten Falle wie folgt ablaufen:

Verlauf einer Konformationsanalyse

1. Messung des ^{1}H-NMR-Spektrums und Ermittlung der Kopplungskonstanten der H-Atome (Kap. 14.3.3)
2. Abschätzung der Diederwinkel aus den Kopplungskonstanten nach der Karplus-Kurve (Kap. 14.3.3, Abb. 14.15)
3. Ableitung der wahrscheinlichen Konformation unter Verwendung eines maßstabgerechten Molekülmodells (z. B. der Molekülmodelle nach Dreiding).

Die Konformationsanalyse von Arzneistoffen kann von Bedeutung sein, wenn die Wirkung der Substanz von der richtigen Konformation abhängt.

Im Molekülmodell des Ephedrins z. B. ergeben sich für die Seitenkette drei bevorzugte, gestaffelte Konformationen A, B und C (Abb. 14.18), die durch Drehung des C^1-Atoms um die C^1-C^2-Achse bei feststehendem C^2-Atom ineinander überführt werden können. Der Diederwinkel zwischen den Wasserstoffatomen an C^1 und C^2 beträgt für A 180°, für B 60° und für C ebenfalls 60°. Diese Winkel entsprechen nach der Karplus-Kurve (Abb. 14.15) Kopplungskonstanten von 9 bis 18 Hz für A bzw. von 2 bis 4 Hz für B und C. Gemessen wurde für Ephedrinhydrochlorid in wässriger bzw. D_2O-Lösung eine Konstante von 4 Hz (Abb. 14.20, gespreiztes Dublett vom Quartett für C^2H, dq). Daher sind die Konformeren B und C, die durch eine Wasserstoffbrückenbindung zwischen OH-Gruppen und $NHCH_3$-Gruppe stabilisiert werden, wahrscheinlicher als Konformation A. Man bevorzugt C, weil hier die beiden größten Gruppen des Moleküls (Benzolring und $NHCH_3$-Gruppe) am weitesten voneinander entfernt sind.

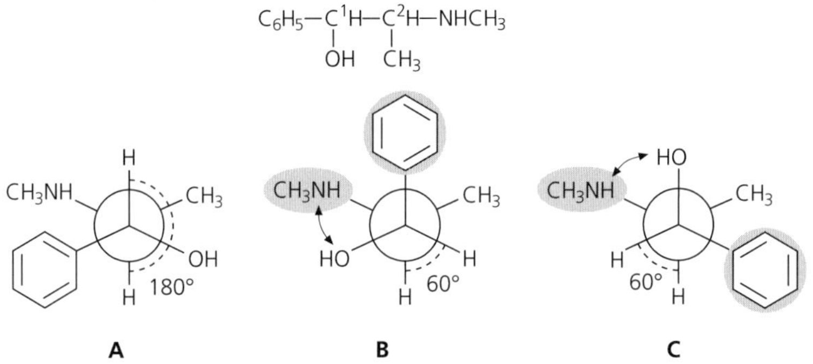

Konformationsanalyse des Ephedrins

Abb. 14.18 Gestaffelte Konformationen des Ephedrins

14.4.5 Untersuchungen des Zustandes von Arzneistoffen in Lösung

Das Verhalten eines Arzneistoffes in wässriger Lösung ist von Bedeutung für seine biologische Wirkung. Mit Hilfe der ^{1}H-NMR-Spektroskopie können z. B. folgende Strukturänderungen in Lösung untersucht werden (Lit. 20):

- Wasserstoffbrückenbindungen
- Tautomere Gleichgewichte
- Protonierung von Stickstoffatomen bzw. Deprotonierung von Carboxygruppen

- Assoziatbildung von Arzneistoffmolekülen untereinander oder mit anderen Stoffen
- Stabilität von Arzneistoffen (hydrolytische Spaltungen, Oxidationen, photochemische Reaktionen).

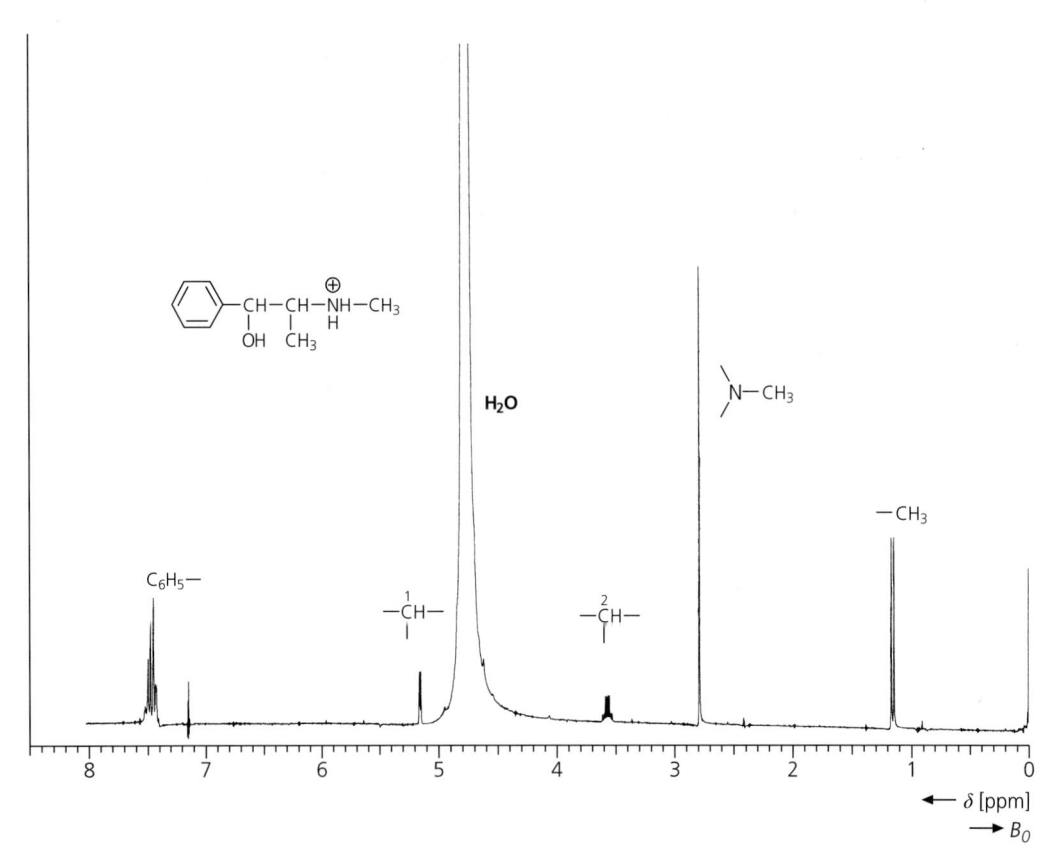

Abb. 14.19 ^{1}H-NMR-Spektrum von Ephedrinhydrochlorid in D$_2$O/H$_2$O (ω_0 = 300 MHz)

^{1}H-NMR-Spektren in wässriger Lösung

Bei derartigen Untersuchungen wäre es zur Simulation der tatsächlichen Verhältnisse erforderlich, Kernresonanzspektren in wässriger Lösung zu messen. Dabei treten die folgenden Schwierigkeiten auf:

- Die Protonen des Wassers ergeben ein breites Kernresonanzsignal bei etwa δ = 4 bis 6 ppm, das zusätzliche Rotationsseitenbanden aufweisen kann. Diese Wassersignale sind nicht lagekonstant und können wichtige ^{1}H-NMR-Signale des Arzneistoffes überdecken (Abb. 14.19).
- Bei stärkerer Verdünnung fallen die Signale austauschfähiger Hydroxy- und Aminprotonen mit dem Wassersignal zusammen.

■ Da Deuteriumatome bei den in der ¹H-NMR-Spektroskopie angewandten Bedingungen keine Kernresonanzsignale ergeben (Kap. 14.1.1), bringt die Verwendung von schwerem Wasser (D_2O) als Lösungsmittel eine Verbesserung der Verhältnisse. Aber auch hier treten Schwierigkeiten auf:

Verwendung von D_2O als Lösungsmittel

■ D_2O enthält einen kleinen Anteil H_2O, sodass auch hier ein Wassersignal (H_2O, HOD), wenn auch von wesentlich geringerer Intensität, in Erscheinung tritt (Abb. 14.20).
■ In D_2O werden alle Wasserstoffatome von Hydroxygruppen, Aminogruppen und Carboxygruppen gegen Deuteriumatome ausgetauscht und sind nicht mehr zu beobachten (Kap. 14.4.3).

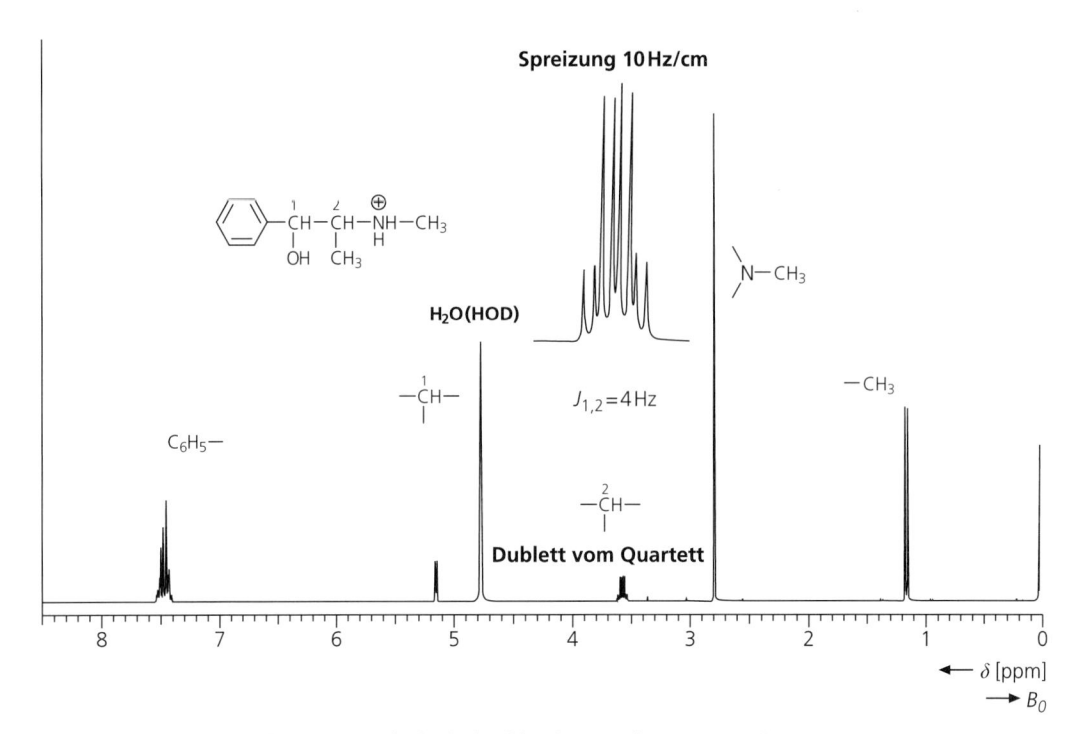

Abb. 14.20 ¹H-NMR-Spektrum von Ephedrinhydrochlorid in D_2O (ω_0 = 300 MHz)

Untersuchung von Wasserstoffbrückenbindungen

Das Kernresonanzsignal des Wasserstoffatoms einer OH-Gruppe wird wegen der Verringerung der Elektronendichte in das tiefere Feld (d. h. zu größeren δ-Werten) verschoben, wenn die Hydroxygruppe

Chemische Verschiebung bei Wasserstoffbrücken

an einer Wasserstoffbrückenbindung beteiligt ist. Da intermolekulare H-Brückenbindungen im Unterschied zu intramolekularen mit steigender Verdünnung zunehmend aufgebrochen werden, kommt es mit zunehmender Verdünnung zu einer Verschiebung der Kernresonanzsignale der Hydroxyprotonen zu kleineren δ-Werten (Lit. 4, 5). Größere Bedeutung zur Untersuchung von Wasserstoffbrückenbindungen besitzt die IR-Spektroskopie (vgl. Kap. 13).

Untersuchung tautomerer Gleichgewichte

Tautomerie und ^{1}H-NMR-Spektrum

Von vielen Arzneistoffen (z. B. Barbitursäurederivaten, Pyrazolinonen, Pyrazolidindionen) kann unter bestimmten Bedingungen die Ausbildung tautomerer Gleichgewichte erwartet werden. Die ^{1}H-NMR-Spektroskopie ist zur Untersuchung solcher Gleichgewichte geeignet (Lit. 4). Von Bedeutung ist die Temperaturabhängigkeit der Gleichgewichte. Untersuchungen an Arzneistoffen wurden bisher meist in organischen Lösungsmitteln (z. B. CCl_4, $CDCl_3$) durchgeführt (Lit. 14), weil bei Messungen in wässriger Lösung und in D_2O die schon erwähnten Schwierigkeiten auftreten (s. o.). Wenn sich aber durch die Enolisierung auch die NMR-Daten (δ-Wert, Aufspaltung) nicht austauschbarer Wasserstoffatome ändern, so ist auch in wässriger Lösung eine Beobachtung von Tautomeriegleichgewichten möglich.

Protonierung basischer Arzneistoffe

Wo erfolgt Protonierung eines Arzneistoffes?

Basische Arzneistoffe werden oft als Salze eingesetzt. Sind mehrere Stickstoffatome im Molekül vorhanden, so erhebt sich die Frage, an welchem die Protonierung bevorzugt stattfindet. Durch Protonierung alkylierter Aminogruppen ist wegen geringerer Elektronendichte (Fehlen des freien Elektronenpaares) eine Signalverschiebung der am Stickstoffatom gebundenen Alkylreste zu größeren δ-Werten zu erwarten (Tab. 14.2). Diese Verschiebungen können auch in D_2O-Lösung beobachtet werden. Die Einführung des zusätzlichen Protons kann auch zu einer verstärkten Aufspaltung der NMR-Signale der an benachbarte Kohlenstoffatome gebundenen H-Atome führen. In diesem Falle ist es möglich, den Ort der Protonierung aus den Aufspaltungsmustern der Nachbaratome festzulegen. Andererseits gibt auch das Aufspaltungsmuster des angelagerten Protons selbst Hinweise auf die Zahl der benachbarten Wasserstoffatome und damit auf den Ort seiner Bindung, wenn die Messungen in wasserfreiem Dimethylsulfoxid durchgeführt werden. Austauschvorgänge können durch Messung des ^{1}H-NMR-Spektrums bei tiefen Temperaturen verlangsamt werden.

Bindung von Arzneistoffen an Eiweißstoffe

Die ^{1}H-NMR-Spektroskopie kann zur Untersuchung der Bindung von Arzneistoffen an Eiweißmoleküle (Substrat-Protein-Wechselwirkungen) herangezogen werden. Die Ergebnisse ermöglichen Einblicke in die Art der **Eiweißbindung** und in die Struktur von Arzneistoff-Rezeptor-Komplexen (Lit. 20).

Bei derartigen Untersuchungen wird die Messung der Signalbreite (Linienbreite) von ^{1}H-NMR-Signalen herangezogen. Als Linienbreite bezeichnet man die in halber Höhe des Signals gemessene Breite. Die Linienbreite wird im Wesentlichen bestimmt durch:

- Fernkopplungen
- Spin-Gitter-Relaxationszeit T_1
- Spin-Spin-Relaxationszeit T_2.

Die Spin-Spin-Relaxationszeit (T_2) (Kap. 14.2.6) hängt von der Flexibilität der Moleküle bzw. der Wasserstoffatome ab. Eine Einschränkung der Bewegungsmöglichkeiten z. B. durch Bindung eines Arzneistoffmoleküls an ein großes Eiweißmolekül, kann zu einer Verkleinerung von T_2 führen. Andererseits ist die Relaxationszeit T_2 umgekehrt proportional der Linienbreite der Kernresonanzsignale: eine kleinere Spin-Spin-Relaxationszeit T_2 führt damit zu einer größeren Linienbreite. Daher erlaubt die Linienbreite von Kernresonanzsignalen Schlüsse auf die Bewegungsmöglichkeiten des Moleküls und damit auf die Eiweißbindung.

Relaxationszeit und Eiweißbindung von Molekülen

Aus derartigen Untersuchungen ergab sich z. B., dass Penicilline bevorzugt über den Acylrest an Eiweiß gebunden werden.

Stabilitätsuntersuchungen an Arzneistoffen in Lösung

Die ^{1}H-NMR-Spektroskopie bietet eine aussagekräftige Möglichkeit zur Untersuchung der Stabilität von Arzneistoffen in wässriger Lösung bzw. in D_2O. Voraussetzung ist, dass sich das NMR-Spektrum der Umwandlungsprodukte von dem der Ausgangssubstanz charakteristisch unterscheidet. Durch Messung des NMR-Spektrums der Arzneistofflösung in bestimmten zeitlichen Abständen kann eventuell aus der Abnahme des Integrals der Signale der Ausgangssubstanz und der Zunahme des Integrals der Signale der Spaltprodukte der Abbauvorgang des Arzneistoffes auch in seinem zeitlichen Ablauf verfolgt werden.

14.4.6 Identifizierung und Reinheitsprüfung von Arzneistoffen

Die ^{1}H-NMR-Spektroskopie wird zur Identifizierung und seltener zur Reinheitsprüfung sowie zur quantitativen Analyse von Arzneistoffen herangezogen (Lit. 20). Ein begrenzender Faktor liegt im verhältnismäßig großen apparativen Aufwand.

Ist die Grundstruktur eines Arzneistoffes bekannt, so kann die Identifizierung wasserstofftragender Substituenten mit Hilfe des ^{1}H-NMR-Spektrums erfolgen.

Anwendungen der ^{1}H-NMR-Spektroskopie in der Arzneibuchanalytik

In der Arzneibuchanalytik (Ziffer 2.2.33) wird die ^{1}H-NMR-Spektroskopie nur dann eingesetzt, wenn andere Methoden nicht zur Verfügung stehen so z. B. zur Identitätsprüfung von Buserelin (in CD_3COOD/D_2O) und Tobramycin (in D_2O) (Lit. 20). Das Arzneibuch zieht die ^{1}H-NMR- und die ^{13}C-NMR-Spektroskopie (Kap. 15) auch zur Charakterisierung von Referenzsubstanzen (*RN*) heran, z. B. Adenin, Adenosin und Derivate, Aesculin, Butoxycain, Carvon, Hydroxyethylsalicylat, Orcin, Ribose und Derivate.

Zum Nachweis der Verunreinigungen von Arzneistoffen (**Reinheitsprüfung**) ist die ^{1}H-NMR-Spektroskopie wegen der verhältnismäßig hohen Nachweisgrenze nur dann geeignet, wenn die Begleitstoffe in größeren Konzentrationen vorliegen. Eine Übersicht über die NMR-spektroskopische Analyse von Arzneistoffen und Arzneimitteln gibt Lit. 20.

14.4.7 Untersuchungen über Struktur und Wirkung von Arzneistoffen

Elektronendichte-Verteilung in Arzneistoffen

Die chemische Verschiebung eines Protons ist u.a. von der Elektronendichte in seiner Umgebung abhängig (Kap. 14.3.1). Zur Untersuchung des Einflusses der Elektronendichte-Verteilung in Arzneistoffmolekülen auf die pharmakologische Wirkung kann man daher neben anderen Methoden auch die ^{1}H-NMR-Spektroskopie heranziehen (Lit. 20). Dabei wird innerhalb einer homologen Reihe von Substanzen die chemische Verschiebung bestimmter Protonen mit der pharmakologischen Aktivität in Beziehung gesetzt (Lit. 16). Für den Logarithmus der minimalen Hemmkonzentration von Sulfonamiden gegenüber Coli-Bakterien ergab sich z. B. eine lineare Beziehung zur chemischen Verschiebung der Aminprotonen des aromatischen Ringes (Lit. 15). Zu weiteren Anwendungen in der Arzneistoff-Entwicklung s. Lit. 20.

Literatur über Protonenresonanzspektroskopie

1) U. Gruber, W. Klein: NMR-Spektroskopie für Anwender. Verlag Chemie, Weinheim (1995)	Einführungen
2) D. H. Williams, I. Fleming: Strukturaufklärung in der organischen Chemie. Georg-Thieme-Verlag, Stuttgart (1991)	
3) D. A. Skoog, J. J. Leary: Instrumentelle Analytik. Springer-Verlag, Berlin, Heidelberg, New York (1996)	
4) M. Hesse, H. Meier, B. Zeeh: Spektroskopische Methoden in der organischen Chemie. Georg-Thieme-Verlag, Stuttgart (2005)	
5) H. Friebolin: Ein- und zweidimensionale NMR-Spektroskopie. Verlag Chemie, Weinheim (1992)	
6) L. M. Jackmann, S. Sternhell: Applications of Nuclear Magnetic Resonance Spectroscopy in Organic Chemistry. Pergamon Press, Oxford (1969)	Weiterführende Literatur
7) R. F. M. White, H. Williams in A. R. Katritzky (Hrsg.): Physical Methods in Heterocyclic Chemistry Bd. IV. Academic Press, New York und London (1971)	
8) W. Simon, T. Clerc: Strukturaufklärung organischer Verbindungen mit spektroskopischen Methoden. Akademische Verlagsgesellschaft, Frankfurt/Main (1976)	
9) E. Pretsch, P. Bühlmann, C. Affolter, M. Badertscher, Spektroskopische Daten zur Strukturaufklärung organischer Verbindungen. Springer-Verlag, Berlin, Heidelberg, New York (2001)	
10) H. Günther: NMR-Spektroskopie, 3. Aufl. Georg-Thieme-Verlag, Stuttgart (1992)	
11) E. Breitmaier. Pharmazie in unserer Zeit, **12**, 161 (1983))	
12) J. K. M. Saunders, B. K. Hunter: Modern NMR Spectroscopy. Oxford University Press, Oxford (1987)	
13) A. F. Casy. J. Pharm. Sci. **56**, 1049 (1967)	Pharmazeutische Anwendungen
14) P. Nuhn. Pharmazie **25**, 577 (1970)	
15) A. F. Casy: NMR-Spectroscopy in Medicinal und Biological Chemistry. Academic Press, London (1971)	
16) J. K. Seydel, K. J. Schaper: Chemische Struktur und biologische Aktivität von Wirkstoffen. Verlag Chemie, Weinheim (1979)	
17) K. Florey (Hrsg.): Analytical Profiles of Drug Substances. Academic Press, New York)	
18) Th. Kämpchen, Kernresonanzspektroskopie in F. Bracher, P. Heisig, P. Langguth, E. Mutschler, G. Rücker, G. Scriba, E. Stahl-Biskup, R. Troschütz, G. Seitz (Hrsg.): Arzneibuch-Kommentar mit 26. Erg. Lfg. Wiss. Verlagsges., Stuttgart, Govi-Verlag, Frankfurt (2007)	
19) B. Lindgren, J. R. Martin. Pharmeuropa **5**, 51 (1993)	
20) U. Holzgrabe, I. Wawer, B. Diehl: NMR Spectroscopy in Drug Development and Analysis. Wiley, Weinheim (1999).	
21) J. J. Katz, H. L. Crespi in Recent Advances in Photochemistry Bd. 2, 1. North-Holland Publishing Company, Amsterdam (1969)	Biochemische Anwendungen
22) G. Jung, F. Jüttner. Chemiker-Ztg. **96**, 603 (1972))	
23) K. H. Hauser, H. R. Kalbitzer: NMR für Mediziner und Biologen. Springer-Verlag, Berlin, Heidelberg, New York (1989)	
24) N. S. Bhacca, L. F. Johnson, J. N. Shoolery: High Resolution NMR-Spectra Catalogue Band I und II. Varian Assiciates, Palo Alto (1963)	Spektrensammlungen
25) Proton NMR Collection. Sadtler Research Laboratories, Philadelphia	

15 ^{13}C-NMR-Spektroskopie

15.1 Prinzip der ^{13}C-NMR-Spektroskopie

Kernspin des Kohlenstoffisotops ^{13}C

Kohlenstoff ^{12}C besitzt keinen resultierenden Kernspin und ist daher Kernresonanzmessungen nicht zugänglich (Kap. 14.1.1). Messbar ist dagegen das Kohlenstoffisotop ^{13}C. Wie die Wasserstoffkerne zeigt es ein Spinmoment von $I = {}^1/_2$. Damit gelten prinzipiell die gleichen Gesetzmäßigkeiten wie in der ^{1}H-Kernresonanzspektroskopie. Jedoch bestehen bei ^{13}C-NMR-Messungen erhebliche Schwierigkeiten bezüglich der Nachweisgrenze.

Die Konzentration der durch Kernresonanz allein erfassbaren ^{13}C-Atome ist mit 1,1 % im Kohlenstoff sehr gering.

Das magnetische Moment des ^{13}C-Kerns beträgt nur ca. $^1/_4$ des Protons (die ^{13}C-Kernmagnete sind nur etwa ein Viertel so stark wie die Protonen-Kernmagnete).

Möglichkeit von ^{13}C-NMR-Messungen

Um überhaupt ^{13}C-NMR-Messungen durchführen zu können, musste die Empfindlichkeit der Messungen erheblich gesteigert werden. Dies ist durch Einführung der **Puls-Fourier-Transformations-NMR-Spektroskopie** (**PFT-NMR-Spektroskopie**, Kap. 14.2.7) sowie besonderer Entkopplungsverfahren gelungen (Lit. 4).

15.1.1 Resonanzfrequenz der ^{13}C-Atome

Der ^{13}C-Kern besitzt ein anderes gyromagnetisches Verhältnis (γ) als das Proton $\gamma(^1\text{H}) = 2{,}675$; $\gamma(^{13}\text{C}) = 0{,}673$ und deswegen nach der **Larmor-Gleichung** (Gl. 14.14) bei gegebener magnetischer Flussdichte B_0 auch eine andere Resonanzfrequenz. Man kann daher die Resonanzfrequenz für ^{13}C mit etwa $^1/_4$ der auf ^{1}H bezogenen Frequenz des NMR-Spektrometers angeben (75 MHz für ein 300 MHz-Spektrometer; 23 MHz für ein 90 MHz-Spektrometer).

Angabe der Resonanzfrequenz für ^{13}C im Vergleich zu ^{1}H

15.2 Chemische Verschiebung der ^{13}C-Atome

δ-Werte von ^{13}C und ihre Abhängigkeit

Im Vergleich zu Wasserstoffkernen ist der Bereich der chemischen Verschiebung bei ^{13}C-Kernen wesentlich größer: die δ-Werte liegen zwischen 0 und 200 ppm (Tab. 15.7, Abb. 15.1). Sie werden im Wesentlichen durch folgende Größen beeinflusst:

- Hybridisierungsgrad des Kohlenstoffatoms
- Substituenteneinflüsse
- Elektronendichte.

Lösungsmittel und Temperatur üben verhältnismäßig geringe Einflüsse aus. Chemische Verschiebungen wichtiger Kohlenstoffatome sind in Tab. 15.7 zusammengefasst. Zur Abschätzung der ^{13}C-NMR-Verschiebung verschiedener Substanzgruppen wurden Inkrement-Regeln abgeleitet (vgl. Kap. 15.2.4). Bezüglich weiterer Zuordnungen sei auf Lit. 3, 6, 9, 10 verwiesen.

15.2.1 Einfluss des Hybridisierungsgrades

Einen wichtigen Grund für die starken Unterschiede der ^{1}H- und ^{13}C-Verschiebungen bildet die Elektronenkonfiguration des Kohlenstoffatoms: Je nach dem Hybridisierungsgrad liegen auch p-Orbitale vor. Diese zeigen ein dem äußeren Magnetfeld B_0 gleichgerichtetes lokales Feld und führen zu einer Entschirmung der Kerne. Andererseits wächst die Abschirmung der Kerne mit steigender Hybridisierung. Die chemischen Verschiebungen sp^3-hybridisierter C-Atome liegen deshalb im hohen Feld, d. h. bei kleineren δ-Werten zwischen

^{13}C-Verschiebungen und Hybridisierung

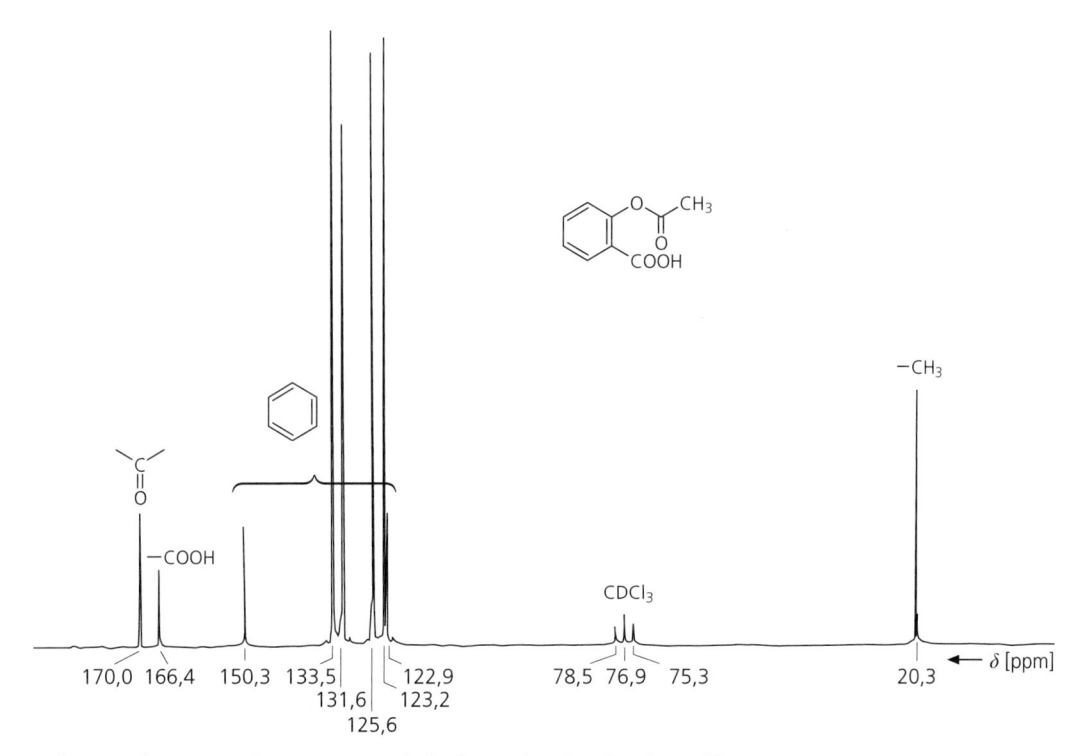

Abb. 15.1 ^{13}C-NMR-Spektrum von Acetylsalicylsäure (Breitband entkoppelt)

0 und ca. 70 ppm als die von sp²-hybridisierten Atomen (110 bis 150 ppm). Olefinische und aromatische C-Atome absorbieren etwa in diesem Bereich.

¹³C-NMR-Spektrum von Acetylsalicylsäure

Abbildung 15.1 zeigt das ¹³C-NMR-Spektrum von Acetylsalicylsäure. Das sp³-hybridisierte CH₃-Atom liegt im hohen Feld bei 20,3 ppm. Die sp²-hybridisierten C-Atome des Aromaten sind stark in das tiefe Feld verschoben.

15.2.2 Substituenteneinflüsse und γ-Effekt

Steigende Alkylsubstitution eines ¹³C-Atoms α (Tab. 15.1) führt zur Entschirmung und damit zur Tieffeld-Verschiebung. Die Entschirmung setzt sich am β-C-Atom fort; am γ-C-Atom steigt die Abschirmung wieder an. Die dadurch bedingte Hochfeld-Verschiebung des γ-C-Atoms gegenüber dem α- und β-C-Atom bezeichnet man als γ-**Effekt**.

γ-Effekt bei ¹³C-Verschiebungen

Die Einführung polarer Substituenten bewirkt am α-C-Atom eine verhältnismäßig starke Entschirmung mit Verschiebungen bis zu ca. 70 ppm gegenüber der unsubstituierten Verbindung (X = H) in das **tiefere Feld** (Tab. 15.1). Am β-C-Atom treten Verschiebungen bis zu ca. 10 ppm auf. Dagegen zeigt sich am γ-Kohlenstoff eine Abschirmung mit Verschiebungen gegenüber der unsubstituierten Verbindung bis zu 10 ppm in das **höhere Feld** (Tab. 15.1).

Im ¹³C-NMR-Spektrum von Barbital (Abb. 15.2) sind die unterschiedlich substituierten ¹³C-Atome klar getrennt. Abb. 15.3 zeigt das Breitband entkoppelte ¹³C-NMR-Spektrum von Methionin. Das durch die Carboxyl- und Aminogruppe substituierte C-Atom ist stärker in das tiefe Feld verschoben.

Tab. 15.1 ¹³C-Verschiebungen bei substituierten Alkanen (berechnet nach Lit. 8)

α β γ δ X—C—C—C—C—	C_α	C_β	C_γ	C_δ
H—	14.0	22.8	32.0	29.4
Br—	34.0	33.4	28.9	29.5
HOOC—	34.8	25.5	29.7	30.4
H₂N—	42.6	34.3	27.1	29.7
Cl—	45.2	33.3	27.4	29.5
HO—	62.3	33.0	26.2	29.2
O₂N—	78.5	25.9	27.3	28.4
F—	84.1	30.6	25.2	29.7

C/H gekoppelt

Breitband entkoppelt

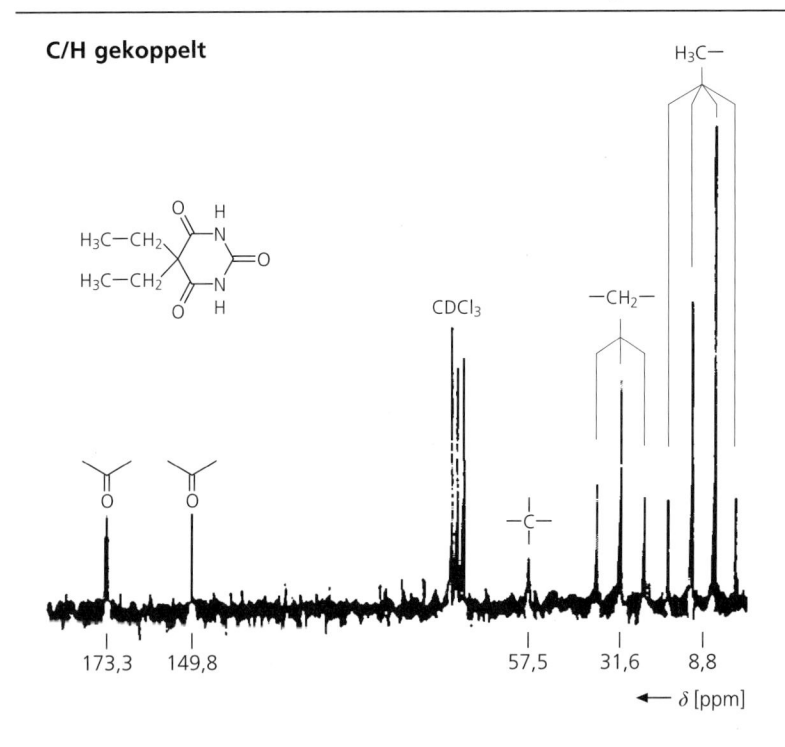

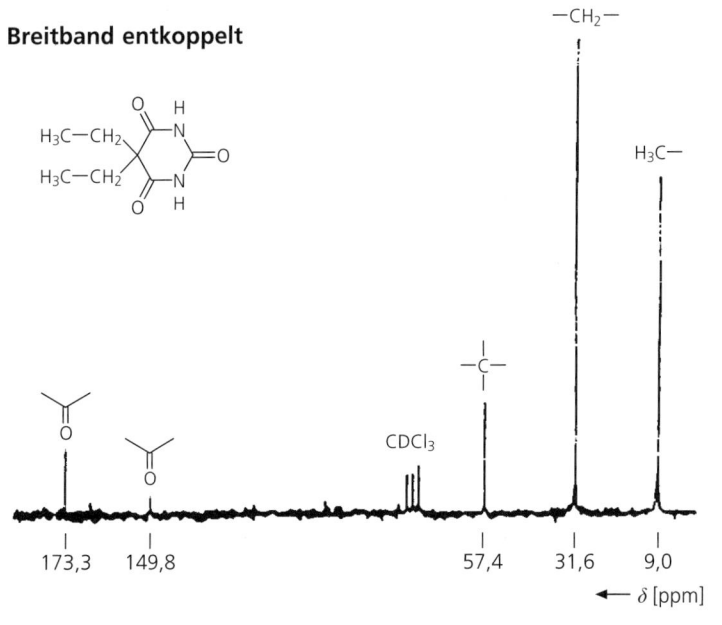

Abb. 15.2 ^{13}C-NMR-Spektrum von Barbital (C/H gekoppelt und Breitband entkoppelt)

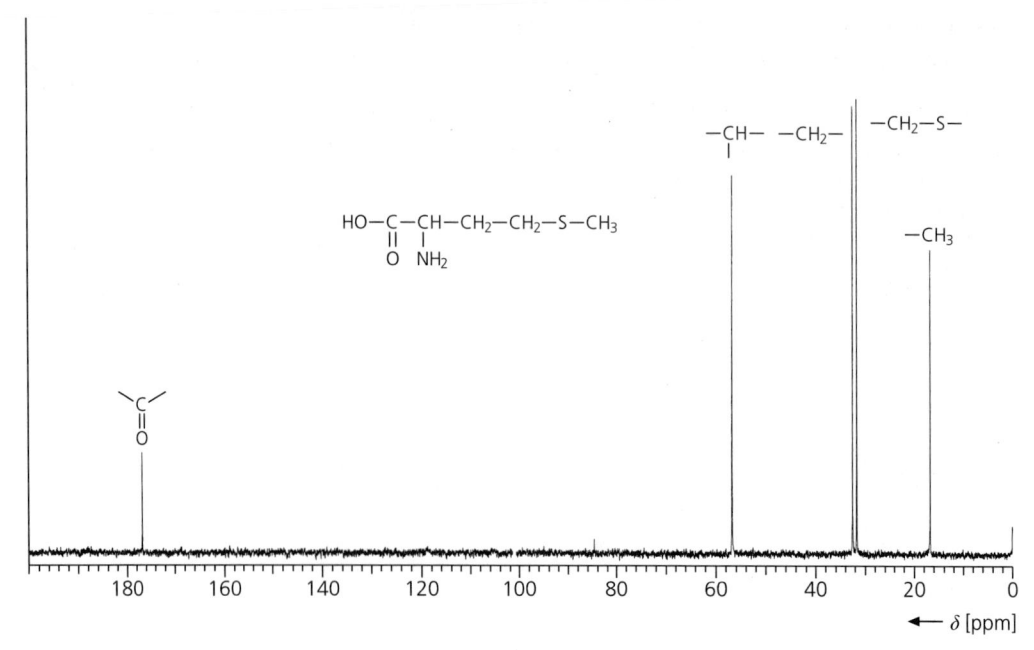

Abb. 15.3 ^{13}C-NMR-Spektrum von Methionin (D$_2$O, Breitband entkoppelt)

15.2.3 Einfluss der Elektronendichte

Der Einfluss der Elektronendichte auf die chemische Verschiebung ist bei olefinischen Kohlenstoffatomen besonders ausgeprägt: Steigt die Elektronendichte infolge induktiver oder mesomerer Effekte an, so führt dies zu einer erhöhten Abschirmung und damit zu einer Hochfeldverschiebung. Beispielsweise verursachen Elektronendonatoren an Doppelbindungen eine Erhöhung der Elektronendichte am

Tab. 15.2 ^{13}C-Verschiebungen bei trans-Propenen

α β X—CH=CH—CH$_3$	δ[ppm]	
	C$_\alpha$	C$_\beta$
H—	115.9	133.4
Cl—	128.9	117.2
H$_3$CO—	147.6	96.0
O$_2$N—	139.0	140.9
NC—	101.7	151.5

β-C-Atom und damit eine Verschiebung zu kleineren δ-Werten (Tab. 15.2). Elektronenakzeptoren üben den umgekehrten Einfluss aus (Tab. 15.2). Ähnliches gilt für Aromaten. Hier führen elektronenschiebende Substituenten in *o*- und *p*-Stellung zu einer Erhöhung der Elektronendichte und damit zu einer Tieffeldverschiebung, elektronenziehende Substituenten bewirken das Gegenteil.

Einfluss von Elektronendonatoren und -akzeptoren

Zu erwähnen ist auch der Einfluss der Elektronendichte bei Ionen. Die δ-Werte von Carbanionen liegen zwischen ca. 20 und 150 ppm, von Carbokationen zwischen ca. 150 und 350 ppm.

15.2.4 Inkrement-Regeln zur Abschätzung von ^{13}C-Verschiebungen

Zur Abschätzung der ^{13}C-Verschiebung wurden Inkrement-Regeln abgeleitet, von denen die für Alkane, Alkene und Aromaten erwähnt werden sollen.

Regeln für die folgenden Stoffgruppen vgl. Lit. 3, 6, 8, 10: Alkine, Alkohole, Allene, Aminosäuren, Aromaten, Carbonsäuren, Cyclohexanderivate, Halogenmethane, Methyldecaline, Naphthalinderivate, Oxirane, Piperidinderivate, Pyridinderivate.

Gesättigte Kohlenwasserstoffe, Grant-Paul-Regel

Für die Kohlenstoffatome einer aliphatischen Kette ergibt sich die chemische Verschiebung durch Addition von Substituenten-Inkrementen zum Wert des Methans von $\delta = -2{,}3$ ppm:

Abschätzung der δ-Werte für Kohlenwasserstoffe

$$\delta = -2{,}3 + [n_\alpha \cdot A_\alpha + n_\beta \cdot A_\beta + n_\gamma \cdot A_\gamma + n_\delta \cdot A_\delta + n_\varepsilon \cdot A_\varepsilon + S_\alpha]$$
(Gl. 15.1)

n_i = Zahl der benachbarten Kohlenstoffatome
A_i = Inkremente [ppm] für benachbarte Kohlenstoffatome ($A_\alpha = +9{,}1$; $A_\beta = +9{,}4$; $A_\gamma = -2{,}5$; $A_\delta = +0{,}3$; $A_\varepsilon = +0{,}2$. Das negative Vorzeichen von A_γ macht den γ-Effekt deutlich, 15.2.2).
S_α = Sterische Korrektur für die benachbarten C-Atome (Tab. 15.3)

Bei sterisch gehinderten aliphatischen Strukturelementen können sich erhebliche Abweichungen zu den gemessenen Werten ergeben.

Tab. 15.3 Sterische Korrekturwerte (S_α)

betrachtetes C-Atom	Verschiebung durch das benachbarte C-Atom [ppm]			
	—CH$_3$	—CH$_2$—	\CH— /	—C— |
—CH$_3$	0	0	−1,1	−3,5
—CH$_2$—	0	0	−2,5	−7,5
\CH— /	0	−3,7	−9,5	−15,0
—C— |	−1,5	−8,4	−15,0	−25,0

Berechnungsbeispiel für die ^{13}C-Verschiebung bei gesättigten Kohlenwasserstoffen

Beispiel

Abschätzung der chemischen Verschiebung für 2-Methylbutan (gemessene Werte in Klammern, Lit. 3):

$$\overset{1}{H_3C}-\overset{2}{CH}-\overset{3}{CH_2}-\overset{4}{CH_3}$$
$$\underset{CH_3}{|}$$

$\delta C^1 = -2{,}3 + 9{,}1 + 2(9{,}4) - 2{,}5 - 1{,}1 = 22{,}0\,(21{,}9)$ ppm
$\delta C^2 = -2{,}3 + 3(9{,}1) + 9{,}4 - 3{,}7 = 30{,}7\,(29{,}9)$ ppm
$\delta C^3 = -2{,}3 + 2(9{,}1) + 2(9{,}4) - 2{,}5 = 32{,}2\,(31{,}6)$ ppm
$\delta C^4 = -2{,}3 + 9{,}1 + 9{,}4 - 2(2{,}5) = 11{,}2\,(11{,}5)$ ppm

Einfluss funktioneller Gruppen in gesättigten Kohlenwasserstoffen

Zum δ-Wert des unsubstituierten Kohlenwasserstoffs werden entsprechende Inkremente für die Substituenten addiert (Tab. 15.4).

Beispiel

Berechnung der ^{13}C-Verschiebungen von n-Butanol

Abschätzung der chemischen Verschiebung für n-Butanol (gemessene Werte in Klammern):

$$\overset{4}{H_3C}-\overset{3}{CH_2}-\overset{2}{CH_2}-\overset{1}{CH_2}OH$$

Zuerst ist die chemische Verschiebung des unsubstituierten Kohlenwasserstoffs nach der Grant-Paul-Regel (Gl. 15.1) zu errechnen: $C^1/$

C^4: 13,1 ppm, C^2/C^3: 24,9 ppm. Daraus berechnet man für den Alkohol (gemessene Werte in Klammern):

$$\delta C^1 = 13,1 + 49,0 = 62,1\,(62,9)\ \text{ppm}$$
$$\delta C^2 = 24,9 + 10,1 = 35,0\,(35,7)\ \text{ppm}$$
$$\delta C^3 = 24,9 - 6,2 = 18,7\,(21,0)\ \text{ppm}$$
$$\delta C^4 = 13,1 + 0 = 13,1\,(15,0)\ \text{ppm}$$

Tab. 15.4 Inkremente für Substituenten an gesättigten Kohlenwasserstoffen [ppm] (nach Lit. 3)

Substituent	k_α	k_β	k_γ	k_δ
—C=C—	20,0	6,9	−2,1	0,4
—C≡C—	4,4	5,6	−3,4	−0,6
—C$_6$H$_5$	22,1	9,3	−2,6	0,3
—CH=O	29,9	−0,6	−2,7	0
—C=O, R	22,5	3,0	−3,0	0
—COOH	20,1	2,0	−2,8	0
—COOR	22,6	2,0	−2,8	0
—CO—NR$_2$	22,0	2,6	−3,2	−0,4
—COCl	33,1	2,3	−3,6	0
—C≡N	3,1	2,4	−3,3	−0,5
—OH	49,0	10,1	−6,2	0
—OR	58,0	7,2	−5,8	0
—O—CO—R	54,0	6,5	−6,0	0
—NR$_2$	28,3	11,3	−5,1	0
—NR$_3^+$	30,7	5,4	−7,2	1,4
—NO$_2$	61,6	3,1	−4,6	1,0
—SH	10,6	11,4	−3,6	0,4
—SCH$_3$	20,4	6,2	−2,7	0
—F	70,1	7,8	−6,8	0
—Cl	31,0	10,0	−5,1	0,5
—Br	18,9	11,0	−3,8	−0,7
—I	−7,2	10,9	−1,5	−0,9

Olefine

Abschätzung der δ-Werte für Olefine

Zum Grundwert von 123,3 ppm werden jeweils die entsprechenden Inkremente (k) addiert (Tab. 15.5):

Tab. 15.5 Inkremente für Substituenten an Olefinen [ppm] (nach Lit. 3)

Substituent	k_1	k_2
—H	0	0
—CH_3	10,6	−8,0
—C_2H_5	15,5	−9,7
—CH_2—CH_2—CH_3	14,0	−8,2
—$CH(CH_3)_2$	20,3	−11,5
—$(CH_2)_3$—CH_3	14,7	−9,0
—$C(CH_3)_3$	25,3	−13,3
—CH=CH_2	13,6	−7,0
—C≡C—R	−7,5	8,9
—C_6H_5	12,5	−11,0
—CH_2Cl	10,2	−6,0
—CH_2Br	10,9	1,5
—CH_2OR	13,0	−8,6
—CH=O	13,1	12,7
—CO—CH_3	15,0	5,9
—COOH	4,2	8,9
—COOR	6,0	7,0
—CN	−15,1	14,2
—OR	28,8	−39,5
—O—CO—R	18,0	−27,0
—NR_2	16,0	−29,0
—$\overset{+}{N}(CH_3)_3$	19,8	−10,6
—NO_2	22,3	−0,9
—SR	19,0	−16,0
—F	24,9	−34,3
—Cl	2,6	−6,1
—Br	−7,9	−1,4
—I	−38,1	7,0

Monosubstituierte Olefine:

$$X-\overset{1}{C}H=\overset{2}{C}H_2 \qquad \begin{aligned} \delta_1 &= 123{,}3 + k_1 \\ \delta_2 &= 123{,}3 + k_2 \end{aligned}$$

Disubstituierte Olefine:

$$X-\overset{1}{C}H=\overset{2}{C}H-Y \qquad \begin{aligned} \delta_1 &= 123{,}3 + k_1(X) + k_2(Y) \\ \delta_2 &= 123{,}3 + k_2(X) + k_1(Y) \end{aligned}$$

Beispiel

Abschätzung der chemischen Verschiebung für *trans*-Crotonsäure (gemessene Werte in Klammern):

$$HOOC-\overset{1}{C}H=\overset{2}{C}H-CH_3$$

$\delta C^1 = 123{,}3 + 4{,}2 - 8{,}0 = 119{,}5\ (122{,}8)$ ppm
$\delta C^2 = 123{,}3 + 8{,}9 + 10{,}6 = 142{,}8\ (146{,}0)$ ppm

Berechnung der ^{13}C-Verschiebungen von *trans*-Crotonsäure

Benzolderivate

Zum Grundwert von 128,5 ppm werden Inkremente (k) für die entsprechenden Substituenten addiert (Tab. 15.6).

Abschätzung der δ-Werte für Benzolderivate

Tab. 15.6 Inkremente für Substituenten des Benzols [ppm] (nach Lit. 3)

Substituent	k_1 unmittelbar	k_2 ortho	k_3 meta	k_4 para
—H	0	0	0	0
—CH$_3$	9,3	0,6	0,0	−3,1
—C$_2$H$_5$	15,7	−0,6	−0,1	−2,8
—CH(CH$_3$)$_2$	20,1	−2,0	0,0	−2,5
—C(CH$_3$)$_3$	22,1	−3,4	−0,4	−3,1
—CH=CH$_2$	7,6	−1,8	−1,8	−3,5
—C≡CH	−6,1	3,8	0,4	−0,2
—C$_6$H$_5$	13,0	−1,1	0,5	−1,0
—CF$_3$	2,6	−2,6	−0,3	−3,2
—CH$_2$Cl	9,1	0,0	0,2	−0,2
—CH$_2$Br	9,2	0,1	0,4	−0,3
—CH$_2$O—R	13,0	−1,5	0,0	−1,0
—CH$_2$—NR$_2$	15,0	−1,5	−0,2	−2,0

Tab. 15.6 Inkremente für Substituenten des Benzols [ppm] (nach Lit. 3) (Fortsetzung)

Substituent	k_1 unmittelbar	k_2 ortho	k_3 meta	k_4 para
—CH=O	7,5	0,7	−0,5	5,4
—CO—CH$_3$	9,3	0,2	0,2	−4,2
—COOH	2,4	1,6	−0,1	4,8
—COOR	2,0	1,0	0,0	4,5
—CO—NR$_2$	5,5	−0,5	−1,0	5,0
—COCl	4,6	2,9	0,6	7,0
—C≡N	−16,0	3,5	0,7	4,3
—OH	26,9	−12,6	1,6	−7,6
—OCH$_3$	31,3	−15,0	0,9	−8,1
—OC$_6$H$_5$	29,1	−9,5	0,3	−5,3
—O—CO—R	23,0	−6,0	1,0	−2,0
—NH$_2$	19,2	−12,4	1,3	−9,5
—NR$_2$	21,0	−16,0	0,7	−12,0
—NH—CO—CH$_3$	11,1	−9,9	0,2	−5,6
—N=N—C$_6$H$_5$	24,0	−5,8	0,3	2,2
—N=C=O	5,7	−3,6	1,2	−2,8
—NO$_2$	19,6	−5,3	0,8	6,0
—SH	2,2	0,7	0,4	−3,1
—SCH$_3$	10,1	−1,6	0,2	−3,5
—SC$_6$H$_5$	6,8	0,5	2,2	−1,6
—SO$_3$H	15,0	−2,2	1,3	3,8
—F	35,1	−14,3	0,9	−4,4
—Cl	6,4	0,2	1,0	−2,0
—Br	−5,4	3,3	2,2	−1,0
—I	−32,3	9,9	2,6	−0,4

Beispiel

Abschätzung der chemischen Verschiebung für 4-Nitranilin (gemessene Werte in Klammern):

Berechnung der ^{13}C-Verschiebungen von 4-Nitranilin

$\delta C^1 = 128{,}5 + 19{,}2 + 0 + 0 + 6{,}0 + 0 + 0 = 153{,}7 \ (157{,}1)$ ppm
$\delta C^2/C^6 = 128{,}5 + 0 + 0 + 0{,}8 + 0 + -12{,}4 = 116{,}9 \ (141{,}1)$ ppm
$\delta C^3/C^5 = 128{,}5 + 0 - 5{,}3 + 0 + 0 + 1{,}3 + 0 = 124{,}5 \ (127{,}8)$ ppm
$\delta C^4 = 128{,}5 + 19{,}6 + 0 + 0 - 9{,}5 + 0 + 0 = 138{,}6 \ (137{,}6)$ ppm

$$H_2N\text{–}\underset{6\ 5}{\overset{2\ 3}{\bigcirc}}\text{–}NO_2$$

Tab. 15.7 Chemische Verschiebungen von Kohlenstoffatomen δ [ppm] in CDCl$_3$ als Lösungsmittel
(Bei elektronenziehenden- oder schiebenden Substituenten oder unter bestimmten sterischen Voraussetzungen sind stärkere Abweichungen zu erwarten; s. Literatur über ^{13}C-NMR-Spektroskopie)

Aliphatische Teilstrukturen

CH_3–CH$_2$–C	7–17	CH$_3$–CH_2–CH$_2$	20–25	R–CHC$_2$	20–45
CH_3–CHC$_2$	19–24	CH$_3$–CH_2–CHC$_2$	25–32	R–CC_3	30–35
CH_3–CC$_3$	25–32	CH$_3$–CH_2–CC$_3$	32–37		
		R–CH_2–CH$_2$	29–35		
		R–CH_2–CHC$_2$	39–42		
		R–CH_2–CC$_3$	47		
CH_3–C=		C–CH_2–C=		C$_2$–CH–C=	
CH_3–C–C= } 10–35		C–CH_2–C–C= } 20–40		C$_2$–CH–C–C= } 25–40	
CH_3–C≡C–	4	C–CH_2–C≡C–	12–22		
CH_3–Ar	14–22	C–CH_2–Ar	25–45	C$_2$–CH–Ar	35

Cycloaliphatische Teilstrukturen

		C 1	C 2	C 3	C 4
△CH$_2$	–2,8				
△–CH$_3$ (2,1)		4,9	5,6		
◯CH$_2$	22–30				
▢–CH$_3$ (3,2,1)		31,2	30,2	18,3	
⬠–CH$_3$ (3,2)		35,8	35,8	26,4	
⬡–CH$_3$ (3,2, 5)		33,1	35,8	26,6	26,4

Halogenalkan-Teilstrukturen

C–CH_2–F	80–85	C$_2$–CH–F	85–90	C$_3$–C–F	90–95
C–CH_2–Cl	39–47	C$_2$–CH–Cl	50–55	C$_3$–C–Cl	65–70
C–CH_2–Br	25–35	C$_2$–CH–Br	42–47	C$_3$–C–Br	60–65
C–CH_2–I	2–10	C$_2$–CH–I	18–23	C$_3$–C–I	40–45

Tab. 15.7 Chemische Verschiebungen von Kohlenstoffatomen δ [ppm] in CDCl₃ als Lösungsmittel (Fortsetzung)

Heteroaliphatische Teilstrukturen (Thiole, Amine, Alkohole, Ether u.a.)

C$\underline{H}_3$—S	10–42	C$\underline{H}_3$—N	20–56	C$\underline{H}_3$—O	40–62
C—C$\underline{H}_2$—S	18–60	C—C$\underline{H}_2$—N	35–70	C—C$\underline{H}_2$—O	40–80
C$_2$—C$\underline{H}$—S	40–65	C$_2$—C$\underline{H}$—N	45–75	C$_2$—C$\underline{H}$—O	45–90
C$_3$—$\underline{C}$—S	45–70	C$_3$—$\underline{C}$—N	48–80	C$_3$—$\underline{C}$—O	50–90
—C≡N	110–125	C—NO$_2$	60–85		
>C=NOH	145–160				
>N—C(=O)—N<	155–165				

Olefinische Teilstrukturen

Struktur	C 1	C 2
H$_2$C=CH—	100–120	130–155
H$_2$C=C<		
—CH=C<	110–130	130–145
—CH=CH—	120	
>C=C<	120–140	
—C=C—C=C—	110–145	

Acetylen-Teilstrukturen

Struktur	C 1	C 2
HC≡C—	60–70	80–90
—C≡C—		65–95

Aromatische Strukturen

Struktur	C 1	C 2	C 4	C 5	C 6	C 9	C 11
Benzol	128,5						
Naphthalin	127,7	125,6				133,3	
Anthracen	128,1	125,3				126,2	131,8
Azulen	118,1	136,9	136,4	122,6	136,9	140,2	

Struktur	C 1	C 2–6
Ph—CH$_3$	134–138	125–130
Ph—R	138–150	125–130

Tab. 15.7 Chemische Verschiebungen von Kohlenstoffatomen δ [ppm] in CDCl$_3$ als Lösungsmittel (Fortsetzung)

Carbonyl-Teilstrukturen (R ≠ H)

Struktur	δ [ppm]	Struktur	δ [ppm]
R—CHO	200–210	R—CO—R	205–220
R—C≡C—CHO	190–200	R—C≡C—CO—R	195–200
Ar—CHO	190–195	Ar—CO—R	195–200
Cyclobutanon	208,9		
Cyclopentanon	219,6		
Cyclohexanon	209,7		
Cycloheptanon	215,0		
Cyclopentenon	209,8		
Cyclohexenon	199,0		
R—COOH	175–190	R—COOR	165–180
R—C≡C—COOH	165–175	R—C≡C—COOR	165–170
Ar—COOH	165–175	Ar—COOR	165–170
R—CO—O—CO—R	165–170	R—CO—NH$_2$	175–185
(cycl. Anhydrid)	165–175	R—CO—NR$_2$	165–175
(ungesätt. cycl. Anhydrid)	165–175	Ar—CO—NH$_2$	150–170

Heteroaromatische Strukturen

	C2	C3	C4	C5
Furan	143,6	110,4		
Thiophen	125,6	127,3		
Pyrrol	117,3	107,6		
Pyrazol		134,6	105,8	134,6
Imidazol	135,4		122,8	122,8

Tab. 15.7 Chemische Verschiebungen von Kohlenstoffatomen δ [ppm] in CDCl$_3$ als Lösungsmittel (Fortsetzung)

Heteroaromatische Strukturen

	C 2	C 3	C 4	C 5	C 6				
Pyridin	149,9	123,8	136,0						
Pyrimidin	158,4		156,4	121,4	156,4				

	C 2	C 3	C 4	C 5	C 6	C 7	C 8	C 9	C 10
Indol	124,1	102,1	120,5	121,7	119,6	111,0	135,5	127,6	
Purin	152,2		154,7	130,5	145,6		146,1		
Chinolin	150,9	121,7	136,1	128,5	127,0	129,9	130,5	149,3	128,9
Isochinolin	C 1 152,5	143,0	120,4	126,4	130,2	127,2	127,6	128,6	135,7
Phenothiazin	C 1 126,7	C 2 121,3	C 3 125,6	C 4 113,8	C 4a 141,7	C 9a 116,8			

15.3 Spin-Kopplungen

In der ^{13}C-NMR-Spektroskopie unterscheidet man folgende Spin-Kopplungen:

Heteronukleare und homonukleare ^{13}C-Kopplungen

- **Heteronukleare Kopplungen** zwischen ^{13}C einerseits und ^{1}H, ^{2}D, ^{19}F und ^{31}P andererseits
- **Homonukleare Kopplungen** zwischen ^{13}C und ^{13}C.

Die homonuklearen ^{13}C/^{13}C-Kopplungen sind wegen der geringen Konzentration der ^{13}C-Atome normalerweise nicht zu beobachten.

In der ^{13}C-NMR-Spektroskopie bezeichnet man gelegentlich die Multipletts unmittelbarer (^1J) Kopplungen mit Großbuchstaben: S = Singulett, D = Dublett, T = Triplett, Q = Quartett usw.

15.3.1 ^{1}H/^{13}C-Kopplungen

Man unterscheidet:

- Kopplungen über **eine** Bindung (unmittelbare ^{1}H/^{13}C-Kopplungen): $^1J_{C,H}$
- Kopplungen über zwei oder mehr Bindungen: $^2J_{C,H}$; $^3J_{C,H}$ usw.

Unmittelbare ^{1}H/^{13}C-Kopplungen

Da sowohl ^{1}H als auch ^{13}C die Kernspinquantenzahl $I = 1/2$ aufweisen, gelten bei der ^{1}H/^{13}C-Kopplung die gleichen Multiplizitätsregeln wie in der Protonenresonanzspektroskopie (Kap. 14.3.3). Kohlenstoffatome von CH$_3$-Gruppen bilden daher ein Quartett, von CH$_2$-Gruppen ein Triplett und von CH-Gruppen ein Dublett. Quartäre C-Atome liegen als Singuletts vor (s. z. B. Abb. 15.2).

Die Kopplungskonstanten $^1J_{C,H}$ der unmittelbaren ^{1}H/^{13}C-Kopplungen liegen zwischen $+100$ und $+320$ Hz. Wegen dieser Größe

Regeln für ^{1}H/^{13}C-Kopplungen

Tab. 15.8 Auswahl von $^1J_{C,H}$-Kopplungskonstanten (siehe Lit. 3)

Struktur	[Hz]	Struktur	[Hz]
CH$_4$	125	H$_3$C—CH=CH$_2$	122
H$_3$C—CH$_3$	125	H$_3$C—C$_6$H$_5$	129
H$_2$C=CH$_2$	156	H$_3$C—C≡N	136
HC≡CH	248	H$_3$C—COOH	130
⬡	123	H$_3$C—Cl	150
		H$_3$C—Br	152
⬠	128	H$_3$C—I	151
		H$_2$CCl$_2$	177
⬜	136	HCCl$_3$	208
△	161	(furfural O—H)	176
H–⬡	157	(pyrrole N–H, α/β)	α 184 / β 170
H–⬡ (benzene)	159		
H–⬠	160		
H–⬠	170		

kommt es häufig zu unübersichtlichen Überlagerungen der Multipletts. Andererseits können die Kopplungskonstanten bei der Spektreninterpretation wertvolle Informationen liefern. Folgende Einflüsse sind wichtig (Tab. 15.8).

$^1J_{C,H}$ steigt mit zunehmender Hybridisierung des C-Atoms an. Bei Cycloaliphaten wird der Wert bei Verkleinerung der Ringgröße (Zunahme des s-Charakters der Orbitale) größer.

$^1J_{C,H}$ steigt bei Substitution des betreffenden Kohlenstoffatoms mit elektronenziehenden Substituenten an.

Höhere $^1H/^{13}C$-Kopplungen

Die Kopplungskonstanten für höhere $^1H/^{13}C$-Kopplungen liegen in der Größenordnung von − 10 bis + 60 Hz. Eine Auswahl von $^2J_{C,H}$-Kopplungskonstanten gibt Tab. 15.9.

Tab. 15.9 Auswahl von $^2J_{C,H}$-Kopplungskonstanten (siehe Lit. 3)

Struktur	[Hz]	Struktur	[Hz]
H₃C—CH₃	− 4,5	H₃C—CH=CH₂	+ 5
H₂C=CH₂	− 2,4	H₂C²—¹C=O (H_B, H_A)	C¹/H_B − 6,6 C²/H_A 26,7
HC≡CH	49,3		
⬡ (Cyclohexan)	− 3,7	⬡ mit H—C (Cyclohexen-artig)	0,3
⬠ (Cyclopentan)	− 3,0	H—⬡ (Benzol)	o 1,0 m 7,4 (^3J) p − 1,1 (^4J)
◻ (Cyclobutan)	− 3,5	H—C (Cyclopropen-artig)	4,7
△ (Cyclopropan)	− 2,6		

15.3.2 Andere heteronukleare Kopplungen

Bei Verwendung deuterierter Lösungsmittel werden für die Lösungsmittel-Signale $^2D/^{13}C$-Kopplungen beobachtet. Wichtig ist z. B. ein Triplett bei 77 ppm bei Verwendung von CDCl₃ als Lösungsmittel (z. B. Abb. 15.1, 15.2).

Triplett bei 77 ppm für CDCl₃ als Lösungsmittel

Deuterium besitzt die Kernspinquantenzahl $I = 1$. Daraus errechnen sich nach der Formel $N = 2I + 1$ (Gl. 14.3, Kap. 14.2.1) drei Energiezustände für den Kern. Diese verursachen eine Aufspaltung des benachbarten Kohlenstoffs zum Triplett. Eine CD_2-Gruppe würde als Quintett, eine CD_3-Gruppe als Septett vorliegen. Von einer gewissen Bedeutung sind auch $^{19}F/^{13}C$- und $^{31}P/^{13}C$-Kopplungen, auf die nicht weiter eingegangen werden soll (Lit. 3, 6, 9, 10). $^{15}N/^{13}C$-Kopplungen sind wegen der geringen Konzentration des ^{15}N-Isotops nur nach Anreicherung mit ^{15}N oder unter besonderen Messbedingungen beobachtbar.

15.4 Entkopplungsverfahren in der ^{13}C-NMR-Spektroskopie

Wegen der verhältnismäßig großen $^{1}H/^{13}C$-Kopplungskonstanten und der damit verbundenen Überlagerung von Multipletts sind in der ^{13}C-NMR-Spektroskopie Entkopplungsverfahren von Bedeutung:

Bedeutung der ^{13}C-Entkopplungsverfahren

- Protonen-Breitband-Entkopplung (Protonen-Rausch-Entkopplung)
- Protonen-Off-Resonance-Entkopplung
- Selektive Entkopplung
- Gepulste Protonen-Entkopplung (Gated Decoupling).

Arten der Entkopplung

15.4.1 Protonen-Breitband-Entkopplung

Bei der Protonen-Breitband-Entkopplung (**^{1}H-Breitband-Entkopplung**) erzielt man folgende Änderungen des Spektrums:

- Aufhebung aller $^{1}H/^{13}C$-Kopplungen
- Intensitätserhöhung der Signale.

Um den Verschiebungsbereich aller Protonen zu erfassen und ihren Einfluss auf die Kohlenstoffatome auszuschalten, wird ein breites Frequenzband in die Probe eingestrahlt. Dazu moduliert man die eingestrahlte elektromagnetische Schwingung mit niederfrequentem Rauschen (die Methode wird deshalb auch als **Protonen-Rausch-Entkopplung** bezeichnet). Jedem koppelnden Wasserstoffkern wird dabei seine Resonanzfrequenz zugeführt. Er ändert seine Spin-Einstellung so schnell, dass auf die ^{13}C-Kerne in seiner Nachbarschaft kein resultierendes Magnetfeld einwirkt und daher auch keine Kopplung erfolgt. Bei Einstrahlung der Entkopplungsfrequenz wird zusätzlich der heteronukleare Kern-Overhauser-Effekt (NOE) wirksam (s. Kap. 14.4.3). Dabei wird die von den bestrahlten Wasserstoffkernen aufgenommene Energie auf die ^{13}C-Atome, an welche die Protonen

Protonen-Rausch-Entkopplung

gebunden sind, übertragen und damit eine zusätzliche Intensitätserhöhung des ^{13}C-Signals bis zu 200 % erreicht (vgl. auch Kap. 14.4.3).

In Abb. 15.2 ist das ^{1}H-Breitband entkoppelte Spektrum des Barbitals dem gekoppelten Spektrum gegenübergestellt. Die Zuordnungen sind der Abbildung zu entnehmen.

15.4.2 Protonen-Off-Resonance-Entkopplung

Das Verfahren der ^{1}H-Off-Resonance-Entkopplung bietet folgende Vorteile:

- Die unmittelbaren ^{1}H/^{13}C-Kopplungen bleiben erhalten
- Ihre Kopplungskonstanten werden verkleinert.

Bildung von Quartetts, Tripletts und Dubletts

Auf diese Weise erhält man für CH$_3$-, CH$_2$- und CH-Gruppen Quartetts, Tripletts und Dubletts, die sich wegen der kleineren Linienabstände nicht mehr so stark überlagern und nicht durch ^{1}H/^{13}C-Fernkopplungen gestört sind. Kopplungskonstanten können den Spektren allerdings nicht entnommen werden. Aufspaltungen höherer Ordnung werden nur unter besonderen Bedingungen beobachtet.

Die Protonen-Off-Resonance-Entkopplung wird nur noch selten eingesetzt, seitdem bessere Methoden zur Identifizierung von CH$_3$-, CH$_2$-, CH-Gruppen und von quartären C-Atomen entwickelt wurden, s. Tab. 15.10.

In Abb. 15.4 wird das ^{1}H-Off-Resonance-entkoppelte ^{13}C-NMR-Spektrum des Paracetamols (A) mit dem ^{1}H-Breitband entkoppelten Spektrum (B) verglichen. Die CH$_3$-Gruppe bildet ein Quartett und die CH-Gruppen des Aromaten Dubletts.

15.4.3 Selektive ^{1}H-Entkopplungen

Vorteile der SFD

Sind die Resonanzfrequenzen der Protonen aus dem ^{1}H-NMR-Spektrum bekannt, so können sie nacheinander in das ^{13}C-NMR-Spektrum eingestrahlt werden. Die C-Atome, an welche die entsprechenden H-Atome gebunden sind, gehen dann selektiv in Singuletts über (**single frequency decoupling, SFD**). Dies kann zur eindeutigen Zuordnung der C—H-Bindungen führen und z. B. die Unterscheidung von Methyl-, Methylen- und Methin-Gruppen erleichtern.

15.4.4 Gepulste Protonen-Entkopplung

Erhöhung der Signale für CH-, CH$_2$-, CH$_3$-Gruppen

Die Methode der gepulsten Protonen-Entkopplung (**Gated Decoupling**) gestattet die Unterscheidung wasserstofftragender von nicht an Wasserstoff gebundenen Kohlenstoffatomen. Die Intensität der CH-, CH$_2$- und CH$_3$-Signale wird stark erhöht, während die Signale quartärer C-Atome annähernd gleich bleiben.

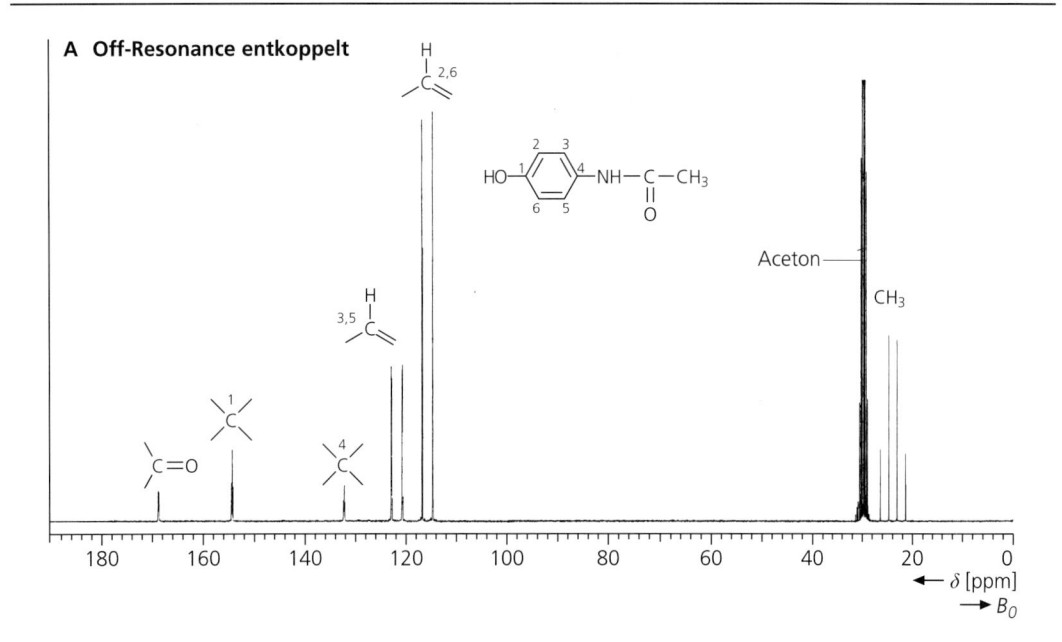

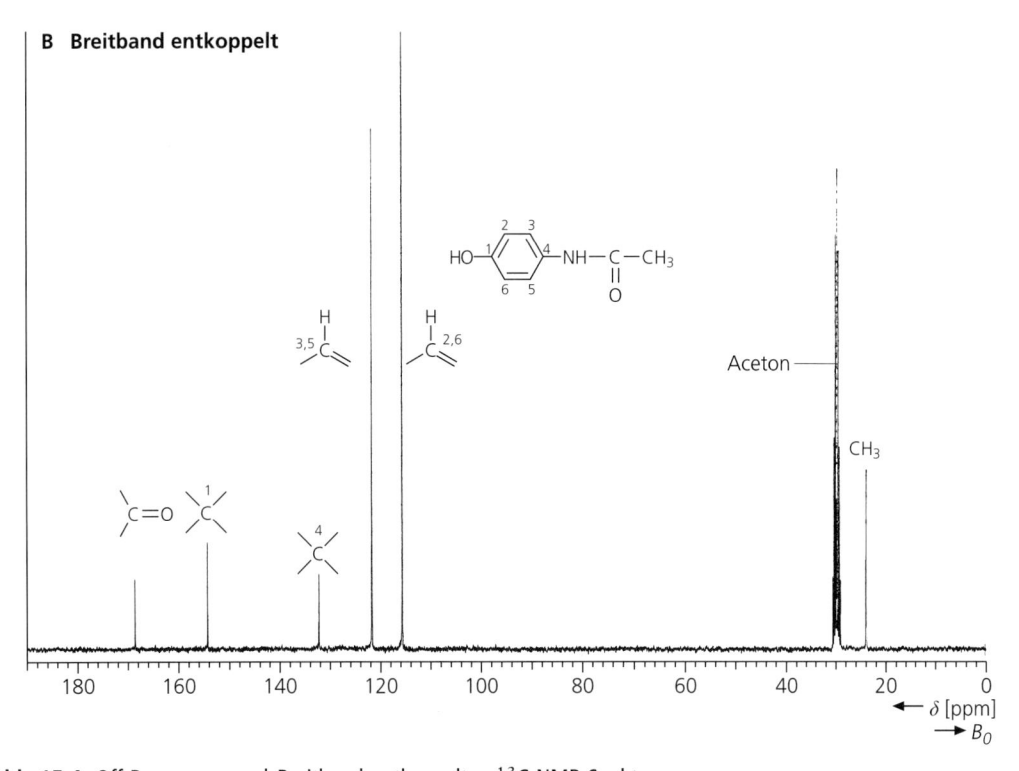

Abb. 15.4 Off-Resonance und Breitband entkoppeltes ^{13}C-NMR-Spektrum von Paracetamol in Hexadeuteroaceton

15.5 Integration von ^{13}C-Signalen

Gründe für die Schwierigkeiten der Integration

Im Gegensatz zur Protonenresonanzspektroskopie ist es in der ^{13}C-NMR-Spektroskopie bei Routinemessungen nicht möglich, aus den Signalhöhen bzw. den Signalflächen auf die Zahl der Kohlenstoffatome zu schließen. Diese Schwierigkeit hat ihre Ursache in den unterschiedlichen Relaxationszeiten der ^{13}C-Kerne in Abhängigkeit von der Wasserstoffsubstitution.

Bei der schnellen Messung vieler Spektren nacheinander in der PFT-^{13}C-NMR-Spektroskopie (Kap. 15.1) sind die durch Wasserstoff unterschiedlich substituierten Kerne vor Beginn jeder neuen Messung unterschiedlich relaxiert. Der Nuclear-Overhauser-Effekt (NOE) beeinflusst je nach der Wasserstoffsubstitution die Relaxationszeiten unterschiedlich. Quartäre C-Atome haben besonders lange Relaxationszeiten. Man hat versucht, diese Ungleichheiten durch Überlagerung stärker wirksamer Relaxationsprozesse auszugleichen (z. B. Inverse Gated Decoupling, Lit. 3).

15.6 ^{13}C-NMR-Spektroskopie durch Pulsfolgen

Neben dem H,H-COSY-Verfahren in der ^{1}H-NMR-Spektroskopie (Kap. 14.4.3), sind insbesondere in der ^{13}C-NMR-Spektroskopie verschiedene Verfahren zur Verbesserung der Aussagefähigkeit der Spektren erarbeitet worden. Diese beruhen auf einer bestimmten Reihenfolge von verschiedenen Eingriffen in die Kerne, die man als **Pulsfolgen** oder **Pulsfrequenzen** bezeichnet. Für eine Beschreibung der theoretischen Grundlagen dieser Verfahren vgl. Lit. 4, 5.

Präparationsphase und Evolutionsphase

Die Kerne werden zuerst durch einen 90°-Anregungsimpuls (Kap. 14.2.5) zur Quermagnetisierung gebracht (**Präparationsphase**). In der nachfolgenden **Evolutionsphase** werden, je nach Verfahren, verschiedene Operationen in unterschiedlicher Reihenfolge durchgeführt:

- Abschaltung des Protonen-Entkopplers
- Einschaltung des Protonen-Entkopplers
- 180°-Impulse.

Die Dauer der Evolutionsphase bezeichnet man als **Evolutionszeit**. In der **Detektionsphase** erfolgt dann die Datenaufnahme. Man unterscheidet **eindimensionale (1D)-** und **zweidimensionale (2D)-Verfahren**, je nachdem, ob man mit konstanter oder variabler Evolutionszeit arbeitet. Für die einzelnen Verfahren wurden für Anfänger nicht ohne weiteres verständliche Abkürzungen eingeführt (Tab. 15.10, Lit. 2–5).

Tab. 15.10 Methoden der (1D)- und (2D)-NMR-Spektroskopie

Methoden der eindimensionalen (1D)-NMR-Spektroskopie

Abkürzung	Bezeichnung	Aussagen
– APT	J-modulierte Spin-Echo-Technik Attached Proton-Test	Zuordnung von C, CH, CH_2 und CH_3
INEPT DEPT	Intensive Nuclei Enhanced by Population Transfer Distortionless Enhancement by Population Transfer	(Kap. 15.6.1)
SPI	Selective Population Inversion	Signalzuordnungen Vorzeichen von Kopplungskonstanten
INADEQUATE (1D)	Incredible Natural Abundance Double Quantum Transfer Experiment	Verknüpfung der C-Atome (über $^{13}C/^{13}C$-Kopplungen)

Methoden der zweidimensionalen (2D)-NMR-Spektroskopie

Abkürzung	Bezeichnung	Aussagen
–	Heteronucleare zweidimensionale J-aufgelöste ^{13}C-NMR-Spektroskopie	Zuordnung von C, CH, CH_2 und CH_3 (Kap. 15.6.2)
H,H-COSY	Correlation Spectroscopy	Zuordnung miteinander koppelnder Protonen (Kap. 14.4.3)
H,C-COSY (HETCOR)	Correlation Spectroscopy Heteronuclear Correlation Spectroscopy	Zuordnung von Protonen zu C-Atomen (Kap. 15.6.2)
NOESY	Nuclear Overhauser Enhancement and Exchange Spectroscopy	Räumliche Nachbarschaft von Protonen durch NOE
ROESY	Rotating Frame Nuclear Overhauser Effect Spectroscopy	Räumliche Nachbarschaft von Protonen durch NOE
2D-INADEQUATE	s. 1D-INADEQUATE	Zuordnung von C, CH, CH_2 und CH_3

15.6.1 Eindimensionale (1D)-^{13}C-NMR-Spektroskopie

Einige Verfahren der 1D-NMR-Spektroskopie sind in Tab. 15.10 zusammengefasst. Im Folgenden soll nur die **J-modulierte Spin-Echo-Technik** erwähnt werden. Varianten dieser Methode werden auch als APT bezeichnet (Tab. 15.10).

Wie schon erwähnt (Kap. 15.4.2), ist die Unterscheidung von CH_3-, CH_2- und CH-Gruppen früher meist aufgrund der ^1H-Off-Resonance-Entkopplung durchgeführt worden. Kommt es hier ebenfalls zu Überlappungen, so kann die J-modulierte Spin-Echo-Technik zu einer

APT-Verfahren zur Zuordnung von C, CH, CH_2 und CH_3

[Structure of camphor with numbered atoms 1–10]

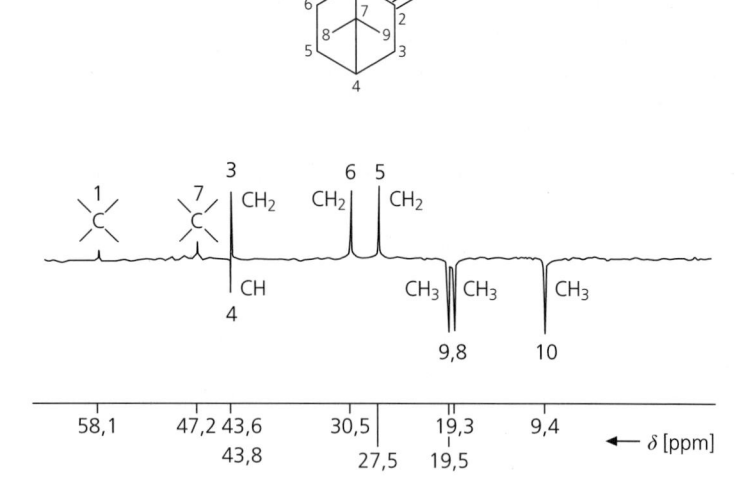

[J-modulated spin-echo ¹³C-NMR spectrum of camphor showing signals:
- Up (quaternary C and CH₂): 1 (C), 7 (C), 3 CH₂, 6 CH₂, 5 CH₂
- Down (CH and CH₃): 4 CH, 9,8 CH₃, 10 CH₃
- Chemical shifts δ [ppm]: 58,1; 47,2; 43,6; 43,8; 30,5; 27,5; 19,3; 19,5; 9,4]

Abb. 15.5 Durch *J* moduliertes Spin-Echo-Technik erhaltenes ¹³C-NMR-Spektrum von Campher in CD₃OD (Lit. 3, 4)

Unterscheidung führen. Man erhält wie bei der Protonen-Breitband-Entkopplung für alle Kohlenstoffatome Singuletts. Jedoch sind die Signale für quartäre C-Atome und CH₂-Gruppen im Spektrum nach oben, für CH- und CH₃-Gruppen nach unten aufgetragen (Abb. 15.5) (Einzelheiten vgl. Lit. 4).

15.6.2 Zweidimensionale (2D)-¹³C-NMR-Spektroskopie

2D-Spektren mit steigender Evolutionszeit

Die Verfahren der eindimensionalen NMR-Spektroskopie verlaufen mit konstanter Evolutionszeit. Misst man Spektren mit variabler z. B. fortlaufend steigender Evolutionszeit, so kommt man zur zweidimensionalen NMR-Spektroskopie (2D-NMR-Spektroskopie, Tab. 15.10, Lit. 3, 4). Auf den 2D-Diagrammen ist in der einen Richtung die chemische Verschiebung entweder der Protonen oder der Kohlenstoffatome aufgetragen. In der zweiten Richtung kann eine der folgenden Größen abgelesen werden (Tab. 15.10):

- Kopplungskonstanten (durch ***J* aufgelöste 2D-Spektren**)
- Chemische Verschiebungen der Protonen oder Kohlenstoffatome (**korrelierte 2D-Spektren**, H,H-COSY, H,C-COSY).

Damit besitzt das korrelierte 2D-NMR-Spektrum im Gegensatz zum 1D-Spektrum zwei Frequenzachsen. Die Intensität der Signale kann räumlich aus der Papierebene herausragend aufgetragen werden

(3. Dimension). Meist registriert man aber nur das **Konturdiagramm**, d. h. man blickt von oben auf das dreidimensionale Gebirge und sieht die Projektion in die Ebene, d. h. die Grundfläche der Signalberge.

Abb. 15.6 zeigt das durch J aufgelöste zweidimensionale ^{13}C-NMR-Spektrum des Nicotins (Lit. 4). Aus den Markierungen in senkrechter Richtung ergibt sich die aus der C—H-Kopplung resultierende Multiplizität der C-Signale und die Kopplungskonstante $^{1}J_{C,H}$.

Konturdiagramme

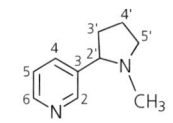

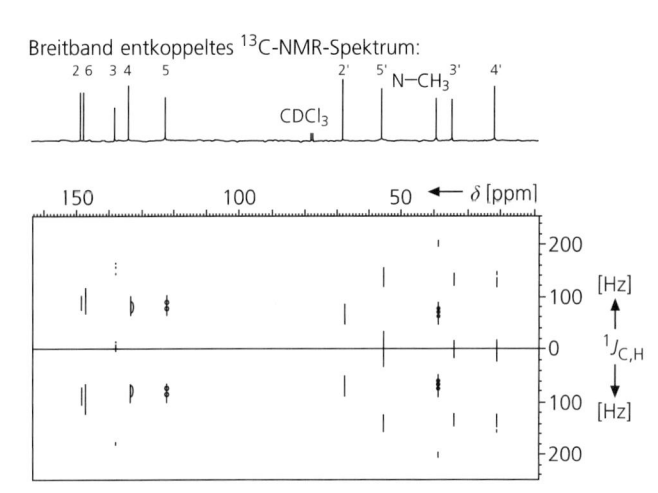

Abb. 15.6 Durch J aufgelöstes (2D)-^{13}C-NMR-Spektrum von Nicotin in CDCl$_3$ (Lit. 4)

Zweidimensionale ^{13}C,^{1}H-Korrelation

Die zweidimensionale ^{13}C,^{1}H-Korrelation (heteronuclear correlation, HETCOR) liefert wie die selektive ^{1}H-Entkopplung (Kap. 15.4.3) Informationen darüber, welche Wasserstoffatome an welche Kohlenstoffatome gebunden sind. In den Diagrammen ist auf der einen Achse das ^{1}H-NMR-Spektrum und auf der anderen das ^{13}C-NMR-Spektrum aufgetragen (Abb. 15.7). Die Markierungen auf dem Diagramm korrelieren die Wasserstoffatome mit den Kohlenstoffatomen, an die sie gebunden sind.

Welche H-Atome sind an welche C-Atome gebunden?

In Abb. 15.7 ist die zweidimensionale ^{13}C,^{1}H-Korrelation von (−)-Menthol dargestellt (Lit. 4). Man erkennt z. B. die Zugehörigkeit des Protons bei 3,36 ppm zum Kohlenstoffatom 3 bei 71,3 ppm. An das C-Atom 10 bei $\delta = 16{,}0$ ppm sind die Protonen bei $\delta = 0{,}85$ ppm gebunden.

HECTOR-Spektrum von (−)-Menthol

Auf weitere fortgeschrittene NMR-Techniken, z. B. H-Relayed-Experimente, Austausch-NMR-Spektroskopie, Inverse Spektroskopie, kann im vorliegenden Rahmen nicht eingegangen werden (s. dazu Lit. 2a, 3, 4, 11).

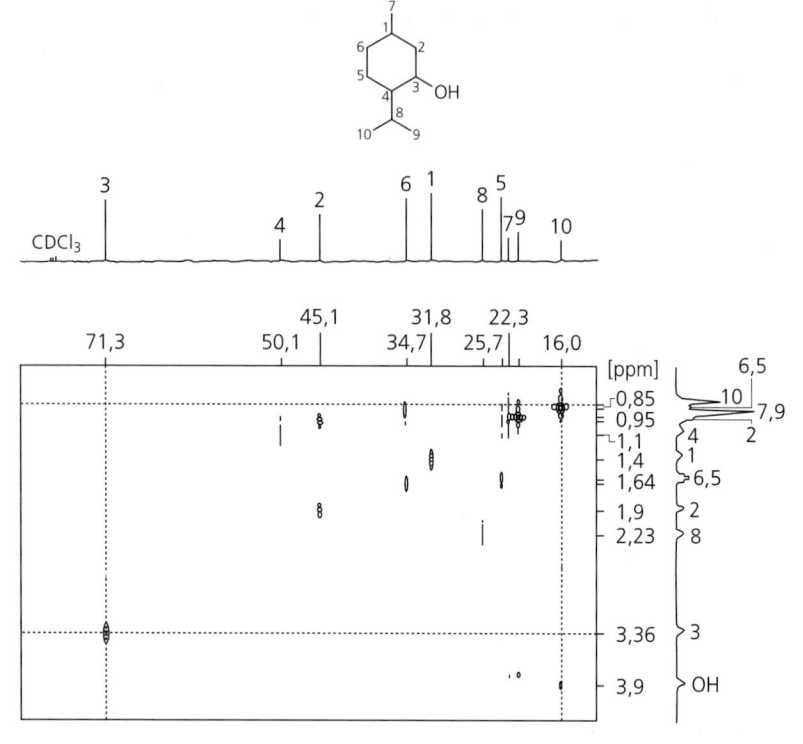

Abb. 15.7 Zweidimensionale ^{13}C, ^{1}H-Korrelation (H,C–COSY, HETCOR) von (–)-Menthol in CDCl$_3$ (Lit. 4)

15.7 Anwendungen der ^{13}C-NMR-Spektroskopie in der Pharmazie

In der Pharmazie wird die ^{13}C-NMR-Spektroskopie hauptsächlich zur Strukturaufklärung eingesetzt. Auch wurde über quantitative Anwendungen und über den Einsatz in der Analytik ätherischer Öle berichtet (Lit. 16). Durch Verwendung von ^{13}C-markierten Substanzen können komplexe zelluläre Stoffwechselabläufe untersucht werden. Das Arzneibuch setzt die ^{13}C-NMR-Spektroskopie zur Charakterisierung von Referenzsubstanzen (*RN*) und zur Identifizierung von fünf niedermolekularen Heparinen ein (Lit. 23).

^{13}C-NMR-Spektroskopie im Arzneibuch

15.8 NMR-Spektroskopie zur Untersuchung lebender Gewebe

In den letzten Jahren wurden Methoden zur Aufnahme von NMR-Spektren in lebendem Gewebe wie z. B. in tierischen oder menschlichen Körperteilen und Organen sowie ganzer Lebewesen entwickelt (Übersicht: Lit. 12, 22). Zur Messung werden folgende Kerne herangezogen:

- ^{1}H-Kerne
- Sogenannte X-Kerne: ^{31}P, ^{13}C, ^{19}F, ^{23}Na, ^{29}Si.

<small>Messung von NMR-Spektren von lebenden Geweben</small>

Dabei werden hohe technische Anforderungen an die Messgeräte gestellt: Homogenität des Magnetfeldes über einen großen Raum, hohe Feldstärken bis zu ca. 3 Tesla (supraleitende Magneten) und Anwendung der PFT-Technik (Puls-Fourier-Transformations-Technik, Kap. 14.2.7, 15.1) zur Erzielung einer niedrigen Nachweisgrenze. Die Messungen werden wie folgt eingesetzt:

- Nachweis von Substanzen in lebenden Geweben (**klinische NMR-Spektroskopie**)
- Abbildung von Gewebeabschnitten: **Kernspin-Tomographie**, **NMR-Tomographie**, **MRT** (magnetic resonance tomography), **MRI** (magnetic resonance imaging) (Lit. 17, 22).

15.8.1 Klinische NMR-Spektroskopie, *In-vivo*-Spektroskopie

Es handelt sich um eine Methode zur Lokalisierung, Identifizierung und Quantifizierung definierter chemischer Verbindungen im Organismus bzw. zur Untersuchung von Stoffwechselvorgängen. Die Untersuchungen sind schnell, reproduzierbar und nicht invasiv.

<small>Analyse definierter Verbindungen in lebendem Gewebe</small>

^{1}H-Untersuchungen

Für die NMR-*in-vivo*-Spektroskopie ist wegen der hohen Konzentration von Wasser und anderer wasserstoffhaltiger Substanzen in Geweben die Messung von ^{1}H-Resonanzen wenig geeignet. Eingesetzt wird die Methode z. B. zur Bestimmung des Fett-/Wasser-Verhältnisses (Diagnostik dystrophischer Muskeln) oder zur Auffindung von Fettinfiltrationen im Gewebe. Sie ist auch zur Untersuchung des Hirnstoffwechsels geeignet (Lactat, Glutamat, GABA, Creatin u. a., (s. Abb. 15.8). Die Untersuchungen erfolgen mit einwindigen Spulen, die auf die Hautoberfläche aufgelegt werden und gleichzeitig als Sender und Empfänger dienen. Die Eindringtiefe der Strahlung ist steuerbar.

<small>^{1}H-NMR-*in-vivo*-Spektroskopie</small>

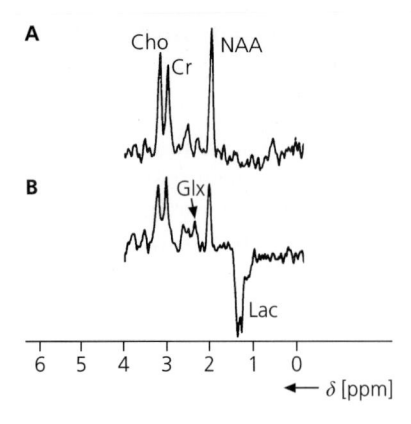

Abb. 15.8 ¹H-NMR-*in-vivo*-Hirn-Spektrum von Neugeborenen (nach Lit. 20) (15 Stunden nach der Geburt). **A** Normal; **B** nach schwerer Asphyxie unter der Geburt. Cho Cholin-Derivate; Cr Creatin und -phosphate; NAA N-Acetylaspartat; Glx Glutamin Glutamat; Lac Lactat

¹³C-Untersuchungen

Glykogenkonzentration in Leber und Muskel

Messbar sind z. B. C-Atome von Carboxylgruppen, Doppelbindungen und aliphatischen Ketten (Lit. 19). Eingesetzt wurde die Methode zur Untersuchung der Glykogenkonzentration in Leber und Muskel.

³¹P-Untersuchungen

Sie sind zur Untersuchung lebender Gewebe besonders geeignet, weil ³¹P ein großes magnetisches Moment und eine Häufigkeit von 100 % besitzt. Die ³¹P-Resonanz führt bei Feldern von 1,5 Tesla zu einem brauchbaren Signal. Gemessen werden insbesondere ADP, ATP, anorganisches Phosphat und Creatinphosphat zur Untersuchung von Störungen des Energiemetabolismus in der Zelle. Da die Lage des ³¹P-Signals pH-abhängig ist, kann der intrazelluläre pH-Wert gemessen werden. Von besonderer Bedeutung sind:

³¹P-Messungen an der Leber

■ Die Untersuchung der Leberfunktion bei chronischen Lebererkrankungen (insbesondere Leberzirrhose, Abb. 15.9). Wichtig ist das Verhältnis ATP/PDE bzw. PME.

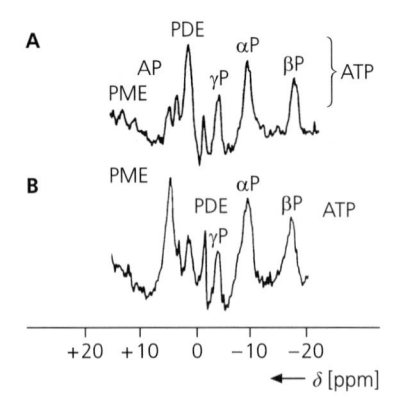

Abb. 15.9 ³¹P-NMR-Spektren der Leber (nach Lit. 20) **A** gesunde Leber; **B** Leberzirrhose; PME Phosphorsäuremonoester; AP Anorganisches Phosphat; PDE Phosphorsäurediester; ATP Adenosintriphosphat P Phosphatrest in α-, β- und γ-Position

- Die Beobachtung von Therapieverläufen in der Onkologie, z. B. das Absinken der Phosphomonoester-Konzentration (Lit. 20).
- Die Untersuchung von cerebralen Erkrankungen aufgrund der Konzentrationsverhältnisse von Phospholipiden an Neugeborenen, Schlaganfallpatienten u. a.

^{31}P-Messungen an anderen Organen

^{19}F-Untersuchungen

Sie sind u. a. für das Drug Monitoring fluorhaltiger Substanzen geeignet, z. B. des Cytostatikums 5-Fluoruracil.

15.8.2 ^{1}H-NMR-Tomographie, Kernspin-Tomographie. Protonen-Imaging (MRT, MRI)

Die Methode führt zu Schichtbildern tierischer oder menschlicher Gewebe in beliebiger Orientierung durch Messung der Protonenresonanz der Wassermoleküle. Die Bilder werden ähnlich wie in der **Röntgen-Computer-Tomographie** zu zwei- oder dreidimensionalen Darstellungen kombiniert. Die Methode ist der Röntgen-Computer-Tomographie gleichwertig oder überlegen, u. a. weil auf die Verwendung ionisierender Strahlung verzichtet wird, so dass die Risiken für den Patienten z. Zt. als gering angesehen werden.

Schichtbilder von Geweben

Messtechnik

Es wurden NMR-Spektrometer mit entsprechend großen Öffnungen entwickelt (Lit. 19). Beobachtet werden immer nur kleine Volumenelemente (**Voxel**). Durch zusätzliche Gradientenfelder wird der zu messende Körper in Schichten unterteilt (z. B. von 7 mm Dicke), die dann in Volumenelemente aufgelöst werden z. B. von 1 cm Durchmesser. Die Umwandlung in ein diagnostisch auswertbares Bild erfolgt analog zur Röntgen-Computer-Tomographie. Mit diesen Methoden ergänzt die NMR-Spektroskopie bereits existierende diagnostische Methoden. Gemessen wird die:

Magnetische Resonanz-Tomographie (MR-Tomographie)

- Wasserverteilung im Gewebe.
- Relaxationszeiten T_1 und T_2 (s. Kap. 14.4.5), die von der Bindungsart des Wassers im Gewebe abhängen. Diese unterscheidet sich im gesunden und kranken Gewebe wesentlich. Z. B. ist die Relaxationszeit T_1 von in Tumorgewebe gebundenem Wasser größer, was zur Tumordiagnostik herangezogen wird.

Literatur über ^{13}C-NMR-Spektroskopie

1) L. Ernst: ^{13}C-NMR-Spektroskopie. UTB-Taschenbuch, Dr. D. Steinkopf-Verlag, Darmstadt (1980)
2) R. Benn, H. Günther. Angew. Chem. **95**, 381 (1983)

Einführungen

Weiterführende Literatur

2a) H. Friebolin, H. Kessler, M. Gehrke, C. Griesinger. Angew. Chem. **100**, 507 (1988)
3) M. Hesse, H. Meier, B. Zeeh: Spektroskopische Methoden in der organischen Chemie. Georg Thieme Verlag, Stuttgart (2005)
3a) D.H. Williams, I. Fleming: Strukturaufklärung in der organischen Chemie. Georg Thieme Verlag, Stuttgart (1991)
4) E. Breitmaier. Pharmazie in unserer Zeit **13**, 102 (1984)
5) J.K.M. Sanders: Modern NMR Spectroscopy. Oxford University Press, Oxford (1987)
6) E. Breitmaier, W. Voelter: ^{13}C-NMR-Spectroscopy. Verlag Chemie, Weinheim (1974)
7) E. Pretsch, P. Bühlmann, C. Affolter, M. Badertscher, Spektroskopische Daten zur Strukturaufklärung organischer Verbindungen. Springer-Verlag, Berlin, Heidelberg, New York (2001)
8) E. Breitmaier, G. Bauer: ^{13}C-NMR-Spektroskopie. Georg Thieme Verlag, Stuttgart (1977)
9) H.O. Kalinowski, S. Berger, S. Braun: ^{13}C-NMR-Spektroskopie. Georg Thieme Verlag, Stuttgart (1984)
10) H. Friebolin: Ein- und zweidimensionale NMR-Spektroskopie. VCH-Verlag, Weinheim (1998)
11) H. Günther: NMR-Spektroskopie. Georg Thieme Verlag, Stuttgart (1992)
12) U. Holzgrabe, I. Wawer, B. Diehl: NMR Spektroscopy in Drug Development and Analysis. Wiley-VCH, Weinheim (1999)

Datensammlungen

13) W. Bremser, B. Franke, H. Wagner: Chemical Shift Ranges in Carbon-^{13}NMR-Spectroscopy. Verlag Chemie, Weinheim (1982)
14) E. Breitmaier, G. Haas, W. Voelter: Atlas of Carbon-13-NMR-Data, Bd. 1 bis 3, Heyden. London (1979)
15) A.A. Al-Badr, H.Y. Aboul-Enein in K. Florey (Hrsg.). Analytical Profiles of Drug Substances **12**, 385 (1983)
16) V. Formaček. Dissertation Universität Würzburg (1979)
17) H.H. Limbach, Nachr. Chem. Techn. Lab. **28**, 860 (1980)

NMR-Spektroskopie zur Untersuchung lebender Gewebe

18) K.H. Hauser, H.R. Kalbitzer: NMR für Mediziner und Pharmazeuten. Springer-Verlag, Berlin (1989)
19) H. Friebolin: Ein- und Zweidimensionale NMR-Spektroskopie. VCH Weinheim (1992)
20) J.D. Bell. Spectroscopy Europe **8**, 18 (1996)
21) M. Stein, A. Kern. Dtsch. Apoth.-Ztg. **131**, 1693 (1991)
22) M. Helm, S. Wölfl, Instrumentelle Bioanalytik, Wiley-VCH-Verlag, Weinheim (2007)
23) A. Brutsche, Niedermolekulare Heparine in F. Bracher, P. Heisig, P. Langguth, E. Mutschler, G. Rücker, G. Scriba, E. Stahl-Biskup, R. Troschütz, G. Seitz (Hrsg.): Arzneibuch-Kommentar mit 26. Erg. Lfg., Wissensch. Verlagsges. Stuttgart, Govi-Verlag, Eschborn (2007)

16 Massenspektrometrie

16.1 Prinzip der Massenspektrometrie

In der Massenspektrometrie MS, gelegentlich unrichtig als Massenspektroskopie bezeichnet, werden Moleküle in positive oder negative Ionen überführt (**Ionisation**). Sind diese instabil, d. h. liegt genügend Energie zur Spaltung von Bindungen vor, so zerfallen sie in geladene und ungeladene Bruchstücke (**Fragmentierung**). Die geladenen Bruchstücke werden nach ihrer Masse getrennt (**Massen-Fokussierung**) und ihre Massen und relativen Intensitäten in einem für die Substanz charakteristischen Diagramm, dem **Massenspektrum**, registriert. In vielen Fällen ist aus dem Massenspektrum die relative Molekülmasse bestimmbar.

Definition der Massenspektrometrie

Zur Aufnahme eines Massenspektrums sind nur geringe Substanzmengen (etwa 0,5 mg bis 10 µg, bei der Kopplung mit einem Gaschromatographen oder HPLC-Gerät nur ca. 1 µg bis 0,5 pg) notwendig. Damit ist die Massenspektrometrie eine Mikromethode von hoher **Substanzspezifität**. Wegen dieser Vorteile wird sie auch in der Arzneistoffanalytik, eingesetzt.

Substanzbedarf in der Massenspektrometrie

In der anorganischen Chemie ist die Massenspektrometrie schon sehr lange als Analysenmethode bekannt. Bereits 1907 bis 1919 entwickelten J. J. Thomson und F. W. Aston den Massenspektrographen zum Nachweis der verschiedenen Isotope eines Elementes. 1942 begannen erste Versuche, die Massenspektrometrie auch zur Analyse organischer Moleküle heranzuziehen; der Durchbruch zu einer breiteren Anwendung wurde während der fünfziger Jahre erzielt. Diese Entwicklung wurde u. a. von J. H. Beynon, K. Biemann, H. Budzikiewicz, C. Djerassi, F. W. McLafferty, W. Paul, R. Ryhage, J. Seibl und G. Spiteller gefördert.

16.1.1 Grundvorgänge der Massenspektrometrie

Grundvorgänge der Massenspektrometrie sind:

- Ionisation und eventuell Fragmentierung (Zerfall) der Moleküle
- Massen-Fokussierung, d. h. Trennung der gebildeten geladenen Bruchstücke (Ionen) nach ihrer Masse
- Nachweis der getrennten Ionen und Registrierung im Massenspektrum.

Grundvorgänge bei der Massenspektrometrie

Verschiedene Methoden der Ionisation

Die Ionisation der Moleküle einer Probe kann auf verschiedene Weise erfolgen: **Elektronenstoß-Ionisation** (electron impact, EI), **Chemische Ionisation** (CI), **Feld-Ionisation** (FI), **Feld-Desorption** (FD), **Fast atom bombardment** (FAB) (Ionisation durch Beschuss mit schnellen Atomen oder schnellen Ionen), **Matrix-Assisted Laser Desorptions Ionisation** (MALDI), siehe z. B. Lit. 5, **Elektrospray, Thermospray, Atmospheric-Pressure Chemical Ionisation** (APCI) (Chemische Ionisation unter Atmosphärendruck), Ionisation durch ein induktiv gekoppeltes Hochfrequenzplasma (**ICP-Massenspektrometrie**), u. a. Verfahren. Oft werden positive Ionen erzeugt, aber auch die Massenspektrometrie mit negativen Ionen hat Bedeutung.

Die älteste und häufiger angewandte Methode ist die **Elektronenstoß-Ionisation**. Bei diesem Verfahren kommt es meist zu einer starken Fragmentierung. Aufgrund der experimentellen Ergebnisse wurden diese Fragmentierungen mit der Molekülstruktur korelliert und in Fragmentierungsregeln zusammengefasst. Daher sind die durch Elektronenstoß-Ionisation erhaltenen Massenspektren für die Strukturzuordnung besonders aussagekräftig.

Methoden der Massen-Fokussierung

Auch für die Massen-Fokussierung sind mehrere Verfahren entwickelt worden. Häufig wird die Ionentrennung in einem Magnetfeld oder einem elektrischen Feld vorgenommen (**Magnet-Fokussierung, Elektrostatische Fokussierung**). Breitere Anwendung haben auch die **Quadrupol-Fokussierung** und die **Flugzeit Fokussierung (TOF)** gefunden. Der Ionen-Nachweis erfolgt meist aufgrund der Ladung der Teilchen (Ionenauffänger, Photoplatte, Sekundärelektronenvervielfacher). Ein neueres Verfahren ist die **Ion-Trap-Massenspektrometrie**.

16.1.2 Masseneinheiten

Die zur Messung der Masse von Atomen, Molekülen und Molekülfragmenten verwendeten Größen bezieht man entweder auf 1 Teilchen (1 Atom, 1 Molekül, 1 Molekülfragment) oder auf 1 Mol ($6,023 \cdot 10^{23}$) Teilchen, bzw. Moleküle oder Molekülfragmente.

Die Masse eines Atoms, Moleküls oder Molekülfragmentes (**Atommasse, Molekülmasse**) wird nach dem Internationalen Einheitensystem (SI) in **atomaren Masseneinheiten** (u oder amu, atomic mass unit) angegeben (auch a. m. u. oder m_u, mass unit). Das Arzneibuch (Ziffer 2.2.43) kürzt die atomare Masseneinheit als AME ab. Die Masse von Molekülen wird auch in **Dalton** (Da) angegeben. 1 amu entspricht einem Zwölftel der Masse eines Atoms des Kohlenstoffisotops ^{12}C in Gramm: 1 amu = $1 \text{ g}/6,023 \cdot 10^{23}$ = $1,66 \cdot 10^{-24}$ g = $1,66 \cdot 10^{-27}$ kg. Folglich beträgt die Atommasse des ^{12}C-Atoms 12,0000 amu. Die Atommassen anderer Atome sind z. B.: ^{1}H = 1,0077825 amu; ^{14}N = 14,003074 amu; ^{16}O = 15,994915 amu (weitere Werte vgl. Lit. 5). Diese nicht ganzzahligen Werte ergeben sich aus Besonderheiten des Atombaus, z. B. dem Massendefekt (vgl. Lehrbücher der anorganischen Chemie).

Atomare Masseneinheit, Dalton

Atommassen verschiedener Atome

1 Dalton (Da nach dem englischen Chemiker J. Dalton 1766–1844) entspricht der Masse des Wasserstoffatoms. Danach ist 1 Da = 1,007825 amu (bzw. u oder mu). In der Praxis werden, nicht ganz korrekt, die Bezeichnungen u (bzw. amu, mu) und Da gelegentlich als gleichwertig verwendet.

Die natürlich vorkommenden Elemente sind häufig Mischungen aus mehreren Isotopen des gleichen Elements. Daher ergeben sich dafür nicht ganzzahlige **mittlere Atommassen**: C = 12,011 amu; H = 1,00794 amu; N = 14,00674 amu; O = 15,9994 amu (Lit. 5). In der Massenspektrometrie werden die einzelnen Isotope (Reinelemente) eines solchen Mischelementes getrennt registriert. Daher müssen für Berechnungen die isotopenreinen Massen verwendet werden.

Mittlere Atommassen

Gebräuchlich ist auch die Angabe der **relativen Atommasse** (A_r) bzw. der **relativen Molekülmasse** (M_r). Es handelt sich um eine reine Verhältniszahl ohne Einheit, die angibt, wie viel mal schwerer ein Atom oder Molekül ist als $1/12$ der Masse des ^{12}C-Atoms.

Relative Atommassen

Multipliziert man die Atommasse bzw. Molekülmasse mit der **Avogadro-Konstanten** (früher **Loschmidt'sche Zahl**) $N_A = 6,022 \cdot 10^{23}$ mol^{-1}, so erhält man die Masse eines Mols Atome oder Moleküle in Gramm. Diese Größe bezeichnet man als **atomare Masse** bzw. **molare Masse** (Molmasse). Ihre Einheit ist g · mol^{-1}.

Atomare und molare Masse

In der praktischen Massenspektrometrie benutzt man auch noch die alten Bezeichnungen **Molekulargewicht** bzw. **Molgewicht**. Gebräuchlich ist auch der Begriff der **Massenzahl**. Neben dieser Bezeichnung wird im Folgenden auch der Begriff der **relativen Molekülmasse** verwendet. Die Masse wird allgemein mit m, die molare Masse mit M bezeichnet.

Molekulargewicht, Molgewicht, Massenzahl, rel. Molekülmasse

16.2 Grundlagen der Massenspektrometrie durch Elektronenstoß-Ionisation, EI-Massenspektrometrie

Über lange Zeit wurden in der Massenspektrometrie nahezu ausschließlich die **Elektronenstoß-Ionisation** und die **Magnet-Fokussierung** eingesetzt. Erst später entwickelte man auch andere Verfahren. Die Grundlagen der Massenspektrometrie sollen zunächst am Beispiel dieser klassischen Methoden besprochen werden (Lit. 1–5, 28). Bei der Aufnahme eines durch Elektronenstoß-Ionisation erzeugten Massenspektrums laufen im Massenspektrometer nacheinander folgende Vorgänge ab:

Vorgänge im Massenspektrometer

■ Ionisation der Moleküle durch Elektronenstoß (electron impact; EI-MS): Bildung von **Molekülionen**
■ Zerfall der Molekülionen: **Fragmentierung**

- Trennung der entstandenen positiv geladenen Bruchstücke nach ihrer Masse in einem Magnetfeld: **Magnet-Fokussierung**
- Registrierung der positiv geladenen Bruchstücke nach steigender Masse und nach ihrer relativen Häufigkeit: **Massenspektrum**.

16.2.1 Ionisierung durch Elektronenstoß – Bildung von Molekülionen

Wird ein Molekül im Gaszustand mit Elektronen einer Energie von etwa 10 bis 15 eV*) beschossen, so können im wesentlichen zwei Reaktionen ablaufen:

Bildung von positiven und negativen Molekülionen

1. Aus dem Molekül (M|) wird ein Elektron herausgeschlagen

$$M| + e^- \rightarrow M^{+\cdot} + 2e^-$$

Liegen im Molekül Heteroatome wie Sauerstoff, Schwefel oder Stickstoff vor, so wird eines der Elektronen ihrer freien Elektronenpaare entfernt (vgl. Kap. 16.2.2).

2. Das Molekül nimmt ein Elektron auf

$$M| + e^- \rightarrow M|^{-\cdot}$$

In beiden Fällen kommt es zur Ionisation der Moleküle, d. h. zur Bildung von geladenen Teilchen. Diese **Molekülionen** besitzen ein ungepaartes radikalisches (einsames, nichtbindendes) Elektron und sind entweder positiv geladene **Radikalkationen** oder negativ geladene **Radikalanionen**. In welchem Ausmaß die beiden Vorgänge ablaufen, hängt von der Elektronenenergie ab. Unter der in der EI-Massenspektrometrie üblichen Elektronenenergie von ca. 70 eV ist die Bildung von Radikalanionen etwa um den Faktor 1000 weniger wahrscheinlich, d. h. auf etwa tausend Radikalkationen wird nur ca. ein Radikalanion gebildet.

Radikalkationen und Radikalanionen

Die zur Entfernung eines Elektrons aus organischen Verbindungen notwendige Energie von etwa 7 bis 15 eV bezeichnet man als **Ionisierungspotential** (IP), bzw. in der Massenspektrometrie als Auftrittspotential. Das IP reicht aus, um ein Elektron aus dem höchsten besetzten Molekülorbital (HOMO) zu entfernen. In ähnlicher Weise definiert man auch Auftrittspotentiale für Fragmente. Sie entsprechen der zum Auftreten, d. h. zur Erzeugung dieser Fragmente notwendigen Energie in eV.

Auftrittspotential

---

*) Die Energie von 1 eV (**Elektronenvolt**) besitzt ein Elektron, nachdem es eine Spannung von 1 V durchlaufen hat. Für 1 Mol = $6,022 \cdot 10^{23}$ Elektronen entspricht dies einer Energie von $23,0$ kcal $\cdot$ mol^{-1} bzw. $96,5$ kJoule $\cdot$ mol^{-1}.

16.2.2 Zerfall der Molekülionen; Fragmentierung

Allgemeine Gesetzmäßigkeiten der Fragmentierung

In der Praxis der EI-Massenspektrometrie lässt man nicht Elektronen einer Energie von nur 10 bis 15 eV auf die Substanz einwirken, die gerade zur Ionisierung der Moleküle ausreichen würde, sondern energiereichere Elektronen von etwa 70 eV (ca. 1610 kcal $\cdot$ mol^{-1} bzw. ca. 6755 kJoule $\cdot$ mol^{-1}). Von dieser Energie – die nur von einem Teil der Moleküle und auch nicht vollständig aufgenommen wird (Lit. 3, 7) – verbleibt nach der Ionisierung ein bestimmter Anteil im Molekülion. Wenn diese Überschussenergie mindestens der **Aktivierungsenergie einer Zerfallsreaktion** entspricht, erfolgt Spaltung chemischer Bindungen, d. h. ein Zerfall des Molekülions (**Fragmentierung**, Abb. 16.1). Diejenigen Molekülionen, die keine oder eine nur geringe Überschussenergie besitzen, fragmentieren nicht und werden mit ihrer **Massenzahl**, die der **relativen Molekülmasse** entspricht, im **Molpeak** registriert.

Überschussenergie im Molekülion; Fragmentierung

Für die Abspaltung von A aus dem Molekülion [A—B—C—D]$^{+\cdot}$ (Kap. 16.3.1; Abb. 16.1: erster Fragmentierungsschritt, *Primärfragmentierung*) gibt es zwei Möglichkeiten: A kann als neutrales Molekül eliminiert werden (Abb. 16.1, Reaktion a). Das radikalische Elektron

Ionisierung: Molekül A–B–C–D
↓
Molekülion [A–B–C–D]$^{+\cdot}$

Fragmentierung:

1. Fragmentierungsschritt:

(a) A Neutralmolekül + [B–C–D]$^{+\cdot}$ Radikalkation

(b) A$\cdot$ Radikal + [B–C–D]$^{+}$ Kation

2. Fragmentierungsschritt:

B Neutralmolekül + [C–D]$^{+\cdot}$ Radikalkation

B$\cdot$ Radikal + [C–D]$^{+}$ Kation

[C–D]$^{+}$ Kation + B Neutralmolekül

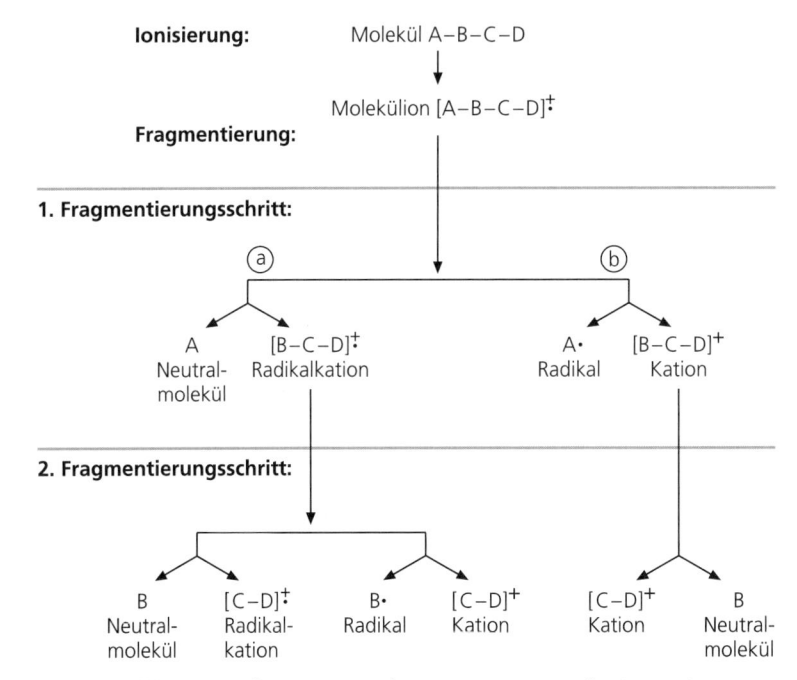

Abb. 16.1 Elektronenstoß-Ionisation und Fragmentierungsmechanismus eines organischen Moleküls im EI-Massenspektrometer

und die positive Ladung verbleiben in diesem Falle beim Radikal-Kation [B—C—D$^{+\cdot}$] Wird dagegen ein Radikal A· abgespalten, so bildet sich ein Kation [B—C—D]$^+$ ohne ungepaartes Elektron (Abb. 16.1, Reaktion b).

Bei der Fragmentierung einer Substanz im Massenspektrometer können also zwei unterschiedliche positiv geladene Teilchen gebildet werden (Abb. 16.1, Tab. 16.1): **Radikalkationen** und **Kationen**. Diese beiden Teilchenarten werden im zweiten Fragmentierungsschritt erneut gespalten (Abb. 16.1).

Verlauf der Fragmentierung

Zerfall von Radikalkationen und Kationen

Dabei sind für den Zerfall des Radikalkations [B—C—D]$^{+\cdot}$ wiederum beide der schon erwähnten Fragmentierungen möglich: entweder Bildung eines neuen Radikalkations (z. B. [C—D]$^{+\cdot}$) unter Abspaltung eines Neutralmoleküls B, oder Abstoßung eines Radikals (z. B. B·) unter Bildung des Kations [C—D]$^+$. Dagegen ist für den Zerfall des im ersten Fragmentierungsschritt entstandenen nichtradikalischen Kations [B—C—D]$^+$ aus energetischen Gründen normalerweise nur die Abspaltung eines Neutralmoleküls B unter Bildung des ebenfalls nichtradikalischen Kations [C—D]$^+$ wahrscheinlich. Die Bildung eines Radikalkations aus dem Kation [B—C—D]$^+$ im zweiten Fragmentierungsschritt würde (wie im ersten Schritt) die Abspaltung eines Radikals erfordern. Eine solche aufeinanderfolgende zweimalige Abspaltung eines Radikals ist aus energetischen Gründen selten zu erwarten (s. u. unter Fragmentierungsregel der geraden Elektronenzahl). Für den dritten und die weiteren Fragmentierungsschritte gelten die gleichen Regeln.

Auf diese Weise wäre ein lawinenartiges Anwachsen der im EI-Massenspektrum registrierbaren positiven Fragmentionen zu erwarten (ungeladene Moleküle und Radikale werden, wie schon erwähnt, im Massenspektrometer nicht registriert). Die Bildung sehr vieler Bruchstücke wird jedoch dadurch eingeschränkt, dass in einem gegebenen Molekül mit einer bestimmten Struktur bestimmte chemische Bindungen bevorzugt gespalten werden. In Abhängigkeit von der Molekülstruktur sind damit für die meisten Substanzen nur wenige Zerfallswege (**Fragmentierungsabläufe**) begünstigt. Dies führt oft zu einer charakteristischen Bruchstückbildung und damit auch zu einem für die Substanz charakteristischen Massenspektrum. Welche Bindungen aus welchen Gründen bevorzugt gespalten werden, ergibt sich aus der **physikalisch-organischen Theorie der Massenspektren** (Kap. 16.2.5).

Bevorzugte Fragmentierungen

Für die Formulierung massenspektrometrischer Reaktionen gelten z. B. die folgenden Regeln (Lit. 3, 5, 8):

Formulierung von Kationen und Radikal-Kationen

■ Kationen und Radikalkationen werden wie folgt gekennzeichnet: Wenn nichts darüber ausgesagt werden soll, an welchem Atom die positive Ladung bzw. das radikalische Elektron lokalisiert ist, wendet man eine Schreibweise in eckigen Klammern an: Kationen [A—B]$^+$, Radikalkationen [A—B—C—D]$^{+\cdot}$. Hierbei muss aber berücksichtigt werden, dass das Symbol ($\overset{+}{\cdot}$ oder $^+$) anstelle eines freien oder bindenden Elektronenpaares steht. Soll die Ladung an einem bestimmten Atom lokalisiert sein, so werden die entsprechenden Symbole dort angebracht.

- Die Spaltung einer Bindung wird durch eine Wellenlinie angezeigt.

Spaltung einer Bindung

$$A-\xi-BCD \longrightarrow A^\bullet + [BCD]^+$$

- Die Massenzahlen der Bruchstücke werden in den Formeln häufig angegeben, z. B.

$$A\overset{42}{-\xi-}BCD \quad \text{oder} \quad A\overset{42}{\underset{128}{-\xi-}}BCD$$

- Die Umlagerung **eines Elektrons** wird durch einen halben Pfeil beschrieben.

Umlagerung von Elektronen

$$[A\overset{\frown}{-}BCD]^{\ddagger} \longrightarrow A^\bullet + [BCD]^+$$

- Die Umlagerung **eines Elektronenpaares** wird durch einen ganzen Pfeil angedeutet.

$$[A\overset{\frown}{B}-CD]^+ \longrightarrow A\bar{B} + [CD]^+$$

Konzept der lokalisierten Ladung

Für die Fragmentierung ist es von Bedeutung, an welchem Strukturelement des Molekülions (bzw. der Fragmentionen) die positive Ladung lokalisiert ist. Theoretische Betrachtungen zeigen, dass sie normalerweise nicht einem bestimmten Atom zuzuordnen, sondern dem Molekülorbital zugehörig ist. Für die Spektreninterpretation ist es aber günstig anzunehmen, dass sich zumindest im Augenblick des Beginns der Fragmentierungsreaktion die Ladung bevorzugt an einem bestimmten Strukturelement befindet (**Konzept der lokalisierten Ladung**, Lit. 1–5), z. B. bevorzugt an:

- Heteroatomen mit freien Elektronenpaaren
- π-Bindungen oder π-Bindungssystemen.

Ort der positiven Ladung

Fragmentierungsregel der geraden Elektronenzahl

Wie bereits erwähnt (s. o. unter Allgemeine Gesetzmäßigkeiten der Fragmentierung) können Radikalkationen entweder in neue Radikalkationen oder in Kationen übergehen, während einmal gebildete Kationen selten wieder ein Radikalkation bilden (Abb. 16.1). Diese **Frag-**

Zerfall von Radikalkationen und Kationen Fragmente mit gerader Elektronenzahl

mentierungsregel findet ihre Erklärung in der besonderen Stabilität von Molekülen bzw. Fragmenten mit gerader Elektronenzahl. Betrachtet man die Möglichkeiten des Zerfalls eines Radikalkations und eines Kations vom Standpunkt der Elektronenzahl (g = gerade; u = ungerade), so ergibt sich folgendes Bild, unterstrichen sind die stabileren Fragmente mit gerader Elektronenzahl:

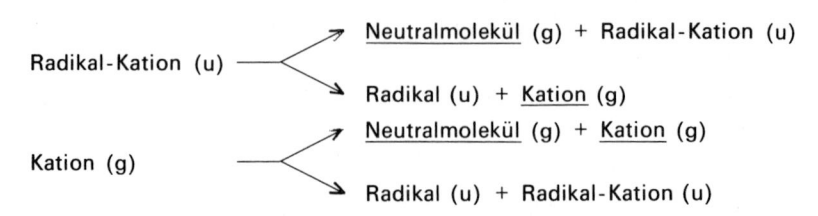

$$\text{Radikal-Kation (u)} \nearrow \underline{\text{Neutralmolekül (g)}} + \text{Radikal-Kation (u)}$$
$$\searrow \text{Radikal (u)} + \underline{\text{Kation (g)}}$$

$$\text{Kation (g)} \nearrow \underline{\text{Neutralmolekül (g)}} + \underline{\text{Kation (g)}}$$
$$\searrow \text{Radikal (u)} + \text{Radikal-Kation (u)}$$

Der letztere Prozess, bei welchem zwei unstabile Fragmente mit ungerader Elektronenzahl gebildet werden, ist verhältnismäßig unwahrscheinlich.

Stephenson-Audier-Regel

Beim Zerfall des Molekülions bzw. eines Fragmentions $[A{-}B{-}C{-}D]^{+\cdot}$ (Abb. 16.1) erhebt sich die Frage, auf welches Fragment die positive Ladung übergeht. Hierfür gibt es jeweils zwei Möglichkeiten:

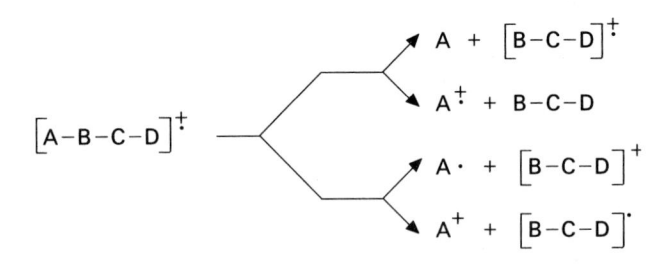

$$[A{-}B{-}C{-}D]^{+\cdot} \longrightarrow \begin{cases} A + [B{-}C{-}D]^{+\cdot} \\ A^{+\cdot} + B{-}C{-}D \\ A\cdot + [B{-}C{-}D]^{+} \\ A^{+} + [B{-}C{-}D]^{\cdot} \end{cases}$$

Übergang der positiven Ladung beim Zerfall

Es gilt die Regel von Stephenson-Audier: Die Ladung wird von dem Bruchstück mit dem kleineren Ionisierungspotential übernommen, d. h. von jenem Fragment, das am leichtesten ein Elektron abgeben könnte. Dies sind im allgemeinen Bruchstücke mit Heteroatomen, Aromaten und konjugierten Polyenen, welche verhältnismäßig niedrige Ionisierungspotentiale besitzen (Lit. 4).

Alternative Ladungsverteilung

Sind die Ionisierungspotentiale der beiden möglichen Fragmente gleich oder nahezu gleich, so ist auch eine **alternative Ladungsverteilung** auf beide Fragmente möglich. Der Zerfallsvorgang ist dann alternativ zu formulieren:

$$[A{-}B]^{+\cdot} \rightarrow A\cdot + B^{+} \text{ oder } A^{+} + B\cdot$$
nicht: $[A{-}B]^{+\cdot} \rightarrow A^{+} + B^{+}$

16.2.3 Massenspektrum

Die bei der Fragmentierung gebildeten Kationen bzw. Radikalkationen werden im Massenspektrometer nach dem Quotienten ihrer Masse und Ladung getrennt und im Massenspektrum registriert.

Als Beispiel ist in Abb. 16.2 das EI-Massenspektrum von Barbital dargestellt. Dort ist der Quotient aus der Masse m und der Ladung z der Teilchen (m/z) gegen den Ausschlag eines Messinstrumentes aufgetragen. Diese Ausschläge bezeichnet man als Signale. Früher wurde der Quotient aus Masse und Ladung mit dem Symbol m/e versehen (m = Masse; e = Ionenladung). Nach Einführung des Internationalen Einheitensystems (SI) wird die Bezeichnung m/z verwendet. Wie in Kap. 16.1.2 erwähnt, gilt für Atom-, Molekül- und Fragmentmassen nach dem SI-System die atomare Masseneinheit amu, wobei 1 amu = $1{,}66 \cdot 10^{-27}$ kg entspricht. Dividiert man diesen Wert durch die Elementarladung ($e_0 = 1{,}6 \cdot 10^{-19}$ Coulomb, C), so erhält man als Einheit für das Masse/Ladungs-Verhältnis amu/$e_0 = 1{,}04 \cdot 10^{-8}$ kg·C^{-1}. Für diese Größe wird das Symbol m/z benutzt (m = Masse, z = Ionenladung). Zwischen diesem Symbol und der Massenzahl ist kein Gleichheitszeichen zu setzen.

Was ist im Massenspektrum aufgetragen?

Masse-Ladungs-verhältnis m/z

Da in der EI-Massenspektrometrie die Ladung z der Teilchen meist +1 ist, kann auf der Abzisse ihre Massenzahl m direkt abgelesen werden. Das Signal mit der größten Massenzahl entspricht bei etwa 80 bis 90 % aller Substanzen dem nicht fragmentierten Molekülion und damit der relativen Molekülmasse (**Molekularpeak, Molpeak**) (parent peak; vgl. jedoch Kap. 16.3.1). Für Barbital liegt der Molekularpeak bei m/z 184. In den Massenspektren einiger Verbindungsklassen (z. B.

Molekülion, Molpeak

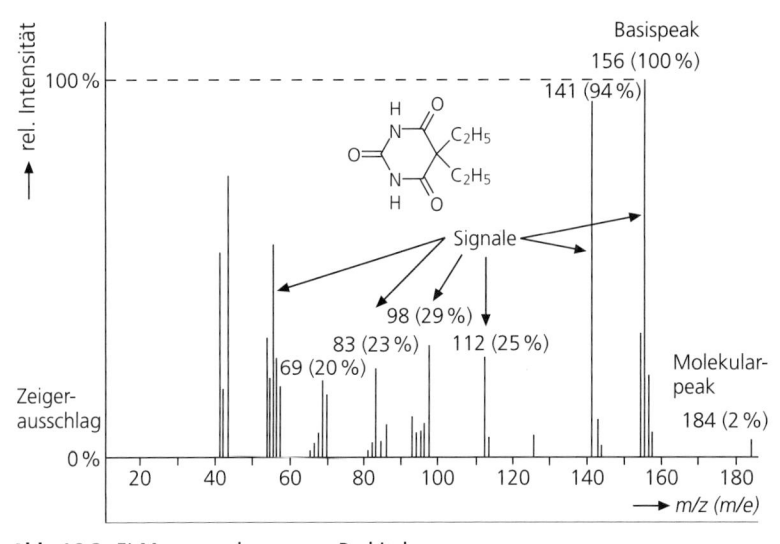

Abb. 16.2 EI-Massenspektrum von Barbital

Doppelt geladene Ionen

aromatische und heteroaromatische Verbindungen) treten häufiger auch doppelt geladene positive Ionen auf. In diesem Falle ist auf der Abszisse $m/2$ registriert; diese Signale zeigen daher die Hälfte der Masse der entsprechenden Ionen an.

Angabe der Intensität der Signale. Base peak

Die Höhe der Signale ist weitgehend proportional der Menge der jeweiligen Bruchstücke. Man ordnet dem höchsten Signal des Spektrums, das als **Basispeak** (base peak) bezeichnet wird, die relative Intensität 100 % zu. Die Intensität aller anderen Signale wird in Prozent (bezogen auf den Basispeak) angegeben. Im Spektrum des Barbitals (Abb. 16.2) liegt der Basispeak bei m/z 156. Meist schreibt man die relative Intensität in Klammern hinter die Massenzahl des Signals,

Angabe massenspektrometrischer Daten

z. B. m/z 141 (94 %) bzw. m/z (%) 141 (94) (Abb. 16.2).

Gelegentlich wird die Intensität der Signale in Prozent bezogen auf die Gesamtheit aller gebildeten positiven Ionen angegeben (% Gesamtionisation: Σ %). Dazu bestimmt man zunächst die Summe aller

Prozent Gesamtionisation

Signalhöhen und setzt diesen Totalionenstrom gleich 100 %. Danach wird der prozentuale Anteil der einzelnen Signale bezogen auf den Totalionenstrom errechnet. Man erhält so einen Eindruck davon, wie stark ein Ion an der Gesamtmenge aller im Verlaufe der Fragmentierung gebildeten positiven Teilchen beteiligt ist.

16.2.4 Aufbau des EI-Massenspektrometers

Ein zur Messung von Massenspektren geeignetes Gerät muss die folgenden Bauteile besitzen (Abb. 16.3):

Komponenten des EI-Massenspektrometers

- **Einlasssysteme** zum Verdampfen der Probe und Einführung des Dampfes in das Massenspektrometer.
- **Ionenquelle** zur Ionisierung der Substanz durch Elektronenstoß-Ionisation. Dort findet auch die Fragmentierung statt.

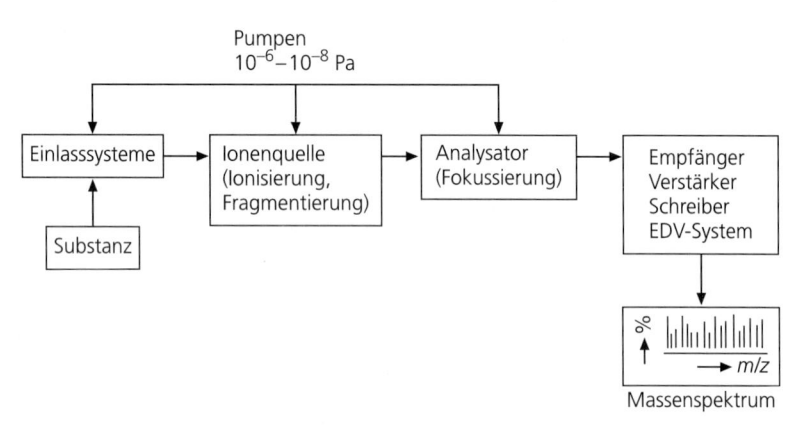

Abb. 16.3 Aufbau eines EI-Massenspektrometers

- **Analysator** zur Trennung der in der Ionenquelle gebildeten Radikalkationen und Kationen nach dem Quotienten aus Masse und Ladung; dieser Vorgang wird als **Fokussierung** bezeichnet.
- **Empfänger, Verstärker, Schreiber, EDV-System** zur Registrierung der positiven Ionen nach ihrer Masse und Häufigkeit im Massenspektrum. Heute werden die am Empfänger registrierten Daten durch EDV erfasst, gespeichert und ausgedruckt.
- Da alle Vorgänge im Massenspektrometer im Hochvakuum zwischen 10^{-6} und 10^{-8} Pa (ca. 10^{-4} bis 10^{-6} Torr) ablaufen, sind Pumpsysteme erforderlich.

Hochvakuum im Massenspektrometer

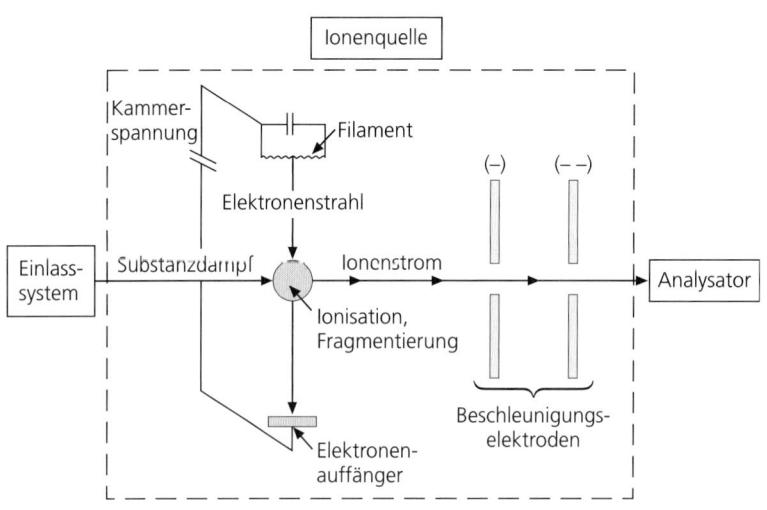

Abb. 16.4 Längsschnitt durch die Elektronenstoß-Ionenquelle eines EI-Massenspektrometers

Elektronenstoß-Ionenquelle

Aus dem **Einlasssystem** gelangt der Substanzdampfstrom in die **Ionenquelle** (Abb. 16.4). Dort werden die zum Beschuss der Moleküle benötigten Elektronen an einem elektrisch beheizten Metalldraht, dem **Filament**, erzeugt, welches, wie die Glühkathode einer Elektronenröhre, Elektronen aussendet. Diese treffen auf einen **Elektronenauffänger** (Target), vergleichbar einer Anode. Zwischen Elektronenauffänger und Filament liegt die **Kammerspannung** an, welche die Elektronen auf die gewünschte Energie (normalerweise 70 eV, s. Kap. 16.2.1) beschleunigt. Der aus dem Einlasssystem kommende Substanzdampfstrom wird senkrecht von diesen Elektronen getroffen und zu Molekülionen ionisiert.

Aufbau der Ionenquelle

Die durch Fragmentierung der Molekülionen (Kap. 16.2.1, 16.2.2) gebildeten positiven Ionen (**Radikalkationen** und **Kationen**) werden durch die negativ geladenen **Beschleunigungselektroden** aus der Beschusszone herausgezogen und beschleunigt (**Ionenstrom**). Zu diesem Zweck liegt zwischen den Beschleunigungselektroden die **Beschleunigungsspannung** von einigen hundert bis einigen tausend Volt an; die zweite Elektrode muss negativer sein als die erste. Der Ionenstrom tritt dann in den **Analysator** ein.

Magnet-Analysator

Aufbau des magnetischen Sektorfeld-Analysators

Der Magnet-Analysator (**magnetischer Sektorfeld-Analysator**) besteht aus einem stumpfwinklig (z. B. 120°) gebogenen Metallrohr, das zwischen den Polen eines Elektromagneten angeordnet ist (Abb. 16.5). Die magnetische Flussdichte (B) des Magneten lässt sich durch Änderung der Spulenstromstärke variieren. Die **magnetische Flussdichte (magnetische Induktion)** $B = \mu_r \cdot \mu_0 \cdot H$ (Kap. 14.2) liegt in der Größenordnung von 1 Tesla (10 000 Gauß). Das Magnetfeld wirkt auf den aus der Ionenquelle kommenden Ionenstrom senkrecht zu seiner Bewegungsrichtung ein (Abb. 16.5).

Lorentz-Kraft

Nach den Gesetzmäßigkeiten der Elektrizitätslehre wird auf jedes geladene Teilchen, das sich in einem Magnetfeld bewegt, die Lorentz-Kraft (K_L) ausgeübt (vgl. Lehrbücher der Physik). Sie wirkt senkrecht zum Magnetfeld (B) und ist senkrecht zur Bewegung der Teilchen gerichtet (Abb. 16.5). Diese Kraft ist sowohl der Stärke des Magnetfeldes (magnetische Flussdichte B) als auch der Geschwindigkeit der sich bewegenden Teilchen (v) proportional. Es gilt folgende Gleichung (vgl. Lehrbücher der Physik):

$$K_L = \mu_r \cdot \mu_0 \cdot H \cdot z \cdot v = B \cdot z \cdot v \qquad \text{(Gl. 16.1)}$$

K_L = Lorentz-Kraft
H = magnetische Feldstärke
B = magnetische Flussdichte
v = Geschwindigkeit des Teilchens
z = Ladung des Teilchens
μ_0 = magnetische Feldkonstante
μ_r = Permeabilitätszahl

Trennung von Teilchen unterschiedlicher Masse

Ein positiv geladenes Fragmention mit der Masse m_1, das zwischen den Beschleunigungselektroden der Ionenquelle die Geschwindigkeit v_1 erhalten hat, ist der rechtwinklig zu seiner Bewegungsrichtung wirkenden Lorentz-Kraft (K_{L1}) ausgesetzt (Abb. 16.5). Als Resultat dieser Einwirkung durchfliegt das Teilchen eine gekrümmte Flugbahn. Ein anderes Kation mit der von m_1 verschiedenen Masse m_2 durchfliegt eine Bahn mit einer anderen Krümmung, weil seine Geschwindigkeit v_2 bzw. die Lorentz-Kraft K_{L2} einen anderen Wert besitzen. Bei einer bestimmten magnetischen Flussdichte B entspricht nur die Flugbahn von Kationen der Masse m_1 (Abb. 16.5) der vorgegebenen

Krümmung des Analysator-Rohres. Nur Teilchen dieser Masse erreichen den Empfänger und verursachen ein Signal. Teilchen mit einer kleineren oder größeren Masse (z. B. m_2) werden anders abgelenkt und prallen an die Wände des Analysator-Rohres. Ändert man die magnetische Feldstärke, so ändert sich auch die auf die Teilchen einwirkende Lorentz-Kraft. Dies bewirkt, dass jetzt die Flugbahn von Kationen einer anderen Masse (z. B. m_2) die gleiche Krümmung wie das Analysator-Rohr besitzt. So können durch kontinuierliche Erhöhung der magnetischen Feldstärke nacheinander alle positiv geladenen Ionen in der Reihenfolge steigender Masse an den Empfänger gelangen und im Massenspektrum registriert werden (**magnetische Fokussierung**).

Verlauf der magnetischen Fokussierung

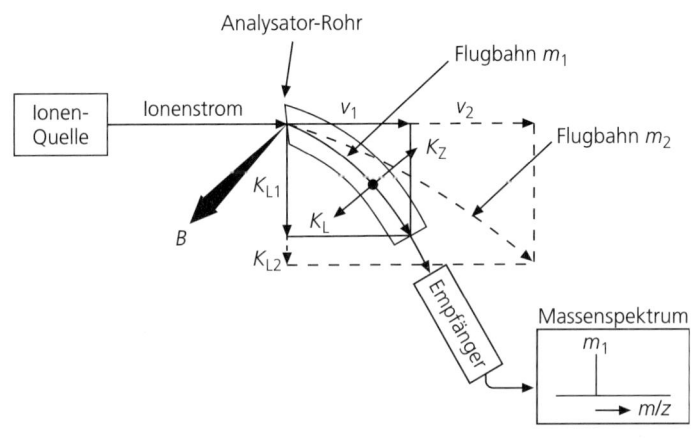

Abb. 16.5 Magnet-Analysator des EI-Massenspektrometers; Magnetische Fokussierung. Die Pole des Elektromagneten befinden sich oberhalb und unterhalb der Papierebene.

Man speichert die Daten elektronisch und druckt sie als Spektren aus. In diesen werden Signale mit geringer Intensität (z. B. < 1 %), sowie Übergangssignale (Abb. 16.16, Lit. 8) meist unterdrückt. Der Ausdruck kann auch in Form einer **Massenliste** erfolgen (Kap. 16.6.1). Weiterhin können Spektren durch Subtraktion des Untergrundes korrigiert oder mit Spektren einer EDV-Bibliothek verglichen werden.

Massenspektrum und Massenliste

Ableitung der Gleichung für die magnetische Fokussierung

Die kinetische Energie, die einem Ion zwischen den Beschleunigungselektroden zugeführt wurde, beträgt:

Kinetische Energie eines Ions

$$E_{\text{kin}} = z \cdot U \qquad \text{(Gl. 16.2)}$$

E_{kin} = kinetische Energie
z = Ladung des Teilchens
U = Beschleunigungsspannung zwischen den Beschleunigungselektroden (vgl. Abb. 16.4)

Diese Energie ist auch mit der Masse m des Teilchens und seiner Geschwindigkeit v verknüpft:

$$E_{\text{kin}} = z \cdot U = \frac{m}{2} \cdot v^2 \qquad \text{(Gl. 16.3)}$$

Aus dieser Gleichung erhält man einen Ausdruck für die Geschwindigkeit, mit der das Ion in den Analysator eintritt:

Geschwindigkeit eines Ions

$$v = \sqrt{\frac{2z \cdot U}{m}} \qquad \text{(Gl. 16.4)}$$

Die Geschwindigkeit ist umso größer, je größer die Beschleunigungsspannung (U) und je kleiner die Masse (m) des Teilchens ist. Im Magnetfeld des Analysators wirkt auf das mit der Geschwindigkeit v fliegende Teilchen die Lorentz-Kraft K_L ein, die es in eine gekrümmte Flugbahn zwingt. In dieser Bahn fliegt das Teilchen kräftefrei, es wirkt nach außen die Zentrifugalkraft K_Z, welche die nach innen wirkende Lorentz-Kraft K_L kompensiert (Abb. 16.5):

$$K_Z = K_L \qquad \text{(Gl. 16.5)}$$

Die Zentrifugalkraft (K_Z) kann nach den Gesetzmäßigkeiten der Kreisbewegung errechnet werden:

$$K_Z = m \cdot \frac{v^2}{r} \qquad \text{(Gl. 16.6)}$$

m = Masse des Teilchens
v = Geschwindigkeit des Teilchens
r = Radius der Kreisbahn

Die Lorentz-Kraft ergibt sich aus der bereits erwähnten Gleichung 16.1 (s. o. unter Magnet-Analysator). Durch Gleichsetzung der Ausdrücke für K_Z und K_L erhält man eine Gleichung zur Berechnung des Krümmungsradius (r) der Flugbahn des Teilchens:

Krümmungsradius der Flugbahn eines Ions

$$m \cdot \frac{v^2}{r} = \mu_0 \cdot \mu_r \cdot z \cdot H \cdot v$$

$$r = \frac{m \cdot v}{\mu_0 \cdot \mu_r \cdot z \cdot H} = \frac{m \cdot v}{z \cdot B} \qquad \text{(Gl. 16.7)}$$

Für die Geschwindigkeit v wird der oben abgeleitete Ausdruck (Gl. 16.4) eingesetzt. Die Gleichung wird quadriert:

$$r^2 = \frac{2m \cdot U}{\mu_0^2 \cdot \mu_r^2 \cdot z \cdot H^2} = \frac{2m \cdot U}{z \cdot B^2} \qquad \text{(Gl. 16.8)}$$

Durch Auflösung nach m/z erhält man die Grundgleichung für die magnetische Fokussierung in der Massenspektrometrie:

$$m/z = \frac{r^2 \cdot \mu_r^2 \cdot \mu_0^2 \cdot H^2}{2U} = \frac{r^2 \cdot B^2}{2U} \qquad \text{(Gl. 16.9)}$$

Grundgleichung für die Magnet-Fokussierung

Gemäß dieser Gleichung werden die Teilchen nach ihrem Verhältnis aus Masse und Ladung (m/z) getrennt. Bei konstantem Krümmungsradius (r) können nacheinander Teilchen mit verschiedenen m/z-Werten, (d. h. mit verschiedener Masse im Falle einfach geladener Kationen) an den Empfänger gelangen, wenn die magnetische Feldstärke (H) bzw. die magnetische Flussdichte (B) oder die Beschleunigungsspannung (U) kontinuierlich verändert wird. Die meisten Massenspektrometer mit Magnet-Fokussierung benutzen das erstere Verfahren (Lit. 9).

Einlasssysteme

Einlasssysteme haben die Aufgabe, eine repräsentative Probe der Substanz zu verdampfen und in die Ionenquelle einzuführen. Man unterscheidet:

- Einlasssysteme für Gase und leicht verdampfbare Flüssigkeiten
- Direkteinlasssysteme zur Einführung schwer verdampfbarer Proben direkt in die Ionenquelle
- Gaschromatographen (Kap. 19) oder Hochleistungs-Flüssigchromatographen (Kap. 20) als Einlasssysteme mit Vortrennung der Substanzen. Kopplung mit der Kapillarelektrophorese.

Wie gelangt die Probe in die Ionenquelle?

Geräteparameter von Massenspektrometern

Auflösungsvermögen. Das Auflösungsvermögen eines Massenspektrometers ist ein Maß für die Trennung zweier Peaks. Als getrennt bezeichnet man zwei Signale, wenn sie in nur 10 % ihrer Höhe oder weniger überlappen. Diese 10 %-Überlappung bezeichnet man als **10 %-Tal** (s. Arzneibuch, Ziffer 2.2.43). Man legt diese Definition zugrunde und berechnet das Auflösungsvermögen (A) wie folgt:

$$A = \frac{m}{\Delta m} \qquad \text{(Gl. 16.10)}$$

m = Massenzahl eines Peaks
Δm = Differenz zu anderen Massenzahlen

Größenordnung der Auflösung

Sind also die Peaks mit den Massenzahlen 800 und 801 ($m = 800$; $\Delta m = 1$) mit 10 % Tal getrennt, so beträgt das Auflösungsvermögen in diesem Falle $A = 800/1 = 800$. Für die Massenzahl $m = 400$ z. B. würde sich bei der Auflösung $A = 800$ der Wert von Δm 0,5 ergeben, d. h. dort wären zwei Signale mit der Differenz von 0,5 Masseneinheiten noch klar getrennt. Im allgemeinen liegt A zwischen 800 und 2000. In der **hochauflösenden, doppelt fokussierenden Massenspektrometrie** (Kap. 16.6.1) wird das Auflösungsvermögen bis in den Bereich von 150000 gesteigert. Nach Arzneibuch (2.2.43) ist bei anderen Analysatoren eine 50 % Tal-Definition für das Auflösungsvermögen zulässig.

Massenbereich. Die höchste Massenzahl bei der zwei Peaks noch klar unterschieden werden können, begrenzt gleichzeitig den Massenbereich, bis zu welchem auswertbare Spektren erhalten werden. Bei den meisten konventionellen Geräten liegt diese Zahl bei etwa 800 bis 1000.

16.2.5 Fragmentierungsreaktionen in der EI-Massenspektrometrie

Bisher ist es nicht immer gelungen, massenspektrometrische Fragmentierungsmuster exakt vorherzusagen. Zur Interpretation der Fragmentierungsreaktionen zieht man die von F. W. McLafferty u. a. Autoren entwickelte **physikalisch-organische Theorie der Massenspektren** heran (vgl. Lit. 7, 9, 27, 28). Im Rahmen dieser Theorie werden Gesetzmäßigkeiten der organischen Chemie auf die Zerfallsreaktionen im Massenspektrometer angewandt. Jedoch sollte die Übertragung von Reaktivitätsregeln der organischen Chemie auf die Massenspektrometrie mit großer Vorsicht erfolgen (vgl. dazu Lit. 1–10)

Besonderheiten massenspektrometrischer Fragmentierungsreaktionen

Massenspektrometrische Fragmentierungs-Reaktionen weisen u. a. folgende Besonderheiten auf:

- Die Reaktionen sind monomolekular, d. h. in der Ionenquelle finden kaum Zusammenstöße der Teilchen statt.
- Die Reaktionen sind endotherm, d. h. zu ihrem Ablauf muss Energie zugeführt werden.
- Die Reaktionen sind kinetisch kontrolliert, d. h. es werden diejenigen Teilchen bevorzugt im Massenspektrum registriert, welche sich am schnellsten bilden.

Stabilisierung des radikalischen Elektrons

Bei der Spaltung des Molekülions bzw. anderer Radikalkationen kommt es in erster Linie auf die Stabilisierung des ungepaarten radikalischen Elektrons an. Hierfür sind folgende Möglichkeiten plausibel:

- Bildung eines stabileren Radikalkations entweder durch Umlagerung oder durch Abspaltung eines Neutralmoleküls. Die Stabilität von Kohlenstoffradikalen steigt mit zunehmender Substitution.

- Eliminierung des radikalischen Elektrons durch Abspaltung eines Radikals und Bildung eines Kations.

Für diese Vorgänge gilt die in Kap. 16.2.2 behandelte Fragmentierungsregel der geraden Elektronenzahl.

In allen Fällen der massenspektrometrischen Fragmentierung müssen chemische Bindungen gespalten werden. Wichtig für die Wahrscheinlichkeit einer solchen Spaltungsreaktion sind die:

- Bindungsenergie
- Stabilität der gebildeten Fragmente.

Welche Bindungen werden bevorzugt gespalten?

Besteht die Wahl zwischen der Fragmentierung mehrerer energetisch etwa gleichwertiger Einfachbindungen, so wird diejenige bevorzugt, bei der die stabilsten Bruchstücke entstehen.

Besonders stabil sind Neutralmoleküle wie z. B. H_2O, CO, CO_2, HCN, $HCNO$, $HC{\equiv}CH$, $H_2C{=}CH_2$ u. a. (Tab. 16.2). Die Abspaltung solcher Moleküle ist daher begünstigt (Reaktion a, Abb. 16.1; Kap 16.2.2).

Stabile Neutralmoleküle

Der Energieinhalt organischer Kationen hängt von der Möglichkeit der Ladungsstabilisierung ab. Diese kann durch induktive Effekte, durch Mesomerie sowie durch Umlagerung erfolgen (vgl. Lehrbücher der organischen Chemie). Daher ist diejenige Spaltung begünstigt, die zu möglichst stabilen oder stabilisierbaren Kationen führt (Reaktion b, Abb. 16.1; Kap. 16.2.2).

Ladungsstabilisierung in Kationen

So ergeben sich zum Beispiel für das Molekülion $[A{-}B{-}C{-}D]^{+}$ (Abb. 16.1) mit drei in ihrer Bindungsstärke etwa gleichwertigen Einfachbindungen zwischen den Atomen A, B, C und D mehrere Spaltungsmöglichkeiten. Als bevorzugte Fragmentierung kann derjenige Vorgang angesehen werden, bei dem ein stabiles Neutralmolekül (Alternative a, Abb. 16.1) bzw. das stabilste Kation (Alternative b) gebildet wird.

Aus solchen Stabilitätsbetrachtungen und aus einem umfangreichen experimentellen Material sind Regeln für bevorzugte Spaltungsreaktionen im Massenspektrometer abgeleitet worden, für deren Anwendung auch EDV-Programme entwickelt wurden (Lit. 9).

Bevorzugte Spaltungsreaktionen

Spaltungsreaktionen einer chemischen Bindung

1. Alkylspaltung: Die Stabilität von Carbokationen nimmt in der Reihe $CH_3^+ < RCH_2^+ < R_2CH^+ < R_3C^+$ zu (R = Alkylrest) (Stabilisierung durch induktive Effekte, +I-Effekt; vgl. Lehrbücher der or-

Fragmentierung von Kohlenwasserstoffen

$$\left[-CH_2-CH_2-\overset{CH_3}{\underset{CH_3}{\overset{|}{\underset{|}{C}}}}- \right]^{\ddot{+}} \longrightarrow -CH_2-CH_2{\cdot} + {}^+\overset{CH_3}{\underset{CH_3}{\overset{|}{\underset{|}{C}}}}- \quad \text{nicht:} \quad \left[-CH_2-CH_2-\overset{CH_3}{\underset{CH_3}{\overset{|}{\underset{|}{C}}}}- \right]^{\ddot{+}}$$

ganischen Chemie). Daher findet in Kohlenwasserstoffketten die Spaltung bevorzugt an verzweigten C-Atomen statt (Abb. 16.6).

Fragmentierung von Olefinen

2. Allylspaltung: Die positive Ladung eines Carbokations kann durch die Mesomerie einer Doppelbindung stabilisiert werden. Daher findet an Doppelbindungen die Fragmentierung bevorzugt in **Allylstellung** statt (Abb. 16.7).

Wegen möglicher Umlagerungen ist diese Reaktion allerdings nur bedingt zur Festlegung der Position einer Doppelbindung im Molekül geeignet. Offensichtlich wurde in Abb. 16.7 das Kation $m/z = 93$ nach Umlagerung der Doppelbindung im Myrcen und Abspaltung eines Isopropylradikals (M-43) gebildet.

$$[-CH=CH-CH_2-\overset{\xi}{|}-CH_2-]^{+\cdot} \longrightarrow [-CH=CH-CH_2^+ \longleftrightarrow \ ^+CH-CH=CH_2]$$

nicht : $[-CH=CH-\overset{\xi}{|}-CH_2-CH_2-]^{+\cdot}$

Fragmentierung von Benzyl-Derivaten

3. Benzyl- oder Tropyliumspaltung: An entsprechend substituierten Benzolderivaten findet bevorzugt Spaltung in der **Benzylstellung** statt. Das Benzylkation stabilisiert sich durch Umlagerung zum sehr stabilen Tropyliumkation (Abb. 16.8).

Die Abspaltung eines Phenylkations ist weniger begünstigt. Wegen ihrer hohen Stabilität können sich auch andere Strukturen in Tropyliumkationen umlagern (Lit. 1,10).

$$[\text{Ph}-CH_2-\overset{\xi}{|}-X]^{+\cdot} \longrightarrow X^\bullet + \text{Ph}-CH_2^+ \xrightarrow{\text{Umlagerung}} \text{C}_7\text{H}_7^+$$

Tropylium-Kation

Fragmentierung von Ethern, Thioethern und Aminen

4. β-Spaltung (Oniumspaltung): An einfach gebundenen Heteroatomen (O, S, N) wird bevorzugt die C—C-Bindung zum β-C-Atom gespalten, weil sich das entstehende Kation durch Mesomerie stabilisiert. Dabei wird der schwerere Substituent bevorzugt eliminiert (Abb. 16.9). Diese Fragmentierung wird von einigen Autoren auch als α-Spaltung bezeichnet, weil die vom α-Kohlenstoff des Heteroatoms ausgehende Bindung gespalten wird (Lit. 5).

$$[R-X-CH_2-\overset{\xi}{|}-R']^{+\cdot} \longrightarrow R'^\bullet + [R-\overset{..}{X}-CH_2^+ \longleftrightarrow R-\overset{+}{X}=CH_2]$$

nicht: $[R-X-\overset{\xi}{|}-CH_2-R]^{+\cdot}$

Die Wahrscheinlichkeit der Fragmentierung steigt in folgender Reihenfolge an:

Cl, OH < Br < COOCH$_3$ < C=O < OCH$_3$ < SCH$_3$ < NHCOCH$_3$ < NH$_2$ < N(CH$_3$)$_2$

5. α-Spaltung: In Carbonylverbindungen wird bevorzugt die zur CO-Gruppe benachbarte, d. h. die vom α-Kohlenstoff ausgehende Bindung gespalten, weil das dabei gebildete Kation durch Mesomerie stabilisiert wird (Abb. 16.10).

Fragmentierung von Carbonylverbindungen

$$\left[R-CH_2-\overset{\}{\underset{\|}{C}}-R'\right]^{+\bullet} \longrightarrow R-CH_2{}^\bullet + \left[\overset{+}{\underset{|O|}{C}}-R' \longleftrightarrow \overset{}{\underset{+O|}{C}}-R'\right]$$

nicht: $\left[R-\overset{\}{}CH_2-\underset{\underset{|O|}{\|}}{C}-R'\right]^{+\bullet}$

Die Wahrscheinlichkeit der α-Spaltung steigt in folgender Reihenfolge:

COOH < COOCH$_3$ < C=O < $>$C$<$$^O_O$

Meist wird der schwerere Substituent bevorzugt eliminiert.

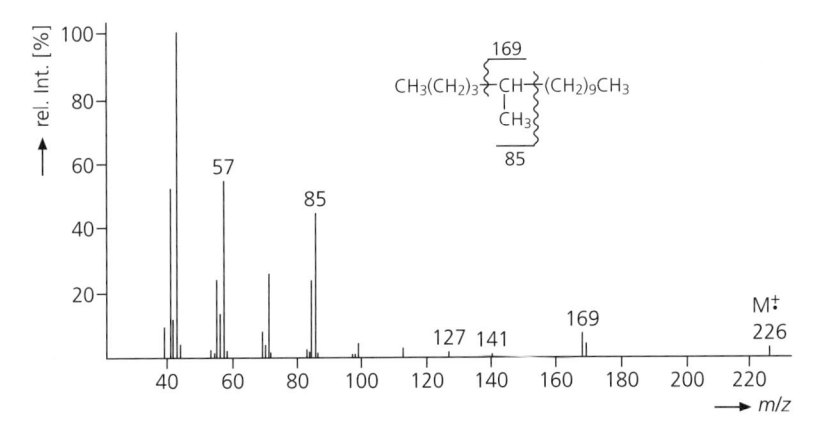

Abb. 16.6 EI-Massenspektrum von 5-Methylpentadecan

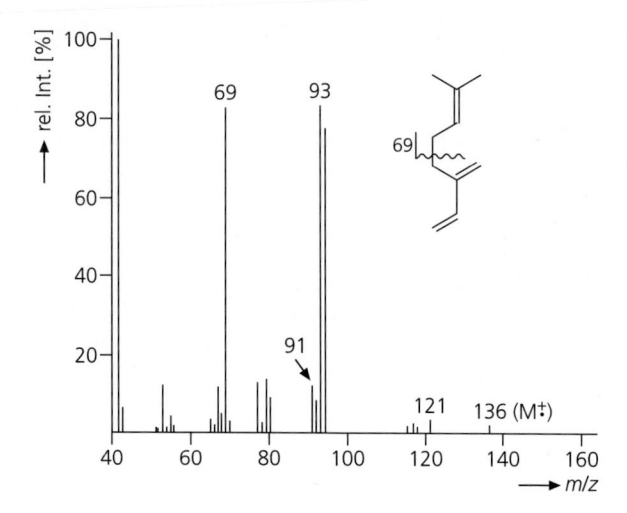

Abb. 16.7 EI-Massenspektrum von Myrcen

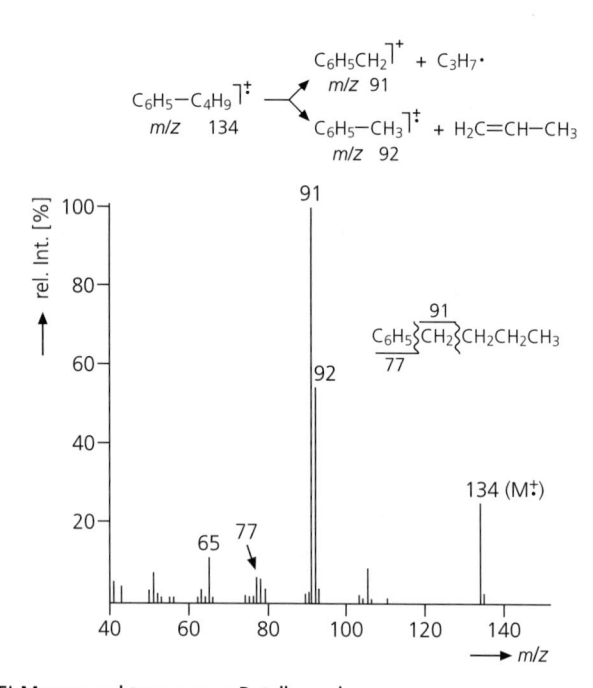

$$C_6H_5-C_4H_9\ ]^{+\cdot}_{m/z\ 134} \longrightarrow \begin{array}{l} C_6H_5CH_2\ ]^+ + C_3H_7\cdot \\ m/z\ 91 \\ C_6H_5-CH_3\ ]^{+\cdot} + H_2C=CH-CH_3 \\ m/z\ 92 \end{array}$$

Abb. 16.8 EI-Massenspektrum von n-Butylbenzol

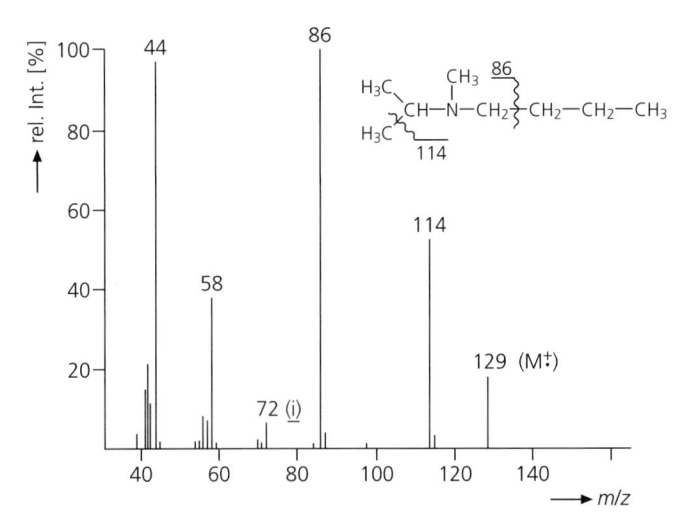

Abb. 16.9 EI-Massenspektrum von *N*-Methyl-*N*-isopropyl-*N*-butylamin

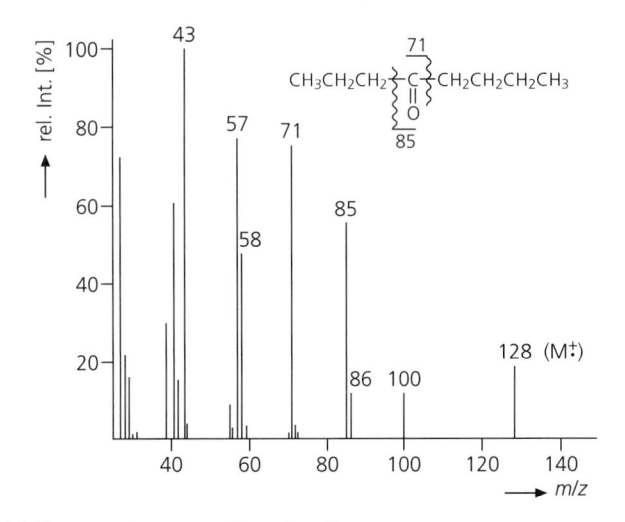

Abb. 16.10 EI-Massenspektrum von Propylbutylketon

Spaltung zweier Bindungen unter formaler Knüpfung neuer Bindungen

Retro-Diels-Alder-Reaktion (RDA-Reaktion). Verbindungen, die formal über eine Diels-Alder-Reaktion entstanden sein könnten, zerfallen oft in einer Retro-Diels-Alder-Reaktion (umgekehrte Diels-Alder-Reaktion) (Abb. 16.11).

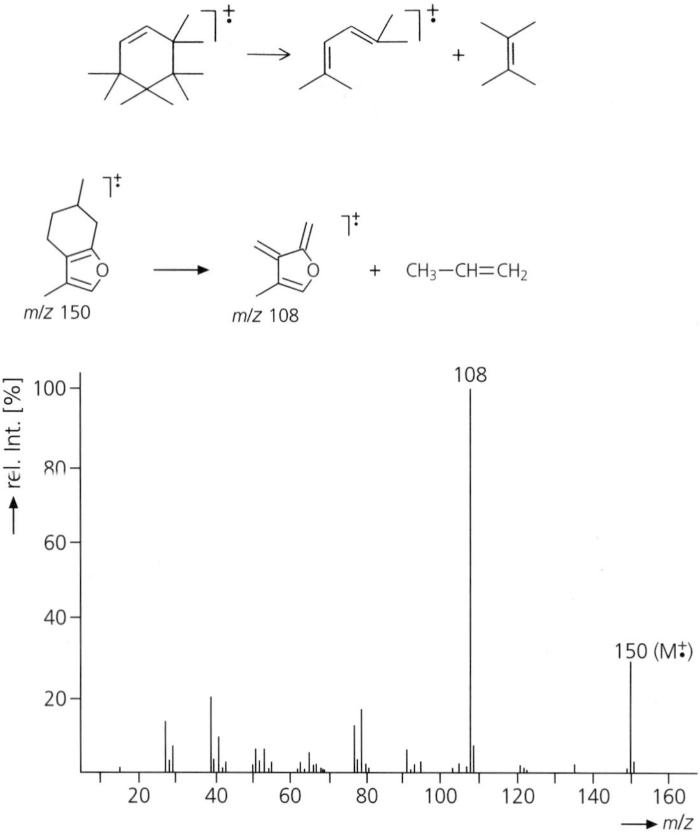

Fragmentierung von Cyclohexenderivaten

Abb. 16.11 Massenspektrum von Menthofuran

Die RDA-Reaktion kann auch von einem erst im Fragmentierungsablauf gebildeten Kation ausgehen. Die Ladung verbleibt meist am Dien. Wenn alternative Ladungsverteilung möglich ist (Kap. 16.2.2), wird zusätzlich auch das Dienophil im Massenspektrum registriert. Die RDA-Reaktion wird auch beobachtet, wenn der Cyclohexenring Heteroatome enthält oder Bestandteil eines größeren Ringsystems ist. Sie spielt bei der Fragmentierung von Naturstoffen (Mono-,

Sesqui-, Di- und Triterpene, Steroide, Flavonoide, Indol-Alkaloide, Tetrahydroisochinolin-Alkaloide u. a.) eine wichtige Rolle.

Umlagerungen; McLafferty-Umlagerung

Umlagerungen unter Verschiebung von Wasserstoffatomen sind in der EI-Massenspektrometrie häufig zu beobachten. Die wichtigste ist die **McLafferty-Umlagerung**. In ihrem Verlauf wird ein Wasserstoffatom über einen sechsgliedrigen Übergangszustand an ein anderes Atom (meist ein Heteroatom) umgelagert. Gleichzeitig wird das Molekül in zwei Bruchstücke aufgespalten (Abb. 16.12). Ob der Wasserstoff als Radikal, als Proton oder Anion wandert, ist noch nicht festgelegt (vgl. Lit. 1 bis 10). McLafferty-Umlagerung tritt ein, wenn im Molekül eine Mehrfachbindung und in γ-Stellung zu ihr ein H-Atom vorliegen.

Fragmentierung an Mehrfachbindungen unter Wasserstoffumlagerung

$$X = CH_2, O, S, NR$$
$$Y = H, Alkyl, OH, SH, SR, NH_2, NHR, NR_2$$

Die Reaktion kann z. B. bei Olefinen, Aromaten, Aldehyden, Ketonen, Säuren (Abb. 16.12) und Säurederivaten, Azomethinen, Hydrazonen, Oximen, Semicarbazonen und Sulfonsäureestern auftreten.

McLafferty-Umlagerung wird auch beobachtet, wenn die Atomgruppe X nicht doppelt gebunden ist, sondern ein freies Elektronenpaar besitzt. Hier tritt dreifache Spaltung ein.

McLafferty-Umlagerung an einfach gebundenen Atomgruppen

Diese Reaktion ist bei Alkoholen, Ethern, Mercaptanen, Thioethern und Halogenverbindungen möglich (Lit. 4, 7). McLafferty-Umlagerung kann z. B. ausgehend von Oniumionen eintreten, die durch eine β-Spaltung entstanden sind, wenn dort ein γ-H-Atom vorliegt (Lit. 5).

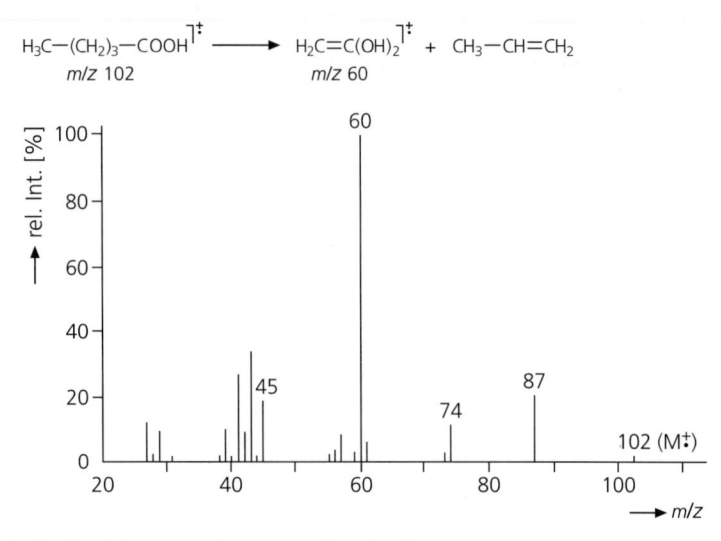

$$\text{H}_3\text{C}-(\text{CH}_2)_3-\text{COOH}]^{+\cdot} \longrightarrow \text{H}_2\text{C}=\text{C(OH)}_2]^{+\cdot} + \text{CH}_3-\text{CH}=\text{CH}_2$$
$$m/z\ 102 \qquad\qquad\qquad m/z\ 60$$

Abb. 16.12 EI-Massenspektrum von Valeriansäure

Folgespaltungen primär gebildeter Bruchstücke

Als Folgespaltungen bezeichnet man die weitere Fragmentierung der aus den Molekülionen primär gebildeten Bruchstücke.

Folgespaltung der Alkylspaltung

1. Olefinspaltung: Die bei der Alkylspaltung längerer Alkylketten entstandenen Kationen können durch Eliminierung von Olefinen weiter fragmentieren:

$$\text{R}-\text{CH}_2\!-\!\text{CH}_2-\overset{+}{\text{C}}\!\!\begin{array}{c}\text{R}\\ \text{R}\end{array} \longrightarrow \text{R}-\text{CH}_2^+ + \text{H}_2\text{C}=\text{C}\!\!\begin{array}{c}\text{R}\\ \text{R}\end{array}$$

Folgespaltung der α-Spaltung

2. Abspaltung von CO: Aus den durch α-Spaltung gebildeten Kationen wird Kohlenmonoxid eliminiert.

$$\text{R}-\overset{+}{\underset{\underset{\text{O}}{\|}}{\text{C}}} \longrightarrow \text{R}^+ + \text{CO}$$

Die Abspaltung von CO erfolgt auch im Rahmen von Skelettumlagerungen aus ungesättigten cyclischen Ketonen (Abb. 16.13) und bei Phenolen, die in diesem Fall formal in der Ketoform reagieren.

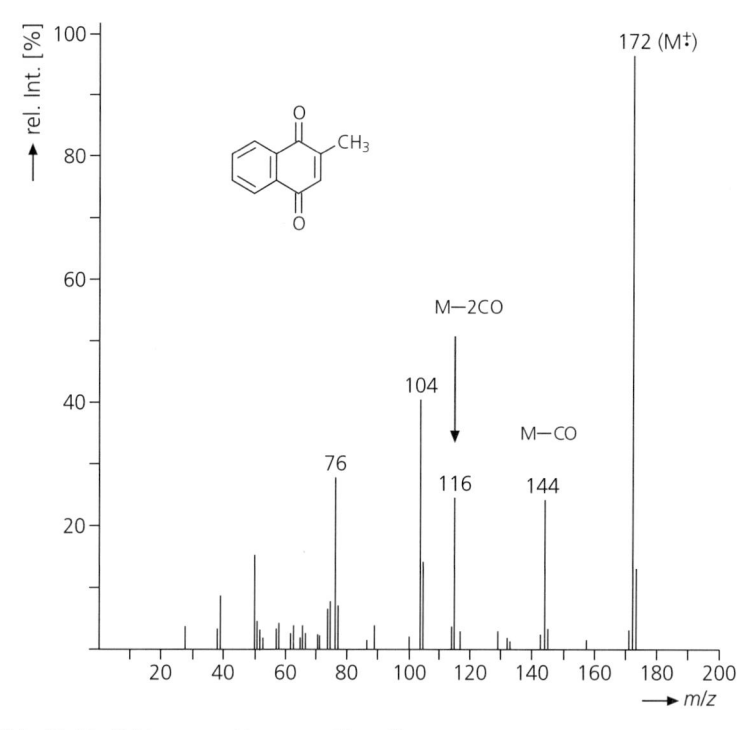

$$\left[R{-}\text{C}_6\text{H}_4{-}\text{OH} \rightleftharpoons \text{(cyclohexadienone)} \right]^{+\cdot} \longrightarrow \left[R{-}\text{C}_5\text{H}_5 \right]^{+\cdot} + \text{CO}$$

Abb. 16.13 EI-Massenspektrum von Menadion

3. Onium-Umlagerung: Außer der McLafferty-Umlagerung (s. o. unter Umlagerungen) unterliegen die bei der β-Spaltung gebildeten Onium-Ionen auch der Onium-Umlagerung.

Folgespaltung der β-Spaltung

$$R{-}\text{CH}_2\text{CH}_2\text{CH}_2{-}\overset{\displaystyle \diagdown\!\!\text{C}\!\!\diagup}{\underset{\|}{X}}{}^{+} \longrightarrow R{-}\text{CH}{=}\text{CH}_2 + H{-}\overset{\displaystyle \diagdown\!\!\text{C}\!\!\diagup}{\underset{\|}{X}}{}^{+}$$

Es erfolgt Wanderung eines Wasserstoffatoms von der Seitenkette an das Heteroatom. Die Seitenkette wird dabei als Olefin eliminiert. Aus O- und N-Acylverbindungen werden Ketene abgespalten (Abb. 16.14). Dies ist auch möglich, wenn diese keine aliphatischen H-Atome enthalten (z. B. Benzoylreste u. a.).

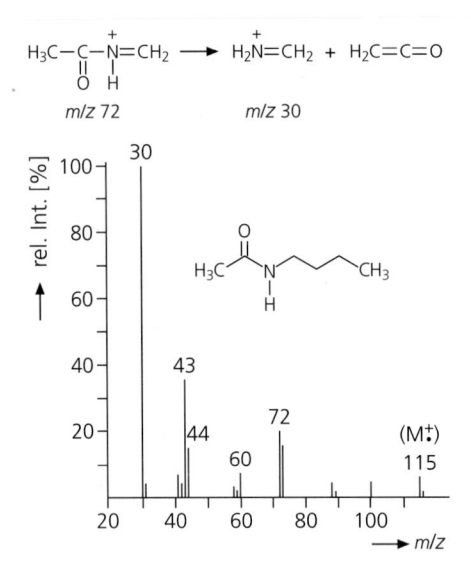

$$H_3C-\underset{\underset{H}{\overset{\overset{O}{\|}}{C}}}{-}\overset{+}{N}=CH_2 \longrightarrow H_2\overset{+}{N}=CH_2 + H_2C=C=O$$

m/z 72   m/z 30

Abb. 16.14 EI-Massenspektrum von N-Butylacetamid

16.3 Anwendung der EI-Massenspektrometrie zur Strukturaufklärung

16.3.1 Interpretation von EI-Massenspektren

Die EI-Massenspektrometrie besitzt zur Aufklärung der Struktur organischer Moleküle große Bedeutung. Im Folgenden sind wichtige Informationen über die Struktur einer Substanz zusammengestellt, die man dem EI-Massenspektrum entnehmen kann.

Informationen aus dem Signal des Molekülions

1. Die höchste im Spektrum auftretende Massenzahl entspricht im Allgemeinen der relativen Molekülmasse. Jedoch ist bei etwa 10 bis 20 % aller Substanzen der Molekularpeak nicht bzw. schlecht zu erkennen. Das erkennbare Signal mit der höchsten Massenzahl entspricht hier bereits einem Fragmention bzw. einem Reaktionsprodukt des thermischen Abbaus der Substanz vor der Ionisierung (Lit. 3, 5). Dies trifft häufig bei folgenden Verbindungsklassen zu: verzweigte aliphatische Kohlenwasserstoffe, Alkohole, Acetale, Ketale, aliphatische Amine, aliphatische Aldehyde, Carbonsäuren, Hydroxycarbonsäuren, Polyhydroxyverbindungen, Peptide. Zur Festlegung des Molekularpeaks können die folgenden Hilfsmittel herangezogen werden:

Liegt ein Molekülion vor?

- Überprüfung, ob plausible Massendifferenzen zu den nächsten Signalen auftreten. Massendifferenzen von 4 bis 14, bzw. 21 bis

25 zwischen Molekularpeak und erstem Fragment sind sehr unwahrscheinlich (Tab. 16.2).
- Aufnahme des Massenspektrums von Derivaten (Kap. 16.3.3).
- Erniedrigung der Elektronenenergie von 70 eV (Kap. 16.2.4) auf etwa 10 bis 30 eV, um Ionisierung herbeizuführen, aber die Fragmentierung zu unterdrücken.
- Anwendung weicher Ionisationsmethoden (Kap. 16.4).

2. Wenn die Substanz eine ungeradzahlige relative Molekülmasse besitzt, muss auf das Vorliegen einer ungeraden Zahl von Stickstoffatomen geschlossen werden (Tab. 16.1). Substanzen, die außer Kohlenstoff, Wasserstoff und Sauerstoff keine oder eine gerade Anzahl von Stickstoffatomen enthalten, besitzen eine geradzahlige relative Molekülmasse. Zu Fehlschlüssen kann die Bildung von M + 1-Ionen bei Alkoholen und Aminen führen.

Folgerungen aus einer ungeradzahligen Molekülmasse

Tab. 16.1 Im EI-Massenspektrum auftretende positive Ionen

	Radikalkationen (mit ungerader Elektronenzahl)	Kationen (mit gerader Elektronenzahl)
Symbol	[A]$^{+\cdot}$	[A]$^+$
Massenzahl	gerade*	ungerade*
Bildung	aus Radikalkationen	aus Radikalkationen und Kationen
Massendifferenz bei der Bildung	gerade**	aus [A]$^{+\cdot}$ ungerade** aus [A]$^+$ gerade**
Bildung aus dem Molekülion durch	Abspaltung eines Neutralmoleküls	Abspaltung eines ungeladenen Radikals
Hauptsächliches Vorkommen	im hohen Massenbereich	im niedrigen Massenbereich

* Wenn eine **ungerade** Zahl von N-Atomen im Molekül vorhanden ist, entgegengesetzt.
** Wenn das abgespaltene Neutralmolekül bzw. Radikal eine **ungerade** Zahl von N-Atomen enthält, entgegengesetzt.

3. Chlor und Brom stellen jeweils Isotopengemische mit größeren Anteilen (Cl: 24,23 %; Br: 49,31 %) der um zwei Masseneinheiten schwereren Isotope ^{37}Cl bzw. ^{81}Br dar. Daher treten bei Verbindungen, welche eines oder mehrere dieser Halogene enthalten, am Signal des Molekülions charakteristische Isotopenpeaks auf, die durch die leichteren und schwereren Isotope dieser Elemente verursacht werden (Isotopenprofile, Abb. 16.15).

Isotopenpeaks von Chlor und Brom

Isotopenpeaks anderer Elemente

Elemente, deren Verbindungen weniger intensive Isotopenpeaks bilden: $^{32}S/^{33}S/^{34}S/^{36}S$ (0,75/4,21/0,02); $^{12}C/^{13}C$ (98,90/1,10); $^{14}N/^{15}N$ (99,63/0,37); $^{16}O/^{17}O/^{18}O$ (99,76/0,04/0,20); $^{1}H/^{2}D$ (99,98/0,02); Reinelemente sind z. B. ^{19}F; ^{31}P; ^{127}I. Wegen des deutlichen Gehaltes an ^{13}C zeigen die Massenspektren aller Kohlenstoffverbindungen einen um eine Masseneinheit höheren Isotopenpeak, dessen Intensität $n \cdot 1{,}1\%$ des isotopenfreien Peaks beträgt (n = Zahl der C-Atome im Molekül, Lit. 9).

^{13}C-Peak bei Kohlenstoff

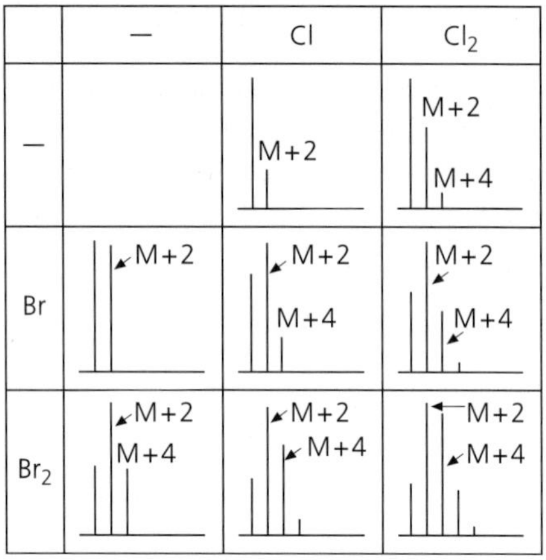

Abb. 16.15 Isotopenpeaks von Chlor und Brom

Informationen aus Signalen von Fragmentionen

Wichtige Signale zur Auswertung von EI-Massenspektren sind die **M-X-Signale**, die **Schlüsselbruchstücke** und die **Serien** (Abb. 16.16). Zu **Übergangssignalen** s. Lit. 1, 5, 7, 8, 10.

Primäre Abspaltungen aus dem Molekülion

M-X-Signale. Sie entsprechen der Differenz zwischen der Massenzahl des Molekülions und den schwereren Fragmentionen und zeigen die Abspaltung eines Teilchens X aus dem Molekülion an (Abb. 16.16). M-X-Signale lassen häufig Schlüsse auf funktionelle Gruppen zu (Übersichten über M-X-Signale vgl. Tab. 16.2; Lit. 1–10, 27).

Für bestimmte Strukturen charakteristische Signale

Schlüsselbruchstücke. Signale, welche charakteristisch für eine bestimmte Grundstruktur sind, bezeichnet man als Schlüsselbruchstücke (Abb. 16.16). Sie haben z. B. in der Massenspektrometrie von Alkaloiden Bedeutung (Übersichten vgl. Tab. 16.3, Lit. 7, 10, 27).

Charakteristische Signal-Folgen

Serien. Sie liegen hauptsächlich im niedrigeren Massenbereich (Abb. 16.16) und kennzeichnen eine Signalfolge, die auf bestimmte Grundstrukturen des Molekülgerüstes hindeuten kann. So weist z. B. die **Alkyl-Serie** mit den um jeweils eine CH_2-Gruppe (14 Masseneinheiten) verschiedenen Massenzahlen (m/z 15, 29, 43, 57, 71 usw.) auf das Vorliegen einer gesättigten aliphatischen Kette hin.

Tab. 16.2 Wichtige (M–X)-Signale in EI-Massenspektren (nach Lit. 1–10, 27, 28)

M–X	X	charakteristisch für
M–1	H·	Phenole, Phenolether, arom. u. aliph. Aldehyde, arom. u. aliph. Alkohole, Acetate, arom. Heterocyclen
M–2	H· + H· bzw. H_2	primäre aliph. Alkohole, kondensierte Aromaten
M–3	3 H· bzw. H_2 + H·	primäre aliph. Alkohole, primäre arom. Alkohole, Cyclohexen, Decalin
M–4 bis M–14		selten (Ausnahmen z. B.: Cyclohexen, Tetralin)
M–15	CH_3·	CH_3-haltige Substanzen, stark verzweigte Verbindungen (auch durch Umlagerung gebildet)
M–16	H_2N·	aliph. u. arom. Säureamide
M–17	·OH	aromatische Säuren (*m*- und *p*-substituiert), aliphatische Säuren, tert. Alkohole
	NH_3	Diaminoverbindungen
M–18	H_2O	Alkohole: (thermisch: prim. < sek. < tert. massenspektrometr.: prim. > sek. > tert.), Aldehyde, Ketone, aliph. Säuren, Dicarbonsäuren
M–19	H_2O + H·	
	F·	Fluorverbindungen ohne H
M–20	H_2O + 2 H·	höhermolekulare prim. Alkohole
	HF	Fluorverbindungen
M–21 bis M–25		selten
M–26	HC≡CH	unsubst. kondensierte Aromaten, Thiophen, Pyrrol (nicht Furan)
M–27	HCN	arom. Amine, *N*-Heterocyclen
M–28	CO	Chinone, Tropone, Tropolone, Phenole, Naphthole, O-haltige Heterocyclen (α-Pyrone, α-Pyridone, γ-Pyridone, Hydroxychinoline, Lactame)
	CH_2=CH_2	Aldehyde, arom. Ethylether, Isoalkane, Cyclohexene (McLafferty-Umlagerung)
	HCN + H·	
	N_2	

Tab. 16.2 Wichtige (M–X)-Signale in EI-Massenspektren (Fortsetzung)

M–X	X	charakteristisch für
M–29	$CH_2{=}CH_2 + H\cdot$	Cycloalkane
	$C_2H_5\cdot$	n-Alkane, Cycloalkane
	$\cdot CHO$	aromatische Aldehyde, Phenole
	$CO + H\cdot$	Chinone
	$CH_2{=}NH$	Purine
M–30	HCHO	einfache arom. Ether
	$CH_3NH\cdot$	selten
	NO	aromatische Nitroverbindungen, Nitrite, Nitrosoverbindungen
	C_2H_6 H_2N_2 CH_4N	selten
M–31	$\cdot OCH_3$	Methylester, Methylether, Dimethylacetale u. Ketale
	$\cdot CH_2OH$	verzweigte Alkohole
M–32	CH_3OH	ungesättigte Methylester, Methylester von Dicarbonsäuren
M–33	$H_2O + \cdot CH_3$	Terpene, Hydroxysteroide
	$\cdot SH$	Thiophenole, Isothiocyanate
M–34	H_2S	Mercaptane
M–35	^{35}Cl	Alkylchloride, Säurechloride
M–36	$H^{35}Cl$	Alkylchloride
	$2\,H_2O$	Di- u. Poly-Hydroxyverbindungen
M–37	^{37}Cl	Alkylchloride, Säurechloride
M–38	$H^{37}Cl$	Alkylchloride
M–40	$\cdot CH_2{-}C{\equiv}N$	
M–41	$CH_2{=}CH{-}CH_2\cdot$	
	CH_3CN	
M–42	$CH_3{-}CH{=}CH_2$	
	$CH_2{=}C{=}O$	Phenol- u. Enol-Acetate
	$NH_2{-}C{\equiv}N$	Purine, Pteridine

Tab. 16.2 Wichtige (M–X)-Signale in EI-Massenspektren (Fortsetzung)

M–X	X	charakteristisch für
M–43	·CH(CH$_3$)$_2$	
	·CH$_2$—CH$_2$—CH$_3$	
	CH$_3$CO·	
	HCNO	Purine, Dioxopiperazine, cyclische Peptide
M–44	CH$_3$CHO	aliphatische Aldehyde
	CO$_2$	
	CONH$_2$	arom. Säureamide
M–45	COOH	Carbonsäuren
	·OC$_2$H$_5$	Ethylester
M–46	HOC$_2$H$_5$	Ethylester
	NO$_2$	aromatische Nitroverbindungen
M–55	·C$_4$H$_7$	Butylester
M–56	C$_4$H$_8$	Arylalkane
	C$_4$H$_8$	Arylalkylether
M–57	C$_2$H$_5$CO	Ethylketone
M–60	CH$_3$COOH	Acetat

Tab. 16.3 Einige Schlüsselbruchstücke in EI-Massenspektren (nach Lit. 1–10)

m/z	Formel	Hinweis auf	m/z	Formel	Hinweis auf
105	C$_6$H$_5$CO	Benzoylderivate	86	C$_5$H$_{12}$N	Amine
	C$_6$H$_5$C$_2$H$_4$	Alkylbenzole		C$_5$H$_{10}$O	Ketone
99	C$_5$H$_8$O$_2$	Ketale, δ-Lactone	85	C$_4$H$_5$O$_2$	γ-Lactone
94	C$_6$H$_6$O	Phenoxyderivate		C$_4$H$_9$CO	Ketone
93/91	C$_4$H$_8$Cl	Chloralkane	81	C$_5$H$_5$O	Alkylfurane
			80	C$_5$H$_6$N	Alkylpyrrole
91	C$_6$H$_5$CH$_2$	Benzylderivate		C$_5$H$_4$O	Cyclopentenone
			79	C$_6$H$_7$	Alkene, Benzolderivate
89	C$_5$H$_9$O$_2$	Ester, Acetale, Ketale	77	C$_6$H$_5$	Aromaten
88	C$_5$H$_8$O$_2$	Ethylester, Methylester	76	C$_6$H$_4$	Aromaten
87	C$_5$H$_{11}$O	Alkohole, Ether	75	C$_3$H$_7$O$_2$	Dimethylacetale, Propionsäureester
	C$_4$H$_7$O$_2$	Ester, Säuren		C$_2$H$_7$OSi	O-Trimethylsilylderivate

Tab. 16.3 Einige Schlüsselbruchstücke in EI-Massenspektren (nach Lit. 1–10) Fortsetzung

m/z	Formel	Hinweis auf	m/z	Formel	Hinweis auf
74	$C_3H_6O_2$	Methylester, α-Methylcarbonsäuren	57	C_2H_5CO	Ethylketone, Ester
73	C_4H_9O	Alkohole, Ether	55	C_4H_7	Alkene, Cycloalkane
	$C_3H_5O_2$	Carbonsäuren, Acetate, Ester, Lactone		C_3H_3O	Cycloalkanone
			51	C_4H_3	Aromaten
	C_3H_9Si	Trimethylsilylderivate	48	SO	Sulfoxide, Sulfone
72	$C_4H_{10}N$	Amine	47	C_2H_7O	Diole, Ether
	C_4H_8O	Ketone, Aldehyde		CH_3S	Thiole, Thioether
71	C_3H_7CO	Propylketone, Ester	46	CH_2S	Thiole, Thioether
69	CF_3	Trifluormethylverbindungen		NO_2	Nitroverbindungen
65	C_5H_5	Benzylverbindungen	45	C_2H_5O	Alkanole, Methylether
				COOH	Carbonsäuren
63	C_5H_3	Aromaten		CHS	Thiole, Thioether
			44	C_2H_4O	Aldehyde, Alkanole
60	$C_2H_4O_2$	Carbonsäuren		C_2H_6N	Amine
	CH_2NO_2	Nitrite		CH_2NO	Amide, Urethane
				CO_2	Thermische Zersetzung
59	$C_2H_3O_2$	Methylester			
	C_3H_7O	Alkohole, Ether	43	CH_3CO	Acetylderivate
				HNCO	Urethane, Harnstoffe
58	C_3H_6O	Ketone, Aldehyde			
	C_3H_8N	Amine			

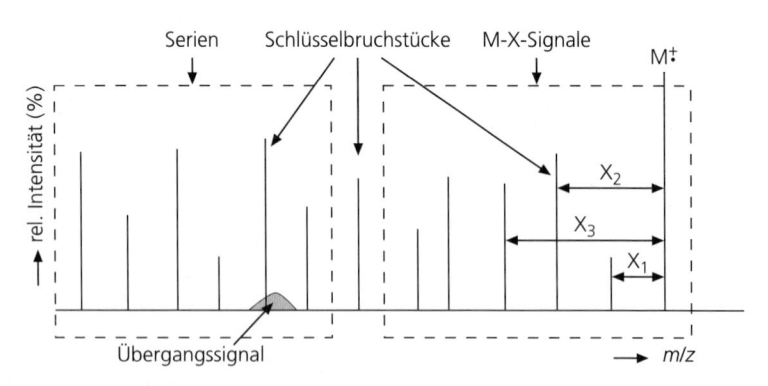

Abb. 16.16 Charakteristische Signale in EI-Massenspektren

16.3.2 Formulierung massenspektrometrischer Zerfallsreaktionen

Bei der Formulierung massenspektrometrischer Zerfallsreaktionen sollten folgende Punkte besonders beachtet werden (Lit. 1 bis 10) (vgl. auch Kap. 16.2.2):

1. Bei der Ionisierung (Kap. 16.2.1) wird das Elektron aus dem höchsten besetzten Molekülorbital (HOMO) entfernt (siehe aber Konzept der lokalisierten Ladung, Kap. 16.2.2). Für die Lokalisierung der Ladung kommen in Frage:

   - Nichtbindende Elektronen an Heteroatomen (O, N, S)
   - π-Elektronensysteme (Doppel- und Dreifachbindungen, Aromaten)
   - Tertiäre und quartäre aliphatische Strukturelemente.

   Wie formuliert man das Molekülion?

   Das bei der Formulierung des Molekülions benutzte Symbol ($\dot{+}$) (Kap. 16.2.2) ersetzt in der Strukturformel ein freies oder bindendes Elektronenpaar (vgl. **Konzept der lokalisierten Ladung**, Kap. 16.2.2).

2. Sind zwei oder mehrere Ladungszentren mehr oder weniger gleichberechtigt, so kann die Fragmentierung teilweise von dem einen, teilweise auch vom anderen Zentrum ausgehen. In diesem Falle sollte bei der Formulierung des Molekülions auf die Lokalisierung der Ladung an einem bestimmten Atom verzichtet werden (Kap. 16.2.2).

3. Für die Fragmentierung des Molekülions die meist vom Ladungszentrum ausgeht, gibt es zwei Möglichkeiten (vgl. auch Kap. 16.2.2):

   Primäre Fragmentierung des Molekülions

   - Abspaltung eines **Radikals** zur Entfernung des ungepaarten Elektrons (Alternative b, Abb. 16.1, Tab. 16.1)
   - Abspaltung eines stabilen Neutralmoleküls. Dabei wird der Nachteil der Erhaltung des ungepaarten **radikalischen** Elektrons durch den Energiegewinn bei der Bildung des Neutralmoleküls kompensiert (Alternative a, Abb. 16.1, Tab. 16.1). Häufig eliminierte Radikale und Neutralmoleküle vgl. Tab. 16.2 und Lit. 1 bis 10.

4. Die Fragmentierung des Molekülions kann auch von isomeren Strukturen ausgehen, die sich vor der Fragmentierung durch Umlagerungen ohne Änderung der Massenzahl bilden. Die Isomerisierung kann unterschiedliche Fragmentierungsabläufe einleiten.

5. Bei der Fragmentierung verbleibt die positive Ladung bei dem Bruchstück, bei welchem sie am besten (z. B. durch induktive Effekte, Mesomerie, Umlagerung) stabilisiert wird (Kap. 16.2.2).

Massendifferenz bei Fragmentierungsreaktionen

6. Bei Fragmentierungsreaktionen entspricht eine geradzahlige Massendifferenz der Abspaltung eines Neutralmoleküls, eine ungeradzahlige der Abspaltung eines Radikals. Besitzen Neutralmolekül oder Radikal eine ungerade N-Zahl, so ist die Massendifferenz bei ihrer Abspaltung umgekehrt (Tab. 16.1). Soll eine Massendifferenz von 14 der Abspaltung von CH_2 zugeordnet werden, so müssen klare Beweise hierfür vorliegen, weil Fragmentierungen von CH_2 in EI-Massenspektren unwahrscheinlich sind. Bei der Alkyl-Serie (Kap. 16.3.1) werden keine CH_2-Einheiten abgespalten, sondern die Fragmentierung der Alkyl-Kette findet jeweils an einem anderen Molekülion an einer anderen Stelle statt.

Weitere Fragmentierung von Kationen

7. Bei der Fragmentierung kann ein einmal gebildetes Kation mit gepaarten Elektronen nur selten wieder in ein Radikalkation mit ungepaartem Elektron übergehen. Dies gilt insbesondere für Kationen, die durch α-Spaltung entstanden sind (Fragmentierungsregel der geraden Elektronenzahl). Deshalb werden aus Kationen häufig Neutralmoleküle, aber selten Radikale eliminiert (Kap. 16.2.2).

Weitere Fragmentierung von Radikalkationen

8. Radikalkationen spalten sowohl Neutralmoleküle als auch ungeladene Radikale ab, d. h., sie bilden sowohl Radikalkationen, als auch Kationen (Fragmentierungsregel der geraden Elektronenzahl) (Kap. 16.2.2).

Bilanz der Fragmentierung

9. In der Bilanz des gesamten Fragmentierungsschemas sollte die Spaltung nur einer chemischen Bindung angenommen werden. Die Spaltung mehrerer Bindungen sollte in den Formeln durch formale aber denkbare Neuknüpfung von Bindungen (z. B. durch Formulierung von Ringen bzw. Doppelbindungen) kompensiert werden.

Struktur von Fragmenten

10. Die Strukturformeln von Fragmenten sind nur denkbare Möglichkeiten. Angaben über die wahre Struktur sind meist nicht möglich. In vielen Fällen ist es besser, nur die Summenformel anzugeben, als gewagte Spekulationen zu äußern.

Beurteilung der Intensität der Signale

11. In die Betrachtungen sollte auch die relative Intensität der Signale bzw. ihr Anteil an der Gesamtionisation ($\Sigma\%$) (Kap. 16.2.3) einbezogen werden. Die Intensität eines Signals wird im wesentlichen durch den Energieaufwand bei der Bildung des Teilchens und den Energieaufwand bei seiner Fragmentierung bestimmt. Ursache für ein intensives Signal eines Fragments kann demnach seine leichte Bildung oder seine hohe Stabilität bzw. beides sein.

Absicherung von Zerfallsreaktionen

Zur Absicherung eines massenspektrometrischen Zerfallschemas sollten folgende Hilfsmittel herangezogen werden:

■ Sinnvolle und kritische Anwendung der durch ein umfangreiches experimentelles Material gestützten empirischen Zerfallsregeln (vgl. Kap. 16.2.5) und der für strukturell ähnliche Verbindungen erhaltenen Ergebnisse (Hinweise vgl. Lit. 1, 3; über Massen-

spektren einzelner Verbindungsklassen vgl. Lit. 1 bis 10). Dafür wurden auch EDV-Programme entwickelt (Lit. 9).
- Bestimmung der Summenformeln wichtiger Signale durch doppelt fokussierende Massenspektrometrie (Kap. 16.6.1).
- Untersuchung von homologen bzw. verwandten Verbindungen.
- Ersatz von austauschbaren H-Atomen durch Deuteriumatome (Alkohole, Carbonsäuren, Enole, Amine, Imine) (Kap. 16.3.3). Hier müssen jedoch mögliche Umlagerungen der Deuteriumatome in Betracht gezogen werden (Lit. 1, 9).

Weiterführende Literatur zur Ableitung massenspektrometrischer Fragmentierungen s. Lit. 1 bis 10.

Als Beispiel für die Diskussion eines massenspektrometrischen Zerfallsmechanismus sollen die auf die intensivsten Signale bezogenen Fragmentierungsreaktionen des Aromatasehemmers Aminoglutethimid erwähnt werden (Abb. 16.17; Tab. 16.5).

Beispiel für einen Zerfallsmechanismus

In einem ersten Fragmentierungsschritt wird aus dem Molekülion (m/z 232) ein Fragment der Masse 28 abgespalten (M-28). Es hinterbleibt ein Radikalkation mit der geradzahligen Masse m/z 204, welches wegen der Geradzahligkeit seiner Masse noch beide Stickstoffatome enthalten muß (Tab. 16.1). Dies wird durch die Bestimmung der Summenformel $C_{11}H_{12}N_2O_2$ durch eine hochauflösende Messung bestätigt (Tab. 16.5). Offensichtlich wird das Neutralmolekül C_2H_4 eliminiert (Tab. 16.2), eine Reaktion, die durch eine **McLafferty-Umlagerung** (Kap. 16.2.5) zu erklären ist. In einer zweiten Reaktion, ausgehend vom Molekülion, wird durch **Alkylspaltung** bzw. **Benzylspaltung** (Kap. 16.2.5) der Base-Peak des Spektrums bei m/z 203 gebildet (M-29). Die Summenformel des entstehenden Kations beträgt $C_{11}H_{11}N_2O_2$ (Tab. 16.5). Eliminiert wurde offensichtlich ein Ethylradikal (Tab. 16.2). Die Reaktion kann gegenüber der McLafferty-Umlagerung als stark bevorzugt angesehen werden. Für das Signal m/z 175 wurde die Summenformel $C_{10}H_{11}N_2O$ ermittelt (Tab. 16.5). Wegen der ungeraden Massenzahl und zwei N-Atomen (Tab. 16.1) muss es sich um ein Kation handeln, dessen Bildung aus dem Kation m/z 203 durch Eliminierung des Neutralmoleküls CO zu erklären ist (Tab. 16.2; α-Spaltung, Kap. 16.2.5). Auch wäre die Bildung von m/z 175 aus dem Radikalkation m/z 204 durch Abspaltung eines Radikals ·CHO denkbar (Tab. 16.2) aber weniger wahrscheinlich. Aus dem Kation m/z 175 bildet sich offensichtlich das Kation m/z 132; ($C_9H_{10}N$) durch Eliminierung des stabilen Neutralmoleküls HNCO (Tab. 16.2).

Weitere Interpretationen, insbesondere der Signale mit geringer Intensität, wären im Rahmen der Identifizierung der Substanz kaum hilfreich. Auch sind exakte Angaben über die Struktur der Fragmente (insbesonders m/z 175 und 132) nicht möglich; die Strukturformeln der Abb. 16.17 stellen nur denkbare Möglichkeiten zur Diskussion. Cyclische Ionen (z. B. m/z 175) bzw. Olefine (z. B. m/z 132) wurden formuliert, um die Spaltung mehrerer Bindungen zu kompensieren (Kap. 16.3.2, unter Punkt 9).

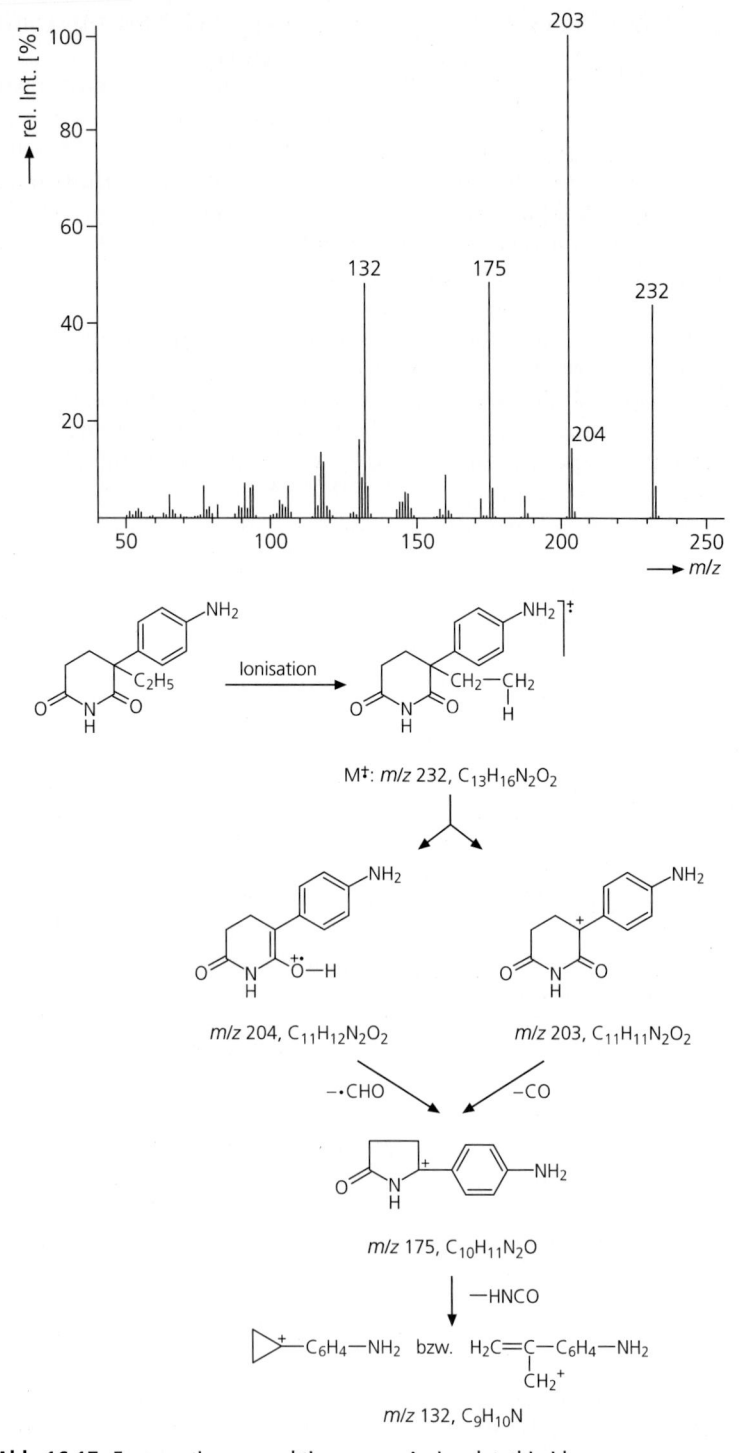

Abb. 16.17 Fragmentierungsreaktionen von Aminoglutethimid

$M^{+\cdot}$: m/z 232, $C_{13}H_{16}N_2O_2$

m/z 204, $C_{11}H_{12}N_2O_2$

m/z 203, $C_{11}H_{11}N_2O_2$

$-\cdot CHO$

$-CO$

m/z 175, $C_{10}H_{11}N_2O$

$-HNCO$

$\triangleright^+\!-C_6H_4\!-\!NH_2$ bzw. $H_2C\!=\!C\!-\!C_6H_4\!-\!NH_2$
$\phantom{\triangleright^+\!-C_6H_4\!-\!NH_2 \text{ bzw. } H_2C\!=\!C}\!\!|$
$\phantom{\triangleright^+\!-C_6H_4\!-\!NH_2 \text{ bzw. } H_2C\!=\!C}\text{CH}_2^+$

m/z 132, $C_9H_{10}N$

16.3.3 Verlauf der Auswertung von EI-Massenspektren

Zur Auswertung von EI-Massenspektren sind die folgenden Punkte wichtig:

1. Festlegung der Massenzahlen und relativen Intensitäten der Signale. Diese Daten sind den normierten Spektrenausdrucken zu entnehmen. Identifizierung von Verunreinigungen (s. u.). Häufig intensive Signale: m/z 18, 28, 32, 41, 91. Häufig wenig intensive Signale: m/z 19 bis 27, 40, 90.
2. Festlegung des Molekularpeaks. Ist das Signal mit der höchsten Masse bereits das Ergebnis einer thermischen oder massenspektrometrischen Fragmentierung? Über Veränderungen von Proben vor der Ionisierung s. u. Eventuell Aufnahme eines Spektrums mit einer Elektronenenergie zwischen 15 und 30 eV. Vorkommen von N, S, Cl, Br im Molekül aus der relativen Molekülmasse, bzw. aus den Isotopenpeaks (Isotopenprofile, Abb. 16.15, Kap. 16.3.1).
3. Suche nach doppelt geladenen Ionen.
4. Festlegung der M–X-Ionen (Kap. 16.3.1) geordnet nach der Abspaltung von Neutralmolekülen und Radikalen (Tab. 16.1, 16.2). Kontrolle des Molpeaks durch plausible Massendifferenzen.
5. Suche nach Schlüsselbruchstücken (Kap. 16.3.1, Tab. 16.3).
6. Auswertung des nach D_2O-Austausch gemessenen Spektrums (OH, NH, COOH) (s. u. unter Deuterierungen).
7. Suche nach Serien (Kap. 16.3.1).
8. Festlegung der Summenformel von Signalen mit hoher Intensität durch doppelt fokussierende Massenspektrometrie (Kap. 16.6.1).
10. Hypothese über Molekülstruktur und Zerfallsmechanismus.
11. Aufnahme und Auswertung der EI-Massenspektren von Derivaten (Hydrierung, Veresterung, Dehydratisierung usw.). Anwendung der Verschiebungstechnik (s. u. unter Verschiebungstechnik).

Wie wertet man ein Massenspektrum aus?

Identifizierung von Verunreinigungen

Massenspektren verunreinigter Substanzen sind als Gemischspektren meist wenig aussagekräftig. Hier sollte zur Vortrennung eventuell die Kopplung Gaschromatographie/Massenspektrometrie (Kap. 19) oder HPLC/Massenspektrometrie (Kap. 20) herangezogen werden. Häufig vorkommende Verunreinigungen sind:

- Lösungsmittel (Massenspektren von Lösungsmitteln vgl. Lit. 5)
- Begleitstoffe von Lösungsmitteln und Reagenzien (z. B. Stabilisatoren)
- Stoffe aus Laborgeräten (Weichmacher, Schlifffett, Filterinhaltsstoffe)
- Stoffe aus Dünnschichtplatten (evtl. Lumineszenzindikatoren)
- Trennflüssigkeiten aus Gaschromatographie-Säulen (Silicone)
- Öldämpfe aus Pumpen.

Verunreinigungen in Massenspektren

Folgende Fragmente von Verunreinigungen treten häufiger in Massenspektren auf:

- Phthalsäurederivate: m/z 149, 167, 279
- Acetylcitrattributylester: m/z 129, 185, 259, 329
- Tributylphosphat: m/z 99, 155, 211
- Siliconfett: m/z 133, 207, 281, 355, 429.

Zusätzliche Signale können auch durch Verunreinigung des Massenspektrometers entstehen (Memory-Effekt). Die Ionenquellen der Geräte sollten regelmäßig gereinigt werden.

Thermische Reaktionen vor der Fragmentierung

Schon während des Verdampfens der Probe bei höheren Temperaturen können eine Reihe von Reaktionen eintreten. Diese werden teilweise durch das Material der Einlassteile katalysiert und hängen daher auch vom Gerätetyp ab. Die Massenspektren der Umsetzungsprodukte überlagern diejenigen der Probe.

Zersetzungsreaktionen vor der Fragmentierung

Folgende Reaktionen werden häufiger beobachtet:
- Dehydrierungen. Übertragung von Wasserstoffatomen von einem Molekül auf das andere (Disproportionierung), insbesondere wenn die Dehydrierung zu einem aromatischen System führt.
- Decarbonylierungen z. B. von α-Ketocarbonsäuren.
- Dehydratisierungen hauptsächlich von Substanzen mit Hydroxygruppen, aber auch von N-Oxiden, Lactamen u. a.
- Decarboxylierungen insbesondere von β-Ketocarbonsäuren und aromatischen Carbonsäuren.
- Abspaltung von Carbonsäuren aus Acyloxyderivaten (Esterpyrolyse) z. B. Eliminierung von Essigsäure (M-60).
- Retro-Diels-Alder-Reaktionen. Diese massenspektrometrisch wichtige Reaktion kann auch thermisch ablaufen bzw. beide Reaktionen verlaufen dann parallel.
- Umlagerung von Doppelbindungen.
- Isomerisierungsreaktionen des Grundgerüstes.
- Abbau der Hydrosalze von Stickstoffverbindungen. Man erhält das Spektrum der Base.
- Desalkylierung. Abspaltung von Alkylgruppen aus quartären Ammoniumsalzen.
- Hofmann-Eliminierung. Abspaltung des Anions aus quartären Ammoniumsalzen als Säure unter Bildung einer Olefinstruktur.
- Substitutionsreaktionen. Ausgehend von quartären Ammoniumsalzen kommt es zu einer Substitutionsreaktion durch das Anion an einem Substituenten des Ammoniumsalzes.
- Umalkylierungen. In selteneren Fällen können CH_3- bzw. C_2H_5-Gruppen von Estern, Ethern und Aminen intermolekular auf Amine und Alkohole übertragen werden. Dabei erfolgt Rückübertragung eines Protons, sodass die Massendifferenz 14 bzw. 28 beträgt.

Deutierungen

Die gezielte Markierung durch Deuterium kann zur Absicherung von Fragmentierungsreaktionen führen (Arbeitsvorschriften vgl. Lit. 5).

Problemlos ist die Deuterierung austauschbarer Protonen von OH-, NH- und COOH-Gruppen. Aromatische Protonen werden mit DCl, D_2O, D_3PO_4 oder D_2SO_4 ausgetauscht. α-Protonen an Carbonylgruppen sind mit NaOD, CH_3ONa/CH_3OD u. a. Basen deuterierbar. Bei tertiären N-Methylverbindungen kann die Methylgruppe durch Umsetzung mit CD_3I gegen eine CD_3-Gruppe ausgetauscht werden. Auch katalytische Deuterierungen von Doppelbindungen, Deuterierungen von Carbonylverbindungen mit $LiAlD_4$ u. a. lassen sich durchführen (vgl. Lit. 5). In jedem Fall sollte nach der Deuterierungsreaktion der Markierungsgrad bestimmt werden (Lit. 5).

Ersatz von Wasserstoff durch Deuterium

Derivatisierungen

Derivatisierungen werden in der Massenspektrometrie eingesetzt zur Verbesserung der:

- Verdampfbarkeit
- Spektreninterpretation.

Die Verbesserung der Verdampfbarkeit ist häufig notwendig zur Verhinderung thermischer Reaktionen insbesondere bei der Kopplung Gaschromatographie/Massenspektrometrie. Es werden die gleichen Verfahren wie in der Gaschromatographie, meist Silylierungen oder Acylierungen, herangezogen (Kap. 19).

Zur Verbesserung der Spektreninterpretation sind chemische Umsetzungen funktioneller Gruppen geeignet. Zum Beispiel bringt die Umsetzung von Ketonen zu Ethylenketalen erhebliche Verbesserungen für die Auswertung (Lit. 5).

Verschiebungstechnik

Die Verschiebungstechnik (**Shift-Technik**) wird zur Identifizierung von Substanzen mit gleichem Grundgerüst aber unterschiedlichen Substituenten eingesetzt, z. B. bei Alkaloiden, Terpenen, Steroiden u. a. Aus der Zunahme der Massenzahlen der charakteristischen Fragmente gegenüber der Grundsubstanz gelingt es, die zusätzlichen Substituenten zu lokalisieren (siehe z. B. Lit. 5). Bei der Absicherung von Fragmentierungsreaktionen durch Derivatisierung und Deuterierung schließt man umgekehrt aus der Massenzunahme auf die Gültigkeit einer Fragmentierungsreaktion.

Shift-Technik

16.4 Massenspektrometrie mit anderen Ionisationsmethoden

Nachteile der Elektronenstoß-Ionisation

Bei massenspektrometrischen Untersuchungen durch Elektronenstoß-Ionisation (EI-MS) können sich folgende Schwierigkeiten ergeben:

- Bei der EI-MS (Kap. 16.2.1) werden verhältnismäßig hohe Energiebeträge auf das Molekül übertragen. Dies führt oft zu einer starken Fragmentierung, sodass kein Molekülpeak vorliegt.

- Bei schlecht verdampfbaren Substanzen, z. B. stark polaren oder höhermolekularen Verbindungen ist die Messung eines EI-Massenspektrums nicht möglich, wenn vor der Verdampfung schon Zersetzung eintritt.

Es ist deshalb das Ziel anderer Ionisationsmethoden, die auf die Moleküle übertragene Energie zu begrenzen, um die Fragmentierung des Molekülions zu unterdrücken (**weiche Ionisationsmethoden**). Andererseits wurden Ionisationsmethoden für schwer verdampfbare Verbindungen entwickelt. Die in den Kap. 16.2 und 16.3 aufgeführten Zerfallsregeln beziehen sich auf EI-Massenspektren. Bei anderen Ionisationsmethoden (Kap. 16.1.1) kann die Fragmentierung anders verlaufen (s. Lit. 5), oder es findet kaum Fragmentierung statt. Im Folgenden soll das Prinzip der wichtigsten Methoden beschrieben werden.

16.4.1 Weiche Ionisationsmethoden
Chemische Ionisation

Reaktionen bei der Chemischen Ionisation

Die Chemische Ionisation (CI, Lit. 5, 20) ist eine der schonendsten Ionisierungsmethoden. Die Probe (Druck: ca. 10^{-8} Pa; ca. 10^{-6} Torr) wird zusammen mit einem größeren Überschuss eines **Reaktand-Gases**, z. B. Methan (Druck: 10^2 Pa; ca. 1 Torr) in die Elektronenstoß-Ionenquelle eingeführt. Es erfolgt zunächst Elektronenstoß-Ionisation des Reaktand-Gases, z. B. Methan:

$$CH_4 \xrightarrow{70\,eV} CH_4^+ + e^-$$

Bildung von Quasimolekülionen

Wegen des verhältnismäßig hohen Methandruckes werden durch Zusammenstöße von Methan-Molekülionen mit noch nicht ionisierten Methanmolekülen Protonen auf die letzteren übertragen:

$$CH_4^+ + CH_4 \rightarrow CH_5^+ + CH_3\cdot$$

Die gebildeten CH_5^+-Kationen (protoniertes Methan) können nun durch Abgabe von Protonen die Probe (M|) ionisieren:

$$CH_5^+ + M| \rightarrow MH^+ + CH_4$$

Die Quasimolekülionen MH^+ fragmentieren und man erhält ein **CI-Massenspektrum** (Abb. 16.18).

Als **Reaktand-Gase** werden außer Methan noch eingesetzt: H_2, Isobutan, Alkohole, He, CO_2, N_2, NO, NH_3 u. a. Im Falle nicht wasserstoffhaltiger Reaktand-Gase kommt es durch einen Ladungsaustausch mit den Molekülen der Probe zur Bildung von Radikalkationen (z. B. Helium):

Reaktand-Gase für die Chemische Ionisation

$$He \rightarrow He^{+\cdot} + e^-$$
$$M| + He^{+\cdot} \rightarrow M^{+\cdot} + He$$

Die Intensität von Ionisation und Fragmentierung kann durch die Auswahl des Reaktand-Gases gesteuert werden (Lit. 5). Das Verfahren der chemischen Ionisation hat für die Arzneimittelanalytik große Bedeutung.

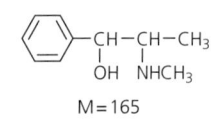

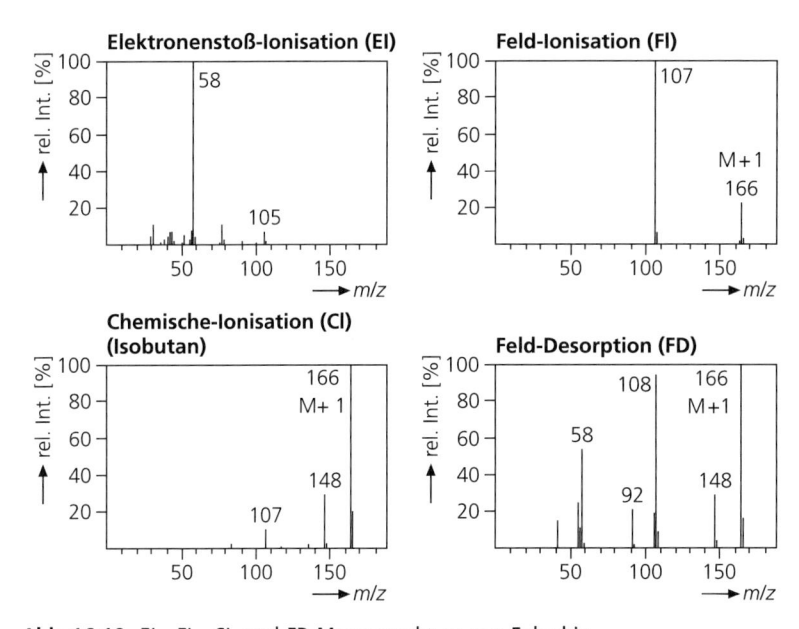

Abb. 16.18 EI-, FI-, CI- und FD-Massenspektren von Ephedrin

Feld-Ionisation

Bei der **Feld-Ionisation** (FI) wird Molekülen, die in ein starkes elektrisches Feld eingebracht werden ($E\ 10^7$ bis 10^8 V · cm^{-1}), durch die Anode ein Elektron entzogen. Dabei werden energiearme Molekülionen und M + 1-Ionen gebildet, die in geringerem Maße fragmentieren (Lit. 5, 7) (Abb. 16.18).

16.4.2 Ionisation schwer verdampfbarer Verbindungen
Feld-Desorption

Die Lösung der Probe wird auf einen Metalldraht aufgebracht, der als Anode geschaltet ist. Ähnlich wie bei der Feld-Ionisation werden durch Anlegen starker elektrischer Felder positive Ionen desorbiert (Feld-Desorption, FD) und massenspektrometrisch vermessen (Abb. 16.18, Lit. 5). Die Methode eignet sich zur Untersuchung stark polarer, schwer flüchtiger Verbindungen z. B. von Ammoniumsalzen, Peptiden, Antibiotika u. a.

Fast-Atom-Bombardment-Massenspektrometrie

Vorteile der FAB-MS

In der Fast-Atom-Bombardment-Massenspektrometrie (FAB-MS) können Verbindungen bis zu Molmassen von ca. 20 000 amu vermessen werden. Besondere Bedeutung hat diese Methode für die Untersuchung von Glycosiden, Saponinen, Peptiden, Proteinen, polaren Lipiden u. a.

Ionisation bei der FAB-MS

Die Probe wird in einer Matrix gelöst, z. B. Glycerol, Thioglycerol, *m*-Nitrobenzylalkohol (*m*-NBA) und in dünner Schicht in eine Metallmulde eingebracht (Abb. 16.19). Dann wird mit beschleunigten, neutralen Atomen oder Ionen (Argon, Xenon, Caesium-Ionen) beschossen (Atomkanone), deren kinetische Energie 10–15 keV beträgt (fast atom bombardment, zu den Vorgängen in der Atomkanone siehe Lit. 5). Dabei werden sowohl positive Ionen (positive mode) als auch

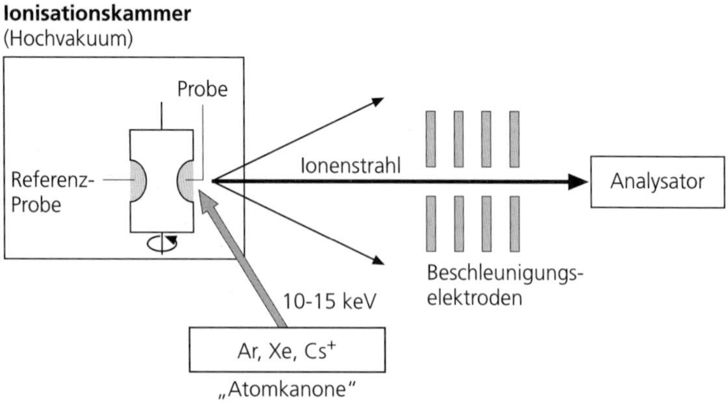

Abb. 16.19 Prinzipieller Aufbau einer FAB-Ionenquelle

negative Ionen (negative mode) gebildet, die jeweils vermessen werden können. Die FAB-MS positiver Ionen wird häufiger eingesetzt. Durch Drehung des Probenhalters um 180 °C ist z. B. auch die Messung einer Referenzprobe möglich (Abb. 16.19). Die Verwendung von beschleunigten Caesium-Ionen oder anderen Ionen wird auch als **Fast Ion Bombardement** (FIB) oder als **Liquid Secundary Ion MS** (LSIMS) bezeichnet (s. Lit. 5).

Im FAB-Massenspektrum können Ionen aus folgenden Reaktionen auftreten (Tab. 16.4):

- Reaktionen der Probemoleküle
- Matrix-Probe-Reaktionen
- Matrix-Matrix-Reaktionen

Reaktionen bei der FAB-MS

Tab. 16.4 Ionen in FAB-Massenspektren (Matrix: *m*-Nitrobenzylalkohol, *m*-NBA) (*) häufiger auftretende Signale)

Ionen aus Reaktionen der Probenmoleküle	m/z
$[M+K]^+$; $[M+Cl]^-$	$M+39$; $M+35/37$*)
$[M+Na]^+$	$M+23$*)
$[M+K-H]^+$	$M+38$
$[M+Na-H]^+$	$M+22$
$[M+2H]^+$	$M+2$
$[M^-+2H]^+$	$M+2$
$[M+H]^+$	$M+1$*)
M^+, M^-	M
$[M-H]^-$	$M-1$*)
$[M^+-2H]^-$	$M-2$*)

Ionen aus Matrix-Probe-Reaktionen	
$[M+m\text{-NBA}]$	$M+153$

Ionen aus Matrix-Matrix-Reaktionen		
	n	m/z
$[(m\text{-NBA})_n+H]^+$	1–10	$153\,n+1 = 154$; 307; 460; 613
$[(m\text{-NBA})_n-H]^-$	1–10	$153\,n-1 = 152$; 305; 358
$[(m\text{-NBA})_n+Na]^+$	1–3	$153\,n+23 = 176$; 329; 482
$[(m\text{-NBA})_n+K]^+$	1–3	$153\,n+39 = 192$; 345; 498
Benzylspaltung von *m*-NBA		M-17: 136

Der irrtümliche Einbezug von Matrix-Matrix-Reaktionen in die Auswertung kann zu Fehlinterpretationen führen (Lit. 11).

Ionen aus Reaktionen der Probenmoleküle. Eine häufige Reaktion ist die Bildung von positiven Ionen durch Protonierung von basischen Gruppen der Probenmoleküle: $[M+H]^+$; $[M^-+2H]^+$ (positive mode) oder von negativen Ionen durch Deprotonierung von Probemolekülen mit sauren Gruppen $[M-H]^-$; $[M^+-2H]^-$ (Tab. 16.4). Die Protonen werden von der Matrix geliefert oder von dieser aufgenommen. Zur Erzeugung von mehr $[M+H]^+$-Ionen können der Probe Säuren (z. B. HCl) zugesetzt werden. Für die Bildung dieser Ionen ist die Protonenaffinität der Probe im Verhältnis zur Protonenaffinität der Matrix von Bedeutung. Zur Bildung negativer Ionen werden auch stärker basische Matrices verwendet, die leichter Protonen aufnehmen, z. B. Diethanolamin. Wichtig ist die Bildung von **Cluster-Ionen** durch Anlagerung von Alkalikationen an die Probenmoleküle (Tab. 16.4). Zur verstärkten Erzeugung derartiger Ionen werden weniger polaren Proben (z. B. Kohlenhydraten) Alkalisalze (z. B. Natriumacetat) zugesetzt. Auch kommt es zum Austausch von acidem Wasserstoff gegen K^+- oder Na^+-Ionen (Tab. 16.4). Seltener erfolgt die Bildung von $M^{+\cdot}$-Ionen oder $M^{-\cdot}$-Ionen oder von nicht radikalischen M^+-Ionen oder M^--Ionen.

Ionen aus Matrix-Probe-Reaktionen. Möglich ist die Bildung von Cluster-Ionen durch Anlagerung der Matrix an die Probenmoleküle (Tab. 16.4). Nicht sehr häufig sind Ionen aus chemischen Reaktionsprodukten zwischen Matrix und Probe (Substitutionen, Veresterungen, Reduktionen z. B. von Peptid-Disulfid-Bindungen).

Ionen aus Matrix-Matrix-Reaktionen. Es bilden sich Cluster-Ionen durch Anlagerung von Alkalikationen an die Matrix (Tab. 16.4) oder Cluster-Ionen aus Reaktionen der Matrix mit sich selbst.

Fragmentierung und Spektreninterpretation. In der FAB-MS steht die Bestimmung der relativen Molekülmasse im Vordergrund. Es treten allerdings häufiger Signale von Cluster-Ionen auf, die eine höhere Masse als die Untersuchungssubstanz aufweisen. Bei der Interpretation sollten daher zunächst alle eventuell aus Matrix-Probe-Reaktionen und Matrix-Matrix-Reaktionen gebildeten Ionen ausgeschlossen werden (Tab. 16.4). Zu Reaktionen mit Glycerol als Matrix s. Lit. 11. Bezüglich der Fragmentierung überlagern sich die Zerfallskaskaden verschiedener Ionen. Dabei sind folgende wichtige Reaktionen zu unterscheiden:

- Fragmentierung der Moleküle der Matrix, z. B. $[\text{Glycerol}+H^+-H_2O]^+$, $m/z = 75$ oder Benzylspaltung von m-NBA, $m/z = 136$.
- Fragmentierung der durch chemische Reaktionen der Matrix-Mo-

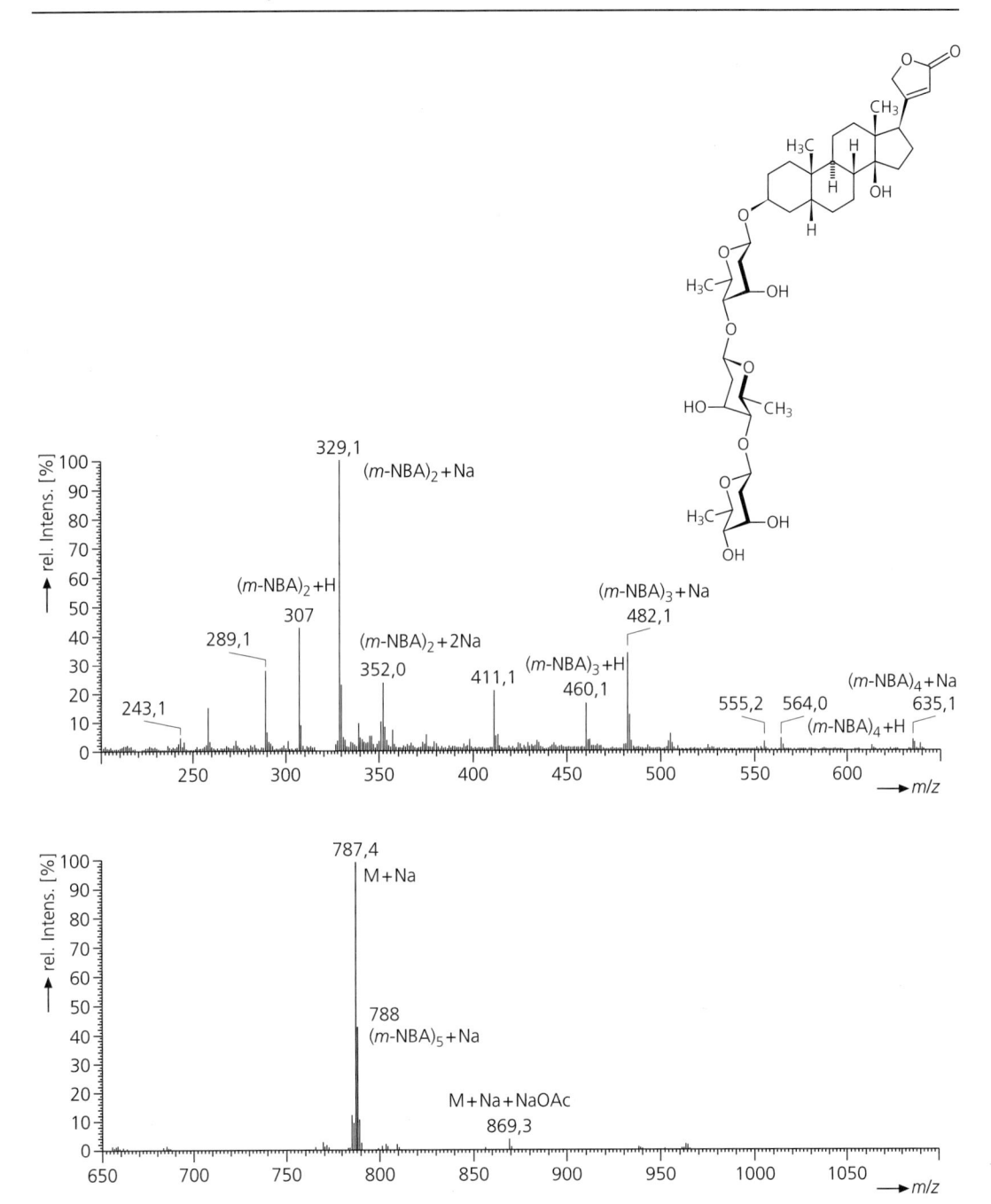

Abb. 16.20 FAB-Massenspektrum von Digitoxin (Matrix m-Nitrobenzylalkohol/m-NBA/Natriumacetat; die positive Ladung der Ionen wurde weggelassen)

leküle untereinander gebildeten Verbindungen; bei Glycerol mit m/z 183; 153; 123 (positive mode); m/z 181; 151; 121 (negative Mode) (Lit. 11).
- Fragmentierung der $[M + H]^+$-bzw. $[M + Na]^+$-Ionen (FAB-spezifische Fragmentierungen). Wasserabspaltungen sind selten. Bei Glycosiden kommt es zur Bildung von $[M-(Monosaccharid)_n + Na]^+$-Ionen ($n = 1-3$).

Im Übrigen können mit Einschränkung auch die Fragmentierungsregeln der EI-MS zur Interpretation herangezogen werden (Kap. 16.2.5).

FAB-MS von Digitoxin

Ein Beispiel für mögliche Schwierigkeiten bei der Auswertung von FAB-Massenspektren zeigt Digitoxin (Abb. 16.20) mit m-NBA/Natriumacetat als Matrix. Dort entspricht ein Signal bei 787,4 dem Cluster $[M + Na]^+$ und das davon kaum unterscheidbare Ion bei 788 dem Cluster $[(m - NBA)_5 + Na]^+$. Die Reihe der Cluster $(m\text{-NBA})_n + Na$ ($n = 2-4$) ist ebenfalls vorhanden, sowie mit geringerer Intensität die Reihe $n \cdot (m\text{-NBA}) + H$ für $n = 2-5$ (Tab. 16.4).

Matrixunterstützte Laserdesorptions-Ionisation

Die matrixunterstützte Laserdesorptions-Ionisation (MALDI-MS) kombiniert mit einem **Flugzeit-Analysator** (TOF, Kap. 16.5.3) wird meist zur Bestimmung der Molekülmasse von Peptiden und Proteinen bis zu einem Wert von ca. 100 000 amu eingesetzt (s. Lit. 5). Als Energiequelle verwendet man einen Laserimpuls, daher die ursprüngliche Bezeichnung Laserdesorptions-Ionisation (LDI). Die Probe wird im Verhältnis 1 : 10 000 mit einer Matrix gemischt und die Mischung auf ein Target gebracht. Als Matrices werden z. B. verwendet: 2,5-Dihydroxybenzoesäure, Sinapinsäure, Zimtsäure, α-Cyano-4-hydroxyzimtsäure u. a. Die Matrix hat folgende Funktionen:

Laser als Energiequelle

Aufgaben der Matrix-Substanz

- Verdünnung der Probe zur Verhinderung von Wechselwirkungen der Probenmoleküle untereinander
- Absorption von Laserenergie und Übertragung als Desorptionsenergie auf die Probe
- Schutz der Probe vor photolytischer Zersetzung
- Lieferung der zur Ionisierung benötigten Protonen.

Die auf dem Target befindliche Probe wird meist mit einem **gepulsten Stickstofflaser** bei 337 nm bestrahlt. Diese Wellenlänge liegt im Bereich der Absorptionsmaxima der oben genannten Matrixsubstanzen. Diese nehmen die Energie auf, übertragen Protonen auf die Probe oder übernehmen Protonen von der Probe und liefern auch die zur Desorption notwendige Energie. Meist werden 5–100 Impulse nacheinander zur Verbesserung des Signal-Rausch-Verhältnisses auf die Probe geleitet. Dabei bilden sich hauptsächlich $[M + H]^+$- und

[M + 2H]²⁺-Ionen oder [M + Alkalimetall]⁺-Ionen oder [M − H]⁻ und [M − 2H]²⁻-Ionen. In der MALDI-Ionenquelle sind Fragmentierungen normalerweise selten (z. B. M − H₂O; M − NH₃; M − CH₃OH).

Bildung von Ionen

Ein spezielles Verfahren bildet die **MALDI-Post-Source-Decay-MS** (MALDI-PSD-MS). Hier werden nicht nur die in der Ionenquelle gebildeten Fragmentionen registriert, sondern auch Ionen, die sich erst auf dem Wege durch den Flugzeit-Analysator bilden. Diese werden nach MS/MS-Untersuchung (Kap. 16.6.3) zur Sequenzanalyse von Peptiden und Proteinen herangezogen.

MALDI-PSD-MS

Negativ-Ionisation; Elektronen-Anlagerungsspektren

Bei verhältnismäßig geringer Elektronenenergie erfolgt Anlagerung von Elektronen an die Probenmoleküle unter Bildung von Anionen (Kap. 16.2.1). Erfolgt die Einlagerung des Elektrons in ein antibindendes Orbital, so findet auch Fragmentierung nach spezifischen Fragmentierungsmustern statt. Andernfalls kann das Elektron auch wieder emittiert werden.

$$AB + e^- \rightarrow AB^- \rightarrow A + B^-$$

16.5 Massenspektrometrie mit anderen Methoden der Ionentrennung

Neben der Magnet-Fokussierung (Kap. 16.2.4) werden auch folgende Einrichtungen zur Ionentrennung eingesetzt (Lit. 11):

- Elektrostatische Analysatoren
- Quadrupol-Analysatoren
- Flugzeit-Analysatoren (TOF), time of flight).
- Ion-Trap-Analysatoren (Ionenfalle)
- Ionen-Zyclotron-Resonanz-Analysatoren (FT-ICR-MS)

Analysatoren

Wichtige Charakteristika von Massen-Analysatoren sind (Kap. 16.2.4):

- Massenbereich
- Auflösungsvermögen ($m/\Delta m$ für 10 % Tal, Kap. 16.2.4)
- Messgeschwindigkeit.

16.5.1 Elektrostatische Analysatoren

Der elektrostatische Analysator (Abb. 16.21) besteht aus zwei Kondensatorplatten, von denen die eine positiv und die andere negativ aufgeladen ist. Der Ionenstrahl der Analysensubstanz wird durch einen Eintrittsspalt zwischen die Kondensatorplatten geleitet. Dort werden alle Ionen mit gleicher Energie – unabhängig von ihren m/z-Werten – auf den gleichen Punkt am Austrittsspalt fokussiert. Die elektrostatische Fokussierung hat Bedeutung als Bestandteil der **Doppelfokussierung** (Kap. 16.6.1). Der Massenbereich liegt in der Größenordnung bis 20 000 amu.

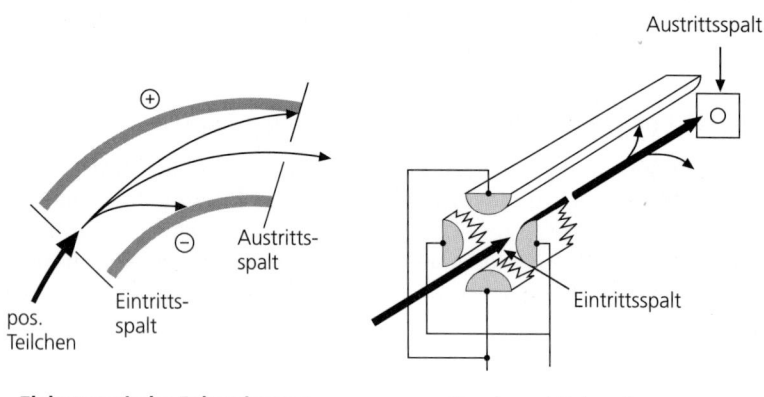

Elektrostatische Fokussierung   **Quadrupol-Fokussierung**

Abb. 16.21 Methoden der Ionentrennung

16.5.2 Quadrupol-Analysatoren

Funktion des Quadrupol-Analysators

Im Quadrupol-Analysator (Abb. 16.21) wird der Ionenstrahl der Analysensubstanz in Längsrichtung zwischen vier parallel angeordnete Metallstäbe geleitet. Zwischen jeweils einem gegenüberliegenden Stäbepaar liegt eine Gleichspannung an, der ein Hochfrequenzfeld überlagert ist. Die Phase zwischen den Stäbepaaren ist um 180° verschoben. Für eine gegebene Spannung hängt die Bahn, welche die Ionen in Längsrichtung zwischen den Stäben durchlaufen, von ihrer Masse ab, d. h. es gelangen nur Teilchen einer bestimmten Masse an den Austrittsspalt. Durch Veränderung der Spannung kann die nächsthöhere Masse den Austrittsspalt treffen usw.

Wegen ihrer kurzen Registrierzeit und des geringen Raumbedarfs wird die Quadrupol-Fokussierung häufig in der Kopplung Gaschromatographie/Massenspektrometrie eingesetzt (Kap. 19). Der Massenbereich reicht bis 2000 amu (Lit. 5, 6).

16.5.3 Flugzeit-Analysatoren

Beziehung zwischen Flugzeit und Masse

Die Flugzeit eines Ions auf einer festgelegten feldfreien Flugstrecke der Länge s nach Verlassen der Ionenquelle mit einer definierten kinetischen Energie (E_{kin}) ist der Quadratwurzel seiner Masse (m) proportional. Die kinetische Energie beträgt:

$$E_{kin} = \frac{1}{2} \cdot m \cdot U^2$$

$$U^2 = \left(\frac{s}{t}\right)^2 = \frac{2 \cdot E_{kin}}{m}$$

$$t = \sqrt{\frac{s^2}{2 \cdot E_{kin}} \cdot m} = k \cdot \sqrt{m} \qquad \text{(Gl. 16.11)}$$

Gleichung für die TOF-Messung

U = Geschwindigkeit
s = Flugstrecke
t = Flugzeit
k = Faktor

Daher kann durch Messung der Flugzeit t die Masse m eines Teilchens ermittelt werden (Flugzeit-Analysatoren, time of flight, TOF-Analysatoren). Derartige TOF-Analysatoren werden hauptsächlich in der MALDI-MS eingesetzt (s. Kap. 16.4.2).

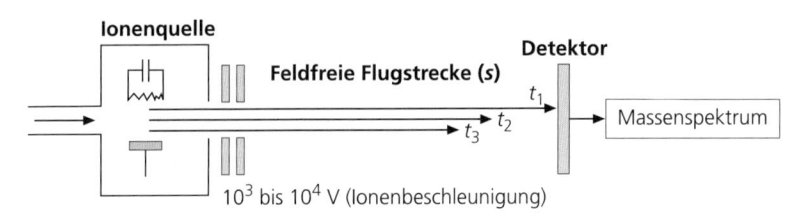

Abb. 16.22 Flugzeit-Analysator (TOF)

Die in der Ionenquelle gebildeten Ionen verschiedener Masse werden zunächst durch einen Spannungsimpuls von 10^3 bis 10^4 V auf die gleiche kinetische Energie beschleunigt. Sie durchfliegen dann eine feldfreie Flugstrecke (s) von etwa 1 m. Die leichteren Teilchen erreichen den Detektor eher als die schwereren (Gl. 16.11). Die Flugzeit liegt in der Größenordnung von 1–30 Mikrosekunden. Am Detektor wird direkt das Massenspektrum registriert, beginnend mit den Ionen kleiner Massen.

TOF-Analysator

16.5.4 Ion-Trap-Massenspektrometrie

Im Ion-Trap-Massenspektrometer erfolgen Ionisation, Ionentrennung und Ionendetektion diskontinuierlich nacheinander in der gleichen Kammer, der Ion-Trap (Ionenfalle, Ion-Trap-Detektor, ITD) (Abb. 16.23). Dort wird die dampfförmige Probe zunächst durch einen kurzzeitigen Elektronenstrahl von 1 ms Dauer durch Elektronen-

Arbeitsweise der Ionenfalle

stoß ionisiert (EI-Ionisation). Die dabei gebildeten Ionen befinden sich innerhalb einer Ringelektrode, an der eine variable Hochfrequenz-Spannung anliegt. Bei niedriger Hochfrequenz-Spannung kreisen zunächst leichte Ionen (mit einem niedrigen m/z-Wert) innerhalb des Ringes auf einer stabilen Bahn (eigentlich auf einer komplizierteren stabilen Ellipsen-Bahn, Lissajous-Bahn nach dem Physiker J. Lissajous). Wird die Hochfrequenz-Spannung leicht erhöht, so fliegen diese Ionen nach außen, ihre Bahn wird destabilisiert. Teilweise gelangen sie durch eine Öffnung in der Abschirmung an den Empfänger (Multiplier), während jetzt Ionen höherer Masse (mit höheren m/z-Wert) gespeichert werden. Bei kontinuierlicher Erhöhung der Hochfrequenz-Spannung können Ionen aller Massen (aller m/z-Werte) nacheinander registriert werden. Die Ionenfalle wurde von dem Physiker W. Paul (Bonn) entwickelt (Nobelpreis 1989).

Lissajous-Bahn

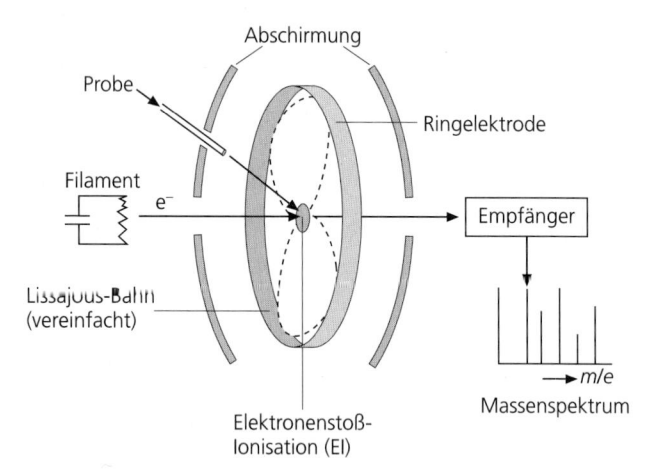

Abb. 16.23 Ion-Trap-Massenspektrometrie

Die Ion-Trap-Massenspektrometrie ist durch folgende Eigenschaften gekennzeichnet:

- Niedriger Massenbereich bis ca. 1000 amu.
- Hohe Scan-Geschwindigkeit, die für Kopplungen mit Gaschromatographie und Flüssigchromatographie gut geeignet ist (Kap. 19 und 20).
- Hohe Empfindlichkeit.
- Nachteil ist, dass wegen Stößen von Molekülen untereinander häufiger keine reinen EI-Spektren gemessen werden. Durch Beifügung von Reaktandgasen innerhalb der Ion-Trap ist chemische Ionisation möglich.
- MS/MS kann durchgeführt werden (Kap. 16.6.2).

16.5.5 Ionen-Zyklotron-Resonanz-Analysatoren

Die massenspektrometrisch erzeugten Fragment-Ionen werden in eine Zelle geleitet, die sich in dem homogenen Magnetfeld eines supraleitenden Magneten (> 3 Tesla) befindet (Ion-Zyclotron-Resonanz-Zelle, ICR-Zelle). Sie bewegen sich dort auf Kreisbahnen senkrecht zur Richtung der Feldlinien. Die Frequenz („Zyklotron-Frequenz") ihrer Bewegung ist umgekehrt proportional dem Verhältnis aus Masse und Ladung (m/z). Ein auf die Ionen gerichtetes Wechselstromsignal (Radiofrequenz) („Zyklotron-Resonanzfrequenz") hebt alle Ionen gleicher m/z-Werte auf die gleiche höhere Kreisbahn. Die Bewegung jeder Ionenart (m/z) im Magnetfeld induziert einen messbaren Wechselstrom. Seine Frequenz ist vom m/z-Verhältnis abhängig. Dieser nimmt nach Abschaltung des Anregungsstromes kontinuierlich exponentiell ab. Seine Abklingkurve wird durch Empfänger-Elektroden aufgenommen und durch Fourier-Transformation (FT, siehe Kap. 13.3.3) in das Massenspektrum überführt (Lit. 5). Vorteile der FT-ICR-MS sind das hohe Auflösungsvermögen und die Massengenauigkeit (Lit. 5). Die Methode wird auch mit der Gaschromatoghraphie und der HPLC gekoppelt.

16.6 Spezielle Methoden der Massenspektrometrie

16.6.1 Doppelt fokussierende Massenspektrometrie

Mit Ausnahme des Kohlenstoffisotops ^{12}C sind die Atommassen der Elemente wegen Besonderheiten des Atombaus, z. B. wegen des Massendefektes nicht ganzzahlig (Kap. 16.1.2). So besitzt z. B. CO die relative Molmasse 27.994915 amu; für C_2H_4 mit der gleichen Massenzahl 28 ergibt sich 28.03130 amu. Wichtig ist, dass die isotopenreinen Atommassen, nicht die mittleren Atommassen zur Berechnung herangezogen werden. Kann die Massenzahl experimentell auf etwa fünf Dezimalstellen genau bestimmt werden, so lässt sich umgekehrt daraus die Summenformel berechnen (Lit. 2, 5). Die genaue Massenbestimmung wird durch **doppelt fokussierende, hochauflösende Massenspektrometrie** durchgeführt.

Man verwendet dabei einen elektrostatischen und einen Magnet-Analysator, die hintereinander geschaltet sind (Abb. 16.24, **Doppelfokussierung**). Dadurch wird das Auflösungsvermögen bis auf ca. 150000 gesteigert (Kap. 16.2.4). Die Bestimmung der Massenzahlen erfolgt nach der **Peak-matching-Methode**. Hierbei wird die unbekannte Masse mit der exakten Masse eines Referenzfragments verglichen. Daneben werden auch folgende Verfahren zum Vergleich mit einer

Atommassen sind nicht ganzzahlig

Berechnung der Summenformel von Molekülen

Peak-matching-Methode

```
Einlass-    →  Ionen-   →  elektrostat.   →  Magnet-         →  Empfänger
systeme        quelle       Fokussierung      Fokussierung
```

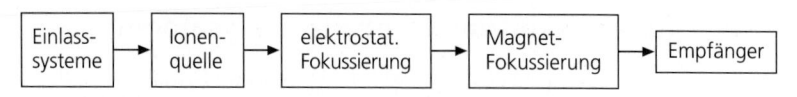

Abb. 16.24 Doppelt fokussierende Massenspektrometrie

Referenzsubstanz eingesetzt (Lit. 5): Belichtung von Photoplatten, Magnetstrom-Scan.

Die Auswertung wird durch EDV durchgeführt. Man erhält **Massenlisten** (Tab. 16.5) mit den Summenformeln des Molekülions und der Fragmentionen (**element maps**). Oft werden auch die Summenformeln unter Berücksichtigung, dass ein Atom des Kohlenstoffs ^{13}C vorliegt, berechnet. Dies ist in Tab. 16.5 nur für m/z 204 angegeben. Man sieht daraus, dass das Signal m/z 204 auch den Isotopenpeak des Signals m/z 203 mit einem Kohlenstoffatom ^{13}C beinhaltet (Kap. 16.3.1, Absatz 3). Die Abweichungen von der theoretischen Masse sind in mmu (millimass unit), d. h. für die dritte Stelle nach dem Komma angegeben. Für jedes Fragment wird die Summe aus Ringen und Doppelbindungen (R + Db) errechnet. Zur Auswertung s. Kap. 16.3.2.

Beispiel einer Massenliste

Tab. 16.5 Massenliste der intensiven Signale im durch Hochauflösung gemessenen Massenspektrum von Aminoglutethimid (Spektrum: Abb. 16.17)

Masse [amu]	Intensität [%]	Abweichung[*] [mmu]	R+Db[**]	Summenformel ^{12}C	^{13}C	^{1}H	^{14}N	^{16}O
232,1213	46,45	−0,1	7,0	13	0	16	2	2
204,0865	14,43	−4,1	7,5	10	1	11	2	2
		3,4	7,0	11	0	12	2	2
203,0817	100	0,3	7,5	11	0	11	2	2
175,0883	38,10	−1,1	6,5	10	0	11	2	1
132,0806	40,80	0,7	5,5	9	0	10	1	0

[*] Abweichung der Masse der berechneten Summenformel vom theoretischen Wert in Milli-Masseneinheiten
[**] Summe aus Ringen und Doppelbindungen

16.6.2 Kombination mehrerer Analysatoren

Durch Kombination von 2–3 Analysatoren (ähnlich der doppelt fokussierenden Massenspektrometrie, Kap. 16.6.1) können weitergehende Informationen über Entstehung und Zerfall einzelner Ionen erhalten werden. Dies kann auch zur Identifizierung der verschiedenen Bestandteile von Gemischen herangezogen werden. Das Arzneibuch beschreibt die folgenden Kombinationen (Ziffer 2.2.43):

DADI-Massenspektrometrie: (direct analysis of daughter ions) auch als MAIKES oder MIKES bezeichnet (mass analysed ion kinetic energy spectrometry). Zur Messung wird ein doppelt fokussierendes Massenspektrometer mit umgekehrter Anordnung der Analysatoren verwendet (Abb. 16.25). Hinter der Ionenquelle befindet sich ein 1. feldfreier Raum, an den sich der Magnet-Analysator anschließt. Hinter einem 2. feldfreien Raum ist der elektronische Analysator angeordnet.

Analysator-Kombinationen im Arzneibuch

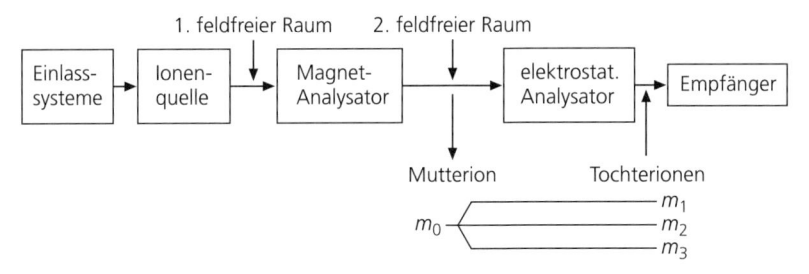

Abb. 16.25 DADI-Massenspektrometrie

Tochter-Ionen-Modus: Zunächst wird im Magnet-Analysator ein metastabiles **Mutter-Ion** (m_0) ausgewählt (Abb. 16.25). Dieses zerfällt im 2. feldfreien Raum in **Tochter-Ionen** (m_1, m_2, m_3), die im elektrostatischen Analysator getrennt und danach registriert werden. Zerfällt das Mutter-Ion m_0 im zweiten feldfreien Raum nicht spontan, so kann es dort durch Stöße, z. B. mit Heliumatomen zur Fragmentierung gebracht werden (stoßaktivierte Dissoziation; CAD: collision-activated-dissoziation).

Stoßaktivierte Dissoziation

Mutter-Ionen-Modus: Es werden alle in der Ionenquelle gebildeten Ionen (Mutter-Ionen) gesucht, die ein bestimmtes Tochter-Ion bilden. Nur dieses wird im zweiten Analysator registriert.

Neutral-Verlust-Modus: Es werden alle Ionen gesucht, die ein bestimmtes Neutralteilchen verloren haben. Dies kann charakteristisch für eine bestimmte Verbindungsklasse sein.

Kombination von drei Quadrupol-Analysatoren (TSQ-Geräte: triple stage quadrupole):
Im Anschluss an die Ionenquelle sind 3 Quadrupol-Analysatoren hintereinander angeordnet (Q_1, Q_2, Q_3). In Q_1 kann ein bestimmtes Ion ausgewählt werden, das im Quadrupol Q_2 durch Stöße mit Heliumatomen zerfällt (Kollisionsaktivierung). Die gebildeten Fragmente werden im Quadrupol-Analysator Q_3 getrennt. Q_2 fungiert gewissermaßen als zweite Ionenquelle. Damit sind die bei der DADI-MS beschriebenen drei Verfahren ebenfalls möglich. Die Methode ist für die pharmazeutische Analytik geeignet, insbesondere wenn sie mit der HPLC gekoppelt wird (Kap. 20).
Die Methode der **Tandem-Massenspektrometrie** (Massenspektrometrie/Massenspektrometrie; MS/MS) ist wie die TSQ-Methode (s.

Identifizierung von Gemisch-Bestandteilen durch MS/MS

oben) besonders zur Identifizierung der Bestandteile von komplexen Gemischen geeignet (Lit. 5). So können z. B. Naturstoffe direkt aus Pflanzenmaterial oder Arzneistoffmetaboliten ohne weitere Aufarbeitung aus Urin identifiziert werden.

In der MS/MS werden zwei Massenspektrometer (MS I, MS II) hintereinander geschaltet. Im MS I wird das Gesamtgemisch meist durch Chemische Ionisation umgesetzt. Bei der Trennung im MS I können die **Molekülionen eines der Gemischbestandteile** separiert und in das MS II eingeleitet werden. Dort werden sie erneut angeregt. Sie zerfallen und man registriert ein für diese Komponente charakteristisches Massenspektrum. MS I stellt gewissermaßen das Trennsystem dar, MS II ist der Detektor.

16.7 Anwendungen der Massenspektrometrie in der Pharmazie

Die Massenspektrometrie findet in der Pharmazie Anwendung zur **Strukturaufklärung** (Kap. 16.3). Wegen der Spezifität und des geringen Substanzbedarfes (je nach Methode 0,5 pg bis 0,5 mg) ist sie auch zur qualitativen und quantitativen Analyse von Arzneistoffen geeignet. Ein zweites besonders wichtiges Anwendungsgebiet bildet die **Gemischanalyse**. Dazu gehört die massenspektrometrische Analyse von Arzneistoffen in Körperflüssigkeiten und Organen, insbesondere in der pharmakokinetischen, biochemischen und physiologischen Analytik und in der Toxikologie (Lit. 11). Geeignet ist sie auch zur online-Analyse von Pflanzenmaterial (Lit. 22). Ein Nachteil ist die Zerstörung der Substanz. Im Arzneibuch wird die Massenspektrometrie in ihren verschiedenen Ausführungsformen als allgemeine Methode (Ziffer 2.2.43) beschrieben (Lit. 28). Die Ph.Eur. 6.0 (Ziffer 2.2.58) beschreibt auch die ICP-Massenspektrometrie (ICP-MS) durch Ionisation in einem induktiv gekoppelten Hochfrequenzplasma (Argon-Plasma, Lit. 2, 29). Mit dieser Methode sind ca. 70 Elemente (bzw. Isotope) bestimmbar.

16.7.1 Identifizierung von Arzneistoffen; Kopplung der Massenspektrometrie mit chromatographischen Trennverfahren

Die Massenspektrometrie ist wegen der hohen Substanzspezifität zur Identifizierung von Arzneistoffen und Naturstoffen geeignet. Zusammen mit der relativen Molekülmasse kann das Fragmentierungsbild, auch bei Substanzen der gleichen Stoffgruppe, wie ein Fingerabdruck zur Identifizierung führen. Dazu wurden Spektrenbibliotheken für Arzneistoffe und Arzneistoffmetaboliten aufgebaut (z. B. Lit. 15). Bibliotheksuche und Spektrenvergleich werden durch Einsatz der EDV erleichtert.

Zur qualitativen und quantitativen Analyse von **Substanzgemischen** wird die Massenspektrometrie mit leistungsfähigen chromatographischen oder elektrophoretischen Methoden kombiniert:

Kombination von Massenspektrometrie und Chromatographie

- Gaschromatographie, GC-MS (Kap. 19)
- Hochleistungs-Flüssigchromatographie, HPLC-MS (Kap. 20)
- Kapillarelektrophorese, CE-MS (Kap. 29)
- Thermoanalyse, TA-MS

Wegen der unterschiedlichen Gegebenheiten bei diesen Verfahren mussten dafür spezielle Methoden entwickelt werden (s. Kopplung von Gaschromatograph und Massenspektrometer; Kombination der Massenspektrometrie mit der Flüssigkeitschromatographie).

Kopplung von Gaschromatograph und Massenspektrometer

Die **Kopplung von Gaschromatograph und Massenspektrometer (GC-MS-Kopplung)** vereinigt die gute Trennfähigkeit des Gaschromatographen mit dem im Nanogramm- und Picogramm-Bereich liegenden Substanzbedarf und der Substanzspezifität der Massenspektrometrie. Sie kann z. B. zum Nachweis und zur quantitativen Bestimmung kleinster Substanzmengen in biologischem Material (Organe, Körperflüssigkeiten, Mageninhalt) eingesetzt werden. Die GC/MS-Kopplung erfordert eine schnelle Registrierung der Massenspektren. Daher werden häufig schnell reagierende **Quadrupol-Analysatoren** oder **Ion-Trap-Analysatoren** (Kap. 16.5.2) eingesetzt. Eine Besprechung erfolgt in Kap. 19.

Vorteile der GC/MS-Kopplung

Die Nachweisgrenze von Substanzen in einer GC/MS-Kombination kann durch Messmethoden wie Single-Ion-Detection oder Multiple-Ion-Detection noch erniedrigt werden.

Single- und Multiple-Ion-Detection

Zur Messung wählt man aus dem Massenspektrum der gesuchten Substanz ein oder mehrere möglichst intensive, charakteristische Si-

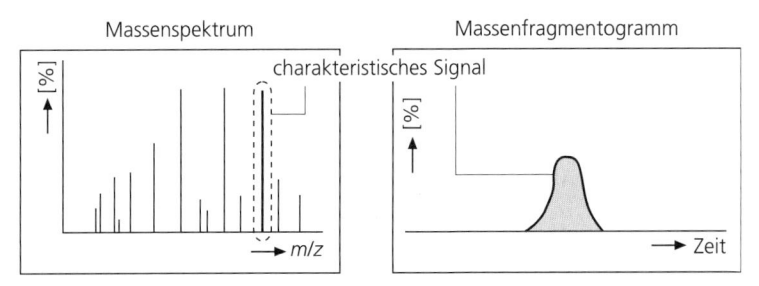

Abb. 16.26 Nachweis einer Substanz durch Single-Ion-Detection

Charakteristisches Signal für die Messung

gnale aus (Abb. 16.26). Die Intensität dieser Signale wird in Abhängigkeit von der Elutionszeit in einem Diagramm registriert. Aus diesem ist zu ersehen, wie während des Eintritts des Substanzgemisches in das Massenspektrometer die Intensität des charakteristischen Signals zu- und wieder abnimmt, d. h. wann die gesuchte Substanz eluiert wird („Massenfragmentogramm"). Die Methode erlaubt eine Steigerung der Nachweisgrenze bis in den Nanogramm- und Picogramm-Bereich (10^{-9} bis 10^{-12} g).

Registrierung mehrerer Signale

Multiple-Ion-Detection. Der Aussagewert der Methode kann durch Auswahl mehrerer charakteristischer Signale erhöht werden. Andererseits können auch zwei oder drei Bestandteile eines Substanzgemisches gleichzeitig untersucht werden, wenn für jede gesuchte Substanz charakteristische Signale zur Verfügung stehen.

Quantitative Bestimmungen. Die Peakhöhe bzw. die Fläche unterhalb der Elutionskurve (Abb. 16.26) ist der Konzentration der eluierten Substanz proportional und kann zu ihrer quantitativen Bestimmung herangezogen werden (s. auch Kap. 19.2.4 und 19.4.2). Die Methode wird insbesondere zur quantitativen Analyse von Arzneistoffen in Organ-

Erstellung von Blutspiegelkurven

material eingesetzt, z. B. zur Erstellung von **Blutspiegelkurven**. Dadurch vermeidet man den Einsatz radioaktiv markierter Substanzen und ermöglicht Untersuchungen auch im menschlichen Organismus.

Wegen des kompliziert zusammengesetzten Materials und der Vielfalt der Aufarbeitungsoperationen führt man die Bestimmungen mit-

Innerer Standard durch Markierung mit stabilen Isotopen

hilfe eines inneren Standards aus, der in seinem analytischen Verhalten der zu bestimmenden Substanz möglichst nahe kommen sollte (vgl. Kap. 19.4.2). Diese Forderung wird am besten durch die mit stabilen Isotopen (^{2}D, ^{13}C, ^{15}N, ^{18}O) markierte zu bestimmende Substanz selbst erfüllt. Probe und Standard verhalten sich in diesem Falle (von vernachlässigbaren Isotopeneffekten abgesehen) chromatographisch gleich, ergeben aber unterschiedliche Signale im Massenspektrum.

Kombination der Massenspektrometrie mit der Flüssigkeitschromatographie, HPLC-MS-Kopplung

Zur Kombination der Massenspektrometrie mit der HPLC (Kap. 20) und neuerdings auch mit der Kapillarelektrophorese (CE) (Kap. 29) wurden eine Reihe von mehr oder weniger erfolgreichen Verfahren entwickelt (Tab. 16.6). Im pharmazeutischen Bereich erlangten die bei

Methoden der LC/MS-Kopplung

Atmosphärendruck durchzuführenden Methoden der **Elektrospray-Ionisation** (ESI-MS) und der **Chemischen Ionisation bei Atmosphärendruck** (APCI-MS) größere Bedeutung. Bei beiden Verfahren werden fast ausschließlich Molekülionen bzw. Quasimolekülionen gebildet. Diese können zur Identifizierung und Quantifizierung von Substanzen, auch von hochmolekularen Verbindungen (z. B. Pepti-

Tab. 16.6 Verfahren zur Kopplung der Massenspektrometrie mit der Flüssigkeitschromatographie

Abkürzung	Name
MB	Moving Belt
CF-FAB-MS	Continuous Flow FAB-MS
PBI-MS	Particle Beam-Ionisation
TSI-MS	Thermospray-Ionisation
ESI-MS*⁾	Elektrospray-Ionisation*⁾
APCI-MS*⁾	Atmospheric Pressure Chemical-Ionisation*⁾

*⁾ Diese Methoden werden am Häufigsten eingesetzt.

den, Proteinen), eingesetzt werden. Zur Strukturermittlung kann eine Kollisions-Fragmentierung nachgeschaltet werden (s. Kap. 16.6.2 und 16.6.3). Eine Besprechung der Kopplungsverfahren erfolgt in Kap. 20.

Elektrospray-Ionisation

Bei der Elektrospray-Ionisation (ESI-MS, Lit. 24) werden einfach oder mehrfach positiv oder negativ geladene Quasimolekülionen gebildet. Fragmentierungen finden selten statt. Die ESI-MS dient der Analyse sowohl niedermolekularer Verbindungen als auch hochmolekularer Substanzen bis zu einer relativen Molekülmasse von ca. 100 000 amu (z. B. Kohlenhydrate, Peptide, Proteine u. a. Biopolymere).

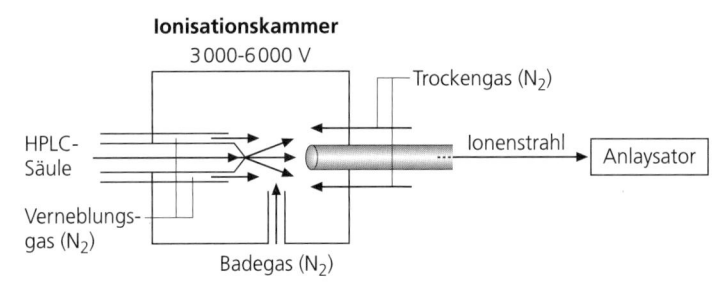

Abb. 16.27 Elektrospray-Ionisation (ESI-MS)

Aus einer Kapillare (z. B. der HPLC-Säule, Abb. 16.27) werden Tröpfchen der Substanzlösung (wässrige Systeme oder polare organische Lösungsmittel) als Aerosol in die Ionisationskammer gesprüht (Vernebelung). Die Tröpfchen sind aufgrund einer zwischen Kapillare und dem Eingang zum Analysator des Massenspektrometers ange-

Ionisation bei der ESI-MS

Desolvatisierung

legten Spannung (ca. 3000–6000 V) positiv oder negativ aufgeladen, je nachdem ob die Kapillare den negativen oder positiven Pol des Feldes bildet. Nach Verdampfen des Lösungsmittels und Desolvatisierung hinterbleiben einfach oder mehrfach positiv oder negativ geladene Quasi-Molekülionen, die nun in den Analysator des Massenspektrometers (Sektorfeld-Analysator, Quadrupol-Analysator oder Ion-Trap-Analysator) gelangen. Die Desolvatisierung kann mithilfe eines entgegenströmenden Trockengases (z. B. N_2) beschleunigt werden.

Ionen der ESI-MS

Bildung von Quasimolekülionen. Negative Ionen $[M - nH]^{n-}$ werden durch Protonenentzug aus Substanzmolekülen im elektrischen Feld gebildet: $[M - H]^-$; $[M - 2H]^{2-}$; $[M - 3H]^{3-}$. Positive Ionen $[M + nH]^{n+}$ entstehen durch Addition von Protonen oder Alkalimetallionen an basische Strukturen der Substanzmoleküle: $[M + H]^+$; $[M + 2H]^{2+}$, $[M + Na]^+$. Die Zahl der Ladungen hängt von der Molekülstruktur ab. Bei niedermolekularen Verbindungen liegen meist einfach geladene Ionen vor. Bei hochmolekularen Substanzen wurden Ladungen von $n = 20$ und höher beobachtet (**Mehrfachionisierung**).

Registrierung von Molmasse-Clustern

Dies führt zu komplizierten Spektren im Bereich des Molekülions (M), dem **Molmasse-Cluster** (für positive Ionen s. Abb. 16.28).

Für positive Ionen lässt sich die Molekülmasse aus den Masseladungsverhältnissen $(m/z)_1$, $(m/z)_2$ zweier benachbarter Signale berechnen (Llt. 11). Für zwei Signale (1, 2) mit einer um 1 unterschiedlichen Zahl angelagerter Protonen (d. h. einer um 1 unterschiedlichen Ladungszahl $n_2 = n_1 + 1$) gilt:

$$(m/z)_1 = \frac{M + n_1}{n_1} \qquad (Gl.\ 12)$$

$$(m/z)_2 = \frac{M + n_2}{n_2}$$

M = relative Molekülmasse
$(m/z)_1$ = Signal des Quasimolekülions 1
$(m/z)_2$ = Signal des Quasimolekülions 2
n_1 = Ladungszahl des Ions 1
n_2 = Ladungszahl des Ions 2

Daraus lässt sich unter Berücksichtigung von $n_2 = n_1 + 1$ die Zahl der an das Ion 1 addierten Protonen n_1, d. h. dessen Ladungszustand ableiten:

$$n_1 = \frac{(m/z)_2 - 1}{(m/z)_1 - (m/z_2)} \qquad (Gl.\ 16.13)$$

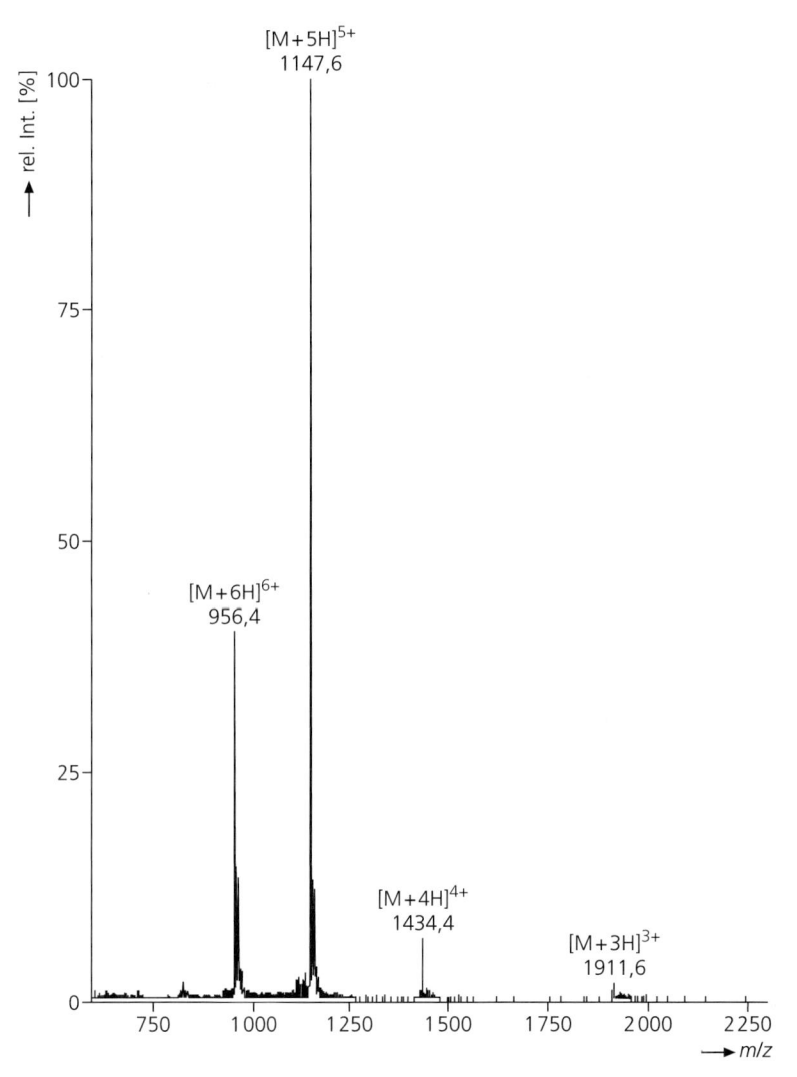

Abb. 16.28 Positiv-Ionen ESI-Spektrum von Rinderinsulin (Triple Quadrupol-Massenspektrometer; Lösungsmittel Acetonitril – 0,1 % Ameisensäure in Wasser; Lit. 25)

Kennt man den Ladungszustand n_1, so kann man durch Umformung aus Gleichung 16.12 die relative Masse M berechnen:

$$M = n_1 \left[(m/z)_1 - 1\right] \qquad \text{(Gl. 16.14)}$$

Die Berechnung der relativen Molekülmasse aus dem Cluster bezeichnet man als **Dekonvolution** von ESI-MS. Sie wird meist durch EDV für möglichst viele benachbarte Signale eines Molmasse-Clusters durchgeführt und ergibt einen Mittelwert für die Molekülmasse mit

Dekonvolution der EI-MS

Beispiel: Berechnung der relativen Molekülmasse von Rinderinsulin aus dem ESI-MS

einer Präzision bei 0,01 % (mathematisch bedeutet Dekonvolution die Umwandlung der gemessenen Funktion in die gefragte Funktion).

Als Beispiel für ein ESI-Massenspektrum ist in Abb. 16.28 das Positiv-Ionen ESI-MS von Rinderinsulin ($M_r = 5733{,}6$) angegeben (Lit. 25). Ein einfach geladenes Quasimolekülion [5733,6 + 1] tritt im Spektrum nicht auf. Das zweifach geladene Ion [5733,6 + 2] sollte bei $m/z = 2867{,}8$ liegen, es wurde ebenfalls nicht detektiert. Mit geringer Intensität tritt das dreifach geladene Molekülion bei m/z 1911,6 in Erscheinung. Starke Intensität zeigen das fünf- und sechsfach geladene Quasimolekülion. Dass es sich bei m/z 1147,6 tatsächlich um ein fünffach geladenes Ion handelt, ergibt sich aufgrund von Gleichung 16.13. Setzt man für $(m/z)_1$ 1147,6 und für $(m/z)_2 = 956{,}4$ ein, so erhält man für $n_1 = 5$.

Die Berechnung der relativen Molekülmasse (Dekonvolution) gemäß Gleichung 16.14 ist in Tab. 16.7 zusammengefasst. Für die relative Molekülmasse des Rinderinsulins ergibt sich daraus $5732{,}7 \pm 0{,}8$ (theoretisch 5729,6).

Tab. 16.7 Dekonvolution der Molmasse-Cluster von Rinderinsulin (Abb. 16.28)

n_1	$(m/z)_1$	$M = n_1 \,[(m/z)_1 - 1]$
6	956,4	5732,4
5	1147,6	5733,0
4	1434,4	5733,6
3	1911,6	5731,8
		Mittelwert $5732{,}7 \pm 0{,}8$

Chemische Ionisation bei Atmosphärendruck

Bei der chemischen Ionisation bei Atmosphärendruck (Atmospheric Pressure Chemical Ionisation, APCI-MS, Lit. 24) erfolgt die Bildung von Quasimolekülionen durch Vermittlung protonierter Lösungsmittelmoleküle. Das HPLC-Eluat gelangt durch Versprühen aus einer an die Säule gekoppelten Düse in ein beheiztes Quarzrohr (Abb. 16.29). Die Innenwand des Rohres hat eine Temperatur von ca. 100–450 °C. Hier erfolgt sofortiges Verdampfen des Lösungsmittels und Desolvatisierung der noch ungeladenen Probenmoleküle.

Bildung von Ionen bei der APCI-MS

Die in größerer Konzentration vorhandenen Lösungsmittelmoleküle (L) werden ausgehend von einer Corona-Discharge-Nadel, an welcher gegenüber einer Gegenelektrode eine Spannung von 5 kV anliegt, über die Bildung eines Plasmas bevorzugt mit elektrischer Ladung versorgt (**Corona-Entladungsreaktion**). Dabei entstehen zunächst protonierte Lösungsmittelmoleküle $(LH)^+$. Diese bilden mit den Probemolekülen (M) Cluster. Nachgewiesen wurden Cluster eines Probemoleküls mit bis zu 9 protonierten Lösungsmittelmolekülen. Innerhalb der Cluster kommt es zur Übertragung von Protonen vom Lösungsmittel auf die Probenmoleküle. Unter Zerstörung des Clusters werden Quasimolekülionen (MH$^+$) frei. Damit ähnelt die Ionenbildung der chemischen Ionisation (Kap. 16.4.1), wobei die Rolle des Reaktandgases hier von den Lösungsmittelmolekülen übernommen wird.

$$[M + 9 \,(LH)^{9+}] \rightarrow [MH^+ + L + 8\,(LH)^{8+}]$$
(Cluster) (Cluster)

$$\downarrow$$

$$MH^+ + 8\,LH^+ + L$$

Die Ionen gelangen über ein Potentialgefälle in den unter Vakuum stehenden MS-Analysator, welcher sich zum Schutz des Vakuums hinter einem „Stickstoffvorhang" (Abb. 16.29) befindet, der gleichzeitig auch mit zur Zerstörung der Cluster beiträgt.

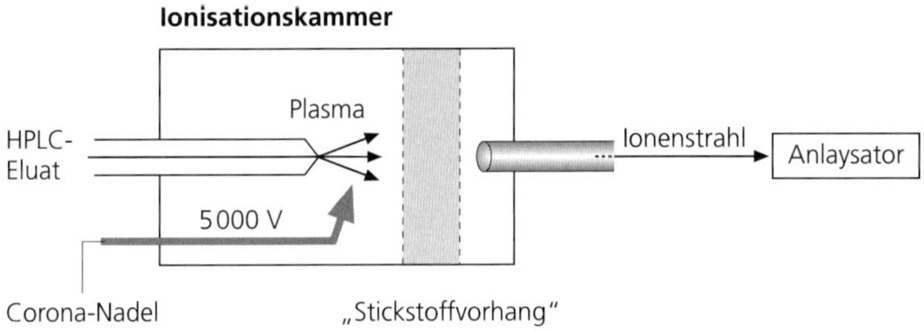

Abb. 16.29 Chemische Ionisation bei Atmosphärendruck (APCI-MS)

16.7.2 Nachweis stabiler Isotope zur Untersuchung biologischer Reaktionen

Untersuchungen mit Isotopen-markierten Verbindungen können durch Markierung mit nichtstrahlenden, stabilen Isotopen durchgeführt werden, wenn deren qualitativer und quantitativer Nachweis massenspektrometrisch möglich ist (Lit. 3, 9). Dabei zeigen Stoffwechselprodukte, die das schwerere Isotop enthalten, eine entsprechende Zunahme der relativen Molekülmasse gegenüber der nicht markierten Substanz. Eingesetzt werden z. B. die folgenden stabilen Isotope: ^{2}D, ^{13}C, ^{15}N, ^{18}O, ^{34}S. Einer geringeren Nachweisgrenze dieses Verfahrens gegenüber der Verwendung strahlender Isotope stehen auch Vorteile gegenüber: Die beim Einsatz in Synthesen leichter zu handhabenden stabilen Isotope können unverdünnt verwendet werden. Auch können aus dem massenspektrometrischen Fragmentierungsbild des markierten Metaboliten Aufschlüsse über die Position des Isotops im Molekül erhalten werden. Der Nachweis von

Markierung mit stabilen Isotopen

^{13}C ist auch durch NMR-Spektroskopie möglich (Kap. 15). Zur Analyse von RNA-Bausteinen s. Lit. 26.

Literatur über Massenspektrometrie

Einführungen

1) J. Seibl: Massenspektrometrie. Akademische Verlagsgesellschaft, Frankfurt/Main (1970)
2) D.H. Williams, I. Fleming: Strukturaufklärung in der organischen Chemie. Georg Thieme-Verlag, Stuttgart (1991)
3) H. Budzikiewicz: Massenspektrometrie – Eine Einführung. Verlag Chemie, Weinheim (1998)
4) H. Remane, R. Herzschuh: Massenspektrometrie in der organischen Chemie. Vieweg, Braunschweig (1977)
5) M. Hesse, H. Meier, B. Zeeh: Spektroskopische Methoden in der organischen Chemie. Georg Thieme-Verlag, Stuttgart (2005)
6) Pharmeuropa **7**, 53 (1995)

Weiterführende Literatur zur Auswertung von Massenspektren

7) G. Spiteller: Massenspektrometrische Strukturanalyse organischer Verbindungen. Verlag Chemie, Weinheim (1966)
8) H. Budzikiewicz, C. Djerassi, D.H. Williams: Mass Spectrometry of Organic Compounds. Holden-Day Inc., San Francisco (1967)
9) F.W. McLafferty, F. Tureček: Interpretation von Massenspektren. Spektrum-Verlag, Heidelberg, Berlin, Oxford (1996)
10) W. Benz: Massenspektrometrie organischer Verbindungen. Akademische Verlagsgesellschaft, Frankfurt/Main (1969)

Pharmazeutische und biochemische Anwendungen

11) W.D. Lehmann: Massenspektrometrie in der Biochemie. Spektrum-Verlag, Heidelberg, Berlin, Oxford (1996)
12) G. Rücker in P.B. Deasy, R.F. Timoney (Hrsg.): The Quality Control of Medicines. Elsevier, Amsterdam (1976)
13) J. Bertram, Pharmazie in unserer Zeit **9**, 81 (1980)
14) G. Spiteller, Angew. Chem. **97**, 461 (1985)
15) K. Pfleger, H. Maurer, A. Weber: Mass Spectral and GC Data of Drugs, Poisons and their Metabolites. VCH, Weinheim (1992)
16) Pharmeuropa **7**, 53 (1995)
17) H.J. Hübschman: Handbuch der GC/MS. VCH, Weinheim (1996)

GC/MS-Kopplung

18) M. Oehme: Praktische Einführung in die GC/MS-Analyse mit Quadrupolen. Hütig-Verlag, Heidelberg (1996)
19) W. Stüber, Pharmaz. Ztg. **129**, 93, 2559 (1984))

Chemische Ionisation (CI)

20) A.G. Harrison: Chemical Ionization Mass Spectrometry. CRC Press, Boca Raton, Florida (1992)

HPLC/MS-Kopplung

21) F. Erni, J. Chromatography **251**, 141 (1982); P.J. Arpino, G. Guiochon, Anal. Chem. **51**, 682 A (1979)
22) K. Hostettmann, J.L. Wolfender, O. Potterat, Dtsch. Apoth. Ztg. **137**, 1451 (1997)

Fast Atom-Bombardement (FAB-MS)

23) F.M. Devienne, J.C. Roustan, Org. Mass Spectrometry **17**, 177 (1982).

Elektrospray-Ionisation (ESI-MS)

24) M. Vogel, P.G. Kibat, Pharmaz. Ztg. – Prisma **5**, 57 (1998)
25) F. Sörgel. Institut für Biomedizinische und Pharmazeutische Forschung, Nürnberg-Heroldsberg; wir danken für die Aufnahme des ESI-Spektrums.

Chemische Ionisation bei Atmosphärendruck (APCI-MS)

26) M. Helm, S. Wölfl, Instrumentelle Bioanalytik, Wiley-VCH-Verlag, Weinheim (2007)
27) E. Pretsch, P. Bühlmann, C. Affolter, M. Badertscher, Spektroskopische Daten zur Strukturaufklärung organischer Verbindungen, Spring-Verlag, Heidelberg (2001)
28) G. Rücker, Massenspektrometrie in F. Bracher, P. Heisig, P. Langguth, E. Mutschler, G. Rücker, G. Scriba, E. Stahl-Biskup, R. Troschütz, G. Seitz (Hrsg.): Arzneibuch-Kommentar mit 26. Erg. Lfg., Wissensch. Verlagsges. Stuttgart, Govi-Verlag, Eschborn (2007)
29) Pharmeuropa **15**, 696–697 (2003)

17 Radiochemische Analysenverfahren

Radioaktive Arzneimittel haben in der medizinischen Diagnostik und Therapie große Bedeutung. Zur Sicherung der Qualität dieser **Radiopharmaceutica** sind besondere Messmethoden notwendig, wie sie auch das Arzneibuch für die dort aufgeführten radioaktiven Arzneimittel vorschreibt (s. dazu auch Lit. 3). Medizinisch wichtige radioaktive Kerne sind z. B. Technetium-99 m (m steht für metastabil), Iod-131, Gold-128 u.a.

17.1 Grundlagen radiochemischer Messmethoden

Die Atomkerne von natürlichen oder künstlich hergestellten radioaktiven Elementen (**Nukliden**, **Radionukliden**) zerfallen nach bestimmten Regeln unter Abgabe von Energie in Form von radioaktiver Strahlung. In Abhängigkeit von der Struktur eines Nuklids kommt es zu einem charakteristischen Verlauf des radioaktiven Zerfalls (**Zerfallsregeln**, **Zerfallsreihen**), auf den hier nicht weiter eingegangen wird (s. Lehrbücher der anorganischen und physikalischen Chemie).

Radioaktiver Zerfall

Beim radioaktiven Zerfall von Nukliden können drei unterschiedliche Strahlenarten emittiert werden, die sich durch ihre Ablenkung im Magnetfeld, ihre Energie und das Durchdringungsvermögen von Materie unterscheiden (s. auch Lehrbücher der anorganischen und physikalischen Chemie).

Strahlenarten

α-Strahlen bestehen aus positiv geladenen Heliumkernen ($^4_2He^{2+}$). Sie werden von Festkörpern schon bei Eindringtiefen von wenigen μm absorbiert. Bei Aufnahme von α-Strahlern in den Körper kommt die hohe Toxizität der ionisierenden α-Strahlung zur Wirkung.

β-Strahlen bestehen aus Elektronen ($β^-$) oder Positronen ($β^+$) und werden erst bei Schichtdicken oberhalb einiger mm absorbiert.

γ-Strahlen stellen elektromagnetische Wellen mit kleiner Wellenlänge und hoher Energie dar (s. Kap. 3.3). Sie werden beim Durchgang durch Festkörper lediglich abgeschwächt, z. B. je nach Energie auf 1/10 beim Durchgang durch eine mehrere cm dicke Bleischicht.

17.1.1 Zerfallsgesetz und Halbwertszeit

Der Zerfall von Radionukliden verläuft exponentiell unter Aussendung von radioaktiver Strahlung (**Radioaktivität**) nach folgendem Zerfallsgesetz:

Radioaktives Zerfallsgesetz

$$A_t = A_0 \cdot e^{-\lambda t} \qquad \text{(Gl. 17.1)}$$

A_t = Radioaktivität zur Zeit t
A_0 = Radioaktivität zur Zeit $t = 0$

Zerfallskonstante λ = für jedes Radionuklid charakteristische **Zerfallskonstante**
e = Basis des natürlichen Logarithmus (natürliche Zahl)

Bezieht man den Zerfall auf die zur Zeit $t = 0$ vorhandenen Atomkerne (N_0), so beträgt die Zahl N_t der nach der Zeit t noch nicht zerfallenen Kerne:

$$N_t = N_0 \cdot e^{-\lambda t} \qquad \text{(Gl. 17.2)}$$

In Abb. 17.1 ist die Abnahme der Zahl der Atomkerne mit der Zeit aufgetragen.

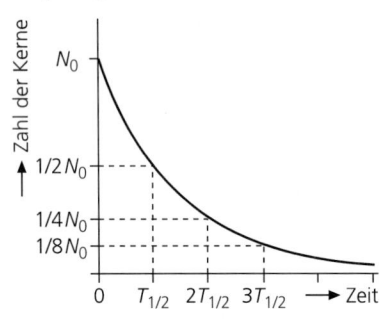

Abb. 17.1 Exponentieller Zerfall radioaktiver Atomkerne (nach Lit. 3) (N_0 = Zahl der Kerne bei $t = 0$; $T_{1/2}$ = Halbwertszeit)

Definition der Halbwertszeit

Als **Halbwertszeit** ($T_{1/2}$) ist die Zeit definiert, nach der die Hälfte der Kerne einer radioaktiven Substanz zerfallen ist (Abb. 17.1). Sie kann aus dem Zerfallsgesetz abgeleitet werden (Lit. 3), welches zunächst in den natürlichen Logarithmus überführt wird:

$$\ln A_t = \ln A_0 \cdot (-\lambda t)$$

$$\ln \frac{A_t}{A_0} = -\lambda \cdot t$$

Definitionsgemäß gilt für $T_{1/2}$: $\dfrac{A_t}{A_0} = \dfrac{1}{2}$ (die Hälfte der Atomkerne ist zerfallen):

$$\ln \frac{A_t}{A_0} = -\lambda \cdot T_{1/2}$$

$$-\ln 2 = -\lambda \cdot T_{1/2}$$

$$T_{1/2} = \frac{\ln 2}{\lambda} = \frac{0{,}693}{\lambda} \qquad \text{(Gl. 17.3)}$$

Wegen der alleinigen Abhängigkeit von der Zerfallskonstanten λ ist die Halbwertszeit $T_{1/2}$ eine für jedes Radionuklid charakteristische Größe und kann zu dessen Identifizierung herangezogen werden (Kap. 17.5.1).

17.2 Messgrößen für radioaktive Strahlung

Für α-, β- und γ-Strahlung werden eine Reihe von Messgrößen zur Charakterisierung verwendet. Als **Radioaktivität** (eigentlich **Aktivität**) bezeichnet man die Zahl der Zerfälle pro Zeiteinheit. Eine ältere Einheit dafür ist **1 Curie** (Ci). Dies ist die Menge einer radioaktiven Substanz, bei der in 1 Sekunde $3{,}7 \cdot 10^{10}$ Atomzerfälle eintreten. Im SI-System wird das **Becquerel** (Bq) als Einheit verwendet (Tab. 17.1).

Messgrößen für die Radioaktivität

Tab. 17.1 Messgrößen der Radioaktivität (Aktivität)

Zerfälle s^{-1}	Radioaktivität (Aktivität)	Aktivität in Curie
1	1 Bq (Bequerel)	0,27027 nCi (Nanocurie)
10^3	1 kBq (Kilobequerel)	27,027 nCi (Nanocurie)
10^6	1 MBq (Megabequerel)	27,027 µCi (Mikrocurie)
10^9	2 GBq (Gigabequerel)	27,027 mCi (Millicurie)

Umrechnungsfaktoren: $1\ Ci = 3{,}7 \cdot 10^{10}\ Bq$; $1\ mCi = 3{,}7 \cdot 10^{7}\ Bq$; $1\ \mu Ci = 3{,}7 \cdot 10^{4}\ Bq$; $1\ nCi = 37\ Bq$.

Eine wichtige Größe zur Charakterisierung und Identifizierung von radioaktiver Strahlung ist ihre **Energie**. Zur Kennzeichnung verwendet man die Messgrößen **Elektronenvolt** (eV) (Definition s. Kap. 16.2.1), Kiloelektronenvolt (keV) und Megaelektronenvolt (MeV). Der Begriff Intensität einer Strahlung wird mehrdeutig verwendet. Im allgemeinen Sprachgebrauch wäre die Stärke der Strahlung (also ihre Energie) gemeint. In der Radiochemie bedeutet Intensität jedoch eine Wahrscheinlichkeit. Der Begriff **Intensität eines Überganges** bedeutet mit welcher Wahrscheinlichkeit ein Atomkern in ein Folgeprodukt umgewandelt wird. Der exaktere Ausdruck dafür ist Verzweigungsverhältnis. Die **Emissionswahrscheinlichkeit** ist die Wahrscheinlichkeit, mit der ein Radionuklid Strahlung emittiert. Sie wird in Prozent der maximal möglichen Emission angegeben und ist in einer Tabelle des Arzneibuches für die einzelnen Radionuklide angegeben (s. unter Ziffer 5.7). Beispielsweise beträgt die Emissionswahrscheinlichkeit des Technetiums-99 m für γ-Strahlung der Energie 141 keV: 89,1 %.

Energie der Strahlung

Intensität der Strahlung

Beim Auftreffen auf Materie wird nicht immer die gesamte Energie der Strahlung absorbiert. Man bezeichnet den absorbierten Anteil als **Dosis**. Die Energiedosis ist die Strahlungsenergie [Joule, J], die von 1 kg Materie absorbiert wird. Sie wird als **Gray** (Gy) gemessen: $1\ Gy = 1\ J/kg$. Früher wurde die Dosis in **Rad** (rd) angegeben: $1\ Gy = 100\ rd$. Wichtig ist auch die **Äquivalentdosis** (Sievert, Sv; früher Rem, rem). Sie ist ein Maß für die Wirkung einer bestimmten

Dosimetrie

Einwirkung auf lebende Systeme

Energiedosis unterschiedlicher Strahlenarten auf lebende Systeme. Dazu muss die Energiedosis mit dem **Strahlenwichtungsfaktor** (Qualitätsfaktor) multipliziert werden. Wird dieser für β- und γ-Strahlung = 1 gesetzt, so beträgt er z. B. für α-Strahlung 20. Dies bedeutet, dass die Wirkung von α-Strahlung auf lebendes Gewebe 20-mal stärker ist als die von β- und γ-Strahlung (Lit. 1).

17.3 Messgeräte zur Messung radioaktiver Strahlung

Charakterisierung von Radionukliden

Eine radioaktive Substanz kann charakterisiert werden durch folgende Parameter:

- Radioaktivität (Aktivität)
- Halbwertszeit
- Art der Strahlung
- Energie der Strahlung.

Bestimmung der Zählrate

In allen Fällen ist eine Messung der Zahl der emittierten Strahlungsteilchen pro Zeiteinheit (**Zählrate**) und/oder ihrer Energie notwendig. Geräte zur Registrierung dieser Größen werden als Zähler bzw. **Detektoren** bezeichnet. Es werden verwendet:

3 Arten von Detektoren

- Ionisationsdetektoren
- Szintillationsdetektoren
- Halbleiterzähler.

17.3.1 Ionisationsdetektoren
Ionisierungsvorgänge bei Gasen

Ionisierungsvorgänge bei Gasen

Trifft energiereiche Strahlung (α-, β-, γ-Strahlung, Röntgenstrahlung) auf die Atome (bzw. Moleküle) eines Gases, so können sich Ionen bilden. Es kommt im Wesentlichen zu einer Reaktion mit der Elektronenhülle aus der unter Bildung von Kationen Elektronen entfernt werden:

$$M \xrightarrow{\text{Energie}} M^+ + e^-$$

Zur genaueren Untersuchung der Verhältnisse kann man die in Abb. 17.2 angegebene Messanordnung verwenden. Die Kammer ist mit einem Gas (z. B. Argon, Xenon, Krypton oder Methan) gefüllt. An die Elektroden ist eine Spannung (U) angelegt. Zunächst fließt kein Strom. Trifft Strahlung auf die Gasmoleküle (M), so bilden sich Kationen (M^+) und Elektronen (**primäre Ionisation**), die von den ent-

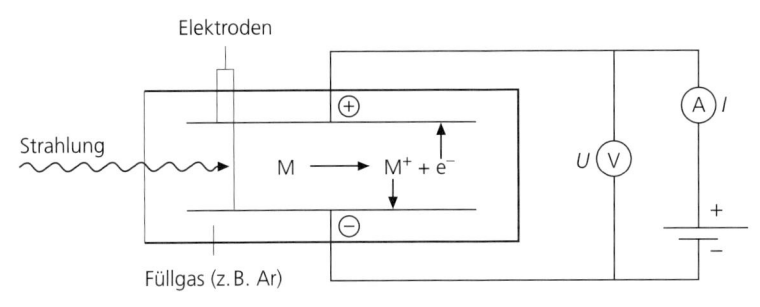

Abb. 17.2 Einwirkung ionisierender Strahlung auf Gase (Ionisationskammer) (A Amperemeter, V Voltmeter)

sprechenden **Gegenelektroden** abgesaugt werden und es fließt ein Strom (*I*).

In Abb. 17.3 ist die an die Elektroden der Kammer angelegte Spannung *U* gegen die gemessene Stromstärke *I* aufgetragen. Mit zunehmender Spannung werden immer mehr der freigesetzten Ionen und Elektronen an die Elektroden gesaugt, ohne sich vorher wieder zu vereinigen (**Rekombination**), sodass die Kurve ansteigt (Abschnitt A). Spannung und Stromstärke sind proportional. Gelangen **alle** der gebildeten geladenen Teilchen ohne Rekombination an die Elektroden, so lässt sich die Stromstärke trotz Erhöhung der Spannung nicht mehr steigern (**Sättigungsstrom**). Es kommt zur Ausbildung eines Plateaus (Abschnitt B). Steigert man die Spannung weiter, so bewegen sich die primär gebildeten geladenen Teilchen so schnell, dass es zu Zusammenstößen zwischen ihnen kommt (Stoßionisation, **sekundäre Ionisation**). Dabei bilden sich zusätzliche Ionen (Sekundärionen) und es kommt wieder zu einer Erhöhung der Stromstärke (Abschnitt C). Hier sind Spannung und Stromstärke proportional (**Proportionalbereich**). Jedoch kommt es bei einer weiteren Steigerung der Spannung wieder zu einer Sättigung der Stromstärke, wenn unter den vorlie-

Stromstärke in Abhängigkeit von der Spannung bei der Ionisierung von Gasen

Sättigungsstrom und Plateau-Bildung

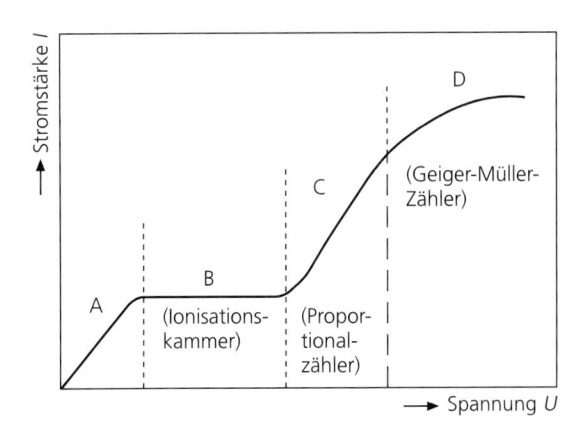

Abb. 17.3 Spannungs-Strom-Kurve bei der Ionisation von Gasen (schematisch)

genden Bedingungen alle Möglichkeiten der Sekundärionen-Bildung ausgeschöpft sind und die primäre Ionenbildung für die Größe der Stromstärke keine Rolle mehr spielt (Abschnitt D).

Das Ausmaß der Ionisation eines Gases durch Strahlung wird zur Charakterisierung der Strahlung herangezogen. Je nachdem in welchem Bereich der Spannungs-Strom-Kurve (Abb. 17.3) man misst, kommt man zu den folgenden Detektoren für ionisierende Strahlung:

- **Ionisationskammer** (Abschnitt B)
- **Proportionalzähler** (Abschnitt C)
- **Geiger-Müller-Zähler** (Abschnitt D).

Ionisationskammer als Detektor

Stromstärke in der Ionisationskammer

Zur Detektion ionisierender Strahlung benutzt man häufig den Plateau-Bereich B der Spannungs-Strom-Kurve (Abb. 17.3). Man bezeichnet die in diesem Bereich arbeitende Messanordnung als **Ionisationskammer** (Abb. 17.2). Bei der dort angewandten Sättigungsspannung sind nur primär gebildete Ionen und Elektronen vorhanden. Es kommt nicht zur Stoßionisation wie im Abschnitt C. Die Sättigungs-Stromstärke ist von der Art und Intensität der einfallenden Strahlung und damit von der Zahl der pro Zeiteinheit gebildeten Ionen und Elektronen abhängig. Sie hängt damit allein von der Art und Stärke der Strahlungsquelle ab. Wegen der geringeren Zahl der primär gebildeten Ionen ist die Messung aber relativ unempfindlich.

Messung von α-Strahlung

Die Ionisationskammer ist daher günstig zur Messung von α-Strahlung, weil α-Teilchen (Heliumionen) eine stärkere Ionisation verursachen als β-Teilchen (Elektronen, bzw. Positronen).

Proportionalzähler

Stromstärke im Proportionalzähler

Der Proportionalzähler ist prinzipiell ebenso aufgebaut wie die Ionisationskammer (Abb. 17.2). Benutzt wird der Bereich C der Spannungs-Strom-Kurve (Abb. 17.3). Dort sind wegen der spannungsabhängigen Stoßionisation Spannung und Stromstärke proportional. Andererseits ist bei einer konstanten Spannung die Intensität sowohl

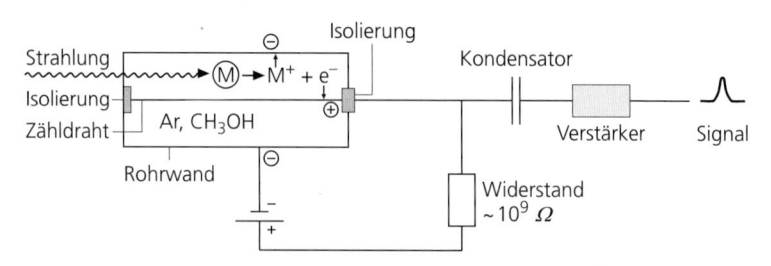

Abb. 17.4 Prinzipieller Aufbau eines Geiger-Müller-Zählers

der primären als auch der sekundären Stoßionisation von der Energie der einfallenden Strahlung abhängig. Je größer diese ist, umso mehr Primär- und Sekundärionen werden gebildet und umso höher ist die Stromstärke. Damit ist aufgrund der Strommessung eine Energiebestimmung der Strahlung mit größerer Empfindlichkeit als in der Ionisationskammer (s. o.) möglich. Die Messung ist wesentlich empfindlicher, weil die Zahl der primär gebildeten Teilchen durch die sekundäre Stoßionisation um den Faktor 10^2 bis 10^6 vergrößert wird. Der Proportionalzähler ist vor allem zur Messung von α- und energiereicher β-Strahlung geeignet.

Energiebestimmung

Messung von α- und β-Strahlung

Geiger-Müller-Zähler

Der „Geiger-Zähler" (Abb. 17.4) wird sehr häufig für Strahlenmessungen eingesetzt. Er registriert α- oder β-Teilchen zu 100 %, aber γ-Strahlung nur zu ca. 1 %. Für jedes Teilchen erhält man ein Signal. Der Geiger-Müller-Zähler arbeitet im Bereich D der Spannungs-Strom-Kurve (Abb. 17.3). Dort ist wegen der lawinenartigen Stoßionisation die Stromstärke I von der Art der Primärionisation unabhängig, sodass der Zähler zwischen den einzelnen Strahlenarten nicht unterscheiden kann. Der Zähler (Abb. 17.4) besteht aus einem Rohr, durch dessen Mitte ein Draht (Zähldraht) gespannt ist, der gegen die Rohrwand isoliert ist. Zwischen Rohrwand und Zähldraht liegt eine Spannung von einigen Hundert bis ca. 1500 V an. Über den Kondensator wird nach jeder Entladung dieser Spannung durch ein Strahlungsteilchen ein Impuls über den Verstärker an ein Messgerät geführt und dort registriert, eventuell auch akustisch an einem Lautsprecher.

Geiger-Zählrohr, Messung von α-, β- und γ-Strahlung

Vorgänge im Geiger-Müller-Zähler

Gelangt ein Strahlungsteilchen in das Zählrohr, so kommt es zunächst zur Primärionisation z. B. von Argonatomen:

Primärionisation

$$Ar \xrightarrow{Energie} Ar^+ + e^-$$

Die gebildeten Elektronen werden in der Nähe des Zähldrahtes (Anode) so stark beschleunigt, dass **Stoßionisation** eintritt, die zu einer Verstärkung des Stromimpulses bis zum 10^8-fachen führt:

Stoßionisation im Geiger-Zähler

$$Ar + e^- \rightarrow Ar^+ + 2e^-$$

Zusätzlich kommt es zur Bildung energiereicher Argonatome (Ar*) durch **Rekombination** von im elektrischen Feld hochangeregten Elektronen und Argonionen. Die angeregten Atome fallen unter Abgabe der Energie in Form von Photonen in den Grundzustand zurück.

Die gebildeten Photonen führen erneut Ionisationen herbei und verstärken damit den Stromimpuls:

$$Ar^+ + e^- \rightarrow Ar^*$$
$$Ar^* \rightarrow Ar + h \cdot v$$
$$Ar + h \cdot v \rightarrow Ar^+ + e^-$$

Totzeit, Löschgas Bei der Messung lagern sich um den Zähldraht die langsamer wandernden Argonionen an und bilden dort eine positive Ladungswolke. Die zur Stoßionisation erforderliche Feldstärke wird erst wieder erreicht, wenn diese Argonionen zur negativen Rohrwand abgewandert sind. Man bezeichnet diese Zeit als **Totzeit**. Sie beträgt ca. 10^{-4} s. Erst dann kann der Zähler auf ein neues Strahlungsteilchen reagieren. Zur Abkürzung der Totzeit wird z. B. Methanol zugesetzt (**Löschgas**), welches die Argonionen vernichtet indem es ein Elektron an diese abgibt:

$$Ar^+ + CH_3OH \rightarrow Ar + [CH_3OH]^{+\cdot} \rightarrow Zerfall$$

17.3.2 Szintillationsdetektoren

Szintillatoren Szintillationsdetektoren (Szintillationszähler) nutzen die durch radioaktive Strahlung bzw. Röntgenstrahlung anregbare Fluoreszenz (Kap. 12.1) bestimmter Substanzen aus, die man als **Szintillatoren** bezeichnet. Durch Einwirkung eines Strahlungsteilchens von α- oder β-Strahlung oder eines γ- bzw. Röntgenquants kommt es zur Emission von Fluoreszenzlicht (Kap. 12.1.1). Man beobachtet für jedes Strahlungsteilchen oder für jeden γ- bzw. Röntgenquant einen Licht-

Zählrate blitz. Damit kann sowohl die Teilchenzahl (bzw. die Zahl der γ- bzw. Röntgenquanten) (Zählrate) als auch ihre Energie vermessen werden.

Messung von α-, β- und γ-Strahlung Die Methode wird insbesondere zur Messung von energiereicher und energiearmer γ- und β-Strahlung aber auch von α-Strahlung eingesetzt.

Aufbau des Szintillationsdetektors Abbildung 17.5 zeigt den prinzipiellen Aufbau eines Szintillationsdetektors. Ein zylinderförmiger Natriumiodidkristall befindet sich in einer für Licht undurchlässigen, nach innen reflektierenden Hülle. Der Kristall enthält zur Aktivierung 0,2 % Thalliumiodid (Dotie-

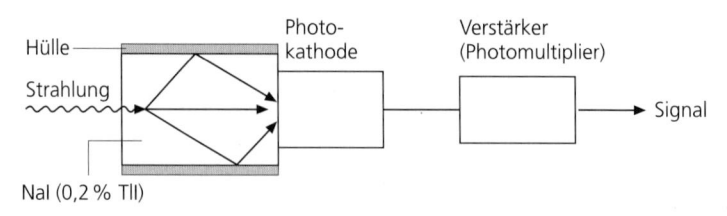

Abb. 17.5 Prinzipieller Aufbau eines Szintillationsdetektors

rung). Die durch Strahlung ausgelösten Lichtblitze mit einer Wellenlänge $\lambda = 410$ mm treffen auf eine Photokathode und erzeugen dort Elektronen (s. dazu Kap. 11.4.1), die nach Verstärkung (in einem Photomultiplier) zu einem elektrischen Signal führen. Der Wert des Szintillationszählers beruht auf der Kombination mit dem empfindlichen Photomultiplier. Außer NaI werden noch als Szintillatoren verwendet: S(Ag), CaF, CsI(Tl), Li(Eu), Anthracen u.a. (in Klammern stehen die Aktivatoren, welche die Fluoreszenzeigenschaften verbessern). In einer Abwandlung befindet sich im Szintillatorkristall eine Bohrung, in welche die Probe evtl. in einem Behälter eingeführt werden kann (**Bohrloch-Szintillationszähler**) (Lit. 2). Es wurden hochempfindliche Feststoff-Szintillationszähler (Beta-Imager) z. B. zur Detektion von Tritium-markierten Verbindungen durch ihre β-Strahlung entwickelt.

Die Probe kann auch in einer Lösung des Szintillators gelöst und über die Photokathode, wie in Abb. 17.5 dargestellt, vermessen werden. Verwendet wird ein primärer Szintillator (z. B. 2,5-Diphenyloxazol, p-Terphenyl) zur Überführung der aufgenommenen Energie in Licht und ein sekundärer Szintillator zur Verschiebung der Lichtwellenlängen zu größeren Werten nach den Erfordernissen der Photokathode. Das Lösungsmittel (z. B. Toluol, p-Xylol) darf die Zerfallsenergie und das produzierte Licht nicht absorbieren (quenchen). Die Zusammensetzung einiger Szintillationslösungen ist in Lit. 1 angegeben.

Flüssigkeitsszintillationszähler

Quencher

17.3.3 Halbleiterzähler

Halbleiterzähler (Halbleiterdetektoren) werden auch als p,n-Zähldioden bezeichnet. Sie werden hauptsächlich zum Nachweis von β- und γ-Strahlung eingesetzt. Zur prinzipiellen Wirkungsweise eines Halbleiters als Photodiode s. Kap. 11.4.1.

Messung von β- und γ-Strahlung

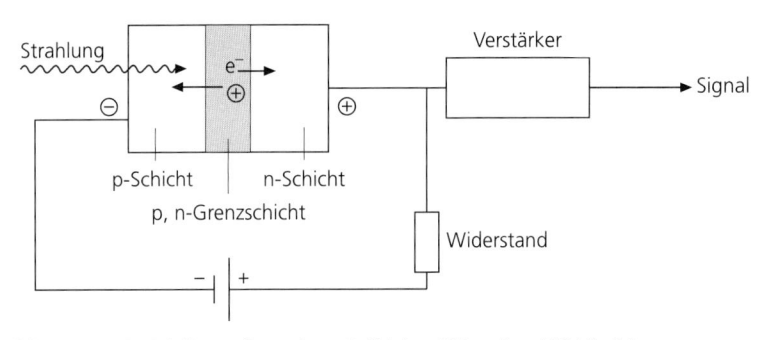

Abb. 17.6 Prinzipieller Aufbau eines Halbleiterzählers (p,n-Zähldiode)

In eine Silicium- oder Germaniumschicht sind zur Ausbildung der n-Schicht Phosphoratome eingelagert (n = negativ), zur Bildung der auf der anderen Seite liegenden p-Schicht Bor oder Aluminium (p = positiv). Dazwischen liegt die zunächst nicht leitende p,n-Grenz-

Aufbau des Halbleiterzählers

schicht, die durch Anlegen einer Hochspannung arm an Ladungsträgern gemacht wird, sodass kein Strom fließt. Fällt ein Strahlungsteilchen oder ein γ-Quant in die p-Schicht, so erzeugt es auf seinem Wege Paare aus Elektronen und positiven Ladungen. Diese gelangen in die p,n-Grenzschicht, machen diese leitend und verursachen so einen Stromstoß. Dieser ist der Energie des verursachenden Strahlungsteilchens proportional und wird nach Verstärkung als Signal registriert. Dann wird durch Diffusion der Ladungsträger in die n- bzw. p-Schicht der alte Ladungszustand wiederhergestellt. Es kann nun ein nächstes Teilchen vermessen werden.

17.4 Gammaspektrometrie

Definition des Gammaspektrums

Im Gammaspektrum ist die Zahl der Impulse von Quanten der γ-Strahlung gegen ihre Energie (meist in keV, zur Definition s. Kap. 17.2) aufgetragen (Abb. 17.7). Es treten ein oder mehrere scharfe Peaks für die γ-Strahlung auf, die für ein bestimmtes Radionuklid charakteristisch sind und zu dessen Identifizierung, Reinheitsprüfung und Aktivitätsbestimmung herangezogen werden.

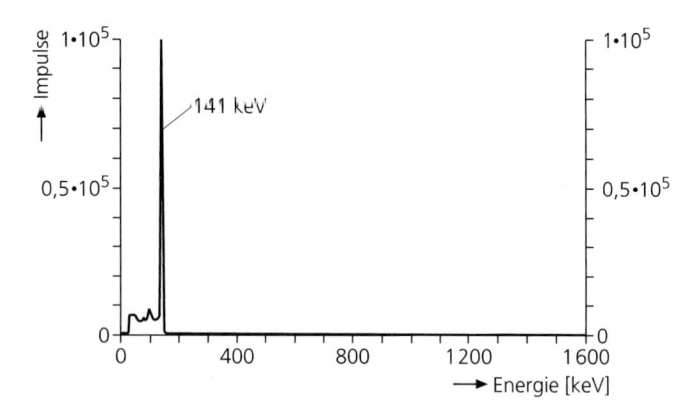

Abb. 17.7 Gammaspektrum von Technetium-99 m (nach Lit. 3)

Emission von Gammastrahlung

Abbildung 17.7 zeigt das Gammaspektrum des häufig in Radiopharmaka verwendeten Technetiums-99 m. Das Nuklid emittiert γ-Strahlung, welche ausschließlich eine Energie von 141 keV (0,141 MeV) besitzt. Andere Nuklide emittieren gleichzeitig γ-Strahlung verschiedener Energie, die im Gammaspektrum mehrere Peaks ergibt. Bei Thallium-200 treten z. B. 10 Arten von Gammastrahlung unterschiedlicher Energie, d. h. 10 Peaks im Gammaspektrum auf.

Arzneibuchmonographie Radioaktive Arzneimittel

Eine Übersicht über Radionuklide unterschiedlicher γ-Emission befindet sich im Arzneibuch (Ziffer 5.7).

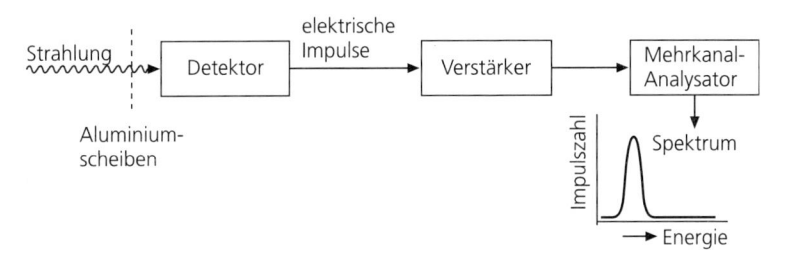

Abb. 17.8 Prinzipieller Aufbau eines Gammaspektrometers

Vor Eintritt der Strahlung in den Detektor des Gammaspektrometers (Abb. 17.8) wird durch dünne Aluminiumscheiben die α- und β-Strahlung ausgefiltert. Als Detektoren werden verwendet:

- Ein mit einer Lithiumschicht versehener **Germanium-Halbleiter-Detektor** (Kap. 17.3.3) mit einer Energieauflösung von 2,5 keV
- Ein **Natriumiodid-Szintillationsdetektor** (Kap. 17.3.2) der nur eine Auflösung von 50 keV besitzt (z. B. Bohrloch-Szintillationszähler).

Detektoren für die Gammaspektrometrie

Die **Energieauflösung** wird als Halbwertbreite der Signale definiert. Die entstehenden elektrischen Impulse werden zunächst verstärkt. Sie werden dann in einem Mehrkanal-Analysator in Abhängigkeit von ihrer Energie gezählt und in Form des Gammaspektrums registriert. Das Spektrum ist stark von den geometrischen Bedingungen der Messanordnung abhängig.

17.5 Anwendung radiochemischer Analysenverfahren in der Pharmazie

17.5.1 Analytik von Radiopharmaka

Im Arzneibuch (Tab. 5.7) sind z. Zt. ca. 50 Radionuklide aufgeführt, von welchen z. Zt. (2007) 18 in ca. 60 Arzneimitteln (**Radiopharmaka**, Radiopharmaceutica) eingesetzt werden (Lit. 3). Die mit radiochemischen Messmethoden durchzuführenden Untersuchungen erstrecken sich im Wesentlichen auf die Prüfung der **Identität** und **Reinheit** der eingesetzten Radionuklide sowie ihrer **Radioaktivität** (s. Monographiegruppe Radioaktive Arzneimittel des Arzneibuchs). Die Identität eines Radionuklids wird durch dessen **Halbwertszeit** oder/und die **Art und Energie seiner Strahlung** überprüft.

Untersuchung von Radiopharmaka im Arzneibuch

Die Radioaktivität des Präparats wird in Zeitintervallen von einer halben Halbwertszeit über die Dauer von etwa 3 Halbwertszeiten gemessen und die Halbwertszeit durch Darstellung des Logarithmus

Bestimmung der Halbwertszeit, Zerfallskurven

von A_t/A_o [%] (Kap. 17.1.1) gegen die Zeit t graphisch ermittelt (Zerfallskurven, Abb. 17.9). Sie darf nach dem Arzneibuch nur um 5 % von der festgelegten Größe abweichen. Von den in Abb. 17.9 untersuchten Nukliden hat ^{51}Cr die längste und ^{99m}Tc die kürzeste Halbwertszeit.

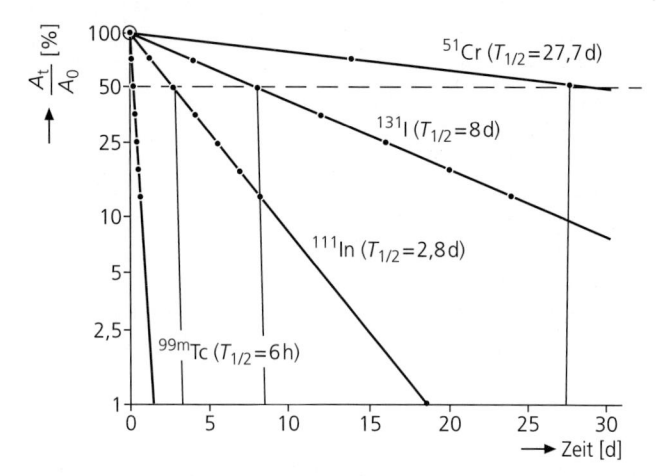

Abb. 17.9 Zerfallskurven einiger Radionuklide (nach Lit. 3) ($T_{1/2}$ Halbwertszeit; d Tage; h Stunden)

Zur Analyse der reinen β-Strahlung kann eine Absorptionskurve aufgenommen werden (Abb. 17.10) und für γ-Strahlung ein Gammaspektrum (Kap. 17.4), auch wenn sowohl β- als auch γ-Strahlung emittiert wird. Bei β-Strahlung mit niedriger Energie wird auch die Flüssigkeitsszintillationszählung (Kap. 17.3.2) eingesetzt.

Eine Absorptionskurve für β-Strahlung wird durch Vorschaltung von Aluminiumscheiben mit zunehmender Masse pro Flächeneinheit

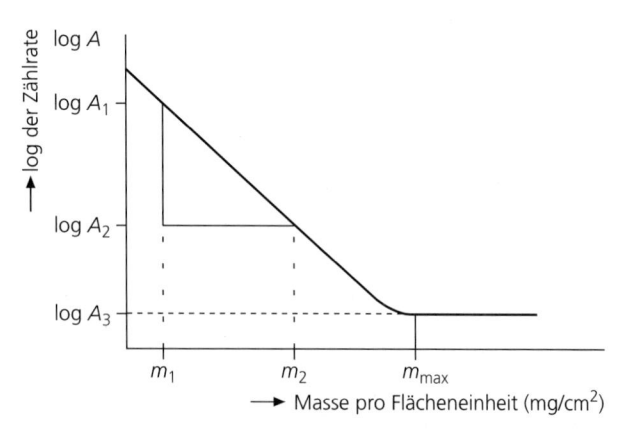

Abb. 17.10 Absorptionskurve eines β-Strahlers (nach Lit. 3)

(m_1, m_2) (mg/cm², Schichtdicke) vor den Geiger-Müller-Zähler oder den Proportionalzähler erstellt. Dabei nimmt infolge Absorption die Zahl der Impulse (Zählrate) mit zunehmender Schichtdicke ab. Auftragung des Logarithmus der Zählrate gegen die Masse/cm² führt zu der in Abb. 17.10 dargestellten Kurve, bei A_3 wird die gesamte β-Strahlung absorbiert. Dort nimmt die Kurve einen waagerechten Verlauf. Die geringe dort noch vorhandene Zählrate ist hauptsächlich auf die sog. **Bremsstrahlung** zurückzuführen. Aus der Kurve wird ein **Massenabschwächungskoeffizient** (Massenabsorptionskoeffizient, Massen-Energieabsorptionskoeffizient) ermittelt, der mit dem einer Referenzzubereitung verglichen wird.

Massenabschwächungskoeffizient

Zu den **Reinheitsprüfungen** von radioaktiven Arzneimitteln gehören die Ermittlung der radionuklearen Reinheit, der radiochemischen Reinheit und die Berechnung der spezifischen Aktivität. Die **radionukleare Reinheit** (**Radionuklidreinheit**) wird meist durch Aufnahme des Gammaspektrums überprüft und mit einer Referenzzubereitung verglichen. In Abb. 17.7 ist z. B. außer der γ-Strahlung des reinen Technetium-99 m mit $E = 140$ keV keine γ-Strahlung anderer Nuklide vorhanden. Zur Bestimmung der **radiochemischen Reinheit** wird die radioaktive Zubereitung durch Papier- oder Dünnschichtchromatographie, Elektrophorese, Ausschlusschromatographie, GC, HPLC (Kap. 19, 20. 21), oder ein anderes Trennverfahren getrennt und die Radioaktivität der einzelnen Fraktionen oder Flecken gemessen (Radiodünnschichtscanner; Imaging-Plate-Technik). Zum Vergleich werden die nicht radioaktiven Substanzen mit untersucht.

Radionuklidreinheit

Radiochemische Reinheit

Die **spezifische Radioaktivität** gibt die Radioaktivität pro Masseneinheit der markierten Substanz an und wird gewöhnlich aus der radioaktiven Konzentration (Radioaktivität pro Volumeneinheit) und der Konzentration der zu prüfenden Substanz berechnet.

Spezifische Radioaktivität

Die Radioaktivität (besser **Aktivität**) wird als Zahl der Zerfälle (in Becquerel, Bq; s. Kap. 17.2, Tab. 17.1) ermittelt. Gemessen wird nach dem Arzneibuch im Vergleich zu einer Referenzzubereitung mithilfe einer dem zu untersuchenden Radionuklid entsprechenden Methode (Kap. 17.3): Ionisationskammer, Geiger-Müller-Zähler: β- und γ-Strahlen; Szintillations- und Halbleiter-Zähler, Ionisationskammer: γ-Strahlen (Lit. 3).

Aktivität

17.5.2 Isotopenverdünnungsanalyse

Die Isotopenverdünnungsanalyse (Lit. 1) kann zur indirekten quantitativen Analyse eingesetzt werden, wenn eine quantitative Abtrennung der Gesamtheit des zu bestimmenden Stoffes aus einem Gemisch nicht möglich ist.

Ziel der Isotopenverdünnungsanalyse

Zum Substanzgemisch mit einer Anzahl n_X der zu bestimmenden Moleküle wird eine bekannte Anzahl der gleichen Moleküle, die ein Radionuklid enthalten, mit der Aktivität A_{Ind} zugesetzt und vermischt (Ind = Indikator). Es kommt zur Verdünnung der zugegebenen Aktivität A_Ind, die nun der Gesamtmenge der zu bestimmenden Moleküle n_X zuzuordnen ist. Nun wird eine kleine Menge des Gemisches entnommen und die entnommene Stoffmenge z. B. gewogen (n_1) sowie ihre Aktivität (A_1) bestimmt. Die unbekannte zu bestimmende Stoffmenge n_X verhält sich zur abgetrennten Stoffmenge n_1 wie die Aktivität der unbekannten Stoffmenge n_X (die gleich der Aktivität A_Ind des zugesetzten Radionuklids ist) zur Aktivität des abgetrennten Gemisches A_1:

$$\frac{n_\text{X}}{n_1} = \frac{A_\text{Ind}}{A_1}$$

Daraus kann die unbekannte Menge berechnet werden:

$$n_\text{X} = n_1 \cdot \frac{A_\text{Ind}}{A_1} \qquad \text{(Gl. 17.4)}$$

Voraussetzung ist, dass die Stoffmenge des zugesetzten Radionuklids vernachlässigbar klein ist.

17.5.3 Radioimmunoassay

RIA

Verlauf des RIA

Der Radioimmunoassay (RIA) ist eine in Pharmazie und Medizin weit verbreitete sehr spezifische Methode mit der niedrigen Nachweis-/Bestimmungsgrenze von 1–10 Picogramm. Sie wird zur Bestimmung von Arzneimitteln und Hormonen z. B. in Körperflüssigkeiten, Bestimmung von Vitaminen u. a. eingesetzt. (Lit. 1, 4, 5, 6, 8). Voraussetzung ist, dass die zu bestimmende Substanz als Antigen wirksam ist. Zu der Untersuchungsprobe mit dem zu bestimmenden Antigen (Ag) wird eine bestimmte Menge des radioaktiv markierten Antigens (Ag*) zugesetzt. Dann fügt man eine geringe Menge des entsprechenden Antikörpers (B) hinzu. Es müssen bis zu ca. 200 % mehr markierte Antigenmoleküle als Antikörpermoleküle vorhanden sein. Der Antikörper (B) bildet sowohl mit dem zu bestimmenden nicht radioaktiv markierten Antigen (Ag) als auch mit dem zugesetzten markierten Antigen (Ag*) einen Antigen-Antikörper-Komplex, wobei Ag und Ag* um B konkurrieren:

$$\text{Ag} + \text{B} \rightleftarrows \text{AgB}$$
$$\text{Ag*} + \text{B} \rightleftarrows \text{Ag*B}$$

Nach Einstellung der Gleichgewichte (Inkubation) wird der Antigen-Antikörper-Komplex (AB und A*B) durch Adsorption, Fällung, Zentrifugieren u. a. abgetrennt und die Menge des markierten Anteils von A*B durch Aktivitätsmessung bestimmt. Ebenso wird die Menge des nicht umgesetzten markierten Antigens Ag* in der ursprünglichen Probe ermittelt, dessen Konzentration umso größer ist, je höher die Konzentration des zu bestimmenden nicht markierten Antigens (Ag) ist, welches mit Ag* um den Antikörper konkurriert hat. Die gebundene Radioaktivität (Ag*B) ist der Konzentration des zu bestimmenden Antigens Ag umgekehrt proportional. Die Auswertung erfolgt mithilfe einer Kalibrierkurve, in der die Zählrate von Ag*B/Ag* gegen die Konzentration von Ag aufgetragen ist.

Auswertung des RIA

Für die Entwicklung eines RIA sind folgende Komponenten notwendig (Lit. 8):

Entwicklung eines RIA

- Radioaktiv markierte zu bestimmende Substanz Ag* (Antigen, Tracer)
- Antikörper gegen die zu bestimmende Substanz (B)
- Nicht markierte zu bestimmende Substanz als Standardsubstanz.

Die radioaktive Markierung des Antigens erfolgt meist mit γ-Strahlern (^{125}I, ^{131}I) oder mit dem β-Strahler Tritium (^{3}H) oder ^{32}P. Diese werden entweder anstelle der im Antigen vorhandenen nicht radioaktiven Atome eingeführt, z. B. durch Austausch von Iod gegen ^{131}Iod in Schilddrüsenhormonen. Oder sie werden durch andere chemische Reaktionen oder durch Anlagerung z. B. an Proteine in das Antigen gebracht. Die Antikörper (B) werden durch Reaktion des Antigens in einem tierischen Organismus erzeugt. Bildet ein niedermolekulares Antigen keine genügenden Antikörper (Haptene = Halbantigene), so kann es vorher an einen hochmolekularen Träger (Carrier) gebunden werden, gegen den Antikörper gebildet werden. Der Radioimmunoassay ist für spezielle Einsatzgebiete vielfach abgewandelt worden z. B. **Enzymimmunoassay**, **Fluoreszenzimmunoassay** (s. Lit. 6, 7).

17.5.4 Markierung von Verbindungen durch Radionuklide

Bei den sog. Tracer-Methoden werden in chemischen Verbindungen bestimmte Atome durch entsprechende Radionuklide ersetzt. Durch Aktivitätsmessung kann das Verhalten dieser Verbindungen bei chemischen Reaktionen aber auch bei Biosynthese, Transport und Metabolismus im Organismus beobachtet werden (Lit. 9). Meist wird mit ^{14}C, ^{131}I oder ^{3}H markiert, oft auch mit jeweils zwei Radionukliden (**Doppelmarkierung**). Es muss beachtet werden, dass sich markierte Verbindungen z. B. bezüglich der Reaktionsgeschwindigkeit anders verhalten können als nicht markierte (**Isotopeneffekte**). Markierte Stoffe können z. B. durch NMR-Spektroskopie (Kap. 14, 15) oder GC/MS bzw. HPLC/MS (Kap. 19, 20) identifiziert werden.

Tracer-Methoden

Isotopeneffekte

17.5.5 Neutronenaktivierungsanalyse

Prinzip der Neutronenaktivierungsanalyse

Bestrahlt man Atome bestimmter Elemente mit Neutronen, so kommt es zum Neutroneneinfang und unter bestimmten Voraussetzungen zur Induktion von Radioaktivität. Durch ihre Messung ist es möglich, das betreffende Element mit sehr niedriger Nachweis/Bestimmungsgrenze von ca. 10^{-5} bis 10^{-11} g, je nach Element zu analysieren (Lit. 1). Meist wird die Messung der Aktivität gegen einen Standard durchgeführt. Auch kann ein unbekanntes Element aufgrund der Halbwertszeit und der emittierten Strahlung identifiziert werden. Die Neutronenaktivierungsanalyse wird in der Technik zur Spurenanalyse eingesetzt. In der forensischen Analytik spielt sie eine Rolle zur Untersuchung von Vergiftungen (z. B. von Arsenvergiftungen an Haaren).

17.5.6 Medizinische Anwendungen

Die Vielfalt medizinischer Anwendungen von Radionukliden kann nur angedeutet werden (s. Lehrbücher der Nuklear-Medizin sowie Lit. 1). Wegen ihrer hohen schädigenden Wirkung werden α-Strahlen kaum eingesetzt. Zur Therapie verwendet man meist β-Strahlen, zur Diagnostik γ-Strahlen.

Diagnostik mit Radiopharmaka

In der Diagnostik (Beispiele s. Lit. 3, 10, 11) wird das Radiopharmakon meist in die Blutbahn injiziert. Nach Anreicherung in bestimmten Organen erfolgt die Messung der γ-Strahlung (**Szintigraphie**) und eventuell die Erstellung eines Gewebebildes durch Tomographie. In diesem Zusammenhang spielen das SPECT-Verfahren (Single-Particle-Emission-Computer-Tomography) und hauptsächlich das PET-Verfahren (Positronen-Emissions-Tomographie) eine große Rolle. In der **Immunoszintigraphie** (Lit. 1) wird ein markierter Antikörper (meist mit Technetium-99 m, Indium-111, Iod-131) verwendet, der sich z. B. an Tumoren anlagert und diese abbildet.

PET-Verfahren: Die Positronenemissionstomographie (PET) wird häufig zur Sichtbarmachung biochemischer In-vivo-Prozesse eingesetzt (Lit. 1, 3, 10 bis 12). Bestimmte radioaktive Isotope werden an Moleküle des Stoffwechsels gebunden („Tracer, Sonden"). Sie durchlaufen die metabolischen Prozesse und reichern sich in einem Gewebe oder Organ an. Verwendet werden Isotope, deren Kerne einen Protonenüberschuss (d. h. ein Neutronendefizit) besitzen (Lit. 10–12). Es wird im ersten Schritt der Kernumwandlung ein positiv geladenes Kernproton (p) in ein ungeladenes Kernneutron (n) übergeführt unter Aussendung eines Positrons ($β^+$) und eines Neutrinos (ν). Dadurch wird die Kernladung um eine positive Ladung vermindert.

$$p \rightarrow n + β^+ + ν$$

Im zweiten Schritt wird aus der Elektronenhülle zur Erhaltung der

Neutralität der Gesamtladung ein Elektron (e⁻) abgegeben. Dieses vereinigt sich mit dem Positron unter Abgabe von zwei γ-Quanten (Gamma-Photonen) mit einer Energie von 0,51 MeV:

$$\beta^+ + e^- \rightarrow 2\gamma$$

Diese fliegen im Winkel von 180° (in entgegengesetzter Richtung) voneinander weg. Durch gleichzeitige Detektion beider Strahlen kann der Ort des Umwandlungsvorganges räumlich lokalisiert werden. Zu diesem Zwecke sind die Detektoren ringförmig um den Beobachtungsort angeordnet (Lit. 11, 12). Auf diese Weise wird die Aktivität winkelabhängig gemessen und registriert (Positronen-Emissions-Tomographie). Geeignet für das PET-Verfahren sind die kurzlebigen Radionuklide ^{15}O, ^{13}N, ^{11}C und ^{18}F mit Halbwertszeiten von 2, 10, 20 und 110 min. Sie werden unmittelbar vor Einsatz in PET-Zentren hergestellt (Lit. 3, 11). Als ^{18}F-Tracer werden z. B. eingesetzt: 2-Fluoro-2-deoxy-D-glucose ([^{18}F]-FDG) und Fluoro-azomycin-arabinofuranosid ([^{18}F]-PAZA) (Lit. 13). Das PET-Verfahren wird auch mit der Computertomographie (s. Kap. 15.8.2) kombiniert (PET/CT).

Therapeutisch werden Radionuklide vielfältig eingesetzt (Übersichten Lit. 11–13), oft zur Behandlung von Karzinomen, z. B. der γ-Strahler 60-Cobalt. Verwendet werden auch energiereiche Elektronen (β-Strahlen) oder Neutronen. **Neutroneneinfang-Therapie**: Im Tumor reichert man eine Bor-10-Verbindung an, die mit langsamen Neutronen bestrahlt wird und im Tumor unter Neutroneneinfang und Emission von α-Strahlung in Lithium-7 übergeht, welches Tumorzellen abtöten kann. **Radioimmuntherapie**: Wie in der Immunoszintigraphie werden durch Radionuklide markierte Antikörper an den Tumor gebracht, um ihn zu schädigen.

Therapie mit Radiopharmaka

Literatur über radiochemische Analysenmethoden

1) C. Keller: Grundlagen der Radiochemie. Salle und Sauerländer, Frankfurt/Main (1993)
2) D.A. Skoog, J.J. Leary: Instrumentelle Analytik. Springer-Verlag, Berlin, Heidelberg, New York (1996)
3) H.J. Machulla, Einzelmonographien zu Radioaktiven Arzneimitteln in F. Bracher, P. Heisig, P. Langguth, E. Mutschler, G. Rücker, G. Scriba, E. Stahl-Biskup, R. Troschütz, G. Seitz (Hrsg.): Arzneibuch-Kommentar mit 26. Erg. Lfg. Wiss. Verlagsges., Stuttgart, Govi-Verlag, Eschborn (2007)
4) H. Auterhoff, J. Knabe, H.D. Höltje: Lehrbuch der Pharmazeutischen Chemie. Wiss. Verlagsges., Stuttgart (1999)
5) L. Kny, Th. Beyrich, B. Göber: Lehrbuch der Arzneimittelkontrolle. VEB-Verlag Volk und Gesundheit, Berlin (1983)
6) F. Scholz. Pharmazie **34**, 853 (1979)
7) E. Verspohl. Pharmazie in unserer Zeit, **4**, 161 (1975)
8) G. Peinhardt. PZ Prisma **5**, 268 (1998)

9) W. R. Hendee (Hrsg.): Biomedical Uses of Radiation, Part A and B. Wiley-VCH, Weinheim (1999)
10) G. B. Saha, Fundamentals of Nuclear Pharmacy, Springer-Verlag, New York (1992)
11) Pharm. i. Unserer Zeit *34*, 443–519 (Heft 6, 2005)
12) K. Grillenberger, Dtsch. Apoth.-Ztg. *143*, 6092–6097 (2003)
13) H.-J. Machulla, Dtsch. Apoth.-Ztg. *146*, 4425–4426 (2006)

Chromatographische Analysenmethoden

III

Verzeichnis der Symbole
Teil III: Chromatographische Analysenmethoden

α	Trennfaktor (Selektivität)	RP-2	Reversed Phase Kieselgel, modifiziert mit Methylgruppen
A_S	Symmetriefaktor, Tailingfaktor		
C_A	Konzentration eines adsorbierten Stoffes im Sorbens	RP-8	Reversed Phase Kieselgel, modifiziert mit Octylgruppen
C_L	Konzentration des Stoffes in der angrenzenden Phase	RP-18	Reversed Phase Kieselgel, modifiziert mit Octadecylgruppen
D_m	Massenverteilungsverhältnis		
F	Peakfläche	R_{St}, R_{rel}	Retardierungsfaktor, bezogen auf einen Standard
f	Korrekturfaktor		
F_{254}	Lumineszenzindikator, Anregungswellenlänge 254 nm	r	relative Retention
		t_M	Totzeit (Arzneibuch), Durchflusszeit (IUPAC)
$H, HETP$	Trennstufenhöhe, Bodenhöhe		
hR_F	Verzögerungsfaktor × 100	t_R	Gesamtretentionszeit (IUPAC), Retentionszeit (Arzneibuch)
I	Retentionsindex		
k, k'	Retentionsfaktor, Kapazitätsverhältnis	t_R'	reduzierte Retentionszeit (IUPAC)
K	Verteilungskoeffizient	u	lineare Strömungsgeschwindigkeit
L	Säulenlänge		
m	Masse	w	Basisbreite eines Peaks
N	Trennstufenzahl, Bodenzahl	w_h	Peakbreite in halber Peakhöhe
R_S	Auflösung		
R_F	Verzögerungsfaktor (IUPAC), Retardationsfaktor (Arzneibuch)	$w_{0.05}$	Peakbreite bei einem Zwanzigstel der Peakhöhe

18 Einführung in die chromatographischen Methoden

Als **Chromatographie** bezeichnet man Verfahren, welche die Trennung von Stoffgemischen und den Nachweis bzw. die quantitative Bestimmung der Einzelkomponenten zum Ziel haben. Die Trennung erfolgt durch **Verteilungs-** und/oder **Adsorptionsvorgänge** oder andere physikalisch-chemische Vorgänge. Bei allen chromatographischen Verfahren sind zwei nicht miteinander mischbare Stoffe notwendig, die man als **Phasen** bezeichnet. Eine der Phasen befindet sich stationär im Trennsystem (**stationäre Phase**). Mithilfe der zweiten Phase (**mobile Phase**) wird das Substanzgemisch, das getrennt werden soll, über die stationäre Phase transportiert. Die stationäre Phase kann aus einem Festkörper oder einer Flüssigkeit bestehen. Feste stationäre Phasen bezeichnet man häufig als **Sorbentien**, flüssige als **Trennflüssigkeiten**. Die mobile Phase kann flüssig oder gasförmig sein. Flüssige mobile Phasen werden auch als **Eluent** oder **Elutionsmittel** bezeichnet, gasförmige als **Trägergas**. Aus der Kombination der verschiedenen stationären und mobilen Phasen ergeben sich die folgenden Möglichkeiten und Techniken:

Chromatographische Verfahren dienen der Stofftrennung

Ein chromatographisches System besteht aus zwei nicht miteinander mischbaren Phasen, von denen sich die eine an der anderen vorbei bewegt.

Stationäre Phase	Mobile Phase	Technik[a]
Feststoff	Flüssigkeit	PC, DC, SC
Flüssigkeit	Flüssigkeit	PC, DC, SC, DCCC
Feststoff	überkritisches Fluid	SFC
Flüssigkeit	überkritisches Fluid	SFC
Feststoff	Gas	GC (GSC)
Flüssigkeit	Gas	GC (GLC)

[a] Abkürzungen vgl. Tab. 18.1 und nachfolgender Text

Phasenkombinationen in der Chromatographie

Bei einer Einteilung der Chromatographie nach der angewandten Technik kann man grob zwischen den folgenden Verfahren unterscheiden:

Säulenchromatographie:	SC (CC), MPLC, HPLC, SFC
Gaschromatographie:	GC, GLC, GSC, HRGC
Planarchromatographie:	PC, DC (TLC), HPTLC

Trenntechnik in der Chromatographie

Ein chromatographisches Verfahren wurde 1902 erstmals von dem russischen Botaniker M. S. Tswett angewendet. Er trennte Blattfarbstoffe mit Hilfe von Calciumcarbonat, das sich als Sorbens in einem Glasrohr befand, indem er eine Lösung der Farbstoffe durch das Rohr laufen ließ. Obwohl M. S. Tswett hauptsächlich an den Blattfarbstoffen interessiert war, zeichnen sich seine Arbeiten durch eine genaue Beschreibung der Adsorptionsvorgänge am Sorbens und der Elution aus. Aus der Tatsache, dass anfangs ausschließlich Farbstoffe getrennt wurden, leitet sich auch der Name **Chromatographie** (griechisch: chroma = die Farbe) ab. Die Bedeutung der Chromatographie wurde zu Lebzeiten von M. S. Tswett nicht erkannt. Erst in den dreißiger und vierziger Jahren des vorigen Jahrhunderts wurde das Verfahren in abgewandelter Form wieder aufgegriffen.

Entdeckung der Chromatographie

Die Arbeiten von Martin und Synge aus dem Jahr 1941 über verteilungschromatographische Verfahren, für die sie 1952 den Nobelpreis erhielten, führten zur Entwicklung der Gaschromatographie. Von Cremer wurde 1951 der erste Gaschromatograph gebaut, die Arbeiten von Stahl führten in den 60er Jahren zum Durchbruch der Dünnschichtchromatographie. Ein weiterer Meilenstein der Chromatographie liegt in den 70er Jahren des 20. Jahrhunderts mit der zur Marktreife entwickelten Hochleistungs-Flüssigchromatographie.

Historische Entwicklung der Chromatographie

In der pharmazeutischen Analytik besitzen chromatographische Trennmethoden große Bedeutung. Eine allgemeine Beschreibung der Methoden wurde nachträglich ins Arzneibuch aufgenommen. Als Trenntechniken werden die folgenden Verfahren angewandt:

Chromatographische Trennmethoden unter Ziffer 2.2.46 im Arzneibuch

- Papierchromatographie (Ziffer 2.2.26)
- Dünnschichtchromatographie (Ziffer 2.2.27)
- Gaschromatographie (Ziffer 2.2.28)
- Flüssigchromatographie (Ziffer 2.2.29)
- Ausschlusschromatographie (Ziffer 2.2.30)
- Flüssigkchromatographie mit superkritischen Phasen (Ziffer 2.2.45)

Trenntechniken, die im Europäischen Arzneibuch angewendet werden

Die Verfahren der Papier- und der Dünnschichtchromatographie fasst man häufig unter dem Begriff Planarchromatographie zusammen. Während die **Papierchromatographie** (PC) nur noch selten eingesetzt wird, sind die **Dünnschichtchromatographie** (DC), die **Gaschromatographie** (GC) und die flüssigchromatographischen Verfahren **Säulenchromatographie** (SC; column chromatography, CC) und **Hochleistungs-Flüssigchromatographie (Hochdruck-Flüssigchromatographie** high performance liquid chromatography, high pressure liquid chromatography, HPLC) wegen ihrer Leistungsfähigkeit von großer Wichtigkeit.

Stellenwert der einzelnen Verfahren

Zur Durchführung der Papier-, Dünnschicht- und Säulenchromatographie ist meistens kein größerer instrumenteller Aufwand notwendig. Dagegen erfordern die Gaschromatographie, die Hochleistungs-Flüssigchromatographie und die direkte, quantitative Aus-

Instrumenteller Aufwand bei der Durchführung

wertung von Dünnschichtchromatogrammen eine aufwendigere instrumentelle Ausstattung.

Eine jüngere Entwicklung stellt die Chromatographie mit überkritischen Fluiden (supercritical fluid chromatography, SFC) als mobiler Phase dar. Als überkritisches Fluid bezeichnet man ein komprimiertes Gas, dessen Temperatur so hoch ist, dass es sich durch Anwendung von Druck nicht mehr verflüssigen lässt. Viele der für die Chromatographie wichtigen physikalischen Eigenschaften eines überkritischen Fluids, z. B. die Diffusionsgeschwindigkeit und das Lösungsvermögen für Substanzen, liegen zwischen denen eines Gases und einer Flüssigkeit. Die SFC nimmt somit eine Zwischenstellung zwischen der Gaschromatographie und der Flüssigchromatographie ein. Die Kapillarelektrophorese, eine der Chromatographie verwandte Trenntechnik, wird in Kap. 29 beschrieben.

Ziffer 2.2.45 im Arzneibuch

In jüngerer Zeit entwickelte Trenntechniken

Kapillarelektrophorese: Ziffer 2.2.47 im Arzneibuch

Bei chromatographischen Trenntechniken unterscheidet man gelegentlich zwischen Verfahren, die **innere** bzw. **äußere Chromatogramme** erzeugen. Bei inneren Chromatogrammen verbleiben die Substanzen nach Beendigung der chromatographischen Trennung im chromatographischen System und werden dort detektiert. Beispiele dafür sind die planarchromatographischen Verfahren der Papier- bzw. Dünnschichtchromatographie. Bei äußeren Chromatogrammen werden die Substanzen aus dem Trennsystem eluiert und außerhalb des Trennsystems durch Detektionssysteme registriert.

Definition von inneren und äußeren Chromatogrammen

18.1 Chromatographische Trennmechanismen

Bei chromatographischen Trennungen sind hauptsächlich folgende Trennmechanismen (Retentionsmechanismen) von Bedeutung:

- Verteilungsvorgänge
- Adsorptionsvorgänge
- Umkehrphasen-Adsorption/Verteilung
- Ionische Wechselwirkungen, Ionenaustausch
- Siebeffekte (Größenausschluss)
- Bioaffinität.

Physikalisch-chemische Vorgänge, die zur Stofftrennung führen; Retentionsmechanismen

Allen Trennmechanismen ist gemeinsam, dass der Austausch bzw. die Wechselwirkung zwischen Analysensubstanz und stationärer bzw. mobiler Phase nicht nur einmal, sondern in einer Vielzahl von aufeinanderfolgenden Einzelschritten abläuft. Die Anzahl der einzelnen Austausch- bzw. Transportvorgänge trägt wesentlich zur Leistungsfähigkeit des Trennsystems bei. Je häufiger derartige Wechselwirkungen innerhalb der vorgegebenen Trennstrecke stattfinden, desto besser wird das chromatographische Trennergebnis ausfallen. Zu beachten ist, dass eine chromatographische Trennung meist nicht nur durch einen einzelnen Trennmechanismus, sondern durch das Zusammenspiel unterschiedlicher Mechanismen erreicht wird.

Grundprinzip chromatographischer Trennungen

Nachfolgend sollen zunächst die Grundlagen der **Verteilungs-** und **Adsorptions**chromatographie behandelt werden, da sie bei nahezu allen chromatographischen Techniken Bedeutung besitzen. Die übrigen Trennmechanismen werden im Zusammenhang mit den Techniken behandelt, bei denen sie als Trennprinzip dienen.

Viele Stofftrennungen beruhen auf Adsorptions- und Verteilungsvorgängen

Verteilungschromatographie

Bei der Verteilungschromatographie wird die Analysensubstanz oder das Substanzgemisch, vergleichbar mit der Verteilung in einem Scheidetrichter, zwischen zwei miteinander nicht mischbaren Phasen (I, II) verteilt. Die Trennung erfolgt durch Aufeinanderfolge vieler Verteilungsvorgänge, ähnlich wie in einer Destillationskolonne. Es gilt der **Nernst'sche Verteilungssatz** (Gl. 18.1):

Unterschied zwischen einzelnen und multiplen Verteilungsvorgängen

$$K = \frac{\text{Konzentration der Substanz in Phase I}}{\text{Konzentration der Substanz in Phase II}} \quad \text{(Gl. 18.1)}$$

K bezeichnet den **Verteilungskoeffizienten**, bei vorgegebenen Phasen eine stofftypische Konstante, die den Grad der Löslichkeit und somit die Verteilung einer Substanz zwischen den Phasen beschreibt. Da K temperaturabhängig ist, kann die Trennung in vielen Fällen durch Temperaturänderungen günstig beeinflusst werden.

Typisches Beispiel: Gaschromatographie

Beispiele für chromatographische Verfahren, die hauptsächlich auf Verteilungsvorgängen beruhen, sind:

- Papierchromatographie (PC)
- Gas-flüssig-Chromatographie (GC) (gas liquid chromatography, GLC)
- Tröpfchengegenstrom-Verteilungschromatographie (droplet counter current chromatography, DCCC).

Ziffer 2.2.26 im Arzneibuch

Bei der **Papierchromatographie** erfolgt die Verteilung zwischen dem Elutionsmittel, einem Lösungsmittelgemisch (mobile Phase) und einem Wasserfilm (stationäre Phase), der sich infolge der Luftfeuchtigkeit auf der Zelluloseoberfläche des Papiers ausbildet. Das zu trennende Substanzgemisch wird auf eine Startzone am unteren (aufsteigende PC) oder oberen Rand (absteigende PC) des Papiers aufgetragen. Das Papier mit dem Substanzgemisch wird in einen Glastrog gebracht, in dem sich die mobile Phase befindet. Beim aufsteigenden Verfahren steigt die mobile Phase durch Kapillareffekte in dem Papier hoch **(Entwicklung)**. Beim absteigenden Verfahren hängt das Papier über den Rand eines Trogs, der mit der mobilen Phase gefüllt ist. Das Substanzgemisch wird von der mobilen Phase nach oben bzw. unten transportiert und dabei in die einzelnen Komponenten getrennt.

Papierchromatographische Verfahren sind umständlich durchzuführen und zeitaufwendig

Aufgrund der umständlichen praktischen Handhabbarkeit, der langen Analysenzeiten und der relativ schlechten Trennleistung ist die PC heute weitgehend durch die **Dünnschichtchromatographie** (DC, Kap. 21) verdrängt worden. Im Arzneibuch dient sie nur noch zur Bestimmung der radiochemischen Reinheit (Kap. 17) bei einigen radioaktiven Arzneimitteln. Obwohl bei der DC meistens auch Adsorptionsvorgänge an der Trennung beteiligt sind, können bei Verwendung spezieller, wenig aktiver Schichten (Cellulose, Kieselgur, Umkehrphasen, Kap. 20.2.6) chromatographische Trennungen auch überwiegend durch Verteilung erfolgen. Bei der **Gaschromatographie (Gas-flüssig-Chromatographie, GC, GLC)** erfolgt die Verteilung zwischen einer stationären flüssigen Phase und einer mobilen Gasphase (Kap. 19.1).

Allg. Monographie über Radioaktive Arzneimittel und z. B. Monographien über radioaktive Technetium-Zubereitungen im Arzneibuch

Bei der **Tröpfchengegenstrom-Verteilungschromatographie** (DCCC) wird die flüssige stationäre Phase in ein System aus hintereinander geschalteten und miteinander verbundenen Glasröhren eingefüllt. Die mobile Phase besteht aus einem Lösungsmittelgemisch, das sich nicht mit der stationären Phase mischt. Mithilfe einer Pumpe wird die mobile Phase zu der ersten Trennröhre gepumpt. Mobile Phasen, die leichter als die stationäre Phase sind, werden von unten in die Glasröhren geleitet. Hier bilden sich kleine Tröpfchen, die in der stationären Phase nach oben steigen (aufsteigendes Verfahren). Ist die mobile Phase schwerer als die stationäre Phase, so wird sie zu dem oberen Ende der Glasröhre gepumpt. Hier bilden sich kleine Tröpfchen, die zu Boden sinken (absteigendes Verfahren). Zwischen den Tröpfchen der mobilen Phase und der stationären Phase findet die flüssig-flüssig-Verteilung des zu trennenden Substanzgemisches statt. Dadurch, dass ständig weitere mobile Phase nachgepumpt wird, erfolgt der Transport von einer Glasröhre zur anderen. Die getrennten Stoffe werden abhängig von ihrem Verteilungskoeffizienten nach unterschiedlichen Zeiten eluiert. Die Methode ist z. B. zur Trennung polarer Pflanzeninhaltsstoffe sehr gut geeignet. Im Arzneibuch wird sie nicht angewandt.

Die DCCC-Technik beruht auf der früher angewandten Craig-Verteilung, einem technisch sehr aufwendigen Trennverfahren

Adsorptionschromatographie

Als **Adsorption** bezeichnet man die Bindung bzw. Anreicherung eines Stoffes an der Oberfläche eines zweiten Stoffes. Sie beruht meistens auf spezifischen Wechselwirkungen zwischen der polaren Oberfläche des adsorbierenden Stoffes **(Sorbens)** und polaren Gruppen des adsorbierten Stoffes. Die Stärke, mit der ein Sorbens einen Stoff bindet, wird als **Aktivität** bezeichnet. Die Menge des Stoffes, die gebunden werden kann, ist u. a. von der Temperatur abhängig. Bei höheren Temperaturen kann weniger Substanz adsorbiert werden als bei niedriger Temperatur. So kann z. B. eine adsorbierte Substanz durch Temperaturerhöhung wieder desorbiert werden.

Unter Adsorption versteht man die Bindung von Substanzen an aktive Oberflächen

Die Adsorption muss bei chromatographischen Trennungen reversibel sein

Weiterhin hängt die pro Gramm Sorbens adsorbierte Substanzmenge von der Größe der Oberfläche des adsorbierenden Stoffes ab.

Feinkörnige Sorbentien können an ihrer Oberfläche mehr Substanz adsorbieren als grobkörnige

Je größer die Oberfläche ist, desto mehr Substanz kann adsorbiert werden. Bei konstanter Temperatur wird die Konzentration des adsorbierten Stoffes (C_A) bis zu einer Sättigungsgrenze um so größer, je größer die Konzentration des Stoffes (C_L) in der angrenzenden Phase ist. Die Beziehung zwischen der Konzentration des Stoffes im Sorbens und der Konzentration des Stoffes in der angrenzenden Phase bei konstanter Temperatur wird als **Adsorptionsisotherme** bezeichnet (Abb. 18.1).

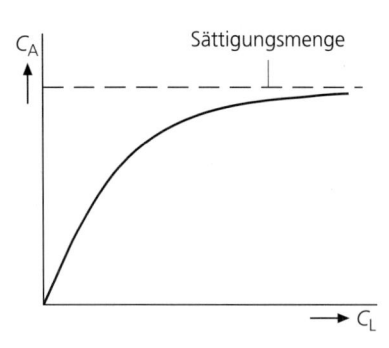

Abb. 18.1 Adsorptionsisotherme.
C_A Konzentration des adsorbierten Stoffes im Sorbens;
C_L Konzentration des Stoffes in der angrenzenden Phase

Für gute Trennungen darf das chromatographische System nicht mit Substanz überladen werden

Für chromatographische Trennungen wird am häufigsten Kieselgel als Sorbens verwendet

Trennungen durch Adsorptionschromatographie erfolgen durch viele aufeinanderfolgende (multiple) Adsorptions- und Desorptionsschritte

Bei geringer Konzentration C_L nimmt die Konzentration im Sorbens C_A nahezu linear mit C_L zu; bei höheren Konzentrationen ist die Adsorptionsisotherme gekrümmt und nähert sich einer Sättigungskonzentration. Voraussetzung für reproduzierbares Arbeiten in der Adsorptionschromatographie ist der lineare Bereich der Adsorptionsisotherme. Außerhalb des linearen Bereiches sind die chromatographischen Parameter wie R_F**-Wert** oder **Retentionszeit** (Kap. 18.2.1) von der Substanzmenge abhängig und nicht reproduzierbar.

Bei der Adsorptionschromatographie wird die Analysensubstanz an einer festen Oberfläche (**stationäre Phase**) adsorbiert. Mithilfe eines Lösungsmittelgemisches (**mobile Phase**, **Elutionsmittel**) kann die adsorbierte Substanz von der Oberfläche abgelöst bzw. verdrängt (desorbiert) werden. Da unterschiedliche Stoffe je nach Polarität und Löslichkeit meist unterschiedlich stark adsorbiert und desorbiert werden, kann ein Stoffgemisch durch aufeinander folgende Adsorption und Desorption in die Einzelkomponenten getrennt werden. Meistens sind bei chromatographischen Trennungen den reinen Adsorptionseffekten noch Verteilungsvorgänge, Ionenaustauschvorgänge und Siebeffekte (Kap. 20.3.1) überlagert. Wie stark diese Effekte neben der Adsorption an der Trennung beteiligt sind, hängt u. a. von der Aktivität der verwendeten Sorbentien und der Polarität der Elutionsmittel ab.

Chromatographische Trenntechniken, bei denen Adsorptionsvorgänge eine Rolle spielen, sind:

- Gas-fest-Chromatographie (GSC, Kap. 19.1)
- Säulenchromatographie (SC)
- Dünnschichtchromatographie (DC, Kap. 21).

Bei der **Säulenchromatographie** (SC) wird das Sorptionsmittel in eine senkrecht stehende Säule (z. B. ein Glasrohr) eingefüllt. Die Analysensubstanzen werden als Lösung auf das Sorptionsmittel aufgegeben und mit dem Elutionsmittel durch die Säule transportiert. Die Substanzen werden nach unterschiedlichen Zeiten bzw. mit unterschiedlichen Volumina der mobilen Phase aus der Säule **eluiert** und können so getrennt detektiert oder isoliert werden. Die Weiterentwicklung der Säulenchromatographie führt zur **Hochleistungs-Flüssigchromatographie (HPLC**, Kap. 20).

Die Säulenchromatographie wird im Zusammenhang mit der HPLC beschrieben

Im Folgenden sollen hauptsächlich die **instrumentellen** Methoden der **Gaschromatographie** (Kap. 19) und der **Hochleistungs-Flüssigchromatographie** (Kap. 20) sowie der **quantitativen Dünnschichtchromatographie** (Kap. 21) dargestellt werden. Als Einführung in die quantitative Dünnschichtchromatographie erschien es sinnvoll, das Prinzip der **Dünnschichtchromatographie** zu erläutern, obwohl es sich um eine Methode mit nur geringem apparativem Aufwand handelt.

Gliederung des Abschnittes chromatographische Methoden in diesem Buch

18.2 Chromatographische Symbole und Kenngrößen

Bis vor wenigen Jahren bestanden keine eindeutigen Regeln zur Verwendung von Symbolen, Begriffen und Definitionen in der Chromatographie. Dies führte dazu, dass von verschiedenen wissenschaftlichen Vereinigungen Empfehlungen zu Definitionen in einzelnen chromatographischen Techniken ausgesprochen wurden. Im Jahr 1993 wurden von der IUPAC Richtlinien (Lit. 3) verabschiedet, die zur Vereinheitlichung der Nomenklatur führen sollen. Diese Richtlinien wurden 1997 vom Arbeitskreis Chromatographie der Fachgruppe Analytische Chemie in der Gesellschaft Deutscher Chemiker ins Deutsche übertragen (Lit. 5). Im Jahr 2001 erschienen weitere Definitionen und Korrekturen zur Chromatographie von der IUPAC (Lit. 4). Im Arzneibuch wurde die Nomenklatur in den letzten Jahren schrittweise der IUPAC-Nomenklatur angepasst.

IUPAC- und Arzneibuch-Nomenklatur für chromatographische Methoden

Die bisher in diesem Lehrbuch verwendeten einprägsamen Symbole t_{m+s}, t_m und t_s für die verschiedenen Retentionszeiten mussten deshalb ebenfalls auf die weniger anschaulichen IUPAC-Symbole umgestellt werden, die inzwischen auch teilweise im Arzneibuch verwendet werden.

18.2.1 Retentionsdaten

Retention: Zurückhaltung, Speicherung, Verzögerung

Abhängig davon, ob es sich um ein inneres oder äußeres Chromatogramm handelt, werden zur Charakterisierung der Retention, d. h. dem Aufenthaltsort oder der Aufenthaltsdauer von Substanzen in der stationären Phase des chromatographischen Systems, die Begriffe R_F-**Wert** (Verzögerungsfaktor, Retardationsfaktor) bzw. **Retentionszeit** oder **Retentionsvolumen** verwendet.

R_F-Wert

Retentionsparameter in der Planarchromatographie

Bei den planarchromatographischen Verfahren der **Papier-** und **Dünnschichtchromatographie** (Kap. 21) erhält man als Ergebnis ein **inneres** Chromatogramm, d. h. die getrennten Substanzen verbleiben nach Beendigung des Trennprozesses im chromatographischen System und werden dort detektiert. Zur Beschreibung des Laufverhaltens der Substanzen (Abb. 21.1) wird der R_F-Wert herangezogen.

Definition des R_F-Wertes

Die Linie, bis zu der man die mobile Phase nach oben steigen oder nach unten wandern lässt, bezeichnet man als **Lösungsmittelfront** oder kurz als **Front**. Die zu untersuchenden Substanzen werden je nach ihrem Verteilungskoeffizienten bzw. Adsorptionsverhalten unterschiedlich weit transportiert. Ihre Position auf dem Papier oder auf der Dünnschichtplatte wird durch ihren R_F-Wert (IUPAC: Verzögerungsfaktor, Arzneibuch: Retardationsfaktor) beschrieben. Das Arzneibuch verwendet synonym auch das Symbol R_f und bezeichnet diesen Faktor als Retentionsfaktor. Diese Bezeichnung sollte nach IUPAC jedoch nicht verwendet werden.

$$R_F\text{-Wert} = \frac{\text{Entfernung zwischen Start und Substanzposition}}{\text{Entfernung zwischen Start u. Front der mobilen Phase}}$$

(Gl. 18.2)

Der R_F-Wert liegt immer zwischen null und eins

Der R_F-Wert beschreibt also die Lage einer Substanz nach der Entwicklung relativ zur Lösungsmittelfront und wird üblicherweise, entsprechend der Messgenauigkeit, mit zwei signifikanten Ziffern angegeben. Ist eine Substanz z. B. nur halb so weit gewandert wie die Lösungsmittelfront, so beträgt ihr R_F-Wert 0,50. Seltener wird der hR_F-Wert angegeben, zu dessen Berechnung der R_F-Wert mit 100 multipliziert wird.

Retentionszeit

Retentionsparameter bei äußeren Chromatogrammen

Retentionszeit und Retentionsvolumen sind bei konstanter Geschwindigkeit der mobilen Phase direkt proportional zueinander.

In einem **äußeren** Chromatogramm (Abb. 18.2) wird das Signal aufgezeichnet, dass die Substanz oder die getrennten Substanzen beim Verlassen des chromatographischen Systems in einem Detektor erzeugen. Üblicherweise wird das Detektorsignal in einem Diagramm gegen die Zeit (**Retentionszeit**) oder seltener gegen das Elutionsmittelvolumen (**Retentionsvolumen**) aufgetragen. Das Signal der eluierenden Substanz im Chromatogramm wird als **Peak** bezeichnet. Die Form des Peaks ähnelt unter idealen Bedingungen einer Gauß'schen

Chromatographische Symbole und Kenngrößen

Häufigkeitsverteilung (Abb. 2.1), d. h. sie besitzt eine ansteigende und eine symmetrisch abfallende Flanke mit je einem Wendepunkt sowie einem Peakmaximum. Als Retentionszeit bzw. als Retentionsvolumen wird das Peakmaximum bestimmt.

Die Retentionszeit einer Substanz in einem äußeren Chromatogramm hängt unter konstanten chromatographischen Bedingungen von der Aufenthaltsdauer (**Retention**) in der stationären Phase ab. Die Zeit, die die Substanz in oder an der **stationären** Phase verbringt, wird als **reduzierte Retentionszeit** (t_s) (Abb. 18.2) bezeichnet (IUPAC: t_R', im Arzneibuch keine Definition). Zusätzlich zu der Zeit in der stationären Phase benötigt die Substanz eine gewisse Zeit, um mit der mobilen Phase vom Anfang bis zum Ende des Trennsystems zu gelangen. Diese Zeit t_M, die die Substanz ausschließlich in der **mobilen** Phase verbringt, wird als **Totzeit** (Arzneibuch) oder **Durchflusszeit** (IUPAC) (Abb. 18.2) bezeichnet.

Bei konstantem Papiervorschub des Schreibers können die Retentionsparameter auch als Strecken auf dem Schreiberpapier in mm gemessen werden.

Es gibt drei unterschiedliche Retentionszeiten: Gesamtretentionszeit, reduzierte Retentionszeit, Totzeit

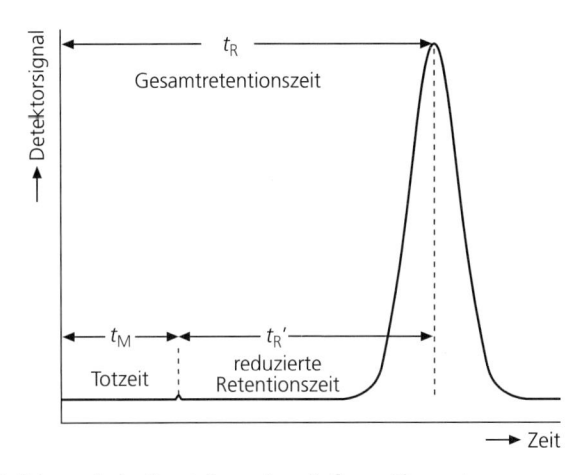

Abb. 18.2 Schematische Darstellung eines äußeren Chromatogramms

Im Chromatogramm wird die **Gesamtretentionszeit** (t_R) registriert. Sie ergibt sich aus der Summe von reduzierter Retentionszeit und Totzeit:

$$t_R = t_M + t_R' \qquad (Gl.\ 18.3)$$

Die reduzierte Retentionszeit kann dementsprechend durch Subtraktion der Totzeit von der Gesamtretentionszeit ermittelt werden:

$$t_R' = t_R - t_M \qquad (Gl.\ 18.4)$$

Die Totzeit ist abhängig von der Geschwindigkeit der mobilen Phase.

Aus der Totzeit kann bei bekanntem Innenvolumen bzw. bekanntem Innendurchmesser und Länge einer Säule die Geschwindigkeit der mobilen Phase berechnet werden

Sie kann bestimmt werden, indem man die Verweildauer einer Verbindung im chromatographischen System misst, die von der stationären Phase nicht zurückgehalten wird. In der Gaschromatographie verwendet man je nach Detektor meist Methan oder Luft, in der HPLC kann zur Totzeitbestimmung häufig eine einzelne, reine Komponente des Elutionsmittelgemisches verwendet werden.

Relative Retention

Obwohl man die Retentionszeit recht genau messen kann, eignet sie sich nicht gut zur qualitativen Charakterisierung eines Stoffes. Schon bei geringfügiger Veränderung von Strömungsgeschwindigkeit, Trennsäulenlänge, Temperatur, Zusammensetzung des Elutionsmittels u. a. verändert sie sich. Aus diesem Grund wird häufig die *auf Standardsubstanzen bezogene* **relative Retention** (IUPAC: r) verwendet. Sie ist definiert als Quotient aus der reduzierten Retentionszeit der Substanz und der reduzierten Retentionszeit eines Standards:

Die relative Retention ist eine dimensionslose Verhältniszahl

$$r = \frac{t_R'\text{(Substanz)}}{t_R'\text{(Standard)}} \qquad \text{(Gl. 18.5)}$$

Das Arzneibuch definiert außerdem eine unkorrigierte relative Retention (r_G) und lässt diese aus dem Quotienten der Gesamtretentionszeiten berechnen.

Die Verwendung einer einzelnen Standardsubstanz ist nur dann sinnvoll, wenn die Retentionszeiten der Analysensubstanzen und die der Standardsubstanz im Chromatogramm im gleichen Bereich liegen. Zur Abdeckung eines größeren Retentionszeitbereiches empfiehlt sich die Verwendung mehrerer Standardsubstanzen (vgl. Kap. 19.4.1).

Kapazitätsfaktor, Retentionsfaktor

Als weiteres relatives Maß für die Zurückhaltung (**Retention**) einer Substanz auf der Trennsäule kann der Quotient aus reduzierter Retentionszeit (t_R') und Totzeit (t_M) angegeben werden. Dieser Quotient wird üblicherweise mit k (Arzneibuch: D_m, IUPAC: k, k') bezeichnet und entspricht dem Verhältnis der Aufenthaltszeit einer Substanz in der stationären Phase zur Aufenthaltszeit in der mobilen Phase. k wird als **Kapazitätsfaktor**, **Massenverteilungsverhältnis** (Arzneibuch) oder **Retentionsfaktor** (IUPAC) bezeichnet.

Ziffer 2.2.28 und 2.2.29 im Arzneibuch

$$k = \frac{t_R'}{t_M} \qquad \text{(Gl. 18.6)}$$

Den k-Wert benötigt man auch zur Berechnung des Trennfaktors (Kap. 18.2.2).

18.2.2 Kenngrößen zur Beschreibung von Peakform und Trennqualität

In der Chromatographie wird angestrebt, möglichst schmale Signale zu erhalten, damit möglichst viele Substanzen innerhalb einer bestimmten Zeit vollständig getrennt erscheinen. Die Zahl der Substanzen, die in einem bestimmten Zeitintervall getrennt werden können, hängt von der **Trennleistung** der Trennsäule ab. Synonym zu dem Begriff Trennleistung werden die Begriffe **Trennvermögen**, **Trenneffizienz** oder **Säulenleistung** verwendet. Die Trennleistung ist um so größer, je häufiger die Wechselwirkungen zwischen Substanz und stationärer Phase im Trennsystem stattfinden. Von der Trennleistung der Säule hängen außerdem Nachweisgrenze und Bestimmungsgrenze einer Substanz ab, die für schmale und damit höhere Peaks in einem niedrigeren Massenbereich liegt als für breite und flache Peaks. Die Trennleistung wird als **Bodenzahl** (N) angegeben oder, bezogen auf die Länge der Trennsäule, als **Bodenhöhe** (H).

Die Peakbreite, die aus Gründen der Messgenauigkeit meist nicht an der Basis, sondern in halber Höhe des Peaks gemessen wird (w_h, Abb. 18.3), hängt im wesentlichen ab von der:

- Zeitdauer der Dosierung (Anfangsbreite des Peaks)
- Retentionszeit des Peaks
- Trenneffizienz des chromatographischen Systems.

Je schmaler und spitzer ein chromatographischer Peak ist, desto größer ist die Trenneffizienz des chromatographischen Systems

Die Trenneffizienz wird in Bodenzahlen gemessen, einem dimensionslosen Zahlenwert

Die Anfangsbreite des Peaks kann in der Gaschromatographie und in der Flüssigchromatographie wesentlich durch die Injektions- bzw. Aufgabetechnik bei der Probenaufgabe beeinflusst werden. In der Dünnschichtchromatographie kann der Durchmesser des Startfleckes ebenfalls durch die Auftragetechnik und außerdem durch das verwendete Lösungsmittel variieren (Abb. 21.2). Je länger sich eine Substanz anschließend unter konstanten chromatographischen Bedingungen in dem Trennsystem befindet, desto breiter wird der von ihr verursachte Peak (Abb. 18.3) bzw. Fleck. Unter konstanten chromatographischen Bedingungen soll hier die **isotherme** Arbeitsweise in der GC (Kap. 19.3.1) und die **isokratische** Arbeitsweise in der Flüssigchromatographie (Kap. 20.3.5) verstanden werden.

Die Anfangsbreite eines Peaks bei der Säulen- oder Gaschromatographie bzw. der Anfangsdurchmesser eines Fleckes in der Planarchromatographie sollte möglichst klein sein

Bodenzahl, Bodenhöhe

Als theoretische Trennstufe oder Boden wurde derjenige Teil einer chromatographischen Säule definiert, in dem eine abgeschlossene Wechselwirkung zwischen Substanz und stationärer Phase stattfindet. Der Begriff stammt aus der Anfangszeit der Chromatographie und liefert nur eine Modellvorstellung, welche die tatsächlich ablaufenden Prozesse nicht richtig widerspiegelt. Trotzdem wird der Begriff wei-

Die Angabe der Bodenzahl beruht auf einer Modellvorstellung terverwendet, um das Trennvermögen eines chromatographischen Systems zu beschreiben. Die Anzahl (N) der **theoretischen Trennstufen** (theoretischen Böden) kann aus der Retentionszeit und der Peakbreite in halber Höhe eines Peaks berechnet werden:

$$N = 5{,}54 \cdot \left(\frac{t_R}{w_h}\right)^2 \tag{Gl. 18.7}$$

t_R = Gesamtretentionszeit einer Substanz
w_h = Peakbreite in halber Höhe (Halbwertsbreite, Abb. 18.3)

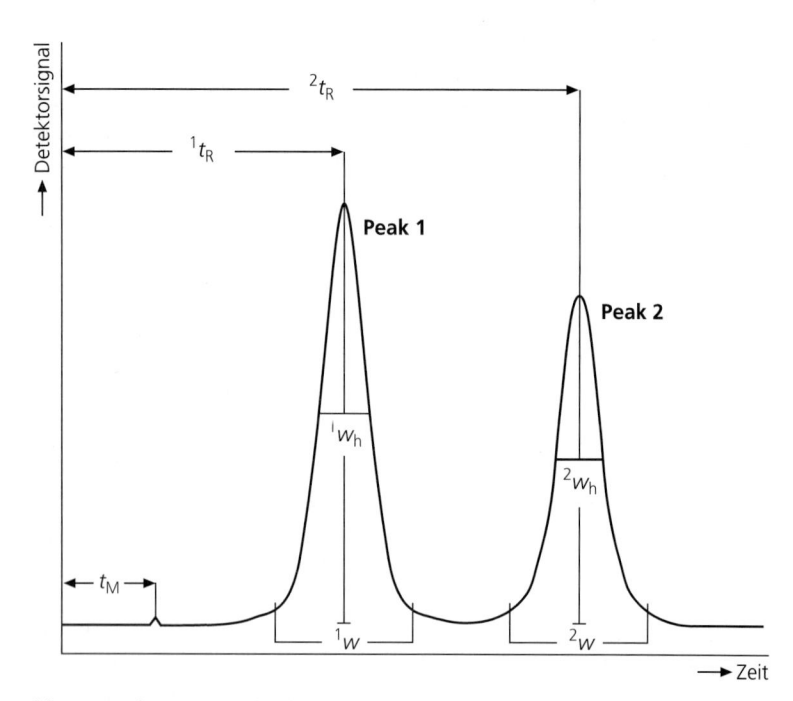

Abb. 18.3 Chromatographische Trennung von zwei Substanzen unter konstanten chromatographischen Bedingungen

Die Bodenzahl kann auch aus der Peakbreite in Höhe der Wendepunkte ermittelt werden; der Umrechnungsfaktor beträgt dann 4 statt 5,54 (Lit. 2)

Sowohl die Retentionszeit als auch die Peakbreite müssen in der gleichen Einheit gemessen werden und können z. B. in Sekunden oder Millimetern angegeben werden. Der Faktor 5,54 ergibt sich aus der Beziehung zwischen der Basisbreite und der Halbwertsbreite des Peaks, wenn der Peak die Form einer Gauß'schen Glockenkurve aufweist und zur Berechnung die Peakbreite in halber Höhe statt der Basisbreite verwendet wird. Die Bodenzahl ist vom Retentionsfaktor k der Substanz, die den Peak verursacht, abhängig. Deshalb sollte zur Bodenzahl einer Säule der entsprechende k-Wert der Substanz angegeben werden, an deren Peak die Bodenzahl ermittelt wurde. Weiterhin hat der Messfehler bei der Ermittlung der Peakbreite in halber Höhe einen großen Einfluss auf das Ergebnis bei der Berechnung der Bodenzahl.

Die Peakbreite sollte möglichst mit einer Messlupe gemessen werden

Die theoretische **Bodenhöhe** (H) (hight equivalent to one theoretical plate, *HETP*) errechnet sich aus der Anzahl der theoretischen Böden (N) und der Säulenlänge (L) in mm. Sie entspricht der Säulenlänge (mm) für einen Boden:

Die Bodenzahl nimmt mit der Säulenlänge zu

$$H = \frac{L}{N} \text{ [mm]} \quad \quad \quad \text{(Gl. 18.8)}$$

Verwendet man zur Berechnung der Bodenzahl statt der Gesamtretentionszeit (t_R) die reduzierte Retentionszeit (t_R'), so wird die Bodenzahl als **effektive Bodenzahl** (N_{eff}) und die Bodenhöhe als **effektive Bodenhöhe** (H_{eff}) bezeichnet. Je höher die Anzahl der Trennstufen (N) in einer Trennsäule ist, bzw. je niedriger ihre Höhe (H) ist, umso größer ist die Trenneffizienz einer Säule bei vorgegebener Länge. Durch Verlängerung der Trennsäule lässt sich die Bodenzahl erhöhen. Übliche Bodenzahlen in der Gaschromatographie liegen für gepackte Säulen (Kap. 19.2.2.1) bei ca. $N = 2000$ und für Kapillarsäulen (Kap. 19.2.2.2) bei $N > 100000$. Die Bodenzahlen in der Hochleistungs-Flüssigchromatographie liegen zwischen diesen Werten. Bei Säulenlängen von 2 m (gepackte GC-Säule) bzw. 25 m (GC-Kapillarsäule) würden die Bodenhöhen (H) ungefähr 1 mm bzw. 0,25 mm betragen. Bei den üblicherweise verwendeten 10–20 cm langen HPLC-Säulen liegen die Bodenhöhen im Bereich von 10–50 µm.

Unterschied zwischen theoretischer und effektiver Bodenzahl bzw. -höhe

Übliche Bodenzahlen chromatographischer Systeme

Ursachen der Peakverbreiterung, Van-Deemter-Beziehung

Es ist vielfach versucht worden, die komplexen physikalischen Wechselwirkungen, die zu einer Peakverbreiterung führen, durch mathematische Ausdrücke zu beschreiben. Es wurden Gleichungen aufgestellt, die allgemein oder jeweils nur für flüssigchromatographische oder gaschromatographische Verfahren gelten und bei denen zwischen festen und flüssigen stationären Phasen unterschieden wird. In einer vereinfachten Betrachtungsweise kann man die Ursachen für die Peakverbreiterung in Abhängigkeit von der Chromatographiedauer durch drei Ursachen erklären (Abb. 18.4):

Warum werden Peaks unter konstanten chromatographischen Bedingungen mit zunehmender Retentionszeit breiter?

- Mehrwegeffekt (Eddy Diffusion, Streudiffusion)
- Längsdiffusion
- Massenübergang zwischen mobiler und stationärer Phase.

Ursachen der Peakverbreiterung

In den 50er Jahren wurde durch niederländische Chemiker die Abhängigkeit dieser Effekte von der Geschwindigkeit der mobilen Phase in drei Termen A, B und C dargestellt.

A-Term. In allen chromatographischen Systemen, bei denen als stationäre Phase feste Partikel verwendet werden, muss die mobile Phase die Partikel in Hohlräumen umströmen. In der mobilen Phase gelöste Probenmoleküle legen deshalb bei ihrer Wanderung durch das chromatographische Bett unterschiedlich lange Wege zurück, je nachdem, welchen Weg sie einschlagen (**Mehrwegeffekt**). Sie gelangen zu unterschiedlichen Zeiten an das Ende des chromatographischen Systems, was sich durch eine Häufigkeitsverteilung darstellen lässt (Abb. 18.4A). Die Abweichung vom Mittelwert wird entscheidend durch die Gleichmäßigkeit der Partikelverteilung im chromatographischen System beeinflusst. Diese wiederum ist umso höher, je kleiner die einzelnen Partikel geformt sind und je geringer deren Korngrößenunterschiede sind. Der A-Term hängt nicht von der Geschwindigkeit der mobilen Phase ab. In einer graphischen Darstellung der Trennleistung gegen die Strömungsgeschwindigkeit (u) der mobilen Phase (H/u-Kurve, Abb. 18.4A) lässt er sich als Gerade parallel zur u-Achse darstellen.

> Die Eddy-Diffusion wird hauptsächlich durch die Korngröße und die Gleichmäßigkeit der Säulenfüllung beeinflusst

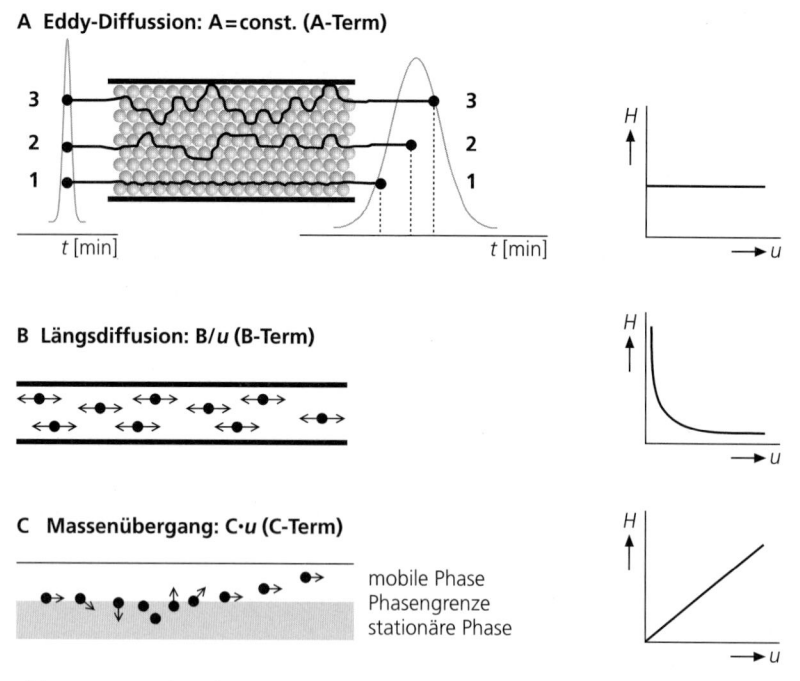

Abb. 18.4 Ursachen der Peakverbreiterung in der Chromatographie; **A** Mehrwegeffekt; **B** Längsdiffusion; **C** Massenübergang

B-Term. Im B-Term wird die Peakverbreiterung durch **Längsdiffusion** der Substanz innerhalb der mobilen Phase beschrieben (Abb. 18.4 B). Dies bedeutet, dass sich die einzelnen Probenmoleküle nicht nur in der Fließrichtung der mobilen Phase bewegen, sondern auch Eigenbewegungen in alle Richtungen ausführen. Den größten Einfluss auf die Peakverbreiterung besitzen dabei die Longitudinalbewegungen in und entgegen der Strömungsrichtung. Entscheidenden Einfluss auf den B-Term hat der Diffusionskoeffizient der mobilen Phase. Da die Diffusionskoeffizienten von Gasen wesentlich höher liegen als die von Flüssigkeiten, besitzt der B-Term in der Gaschromatographie die größte Bedeutung für die Peakverbreiterung. Er steht in umgekehrt proportionalem Verhältnis zu der Geschwindigkeit der mobilen Phase und zeigt im H/u-Diagramm den Verlauf einer Hyperbel (Abb. 18.4 B).

Der Einfluss des B-Terms auf die Peakverbreiterung nimmt mit zunehmender Geschwindigkeit der mobilen Phase ab

C-Term. In diesem Term werden die Einflüsse auf die Peakverbreiterung erfasst, die durch den Zeitbedarf der Probenmoleküle für den Übergang in die stationäre Phase und von dort zurück in die mobile Phase hervorgerufen werden (**Massenübergang**). Weiterhin spielt bei flüssigen stationären Phasen die unterschiedliche Eintauchtiefe verschiedener Probenmoleküle in die Flüssigkeit eine Rolle, bei festen stationären Phasen die Behinderung von Diffusionsvorgängen durch die Partikel (Abb. 18.4 C). Bildlich kann man diesen Effekt mit dem Zeitbedarf vergleichen, den eine Gruppe von Personen für das Betreten und Verlassen einer Rolltreppe benötigt. Die vor der Rolltreppe stehenden Personen bewegen sich nicht, während die auf der Rolltreppe stehenden Personen gleiche Geschwindigkeit und Bewegungsrichtung zeigen. Der Zeitpunkt und der Zeitbedarf für das Betreten und Verlassen der Rolltreppe hängt von der individuellen Eigengeschwindigkeit der Personen ab und ist mit der unterschiedlichen Diffusion der Probenmoleküle vergleichbar. Der Einfluss des C-Terms auf die Peakverbreiterung ist abhängig von der Partikelgröße bei festen und von der Schichtdicke bei flüssigen stationären Phasen. Er steigt mit der Geschwindigkeit der mobilen Phase an und zeigt im H/u-Diagramm (Abb. 18.4 C) den Verlauf einer ansteigenden Geraden.

Der Einfluss des C-Terms auf die Peakverbreiterung nimmt mit der Geschwindigkeit der mobilen Phase zu

Die drei Terme werden in der **Van-Deemter**-Gleichung zusammengefasst:

$$H = A + \frac{B}{u} + C \cdot u \qquad (Gl. 18.9)$$

und können in der **Van-Deemter**-Kurve (Abb. 18.5) graphisch dargestellt werden. In der Kurve wird als Maß für die Trennleistung die Bodenhöhe (H, $HETP$) (s. o. unter Bodenzahl, Bodenhöhe) gegen die Strömungsgeschwindigkeit der mobilen Phase (u) aufgetragen. Man erkennt, dass es nur eine Geschwindigkeit gibt, bei der die Bodenhöhe minimal und somit die Trennleistung des Systems optimal

Die Optimierung der Geschwindigkeit der mobilen Phase führt zu einer Erhöhung der Trenneffizienz

ist. Die optimale Strömungsgeschwindigkeit kann in unterschiedlichen Trennsystemen stark variieren und liegt im Allgemeinen bei gaschromatographischen Trennungen wesentlich höher als in der Flüssigchromatographie. Durch eine zu niedrige Geschwindigkeit der mobilen Phase wird die Trennung drastisch verschlechtert, während die Trenneffizienz bei zu hoher Geschwindigkeit langsamer abnimmt. Es empfiehlt sich deshalb, eher eine zu hohe als eine zu niedrige Geschwindigkeit anzuwenden, da dies gleichzeitig zu einer Verkürzung der Analysendauer führt.

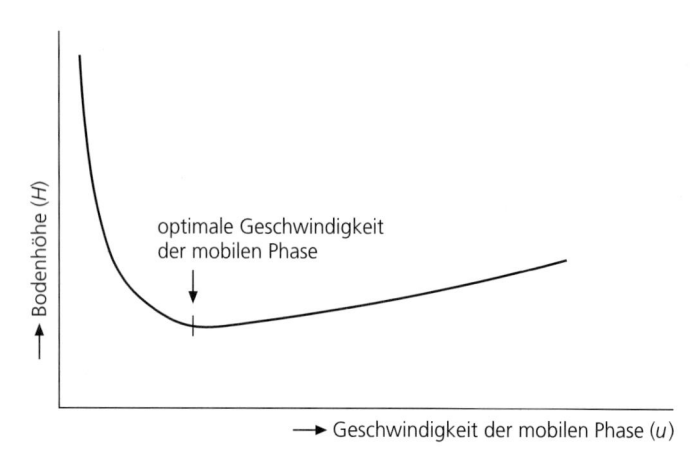

Abb. 18.5 Abhängigkeit der Trenneffizienz von der linearen Strömungsgeschwindigkeit der mobilen Phase u (Van-Deemter-Kurve)

Mithilfe physikalischer Veränderungen kann die Trenneffizienz optimiert werden

Für alle chromatographischen Techniken gilt, dass zur Erlangung einer hohen Trenneffizienz eine gleichmäßige Packungsdichte aus möglichst kleinen und einheitlich geformten Partikeln notwendig ist. Die effektive Schichtdicke und die Diffusionswege innerhalb der stationären Phase sollten möglichst gering sein. Hohe Diffusionskoeffizienten der mobilen Phase sind meist vorteilhaft, können aber umgekehrt auch zu einer Peakverbreiterung beitragen (B-Term). Versuche zur Verbesserung der Trenneffizienz werden immer bei den **physikalischen** Parametern eines Trennsystems ansetzen. Es kann z. B. versucht werden, Säulenlänge, Säulendurchmesser, Temperatur, Partikelgröße der stationären Phase oder Geschwindigkeit der mobilen Phase zu optimieren.

Trennfaktor

Sind zwei Peaks im Chromatogramm nur unvollständig getrennt (Auflösung $R_S < 1,4$, s. u.), so kann versucht werden, durch Optimierung der **physikalischen** Bedingungen die Bodenzahl zu erhöhen und so die Trennung zu verbessern. Es ist jedoch ebenfalls möglich, durch **chemische** Veränderung des Trennsystems Bedingungen zu schaffen, bei denen der Unterschied in den Retentionszeiten der Peaks größer wird. Unter chemischen Veränderungen ist ein Wechsel der stationären und/oder der mobilen Phase zu verstehen.

Mithilfe chemischer Veränderungen kann der Trennfaktor optimiert werden

Je weiter die Retentionszeiten oder k-Werte (Kap. 18.2.1, Gl. 18.6) zweier Substanzen auseinander liegen, desto besser wird ihre Trennung gelingen, auch bei eventuell niedrigen Bodenzahlen. Liegen die k-Werte zweier Substanzen weit auseinander, so spricht man von einer hohen **Selektivität** der verwendeten Trennsäule. Die Selektivität wird durch den Trennfaktor α beschrieben, der aus dem Quotienten der k-Werte der beiden Substanzen 2 und 1 berechnet wird:

Nach IUPAC sollte bevorzugt der Begriff Trennfaktor verwendet werden

$$\alpha = \frac{^2k}{^1k} \qquad \text{(Gl. 18.10)}$$

^1k = Retentionsfaktor der Substanz 1
^2k = Retentionsfaktor der Substanz 2 ($^2t_R{'} > {}^1t_R{'}$)

Der Trennfaktor α für zwei Substanzen kann auch direkt aus den reduzierten Retentionszeiten berechnet werden:

$$\alpha = \frac{^2k}{^1k} = \frac{^2t_R{'}/t_M}{^1t_R{'}/t_M} = \frac{^2t_R{'}}{^1t_R{'}} \qquad \text{(Gl. 18.11)}$$

α wird auch als **relative Retention** (vgl. Kap. 18.2.1) bezeichnet. Beträgt $\alpha = 1$, so besteht auch bei höchster Bodenzahl keine Möglichkeit, die Substanzen in dem gewählten System zu trennen.

α muss immer größer als eins sein

Auflösung

Die chromatographische **Auflösung** (resolution, R_S) beschreibt die Güte der Trennung von zwei Substanzen. In sie geht sowohl die **Trenneffizienz** als auch die **Selektivität** des chromatographischen Systems ein. Die Auflösung R_S zweier Substanzen in einem Chromatogramm wird aus dem Abstand und der Breite der Peaks 1 und 2 berechnet (Abb. 18.3), wobei gilt:

$$^2t_R > {}^1t_R$$

Da sich die Basisbreiten von Peaks nur ungenau ermitteln lassen, wird zur Berechnung nach dem Arzneibuch die Peakbreite in halber Höhe (w_h) verwendet (Abb. 18.3).

Berechnung der Auflösung aus einem Chromatogramm

$$R_S = 1{,}18 \cdot \frac{^2t_R - {}^1t_R}{^2w_h + {}^1w_h} \qquad \text{(Gl. 18.12)}$$

Der Faktor von 1,18 ergibt sich aus der Beziehung zwischen Basisbreite und Peakbreite in halber Höhe, wenn der Peak die Form einer Gauß'schen Glockenkurve (Abb. 2.1) aufweist und zur Berechnung die Breite in halber Höhe anstelle der Basisbreite verwendet wird. Für eine gute Trennung sollte die chromatographische Auflösung möglichst groß sein. Eine Auflösung von $R_S = 1,0$ bedeutet, dass sich noch ca. 2 % der Peakflächen überlappen. Eine **Basislinientrennung**, d. h. eine vollständige Trennung von zwei symmetrischen Peaks mit ähnlichen Peakflächen liegt ab einer Auflösung von $R_S = 1,5$ vor. Im Arzneibuch werden in den verschiedenen Monographien Auflösungen zwischen 1,0 und bis zu 12,0 gefordert.

$R_S > 1,5$ bedeutet Basislinientrennung

Außer zur Gütebeschreibung einer Substanztrennung in einem Chromatogramm kann die Auflösung auch zur Optimierung von Trennsystemen herangezogen werden (Abb. 18.6). Durch geschicktes Einsetzen der Formeln zur Berechnung von Retentionsfaktor (k), Trennfaktor (α) und Bodenzahl (N) in Gl. 18.12 für die Auflösung erhält man eine Form der Gleichung, die als **Fundamentalgleichung der Chromatographie** bezeichnet wird:

Strategien zur Optimierung der chromatographischen Auflösung

$$R_S = 0{,}25 \cdot \underbrace{\frac{\alpha - 1}{\alpha}}_{\text{I}} \cdot \underbrace{\frac{k}{1+k}}_{\text{II}} \cdot \underbrace{\sqrt{N}}_{\text{III}}$$

(Gl. 18.13)

Der mit I bezeichnete **Selektivitätsterm** beschreibt den Einfluss des Trennfaktors α auf die Auflösung. Je größer die Werte für α werden, desto mehr strebt der Wert des Term I gegen 1, was einer Erhöhung der Auflösung gleichkommt. Eine Erhöhung des Trennfaktors erreicht man durch Veränderung der **chemischen** Eigenschaften der stationären oder mobilen Phase und bedeutet meistens den einfachsten Weg zur Verbesserung einer chromatographischen Trennung (Abb. 18.6 A → B bzw. C → D). In der Praxis gelten häufig schon Werte von $\alpha > 1{,}1$ bis 2,0 als ausreichend. Liegt der Wert von α sehr dicht bei 1, so kann auch bei höchster Trenneffizienz des Systems keine ausreichende Substanztrennung erhalten werden.

Optimierung des Trennfaktors durch Verwendung einer chemisch unterschiedlichen stationären Phase (GC, HPLC) oder Verwendung anderer Lösungsmittel als mobile Phase bzw. Veränderung des pH-Wertes der mobilen Phase (HPLC, DC)

Der Term II wird als **Verzögerungsterm** bezeichnet und dient zur Optimierung der k-Werte, wobei in die Gleichung der Retentionsfaktor (k) des später eluierenden Peaks eingeht. Der k-Wert kann bei chromatographischen Trennungen, die überwiegend auf Adsorptionsvorgängen beruhen, durch die Polarität der mobilen bzw. durch die Aktivität der stationäre Phase beeinflusst werden. Bei überwiegend auf Verteilungsvorgängen beruhenden Trennungen lässt er sich meistens durch die Temperatur verändern. Optimale Werte für k liegen im Allgemeinen zwischen 2–10, eine weitere Erhöhung des k-Wertes über 10 hinaus führt weniger zu einer Verbesserung der Auflösung als zu einer überflüssigen Verlängerung der Analysenzeiten.

Veränderung der Elutionskraft (DC, HPLC)

Beeinflussung der Retention durch die Temperatur (GC)

Der **Dispersionsterm** III beschreibt den Einfluss der Trenneffizienz auf die Auflösung (Abb. 18.6 A → C bzw. B → D). Man erkennt, dass

Optimierung der Trenneffizienz durch Veränderung

die Auflösung nur mit der Wurzel aus N zunimmt. Möchte man die Trenneffizienz z. B. durch eine Verlängerung der Säule erhöhen, so erfordert die Verdopplung der Auflösung eine vierfache Säulenlänge. Dies ist aufgrund des damit verbundenen Druckanstieges im System häufig nicht möglich.

physikalischer Parameter, z. B. Säulenlänge, Säulendurchmesser, Temperatur, Partikelgröße der stationären Phase oder Geschwindigkeit der mobilen Phase

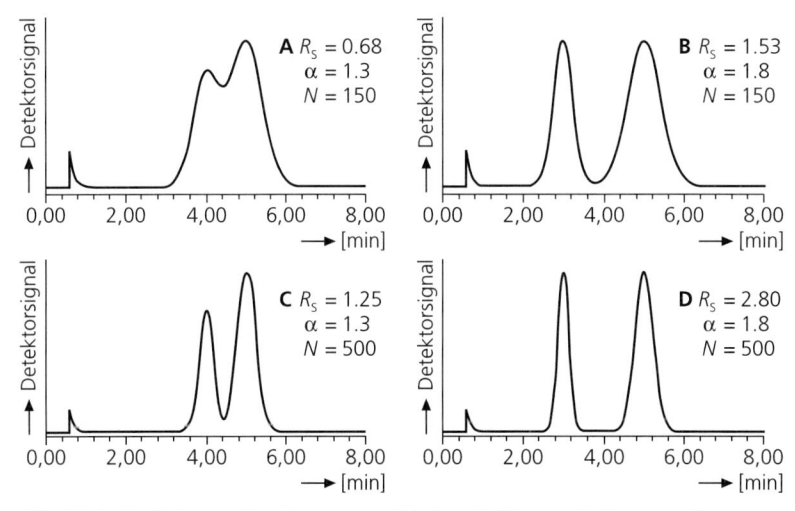

Abb. 18.6 Optimierung der chromatographischen Auflösung; **A** Ausgangschromatogramm ($R_S = 0{,}68$); **B** Verbesserung des Trennfaktors führt zu einem größeren Peakabstand ($R_S = 1{,}53$); **C** Verbesserung der Trenneffizienz führt zu schmaleren Peaks ($R_S = 1{,}25$); **D** Verbesserung von Trennfaktor und Trenneffizienz ($R_S = 2{,}80$)

Peaksymmetrie

Bei theoretischen Betrachtungen wird der Peak eines äußeren Chromatogramms meist als Gauß'sche Glockenkurve angesehen. Diese Peakform kommt jedoch in der Praxis nur selten vor. Häufig treten Peakverformungen auf, bei denen der Abstand auf der Grundlinie zwischen Peakanfang bzw. Peakende und dem Peakmaximum nicht gleich ist (Abb. 18.7).

In der Praxis sind Peaks selten symmetrisch

Tailing (Abflachung der abfallenden Flanke) kann man bei chromatographischen Trennungen häufiger beobachten. Ursachen dafür können sein:

- Totvolumina im Aufgabesystem, Detektor oder in Verbindungsstücken (Totvolumina sind Volumina, die nicht ausreichend von Elutionsmittel durchströmt werden)
- Adsorption von stärker polaren Substanzen wie Alkoholen, Aminen an aktiven Oberflächen von Aufgabesystem, Trennsäule oder Trägermaterial (vor allem in der Gaschromatographie)

Ursachen für Peakverformungen

- Verschmutzung des Systems
- Zersetzung der Probe.

Leading (Abflachung der aufsteigenden Flanke) entsteht, wenn zu viel Substanz auf die Trennsäule aufgegeben wird. Der Effekt wird häufiger bei der Kapillargaschromatographie (Kap. 19.2.2) beobachtet, da die dort verwendeten Kapillartrennsäulen nur eine geringe Probenbelastbarkeit besitzen.

Das Arzneibuch lässt den Symmetriefaktor (A_S) nach Gl. 18.14 bestimmen:

$$A_S = \frac{b_{0,05}}{2d} \qquad \text{(Gl. 18.14)}$$

A_S = Symmetriefaktor (Tailing-Faktor)
$w_{0,05}$ = Peakbreite bei einem zwanzigstel der Peakhöhe
d = Entfernung zwischen der durch das Maximum des Peaks gezogenen Senkrechten und dem aufsteigenden Kurvenast bei einem Zwanzigstel der Peakhöhe (Abb. 18.7)

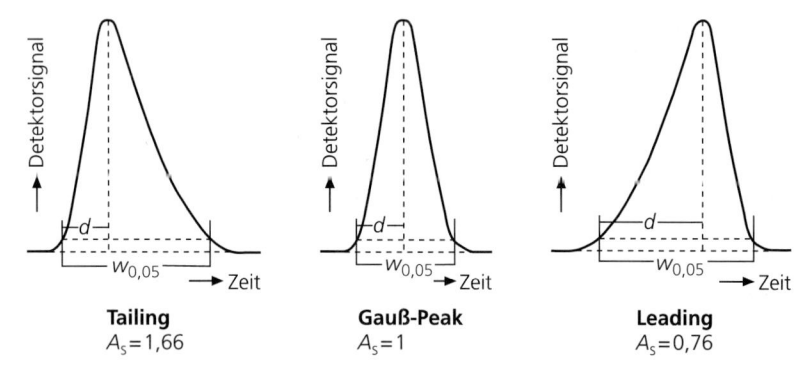

Tailing
$A_S = 1{,}66$

Gauß-Peak
$A_S = 1$

Leading
$A_S = 0{,}76$

Abb. 18.7 Peaksymmetrien in der Chromatographie; A_S Symmetriefaktor (Tailing-Faktor) nach dem Arzneibuch

Systemeignung: Ziffer 2.2.46 im Arzneibuch

Das Arzneibuch lässt die Peaksymmetrie bestimmen, um die Eignung des chromatographischen Systems bei Reinheitsprüfungen und quantitativen Bestimmungen zu ermitteln. Wenn in der Monographie nichts anderes angegeben ist, muss der Symmetriefaktor zwischen 0,8 und 1,5 liegen.

18.2.3 Quantitative Kenngrößen und Methoden

Beziehung zwischen Peakhöhe und Substanzmenge

Die Signalintensität, d. h. die Peakhöhe im Chromatogramm, hängt bei isothermer (Kap. 19.3.1) bzw. isokratischer (Kap. 20.3.5) Arbeitsweise und symmetrischen Peaks (Kap. 18.2.2) von der Substanzmenge ab, die aus der Trennsäule eluiert wird. Unter den genannten Einschränkungen kann die Peakhöhe für quantitative Bestimmungen herangezogen werden.

Im Allgemeinen wertet man jedoch bei quantitativen Bestimmungen die Fläche eines Peaks aus. Die Bestimmung der Fläche erfolgt mit Hilfe von elektronischen Integratoren oder PC-Integrationssystemen in Verbindung mit entsprechender Chromatographie-Software. Dies ist die einfachste, schnellste und heute gebräuchlichste Art der Flächenauswertung. Man sollte sich jedoch – vor allem bei unvollständig getrennten Peaks – genau über die Art der Peak- und Basislinienerkennung des Integrators informieren, um nicht zu falschen Ergebnissen zu kommen.

Die Ermittlung der Peakfläche erfolgt mit Hilfe von Integratoren

Quantitative Auswertemethoden in der Chromatographie

Das Arzneibuch beschreibt vier quantitative Auswertemethoden in der Chromatographie:

- Normalisierung
- Externer-Standard-Methode
- Interner-Standard-Methode
- Kalibrierung

Ziffer 2.2.46 im Arzneibuch

Bei der Head-space-Gaschromatographie wird als weiteres quantitatives Bestimmungsverfahren die Standard-Additionsmethode angewendet.

Bei der **Normalisierung** (Flächennormalisierung, 100 % Methode) wird der Anteil einer oder mehrerer Komponenten in dem Analysengemisch als prozentualer Anteil der Gesamtfläche aller Peaks oder des Hauptpeaks angegeben. Die Peaks des Lösungsmittels oder von Substanzen unterhalb der Bestimmungsgrenze werden nicht berücksichtigt. Dieses Verfahren wird meist angewendet, wenn keine Kalibriersubstanz zur Verfügung steht oder die Identität der zu bestimmenden Komponenten unbekannt ist (Verunreinigungen). Der Nachteil dieses Näherungsverfahrens besteht darin, dass die unterschiedliche Empfindlichkeit des Detektors für verschiedene Substanzen nicht berücksichtigt wird (s. u.). Das Verfahren wird im Arzneibuch häufig innerhalb von Reinheitsprüfungen zur Bestimmung von verwandten Substanzen angewendet.

Die Normalisierung wird angewandt, wenn keine reine Analysensubstanz zur Verfügung steht.

Als relative Bestimmungsmethode zeigt die **Externer-Standard-Methode** (Einpunktkalibrierung) den oben beschriebenen Mangel nicht. Dabei wird die Peakfläche einer bekannten Konzentration der Analysensubstanz (externer Standard) mit der Peakfläche der unbekannten Substanzkonzentration in der Analyse verglichen. Notwendigerweise benötigt man für dieses Verfahren die Reinsubstanz des Analyten, welche nicht immer verfügbar ist (s. Normalisierung). Den Zusammenhang zwischen Substanzmenge und Peakfläche beschreibt ein Proportionalitätsfaktor, der häufig als Responsefaktor (f) bezeichnet

Auch ähnliche Substanzen können sehr unterschiedliche Responsefaktoren besitzen.

wird. Der Responsefaktor muss für jede Einzelkomponente eines Gemisches, die quantitativ bestimmt werden soll, ermittelt werden, da je nach Messprinzip des verwendeten Detektors auch ähnliche Substanzen größere Unterschiede im Responsefaktor zeigen können.

In der Chromatographie wird bei Anwendung der Methode des externen Standards (s. o.) häufig ein interner Standard zugesetzt. Das Arzneibuch bezeichnet diese Methode dann als **Interner-Standard-Methode**. Die Kalibrierung erfolgt, wie bei der vorgenannten Methode beschrieben, mit Hilfe der Reinsubstanz. Zusätzlich setzt man allen Kalibrier-und Analysenlösungen einen internen (inneren) Standard zu. Bei der Auswertung bestimmt man statt der absoluten Peakflächen das Peakflächenverhältnis zwischen Analysensubstanz und internem Standard, wodurch einige in der Chromatographie typische Fehler eliminiert werden können. Ein Beispiel für dieses Verfahren wird in Kap. 19.4.2. beschrieben. Ein interner Standard kann auch bei der Methode der Kalibrierung (s. u.) zugesetzt werden.

Die Methode des externen Standards kann mit einem internen Standard kombiniert werden.

Erfolgt die Bestimmung der Abhängigkeit von Substanzkonzentration und Peakfläche nicht nur bei einer sondern bei mehreren Konzentrationen, so wird dieses Verfahren vom Arzneibuch als **Kalibrierung** (Mehrpunktkalibrierung) bezeichnet. Aus den Messwertepaaren wird mit Hilfe der Regressionsrechnung die Kalibrierfunktion ermittelt. Besteht ein linearer Zusammenhang zwischen Peakfläche und Substanzkonzentration, so ergibt sich der Responsefaktor aus der Steigung der Kalibriergeraden und wird als **Empfindlichkeit** des Verfahrens bezeichnet. Einzelheiten zu diesem Verfahren sind in Kap. 2.1.2 beschrieben.

Die Kalibrierung erfolgt mit einer Konzentrations-(Verdünnungs)-reihe

Signal-Rausch-Verhältnis

Zur Festlegung der kleinsten Substanzmenge oder Konzentration, die vom Detektor noch eindeutig als erkennbarer Peak angezeigt werden kann, verwendet das Arzneibuch das **Signal-Rausch-Verhältnis** S/N (signal to noise):

Ziffer 2.2.46 im Arzneibuch

$$S/N = \frac{2H}{h} \qquad (Gl.\ 18.15)$$

Bestimmung des Signal-Rausch-Verhältnisses

H = Höhe des Signals der Substanz im Chromatogramm der vorgeschriebenen Referenzlösung.
h = absoluter Wert der größten Rauschschwankung von der Basislinie einer Blindlösung, beobachtet über die 20fache Halbwertsbreite des Substanzsignals der Referenzlösung.

Das Verhältnis wird bestimmt, indem eine verdünnte Referenzlösung oder eine starke Verdünnung der Untersuchungslösung chromatographiert und der Quotient aus der Peakhöhe des Substanzpeaks und dem mittleren Rauschen ermittelt wird (Abb. 18.8). Das Arzneibuch lässt das Signal-Rausch-Verhältnis häufig bei Gehaltsbestim-

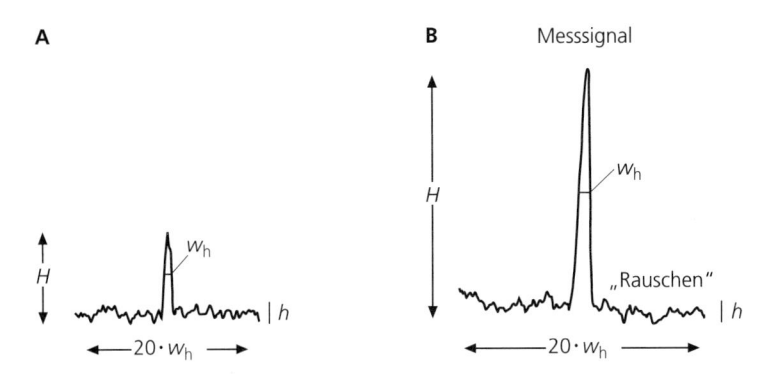

Abb. 18.8 Bestimmung des Signal-Rausch-Verhältnisses (S/N) nach dem Arzneibuch
H Höhe des Peaks; h absoluter Wert der größten Rausch-Schwankung der Basislinie beobachtet über eine Distanz, die 20-mal der Breite des Peaks in halber Höhe entspricht. A: S/N = 6; B: S/N = 15.

mungen durch HPLC (Kap. 20) und bei gaschromatographischen (Kap. 19) Reinheitsprüfungen von Arzneistoffen auf Verunreinigungen durch verwandte Substanzen bestimmen. Bei vorgegebenem Signal-Rausch-Verhältnis wird dabei durch die Peakfläche der Untersuchungssubstanz festgelegt, bis zu welchem Grenzwert Verunreinigungen erfassbar sein müssen. Abb. 18 A zeigt ein Signal-Rausch-Verhältnis von 6, das für qualitative Untersuchungen (vgl. Nachweisgrenze, Kap. 2.2.3) ausreichend wäre. Das in Abb. 18.8 B dargestellte Signal-Rausch-Verhältnis von 15 wäre auch für quantitative Bestimmungen (vgl. Bestimmungsgrenze, Kap. 2.2.3) ausreichend.

Bei der Prüfung ist jedoch zu beachten, dass Messsignale häufig elektronisch geglättet werden. Bei diesen Signalen, z. B. Integratorsignalen, kann das tatsächliche Signal-Rausch-Verhältnis auf diese Art nicht ermittelt werden.

Beispiel: Monographie über Ampicillin im Arzneibuch

Beispiel: Monographie über Menthol im Arzneibuch

Achtung: bei elektronischen Integratoren wird das Rauschen häufig unterdrückt

18.2.4 Zusammenfassung: Parameter zur Beschreibung von Chromatogrammen

Retentionszeit, Gesamtretentionszeit, Bruttoretentionszeit, (t_R): Zeit vom Einspritzpunkt bis zum Peakmaximum einer Substanz.

Totzeit (t_M): Zeit vom Einspritzpunkt bis zum Peakmaximum einer Substanz, die in der stationären Phase nicht zurückgehalten wird.

Reduzierte Retentionszeit (Nettoretentionszeit) (t_R'): Zeit, die eine Substanz in der stationären Phase verbringt.

Retardationsfaktor, Verzögerungsfaktor (R_F-Wert) (Retentionsfaktor R_f-Wert): Verhältnis der Elutionsstrecke der Substanz zur Wanderungsstrecke der Fließmittelfront.

Relative Retention (r): reduzierte Retentionszeit einer Substanz, bezogen auf die reduzierte Retentionszeit einer Standardsubstanz.

Retentionsparameter (Kap. 18.2.1)

Relative Retention, unkorrigiert (r_G): Gesamtretentionszeit einer Substanz, bezogen auf die Gesamtretentionszeit einer Standardsubstanz.

Retentionsfaktor, Kapazitätsfaktor (k), **Massenverteilungsverhältnis** (D_m): Verhältnis der reduzierten Retentionszeit einer Substanz zu der Totzeit.

Parameter zur Beschreibung von Peakform und Trennqualität (Kap. 18.2.3)

Peakbreite in halber Peakhöhe (Halbwertsbreite) (w_h): Peakbreite in halber Höhe gemessen.

Bodenzahl (Trennstufenzahl) (N): Anzahl der abgeschlossenen Trennschritte in einer Chromatographiesäule.

Bodenhöhe (Trennstufenhöhe) (H): Abschnitt einer Chromatographiesäule, in der ein abgeschlossener Trennschritt erfolgt.

Trennfaktor (relative Retention) (α): Quotient aus den Kapazitätsfaktoren von zwei Substanzen. Je größer α ist, desto größer ist der Unterschied in der Retention von zwei Substanzen.

Auflösung (R_S): Verhältnis aus der Retentionszeitdifferenz zweier Komponenten und der Summe aus deren Peakbreiten in halber Höhe. Der berechnete Wert wird mit 1,18 multipliziert.

Symmetriefaktor (Tailing-Faktor) (A_S): Faktor, der die Asymmetrie eines Peaks im Vergleich mit einem Gauß-Peak beschreibt.

Quantitative Parameter (Kap. 18.2.3)

Responsefaktor (f): Proportionalitätsfaktor zwischen Substanzmenge und Peakfläche.

Signal-Rausch-Verhältnis (S/N): Verhältnis der doppelten Peakhöhe einer Substanz zur Spannweite (Bereich) des Rauschens im Chromatogramm.

18.3 Häufig verwendete Abkürzungen

Deutsche und englische Abkürzungen

In der Chromatographie existieren viele Abkürzungen, die zum Teil aus der deutschen, meist jedoch aus der englischen Bezeichnung abgeleitet sind. Tab. 18.1 gibt eine Zusammenfassung häufiger verwendeter Abkürzungen (vgl. auch Kap. 18.2.4).

Literatur über chromatographische Methoden

Arzneibücher und Arzneibuchkommentare

1) Europäisches Arzneibuch, Grundwerk 2005 (Ph. Eur. 5.0) + Nachträge 5.1 bis 5.6; Deutscher Apotheker Verlag, Stuttgart (2007)
2) Arzneibuch-Kommentar; Wissenschaftliche Erläuterungen zum Europäischen Arzneibuch und zum Deutschen Arzneibuch; Urheber: Böhme, Horst Bearb. v. Hartke, Klaus / Hartke, Helga / Wichtl, Max; Wissenschaftliche Verlagsgesellschaft, Stuttgart (2007)

Weiterführende Literatur

3) L. S. Ettre, Nomenclature for chromatography. Pure & Appl. Chem., Vol. 65(4), 819–872 (1993).
4) Retention Parameters in Chromatography; J. A. G. Dominguez, J. C. Diez-Masa, Pure & Appl. Chem. 73(6), 969–992 (2001)
5) Deutsche chromatographische Grundbegriffe zur IUPAC-Nomenklatur Herausgegeben vom Arbeitskreis Chromatographie der Fachgruppe Analytische Chemie in der Gesellschaft Deutscher Chemiker. Bearbeitet von H. Engelhardt (Univ. Saarbrücken) und L. Rohrschneider (Münster). http://www.iupac.org/publications/pac/2001/pdf/7306x0969.pdf
6) Matthias Otto; Analytische Chemie: 3., Auflage. Wiley-VCH, Weinheim (2006)
7) D. A. Skoog, J. J. Leary, Instrumentelle Analytik; Springer Verlag, Berlin, Heidelberg, New York (1996)
8) J. Böcker, Chromatographie; Vogel Verlag, Würzburg (1997)

Tab. 18.1 Häufig verwendete Abkürzungen in der Chromatographie

Abkürzung	deutsche Bedeutung	englische Bedeutung
CC	Säulenchromatographie	column chromatography
DC	Dünnschichtchromatographie	thin layer chromatography
DCCC	Tröpfchengegenstrom-Verteilungschromatographie	droplet counter current chromatography
ECD	Elektroneneinfangdetektor	electron capture detector
FID	Flammen-Ionisationsdetektor	flame ionisation detector
GC	Gaschromatographie	gas chromatography
GC/MS	Gaschromatographie/Massenspektrometrie	gas chromatography/mass spectrometry
GLC	Gas-flüssig-Chromatographie	gas liquid chromatography
GPC	Gelpermeations-Chromatographie	gel permeation chromatography
GSC	Gas-fest-Chromatographie	gas solid chromatography
HETP	Theoretische Bodenhöhe	height equivalent to one theoretical plate
HPLC	Hochleistungs-Flüssigchromatographie	high performance liquid chromatography
HPTLC	Hochleistungs-Dünnschichtchromatographie	high performance thin layer chromatography
HRGC	Hochleistungs-Gaschromatographie	high resolution gas chromatography
LC	Flüssigchromatographie	liquid chromatography
LPLC	Niederdruckchromatographie	low pressure liquid chromatography
MPLC	Mitteldruckchromatographie	medium pressure liquid chromatography
N-FID	Stickstoffselektiver Flammenionisationsdetektor	nitrogen sensitive flame ionisation detector
NPD	Stickstoff-Phosphor-Detektor	nitrogen phosphorous detector
PC	Papierchromatographie	paper chromatography
RP	Umkehrphase	reversed phase
RT	Retentionszeit	retention time
SC	Säulenchromatographie	column chromatography
SEC	Ausschlusschromatographie	exclusion chromatography (size exclusion chromatography)
SFC	Überkritische Fluidchromatographie	supercritical fluid chromatography
TCD	Wärmeleitfähigkeitsdetektor	thermal conductivity detector
TLC	Dünnschichtchromatographie	thin layer chromatography
TSD	Thermionischer Detektor	thermionic specific detector
WLD	Wärmeleitfähigkeitsdetektor	thermal conductivity detector

19 Gaschromatographie

19.1 Prinzip der Gaschromatographie

Ziffer 2.2.28 im Arzneibuch
Defintion

Die **Gaschromatographie** (GC) ist ein Trennverfahren, bei dem Substanzen in gas- oder dampfförmigem Zustand durch Adsorptions- oder Verteilungschromatographie (Kap. 18.1) untersucht werden.

Bei der GSC beruht der Trennmechanismus auf Adsorptionsvorgängen

Bei der **Adsorptionschromatographie** findet die Adsorption der gasförmigen Substanzen an der Oberfläche von festen Sorbentien statt, die als stationäre Phase dienen. Als mobile Phase wird ein Inertgas (**Trägergas**) verwendet. Man bezeichnet das Verfahren auch als **Gas-fest-Chromatographie** (GSC; gas solid chromatography). Das Verfahren wird angewandt bei der Untersuchung von Permanentgasen, d. h. Substanzen, die schon bei Raumtemperatur gasförmig vorliegen, z. B. Methan, Ethan, Kohlendioxid, Inertgasen, sowie weiteren leicht flüchtigen Stoffen.

Bei der GLC beruht der Trennmechanismus auf Verteilungsvorgängen

Bei der **Verteilungschromatographie** erfolgt die Verteilung der gasförmigen Substanzen zwischen einer Flüssigkeit (**Trennflüssigkeit**), die als stationäre Phase dient und einem **Trägergas** als mobiler Phase. Genauer wird das Verfahren dann als **Gas-flüssig-Chromatographie** (GLC; gas liquid chromatography) bezeichnet. Der überwiegende Anteil aller gaschromatographischen Untersuchungen in der pharmazeutischen Analytik wird nach dem Verteilungsverfahren durchgeführt, deshalb soll im Folgenden hauptsächlich die GLC berücksichtigt werden.

Aufbau von Gaschromatographen

Die Gaschromatographie wird mit **Gaschromatographen** durchgeführt. Alle kommerziell erhältlichen Gaschromatographen sind im Prinzip gleich aufgebaut (Abb. 19.1), sie unterscheiden sich jedoch stark im Detail.

Prinzip der Gaschromatographie

Die zu untersuchenden Substanzen werden im **Injektor** (Abb. 19.1, Kap. 19.2.1) in den Trägergasstrom eingebracht. Substanzen, die nicht gasförmig vorliegen, müssen im Injektor verdampft werden. Zur Gaschromatographie eignen sich somit nur Stoffe, die gasförmig vorliegen oder sich unzersetzt in die Gasphase überführen lassen. Dieses trifft für einen großen Teil der organischen Verbindungen und Arzneistoffe zu. Substanzen, die sich beim Verdampfen zersetzen oder schwer flüchtig sind (z. B. Zucker) können häufig durch einfache Derivatisierungsreaktionen (Kap. 19.3.3) in flüchtige Verbindungen überführt werden.

Die Analysensubstanz muss verdampfbar sein

Die gasförmigen oder verdampften Substanzen werden mit dem Trägergasstrom durch eine **Trennsäule** (Abb. 19.1, Kap 19.2.2) transportiert. Diese befindet sich in einem **Ofen** (Abb. 19.1) und kann auf Temperaturen bis zu ca. 350 °C beheizt werden. Die Substanztrennung erfolgt durch Verteilung zwischen der mobilen Phase (Trägergasstrom) und der stationären Phase (Trennflüssigkeit), die sich in der Trennsäule befindet. Am Ende der Säule werden die eluierenden Substanzen durch einen **Detektor** (Abb. 19.1, Kap. 19.2.3) angezeigt, dessen Signal auf einen **Schreiber, Integrator** oder ein **PC-Auswertungssystem** übertragen wird.

Die Trennung der Substanzen erfolgt in der beheizbaren Trennsäule

Die Gaschromatographie ist eine analytische Trennmethode zur qualitativen und quantitativen Analyse von Stoffgemischen. Da sich die Gleichgewichte bei der Verteilung der Substanzen zwischen dem Trägergas und der stationären Phase sehr schnell einstellen, sind hohe Trägergasgeschwindigkeiten möglich. Diese wiederum ermöglichen kurze Analysenzeiten und hohe Trenneffizienz (Kap. 18.2.2). Ein weiterer Vorteil liegt in dem geringen Substanzbedarf der Methode, der normalerweise im unteren Mikrogramm- bzw. oberen Nanogrammbereich liegt. Als präparatives Trennverfahren zur Isolierung von Substanzen besitzt die GC nur geringe Bedeutung.

Analytische und präparative Gaschromatographie

Das Ergebnis einer gaschromatographischen Analyse wird im **Gaschromatogramm** (Abb. 19.4, 19.7) registriert. Die Retentionszeit der Substanzen hängt bei konstanter Temperatur und konstanter Trägergasgeschwindigkeit von ihren Verteilungskoeffizienten K (Kap. 18.1) zwischen der flüssigen Phase (Phase I, Gl. 18.1) und der Gasphase (Phase II, Gl. 18.1) ab. Eine in der stationären Phase unlösliche Substanz mit $K = 0$ würde zur Totzeit (Durchflusszeit) eluiert. Die Totzeit ist abhängig von der Geschwindigkeit der Trägergasströmung. Sie kann bestimmt werden, indem man die Verweildauer einer Verbindung im Gaschromatographen misst, die von der flüssigen Phase nicht zurückgehalten wird. Verwendet wird je nach Detektor meist Methan oder Luft.

Im Gaschromatogramm wird die Retentionszeit der Substanzen registriert

Totzeitbestimmung in der Gaschromatographie

Substanzen mit einem Verteilungskoeffizienten $K > 0$ unterliegen Lösevorgängen in der stationären Phase und werden deshalb später eluiert als nicht retenierte Substanzen. Die Zeit, die die Substanzen in der stationären Phase verbringen (**Nettoretentionszeit, reduzierte Retentionszeit,** t_R') (Abb. 18.2) ist proportional dem Verteilungskoeffizienten K.

Beziehung zwischen Verteilungskoeffizient und Retention

19.2 Aufbau des Gaschromatographen

Ein Gaschromatograph besteht immer mindestens aus folgenden Komponenten (Abb. 19.1):

- Probenaufgabesystem (Injektor)
- Ofen mit Trennsäule
- Detektor
- Schreiber, Integrator, PC

Bauelemente des Gaschromatographen (Abb. 19.1)

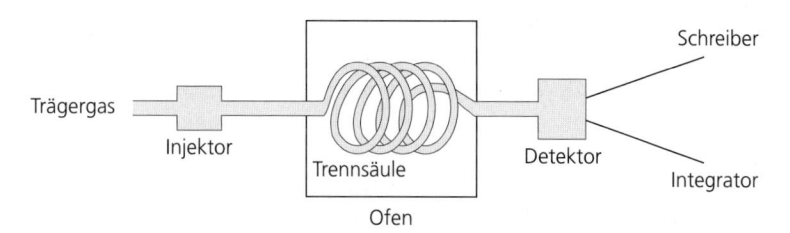

Abb. 19.1 Schematischer Aufbau eines Gaschromatographen

19.2.1 Probenaufgabesysteme

Um eine Probe auf die Trennsäule zu bringen, müssen die darin enthaltenen Substanzen bereits gas- bzw. dampfförmig vorliegen oder sie müssen während oder nach der Probenaufgabe verdampft werden. Zu diesem Zweck können Injektoren unterschiedlichster Bauart verwendet werden. Wichtig ist, dass die Probe möglichst ohne Veränderung auf die Säule gelangt. Weiterhin ist es notwendig, dass die Probenaufgabe bzw. die Verdampfung möglichst schnell erfolgt, d. h. dass nur ein schmaler Aufgabepeak entsteht, um nachfolgend eine hohe Trenneffizienz (Kap. 18.2.2) zu ermöglichen. Nach Möglichkeit sollte das Probenaufgabesystem automatisierbar sein, damit die Analysen bei hohem Probenaufkommen ohne manuellen Eingriff z. B. über Nacht abgearbeitet werden können. Eine Kombination aus Probenvorbereitung und Probenaufgabe stellt die Technik der Dampfraumanalyse (s. u. unter Dampfraum-Probenaufgabe) dar, die auch im Arzneibuch angewandt wird.

Im Injektor werden die Analysensubstanzen verdampft (heiße Probenaufgabe) oder als Lösung in den Säulenanfang eingebracht (kalte Probenaufgabe)

Direktinjektion

Bei der Direktinjektion handelt es sich um ein heißes Probenaufgabeverfahren, d. h. die gasförmig oder als Lösung vorliegende Probe wird mit einer Spritze in den heißen Injektor des Gaschromatographen injiziert. Von gelösten Proben werden ca. 0,5 bis 2 μl der Lösung mit einer Injektionsspritze (**Mikroliterspritze**) durch eine Gummimembran (**Septum**) in ein geheiztes Verdampfungsrohr eingespritzt

Die Direktinjektion ist eine einfache, aber wenig schonende Aufgabetechnik; sie wird in der Kapillarchromatographie nicht angewendet

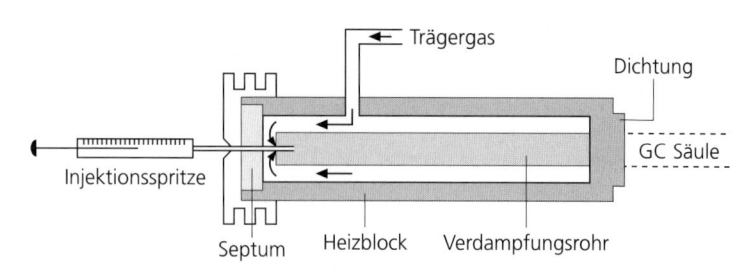

Abb. 19.2 Injektor eines Gaschromatographen für gepackte Säulen (Direktinjektion)

(Abb. 19.2). Zur Verdampfung werden Temperaturen von ca. 200 °C bis über 300 °C eingesetzt. Die Probe verdampft und wird mit dem Trägergas auf die GC-Säule transportiert. Bei gasförmig vorliegenden Substanzen muss eine gasdichte Spritze zur Injektion verwendet werden.

Die Direktinjektion stellt die älteste und einfachste Einspritztechnik dar, bei der die Probe gemeinsam mit dem Lösungsmittel verdampft und vollständig auf die Trennsäule transferiert wird. Die Methode ist nur bei Verwendung von **gepackten** Säulen oder **Kapillartrennsäulen** mit großem Durchmesser (Kap. 19.2.2) anwendbar. Bei temperaturempfindlichen Substanzen besteht aufgrund der hohen thermischen Belastung bei der Verdampfung im heißen Injektor die Gefahr der Zersetzung.

Split-Injektor

Bei der Verwendung von **Kapillarsäulen** (Kap. 19.2.2) mit geringerem Durchmesser wäre eine Probenmenge von ca. 0,5 µl meist schon zu groß. Aus diesem Grund verwendet man häufig **Split-Injektoren**, bei denen nur ein aliquoter Teil der verdampften Probe auf die Trennsäule aufgegeben wird. Über einen zweiten, durch ein Ventil regelbaren Injektorausgang (Splitausgang) wird ein großer Teil der aufgegebenen Probe aus dem Injektor gespült, sodass nur 1 bis 10 % der Probe auf die Trennsäule gelangen. Das hohe Splitverhältnis von 1 : 10 bis 1 : 100 führt dazu, dass am Anfang der Trennsäule trotz der geringen Strömungsgeschwindigkeit in der Kapillarsäule der erwünschte schmale Substanzpfropf entsteht.

Bei der Split-Injektion gelangt nur ein Teil des Lösungsmittels und der verdampften Probe auf die Kapillarsäule

Nachteilig ist, dass bei der Analyse von Spurenkomponenten ein großer Teil der Probe ungenutzt verloren geht. Ein weiterer Nachteil der Split-Injektion besteht in dem großen Fehler bei quantitativen Bestimmungen. Aufgrund der unterschiedlichen Verdampfungsgeschwindigkeit von höher und tiefer siedenden Verbindungen **(Diskriminierung)** kann das Substanzgemisch, das auf die Säule gelangt, quantitativ anders zusammengesetzt sein als die ursprüngliche Probe.

Nachteile der Split-Injektion

On-Column-Injektor

Im Gegensatz zur Split-Injektion handelt es sich bei der **On-Column-Injektion** um ein **kaltes** Aufgabeverfahren für Kapillarsäulen. Die Probe wird unverdampft mithilfe einer sehr dünnen Injektionsnadel direkt in den Anfang einer Kapillarsäule (Kap. 19.2.2) eingespritzt. Ein Durchstechen des Septums ist mit den verwendeten dünnen Quarznadeln nicht mehr möglich, die Kanüle wird deshalb durch ein Ventilsystem in die Säule eingeführt. Die Probe wird nach der Injektion in die kalte Säule durch schnelles Aufheizen des Ofens verdampft. Dabei verdampfen zunächst die leichter flüchtigen Lösungsmittel-

Durch den On-Column-Injektor wird die flüssige Probe in den Säulenanfang injiziert und durch Aufheizen des GC-Ofens verdampft

moleküle und es kommt zu einer Konzentrierung der Probe, die zu einer Fokussierung des Aufgabepfropfes am Säulenanfang führt. Die Vorteile des On-Column-Injektors liegen bei quantitativen Bestimmungen von Proben mit einem großen Flüchtigkeitsbereich, bei der Bestimmung von Spurenkomponenten und bei der Analyse von thermolabilen Verbindungen. Ein Nachteil der Methode besteht in der hohen Anfälligkeit der Trennsäule für Verschmutzungen, sodass meistens mit Vorsäulen gearbeitet werden muss. Im Arzneibuch wird der On-Column-Injektor bei der Prüfung auf Pestizidrückstände eingesetzt.

Ziffer 2.8.13 im Arzneibuch

Temperaturprogrammierbarer Injektor

Die Vor- und Nachteile der heißen oder kalten Probenaufgabe bei den verschiedenen Injektoren für Kapillarsäulen führte in den 80er Jahren des vorigen Jahrhunderts zur Entwicklung einer Reihe von Injektoren, die unter dem Begriff **temperaturprogrammierbare Injektoren** (PTV, programmed temperature vaporizer) zusammengefasst werden können. PTV-Injektoren arbeiten nicht bei einer konstanten Temperatur, sondern können in Abhängigkeit von den Erfordernissen der Analysensubstanz und der Injektionstechnik sehr schnell aufgeheizt und abgekühlt werden. Diese recht aufwendig konstruierten und zu bedienenden Injektoren können zur kalten oder heißen Direktaufgabe sowie zur split- und splitlosen Probenaufgabe verwendet werden. Sie vereinigen die Vorzüge der heißen und der On-Column Injektionstechniken und vermeiden die Nachteile der Probendiskriminierung und der Säulenverschmutzung. Zur Spurenanalyse können auch größere Probenvolumina aufgegeben werden, wobei die Analysensubstanzen vollständig zur Trennsäule transferiert werden und der größte Teil des Lösungsmittels über ein Ventilsystem abgetrennt werden kann.

PTV-Injektoren können für alle heißen und kalten Aufgabetechniken verwendet werden

Dampfraum-Probenaufgabe

Eine spezielle Methode zur Untersuchung von flüchtigen Substanzen ist die **Dampfraum-(Head-space-) Probenaufgabe**. Der Vorteil dieser Methode liegt darin, dass keine aufwendigen Arbeitsschritte zur Probenvorbereitung notwendig sind. Die Probe, meist eine wässrige Lösung, wird in einem dicht verschlossenen Gefäß eine bestimmte Zeit bei erhöhter Temperatur thermostatisiert. Ein Teil der leicht flüchtigen Probenbestandteile verdampft und es stellt sich ein Konzentrationsgleichgewicht zwischen der flüssigen und der Dampfphase ein. Ein repräsentativer Anteil der Probe wird mit einer gasdichten Spritze aus dem Dampfraum entnommen und in den Injektor eingespritzt. Automatisierte Geräte überführen die Probe ventilgesteuert aus einer Probenschleife über eine Transferline in die GC-Säule. Diese, auch

Bei der Head-Space Probenaufgabe wird die Analyse aus dem Dampfraum eines Analysengefäßes entnommen und in den GC eingebracht

als statische Headspace Analyse bezeichnete Methode, wird z. B. bei der gaschromatographischen Blutalkoholanalyse angewandt. Im Arzneibuch dient sie zur Bestimmung von leichtflüchtigen Lösungsmitteln wie Methanol, Ethanol oder Aceton oder von Ethylenoxid in Arzneistoffen. Die quantitative Bestimmung erfolgt nach Kalibrierung mithilfe einer Verdünnungsreihe (Kap. 19.4.2) oder nach der Standard-Zusatzmethode (Kap. 8).

Ziffer 2.4.24 und Ziffer 2.4.25 im Arzneibuch

19.2.2 Trennsäulen

Es sind zwei prinzipiell unterschiedliche Typen von gaschromatographischen Trennsäulen im Gebrauch, die sich in Länge, Durchmesser und Aufbau stark unterscheiden:

- Gepackte Trennsäulen
- Kapillartrennsäulen.

Bauart von GC-Säulen

Gepackte Trennsäulen

Gepackte Trennsäulen haben eine Länge von ca. 0,5 bis 3 m, einen inneren Durchmesser von 2 bis 4 mm und bestehen aus einem Glas- oder Metallrohr. Sie sind mit einem festen Sorbens oder Trägermaterial gefüllt (**gepackt**).

Aufbau und Abmessungen von gepackten GC-Säulen

Bei der Adsorptions-Gaschromatographie (Gas-fest-Chromatographie, GSC, Kap. 18.1, 19.1) werden feinkörnige, poröse Adsorbentien als stationäre Phase zur Trennung benutzt. Verwendet werden z. B. Polymere, Kieselgel, graphitierter Kohlenstoff, Ruß und Molekularsiebe.

Trennmechanismus: Adsorption

Die im Arzneibuch verwendeten Adsorbentien sind gemeinsam mit den zugehörigen Handelsbezeichnungen in Tab. 19.1 zusammengestellt. In einigen Fällen reichen jedoch die im Arzneibuch angegebenen Spezifikationen nicht zu einer eindeutigen Charakterisierung aus. Styrol-Divinylbenzol-Copolymer kann nicht allein durch die Teilchengröße zugeordnet werden, da sich die verschiedenen Typen außerdem in ihrer spezifischen Oberfläche (Chromosorb®-101: 50 $m^2 \cdot g^{-1}$, Chromosorb®-102: 300 bis 400 $m^2 \cdot g^{-1}$) unterscheiden. Aus diesem Grund werden z. B. in der USP außer dem Namen zusätzlich Codes angegeben (Tab. 19.1), die in den Katalogen der Hersteller wiederzufinden sind. Ein Teil der Adsorbentien kann in beschichteter Form auch für GLC-Trennungen verwendet werden. Im Arzneibuch wird die GSC zum Beispiel zur Prüfung auf Verunreinigungen durch leicht flüchtige Lösungsmittel wie Methanol, Ethanol oder Aceton sowie zur Reinheitsprüfung von Gasen angewandt.

Adsorbentien, die für GSC-Trennungen verwendet werden

Beispiele: Monographien über Ethylacetat und Stickstoff im Arzneibuch

Bei der Verteilungs-Gaschromatographie (Gas-flüssig-Chromatographie, GLC) wird eine Trennflüssigkeit als **stationäre Phase** auf die

Oberfläche eines Feststoffes aufgebracht, der in diesem Fall nur als Trägermaterial dient. Meistens werden Kieselgure aus fossilen Diatomeen in calcinierter oder gebrannter Form verwendet. Die im Arzneibuch verwendeten Trägermaterialien, die hauptsächlich unter der Handelsbezeichnung **Chromosorb®** vertrieben werden, sind ebenfalls in Tab. 19.1 zusammengestellt. Bei den Handelsbezeichnungen wird der Kieselgurtyp und die Oberflächenbehandlung durch nachgestellte Buchstaben gekennzeichnet.

So handelt es sich z. B. bei dem silanisierten Kieselgur R zur GC des Arzneibuchs (Tab. 19.1) um ein Chromosorb® des Typs W, das als Trägermaterial am häufigsten verwendet wird. Die Buchstaben AW geben an, dass das Material geglüht und mit Säure gewaschen (acid washed) wurde. DMCS steht für die Oberflächenbehandlung mit Dimethylchlorsilan. Die Korngrößenverteilung von 125 bis 180 µm, die im Arzneibuch angegeben ist, entspricht der bei den Handelsprodukten angegebenen Siebfraktion 80 bis 115 mesh. Eine direkte Umrechnung von der amerikanischen Siebeinheit mesh in den Korngrößendurchmesser ist nicht möglich (vgl. Lit. 2, Ziffer 2.1.4). Dieses Trägermaterial wird in der USP mit dem Code S 1 A bezeichnet.

Als stationäre Phasen in der Gas-flüssig-Chromatographie dienen schwer flüchtige, inerte Flüssigkeiten, mit denen die Oberfläche des Trägers **belegt** wird. Die stationäre Phase wird dazu in einem geeigneten Lösungsmittel gelöst, mit dem Trägermaterial vermischt und im Rotationsverdampfer in speziellen Kolben unter Mischen getrocknet.

Man schätzt, dass bisher ca. 8000 verschiedene Substanzen als stationäre Phasen eingesetzt wurden, um die für bestimmte Trennungen notwendige Selektivität (Kap. 18.2.2) zu erhalten. Man kann jedoch davon ausgehen, dass nur ca. 20 dieser Substanzen größere Bedeutung erlangt haben. Wichtig ist, dass sich die Analysensubstanzen in der stationären Phase lösen können. Die Einteilung erfolgt bezüglich ihrer Polarität:

- **Squalan** ist ein langkettiger Kohlenwasserstoff. Es stellt die unpolarste stationäre Phase dar und wird zur GC-Trennung von wenig polaren Substanzen verwendet.
- **Silikonöle** besitzen als reine Methylpolysiloxane (Abb. 19.3) relativ unpolare Eigenschaften; durch Einführung von polaren funktionellen Gruppen in die Siloxane erhöht sich ihre Polarität und ihre Wechselwirkung mit funktionellen Gruppen der Analysensubstanzen. Verwendet werden hauptsächlich Phenyl-, Vinyl- und Cyanopropylgruppen. Die unterschiedlich modifizierten Silikonöle können zur Trennung von nahezu allen unpolaren und mittelpolaren Substanzen verwendet werden.
- **Alkylierte und acylierte Cyclodextrine** in reiner Form oder als Lösung in Polysiloxanen können mit chiralen Analysensubstanzen diastereomere Wechselwirkungen eingehen. Dies ermöglicht die

Tab. 19.1 Trägermaterialien und Sorbentien des Arzneibuchs für gepackte GC-Säulen[a]

Arzneibuchbezeichnung	Korngröße und sonstige physikal. Eigenschaften	Verwendung im Arzneibuch	Handelsbezeichnungen (es gibt noch weitere Handelsbezeichnungen)
Ethylvinylbenzol-Divinyl-benzol-Copolymer R	Korngröße wird in der Monographie angegeben	GSC	Porapak®-Q
Ethylvinylbenzol-Divinyl-benzol-Copolymer R1 (USP-Code: S 3)	Korngröße wird in der Monographie angegeben Spez. Oberfläche: 500–600 qm/g Porengröße: 7,5 nm	GSC	Porapak®-Q
Kieselgel zur Chromatographie R	Korngröße wird in der Monographie angegeben	GSC	
Kieselgur zur GC R	125–180 µm 80–115 mesh	GLC	Chromosorb® W AW
Kieselgur zur GC R1	180–250 µm 60–80 mesh	GLC	Chromosorb® W AW
Kieselgur zur GC R2	125–180 µm 80–115 mesh Spez. Oberfläche: 0,5 qm/g	GLC	Chromosorb® G AW
Kieselgur zur GC, silanisiertes R (USP-Code: S 1 A)	125–180 µm 80–115 mesh	GLC	Chromosorb® W AW-DMCS
Kieselgur zur GC, silanisiertes R1 (USP-Code: S 1 C)	180–250 µm 60–80 mesh	GLC	Chromosorb® P AW-DMCS
Molekularsieb zur Chromatographie	Porengröße: 0,5 nm	GSC	Molekularsieb 5 A
Ruß zur GC, graphitierter R (USP-Code: S 7)	400–850 µm 20–40 mesh Spez. Oberfläche: 10 qm/g	GLC	CarboBlack® C Carbopack® C Carbograph®-2 Graphpac® GC
Styrol-Divinylbenzol-Copolymer R[b]	Korn- und Porengröße werden in der Monographie angegeben	GSC GLC GPC	Chromosorb®-101 Chromosorb®-102 Porapak®-P HayeSep®-P

[a] Für einzelne Monographien findet man Hinweise zur Auswahl und zu Herstellern von Sorbentien und Trennsäulen auch auf der Internetseite des EDQM (Lit. 4)
[b] Die Phase wird im Arzneibuch auch als Kapillarsäulenbeschichtung verwendet; Handelsbezeichnung: z. B. CP-PoraPLOT® Q.

Trennung von Enantiomeren, die auf konventionellen Phasen nicht trennbar sind.

- **Polyethylenglykole** sind polare Trennphasen und werden mithilfe der mittleren Molmasse charakterisiert (z. B. Carbowax 20 M, $M_r \approx 20\,000$). Sie dienen zur Analyse von polaren Substanzen. Zusammen mit den Silikonölen gehören sie zu den wichtigsten Trennphasen in der Gaschromatographie.

Für polare Substanzen geeignet

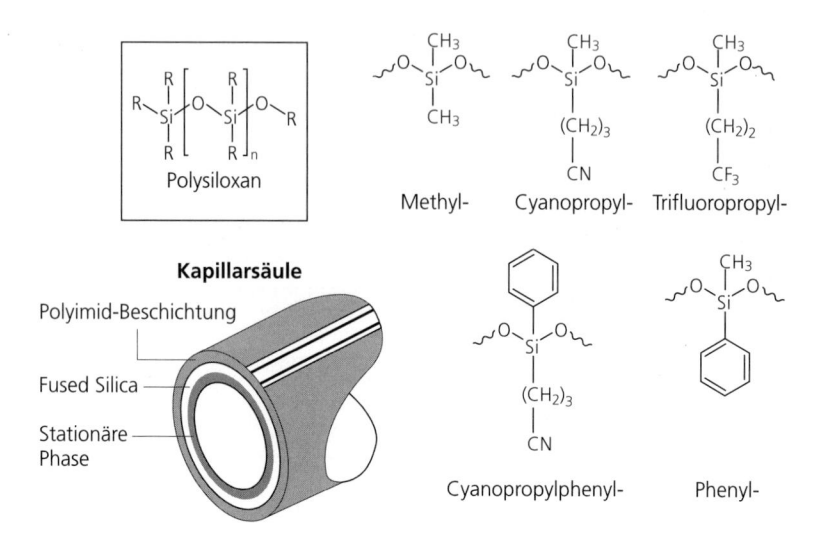

Abb. 19.3 Strukturen gebräuchlicher Silikon-Trennphasen in der Gaschromatographie

In Tab. 19.2 sind einige Trennflüssigkeiten des Arzneibuchs zusammengestellt. Die Stärke der Belegung des Trägers mit der Trennphase wird in Prozent angegeben und liegt meistens zwischen 0,5 und 30 %. Obwohl im Reagenzienverzeichnis des Arzneibuchs die Trägermaterialien und Trennflüssigkeiten zur GLC separat aufgeführt werden, ist es einfacher und meistens nicht teurer, die fertig beschichteten stationären Phasen zu kaufen.

Trennflüssigkeiten des Arzneibuchs

Die Säulenfüllung setzt dem Trägergas einen hohen Widerstand entgegen, aus dem ein Druckgefälle und damit unterschiedliche Trägergasgeschwindigkeiten zwischen Anfang und Ende der Säule resultieren. Da es jedoch bei einer GC-Trennung nur eine optimale Trägergasgeschwindigkeit gibt (Kap. 18.2.2), kann die Säule nicht beliebig verlängert werden, weil dadurch das Druckgefälle und der Unterschied in den Trägergasgeschwindigkeiten weiter erhöht würde. Da andererseits die Trenneffizienz einer Säule unter anderem von ihrer Länge abhängig ist (Kap. 18.2.2), können auf gepackten Säulen nur Bodenzahlen (Kap. 18.2.2) von einigen Tausend erzielt werden, was jedoch für viele analytische Probleme ausreicht.

Nachteil: Die Trenneffizienz von gepackten GC-Säulen ist auf Grund ihrer Bauart begrenzt

Tab. 19.2 GLC-Trennphasen des Arzneibuches für gepackte GC-Säulen und Kapillarsäulen

Arzneibuchbezeichnung	USP-Code	Handelsbezeichnungen (es gibt noch weitere Handelsbezeichnungen)
Dinonylphthalat R		
Kohlenwasserstoffe zur GC R		Apiezon® L
Macrogol 400 R	G 20	Carbowax® 400
Macrogol 1000 R	G 14	Carbowax® 1000
Macrogol 1500 R	G 39	Carbowax® 1500
Macrogol 20 000 R	G 16	Carbowax® 20 M
Macrogoladipat R	G 23	
Macrogol 20 000-nitroterephthalat R	G 35	OV®-351, FFAP
Macrogolsuccinat R		
Poly[(cyanopropyl)methylphenylmethyl]siloxan R	G 19	OV®-225
Poly(cyanopropyl)(phenylmethyl)-siloxan R	G 8	DC®-2300, Silar 9 CP®
Poly[cyanopropyl(7)phenyl(7)methyl(86)]siloxan R	G 46	OV®-1701, CP Sil 19®
Poly(cyanopropyl)siloxan R	G 5	SP®-2340, Silar 10 CP®
Poly(dimethyl)(diphenyl)(divinyl)-siloxan R; Syn: Poly[methyl(94)-phenyl(5)vinyl(1)]-siloxan R	G 36	SE®-54
Poly(dimethyl)(diphenyl)-siloxan R; Syn: Poly[methyl(95)-phenyl(5)]siloxan R	G 27	OV®-5, DB®-5, SE®-52
Polydimethylsiloxan R	G 2	OV®-1, SP-2100, SE®-30, DB®-1
Poly[methyl(50)phenyl(50)]siloxan R	G 3	OV®-17, SP®-2250
Poly[methyl(95)phenyl(5)]siloxan R Syn: Poly(dimethyl)(diphenyl)siloxan R	G 27	OV®-5, DB®-5, SE®-52
Poly[methyl(94)phenyl(5)vinyl(1)]-siloxan R Syn: Poly(dimethyl)(diphenyl)(divinyl)-siloxan R	G 36	SE®-54
Polysorbat 80 R		Tween® 80

Für einzelne Monographien findet man Hinweise zur Auswahl und zu Herstellern von GLC-Trennphasen auch auf der Internetseite des EDQM (Lit. 4)

Dem Nachteil der vergleichsweise geringeren Trenneffizienz von gepackten Säulen steht eine Reihe von Vorteilen gegenüber:

- Hohe Probenbelastbarkeit
- Einfache Handhabung
- Gute Eignung für quantitative Bestimmungen
- Möglichkeit, die Säule selbst neu zu füllen
- Niedriger Preis.

Vorteile der gepackten Säule

Kapillartrennsäulen

Eigenschaften von Kapillartrennsäulen

Kapillartrennsäulen haben Längen von ca. 10 bis über 100 m. Ihr Durchmesser beträgt nur 0,1 bis 0,5 mm. Ihre Trenneffizienz ist durchschnittlich ca. 100-mal größer als die von gepackten Säulen. Außer in den Abmessungen unterscheiden sich Kapillarsäulen von gepackten Säulen vor allem dadurch, dass sie im Inneren einen Hohlraum besitzen und so dem Trägergas einen geringeren Widerstand entgegensetzen.

Materialien, aus denen das Kapillarrohr gefertigt wird

Die ersten Trennkapillaren wurden aus Stahl gefertigt (**Golay-Säulen**), später wurde Glas als inerteres Material bevorzugt. Heute werden überwiegend Kapillaren aus synthetischem Quarzglas (**Fused Silica**) verwendet. Die sehr dünnwandigen Kapillaren sind zur Stabilitätsverbesserung außen mit einem Polyimid-Film überzogen (Abb. 19.3). Die Kapillaroberfläche besitzt wegen der vollständigen Abwesenheit von Metallionen eine hohe Inertheit. Im Gegensatz zu Glaskapillaren sind Polyimid beschichtete Quarzkapillaren flexibel, was einen großen Vorteil bei der Handhabung bedeutet. Für Trennungen bei hohen Temperaturen und auch für andere Einsatzzwecke werden neuerdings wieder Metallkapillaren verwendet, deren innere Oberfläche durch spezielle Verfahren desaktiviert werden können. Man unterscheidet verschiedene Kapillarsäulentypen:

SCOT und PLOT Säulen enthalten feste Sorbentien oder Trägermaterialien; sie werden seltener verwendet

Dünnschicht-Säulen (SCOT; support coated open tubular column). Auf die innere Oberfläche der Kapillare wird eine dünne Schicht eines festen Sorbens aufgebracht, in der Mitte der Säule verbleibt ein Hohlraum. Bei der Anwendung der Säulen in der Adsorptionschromatographie (Gas-fest-Chromatographie) dient das feste Sorbens zur Trennung. Derartige Säulen werden auch als PLOT-Säulen (porous layer open tubular) bezeichnet. Bei der Anwendung des Säulentyps in der Verteilungschromatographie (Gas-flüssig-Chromatographie) dienen die festen Partikel als Träger für die flüssige Trennphase (SCOT-Säulen).

Bei WCOT-Säulen befindet sich die Trennflüssigkeit als Film auf der inneren Kapillaroberfläche; sie werden häufig verwendet

Dünnfilm-Säulen (WCOT; wall coated open tubular column). Die Trennflüssigkeit wird als dünner Film auf die innere Oberfläche der Kapillare aufgebracht. Als Trennflüssigkeiten werden, wie bei gepackten Säulen, hauptsächlich modifizierte Silikonöle, Cyclodextrine und Polyethylenglykole verwendet (Abb. 19.3, Tab. 19.2). Um eine bessere Haftung des Flüssigkeitsfilms zu erreichen, wird die Oberfläche angeätzt oder durch spezielle Verfahren aufgeraut. Häufig wird die Oberfläche der Kapillaren vor der Beschichtung mit Derivatisierungsreagenzien **desaktiviert**, um die Trenneigenschaften der fertigen Säule zu verbessern. Einen weiteren Fortschritt bei der Herstellung von WCOT-Kapillarsäulen gelang mit der Möglichkeit der **Immobilisierung** der Trennflüssigkeit in der Kapillare. Die stationäre Phase wird durch Polymerisation quervernetzt und/oder chemisch an die Säulenwand gebunden. Der Vorteil dieser **chemisch gebundenen** Phasen liegt in einer hohen Temperaturstabilität. Dies bedeutet, dass auch bei höheren Temperaturen nur geringes **Säulenbluten**, d. h. Abdampfen der Trennphase zu beobachten ist. Weiterhin besteht bei diesen Phasen die Möglichkeit, Verunreinigungen durch nichtflüchtige Substanzen mit Lösungsmitteln wieder aus der Kapillare herauszuspülen.

Da Kapillarsäulen im Gegensatz zu gepackten Säulen nicht vollständig mit Trägermaterial gefüllt sind, besteht bei ihnen ein niedrigeres Druckgefälle zwischen Säulenanfang und Säulenende. Zur Erhöhung der Trenneffizienz können sie nahezu beliebig verlängert werden (> 100 m). Abb. 19.4 zeigt die unterschiedliche Trenneffizienz einer gepackten Säule und einer Kapillarsäule am Beispiel der Tren-

Vorteil der Kapillarsäulen: höchste Trenneffizienz

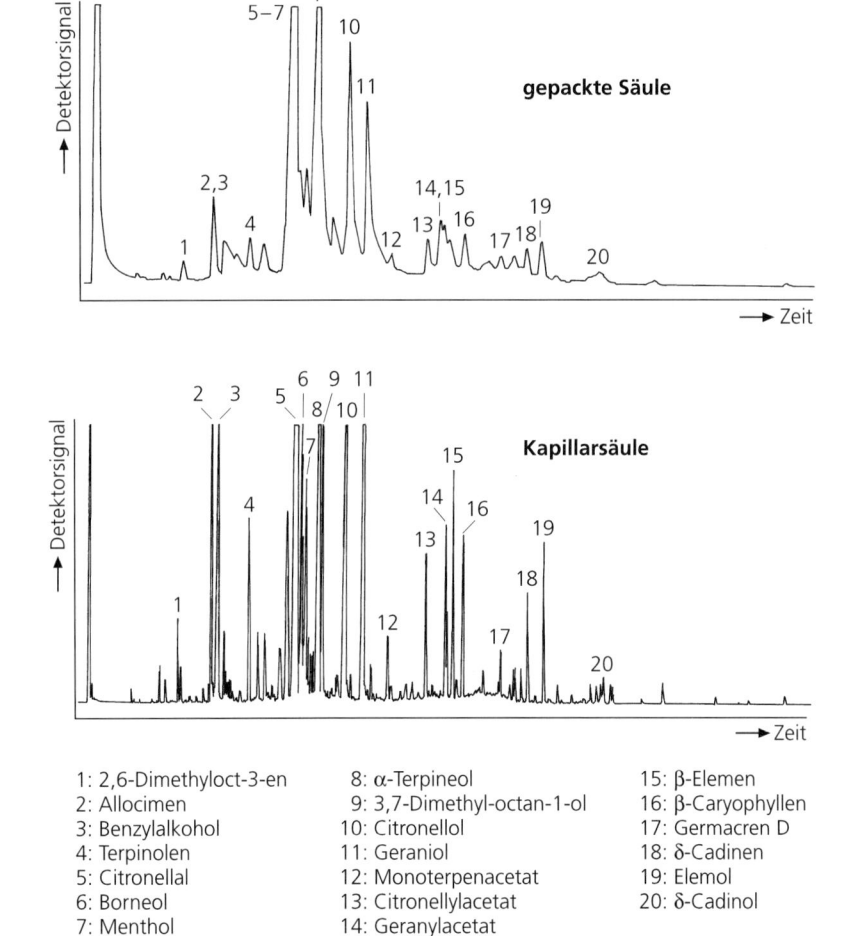

1: 2,6-Dimethyloct-3-en	8: α-Terpineol
2: Allocimen	9: 3,7-Dimethyl-octan-1-ol
3: Benzylalkohol	10: Citronellol
4: Terpinolen	11: Geraniol
5: Citronellal	12: Monoterpenacetat
6: Borneol	13: Citronellylacetat
7: Menthol	14: Geranylacetat
15: β-Elemen	
16: β-Caryophyllen	
17: Germacren D	
18: δ-Cadinen	
19: Elemol	
20: δ-Cadinol	

Abb. 19.4 GC-Trennung von Melissenöl auf einer gepackten Säule und auf einer Kapillarsäule

nung eines Melissenöls. Während auf der gepackten Säulen nur Gruppen von Substanzen unterschieden werden können, ist auf der Kapillarsäule eine Auftrennung in nahezu alle Einzelkomponenten möglich.

Nachteile von Kapillarsäulen

Als Nachteile der Kapillarsäulen gegenüber gepackten Säulen sind der höhere Preis und die geringe Probenbelastbarkeit zu nennen, die meist im Nanogrammbereich liegt. Weiterhin benötigt man vor allem für quantitative Bestimmungen aufwendigere Probenaufgabesysteme (Kap. 19.2.1).

Megabore-Säulen können wie gepackte Säulen oder wie Kapillarsäulen betrieben werden

Kapillarsäulen mit großem Durchmesser werden als **Megabore-Kapillarsäulen** bezeichnet. Sie vereinigen die Vorteile der gepackten und die der Kapillarsäule und können auch in Gaschromatographen ohne spezielle Kapillarinjektoren (Kap. 19.2.1) betrieben werden. Es handelt sich um wandbeschichtete und vernetzte Quarzsäulen von ca. 10 m Länge und meist 0,53 mm innerem Durchmesser. Die Trenneffizienz liegt zwischen der von Kapillar- und gepackten Säulen, die Belastbarkeit ist ähnlich groß wie bei gepackten Säulen.

19.2.3 Detektoren

Im Detektor werden die getrennten Analysensubstanzen registriert

Um die aus der Trennsäule eluierten Substanzen zu erkennen und im Gaschromatogramm zu registrieren, muss ein Detektionssystem am Ende der Säule die Substanzen durch messbare Signale anzeigen.

Ein sehr einfaches und leistungsfähiges Detektionssystem ist die menschliche Nase, mit deren Hilfe bei der **Schnüffeldetektion** stark riechende Substanzen unterschieden und eventuell identifiziert werden können. Die Schnüffeldetektion spielt in der Duftstoffanalytik eine Rolle.

Detektoren sollten eine hohe Empfindlichkeit und einen großen linearen Bereich besitzen

Meist verwendet man Detektoren, in denen die Substanzen elektrische Signale erzeugen. Die Intensität des Signals soll möglichst linear von der Konzentration der Substanz im Trägergas bzw. der Substanzmenge abhängen. Damit die zuvor verdampften und bei meist hoher Temperatur getrennten Substanzen nicht im Detektor kondensieren, muss er beheizt werden. Je nach Anwendungsgebiet werden die folgenden Detektoren verwendet:

- Wärmeleitfähigkeitsdetektor (WLD, TCD)
- Flammenionisationsdetektor (FID)
- Elektroneneinfangdetektor (ECD)
- Thermionischer Detektor (TSD, NPD)
- Massenselektiver Detektor (GC/MS).

Das Signal des konzentrationsempfindlichen Detektors ist vom Volumen des Trägergases abhängig

Man unterscheidet **konzentrationsempfindliche** und **massenstromempfindliche** Detektoren. Bei den **konzentrationsempfindlichen** Detektoren (z. B. WLD) wird das Detektorsignal umso größer, je höher die Konzentration der Substanz im Trägergas ist. Bei den **massenstromempfindlichen** Detektoren (Ionisationsdetektoren, z. B. FID) ist das Detektorsignal umso größer, je mehr Substanz pro Zeiteinheit in den Detektor gelangt; es ist unabhängig von dem Volumen des Trägergases, mit dem es vermischt ist. Diese Tatsache macht man sich bei der Kapillarchromatographie (Kap. 19.2.2) zunutze. Die geringeren Gasmengen, die aus einer Kapillarsäule austreten, kann man bei Verwendung eines FID mit einem zusätzlichen Spülgas **(make-up-Gas)** in den Detektor treiben, ohne dass ein Verlust an Signalintensität eintritt.

> Das Signal des massenstromempfindlichen Detektors ist vom Volumen des Trägergases unabhängig

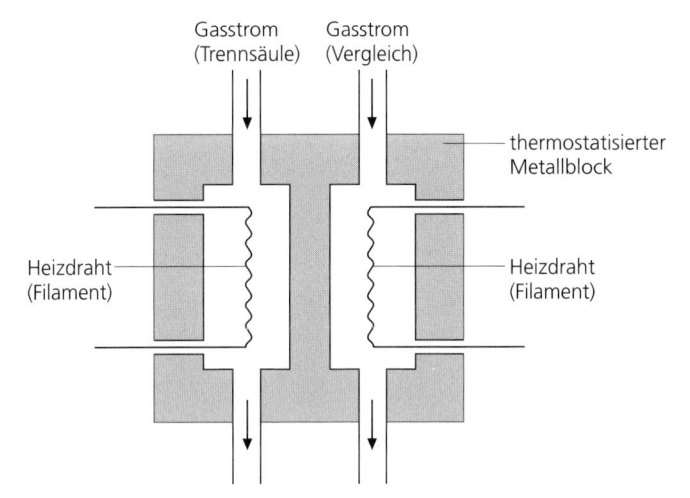

Abb. 19.5 Schematischer Aufbau eines Wärmeleitfähigkeitsdetektors (WLD)

Wärmeleitfähigkeitsdetektor

Im **Wärmeleitfähigkeitsdetektor** (Abb. 19.5, WLD; thermal conductivity detector; TCD) wird der von der Säule kommende Gasstrom an einem Heizdraht (Filament) oder Halbleiterelement (Thermistor) vorbeigeführt. Diese werden durch das vorbeiströmende Trägergas ständig leicht abgekühlt. Die eluierenden Analysensubstanzen besitzen eine geringere Wärmeleitfähigkeit als das reine Trägergas, sodass das Messelement in ihrer Gegenwart weniger abgekühlt wird. Die daraus resultierende Temperaturerhöhung wird als Änderung seines elektrischen Widerstandes gegenüber einem Referenzelement gemessen (Differentialmethode).

Damit die Differenz zwischen der Wärmeleitfähigkeit des Trägergases und der Wärmeleitfähigkeit der Untersuchungssubstanz möglichst groß ist, sollte ein Trägergas mit hoher Wärmeleitfähigkeit, z. B. Wasserstoff oder Helium verwendet werden. Trotzdem ist die Empfindlichkeit des WLD im Vergleich mit anderen Detektoren meist um ein bis zwei Zehnerpotenzen geringer. Ein Vorteil des WLD liegt darin, dass mit ihm Substanzen erfasst werden können, die in anderen

> Wärmeleitfähigkeitsdetektoren registrieren nahezu alle Substanzen, sind jedoch relativ unempfindlich

z. B. Monographien über Stickstoff und Distickstoffmonoxid im Arzneibuch

Detektoren kein Signal erzeugen (z. B. H_2O, CO_2, N_2, CS_2). Im Arzneibuch wird der WLD z. B. zur gaschromatographischen Gehaltsbestimmung von medizinischen Gasen verwendet.

Flammenionisationsdetektor

Der Flammenionisationsdetektor wird am häufigsten verwendet; er ist sehr empfindlich und registriert nur organische Substanzen

Beim **Flammenionisationsdetektor** (FID, Abb. 19.6) werden die aus der Säule austretenden Substanzen in einer Knallgasflamme verbrannt. An der Düse und über der Spitze der Flamme befindet sich jeweils eine Elektrode, zwischen denen eine Saugspannung anliegt. Die bei der Verbrennung entstehenden Radikale zerfallen zu Ionen. Diese führen zwischen den Elektroden zu einem Stromfluss, der ein Signal ergibt.

Vorteile des FID sind seine hohe Empfindlichkeit, sein großer Linearitätsbereich (wichtig für quantitative Bestimmungen, Kap. 19.4.2) und seine universelle Anwendbarkeit für organische Substan-

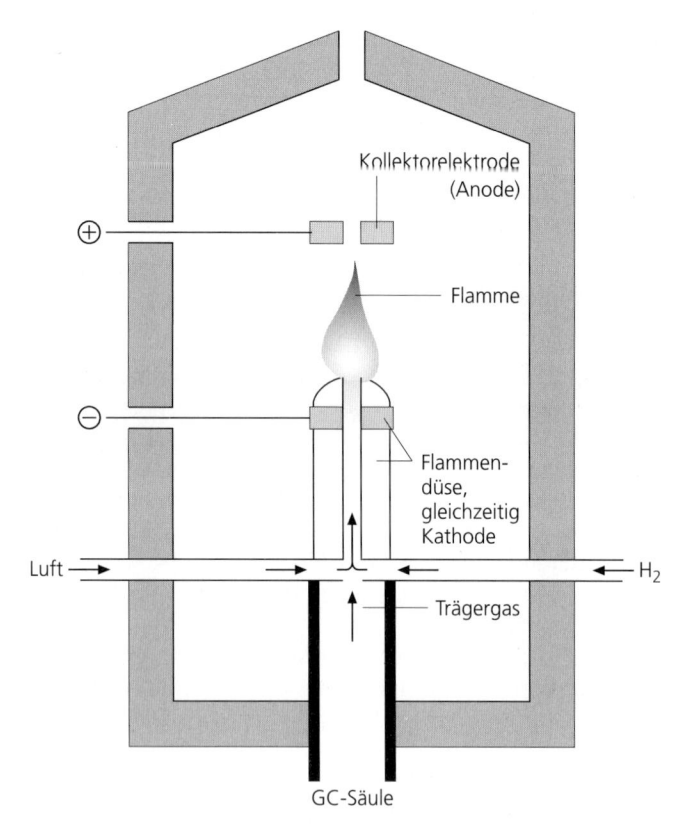

Abb. 19.6 Schematischer Aufbau eines Flammenionisationsdetektors (FID)

zen. Da die zur Signalerzeugung benötigten Ionen hauptsächlich bei der Verbrennung von organischen Kohlenwasserstoff-Gruppen entstehen, spricht der FID im Gegensatz zum WLD nicht auf H_2O, CO_2, N_2 und ähnliche Substanzen an. Hinsichtlich der Wahl des Trägergases bestehen beim FID keine Einschränkungen, jedoch sollte bei Verwendung von Wasserstoff beachtet werden, dass seine Empfindlichkeit durch Veränderung der Flammentemperatur nicht beeinträchtigt wird.

Elektroneneinfangdetektor

Beim **Elektroneneinfangdetektor** (electron capture detector; ECD) wird das Säuleneluat durch eine Ionisationskammer geleitet, in der sich ein β-Strahler (Elektronenstrahler, z. B. ^{63}Ni) befindet. Substanzen mit hoher Elektronenaffinität, z. B. halogenhaltige Substanzen, bilden durch Elektroneneinfang negative Ionen. Die Bildung der Ionen erfolgt in einem elektrischen Feld zwischen zwei Elektroden. Durch den Transport der Ionen in dem elektrischen Feld fließt ein Strom, der als Detektorsignal angezeigt wird. Einen großen Einfluss auf die Ionisierung besitzt das Trägergas; als besonders geeignet erwiesen sich Stickstoff oder Argon unter Zusatz von 5 Vol.-% Methan.

> Der Elektroneneinfangdetektor wird häufig in der Umweltanalytik zur Detektion halogenierter Substanzen eingesetzt

Die Vorteile des ECD liegen in der hohen Substanzspezifität und großen Empfindlichkeit bei der Detektion halogenhaltiger Verbindungen. Ein wichtiges Anwendungsgebiet ist der Nachweis von halogenhaltigen Pestiziden (DDT, Lindan, PCB's, Dioxine) in der Rückstands- und Umweltanalytik. Im Arzneibuch kann der ECD bei der Prüfung auf Lösungsmittelrückstände verwendet werden.

> Ziffer 2.4.24 im Arzneibuch

Thermionischer Detektor

Für spezielle Anwendungsgebiete wurde eine Reihe von Detektoren mit hoher Substanz- bzw. Elementspezifität entwickelt. Der für die Arzneistoffanalytik wichtigste Detektor dieser Reihe ist der **Thermionische Detektor** (thermionic specific detector; TSD) mit hoher Spezifität für die Elemente Stickstoff und Phosphor (nitrogen phosphorous detector; NPD, P-N-FID). Er ist ähnlich aufgebaut wie der FID, enthält jedoch zusätzlich eine beheizte Alkalisalzperle, z. B. aus RbCl, an deren Oberfläche bevorzugt stickstoff- und phosphorhaltige Verbindungen ionisiert werden. Stickstoffhaltige Arzneistoffe können mit hoher Selektivität (10000 : 1) in einer stickstofffreien Matrix analysiert werden. In jüngerer Zeit werden Detektoren dieser Bauart zunehmend durch massenselektive Detektoren (s. u.) ersetzt. Im Arzneibuch wird der NPD bei der Prüfung auf Pestizidrückstände eingesetzt.

> Thermionische Detektoren registrieren hochselektiv bestimmte Elemente

> Ziffer 2.8.13 im Arzneibuch

Massenselektiver Detektor

Massenselektive Detektoren registrieren das Massenspektrum der Analysensubstanz. Sie sind sehr empfindlich und universell einsetzbar

Ein Höchstmaß an Substanzspezifität und Empfindlichkeit vereinigt der **massenselektive** Detektor in einer **GC/MS-Kombination** (Kap. 16.7.1). Bei diesem Detektor wird das Säuleneluat in die Ionenquelle eines Massenspektrometers (MS) eingeleitet, die unter Hochvakuum steht. Leistungsfähige Pumpsysteme sorgen dabei für eine Aufrechterhaltung des Vakuums. Bei Verwendung gepackter GC-Säulen muss zuvor ein Teil des Trägergases durch Separatoren abgetrennt werden, die geringen Eluatströme von Kapillarsäulen können direkt in die Ionenquelle geleitet werden, ohne dass das Vakuum zusammenbricht. Von dem Eluat werden in vorgegebenen Zeitabständen Massenspektren aufgenommen und elektronisch gespeichert. Die Massenspektren können zur Auswertung interpretiert oder mit Bibliotheksspektren in Datenbanken verglichen werden. Beides führt zu Informationen über die Struktur der gemessenen Verbindungen, im Idealfall können auch unbekannte Substanzen identifiziert werden. Durch die on-line-Kopplung von Trennmethode und Identifizierungsverfahren stehen mit GC/MS-Kombinationen äußerst leistungsfähige Analysengeräte zur Verfügung. Die ständig sinkenden Preise dieser ursprünglich sehr teuren Geräte führte in den letzten Jahren zu einer hohen Verbreitung. Das Arzneibuch empfiehlt zur Identifizierung und Bestimmung von Lösungsmittelrückständen neben FID und ECD die Verwendung eines Massenspektrometers als Detektor.

Substanzen werden nicht nur detektiert, sondern können mithilfe des Massenspektrums auch identifiziert werden

Ziffer 2.4.24 im Arzneibuch

19.2.4 Signalregistrierung, Integratoren

Geräte zur Signalregistrierung und Bestimmung der Peakfläche

Das von den verschiedenen Detektoren erzeugte elektrische Signal wird im einfachsten Fall von einem Schreiber zeitabhängig als **Gaschromatogramm** (Abb. 19.4, 19.7) aufgezeichnet. Bei quantitativen Bestimmungen (Kap. 19.4.2) wird die Fläche der Peaks mithilfe von **Integratoren** oder durch **PC-Integrationssysteme** bestimmt.

Elektronische Integratoren und Integrationssysteme zur Peakflächenbestimmung und Signalauswertung

Die Integratoren zeichnen **(plotten)** zunächst das Chromatogramm wie ein Schreiber auf Papier oder den Bildschirm. Die Peaks werden mit Retentionszeiten und Integrationsmarken gekennzeichnet und die Fläche der Peaks bestimmt. Zur Auswertung sind bei den meisten Integrationssystemen Methoden zur Berechnung des Gehalts nach **Flächen-%**, der **internen Standardmethode** oder der **externen Standardmethode** möglich. Integratoren, die auf Mikrocomputern oder Labordatensystemen basieren, sind in der Lage, Rohdaten zu speichern und die Datenauswertung **nach** Beendigung der Chromatographie durchzuführen. Die Vorteile dieser Methode liegen in der Möglichkeit, nachträglich Integrationsparameter zu verändern, Integrationsgrenzen manuell zu verändern oder Basislinienkorrekturen vorzunehmen.

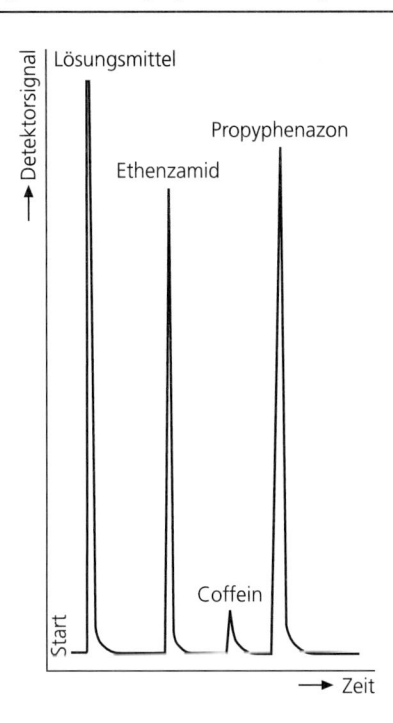

Abb. 19.7 Gaschromatogramm eines Analgetikums bestehend aus Ethenzamid, Coffein und Propyphenazon

19.3 Durchführung gaschromatographischer Analysen

19.3.1 Auswahl der Trennbedingungen

Jede GC-Analyse sollte hinsichtlich der Auswahl folgender Parameter optimiert werden:

- Trennphase
- Trägergas, Trägergasgeschwindigkeit
- Temperatur.

Was ist zu beachten, wenn eine GC-Analysenmethode erstellt oder optimiert werden soll?

Trennphasen

Um mit **gepackten Säulen** optimale Trennergebnisse zu erzielen, muss die flüssige Phase (stationäre Phase) sorgfältig ausgewählt werden. Sie sollte eine hohe Selektivität für die Substanzen aufweisen, die getrennt werden sollen, um trotz der relativ geringen Säulenleistung eine ausreichende Auflösung zu erzielen (Kap. 18.2.2). Als grobes Auswahlkriterium gilt, dass sich polare Substanzen gut an polaren, unpolare Substanzen gut an unpolaren Trennphasen (Kap. 19.2.2) trennen lassen. An unpolaren Phasen wird die Elutionsreihenfolge

Bei gepackten Säulen lässt sich die chromatographische Auflösung am einfachsten durch Veränderung der stationären Phase, d. h. über den Trennfaktor optimieren

überwiegend vom Siedepunkt der Analysensubstanzen bestimmt. In den Katalogen von Herstellern und Vertreibern chromatographischer Materialien findet man hilfreiche Tipps zur Auswahl der stationären Phase für bestimmte Analysenprobleme.

Empfehlung: Phenylmethylsilikon für mittel- bis unpolare Analysensubstanzen, Polyethylenglykol (Macrogol) 20 000 für polare Analysensubstanzen

Die Auswahl der Trennphasen bei **Kapillarsäulen** ist unproblematischer, da aufgrund ihrer sehr hohen Trenneffizienz keine so großen Anforderungen an die Selektivität gestellt werden müssen. Im Allgemeinen ist je eine Kapillarsäule mit unpolarer und eine mit polarer Trennphase ausreichend für fast alle Anwendungen.

Spülen ist besonders wichtig bei polaren Trennphasen

Zu beachten ist, dass viele Trennphasen in heißem Zustand sehr empfindlich gegenüber Sauerstoff sind. Es ist deshalb wichtig, dass die Trennsäule nach der Analyse bis zum vollständigen Erkalten mit Trägergas gespült wird.

Trägergas, Trägergasgeschwindigkeit

Auswahl des Trägergases

Die Auswahl des Trägergases richtet sich nach dem verwendeten Detektor (Kap. 19.2.3). Bei Verwendung des am häufigsten benutzten Flammenionisationsdetektors ist für **gepackte Säulen** Stickstoff das gebräuchlichste Trägergas. **Kapillarsäulen** sollten mit Helium oder Wasserstoff als Trägergas betrieben werden, da mit diesen Gasen höhere Strömungsgeschwindigkeiten eingestellt und somit kürzere Analysenzeiten erreicht werden können.

Mithilfe der Trägergasgeschwindigkeit kann die Trenneffizienz optimiert werden

Die richtige Einstellung der **Trägergasgeschwindigkeit** (u) ist ausschlaggebend für eine hohe Trenneffizienz (Kap. 18.2.2). Die Trenneffizienz der Säule für unterschiedliche Trägergasgeschwindigkeiten wird durch die **Van-Deemter-Kurve** (Abb. 18.5) beschrieben, in der das Trennvermögen der Säule gegen die Trägergasgeschwindigkeit (u) aufgetragen ist. Die Einstellung erfolgt bei gepackten Säulen über einen Flussregler, bei Kapillarsäulen über einen Druckregler. Da die Trägergasströmung bei der Anwendung von Temperaturprogrammen (s. u.) mit steigender Temperatur abnimmt, besitzen neuere Geräte Regulierungsmöglichkeiten zur Einstellung eines konstanten Gasstromes bei Temperaturveränderungen. Die Regulierung erfolgt durch elektronisch gesteuerte Druckprogramme.

Temperatur

Bei höheren Temperaturen nimmt die Retentionszeit einer Substanz ab

Da der Verteilungskoeffizient (Kap. 18.1) eine temperaturabhängige Größe ist, können GC-Trennungen durch Temperaturänderungen beeinflusst werden. Je niedriger die Temperatur ist, desto länger verbleibt die Substanz auf der Trennsäule und desto weiter sind die Peakmaxima voneinander entfernt (Abb. 19.8). Da jedoch mit der Analysenzeit auch die Peakbreite zunimmt, bedeutet eine längere Verweildauer auf der Säule, d. h. größere k-Werte (Kap. 18.2.1) der Substanzen, nicht unbedingt eine verbesserte Trennung (Gl. 18.13). Die optimale Temperatur stellt somit einen Kompromiss zwischen akzeptablen Analysenzeiten und vertretbarem Verlust an Auflösung dar.

Komplexere Gemische mit großem Flüchtigkeitsbereich lassen sich meistens nicht optimal bei einer konstanten Temperatur **(isotherm)** trennen. Zur Analyse derartiger Proben wendet man **Temperaturprogramme** an (Abb. 19.8), bei denen der Ofenraum mit festgelegten Heizraten kontinuierlich aufgeheizt wird. Bei modernen, durch Mikroprozessoren gesteuerten Geräten können auch mehrstufige Temperaturprogramme ausgeführt werden, bei denen isotherme Phasen und Aufheizphasen beliebig kombiniert werden können.

In Abb. 19.8 wird die Temperaturabhängigkeit der gc-Trennung eines Gemisches aus vier Substanzen dargestellt. Die isotherme Trennung bei niedriger Temperatur führt zu langen Retentionszeiten der Substanzen 3 und 4, unter isothermen Bedingungen bei höherer Temperatur sind die Substanzen 1 und 2 unzureichend aufgelöst. Ein Temperaturprogramm führt zur optimalen Trennung der vier Substanzen.

Substanzen mit ähnlichen Retentionseigenschaften werden unter isothermen Bedingungen chromatographiert, bei unterschiedlicher Retention wird ein Temperaturprogramm angewendet

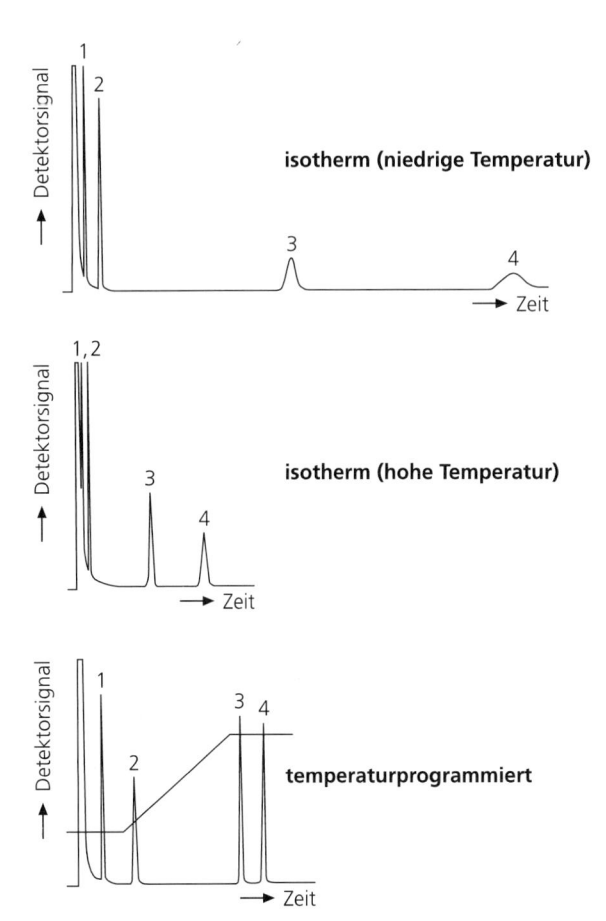

Abb. 19.8 Temperaturabhängigkeit einer gaschromatographischen Trennung

19.3.2 Praktische Durchführung

Sind die in Kap. 19.3.1 beschriebenen Optimierungen durchgeführt bzw. die im Arzneibuch beschriebenen Parameter eingestellt worden, so werden ca. 0,2 bis 2 µl der Probenlösung durch das Septum in den beheizten Injektor eingespritzt. Die Konzentration der Probenlösung sollte ca. 0,1 % betragen, kann aber je nach Aufgabenstellung auch niedriger oder höher liegen. Das Lösungsmittel sollte leicht flüchtig sein und auch bei hohen Temperaturen keine chemische Reaktion mit der Probe eingehen (z. B. reagieren primäre Amine mit Aceton, Aldehyde mit Ethanol u. Ä.).

Auswahl von Konzentration und Lösungsmittel

Die verwendeten Mikroliterspritzen sind empfindliche Präzisionsinstrumente. Sie sollten sehr sorgsam behandelt und nach Gebrauch sofort mit einem reinem Lösungsmittel gespült werden. Ein Berühren des Spritzenkolbens mit den Fingern ist unbedingt zu vermeiden.

Injektor und Detektor müssen regelmäßig von nichtflüchtigen Ablagerungen gereinigt werden, da anderenfalls Peakverzerrungen (**Tailing**, Kap. 18.2.2) oder Störsignale (**Spikes**) bzw. Empfindlichkeitsverluste auftreten können. Das verwendete Trägergas sollte möglichst rein sein, bei Verwendung empfindlicher stationärer Phasen zusätzlich getrocknet und Verunreinigungen mit Sauerstoff durch spezielle Adsorptionspatronen entfernt werden, damit die Trennphase nicht vorzeitig zerstört wird.

Trägergase entsprechender Reinheit werden als Sondergase geliefert. Der Reinheitsgrad 4.6 bezeichnet z. B. ein Gas mit 99,996 % Reinheit

Bei temperaturprogrammierter Arbeitsweise sollte – besonders bei gepackten Säulen – parallel zu der Analysentrennsäule das Signal einer Referenzsäule gemessen werden (**Zwei-Kanal-Gaschromatographen**). Dieses ist sinnvoll, um den Anstieg der Basislinie (**Basisliniendrift**) beim Temperaturanstieg zu kompensieren. Die Basisliniendrift wird durch das bei höheren Temperaturen auftretende **Säulenbluten** (Kap. 19.2.2) verursacht.

Die Basislinienkorrektur kann bei modernen Integrationssystemen auch elektronisch durch Subtraktion der in einem Blindlauf gespeicherten Basislinie erfolgen

19.3.3 Derivatisierungen

In besonderen Fällen kann es notwendig sein, die zu untersuchenden Substanzen in chemische Derivate zu überführen. Gründe dafür können sein:

Gründe zur Derivatisierung von Analysensubstanzen in der GC

- Geringe Flüchtigkeit
- Zersetzung beim Verdampfen
- Hohe Polarität
- Substanzverlust durch Adsorption
- Einführung von Heteroatomen, die von elementspezifischen Detektoren empfindlich angezeigt werden
- Einführung eines weiteren Chiralitätszentrums in Enantiomere mit optisch aktiven Derivatisierungsreagenzien.

Tab. 19.3 Wichtige Derivatisierungsreaktionen und Derivatisierungsreagenzien in der Gaschromatographie

Silylierung

R—OH
R—COOH   —MSTFA, BSTFA, TMCS→   R—O—Si(CH$_3$)$_3$
R—NH$_2$ R—COO—Si(CH$_3$)$_3$
                                         R—NH—Si(CH$_3$)$_3$

Acylierung, Halogenierung

R—OH   R—O—C(=O)—CF$_3$
R$_2$NH   —MBTFA, TFAA→   R$_2$N—C(=O)—CF$_3$

Methylierung

R—OH   R—O—CH$_3$
R—C(=O)—NR—H   —H$_2$CN$_2$, DMF-Dimethylacetal, TMAH→   R—C(=O)—NR—CH$_3$

Derivatisierungsreagenzien

MSTFA
(*N*-Methyl-trimethyl-silyl-trifluoracetamid)

MBTFA
(*N*-Methyl-*bis*-trifluoracetamid)

BSTFA
(*N,O-bis*-Trimethylsilyl-trifluoracetamid)

DMF-Dimethylacetal
(DMF: Dimethylformamid)

TMAH
(Trimethylanilinium-hydroxid)

TFAA
(Trifluoressigsäure-anhydrid)

(CH$_3$)$_3$—Si—Cl

TMCS
(Trimethyl-chlorsilan)

Um die Verdampfbarkeit von Substanzen zu verbessern, können polare funktionelle Gruppen (z. B. $-NH_2$, $-OH$, $-COOH$) durch Silylierung, Acylierung oder Alkylierung in weniger polare Gruppen umgewandelt werden (Tab. 19.3). Bei quantitativen Bestimmungen kann durch Derivatisierung polarer Substanzen häufig eine irreversible Adsorption vermieden und dadurch Präzision sowie linearer Bereich der Analyse optimiert werden. Im Arzneibuch wird die Trimethylsilylierung z. B. bei der Gehaltsbestimmung konjugierter Estrogene beschrieben. Nach der enzymatischen Spaltung deren Schwefelsäureester werden die freien Estrogene mit BSTFA (Tab. 19.3) silyliert und gaschromatographisch quantifiziert. Um die hohe Elementspezifität des ECD (Kap. 19.2.3) zu nutzen, können Halogenatome in die Untersuchungssubstanzen eingeführt werden. Enantiomere, die auf konventionellen, achiralen stationären Phasen (Kap. 19.2.2) nicht trennbar sind, können durch Einführung einer weiteren chiralen Gruppe in Diastereomere überführt werden. Die gebildeten Diastereomere können im Gegensatz zu Enantiomeren auch auf nicht chiralen Trennphasen unterschieden werden.

Viele organische Substanzen können durch Derivatisierung einer GC-Analyse zugänglich gemacht werden

Trennung von Enantiomeren nach Umsetzung zu Diastereomeren

Für viele Stoffgruppen werden industriell vorbereitete **Derivatisierungsreagenzien** angeboten, in denen die Probe nur gelöst bzw. kurz erwärmt werden muss. Die meisten Derivatisierungen gelingen nur unter Ausschluss von Feuchtigkeit. Eine Übersicht über analytische Derivatisierungsreaktionen gibt Lit. 9.

19.4 Auswertung des Gaschromatogramms

Das Gaschromatogramm enthält im Idealfall für jede Substanz ein mehr oder weniger hohes und breites Signal (**Peak**). Durch Vergleich von Retentionszeiten bzw. -volumina lassen sich mithilfe von Vergleichssubstanzen oder Tabellenwerten Aussagen zur Identität eines Stoffes machen. Die alleinige Auswertung des Retentionsverhaltens kann jedoch nicht zu einer eindeutigen Identifizierung einer Substanz führen, selbst wenn beim Zumischen der Vergleichssubstanz (**Cochromatographie**) nur ein Peak zu beobachten ist. Die Peakfläche hängt von der Substanzmenge ab und kann somit für quantitative Untersuchungen herangezogen werden.

Eine echte Identifizierung ist nur durch Kopplung der Chromatographie mit einer spektroskopischen Methode, z. B. GC/MS (Kap. 19.2.3) möglich

19.4.1 Retentionsindizes

Neben der Retentionszeit oder der relativen Retention (r) (Kap. 18.2.1) werden in der Gaschromatographie häufiger **Retentionsindex-Systeme** zur Kennzeichnung des chromatographischen Verhaltens der Analysensubstanzen verwendet. Bei diesen Indexsystemen dienen geradkettige Kohlenwasserstoffe (*n*-Alkane) oder Homologe anderer Verbindungsklassen als Standardsubstanzen. Das Prinzip basiert darauf, dass zwischen der Kettenlänge (C-Zahl) der Homologen und

Retentionsindizes sind besser vergleichbar als Retentionszeiten

dem Logarithmus ihrer **reduzierten** Retentionszeit t_R' bei **isothermer** Abeitsweise (Kap. 19.3.1) ein linearer Zusammenhang besteht:

$$\log t_R' \sim \text{C-Zahl}$$

Der bei **isothermer** Arbeitsweise mit *n*-Alkanen als Standardsubstanzen ermittelte Retentionsindex wird auch als **Kováts-Index** (Lit. 10) bezeichnet. Dabei werden die Retentionsindizes (I) der verwendeten *n*-Alkane durch die mit Hundert multiplizierte Anzahl der C-Atome definiert. So beträgt z. B. der Retentionsindex von Decan (C-10) $I = 1000$, der von Undecan (C-11) $I = 1100$.

Zur Bestimmung des Retentionsindex einer Substanz (x) werden zwei aufeinander folgende, homologe *n*-Kohlenwasserstoffe ($z, z+1$) so ausgewählt, dass die Retentionszeit der zu bestimmenden Substanz zwischen den Retentionszeiten der Standardsubstanzen liegt. Der Index wird durch logarithmische Interpolation ermittelt:

$$I = 100 \cdot z + 100 \cdot \frac{\log(t_R')_x - \log(t_R')_z}{\log(t_R')_{z+1} - \log(t_R')_z} \qquad \text{(Gl. 19.1)}$$

$(t_R')_x$ — reduzierte Retentionszeit der zu bestimmenden Komponente (x)

$(t_R')_z$ = reduzierte Retentionszeit des kürzerkettigen *n*-Kohlenwasserstoffs

$(t_R')_{z+1}$ = reduzierte Retentionszeit des längerkettigen *n*-Kohlenwasserstoffs

z = Anzahl der C-Atome des kürzerkettigen *n*-Kohlenwasserstoffs

Kováts-Indizes können nur verglichen werden, wenn sie unter identischen Bedingungen, d. h. bei gleicher Temperatur und gleicher stationärer Phase gemessen wurden.

Der Nachteil der isothermen Bestimmung von Retentionsindizes liegt darin, dass meistens nicht alle Komponenten eines Analysengemisches in nur einem Analysenlauf ermittelt werden können. Bei Anwendung eines Temperaturprogramms mit konstanter Aufheizrate (Kap. 19.3.1) besteht näherungsweise eine direkte lineare Abhängigkeit zwischen der Kettenlänge (C-Zahl) des *n*-Alkans und der Elutionstemperatur bzw. der Retentionszeit. Zur Berechnung des Retentionsindex bei temperaturprogrammierter Arbeitsweise kann die **Gesamt**retentionszeit direkt in die Gleichung eingesetzt werden (**linearer Retentionsindex**, I^T):

$$I^T = 100 \cdot z + 100 \cdot \frac{(t_R)_x - (t_R)_z}{(t_R)_{z+1} - (t_R)_z} \qquad \text{(Gl. 19.2)}$$

Der lineare Retentionsindex wird häufig bevorzugt verwendet, da er die Bestimmung der Indizes über den gesamten Analysenbereich in einer Messung gestattet. Im Arzneibuch werden der **Kováts-Index**

Ziffer 2.4.22 im Arzneibuch	oder der **lineare Retentionsindex** bei der Prüfung fetter Öle auf Verunreinigungen graphisch ermittelt und zur Bestimmung der Kettenlänge von Verunreinigungen durch Fettsäuremethylester herangezogen. Das Arzneibuch verwendet statt des IUPAC-Begriffes Retentionsindex die Bezeichnung Äquivalent für Kettenlänge und verzichtet auf die Multiplikation mit dem Faktor Hundert.

19.4.2 Quantitative Bestimmungen

Die Peakfläche einer Substanz ist ihrer Konzentration oder Masse proportional	Das Signal des Detektors und somit die Peakfläche einer Substanz (Kap. 18.2.3) steht im Allgemeinen in direkt proportionalem Verhältnis zu ihrer Konzentration oder Masse in der Probenlösung und kann für quantitative Bestimmungen herangezogen werden. Bei symmetrischen Signalen (Kap. 18.2.2) ist unter gewissen Einschränkungen auch eine quantitative Auswertung über die Peakhöhe möglich, jedoch sollte die Flächenauswertung wegen der größeren Genauigkeit vorgezogen werden.
Der lineare Bereich bei einer quantitativen Bestimmung hängt vom verwendeten Detektor ab	Für die quantitative Auswertung einer Analyse ist es notwendig, dass die Peakfläche einer Substanz linear von der Substanzmenge abhängig ist. Diese Forderung ist je nach Detektortyp über einen mehr oder weniger großen Messbereich erfüllt, der als **linearer Bereich** des Detektors bezeichnet wird. Einen sehr großen **linearen Bereich** besitzt z. B. der FID (Kap. 19.2.3), der bis zu sechs Zehnerpotenzen umfassen kann.
Überprüfung des linearen Bereiches	Vor einer quantitativen Analyse sollte man überprüfen, ob der Detektor in dem benötigten Konzentrationsbereich linear arbeitet. Dazu injiziert man Lösungen verschiedener Konzentrationen der zu analysierenden Substanzen zusammen mit einem **internen Standard** und trägt die auf den internen Standard korrigierte Peakfläche, d. h. das Verhältnis der Peakflächen von Substanz und Standard, gegen die Einwaage in einem Diagramm auf. Es sollte eine Gerade entstehen, deren statistische Parameter berechnet und ausgewertet werden können (Kap. 2.1.2).
Verwendung eines internen Standards	Der Zusatz eines **internen** Standards, der auch als **innerer** Standard bezeichnet wird, ist in der quantitativen Gaschromatographie grundsätzlich zu empfehlen. Es handelt sich hierbei um eine Substanz, die allen Kalibrier- und Analysenlösungen in gleicher Konzentration zugesetzt wird. Nach Möglichkeit sollte die Lösung des internen Standards zuerst hergestellt werden und diese Lösung anstelle von reinem Lösungsmittel bei der Bereitung der Proben verwendet werden. Anderenfalls muss er den Proben nachträglich in definierter Menge zugesetzt werden.
Warum wird ein interner Standard zugesetzt?	Der Hauptzweck des internen Standards besteht bei der Gaschromatographie darin, den bei der Probeninjektion auftretenden Dosierfehler zu korrigieren. Da der innere Standard in allen Lösungen in der gleichen Konzentration enthalten sein sollte, werden die Peakflächen der zu bestimmenden Substanzen auf die Peakfläche des inneren Standards bezogen.

Der interne Standard muss die folgenden Eigenschaften besitzen:

- Sein Peak muss bei einer Retentionszeit liegen, bei der keine anderen Substanzen eluieren.
- Sein Peak sollte möglichst nahe bei dem Peak der zu untersuchenden Substanzen liegen.
- Er sollte der zu untersuchenden Substanz chemisch ähnlich sein (evtl. gleiche Stoffklasse, gleiche funktionelle Gruppen, homologe oder isomere Substanz).
- Seine Anwesenheit in der ursprünglichen Analyse sollte mit Sicherheit ausgeschlossen werden können (z. B. keine möglichen Zersetzungsprodukte oder Metaboliten als Standard bei der Untersuchung der Stabilität oder des Metabolismus eines Arzneistoffes).
- Sein Responsefaktor (Kap. 18.2.3) sollte ähnlich groß sein wie der des zu untersuchenden Stoffes.
- Er darf, auch bei höheren Temperaturen, keine chemische Reaktion mit einer anderen Komponente des Analysengemisches eingehen.

Wie wählt man die Substanz für einen internen Standard in der Gaschromatographie aus?

Um aus der gemessenen Peakfläche die Konzentration einer Substanz zu ermitteln, muss eine Kalibrierung (Kap. 2.2) durchgeführt werden. Als Kalibrierung wird die Ermittlung der Abhängigkeit zwischen Substanzkonzentration bzw. -menge und dem Messsignal bezeichnet. Diese Kalibrierung muss bei Substanzgemischen für jede Einzelsubstanz durchgeführt werden, da die Ansprechempfindlichkeit der Detektoren für unterschiedliche Substanzen unterschiedlich groß ist. Tabellierte Proportionalitätsfaktoren, wie z. B. die Absorptionskoeffizienten in der UV-Spektroskopie (Kap. 11) können nicht verwendet werden, da sich die Faktoren von Messgerät zu Messgerät unterscheiden.

Quantitative Analysen in der Chromatographie müssen kalibriert werden. Dazu benötigt man die Analysensubstanz in reiner Form

Bei direkter Proportionalität, d. h. Linearität zwischen Messsignal und Substanzmenge entspricht der ermittelte Proportionalitätsfaktor der **Empfindlichkeit** des Verfahrens (Kap. 2.1.2, Kap. 2.2.1) und kann bei einer Mehrpunktkalibrierung als Steigung der Kalibriergeraden ermittelt werden. In der Chromatographie wird der Faktor häufig als **Responsefaktor** bezeichnet.

Abhängigkeit zwischen Peakfläche und Substanzmenge

Wurde in Vorversuchen die Linearität des Messverfahrens sowie eine durch den Nullpunkt führende Kalibriergerade ermittelt, so kann bei nachfolgenden Analysen eine quantitative Bestimmung evtl. auch mithilfe einer Einpunktkalibrierung erfolgen.

Einpunktkalibrierungen liefern Messergebnisse mit größerer Unsicherheit als Mehrpunktkalibrierungen

Bei Verwendung eines internen Standards wird zunächst ein Korrekturfaktor (f) ermittelt, mit dessen Hilfe das Flächenverhältnis von innerem Standard (F_{IS}) und der Analysensubstanzen (F_i) in Substanzmengen (m) umgerechnet werden können. Dieser kombinierte Korrekturfaktor setzt sich zusammen aus den einzelnen Responsefaktoren der Analysensubstanz(en) (f_i) und des internen Standards (f_{IS}):

$$f = \frac{f_{IS}}{f_i} = \frac{m_i \cdot F_{IS}}{m_{IS} \cdot F_i} \quad (Gl.\ 19.3)$$

Kalibrierung bei Verwendung eines internen Standards

f = kombinierter Korrekturfaktor
f_i = Responsefaktor(en) der Analysensubstanz(en)
f_{IS} = Responsefaktor des internen Standards
m_i = Einwaage Analysensubstanz
m_{IS} = Einwaage interner Standard
F_i = Peakfläche Analysensubstanz(en)
F_{IS} = Peakfläche interner Standard

Berechnung des Gehaltes bzw. der Substanzmenge in der Analyse

Mithilfe von f aus Gl. 19.3 kann bei den nachfolgenden Analysen der Gehalt der zu bestimmenden Substanz (m_i) berechnet werden:

$$m_i = \frac{m_{IS} \cdot F_i \cdot f}{F_{IS}} \qquad (Gl.\ 19.4)$$

Wie bei allen analytischen Bestimmungen sollten auch gaschromatographische Analysenergebnisse als Mittelwert aus mehreren Einzelmessungen bestimmt werden.

Beispiel

Es soll der Gehalt an Codein in einer Tablette (15,0 mg Codein/Tablette) mithilfe einer Einpunktkalibrierung mit internem Standard bestimmt werden. Als interner Standard soll Ethylmorphin dienen.

Kalibrierung

1. Bestimmung des Korrekturfaktors (f):
   a) Ca. 100 mg Ethylmorphin, genau gewogen (z. B. 102,0 mg), werden in 100,0 ml Chloroform gelöst (Lösung IS).
   b) Ca. 15 mg Codein Reinsubstanz, genau gewogen (z. B. 12,9 mg), werden in 10,0 ml Lösung IS gelöst (Lösung C; Gehalt 12,9 mg Codein / 10,0 ml und 10,20 mg Ethylmorphin / 10,0 ml).
   c) Injektion von ca. 1 µl Lösung C (das genaue Volumen ist nicht wichtig) in den Gaschromatographen.

Flächenwert des Codeins: 30670 Integrator-Flächeneinheiten
Flächenwert des Ethylmorphins: 21919 Integrator-Flächeneinheiten

$$f = \frac{m_i \cdot F_{IS}}{m_{IS} \cdot F_i} = \frac{12,9 \cdot 21919}{10,20 \cdot 30670} = 0,904 \qquad (Gl.\ 19.5)$$

2. Durchführung der Analyse:

Bestimmung der Substanzmenge in der Analyse

1 Tabl. wird zerkleinert und mit 2 ml Lösung IS gerührt, filtriert und das Filtrat unter Spülen des Filters mit Lösung IS auf 10,0 ml aufgefüllt. Ca. 1 µl dieser Lösung wird gaschromatographisch analysiert.

Flächenwert des Codeins: 41036 Integrator-Flächeneinheiten
Flächenwert des Ethylmorphins: 25526 Integrator-Flächeneinheiten

$$m_i = \frac{m_{IS} \cdot F_i \cdot f}{F_{IS}} = \frac{10{,}20 \cdot 41036 \cdot 0{,}904}{25526} = 14{,}8\,\text{mg} \quad (\text{Gl. 19.6})$$

Der Gehalt der untersuchten Tablette (gelöst in 10,0 ml) beträgt 14,8 mg Codein.

19.5 Anwendung der Gaschromatographie in der Pharmazie

Die Gaschromatographie besitzt große Bedeutung als Standardverfahren in der pharmazeutischen Analytik. Sie wird angewandt, wenn es um eine schnelle und einfache Identitäts-, Reinheits- und Gehaltsbestimmung von flüchtigen Arzneistoffen geht, z. B.:

- Ätherische Öle (Identität, Gehalt einzelner Komponenten)
- Lösungsmittel (Identität, Reinheit)
- Arzneistoffe (Identität, Reinheit, Gehalt)
- Bestimmung von Stoffwechselprodukten (Metaboliten, körpereigene Stoffe, z. B. Steroide)
- Nachweis und Identifizierung von Arzneistoffen und Metaboliten bei Vergiftungen (GC/MS)
- Prüfung der Enantiomerenreinheit von Arzneistoffen.

Die Gaschromatographie ist ein universell anwendbares Trenn- und Analysenverfahren; ihre Stärke liegt in dem sehr geringen Substanzbedarf

19.5.1 Anwendungen der Gaschromatographie im Arzneibuch

Im Arzneibuch wird die Gaschromatographie zzt. in ca. 200 Monographien als Analysenmethode angewendet. Meistens dient sie zur Reinheitsprüfung, seltener z. B. in den Monographien über emulgierenden Cetylstearylalkohol, wird die Gehaltsbestimmung gaschromatographisch durchgeführt. Zu Beginn einer gaschromatographischen Untersuchung erfolgt üblicherweise eine umfangreiche Methodenvalidierung, die z. B. die Bestimmung der Bodenzahl und der chromatographischen Auflösung vorschreibt. Bei quantitativen Untersuchungen, auch bei quantitativen Reinheitsprüfungen, muss darüber hinaus das Signal-Rausch-Verhältnis zur Festlegung der Bestimmungsgrenze ermittelt werden.

Der apparative Aufwand zur Durchführung der GC im Arzneibuch ist erheblich. So wird eine Vielzahl unterschiedlicher Säulenabmessungen vorgeschrieben, eine Vereinheitlichung und Beschränkung auf je zwei bis drei gepackte Säulen und Kapillarsäulen wäre sinnvoll. Die Beschreibung der Trägermaterialien und stationären Phasen für die Gaschromatographie im Reagenzienteil des Arzneibuchs erfolgt nicht immer eindeutig und vollständig. In den meisten Fällen wird es sinnvoll sein, fertig beschichtete Trägermaterialien oder fertig ge-

Ziffer 2.2.28 im Arzneibuch

Beispiel: Reinheitsprüfung auf verwandte Substanzen in der Monographie über razemischen Campher im Arzneibuch

Im Arzneibuch verwendete GC-Säulen

Beispiel: Prüfung auf Ethanol und 2-Propanol in der Monographie über Orciprenalinsulfat im Arzneibuch

packte Säulen aus dem Handel zu beziehen, deren Trennphasen und Trägermaterialien mit der Beschreibung des Arzneibuchs die größte Übereinstimmung zeigen (Tab. 19.1, 19.2). Kapillarsäulen mit den benötigten stationären Phasen werden ebenfalls kommerziell angeboten. Hinweise auf Hersteller geeigneter Trennsäulen für bestimme Monographien des Arzneibuches sind in der Knowledge-Database auf der Internetseite des European Directorate for the Quality of Medicines & HealthCare (Lit. 4) zu finden.

Im Arzneibuch wird sowohl die Adsorptionschromatographie (GSC, Kap. 19.1) als auch die Verteilungschromatographie (GLC, Kap. 19.1) eingesetzt. So erfolgt z. B. die Bestimmung von leicht flüchtigen Lösungsmitteln wie Aceton, Methanol und Ethanol häufiger an polymeren Adsorbentien (Tab. 19.1) und nicht, wie in Ziffer 2.9.11 beschrieben, durch GLC an Kapillarsäulen. Bei der Verteilungschromatographie werden Polysiloxane oder Polyethylenglykole als statio-

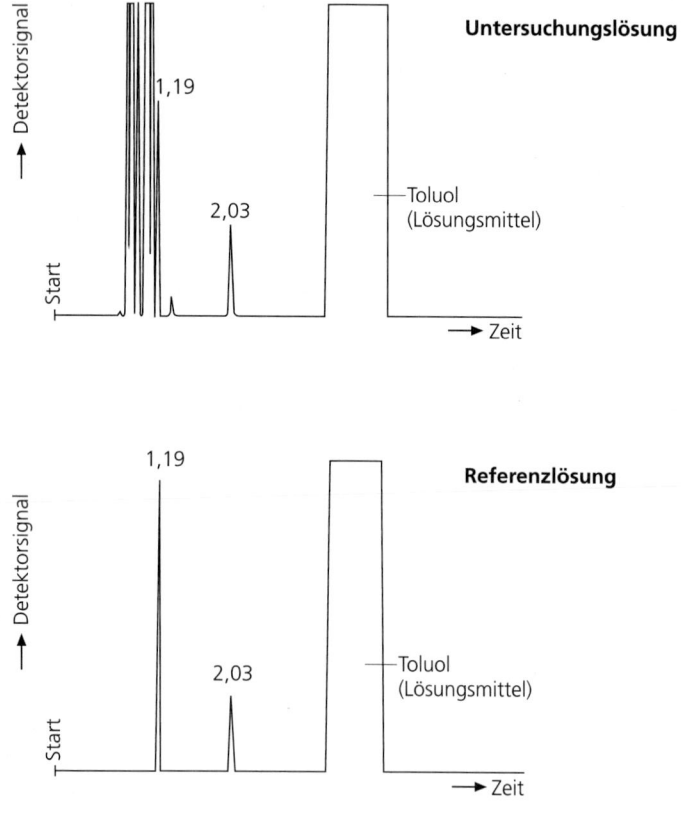

Abb. 19.9 Kapillargaschromatographische Bestimmung von Hexan ($t_R = 1{,}19$ min) in Benzin nach DAB mit Heptan ($t_R = 2{,}03$ min) als internem Standard
Flächenwerte Hexan: Untersuchungslösung: 118160; Referenzlösung: 160990;
Flächenwerte Heptan: Untersuchungslösung: 97290; Referenzlösung: 74356 Integratoreinheiten

näre Phasen eingesetzt (Tab. 19.2). Bei der Reinheitsprüfung von basischen Arzneistoffen wird das als Trägermaterial verwendete Kieselgur vor der Kohlenwasserstoffbeschichtung mit Kaliumhydroxid imprägniert. Man erhält so eine stationäre Phase, die zur Untersuchung von Basen besonders geeignet ist.

Beispiel: Prüfung auf verwandte Substanzen in der Monographie über Amantadinhydrochlorid im Arzneibuch

Bei der Prüfung der Fettsäurezusammensetzung fetter Öle nach dem Arzneibuch werden die enthaltenen Gylceride mit Methanol in alkalischer Lösung zu den Methylestern der Fettsäuren umgeestert. Mithilfe von Standardsubstanzen werden anschließend qualitative und quantitative Analysen durchgeführt.

Ziffer 2.4.22 im Arzneibuch

Zur Charakterisierung ätherischer Öle lässt das Arzneibuch das chromatographische Profil mithilfe der Kapillargaschromatographie erstellen und verwendet dieses zur Identitäts- und Reinheitsprüfung. Nicht in allen Monographien ätherischer Öle wird das Gaschromatogramm des chromatographischen Profils im Arzneibuch abgebildet, die fehlenden Chromatogramme findet man in der Knowledge-Database auf der Internetseite des European Directorate for the Quality of Medicines & HealthCare (Lit. 4). Die Reinheit von Benzin wird ebenfalls durch Kapillargaschromatographie überprüft (Abb. 19.9). Als interner Standard dient 0,1 % Heptan in Toluol. Als Referenzlösung dienen 0,20 ml Hexan in 50,0 ml Standardlösung. Bei der Chromatographie eluieren zunächst die Hauptkomponenten des Benzins, gefolgt von dem zu bestimmenden Hexan ($t_R = 1{,}19$ min) und Heptan ($t_R = 2{,}03$ min). Das Lösungsmittel Toluol eluiert zuletzt. Das untersuchte Benzin (Abb. 19.9) entspricht mit einem Hexangehalt von 1,12 % den Anforderungen des Arzneibuchs (höchstens 2 %).

Beispiele: Monographien über Anisöl und Pfefferminzöl im Arzneibuch

Reinheitsprüfung auf n-Hexan in der Monographie über Benzin im DAB

Literatur über Gaschromatographie

1) Europäisches Arzneibuch, Grundwerk 2005 (Ph. Eur. 5.0) + Nachträge 5.1 bis 5.6; Deutscher Apotheker Verlag, Stuttgart (2007)
2) Böhme H. et al: Arzneibuch-Kommentar; Wissenschaftliche Verlagsgesellschaft, Stuttgart (2007)
3) Deutsches Arzneibuch 2007 (DAB 2007), Amtliche Ausgabe. Deutscher Apotheker Verlag, Stuttgart (2007)
4) http://www.pheur.org/knowledge.htm bzw. http://www.edqm.eu/site/page_628.php
5) R. Kaiser: Chromatographie in der Gasphase, Bd. I–IV, 2. bzw. 3. Aufl. Bibliographisches Institut, Mannheim (1969/1973/1975)
6) G. Schomburg: Gaschromatographie, 2. Auflage. VCH Verlagsgesellschaft, Weinheim (1987)
7) W. Gottwald (Hrsg.), U. Gruber und W. Klein: GC für Anwender in der Serie: Die Praxis der instrumentellen Analytik. VCH Verlagsgesellschaft, Weinheim (1995)
8) H.-J. Hübschmann: Handbuch der GC/MS; Grundlagen und Anwendungen. VCH Verlagsgesellschaft, Weinheim (1996)
9) D. R. Knapp: Handbook of Analytical Derivatization Reactions. John Wiley & Sons, New York (1979)
10) E. Kováts. Helv. Chim. Acta XLI, S. 1915–1932 (1958)

Arzneibücher und Arzneibuchkommentare

Weiterführende Literatur

Spezielle Literatur

20 Hochleistungs-Flüssigchromatographie

20.1 Prinzip der Hochleistungs-Flüssigchromatographie

Ziffer 2.2.29 im Arzneibuch

Die **Hochleistungs-Flüssigchromatographie (high performance liquid chromatography: HPLC)** ist eine Form der Säulenchromatographie, bei der das Elutionsmittel mithilfe von Pumpen durch die Trennsäule gedrückt wird. Sie dient wie alle chromatographischen Verfahren zur Trennung von Substanzgemischen sowie deren qualitativer und quantitativer Analyse. Sie wird hauptsächlich für analytische Trennungen eingesetzt, kann jedoch auch präparativen Zwecken dienen. Als Ergebnis der Trennung wird im Hochleistungs-Flüssigchromatogramm (HPLC, Abb. 20.1) wie bei allen äußeren Chromatogrammen die Intensität des Detektorsignals in Abhängigkeit von der Zeit registriert.

Definition der HPLC

Bei der klassischen Säulenchromatographie fließt das Elutionsmittel aufgrund des hydrostatischen Druckes von oben nach unten durch die mit der stationären Phase gefüllte Trennsäule. Voraussetzung für die chromatographische Trennung ist eine ausreichende Fließgeschwindigkeit der mobilen Phase, die durch die Schwerkraft zustandekommt. Die Trenneffizienz der Säule hängt stark von der Partikelgröße und der Partikelgrößenverteilung der stationären Phase ab. Kleinere und gleichmäßig geformte Teilchen führen zu einer hohen Trenneffizienz (Kap. 18.2.2). Aus der kleineren Partikelgröße resultiert eine hohe Packungsdichte in der Trennsäule, die dem Elutionsmittel Widerstand entgegensetzt. Um trotz der hohen Packungsdichte

Sehr feine und gleichmäßig geformte Teilchen führen zu einer hohen Trenneffizienz

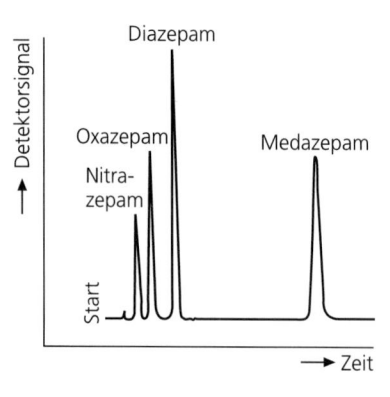

Abb. 20.1 Hochleistungs-Flüssigchromatogramm eines Gemisches aus Tranquilizern

eine ausreichende Strömungsgeschwindigkeit des Elutionsmittels zu gewährleisten, wird das Elutionsmittel in der HPLC mithilfe von Pumpen durch die Säule gedrückt. Der für den Fluss der mobilen Phase notwendige Druck hängt von Packungsdichte und Länge der Trennsäule sowie der Viskosität des Elutionsmittels ab. Aufgrund der wesentlich höheren Trenneffizienz gegenüber der konventionellen Säulenchromatographie wird die Säulenchromatographie unter Druck als **Hochleistungs**-Flüssigchromatographie (HPLC) bezeichnet. Die ältere Bezeichnung **Hochdruck**-Flüssigchromatographie (high pressure liquid chromatography) sollte nicht verwendet werden, da die chromatographische Trennung selbst nicht durch den Druck bedingt wird. Die Entwicklung von Geräten und Methoden zur Durchführung der HPLC begann in den siebziger Jahren des vorigen Jahrhunderts.

Die Förderung des Elutionsmittels erfolgt mit Pumpen

Einer Trennung durch HPLC sind nahezu alle löslichen organischen und anorganischen Arzneistoffe zugänglich, da durch die fast beliebige Kombinationsmöglichkeit von mobiler und stationärer Phase nahezu jede gewünschte Selektivität eingestellt werden kann. Die

Die HPLC ist eine universell einsetzbare Trennmethode

Tab. 20.1 Verfahren und Einteilungsmöglichkeiten der Hochleistungs-Flüssigchromatographie

A) nach dem angewandten Trennmechanismus	
Adsorptionschromatographie	
Verteilungschromatographie	
Umkehrphasenchromatographie	
Chirale Wechselwirkungen	
Ionenpaarchromatographie	
Ionenaustausch-(Ionen-)chromatographie	
Größenausschlusschromatographie	
Affinitätschromatographie	

B) nach dem notwendigen Druck	
Niederdruckchromatographie (LPLC) (low pressure liquid chromatography)	ca. 1–10 bar[a]
Mitteldruckchromatographie (MPLC) (medium pressure liquid chromatography)	ca. 10–40 bar[a]
Hochdruckchromatographie (HPLC)	> 40 bar[a]

C) nach den durchgesetzten Substanzmengen	
Analytische Trennungen	< 1 μg bis < 1 mg
Präparative Trennungen	> 1 mg

[a] In der HPLC ist noch die Benutzung der Druckeinheit bar üblich, obwohl sie nicht dem SI-Einheitensystem entspricht. 1 bar = 10^5 Pa (Pascal) = 1,013 atm; im englischen Sprachraum wird häufig die Druckeinheit psi (pound per square inch) benutzt. 1 bar = 14,5 psi.

vielfältigen Einsatzmöglichkeiten haben dazu geführt, dass sich die HPLC heute zur meistangewandten Trennmethode in der pharmazeutischen Analytik entwickelt hat. Ein Vorteil gegenüber der Gaschromatographie (Kap. 19) besteht darin, dass die Analysensubstanzen nicht verdampft werden müssen, sondern in gelöster Form untersucht werden können. Es werden die unterschiedlichsten Techniken und Mechanismen (Tab. 20.1) zur Stofftrennung benutzt. Eine Einteilung der Methoden kann nach dem angewandten Trennmechanismus, dem notwendigen Druck und nach der getrennten Substanzmenge erfolgen (Tab. 20.1). Im Folgenden wird hauptsächlich auf analytische Trennungen eingegangen.

20.2 Aufbau von Geräten zur Hochleistungs-Flüssigchromatographie

Geräte zur Durchführung der Hochleistungs-Flüssigchromatographie (Abb. 20.2) benötigen die folgenden Komponenten:

- Elutionsmittel
- Pumpsystem
- (Gradientenmischer)
- Probeneinlasssystem
- Trennsäule
- Detektor
- Schreiber, Integrator, Auswertesystem.

Das Elutionsmittel wird aus einem Vorratsgefäß durch Probeneinlasssystem und Trennsäule zu einem Detektor gepumpt. Im einfachsten Fall besitzt das Gerät nur eine Pumpe und benötigt keinen Gradientenmischer. Ein solches Gerät ist für **isokratische** Arbeitsweise ausgelegt, d. h. man kann während einer Trennung die Zusammensetzung des Lösungsmittelgemisches nicht kontinuierlich verändern (**Lösungsmittelgradient**, Kap. 20.2.3). Zur Erzeugung eines Lösungsmittelgradienten benötigt man mindestens zwei Pumpen (Hochdruckgradient) oder ein System von Schaltventilen (Niederdruckgradient). Im Probeneinlasssystem wird die Untersuchungslösung in den Eluentenstrom eingebracht und von dort aus weiter zu der Trennsäule transportiert. Nach der chromatographischen Trennung gelangen die Substanzen in den Detektor. Das elektrische Signal, das vom Detektor erzeugt wird, kann in Auswerteeinheiten wie Schreiber, Integrator oder Labordatensystemen registriert werden.

Die einzelnen Teile des HPLC-Gerätes müssen möglichst **totvolumenarm** verbunden werden. Unter Totvolumina versteht man nicht von Elutionsmittel durchflossene (**gespülte**) Geräteteile, Leitungen oder Anschlussstücke. Durch Totvolumina können chromatographische Trennungen verschlechtert werden.

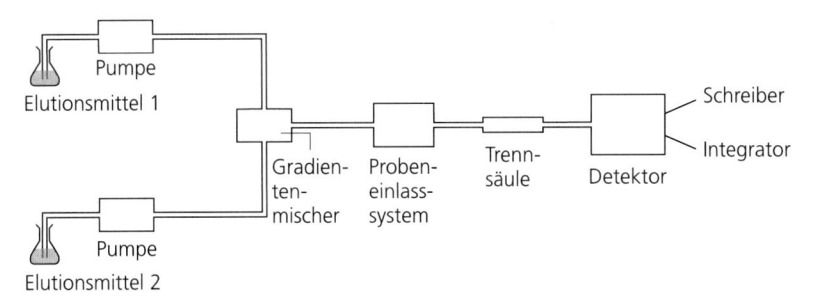

Abb. 20.2 Schematischer Aufbau eines HPLC-Gerätes

Tab. 20.2 Elutionsstärke von Lösungsmitteln (Eluotrope Reihe nach Lit. 9, modifiziert)

Lösungsmittel	Siedetemperatur °C	n_D^{20}	UV-cut-off[a])	Lösungsmittelstärke $\epsilon°$[b])	Viskosität (cP bei 20 °C) (1cP = 10^{-3} Pa · s)
Hexan	69	1,375	210	0,01	0,33
Cyclohexan	81	1,427	210	0,04	0,98
tert.-Butylmethylether	53	1,369	220	0,20	–
Isopropylchlorid	36	1,378	225	0,29	0,33
Toluol	111	1,496	285	0,29	0,59
Chloroform	62	1,446	245	0,40	0,58
Dichlormethan	40	1,424	245	0,42	0,44
Tetrahydrofuran	67	1,405	220	0,45	0,51 (25 °C)
Aceton	56	1,359	330	0,56	0,32
Dioxan	101	1,422	220	0,56	1,54
Essigsäureethylester	77	1,372	260	0,58	0,45
Acetonitril	82	1,344	200	0,65	0,37
Isopropanol	82	1,378	210	0,82	2,3
Ethanol	79	1,361	210	0,88	1,2
Methanol	65	1,329	220	0,95	0,60
Wasser	100	1,333	200	groß	1,0

[a]) unter UV-cutoff versteht man diejenige Wellenlänge, unterhalb der das Lösungsmittel so stark absorbiert, dass die Detektion nicht mehr möglich ist (s. auch Durchlässigkeitsgrenzen von Lösungsmitteln, Tab. 11.7).

[b]) $\epsilon°$ ist ein relatives Maß für die Elutionsstärke oder Polarität der Lösungsmittel. Die angegebenen Zahlenwerte wurden experimentell an Al_2O_3 bestimmt; für die Elutionsstärke an Kieselgel gilt die gleiche Reihenfolge, jedoch sind die Zahlenwerte unterschiedlich.

20.2.1 Elutionsmittel

In der HPLC werden an die Elutionsmittel hohe Anforderungen gestellt. Sie müssen sehr rein sein und dürfen in dem verwendeten Detektor (Kap. 20.2.7) kein Störsignal verursachen. Zur Entfernung von unlöslichen Verunreinigungen und Schwebstoffen sollte das Elutionsmittel vor der Verwendung durch eine engporige Fritte filtriert werden. Störungen können außer durch Verunreinigungen auch durch gelöste Gase wie Luft bzw. Sauerstoff im Elutionsmittel auftreten, die in der Pumpe oder bei der Druckentlastung des Elutionsmittels im Detektor Gasblasen bilden können. Abhilfe schafft eine Entgasung des Elutionsmittels, die mithilfe von Ultraschall unter Vakuum oder durch Inertgasspülung mit Helium erreicht werden kann.

Elutionsmittel müssen frei von Schwebstoffen und Gasen sein

Die Auswahl der Lösungsmittel hängt von der verwendeten Trennsäule und somit vom Trennmechanismus ab und erfordert viel Erfahrung. Häufig ist für die Elutionskraft bzw. -stärke eines Elutionsmittels die Polarität, d. h. die Stärke der Hydrophilie oder Lipophilie ausschlaggebend. In der **eluotropen Reihe** (Tab. 20.2) sind die Lösungsmittel nach steigender Polarität bzw. abnehmender Lipophilie geordnet. Bei der **Normalphasen**chromatographie (Kap. 20.2.6) steigt die Elutionsstärke im Allgemeinen mit zunehmender Polarität, bei der Chromatographie an **Umkehrphasen** (Reversed-Phase-Chromatographie, Kap. 20.2.6) nimmt die Elutionsstärke bei steigender Polarität ab (Tab. 20.3). Sind mehrere Lösungsmittel bezüglich Selektivität und Polarität als Elutionsmittel geeignet, so sollte das Lösungsmittel mit der geringeren Viskosität verwendet werden.

Auswahl von Elutionsmitteln

Die Elutionsstärke von Elutionsmitteln unterscheidet sich bei der Chromatographie an Normalphasen und Umkehrphasen

Tab. 20.3 Beziehung zwischen Elutionsmittelstärke (Elutionskraft) und Retention in der Normalphasen- und RP-Chromatographie

Phase	Sorbens	Retention		Elutionsstärke	
		polare Substanzen	unpolare Substanzen	polare Lösungsmittel	unpolare Lösungsmittel
Normal	hydrophil	stark	schwach	hoch	gering
Umkehr reversed phase (RP)	lipophil	schwach	stark	gering (H$_2$O)	hoch (MeOH/CH$_3$CN)[a]

[a] In der RP-Chromatographie werden meist mit Wasser mischbare, organische Elutionsmittel verwendet; sie stellen den **lipophilen** Anteil des Elutionsmittels, obwohl sie innerhalb der eluotropen Reihe noch recht polar sind.

20.2.2 Pumpen

Um konstante Fließgeschwindigkeiten von ca. 0,1 bis 10 ml/min zu ermöglichen, müssen Pumpen von HPLC-Geräten Drücke bis 300 oder sogar 400 bar liefern können (s. Tab. 20.1). Zum Betrieb von **Microbore-HPLC-Säulen** (Kap. 20.2.5) ist es notwendig, den Fluss auch noch in einem Bereich von 1 bis 100 µl/min exakt einstellen zu können. Der notwendige Druck kann über 400 bar ansteigen.

Eigenschaften von HPLC-Pumpen

Im Allgemeinen werden Kolbenpumpen verwendet, bei denen sich ein oder mehrere Kolben zur Förderung des Elutionsmittels hin- und herbewegen. Der Ein- und Auslass des Elutionsmittels wird durch Kugelventile gesteuert. Als Baumaterialien werden hochresistente Werkstoffe verwendet. Die Pumpenköpfe bestehen meist aus korrosionsfestem Edelstahl, Titan oder Keramik, die Kolben werden üblicherweise aus Saphir gefertigt. Die Pumpen sollten möglichst pulsationsarm arbeiten, d. h. einen kontinuierlichen Fluss erzeugen. Ein pulsierendes Elutionsmittel kann in einigen Detektoren (Brechungsindex-, Leitfähigkeits-, elektrochemischer Detektor, Kap. 20.2.7) Signalschwankungen verursachen. Je nach Pumpentyp kann es notwendig sein, hinter die Pumpe ein Dämpfungselement zu schalten, um einen pulsationsarmen Fluss des Eluenten durch die Säule zu erreichen.

Funktionsweise von HPLC-Pumpen

HPLC-Pumpen sind empfindliche Präzisionsgeräte. Vor ihrer Verwendung sollte man sich ausführlich über ihre Bedienung informieren. Gasblasen stören aufgrund ihrer Komprimierbarkeit eine gleichmäßige Förderung des Eluenten. Bei den meisten Pumpen kann man minimale und maximale Werte für den Druck vorgeben. Der Minimalwert schützt die Pumpe vor Trockenlaufen, der Maximalwert vor zu hohem Druckanstieg z. B. bei Verschluss oder Verstopfung von Injektionssystem oder Säule. Bei Verwendung salzhaltiger Puffer sollte unbedingt verhindert werden, dass Salze auskristallisieren und dadurch Kolben und Dichtungen beschädigt werden können. Viele Pumpen sind zu diesem Zweck mit einer Kolbenhinterspülung ausgestattet. Nach der Benutzung sollten die Pumpen sorgfältig mit reinem, inerten Lösungsmittel gespült werden. Wurden Puffer verwendet, so muss zunächst mit reinem Wasser und anschließend mit Methanol oder Acetonitril gespült werden.

Umgang mit HPLC-Pumpen

Eine HPLC-Pumpe darf nie trocken laufen!

Auskristallisierende Salze können die Pumpe zerstören

20.2.3 Gradientenmischer

Eine optimale Trennung von Substanzen lässt sich nicht immer mit einem Elutionsmittelgemisch konstanter, **isokratischer** Zusammensetzung erreichen (Kap. 20.3.5), sondern es kann notwendig sein, während der Analyse das Mischungsverhältnis der Komponenten des Elutionsmittels zu verändern. Wird das Mischungsverhältnis von zwei Komponenten variiert, so spricht man von einem **binären Gradienten**, bei drei Komponenten von **ternären Gradienten**.

Gradientenelution

Die einfachste Form eines Gradienten ist ein **Stufengradient**, bei dem in bestimmten Zeitabständen das Mengenverhältnis der Elutionsmittelbestandteile verändert wird. Ein Stufengradient kann in einfacher Weise dadurch erzeugt werden, dass in bestimmten Zeitabständen unterschiedliche Elutionsmittelgemische in das Vorratsgefäß der Pumpe gegeben werden. Wesentlich aufwendiger ist die Erzeugung eines **stufenlosen Lösungsmittelgradienten**. Wird der Gradient als **Niederdruckgradient** vor der HPLC-Pumpe erzeugt, so werden die verschiedenen Lösungsmittel durch ein System von Schaltventilen in eine Mischkammer gefördert. Durch zeitabhängige Programmierung von deren Öffnungszeiten kann das Mischungsverhältnis des Eluenten eingestellt werden. Die Erzeugung eines **Hochdruckgradienten** ist aufwendiger, da für jede Komponente der Gradientenmischung eine eigene, teure HPLC-Pumpe benötigt wird. Die Steuerung der notwendigen Förderleistung der einzelnen Pumpe erfolgt wie bei der Erzeugung des Niederdruckgradienten durch einen Rechner.

20.2.4 Probeneinlasssystem

Die Aufgabe der Probenlösung erfolgt bei der HPLC mithilfe von **Sechswegeventilen** und **Dosierschleifen** (Abb. 20.3). In der **Ladestellung** des Sechswegeventils fließt das Elutionsmittel direkt von der Pumpe zur Trennsäule. Die Probe wird mit einer HPLC-Spritze, die im Gegensatz zu einer GC-Spritze (Kap. 19.2.1) eine stumpfe Nadel besitzen muss, durch den Probeneinlass drucklos in die Dosierschleife eingespritzt. Diese steht beim Einfüllen der Probe nicht mit dem Elutionsstrom in Verbindung. Die Dosierschleife besteht z. B. aus einer Metallkapillare mit 1 bis 2000 µl Innenvolumen. Das Volumen der eingespritzten Probe muss nicht genau abgemessen werden, da die eigentliche Dosierung durch das Schleifenvolumen erfolgt. Vielmehr sollte so viel Probenlösung eingespritzt werden, bis überschüssige Probe aus dem Probenauslass austritt und dadurch die vollständige Füllung der Dosierschleife angezeigt wird.

Durch Umschalten des Sechswegeventils in die **Injektionsstellung** wird der Eluentenstrom durch die Dosierschleife geleitet und die Substanz auf die Trennsäule transportiert. Das Umschalten des Ventils sollte möglichst rasch erfolgen, da das Ventil während des Umschaltens vollständig geschlossen ist und durch die fördernde Pumpe ein erhöhter Druck aufgebaut wird. Dies kann einerseits zu einer Abschaltung der Pumpe führen, andererseits entspannt sich der Druck nach dem Umschalten stoßförmig auf die Säule, was zu einer Schädigung der Säulenfüllung oder zu Störsignalen im Detektor führen kann. Motorbetriebene Injektoren, die diese Störungen verhindern und sehr reproduzierbare Retentionszeiten gewährleisten, besitzen Schaltzeiten von ca. 0,1 Sekunden.

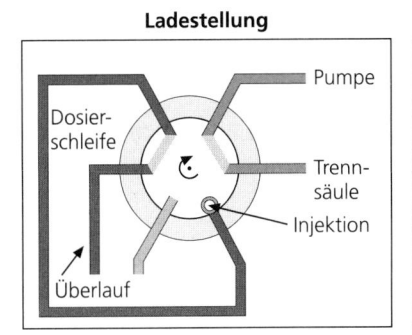

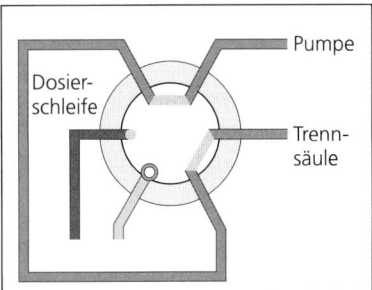

Abb. 20.3 Funktion eines Sechswegeventils mit Dosierschleife

20.2.5 Trennsäulen

Die Trennsäulen der HPLC bestehen üblicherweise aus rostfreiem Stahl, seltener aus Glas oder stahlummanteltem Glas. Sie sind ca. 5 bis 30 cm lang und besitzen einen inneren Durchmesser von 2 bis 8 mm. An den Enden befinden sich Metallfritten. Zu ihrer Schonung sollten bei der Analyse stärker verschmutzter Proben (Pflanzenextrakte, biologische Proben) kurze Vorsäulen vor die Trennsäule geschaltet werden. Häufig werden **Kartuschensysteme** verwendet, bei denen die Trennsäulen in eine Metallhülse eingespannt oder durch aufsteckbare Anschlussstücke befestigt werden.

Aufbau und Abmessungen von HPLC-Säulen

Kartuschensysteme lassen sich einfach handhaben und sind auf längere Sicht preiswerter

Die Säulenabmessungen müssen den neu entwickelten, leistungsfähigeren und immer kleiner werdenden Trennpartikeln (Kap. 20.2.6) angepasst werden. Daraus resultierte die Entwicklung von **Narrowbore-** und **Microbore-Säulen** (Säulen mit engem Durchmesser), bei denen der Säulendurchmesser auf 1 mm oder sogar unter 1 mm reduziert wurde. Aufgrund ihrer Packung mit Partikeln von 3–2 μm Durchmesser besitzen sie sehr hohe Trenneffizienz (Kap. 18.2.2). Dies wiederum ermöglicht sehr kurze Trennsäulen, auf denen sich chromatographische Trennungen sehr schnell durchführen lassen. Die technischen Anforderungen an Pumpe, Verschraubungen und Detektoren sind jedoch sehr hoch, da z. B. Totvolumina im System oder ein pulsierender Elutionsmittelstrom stärkere Störwirkungen auf die Trennung ausüben als bei der HPLC mit konventionellen Säulen. Aufgrund dieser technischen Schwierigkeiten hat die Chromatographie mit Microbore-Säulen bisher noch keine größere Verbreitung gefunden.

Eigenschaften von Narrowbore- und Microbore-Säulen

Fertig gepackte HPLC-Säulen können mit unterschiedlichen Trennmaterialien gefüllt in den gängigen Größen bezogen werden. Hinweise auf Hersteller geeigneter Trennsäulen, die in bestimmten Monographien des Arzneibuchs verwendet werden, sind in der Knowledge-Database auf der Internetseite des European Directorate for the Quality of Medicines & HealthCare (Lit. 3) zu finden.

HPLC-Fertigsäulen

20.2.6 Säulenfüllung und Trennmaterialien

Die Säulenfüllung unterscheidet sich je nach Anwendungsgebiet und Trennmechanismus in ihrer **Korngröße, Korngrößenverteilung,** dem **Partikelmaterial,** der **Porengröße** und der **Beschaffenheit** der Oberfläche. Der Teilchendurchmesser schwankt im Allgemeinen zwischen 5 und 25 µm. Da die Trenneffizienz (Kap. 18.2.2) der Säule umso höher wird, je niedriger der Teilchendurchmesser ist, strebt man die Verwendung möglichst kleiner Teilchen an. Da jedoch der Druckabfall innerhalb der Säule umso größer wird, je kleiner die Partikel sind, ist der Partikelgröße aus praktischen Gründen eine untere Grenze gesetzt, die bei ca. 2–3 µm liegt (Kap. 20.2.5). Der Durchmesser der Teilchen sollte möglichst gleichmäßig sein, weil aus großen Schwankungen in der Korngrößenverteilung ein zu hoher Druckabfall in der Säule und eine Verschlechterung der Trenneffizienz resultiert.

> Die Trenneffizienz des Systems hängt von der Partikelgröße und der Füllqualität der Säule ab

Als Trennmaterialien sind Stoffe mit großer spezifischer Oberfläche geeignet. Man verwendet üblicherweise stark **poröse** Materialien z. B. aus Kieselgel oder Al_2O_3, die kugelförmig (**spherisch**) oder unregelmäßig (**gebrochen**) geformt sein können oder poröses Kieselgel, das an keramische Mikropartikel gebunden ist. Der Porendurchmesser liegt im Allgemeinen zwischen 7 und 10 nm (70–100 Å). Teilchen mit größeren Porendurchmessern, die häufig aus organischen Polymeren aufgebaut sind, besitzen bei der **Ausschlusschromatographie** (Kap. 20.3.1) Bedeutung. Wichtig für alle Teilchen ist, dass sie dem hohen Druck innerhalb der Trennsäule standhalten und sich in ihrem Gerüst nicht verändern. Die Eigenschaften der Trennmaterialien werden je nach Verwendungszweck abgewandelt. Sie können auch mit Trennflüssigkeiten beschichtet oder chemisch modifiziert werden.

> Die Handelsbezeichnungen von spherischem Material enden häufig mit -spher, die von gebrochenem Material mit -sorb

> Modifizierte und unmodifizierte Materialien

Chemisch modifizierte Materialien werden u. a. in der **Umkehrphasenchromatographie (reversed phase; RP)** (Kap. 20.3.1) eingesetzt. Bei der Herstellung von RP-Teilchen wird die ursprünglich polare Oberfläche des Trägers, z. B. die Silanolgruppen des Kieselgels, durch Umsetzung mit Alkylchlorsilanen hydrophobiert (Abb. 20.4).

> Umkehrphasen; RP-Phasen

Die Oberfläche erhält auf diese Weise eine Bedeckung mit lipophilen Alkylgruppen, die als **Bürsten** bezeichnet werden. Folgende

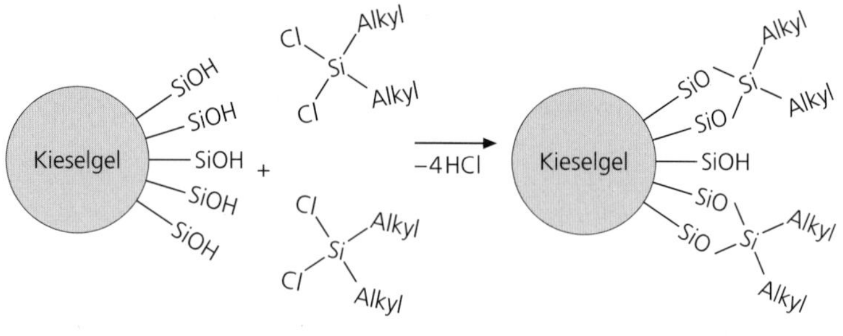

Abb. 20.4 Umsetzung von Kieselgel mit Alkylchlorsilanen

Alkylreste werden im Allgemeinen bei der Herstellung von RP-Materialien eingeführt:

- Octylgruppen (RP-8)
- Octadecylgruppen (RP-18, ODS).

Für Trennungen an Umkehrphasen besitzt heute RP-18 Material (Octadecylsilan, ODS) die größte Bedeutung, auch im Arzneibuch wird RP-18 und RP-8 Material häufig verwendet. Darüber hinaus sind im Reagenzienteil des Arzneibuchs recht exotische RP-Materialien wie hexylsilyliertes, butylsilyliertes und phenylhexylsilyliertes Kieselgel aufgeführt, die nur selten – teilweise nur in wenigen Monographien – zur Chromatographie verwendet werden.

Phenylhexylsilyliertes Kieselgel wird im Arzneibuch nur bei der Reinheitsprüfung von Ketobemidon-HCl verwendet

Ein Problem bei der Derivatisierung besteht darin, dass sich der weitaus größte Teil der umzusetzenden Silanolgruppen nicht auf der äußeren Oberfläche des Kieselgels, sondern in dessen Poren befindet und außerdem der Platzbedarf der Alkylsilylgruppen wesentlich größer ist als der von Silanolgruppen. Daraus resultiert, dass bei der beschriebenen Derivatisierung nur eine ca. 50%ige Umsetzung erfolgt. Da man jedoch in der RP-Chromatographie für die meisten Zwecke eine möglichst unpolare Oberfläche benötigt, schließt sich häufig ein weiterer Derivatisierungsschritt an, der als **Endcapping** bezeichnet wird. Bei diesem Schritt wird z. B. Trimethylchlorsilan zur Derivatisierung verwendet, das aufgrund der kleineren Molekülgröße weitere Silanolgruppen umsetzen kann. Im Arzneibuch wird derartig behandeltes Kieselgel als **nachsilyliert** bezeichnet. Der Namenszusatz **desaktiviert** bezeichnet oberflächenmodifizierte Kieselgele, die keine Wechselwirkungen mit basischen Analysensubstanzen eingehen. Derartig behandelte Sorbentien verhindern Peakasymmetrien, die bei nicht desaktivierten Materialien häufig zu beobachten sind. In jüngerer Zeit werden verstärkt monolithische HPLC-Phasen entwickelt und verwendet. Diese bestehen im Gegensatz zu partikulären Phasen aus einem monolithischen Stab, der in der HPLC-Säule durch Polymerisation erzeugt und dessen Oberfläche anschließend chemisch modifiziert wird. Monolithische Säulen zeichnen sich durch hohe Porosität aus und bieten dem Elutionsmittel nur einen geringen Druckwiderstand. Dies ermöglicht im Gegensatz zu gepackten Säulen höhere Fließmittelgeschwindigkeiten oder die Verwendung längerer Säulen bei gleichzeitig kürzeren Analysenzeiten bzw. höherer Trenneffizienz. Das Arzneibuch lässt monolithische RP-18 Säulen bisher nur in drei Monographien verwenden.

Endcapping (Nachsilylierung)

Z. B. RP-select B (Fa. Merck)

Monographien über Primidon und Noradrenalin-Salze im Arzneibuch

Die chemische Modifizierung der Oberfläche durch Einführen von stärker polaren Cyanopropyl-, Aminopropyl- oder vicinalen Hydroxy-(Diol)-Gruppen ist ebenfalls üblich. Kieselgele, die mit den ersten beiden funktionellen Gruppen modifiziert sind, besitzen sowohl polare als auch hydrophobe Eigenschaften und können deshalb in der Normalphasen- und in der RP-Chromatographie eingesetzt werden.

Weitere chemische Modifizierungen

Tab. 20.4 Trennmöglichkeiten in der HPLC; angegeben sind jeweils das Trennverfahren und die dafür verwendbaren stationären und mobilen Phasen. (Nach HPLC-Gerätesystem, Merck, Firmenschrift der Fa. E. Merck, Darmstadt)

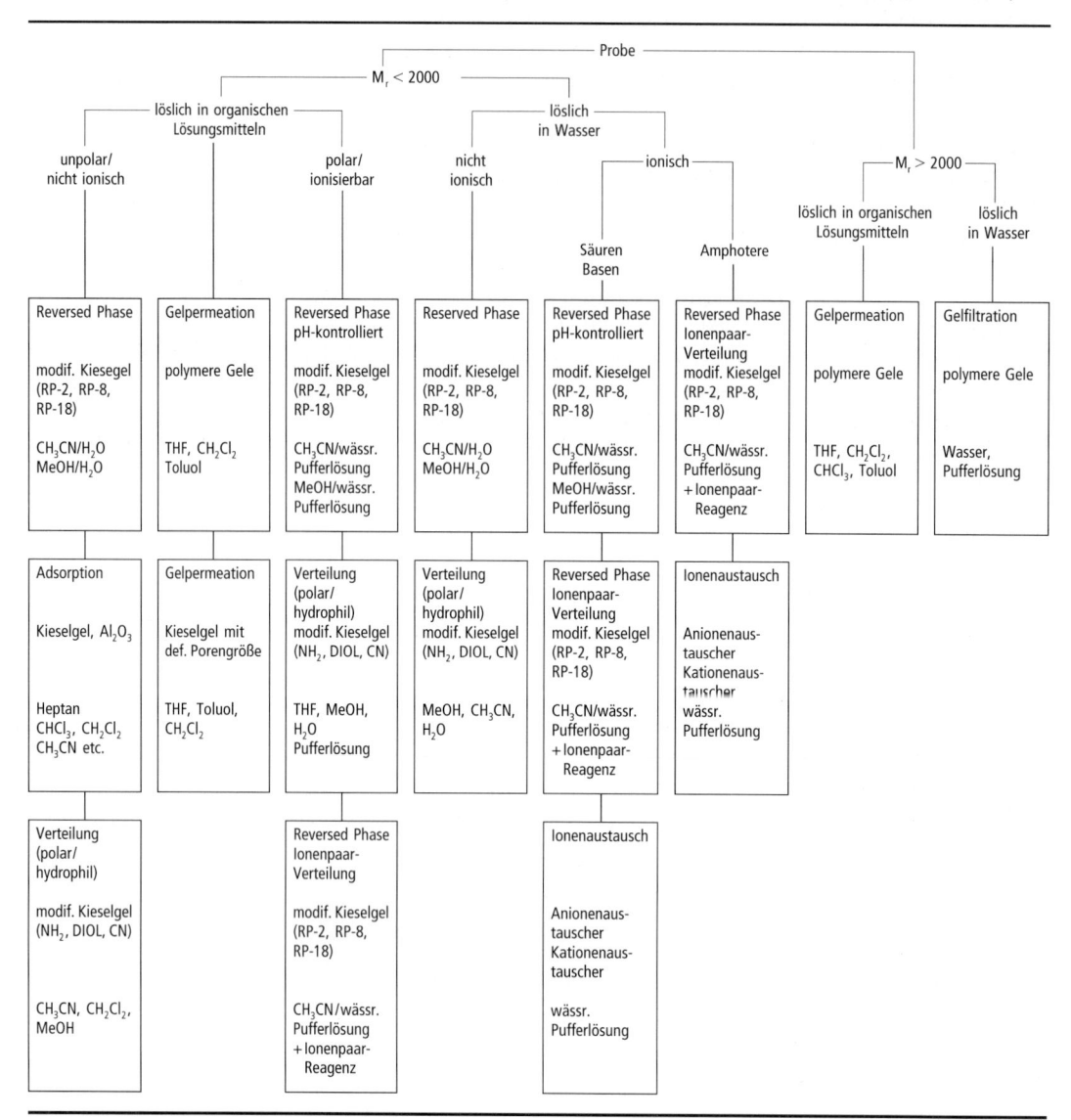

				Probe				
		$M_r < 2000$					$M_r > 2000$	
	löslich in organischen Lösungsmitteln			löslich in Wasser				
unpolar/ nicht ionisch	polar/ ionisierbar		nicht ionisch	ionisch			löslich in organischen Lösungsmitteln	löslich in Wasser
					Säuren Basen	Amphotere		
Reversed Phase	Gelpermeation	Reversed Phase pH-kontrolliert	Reserved Phase	Reversed Phase pH-kontrolliert		Reversed Phase Ionenpaar-Verteilung	Gelpermeation	Gelfiltration
modif. Kieselgel (RP-2, RP-8, RP-18)	polymere Gele	modif. Kieselgel (RP-2, RP-8, RP-18)	modif. Kieselgel (RP-2, RP-8, RP-18)	modif. Kieselgel (RP-2, RP-8, RP-18)		modif. Kieselgel (RP-2, RP-8, RP-18)	polymere Gele	polymere Gele
CH_3CN/H_2O MeOH/H_2O	THF, CH_2Cl_2 Toluol	CH_3CN/wässr. Pufferlösung MeOH/wässr. Pufferlösung	CH_3CN/H_2O MeOH/H_2O	CH_3CN/wässr. Pufferlösung MeOH/wässr. Pufferlösung		CH_3CN/wässr. Pufferlösung + Ionenpaar-Reagenz	THF, CH_2Cl_2, $CHCl_3$, Toluol	Wasser, Pufferlösung
Adsorption	Gelpermeation	Verteilung (polar/ hydrophil)	Verteilung (polar/ hydrophil)	Reversed Phase Ionenpaar-Verteilung		Ionenaustausch		
Kieselgel, Al_2O_3	Kieselgel mit def. Porengröße	modif. Kieselgel (NH_2, DIOL, CN)	modif. Kieselgel (NH_2, DIOL, CN)	modif. Kieselgel (RP-2, RP-8, RP-18)		Anionenaus-tauscher Kationenaus-tauscher		
Heptan $CHCl_3$, CH_2Cl_2 CH_3CN etc.	THF, Toluol, CH_2Cl_2	THF, MeOH, H_2O	MeOH, CH_3CN, H_2O	CH_3CN/wässr. Pufferlösung + Ionenpaar-Reagenz		wässr. Pufferlösung		
Verteilung (polar/ hydrophil)		Reversed Phase Ionenpaar-Verteilung		Ionenaustausch				
modif. Kieselgel (NH_2, DIOL, CN)		modif. Kieselgel (RP-2, RP-8, RP-18)		Anionenaus-tauscher Kationenaus-tauscher				
CH_3CN, CH_2Cl_2, MeOH		CH_3CN/wässr. Pufferlösung + Ionenpaar-Reagenz		wässr. Pufferlösung				

Chirale Trennphasen. Beispiel: Reinheitsprüfung von Selegilin im Arzneibuch. Bei Kieselgelen, die zu enantioselektiven Trennungen und Reinheitsprüfungen chiraler Verbindungen verwendet werden, können chirale Selektoren wie Cyclodextrine, Amylosederivate oder Polyacrylamide an die Silanolgruppen gebunden werden (Kap. 20.3.1).

Ionenaustauscher Für die Trennung ionischer Substanzen stehen HPLC-Säulen zur Verfügung, die mit Ionenaustauschern gefüllt sind (Kap. 20.3.1). Verwendet werden meistens Teilchen aus polymeren Harzen oder auch

Kieselgel, an deren Oberfläche ionische Gruppen gebunden sind. Die ionischen Gruppen tragen das Gegenion, das bei der Analyse ausgetauscht werden kann. Bei Kationenaustauschern dienen häufig Sulfonsäuregruppen als Träger für das austauschbare Kation, bei Anionenaustauschern werden meist quartäre Ammoniumgruppen verwendet.

Zur Trennung von höhermolekularen Verbindungen wie z. B. Proteinen und Polysacchariden sind polymere Gele geeignet, an denen die Trennung nach dem Prinzip der **Ausschlusschromatographie** (Kap. 20.3.1) erfolgt. Kieselgele mit definierter Porengröße können ebenfalls für dieses Trennprinzip verwendet werden. Das Arzneibuch lässt zu diesem Zweck erstaunlicherweise statt des **Kieselgels zur Ausschlusschromatographie** *R* häufiger **hydrophiles Kieselgel** *R* und **Kieselgel zur Chromatographie** *R* verwenden.

Kieselgel zur Ausschlusschromatographie *R* wird im Arzneibuch zur Prüfung der radiochemischen Reinheit von Technetium-Albumin verwendet

Für affinitätschromatographische Trennungen (Kap. 20.3.1) verwendet man Trennmaterialien, bei denen an Träger aus z. B. Agarose, Cellulose oder Polyacrylamid über **Spacer** (Stiele) spezifische Rezeptormoleküle gebunden werden.

Materialien zur Affinitätschromatographie

Die von den zahlreichen Herstellern und Vertreibern angebotene Palette von Trennmaterialien und fertig gefüllten Säulen ist für den Anfänger nahezu unüberschaubar. Eine Übersicht über die angebotenen Trennmaterialien geben Lit. 7 und die Informationsschriften der dort angegebenen Hersteller. Hinweise zur Auswahl von Trennmaterialien für bestimmte Anwendungen gibt Tab. 20.4.

Handelsnamen und Bezugsquellen

20.2.7 Detektoren

In der HPLC stehen keine ähnlich allgemein einsetzbaren Detektoren zur Registrierung der die Trennsäule verlassenden Substanzen zur Verfügung wie in der Gaschromatographie (Kap. 19.2.3). Andererseits besitzen die verwendeten Detektoren eine relativ hohe Selektivität. Meist ist daher die Verwendung unterschiedlicher Detektoren je nach Substanzeigenschaften notwendig. In jüngerer Zeit werden auch Mehrfach-Detektoren eingesetzt, bei denen bis zu drei unterschiedliche Detektionsverfahren in einem Detektor vereinigt sind. Zur Reinheitskontrolle bei chiralen Trennungen können Durchfluss-Polarimeter (Kap. 5) eingesetzt werden. Folgende Detektoren werden häufig verwendet:

Die Auswahl des Detektors richtet sich nach den Eigenschaften des Analyten

- UV/Vis-Detektor
- Fluoreszenzdetektor
- Chemischer Reaktionsdetektor
- Brechungsindexdetektor
- Leitfähigkeitsdetektor
- Elektrochemischer Detektor
- Massenselektiver Detektor.

HPLC-Detektoren

UV/Vis-Detektor

Beim UV/Vis-Detektor wird die Lichtabsorption des Eluats im ultravioletten oder sichtbaren Spektralbereich (Kap. 11, Tab. 11.6, 11.14) gemessen. Das Lösungsmittel darf bei der verwendeten Wellenlänge keine wesentliche Eigenabsorption zeigen (Tab. 20.2) und keine absorbierenden Verunreinigungen enthalten. Das Eluat strömt im UV/Vis-Detektor durch eine Küvette, die ein möglichst geringes Volumen (ca. 10 µl) und eine ausreichende Schichtdicke (ca. 10 mm) für empfindliche Messungen haben soll.

Neben allgemein einsetzbaren Spektralphotometer-Detektoren haben sich für Routinearbeiten **Filterphotometer-Detektoren** bewährt. Sie besitzen eine höhere Empfindlichkeit und sind wesentlich preiswerter als Monochromatorgeräte. Eine Weiterentwicklung der Photometer führte zu Mehrkanalphotometer-Detektoren (**Photodioden-Array-Detektoren**, Kap. 11.4.1). Mit ihnen kann gleichzeitig bei mehreren Wellenlängen gemessen werden oder auch in kurzer Zeit ein vollständiges Absorptionsspektrum der eluierenden Substanz aufgenommen werden, ohne dass der Eluentenstrom gestoppt werden muss. Mithilfe dieser Detektoren lassen sich sehr schnell Aussagen über Identität und Reinheit der eluierenden Substanzen machen.

Fluoreszenzdetektor

Zur Detektion von Substanzen, die zur Fluoreszenz (Kap. 12) angeregt werden können, werden Fluoreszenzdetektoren eingesetzt. Sie sind ähnlich wie UV/Vis-Detektoren aufgebaut, besitzen jedoch zwei Filter bzw. Monochromatoren für die Anregungs- und die Messwellenlänge. Mit ihnen kann bei hoher Empfindlichkeit sehr selektiv gemessen werden, da nur verhältnismäßig wenige Substanzen zur Fluoreszenz anregbar sind (Kap. 12.1.3). Aminosäuren, deren Nachweis auf Grund fehlender Chromophore weder durch UV/Vis- noch durch Fluoreszensdetektion möglich ist, werden häufig durch Derivatisierung in fluoreszierende Verbindungen überführt. Die Derivatisierung kann sowohl vor der chromatographische Trennung (Vorsäulenderivatisierung) als auch nach der chromatograpischen Trennung (Nachsäulenderivatisierung) durchgeführt werden. Beide Methoden werden im Arzneibuch zur Aminosäurenanalyse angewendet.

Chemischer Reaktionsdetektor

Um die hohe Empfindlichkeit des UV/Vis-Detektors und des Fluoreszenzdetektors häufiger nutzen zu können, bzw. um Verbindungen ohne Chromophor überhaupt detektieren zu können, lassen sich viele Substanzen zu absorbierenden oder fluoreszierenden Derivaten umsetzen, die sich empfindlicher und selektiver detektieren lassen. Erfolgt die Derivatisierung als Nachsäulenderivatisierung, so wird dem Säuleneluat nach der chromatographischen Trennung kontinuierlich ein Derivatisierungsreagenz zugemischt. Die Mischeinrichtung muss so konstruiert sein, dass bei der Mischung keine nachträgliche Beeinträchtigung der chromatographischen Trennung erfolgt und die Derivatisierungsreaktion möglichst schnell und vollständig abläuft. Chemische Reaktionsdetektoren werden häufig zur Analyse von Aminosäuren eingesetzt, die z. B. mithilfe von Ninhydrin, Phenylisothiocyanat oder *o*-Phthaldialdehyd in farbige, UV-absorbierende oder fluoreszierende Derivate überführt werden.

Nachsäulenderivatisierung

Ziffer 2.2.56 im Arzneibuch

Brechungsindexdetektor

Brechungsindexdetektoren (Brechzahldetektoren; refractive index; RI-Detektor) sind weniger selektiv und deshalb zur Detektion zahlreicher Substanzen geeignet. Gemessen werden die Änderungen des Brechungsindex (Kap. 4) des Gemisches aus Elutionsmittel und Probe gegenüber dem Brechungsindex des reinen Elutionsmittels in einer Vergleichsküvette (Differentialrefraktometer). Der Unterschied der Brechungsindizes von Elutionsmittel und Probe sollte möglichst groß sein. Die Detektoren sind weniger empfindlich als UV/Vis-Detektoren und reagieren sehr empfindlich auf Druck-, Temperatur- und Lösungsmitteländerungen. Bei der Benutzung von Brechungsindexdetektoren muss daher die Temperatur des Eluentenstromes konstant sein. Das Elutionsmittel muss möglichst pulsationsfrei aus der Säule austreten. Bei der Anwendung von Elutionsmittelgradienten sind Brechungsindexdetektoren nicht einsetzbar.

Zur Verwendung der Bezeichnungen Brechungsindex bzw. Brechzahl vgl. Kap. 4

Verwendung z. B. bei Zuckern

Keine Gradientenelution möglich

Leitfähigkeitsdetektor

Zur empfindlichen und selektiven Detektion von dissoziierten Verbindungen in Form von Ionen sind Leitfähigkeitsdetektoren geeignet. Sie messen kontinuierlich den Stromfluss zwischen zwei in dem Flüssigkeitsstrom befindlichen Elektroden bei konstanter Spannung. Zur Vermeidung von Polarisationseffekten (Kap. 22.4.3) wird mit Wechselspannung gearbeitet. Je geringer die Ionenkonzentration in der Lösung ist, umso höher ist der elektrische Widerstand der Messstrecke und umso geringer die elektrische Leitfähigkeit (Kap. 28). Für verdünnte Lösungen gilt hierbei, dass die Leitfähigkeit proportional zu der Ionenkonzentration zunimmt.

Einsatz in der Ionen(austausch)-chromatographie

Elektrochemischer Detektor

Zum Nachweis von oxidierbaren oder reduzierbaren Substanzen eignen sich Detektoren, in denen die Substanzen elektrochemisch im Rahmen voltammetrischer oder amperometrischer Verfahren (Kap. 26 und 27) erkannt werden. Die Detektoren besitzen für viele Substanzen eine hohe Empfindlichkeit und Selektivität. Meist werden die

Zur Detektion reduzierbarer oder oxidierbarer Substanzen

Detektoren im Oxidationsmodus betrieben. Im reduzierenden Modus wirken schon geringste Mengen an Sauerstoff störend und müssen sehr sorgfältig entfernt werden.

Massenselektiver Detektor

Die Substanzen werden nicht nur detektiert, sondern auch identifiziert

Wie in der GC (Kap. 19) kann auch in der HPLC ein Massenspektrometer (Kap. 16) als empfindlicher und selektiver Detektor verwendet werden. Die Kopplung zwischen der HPLC-Säule und dem Massenspektrometer gestaltet sich jedoch erheblich schwieriger und aufwendiger als die Kopplung von Gaschromatograph und Massenspektrometer (Kap. 19.2.3). Ursprünglich wurde versucht, ähnlich wie in der GC/MS, Analysensubstanz und Elutionsmittel zu verdampfen und in das Massenspektrometer zu überführen. Die Probleme dabei liegen in den relativ großen Flüssigkeitsströmen der HPLC. Nach dem Verdampfen entstehen entsprechend große Dampfvolumina. Würde man den Dampf direkt und vollständig in das Massenspektrometer einbringen, so würde das dort notwendige Hochvakuum zusammenbrechen. Ein weiteres Problem liegt in der häufig geringen Flüchtigkeit von Substanzen, die in der HPLC-Säule getrennt wurden.

Technische Probleme der HPLC/MS-Kopplung

Nach der Spray-Ionisierung wird das Massenspektrum der Substanzen gemessen

Die beschriebenen Probleme wurden in jüngerer Zeit durch die Anwendung von **Sprayverfahren** weitestgehend gelöst. Das Säuleneluat wird dabei unter Atmosphärendruck fein versprüht und ionisiert. Dementsprechend werden die Ionisationsverfahren als **atmospheric pressure ionisation (API)**, **Elektrospray-Ionisation (ESI)** oder **atmospheric pressure chemical ionisation (APCI)** bezeichnet (Kap. 16.7.1). Eine Methode zur Erzeugung der für die Massenspektrometrie notwendigen Ionen besteht darin, dass bereits im Säuleneluat vorliegende Ionen an der Spraydüse durch ein elektrisches Feld getrennt werden (**ESI**). Eine weitere Möglichkeit besteht in der Ionisierung der Analysensubstanzen an einer Entladungselektrode (**APCI**) unter Beteiligung des Lösungsmittels. In beiden Fällen werden die Probenmoleküle desolvatisiert und durch eine Saugspannung in das unter Vakuum stehende Massenspektrometer transferiert.

20.3 Durchführung flüssigchromatographischer Analysen

20.3.1 Die Trennverfahren der Hochleistungs-Flüssigchromatographie

In der Hochleistungs-Flüssigchromatographie werden die folgenden Trennverfahren häufig angewendet (vgl. Tab. 20.1, A):

- Adsorptionschromatographie
- Verteilungschromatographie
- Ionenpaarchromatographie
- Ionen(austausch)-chromatographie
- Ausschlusschromatographie (Größenausschlusschromatographie)
- Affinitätschromatographie.

Wichtige Trennmechanismen in der HPLC

Die Zuordnung einer Trennung zu einem bestimmten Trennmechanismus ist jedoch nicht immer möglich, da häufig mehrere Mechanismen zusammenspielen und die Übergänge fließend sind.

Adsorptionschromatographie

Ein Teil der pharmazeutisch interessierenden Substanzen und Arzneistoffe kann mithilfe der Adsorptionschromatographie (Kap. 18.1) analysiert werden. Die Trennung kann an polaren, unbehandelten **Normalphasen**, polaren, chemisch modifizierten **Normalphasen** oder an unpolaren, chemisch modifizierten **Umkehrphasen** (Reversed Phase, RP) (s. u. unter Verteilungschromatographie) durchgeführt werden. Bei den Trennungen finden sowohl Adsorptionsvorgänge als auch Verteilungsvorgänge statt, eine eindeutige Zuordnung ist häufig nicht möglich.

Es gibt unmodifizierte und chemisch modifizierte Sorbentien

An unmodifizierten **Normalphasen** erfolgt die Trennung hauptsächlich aufgrund von Polaritätsunterschieden der Analysensubstanzen. Die Auswahl des optimalen Elutionsmittels ist oft langwierig, neben der Polarität muss die Selektivität (Kap. 18.2.2) optimiert werden. Eine Vorauswahl kann häufig durch dünnschichtchromatographische Untersuchungen (Kap. 21) getroffen werden. Die Elutionsstärke der Lösungsmittel steigt mit ihrer Polarität (Tab. 20.2), d. h. durch einen Wechsel zu stärker polaren Lösungsmitteln werden Retentionszeiten und k-Werte erniedrigt (Tab. 20.3). Bei einem Wechsel des Elutionsmittels sind aufwendige Spülvorgänge notwendig, um eine stabile Basislinie zu erreichen. Dies verhindert meist die Anwendung von Elutionsmittelgradienten. Die Trennungen werden stark durch den Wassergehalt des Lösungsmittels beeinflusst, der häufig nicht genügend kontrollierbar ist. Durch chemisch modifizierte, polare Phasen (s. u.) kann dieser Einfluss reduziert werden.

Beispiel: Gehaltsbestimmung von Colecalciferol im Arzneibuch

Nur für isokratische Elution geeignet

Verteilungschromatographie

In der HPLC besitzt die Verteilungschromatographie (Kap. 18.1) an Normalphasen als Trägermaterial keine größere Bedeutung. Dabei dient ein Flüssigkeitsfilm, der auf dem Trägermaterial physikalisch adsorbiert ist, als stationäre Phase. Als zweite flüssige Phase wird das Elutionsmittel verwendet. Da die stationäre Phase jedoch teilweise in der mobilen Phase löslich ist, kommt es zum langsamen Auswaschen der stationären Phase (**Säulenbluten**). Durch Sättigung der mobilen Phase mit stationärer Phase in einer Vorsäule kann das Säulenbluten gegebenenfalls verringert werden.

Flüssig-flüssig Verteilung an festen Trägern

Ein moderneres Verfahren stellt die Chromatographie an chemisch modifizierten Trägern dar, bei denen man sich vorstellen könnte, dass die flüssige stationäre Phase durch die chemische Bindung immobilisiert wurde. Bei **polaren**, chemisch modifizierten Phasen werden die Oberflächeneigenschaften durch Bindung von Dihydroxypropyl (Diol)-, Aminopropyl (NH_2)- oder Cyanopropyl (CN)-gruppen u. a. variiert. Mit diesen Materialien können gute Ergebnisse bei der Trennung von polaren Substanzen, z. B. von Zuckern oder Aminosäuren erzielt werden. An den Trennungen sind sowohl Verteilungs- als auch Adsorptionsmechanismen beteiligt.

> Beispiele im Arzneibuch: Estriol (Diol), Lactulose (NH_2), Hydralazin-HCl (CN)

Trennsysteme mit chemisch modifizierten **Umkehrphasen** (Kap. 20.2.6) besitzen je nach Wahl des Elutionsmittels mehr oder weniger Verteilungs- oder Adsorptionscharakter. Die Stofftrennung erfolgt hauptsächlich aufgrund von Löslichkeitsunterschieden in der stationären Phase. Als stationäre Phase dienen die lipophilen Alkylbürsten auf dem Kieselgel (Abb. 20.4), in die zusätzlich Lösungsmittelmoleküle der mobilen Phase eingelagert sein können. Da die Trennung auch durch unpolare Strukturen, z. B. durch Anzahl und Kettenlänge in der Substanz vorhandener Alkylgruppen beeinflusst wird, können mithilfe homologer Reihen wie in der GC Retentionsindexsysteme aufgebaut werden (Kap. 19.4.1). In Abhängigkeit vom verwendeten Elutionsmittel können sowohl unpolare, als auch mittelpolare und mäßig polare Substanzen analysiert werden.

> Die wichtigsten RP-Phasen: Octadecylsilyl (RP-18, ODS) und Octylsilyl (RP-8)

Als Elutionsmittel wird Wasser im Gemisch mit Methanol, Acetonitril, Tetrahydrofuran oder anderen mit Wasser mischbaren Lösungsmitteln verwendet, bei Bedarf unter Zusatz von Pufferlösungen oder Ionenpaarreagenzien (s. u.). Der Zusatz von sauren Pufferlösungen bei sauren und von schwach basischen Pufferlösungen bei basischen Arzneistoffen dient dazu, deren Dissoziation zurückzudrängen. Zu beachten ist jedoch, dass die meisten RP-Materialien auf Basis von Kieselgel aufgrund ihrer Instabilität bei pH-Werten > 8 nicht verwendet werden können.

> Die undissoziierte Säure bzw. Base wird besser retiniert als das entsprechende Anion oder Kation

Die Elutionsstärke der Lösungsmittel in der eluotropen Reihe (Kap. 20.2.1) kehrt sich bei der Verwendung von Umkehrphasen um, d. h. das lipophilere Methanol ist ein stärkeres Elutionsmittel als Wasser (Tab. 20.3). Bei einem Wechsel des Elutionsmittels sind nur kurze Spülzeiten notwendig, sodass veränderte Elutionsmittelgemische oder Elutionsmittelgradienten problemlos verwendet werden können. Der überwiegende Teil aller HPLC-Trennungen in der pharmazeutischen Analytik wird heute an Umkehrphasen durchgeführt.

> Häufig verwendete Analysenmethode des Arzneibuchs für Reinheitsprüfungen und Gehaltsbestimmungen

Ionenpaarchromatographie

Mithilfe der Ionenpaarchromatographie können dissoziierte Verbindungen, z. B. organische Basenkationen oder Säureanionen getrennt werden. Die Trennung erfolgt meist an Umkehrphasen, seltener an Normalphasen. Unter Ionenpaaren versteht man lipophile Verbindungen aus Kation und Anion, die in dem Elutionsmittel weitgehend undissoziiert vorliegen. Das Reagenz zur Ionenpaarbildung wird meist dem Elutionsmittel zugesetzt:

Probe$^+$ + Gegenion$^-$ → Ionenpaar
Probe$^-$ + Gegenion$^+$ → Ionenpaar

Ionenpaare sind ungeladen

Als **Ionenpaarreagenz** zur Trennung von Kationen verwendet man meist Alkylsulfonate, zur Trennung von Anionen quartäre Ammoniumsalze. Das Verfahren wird zur Trennung von Säuren, Basen und amphoteren Stoffen (Weinsäure, Ascorbinsäure, Aminosäuren, biogenen Aminen, Alkaloiden) angewandt. Eine wichtige Anwendung der Ionenpaarchromatographie ist die Trennung von Basen bei saurem pH-Wert, da RP-Materialien im Alkalischen instabil sind. Durch Zusatz von optisch reinen, chiralen Ionenpaarreagenzien zur mobilen Phase können Racemate getrennt werden. RP-Säulen, die für Trennungen unter Zusatz von Ionenpaarreagenzien verwendet wurden, lassen sich meistens nicht mehr für andere Trennungen verwenden.

Beispiel im Arzneibuch: Gehaltsbestimmung der Alkaloide in Opium (Abb. 20.8)

Chirale Trennungen

Die direkte chromatographische Racemattrennung nutzt die Bildung temporärer Diastereomerenkomplexe zwischen den Enantiomeren des racemischen Gemisches und einer **chiralen** stationären oder mobilen Phase aus. An achiralen Phasen lassen sich Enantiomere im Gegensatz zu Diastereomeren nicht trennen. Als stationäre Phasen können Cyclodextrine, chirale Polymere, an Kieselgel gebundene chirale Gruppen, modifizierte Cellulosederivate und Ligandenaustauschphasen verwendet werden. Das Arzneibuch verwendet für chirale Trennungen Kieselgele mit den Bezeichnungen AGP, OC und OD. Bei Kieselgel AGP handelt es sich um ein an Kieselgel gebundenes saures α-Glykoprotein, bei den Kieselgelen OC und OD um Kieselgele, die mit unterschiedlichen Cellulosecarbamaten als chiralem Selektor modifiziert sind. Zur Anwendung in der mobilen Phase eignen sich chirale Ionenpaarreagenzien (s. o.) und Cyclodextrinderivate.

Enantiomere können an achiralen Phasen nicht getrennt werden

Verwendung im Arzneibuch bei der Reinheitsprüfung von Oxaliplatin bzw. Selegilin-HCl

Die mittlerweile am häufigsten eingesetzten Cyclodextrinderivate bestehen aus cyclisch miteinander verknüpften Glucoseeinheiten, die im Inneren des Moleküls einen relativ hydrophoben Innenraum bilden. Die Größe des chiralen Hohlraums hängt von der Anzahl der Glucoseeinheiten ab. Analytenmoleküle entsprechender Größe können in dem Innenraum eingeschlossen werden, wobei durch die enantioselektiven Wechselwirkungen zwischen Cyclodextrinmolekül und Analyten die chromatographische Trennung erfolgt.

α-Cyclodextrin besteht aus 6, β- aus 7 und γ- aus 8 Glucoseeinheiten

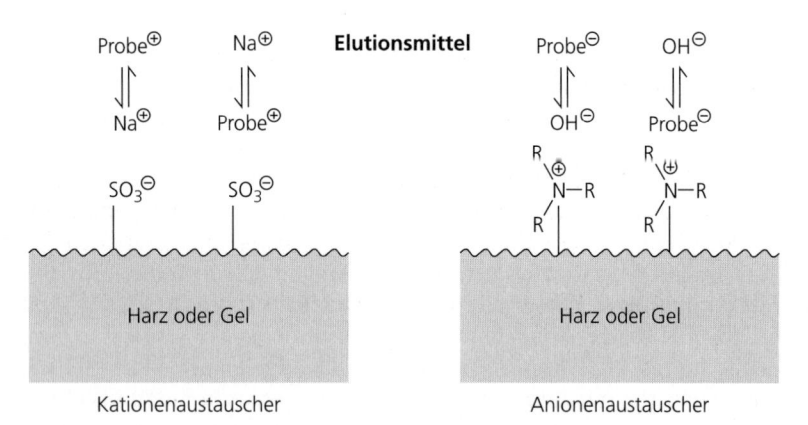

Ionenaustauschchromatographie

Bei der Ionenaustauschchromatographie besteht die stationäre Phase aus einer unlöslichen Matrix (Harz oder Gel), die als funktionelle Gruppen meist Sulfonsäure- (Kationenaustauscher) oder Ammoniumgruppen (Anionenaustauscher) trägt (Abb. 20.5). Die Gruppen können fest an die Matrix gebunden sein oder als **flüssiger Ionenaustauscher** auf die Matrix aufgebracht werden. Die Hochleistungsvariante der Ionenaustauschchromatographie wird nach der IUPAC-Nomenklatur als **Ionenchromatographie** bezeichnet.

An die funktionellen Gruppen des Austauschers sind die austauschbaren Kationen bzw. Anionen salzartig gebunden. Zwischen den auszutauschenden Ionen der Analyse und den Ionen, die an den Austauscher gebunden sind, besteht ein Gleichgewicht, das über den pH-Wert und die Ionenstärke der mobilen Phase beeinflusst werden kann. Die Trennung erfolgt aufgrund von Adsorptions- und Verteilungsvorgängen in Abhängigkeit von Ionengröße und -ladung. Ionenaustauschchromatographie wird häufig bei der Analyse von biologischen Proben, z. B. bei der Analyse von Proteinen und Zuckern in Form ihrer Borsäurederivate angewendet.

Das Trennprinzip der Ionenchromatographie und Ionenaustauschchromatographie ist identisch

Verfahren zur Reinigung von Proteinen in der Molekularbiologie

Abb. 20.5 Austauschvorgänge bei der Ionenaustauschchromatographie

Zur Analyse anorganischer Kationen und Anionen dienen saure oder basische Ionenaustauscher mit geringer Austauschkapazität. Als Elutionsmittel werden Puffer mit geringer Ionenstärke verwendet. Die in ihnen enthaltenen Ionen können das Analytenion aus seiner Bindung am Austauscher verdrängen. Ionen mit hoher Selektivität zu dem Ionenaustauscher werden stärker retentiert als Ionen mit geringer Selektivität, es kommt zur Trennung. Die Ionenchromatographie findet z. B. Anwendung bei der Analyse von Kationen und Anionen in Trinkwasser oder Infusionslösungen.

Wichtiges Trennverfahren für Anionen, für die wenig andere Analysenverfahren zur Verfügung stehen

Ein Problem der Ionenchromatographie bestand lange Zeit in der Detektion. Da das Elutionsmittel hohe Salz- bzw. Pufferkonzentrationen enthält, müssen mit einem Leitfähigkeitsdetektor (20.2.7) kleine Leitfähigkeitsänderungen bei einer hohen Grundleitfähigkeit gemessen werden. Dieses ist mit Detektoren möglich, bei denen die hohe Grundleitfähigkeit elektronisch abgeglichen wird. Da solche Geräte lange Zeit nicht zur Verfügung standen, wurde mithilfe von **Supressorsäulen** die hohe Grundleitfähigkeit herabgesetzt.

Man unterscheidet Einsäulen- und Zweisäulensysteme

Die **Supressorsäule** wird als zweite Austauschersäule hinter die analytische Säule geschaltet. Dient ein Kationenaustauscher als analytische Säule, so wird als Supressorsäule ein Anionenaustauscher verwendet, der die Anionen aus dem Elutionsmittel abfängt. Bei der Analyse von Anionen dient entsprechend ein Kationenaustauscher als Supressorsäule.

Beispiel: Prüfung von Ca-Gluconat (z. Inj.) auf Oxalat im Arzneibuch

Ausschlusschromatographie

Die Ausschlusschromatographie (**size exclusion chromatography**: **SEC**) wird auch als **Größenausschlusschromatographie** oder **Gelchromatographie** bezeichnet. Werden als Elutionsmittel organische Lösungsmittel verwendet, so wird sie **Gelpermeationschromatographie (GPC)**, bei Verwendung von wässrigen Lösungsmitteln **Gelfiltrationschromatographie (GFC)** genannt. Sie unterscheidet sich prinzipiell von den anderen flüssigchromatographischen Methoden, da die Probenmoleküle nicht in die sonst übliche Wechselwirkung (Adsorption, Verteilung) zu einer stationären Phase treten. Vom physikalischen Standpunkt aus betrachtet ist keine stationäre Phase vorhanden, obwohl die Säule mit einem porösen Feststoff gefüllt ist (Lit. 2). Als Trennmaterial dienen polymere Gele, z. B. Dextrane oder andere Stoffe mit definierten Porengrößen. Die Trennung beruht auf der unterschiedlichen Eindringmöglichkeit und -dauer von Probenmolekülen unterschiedlicher Größe in die Poren. Unterscheiden kann man zwischen Molekülen, die in die Poren eindringen können und Mo-

Ziffer 2.2.30 im Arzneibuch

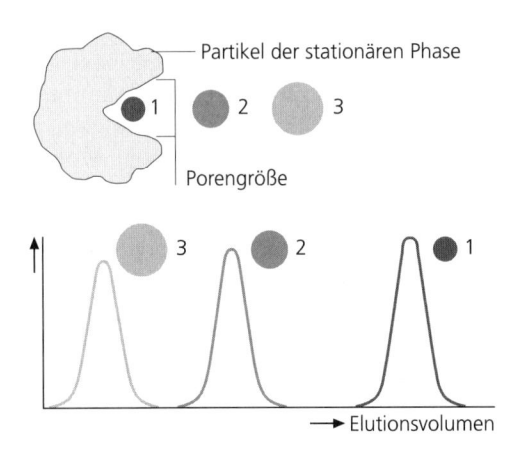

Trennprinzip der Ausschlusschromatographie

Abb. 20.6 Prinzip der Ausschlusschromatographie

lekülen, die zu groß sind, um in die Poren einzudringen (Abb. 20.6). Diese Moleküle werden **ausgeschlossen (Größenausschlusschromatographie)** und treten als erste aus der Säule aus. Das Volumen an Elutionsmittel, mit dem diese Moleküle austreten, wird als **Ausschlussvolumen** (V_0) oder **Zwischenkornvolumen** bezeichnet. Bei konstanter Strömungsgeschwindigkeit der mobilen Phase kann statt des Volumens auch die entsprechende Zeit gemessen werden. Das Arzneibuch bezeichnet diese Messgröße als Totzeit t_0 oder Totvolumen V_0. Moleküle, die in die Poren des Gels eindringen, werden zeitweise aus dem Eluentenstrom entfernt und bewegen sich innerhalb der Poren nur durch ihre Diffusion fort. Sie treten deshalb später aus der Säule aus als die ausgeschlossenen Moleküle. Je kleiner ein Molekül ist, desto tiefer kann es in die Poren eindringen. Aus diesem Grund ist innerhalb der nicht ausgeschlossenen Moleküle eine Klassifizierung nach Molekülgrößen möglich (**inverser Siebeffekt**). Die sehr kleinen Moleküle des Lösungsmittels können den Träger vollständig durchdringen und treten somit als letzte Stoffgruppe aus der Säule aus.

Nicht ausgeschlossene Moleküle werden nach Größe getrennt

Als charakteristische Kenngröße einer Substanz wird bei der Ausschlusschromatographie der Verteilungskoeffizient (K_0) zwischen dem Zwischenkornvolumen und dem Porenvolumen definiert:

Bestimmung des Verteilungskoeffizienten

$$K_0 = \frac{t_R - t_0}{t_t - t_0} \qquad \text{(Gl. 20.1)}$$

t_R = Retentionszeit der untersuchten Substanz
t_0 = Totzeit (Retentionszeit einer vollständig ausgeschlossenen Substanz)
t_t = Retentionszeit einer vollständig permeierenden Substanz

Für nicht retenierte Verbindungen ($t_R = t_0$) beträgt der Verteilungskoeffizient $K_0 = 0$, für Substanzen, deren Molekülgröße kleiner als die der kleinsten Poren ist ($t_R = t_t$) beträgt der Wert $K_0 = 1$, d. h. K_0 der untersuchten Substanz liegt zwischen 0 und 1.

Grenzwerte des Verteilungskoeffizienten

Als Marker für total permeierende Substanzen lässt das Arzneibuch Glucose, für nicht permeierende Substanzen Dextranblau (Dextran V_0-CRS) verwenden. Die Zuordnung einer bestimmten Molekülgröße zu dem Elutionsvolumen einer Substanz erfolgt nach Kalibrierung mit Testgemischen aus Stoffen mit bekannten Molekülmassen. Als Resultat erhält man eine angenähert lineare Beziehung zwischen dem Logarithmus der Molekülmassen und dem Elutionsvolumen, aus dem die Molekülmasse der unbekannten Substanz ermittelt werden kann.

Anwendungen im Arzneibuch

Im Arzneibuch wird die Ausschlusschromatographie zur **Bestimmung der relativen Zusammensetzung von Gemischen**, zur **Bestimmung von Molekülmassen**, zur **Bestimmung der molekularen Größenverteilung von Polymeren** und zur **Molekülmassenverteilung in Dextranen** verwendet. In ca. 20 Monographien des Arzneibuchs wird die Ausschlusschromatographie meist mit konventionellen Säulen von ca. 80–100 cm Länge durchgeführt.

Ziffer 2.2.39 im Arzneibuch

Die Größenausschlusschromatographie wurde früher ausschließlich zur Trennung von großen Molekülen wie z. B. Peptiden, Polysacchariden und synthetischen Polymeren verwendet. Durch die Entwicklung neuartiger Trenngele ist auch die Trennung von niedermolekularen Stoffen möglich. Voraussetzung ist ein Unterschied von 10 bis 20 % in der relativen Molekülmasse der zu trennenden Stoffe.

Einsetzbar für molare Massen von 10^2 bis 10^6

Affinitätschromatographie

Die Affinitätschromatographie beruht auf der spezifischen und reversiblen Wechselwirkung eines Biomoleküls mit einem individuellen, matrixgebundenen Bindungspartner. Typische Bindungspaare sind z. B. Antigene und Antikörper, Enzyme und Substrate sowie Glycoproteine und Lectine. Die spezifische Wechselwirkung wird dazu benutzt, um das Zielmolekül aus einer komplexen Mischung ähnlicher Moleküle zu isolieren. Dazu wird der zur Bindung verwendete Ligand über einen Spacer an ein wasserunlösliches Trägermaterial, beispielsweise feine Glaskugeln oder Agarose gebunden und auf diese Weise immobilisiert. Die Elution des Zielmoleküls kann durch eine kompetitive Verdrängung mit einem spezifischen Eluenten erfolgen, Glycoproteine können beispielsweise mithilfe von Zuckern von einer Lectinsäule entfernt werden. Eine unspezifische Elution kann mit einem Puffer erfolgen, bei dessen pH-Wert das Zielmolekül aufgrund einer Konformationsänderung nicht mehr gebunden wird. Im Arzneibuch wird die Affinitätschromatographie nicht angewandt.

Bei der Affinitätschromatographie werden einzelne Substanzen aus einem Gemisch isoliert; es erfolgt keine chromatographische Trennung im engeren Sinn

20.3.2 Auswahl der Trennbedingungen

Bei der Auswahl der **Trennmethode** müssen die folgenden Eigenschaften der Probenmoleküle in Betracht gezogen werden:

- Molekülmasse: niedermolekular / hochmolekular
- Löslichkeit: wasserlöslich / wasserunlöslich
- Dissoziation: nicht ionisch / ionisch / Kationen / Anionen
- Polarität: polar / mittelpolar / unpolar.

Mithilfe von Tabellen, die von Herstellern von HPLC-Geräten oder Säulen herausgegeben werden, kann aufgrund der Eigenschaften der Probe das Trennsystem ausgewählt werden (Tab. 20.4). Stehen mehrere Möglichkeiten zur Auswahl, so sollte zunächst das einfachste Verfahren herangezogen werden. Häufig ist die Methodenauswahl auch dadurch eingeschränkt, dass Apparaturen und Erfahrung nur für ein bestimmtes Trennverfahren zur Verfügung stehen. In solchen Fällen sollte man zuerst versuchen, das Trennproblem mit den bereits vorhandenen und bekannten Verfahren zu lösen. Zur Zeit werden in der Pharmazie ca. 80 % aller Trennungen mithilfe der verschiedenen Verfahren der Umkehrphasen-Chromatographie (Kap. 20.2.6, 20.3.1) durchgeführt.

Hinweise zur Methodenentwicklung bei fehlender Arbeitsvorschrift

Auswahl und Optimierung der mobilen Phase

Zur Optimierung der Auflösung sollte die Fundamentalgleichung der Chromatographie (Gl. 18.13) herangezogen werden

Die Auswahl des **Elutionsmittelsystems** erfordert Erfahrung und Erprobung. Bei der Auswahl sind Tabellen hilfreich, in denen die Polarität (eluotrope Reihe, Tab. 20.2) und Wechselwirkungseigenschaften (Dipolcharakter, Protonendonator- und -akzeptoreigenschaften) der Elutionsmittel beschrieben werden. Häufig kann durch Ersatz eines Lösungsmittels durch ein anderes mit gleicher Polarität eine höhere Selektivität (Kap. 18.2.2) erreicht werden. Geringe Veränderungen im pH-Wert können ebenfalls die Selektivität verbessern. Für eine Vorauswahl des Fließmittelsystems kann die Dünnschichtchromatographie (Kap. 21) herangezogen werden. Der k-Wert (Retentionsfaktor, Kap. 18.2.1) wird hauptsächlich über die Polarität (Elutionsstärke) des Lösungsmittels beeinflusst. Im Allgemeinen sollten die k-Werte zwischen 2 und 5 liegen. Für sehr schnelle Trennungen in selektiven Systemen können schon k-Werte < 2 ausreichend sein.

Auswahl des Detektors

Bei der Auswahl des **Detektors** ist man häufig durch die zur Verfügung stehenden Geräte eingeschränkt. Am weitesten verbreitet ist der UV-Detektor. Bei seiner Verwendung ist es notwendig, das Fließmittelgemisch auf UV-Durchlässigkeit bei der verwendeten Wellenlänge zu prüfen (Tab. 20.2). Zur UV-Detektion von Substanzen, die keinen Chromophor besitzen, kann durch Derivatisierung vor oder nach der chromatographischen Trennung ein Chromophor eingeführt werden (Kap. 20.2.7).

20.3.3 Elutionsgeschwindigkeit

Optimierung der Trenneffizienz

Wie in der Gaschromatographie (Kap. 19) ist auch in der HPLC die Elutionsgeschwindigkeit von großer Bedeutung für die Qualität der Trennung. Durch eine zu hohe oder zu niedrige Geschwindigkeit wird die Zahl der Trennstufen verringert und damit die Auflösung verschlechtert. Die Abhängigkeit der Trenneffizienz der Säule von der Fließmittelgeschwindigkeit wird ebenfalls durch die **Van-Deemter-Kurve** (Kap. 18.2.2) beschrieben. Die optimale lineare Geschwindigkeit ist von der Länge und dem Durchmesser der verwendeten Säule sowie der Teilchengröße des Trennmaterials abhängig und kann zwischen wenigen Mikrolitern und einigen Millilitern pro Minute schwanken.

Der Fluss der mobilen Phase muss der verwendeten Säule angepasst werden

Ein weiterer, die Wahl der Fließmittelgeschwindigkeit beeinflussender Faktor, ist der Druckabfall in der Trennsäule. Bei Verwendung von Füllmaterialien mit niedrigem Durchmesser steigt der Druckabfall rasch an, wenn mit der gleichen Fließmittelgeschwindigkeit wie bei größeren Teilchen gearbeitet wird. In diesen Fällen kann es notwendig sein, den Elutionsmittelfluss zu reduzieren. Besser ist es jedoch, eine kürzere Säule zu verwenden, um innerhalb des Arbeitsbereiches der Pumpe die notwendige Fließmittelgeschwindigkeit zu erreichen. Eventuell kann es auch notwendig sein, ein Elutionsmittel mit geringerer Viskosität zu wählen (Tab. 20.2).

20.3.4 Temperatureinflüsse

Die **Säulentemperatur** besitzt in der HPLC einen geringeren Einfluss auf die Trennung als in der GC. Eine Temperaturerhöhung führt im Allgemeinen zu kürzeren Retentionszeiten. Manchmal kann es notwendig sein, bei höheren Temperaturen zu arbeiten, um die Viskosität von Elutionsmitteln herabzusetzen und so den Druckabfall in der Trennsäule zu verringern. In Ziffer 2.2.29 des Arzneibuchs wird empfohlen, die Säulen nicht bei Temperaturen oberhalb 60 °C zu betreiben, andererseits wird dies jedoch in einigen Monographien vorgeschrieben. Die Temperaturen sollten möglichst konstant gehalten werden, da außer dem UV-Detektor (Kap. 20.2.7) alle Detektoren sehr empfindlich auf Temperaturschwankungen reagieren. Zu diesem Zweck ist es sinnvoll, die Säule in einen Thermostatisierungsofen einzubauen und auch das Elutionsmittel vor seiner Verwendung auf die Säulentemperatur zu bringen. Durch den Thermostatisierungsofen kann auch Wärme abgeführt werden, die beim Strömen des Elutionsmittels durch die Säule unter hohem Druck entsteht.

Beispiel: 85 °C bei der Gehaltsbestimmung von Maltitol

20.3.5 Elutionsmittelgradienten

Die einfachste Form der Elution einer Substanz aus der Trennsäule ist die **isokratische Elution** mit einem Lösungsmittelgemisch, dessen Zusammensetzung während der Chromatographie nicht verändert wird. Häufig ist es jedoch nicht möglich, ein Substanzgemisch unter isokratischen Bedingungen zu trennen.

Isokratische Elution

Die Komponenten eines Gemisches, die in einem chromatographischen System nur wenig retentiert werden (niedrige k-Werte), werden häufig nur unzureichend getrennt. Andererseits werden Substanzen mit hohen k-Werten erst sehr spät eluiert und können aufgrund ihrer flachen und breiten Peaks nur noch schlecht detektiert werden (Abb. 20.7). Verändert man die Zusammensetzung des Fließmittels während der Chromatographie, so kann eine bessere Trennung erreicht werden. Man beginnt die Chromatographie mit einem Elutionsmittelgemisch geringer Elutionsstärke und erreicht so, dass auch die früh eluierenden Substanzen ausreichend große k-Werte besitzen und getrennt werden können. Im Verlauf der Chromatographie wird die Elutionsstärke des Eluenten gesteigert (**Elutionsmittelgradient**). Man erreicht so, dass auch Substanzen, die stark retentiert werden, innerhalb akzeptabler Analysenzeiten eluiert werden (Abb. 20.7). Die Regel, dass die Peakbreite in Abhängigkeit von der Retentionszeit zunimmt (Kap. 18.2.2), gilt bei der Gradientenelution nicht.

Erfordernisse für eine Gradientenelution

Bei der Gradientenelution wird die Elutionsstärke der mobilen Phase immer gesteigert

Bei der Gradientenelution ist zu beachten, dass das Trennsystem nach jeder Analyse mit dem ursprünglichen Lösungsmittel geringerer Elutionsstärke gespült werden muss, um die Anfangsbedingungen wiederherzustellen. Da diese Gleichgewichtseinstellung bei der Chromatographie auf chemisch nicht modifizierten **Phasen** sehr zeitauf-

Unmodifizierte Phasen sind für die Gradientenelution ungeeignet

wendig ist, sind **unmodifizierte Phasen** für die Gradientenelution nicht sehr geeignet. Bei der Chromatographie an **Umkehrphasen** erfolgt die Gleichgewichtseinstellung sehr viel rascher. Die Säule braucht meistens nur mit der fünffachen Menge ihres Volumens des Ausgangsfließmittels gespült zu werden. Man beginnt die Chromatographie mit einem Elutionsmittel mit hohem Anteil an wässriger Phase und steigert während der Analyse den Anteil der lipophilen Komponente (Methanol, Acetonitril o. Ä.). Zu beachten ist, dass nur wenige Detektoren (z. B. der UV-Detektor) bei der Anwendung eines Gradienten verwendbar sind. Detektoren, deren Grundsignal vom Lösungsmittel abhängig ist (z. B. Brechungsindexdetektor) können nicht verwendet werden.

Elutionsmittelgradienten werden vor allem in der RP-Chromatographie eingesetzt

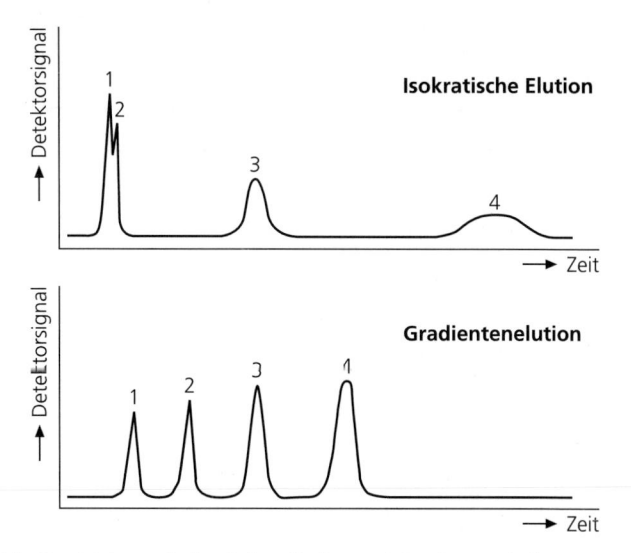

Abb. 20.7 Vergleich von isokratischer Elution und Gradientenelution

20.4 Anwendungen der Hochleistungs-Flüssigchromatographie in der Pharmazie

Das am häufigsten genutzte Analysenverfahren in der pharmazeutischen Analytik

Die Hochleistungs-Flüssigchromatographie wird als leistungsfähiges Analysenverfahren in der pharmazeutischen Analytik bei Identitäts- und Reinheitsprüfungen sowie Gehaltsbestimmungen löslicher Substanzen vielfach eingesetzt. Die große Flexibilität besteht vor allem darin, dass durch nahezu beliebige Kombination von stationären und mobilen Phasen für fast jedes Analysenproblem ein selektives Trennsystem geschaffen werden kann. Die Verwendung von Diodenarray- (Kap. 11.4.1) und massenselektiven Detektoren (Kap. 16, Kap.

20.2.7), die man heute zu den Routinedetektoren zählen kann, erweitern die Einsatzmöglichkeiten der HPLC vom reinen Trennverfahren zum spezifischen Identifizierungsverfahren. Der hohe Automatisierungsgrad, automatische Probenaufgabesysteme und der Anschluss an Labordatensysteme als Auswerteeinheiten ermöglichen die Abarbeitung umfangreicher Analysenserien mit geringem personellen Aufwand.

Substanzidentifizierung durch Kopplung mit spektroskopischen Verfahren

Hoher Automatisierungsgrad

Die große Anzahl zur Verfügung stehender HPLC-Trennverfahren (20.3.1) ermöglicht die Analyse eines weiten Spektrums von Substanzen, von anorganischen Ionen einerseits bis zu biologischen Makromolekülen andererseits. Die nahezu universellen Einsatzmöglichkeiten verführen jedoch häufig dazu, Trennprobleme mithilfe aufwendiger HPLC-Methoden zu lösen, bei denen andere Trennmethoden wie GC und DC einfacher und schneller zum Ziel führen würden.

Einsetzbar für nahezu alle löslichen Substanzen

20.4.1 Anwendungen der Hochleistungs-Flüssigchromatographie im Arzneibuch

Im Arzneibuch wird die HPLC in nahezu allen Monographien, hauptsächlich zu Reinheitsprüfungen und Gehaltsbestimmungen der Arzneistoffe eingesetzt. Deshalb sollen hier nur wenige Beispiele benannt werden, da sich die Aufzählung fast beliebig fortführen lassen würde. So wird z. B. der Gehalt an Morphin und Codein in Opium mithilfe der Reversed Phase HPLC nach dem Trennverfahren der Ionenpaarchromatographie (Kap. 20.3.1) ermittelt (Abb. 20.8). Als Ionen-

Ziffer 2.2.29 im Arzneibuch

Ausgewählte Beispiele

HPLC an Umkehrphasen

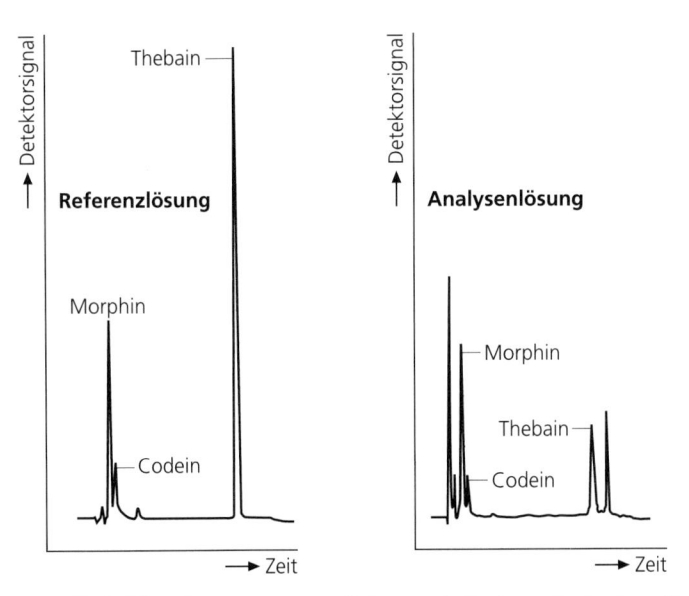

Abb. 20.8 HPLC-Gehaltsbestimmung von Opium nach Ph. Eur.; die Analysenlösung entspricht den Anforderungen des Arzneibuchs

paarreagenz dient Natriumheptansulfonat. Der Gehalt wird mithilfe einer Referenzlösung (externer Standard) ermittelt, die vorgegebene Mengen an Morphinhydrochlorid, Codein und Thebain enthält. Identität, Reinheit und Gehalt von Peptiden (z. B. Buserelin, Insulin, Oxytocin) lässt das Arzneibuch ebenfalls durch RP-HPLC prüfen. Selegilin und Dexchlorpheniramin werden an Kieselgelen mit chiralen Selektoren auf Enantiomerenreinheit geprüft. Die Aminosäureanalyse (Ph. Eur. Ziffer 2.2.56) mit Nachsäulenderivatisierung (Kap. 20.2.7) oder auch die Gehaltsbestimmung von z. B. Maltitol oder Cisplatin erfolgt durch Ionenaustauschchromatographie.

Die Ausschlusschromatographie wird im Arzneibuch zur Prüfung von Makromolekülen angewandt, jedoch muss sie hier eher zu den konventionellen säulenchromatographischen Verfahren als zur HPLC gerechnet werden. Die Durchführung einer Analyse dauert teilweise bis zu 25 Stunden und könnte durch Variation der Analysenbedingungen dem heutigen Stand der Chromatographie angepasst und erheblich verbessert werden. Die Ausschlusschromatographie wird z. B. als Reinheitsprüfung bei Albuminlösung, Immunglobulin oder Insulin angewandt. Man prüft auf Verteilung der Molekülgröße bzw. auf Polymere und Aggregate. Als Trennmaterialien werden im Arzneibuch verschiedene Kieselgele, Dextrane, Styrol-Divinylbenzol-Copolymer, Agarose oder an Polyacrylamid gebundene Agarose verwendet.

Die kurze Übersicht zeigt, dass das Arzneibuch auch in der HPLC eine Vielzahl unterschiedlicher Trennphasen, Säulenabmessungen und Elutionsbedingungen verwenden lässt. Manche der im Reagenzienverzeichnis beschriebene stationäre Phasen werden gar nicht oder nur in einer einzigen Monographie verwendet. Einige der Phasen sind in Deutschland kommerziell nur schwer erhältlich, andere sind unzureichend charakterisiert. Da viele stationäre Phasen den Beschreibungen im amerikanischen Arzneibuch (USP) entsprechen, wäre es wünschenswert, wenn die entsprechenden L-Codenummern der USP auch in das Europäische Arzneibuch übernommen würden. Durch Angabe dieser Codes, die in den Chromatographie- und Chemikalienkatalogen vieler Hersteller wieder zu finden sind, wäre die Auswahl der stationären Phasen häufig sehr viel einfacher. Ein erster Schritt zur Hilfe bei der Auswahl und Beschaffung von HPLC-Säulen wurde kürzlich durch die Einrichtung der Knowledge-Database auf der Internetseite des European Directorate for the Quality of Medicines & HealthCare (Lit. 3) getan.

Literatur über Hochleistungs-Flüssigchromatographie

1) Europäisches Arzneibuch, Grundwerk 2005 (Ph. Eur. 5.0) + Nachträge 5.1 bis 5.6; Deutscher Apotheker Verlag, Stuttgart (2007)
2) Arzneibuch-Kommentar; Wissenschaftliche Erläuterungen zum Europäischen Arzneibuch und zum Deutschen Arzneibuch; Urheber: Böhme, Horst

Bearb. v. Hartke, Klaus / Hartke, Helga / Wichtl, Max; Wissenschaftliche Verlagsgesellschaft, Stuttgart (2007)

3) http://www.pheur.org/knowledge.htm bzw. http://www.edqm.eu/site/page_628.php

4) S. Kromidas, HPLC richtig optimiert. Ein Handbuch für Praktiker; Wiley-VCH, Weinheim (2004)   Weiterführende Literatur

5) S. Kromidas, HPLC-Tips, Bd. 1, 3. Aufl., Hoppenstedt Publishing, Darmstadt (2000)

6) S. Kromidas, HPLC-Tips, Bd. 2, Hoppenstedt Publishing, Darmstadt (2003)

7) V. Meyer, Praxis der Hochleistungs-Flüssigchromatographie; 9. Aufl., Wiley-VCH, Weinheim (2004)

8) W. Gottwald, RP-HPLC für Anwender (Reihe: Die Praxis der instrumentellen Analytik), VCH-Verlag, Weinheim (1993)   Spezielle Literatur

9) W. D. Schönleber in H. Feltkamp, P. Fuchs, G. Sucker, Pharmazeutische Qualitätskontrolle; Georg Thieme Verlag, Stuttgart, New York (1983)

10) F. Eisenbeiß in H. Günzler, R. Borsdorf, K. Danzer et. al. (Hrsg.), Analytiker-Taschenbuch Bd. 12, Seite 35, Springer-Verlag, Berlin (1994).

11) J. Weiss, Ionenchromatographie, 3. Aufl., Wiley-VCH, Weinheim (2001)

21 Dünnschichtchromatographie

21.1 Prinzip der Dünnschichtchromatographie

Ziffer 2.2.27 im Arzneibuch

Die **Dünnschichtchromatographie** (DC) gehört wie die Papierchromatographie (Kap. 18.1) zu den planarchromatographischen Verfahren. Sie dient zur Trennung sowie zur qualitativen und quantitativen Analyse von Substanzen. Als stationäre Phasen dienen Feststoffe oder an Feststoffe adsorbierte Flüssigkeiten, als mobile Phasen werden Flüssigkeiten verwendet. Die Trennung erfolgt je nach stationärer Phase durch Adsorption und/oder Verteilung (Kap. 18.1), unter Umständen können auch Ionenaustausch- oder Siebeffekte (Kap. 20.3.1) beteiligt sein. Die stationäre Phase **(Sorbens)** wird als dünne Schicht auf einen Träger aufgebracht **(Dünnschichtchromatographie, Dünnschichtplatten)**. Die Analysensubstanz wird als Lösung auf eine Zone am unteren Rand der Platte aufgetragen **(Start, Startpunkte)** und die Platte in eine **Entwicklungskammer** gestellt oder gelegt, die die mobile

Definition der Dünnschichtchromatographie

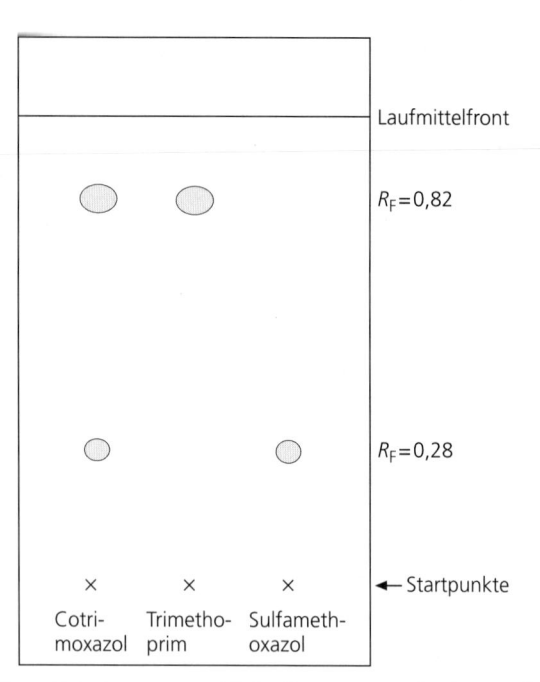

Abb. 21.1 Dünnschichtchromatographische Trennung von Cotrimoxazol; Fließmittel: Toluol/Isopropanol/konz. Ammoniaklösung (30+60+10)

Phase (**Fließmittel**) enthält. Die DC-Platte wird nach dem **aufsteigenden** oder dem **horizontalen** Verfahren **entwickelt** und mithilfe des R_F-Wertes (Kap. 18.2.1) ausgewertet (Abb. 21.1). Im Gegensatz zu den bisher beschriebenen Verfahren der GC (Kap. 19) und HPLC (Kap. 20), bei denen man **äußere Chromatogramme** erhält, handelt es sich bei dem Dünnschichtchromatogramm um ein **inneres Chromatogramm**. Die getrennten Substanzen verbleiben auf der DC-Platte und werden zur Detektion nicht aus dem chromatographischen System eluiert.

Das Trennergebnis wird durch den R_F-Wert beschrieben

Die Dünnschichtchromatographie wurde in den sechziger Jahren des vorigen Jahrhunderts durch die Arbeiten von E. Stahl (Lit. 5) zu dem Verfahren entwickelt, das heute in keinem chemischen oder pharmazeutischen Labor und in keiner Apotheke entbehrlich ist.

Wenig aufwendiges Standardverfahren

21.1.1 Geräte und Materialien zur Durchführung der Dünnschichtchromatographie

Zur Durchführung der Dünnschichtchromatographie sind notwendig:

- Dünnschichtplatte
- Fließmittel
- Entwicklungskammer
- Geräte zur Detektion.

Geringer instrumenteller Aufwand der DC

Dünnschichtplatten bzw. Folien mit dem gewünschten Sorbens werden üblicherweise als industriell beschichtete Fertigplatten gekauft. Sie werden in standardisierten Qualitäten geliefert, die im Gegensatz zu **selbstgestrichenen** Platten gut reproduzierbare Ergebnisse liefern.

Üblicherweise werden Fertigplatten verwendet

Früher wurden die Sorbentien mit geeigneten Streichgeräten als wässrige Suspension auf die Trägerplatten oder -folien aufgegossen oder aufgestrichen. Geeignete Vorschriften zur Herstellung **selbstgestrichener** DC-Platten waren früher auch im Arzneibuch enthalten. Einfacher ist es jedoch, Fertigplatten zu verwenden.

Ziffer 2.2.27 im Europäischen Arzneibuch 1997

Die industriell vorgefertigten Dünnschichtplatten unterscheiden sich in folgenden Eigenschaften:

- Plattenuntergrund (Träger)
- Schichtmaterial
- Korngröße
- Schichtdicke
- Zusätze in der Schicht.

Als **Plattenuntergrund (Träger)** werden Glasplatten oder Folien aus Kunststoff, Aluminium oder aluminiumbeschichtetem Kunststoff angeboten. Der Vorteil von Glasplatten liegt in der größeren Beständigkeit gegen hohe Temperaturen und aggressive Fließmittel oder Sprühreagenzien. Ein Nachteil ist der höhere Preis gegenüber Folien.

Glasplatten sind robuster als Folien

Folien sind preiswerter und einfacher teilbar

Ein Vorteil der Folien besteht darin, dass man sie mit einer Schere auf das benötigte Format zuschneiden kann. Bei Glasplatten kann man zu diesem Zweck auf vorgeritzte Platten zurückgreifen, die auf das benötigte Format gebrochen werden.

Als **Schichtmaterial** für die stationäre Phase werden hauptsächlich verwendet:

Sorbentien für die DC

- Aluminiumoxid
- Kieselgele
- Kieselgur
- Florisil® (aktiviertes Magnesiumsilikat)
- Chemisch modifizierte Kieselgele
- Cellulose
- Polyamid.

Das Sorbens beeinflusst, wie bei allen chromatographischen Trennungen, den Mechanismus, der einer Trennung zugrunde liegt. Die Übergänge sind jedoch fließend und meist sind auch in der DC mehrere Mechanismen an der Trennung beteiligt.

An **aktiven** Sorbentien wie Aluminiumoxid, Kieselgel und Florisil® wird die Trennung bei Verwendung unpolarer Elutionsmittel maßgeblich durch Adsorptionsvorgänge beeinflusst. Ionenaustauschvorgänge (Kap. 20.3.1) können ebenfalls beteiligt sein. An chemisch modifizierten Kieselgelen erfolgt die Trennung je nach Modifikation durch Adsorption und/oder Verteilungsvorgänge (Kap. 18.1). Bei den weniger aktiven Schichten sind, ähnlich wie bei der Papierchromatographie (Kap. 18.1), hauptsächlich Verteilungsvorgänge zwischen dem Fließmittel und dem Feuchtigkeitsfilm auf der Schicht für die Trennung wirksam. An porösen Materialien tragen inverse Siebeffekte (Kap. 20.3.1) zur Trennung bei.

Trennmechanismen in der Dünnschichtchromatographie

Der überwiegende Teil der DC-Trennungen in der pharmazeutischen Analytik wird auf Kieselgelplatten durchgeführt, Trennungen an chemisch modifizierten Kieselgelen, z. B. RP-Material (Kap. 20.2.6), erlangen jedoch zunehmende Bedeutung. So lässt das Arzneibuch z. B. die Identitätsprüfung fetter Öle auf RP-18-Platten durchführen. Früher wurden zu diesem Zweck mit lipophilen Flüssigkeiten imprägnierte Kieselgurplatten verwendet, wie es auch heute noch bei der Identifizierung von Phenothiazinen vorgeschrieben ist.

Ziffer 2.3.2 im Arzneibuch

Ziffer 2.3.3 im Arzneibuch

Wie bei allen chromatographischen Verfahren an festen Sorbentien kann auch in der DC die **Trenneffizienz** (Kap. 18.2.2) durch die **Korngröße** bzw. **Korngrößenverteilung** des verwendeten Sorbens beeinflusst werden. DC-Platten, die mit Sorbentien besonders kleiner und gleichmäßiger Korngrößenverteilung beschichtet sind, werden unter der Bezeichnung **HPTLC-Platten (high performance thin layer chromatography; Hochleistungs-Dünnschichtchromatographie)** angeboten. Während die Korngröße von konventionellen Materialien zwischen 5–40 µm liegt, werden HPTLC-Platten mit Sorbentien beschichtet,

Man unterscheidet zwischen der konventionellen DC und der Hochleistungs-DC (HPTLC)

deren mittlere Korngröße in einem engen Bereich bei ca. 6 μm (2–10 μ) liegt. Bei der Verwendung von HPTLC-Platten an Stelle von konventionell beschichteten Platten müssen bezüglich der aufgetragenen Substanzmengen, Entwicklungsstrecke und -dauer abweichende Methoden berücksichtigt werden. Im Arzneibuch wurde die allgemeine Ziffer 2.2.27 über Dünnschichtchromatographie im Jahr 2006 um Angaben zur Durchführung der HPTLC ergänzt.

DC-Arbeitsvorschriften müssen für die HPTLC modifiziert werden. Ziffer 2.2.27 im Arzneibuch (Ph.Eur. 5.2)

Die **Schichtdicke** von konventionellen DC-Platten für analytische Zwecke liegt üblicherweise bei 0,20–0,25 mm, HPTLC-Platten besitzen eine dünnere Schicht von 0,10 bis 0,20 mm. Für präparative Trennungen werden Platten mit Schichtdicken von 1–2 mm verwendet, um größere Substanzmengen isolieren zu können. Die **Plattengrößen** liegen zwischen 5 × 5 cm bei HPTLC-Platten und maximal 20 × 20 cm bei konventionellen Platten. Es ist im Allgemeinen preiswerter, sich die benötigte Plattengröße aus größeren Folien zuzuschneiden als fertig geschnittene Platten zu kaufen.

Schichtdicke:
HPTLC: 0,1–0,2 mm
analytische DC: 0,2–0,25 mm
präparative DC: 1–2 mm

Plattengröße

Mithilfe von **Zusätzen** wie Gips oder anderen Bindemitteln kann die Festigkeit der Schicht erhöht werden. Die Platten werden dann mit dem Buchstaben **G** gekennzeichnet. Die Abkürzung **H** hinter dem Namen des Sorbens bezeichnet Materialien ohne artfremden Zusatz. Eine Hilfe bei der Detektion (Kap. 21.1.2) von Analysensubstanzen auf der DC-Platte ist der Zusatz von **Lumineszenz-(Fluoreszenz)-Indikatoren** zum Sorbens, die bei Bestrahlung mit UV-Licht zur Fluoreszenz bzw. Phosphoreszenz (Kap. 12) angeregt werden können. Verwendet werden meist anorganische Zink- oder Manganverbindungen, deren Nachteil in einer geringen Säurestabilität besteht. Als säurestabile Lumineszenzindikatoren werden hellblau leuchtende Wolframate verwendet. Der Zusatz F_{254} bzw. F_{254s} (s für säurefest) bezeichnet Indikatoren, die bei Bestrahlung mit UV-Licht der Wellenlänge 254 nm zur Lumineszenz angeregt werden.

Zusätze in der Schicht und deren Terminologie

Lumineszenzindikatoren

Zum Auftragen der Analysenlösung auf die DC-Platte werden Glaskapillaren oder Mikroliterspritzen verwendet, die **chromatographische Entwicklung** der DC-Platte erfolgt in Chromatographiekammern. Zur vertikalen Entwicklung von Dünnschichtchromatogrammen mit konventionellen Schichten werden im Allgemeinen Glaströge verwendet, deren Größe der verwendeten Plattengröße angepasst sein sollte. HPTLC-Platten werden dagegen meistens in **Horizontalkammern** (Abb. 21.6, Kap. 21.2.2) entwickelt, bei denen die Platte waagerecht in der Trennkammer liegt und das Elutionsmittel z. B. durch poröse Sintermaterialien auf die Schicht transportiert wird. Zur **Detektion** von Analysensubstanzen auf der DC-Platte benötigt man eine UV-Lampe, die Strahlung der Wellenlängen 254 und 366 mm aussendet. Außerdem ist ein Sprüh- oder Tauchgerät gerät notwendig, mit dessen Hilfe Flüssigkeiten (**Detektionsreagenzien**) auf die Platte aufgebracht werden können sowie eine Möglichkeit zum Erwärmen der Platte nach der Detektion.

Auftragegeräte und Chromatographiekammern

Glaströge und Horizontalkammern

Geräte zur Detektion: UV-Lampe und Sprühgerät

21.1.2 Durchführung der Dünnschichtchromatographie

Zur DC-Untersuchung einer Substanz oder eines Substanzgemisches sind die folgenden Schritte notwendig:

Arbeitsschritte bei der Dünnschichtchromatographie

- Auswahl des Trennsystems
- Auftragen der Substanz
- Entwicklung der DC-Platte
- Auswertung (Detektion)
- Dokumentation.

Auswahl des Trennsystems

Arbeitsvorschriften für die DC

Die Auswahl eines geeigneten Trennsystems für eine Analysensubstanz oder ein Substanzgemisch erfordert ein gewisses Maß an Erfahrung. Für Anfänger ist es am einfachsten, auf die umfangreichen Vorschriftensammlungen in der Literatur zurückzugreifen. Geeignete Vorschriften für Arzneistoffe findet man in den Arzneibüchern, dem DAC und z. B. in Lit. 7, 8. Muss ein Trennsystem selbst entwickelt werden, so können bei Kenntnis einiger Grundregeln recht schnell brauchbare Ergebnisse erzielt werden.

Hinweise zur Methodenentwicklung bei fehlender Arbeitsvorschrift

Bei Verwendung des am häufigsten benutzten **Kieselgels** mit hoher Adsorptionskraft werden die Substanzen überwiegend in der Reihenfolge ihrer Polarität getrennt. Die Analysensubstanzen sollten nach Beendigung der Chromatographie im mittleren Bereich der DC-Platte, d. h. bei R_F-Werten zwischen 0,2 und 0,8 verteilt sein. **Unpolare** Substanzen werden wenig retiniert und wandern eine größere Strecke auf der DC-Platte (hoher R_F-Wert) als polare Substanzen (niedriger R_F-Wert). Zur Chromatographie von unpolaren Substanzen wird deshalb ein wenig polares Fließmittel mit geringer Elutionsstärke benötigt, um zu verhindern, dass die Substanzen bis zur Lösungsmittelfront transportiert werden. Für die Chromatographie von polaren Substanzen muss dagegen ein polares Elutionsmittel mit höherer Elutionsstärke verwendet werden. Zur Anordnung der Fließmittel in der eluotropen Reihe vgl. Tab. 20.2 (Kap. 20.2.1). Bei der Chromatographie an RP-Phasen (Kap. 20.2.6, 20.3.1) muss die Umkehr der Elutionsstärke der Lösungsmittel in der eluotropen Reihe (Tab. 20.3) berücksichtigt werden. Geeigneter als ein einzelnes Lösungsmittel ist eine Mischung aus einer stärker und einer schwächer polaren Komponente, deren Mischungsverhältnis bei Bedarf verändert werden kann. Beispiele für allgemein verwendbare Elutionsmittelgemische an Normalphasen sind in Tab. 21.1 zusammengestellt. Liegen die zu trennenden Substanzen nach einem ersten Versuch auf der Platte zu hoch, so sollte der Anteil der polaren Komponente im Fließmittel verringert werden; liegen die Substanzen in der Nähe des Startflecks, so muss die Polarität des Fließmittels erhöht werden. Die verwendeten Lösungs-

Auswahl des Elutionsmittels

Elutionsstärke und Polarität der verwendeten Lösungsmittel

Normalphasenchromatographie:
R_F-Wert zu hoch: weniger polares Fließmittel
R_F-Wert zu niedrig: stärker polares Fließmittel

mittel müssen vollständig miteinander mischbar sein. Bei Verwendung von RP-Phasen werden wie in der HPLC Gemische aus Wasser und Methanol bzw. Acetonitril verwendet.

Besitzt die Analysensubstanz saure oder basische Eigenschaften, so kann die Chromatographie durch Ausbildung von Dissoziationsgleichgewichten gestört werden, was sich z. B. als **Schwanzbildung** (vgl. **Tailing**, Kap. 18.2.2) äußern kann. In diesen Fällen sollte durch Zusatz geringer Mengen (1 bis 2 %) eines Modifiers zum Fließmittel die Dissoziation zurückgedrängt werden. Zur Verhinderung der Dissoziation von sauren Analysensubstanzen eignen sich Essigsäure oder Ameisensäure als Zusatz, bei basischen Arzneistoffen verwendet man im Allgemeinen konzentrierte Ammoniaklösung oder Diethylamin als Modifier.

Die Analysensubstanz soll während der DC undissoziiert vorliegen

Bei Säuren: Säurezusatz
Bei Basen: Basenzusatz

Sind geringere Anteile polarer Komponenten im Fließmittel enthalten, so kann es zur Ausbildung von β-Fronten kommen, an denen sich Substanzen als bandenförmige Flecken anreichern können. β-Fronten entstehen dadurch, dass die polarste Komponente des Fließmittels am Sorbens adsorbiert wird und im Extremfall ganz aus dem Fließmittel entfernt wird.

Ursache von β-Fronten

Elutionsmittel dürfen nur einmal verwendet werden

Tab. 21.1 Allgemein in der Arzneimittelanalytik verwendbare Fließmittelgemische für die DC. Die Mengenverhältnisse gelten als Richtwerte für mittelpolare Substanzen.

Unpolare Komponente	Polare Komponente	Mischungsverhältnis (V/V)
Methylenchlorid	Ethanol	90 + 10
Petroläther	Ethylacetat	50 + 50
Toluol	Aceton	60 + 40

Auftragen der Substanz

Die Analysensubstanzen werden in einem geeigneten Lösungsmittel gelöst, die Konzentration der Lösung sollte ca. 0,1 bis 1 % betragen. Ca. 1 cm vom unteren Rand der DC-Platte entfernt werden im Abstand von 1 cm mit einem Bleistift Punkte markiert, auf die wenige Mikroliter der Untersuchungslösungen mit einer Glaskapillare punkt- oder bandenförmig aufgetragen werden (Abb. 21.2). Die Gesamtmenge der Analysensubstanz liegt somit im unteren Mikrogrammbereich. Bei der Verwendung von HPTLC-Platten reichen untere und seitliche Abstände von 0,5 cm aus, das Auftragvolumen liegt bei 100 bis 200 nl. Zur Einhaltung gleichmäßiger Abstände können Auftrageschablonen verwendet werden. Die höhere Trenneffizienz der HPTLC-Platten führt zu einer höheren Substanzkonzentration im Fleck der Analysensubstanz, sodass hier Nanogrammmengen zur Analyse und Detektion ausreichen.

Substanzmengen und Positionierung

Die chromatographische Auflösung ist umso besser, je kleiner der Startfleck ist

Der Durchmesser der aufgetragenen Substanzflecken sollte möglichst klein gehalten werden, um nachfolgend eine gute Trennung zu erzielen. Dies kann dadurch erreicht werden, dass größere Volumina der Probenlösung in mehreren Portionen mit zwischenzeitlichen Pausen zum Verdampfen des Lösungsmittels aufgetragen werden. Für die Probe sollte ein möglichst unpolares Lösungsmittel verwendet werden, um eine durch **Frontchromatographie** erzeugte Substanzausbreitung im Startfleck zu vermeiden. Der Einfluss der Elutionsstärke des verwendeten Lösungsmittels auf den Durchmesser des Startflecks ist in Abb. 21.2 schematisch dargestellt. Für spezielle Zwecke können DC-Platten mit **Konzentrierungszonen** verwendet werden, auf denen der Startfleck zu Beginn der Chromatographie fokussiert wird. Diese Platten besitzen in der Startzone einen Streifen mit einem Sorbens geringer Aktivität, auf den die Analysenlösung aufgetragen wird. Vor Beginn der chromatographischen Trennung wird die Analysensubstanz mit der Front des Elutionsmittels zu einem schmalen Streifen zusammengeschoben und bis zur eigentlichen Trennphase transportiert.

Konzentrierungszone zur Fokussierung des Flecks

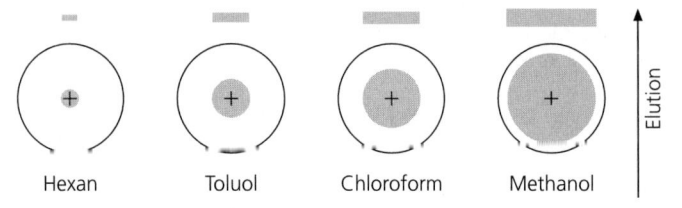

Abb. 21.2 Einfluss der Elutionsstärke des verwendeten Lösungsmittels auf den Durchmesser des Startflecks beim Auftragen der Substanz

Entwicklung

Konventionelle DC-Platten werden in die Entwicklungskammer eingestellt und in aufsteigender Richtung entwickelt. Es muss beachtet werden, dass sich die Substanzflecken oberhalb der Flüssigkeitsoberfläche des Fließmittels befinden. HPTLC-Platten werden auf die Auflagepunkte der Kammer (Abb. 21.5) gelegt und durch Übertragung des Elutionsmittels mittels einer Glassinterplatte horizontal entwickelt. Die Kammern sollten gut verschlossen sein und weder Zugluft (Abzug) noch direkter Sonnenbestrahlung ausgesetzt werden, da anderenfalls Störungen bei der Chromatographie auftreten. Sie dürfen während der Chromatographie nicht geöffnet werden!

Vertikaltröge und Horizontalkammern

Die Entwicklung der DC-Platte kann sowohl mit als auch ohne **Kammersättigung** erfolgen. Unter Kammersättigung versteht man die Sättigung des Kammerraumes oberhalb des Flüssigkeitsspiegels mit Lösungsmitteldämpfen. Die Sättigung wird beschleunigt, wenn man die Kammerwände innen mit Filterpapier auskleidet, das Fließmittel

Einfluss der Kammersättigung auf die Trennung

einfüllt und vor dem Einstellen der Platte ca. 15 min equilibrieren lässt. Der Einfluss der Kammersättigung auf die Trennung ist nicht vorhersehbar und wird in Lit. 9 diskutiert.

Im allgemeinen ist es ausreichend, **konventionelle** DC-Platten ca. 10 cm weit zu entwickeln, im Arzneibuch werden häufig Trennstrecken von 15 cm angegeben. Eine größere Laufstrecke verbessert selten die Trennung und erfordert unverhältnismäßig mehr Zeit, da sich die Strömungsgeschwindigkeit des Elutionsmittels mit zunehmender Laufstrecke ständig verlangsamt. Dieser Effekt ist bei hochviskosen und polaren Elutionsmitteln wie z. B. Butanol besonders stark ausgeprägt und kann zu Entwicklungszeiten von mehreren Stunden führen. Sinnvoller ist es, bei nicht ausreichend getrennten Substanzen die Platte zu trocknen und nochmals in dem gleichen Fließmittel zu entwickeln. Bei R_F-Werten unter 0,5 nach dem ersten Lauf wird bei diesem Verfahren der **Mehrfachentwicklung** die Trennung in der Regel verbessert. Bei der zweidimensionalen DC wird die DC-Platte vor der zweiten Entwicklung um 90° gedreht und zur Erhöhung der Selektivität in einem anderen Elutionsmittel entwickelt.

Bei HPTLC-Platten reichen aufgrund der höheren Trenneffizienz üblicherweise Trennstrecken von 5 bis 7 cm aus. Die damit verbundene Entwicklungsdauer von nur 2–10 min bedingt neben der höheren Trenneffizienz, dem geringen Substanzbedarf und der Einsparung von Lösungsmitteln die Hauptvorteile der DC-Hochleistungsvariante.

Notwendige Laufstrecke und Zeitbedarf für die Chromatographie

Mehrfachentwicklung und zweidimensionale Chromatographie

Vorteil der HPTLC: geringer Zeitbedarf

Auswertung (Detektion)

Nach dem Entwickeln muss die DC-Platte sorgfältig von den Resten des Fließmittels befreit werden. Dies geschieht am schnellsten im Luftstrom eines Föns unter dem Abzug. Bei empfindlichen Substanzen darf nur mit kalter Luft geblasen werden. Die ersten beiden Schritte der Auswertung erfolgen unter einer UV-Lampe:

1. **Anregung der Fluoreszenz** von Untersuchungssubstanzen: Bestimmte Substanzgruppen, z. B. Alkaloide, Cumarinderivate und Salicylsäurederivate können im langwelligen UV-Licht zur Eigenfluoreszenz (Kap. 12) angeregt werden. Betrachtet man die DC-Platte unter der langwelligen Strahlung der UV-Lampe bei 366 nm, so können fluoreszierende Substanzen als hell leuchtende Flecken auf dem dunklen Plattenuntergrund erkannt werden.

2. **Lumineszenzminderung** durch Untersuchungssubstanzen: Auf DC-Platten, deren Schicht ein Fluoreszenz- oder Phosphoreszenzindikator zugemischt ist, kann die Fluoreszenz bzw. Phosphoreszenz (Kap. 12) des Indikators unter der UV-Lampe bei 254 nm angeregt werden. Befinden sich Substanzen auf der Oberfläche, die UV-Strahlung dieser Wellenlänge absorbieren können (z. B. aromatische Verbindungen), wird die Phosphoreszenz des Indikators gemindert. Die

DC-Platten nach der Entwicklung sorgfältig trocknen!

Auswertung der Eigenfluoreszenz von Analysensubstanzen

Lumineszenzminderung des Indikators

Substanzen sind als dunkle Flecke auf der hell leuchtenden Oberfläche zu erkennen. Die beobachteten Flecke werden auf der Platte mit einem Bleistift markiert.

3. Anschließend sollte die Platte mit einem geeigneten **Detektionsreagenz** (Lit. 5, 10) besprüht und gegebenenfalls erwärmt werden. Beim Sprühen muss beachtet werden, dass die Platte nicht durchfeuchtet wird, um ein Verlaufen der Flecken zu verhindern. Das Detektionsreagenz kann auch durch Tauchen der DC-Platte in dem Derivatisierungsreagenz oder durch Bedampfen aufgebracht werden. Durch Reaktion der untersuchten Substanz mit dem Detektionsreagenz entstehen gefärbte Zonen oder Flecke, die ebenfalls mit einem Bleistift gekennzeichnet werden.

Visualisierung durch Reaktion mit Farbreagenzien

Zur Dokumentation kann das DC abgezeichnet, kopiert oder mithilfe der Verzögerungsfaktoren (R_F-Werte, Kap. 18.2.1) ausgewertet werden (Abb. 21.1). Nach Möglichkeit sollte eine DC-Untersuchung mithilfe von gleichzeitig auf der Platte befindlichen Referenzsubstanzen ausgewertet werden (R_{St}-Wert, IUPAC: R_{rel}), da der R_F-Wert eine schlecht reproduzierbare Größe ist und stark von den experimentellen Bedingungen wie relativer Luftfeuchte, Feuchtigkeitsgehalt der Schicht, Temperatur und Kammersättigung abhängt. Zur Dokumentation in der Serienanalytik stehen PC-Dokumentationssysteme mit Kleinbild- oder Videokameras zur Verfügung.

Dokumentation des Trennergebnisses

21.1.3 Anwendung der Dünnschichtchromatographie in der Pharmazie

Die Dünnschichtchromatographie ist als einfach und schnell durchzuführende Methode in nahezu allen Teilbereichen der pharmazeutischen Analytik unentbehrlich. Anwendungsbeispiele sind Identitäts- und Reinheitsprüfungen von Arzneistoffen und Arzneimitteln, die Untersuchung der Stabilität von Arzneistoffen, die Qualitätskontrolle bei der Produktion von Arzneimitteln, Nachweis und Identifizierung von körpereigenen und körperfremden Stoffwechselprodukten (Biotransformationsprodukte) und der Nachweis von Arzneistoffen in Körperflüssigkeiten bei der Therapie oder bei Vergiftungen. Nachteile der DC gegenüber instrumentell aufwendigeren chromatographischen Analysentechniken (z. B. der GC, Kap. 19 und HPLC, Kap. 20) sind die teilweise geringeren Nachweisgrenzen sowie nicht ausreichende Spezifität und Trenneffizienz. Es ist deshalb in manchen Fällen unerlässlich, ein Analysengemisch in mehreren DC-Trennsystemen unterschiedlicher Selektivität zu untersuchen und mit verschiedenen Detektionsreagenzien zu besprühen.

Einfach und ohne größeren instrumentellen Aufwand durchführbares Trennverfahren

Anwendungsgebiete

Grenzen der DC

Auch chirale Trennungen von Enantiomerengemischen, z. B. von Aminosäuren, lassen sich dünnschichtchromatographisch durchführen. Die Analyse der Antipoden erfolgt durch Ligandenaustausch an

Enantiomerentrennungen

einer hydrophobierten Kieselgelschicht, die mit einer chiralen Substanz **(Selektor)** imprägniert ist. Die Enantiomere bilden mit Metallionen, z. B. Cu^{++}, die ebenfalls in der Schicht enthalten sind, und mit dem chiralen Adsorbens diastereomere Assoziate, deren unterschiedliche Stabilität die chromatographische Trennung ermöglicht (Lit. 11).

Anwendung im Arzneibuch: Enantiomeren-Reinheit von L-($[^{11}C]$Methyl)Methionin-Injektionslösung

Anwendung der Dünnschichtchromatographie im Arzneibuch

Die Methodenbeschreibung der Dünnschichtchromatographie im Arzneibuch wurde in der Vergangenheit mehrfach revidiert. Nachdem die Verwendung von HPTLC-Platten sowie die horizontale Entwicklung schon früher in das Arzneibuch übernommen wurden, existieren seit einer jüngeren Überarbeitung (Ph.Eur. 5.2) auch Hinweise zur Anwendung der HPTLC. Wird bei einer Prüfung sowohl die konventionelle DC als auch die HPTLC zugelassen, so erscheinen die experimentellen Angaben zur HPTLC in eckigen Klammern. Vor Verwendung bestimmter Fertigplatten (z. B. DC-Platte mit Kieselgel R) oder Sorbentien (z. B. silanisiertes Kieselgel HF_{254} R) muss deren Trennvermögen mit Testfarbstoffen geprüft werden. Derartige Eignungstests sind darüber hinaus auch in vielen Monographien die Voraussetzung zur Auswertung der Chromatogramme. Enthält das Sorbens einen Lumineszenz-(Fluoreszenz)-Indikator, so ist dessen Lumineszenz-(Fluoreszenz)-Minderung mithilfe einer Verdünnungsreihe von Benzoesäure zu überprüfen.

Ziffer 2.2.27 im Arzneibuch

Beispiel im Arzneibuch: Kümmelöl

In vielen älteren Monographien des Arzneibuches findet man die Formulierung, dass eine Prüfung mithilfe der Dünnschichtchromatographie **unter Verwendung einer Schicht von z. B. Kieselgel GF_{254} R** durchzuführen ist. Dies deutet darauf hin, dass Fertigplatten verwendet werden können (Lit. 13). Entsprechende Fertigplatten sind im Reagenzienteil des Arzneibuchs unter DC-Platten beschrieben. In anderen Monographien (z. B. Hexetidin) wird für die DC Kieselgel H als Sorbens verwendet. Derartige Fertigplatten sind im Reagenzienteil nicht enthalten und müssen selbst hergestellt werden. Vorschriften zur Eigenherstellung von DC-Platten sind z. B. für silanisiertes Kieselgel HF_{254} und für Cellulose angegeben.

Eigenherstellung von DC-Platten oder Verwendung von Fertigplatten?

Dünnschichtchromatographische Trennungen werden im Arzneibuch bei nahezu allen Monographien von organischen Arzneistoffen, Drogen und Drogenzubereitungen zur Identitäts- und/oder Reinheitsprüfung herangezogen. Bei den **Identitätsprüfungen** dient entweder eine authentische Probe der gleichen Substanz als Referenzsubstanz (*CRS*-Substanz), oder die relative Lage der Untersuchungssubstanz im DC wird mit Hilfe von Vergleichssubstanzen beschrieben (R_{St}-Wert). In neueren Monographien über Arzneidrogen erleichtern schematische Abbildungen die Zuordnung bestimmter Substanzen im DC.

Standardverfahren des Arzneibuchs bei Identitäts- und Reinheitsprüfungen

Bei den dünnschichtchromatographischen **Reinheitsprüfungen** des Arzneibuchs wird vielfach nach dem folgenden Schema verfahren: Die zu untersuchende Substanz wird in vorgeschriebener Konzentration in einem Lösungsmittel gelöst (Untersuchungslösung). Als Referenzlösung wird die Untersuchungslösung in definiertem Verhältnis, meistens 1:100 oder 1:200 verdünnt; gleiche Volumina von Untersuchungs- und Referenzlösung werden auf eine DC-Platte aufgetragen und entwickelt. **Verunreinigungen** in der **Untersuchungslösung** dürfen unter dem UV-Licht keinen größeren Fleck oder bei der Detektion mit Sprühreagenzien keine stärkere Anfärbung zeigen als die **Untersuchungssubstanz** in der **Referenzlösung**. Bei diesem Verfahren werden Verunreinigungen, sofern sie ähnlich starke Lumineszenzminderung oder Anfärbung wie die Hauptsubstanz zeigen, auf einen Gehalt von 1 bzw. 0,5% begrenzt.

halbquantitative Reinheitsprüfung zur Begrenzung von Verunreinigungen

Bei den dünnschichtchromatographischen Arbeitsvorschriften des Arzneibuchs fällt auf, dass eine Vielzahl unterschiedlicher Sorbentien, Schichtdicken Plattengrößen, Laufstrecken und Auftragevolumina vorgeschrieben werden. Eine Vereinheitlichung und damit Vereinfachung wäre wünschenswert (vgl. auch Lit. 12). Neu und begrüßenswert ist die Anwendung der DC für quantitative Bestimmungen (Kap. 21.2), obwohl das Verfahren im Arzneibuch bisher noch selten angewendet wird.

sehr heterogene Vorschriften im Arzneibuch

21.2 Prinzip der quantitativen Dünnschichtchromatographie

Dünnschichtchromatographische Untersuchungsverfahren haben in der **qualitativen** Arzneimittelanalytik große Bedeutung erlangt (Kap. 21.1), zur **quantitativen** Analyse wurden sie seltener eingesetzt. In den Arzneibüchern wurden bisher nur halbquantitative Grenzwertbestimmungen durchgeführt, die auf dem visuellen Vergleich von Fleckengrößen oder Farbintensitäten auf der DC-Platte beruhen. Eine einfache Möglichkeit der **quantitativen** Auswertung besteht darin, die nach der Trennung eines Gemisches erhaltenen Substanzzonen zusammen mit dem Sorbens von der Platte abzukratzen. Die Substanzen werden aus dem Sorbens extrahiert und anschließend, meist photometrisch, quantitativ bestimmt. Dieses **off-line** Verfahren besitzt den Nachteil, dass es arbeitsaufwendig und nur schlecht automatisierbar ist. Einen Durchbruch erzielte die quantitative DC mit der Entwicklung von Instrumenten, mit deren Hilfe **on-line** Bestimmungen direkt auf der DC-Platte möglich wurden. So können viele Proben innerhalb kurzer Zeit gemessen werden; die Bestimmungsgrenzen reichen je nach Substanz bis in den Bereich von 10^{-9} bis 10^{-11} g und liegen teilweise unter denen der GC und HPLC. Im allgemeinen Teil des Arzneibuchs wird die quantitative DC ebenfalls im Kapitel Dünnschichtchromatographie beschrieben.

Quantitative Analysenverfahren in der DC

Auskratzen der Schicht mit anschließender Analyse

Quantitative Direktauswertung auf der DC-Platte

Ziffer 2.2.27 im Arzneibuch

21.2.1 Messgeräte und Messprinzip der quantitativen Dünnschichtchromatographie

DC-Scanner

Geräte zur quantitativen Direktauswertung von Dünnschichtchromatogrammen (**DC-Scanner**, Abb. 21.3) bestehen aus einem Photometer (Kap. 11) und einer mechanischen Einrichtung, um die DC-Platte durch den Lichtstrahl des Photometers zu bewegen.

Messgeräte

Das von der Lichtquelle des Photometers ausgestrahlte monochromatische Licht wird unter einem bestimmten Winkel auf die DC-Platte gerichtet. Das diffus reflektierte Licht (**Remission**) wird in einem Empfänger gemessen. Die DC-Platte wird während der Messung langsam in der Laufrichtung des Fließmittels unter dem Lichtstrahl entlang bewegt. Solange sich die substanzfreie Platte im Lichtstrahl befindet, wird ein großer Teil der Lichtenergie reflektiert. Wird jedoch der Fleck einer Substanz vorbeigeführt, die einen Chromophor

Messprinzip

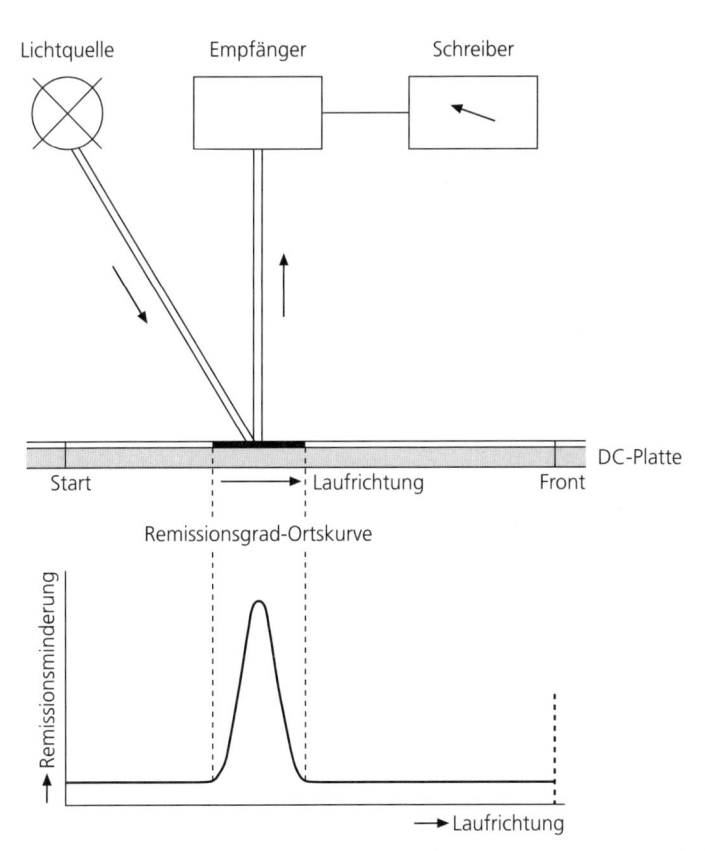

Abb. 21.3 Messprinzip bei der quantitativen Direktauswertung von Dünnschichtchromatogrammen (DC-Scanner)

(Kap. 11) besitzt, so wird ein Teil des Lichtes absorbiert, es kommt zur Remissionsminderung. Die hierbei auftretende substanzmengenabhängige Verringerung der Lichtintensität wird an der Photozelle gemessen und in einem Diagramm als **Remissionsgrad-Ortskurve** registriert. Geräte, die nach dem Prinzip der Video-Scan-Technologie arbeiten, können nur im sichtbaren Wellenbereich ohne spektrale Auflösung eingesetzt werden.

Remission, Remissionsminderung, Remissionsgrad-Ortskurve

Messsignal bei der quantitativen Direktauswertung

Die **Remissionsgrad-Ortskurve** zeigt die **Remissionsminderung** bei einer bestimmten Wellenlänge in Abhängigkeit vom R_F-Wert auf der Dünnschichtplatte. Ein Maximum in der Remissionsgrad-Ortskurve entspricht einer starken Remissionsminderung bzw. einer geringen Remission, d. h. einer starken Absorption von Licht durch den Substanzfleck. Zur Verdeutlichung ist der Zusammenhang zwischen Absorption, Remission, Remissionsminderung und der Remissionsgrad-Ortskurve in Tab. 21.2 dargestellt.

Tab. 21.2 Zusammenhang zwischen Remission, Remissionsminderung und Remissionsgrad-Ortskurve

	Leere DC-Platte	Substanzfleck
Absorption von Licht:	schwach	stark
Remission von Licht:	stark	schwach
Remissionsminderung:	schwach	stark
Remissionsgrad-Ortskurve:	Grundlinie	Maximum (Peak)

21.2.2 Durchführung quantitativer, dünnschichtchromatographischer Messungen

Ermittlung der optimalen Messwellenlänge, Remissionsspektrum

Unterschied zwischen Absorptionsspektrum und Remissionsspektrum

Zur Ermittlung der optimalen Messwellenlänge sollte ein **Remissionsspektrum** der zu bestimmenden Substanz aufgenommen werden. Die durch Remission gemessenen Spektren von Substanzen können sich in der Lage ihrer Maxima von den üblichen in Lösung gemessenen **Absorptionsspektren** (Kap. 11) unterscheiden. So liegt z. B. ein Maximum im **Remissions**spektrum des Chinins bei $\lambda = 320$ nm (Abb. 21.4) und ist gegenüber dem Maximum im **Absorptions**spektrum ($\lambda = 335$ nm) um ca. 15 nm verschoben. Zur Aufnahme des Remissionsspektrums wird die zu messende Substanz auf eine DC-Platte

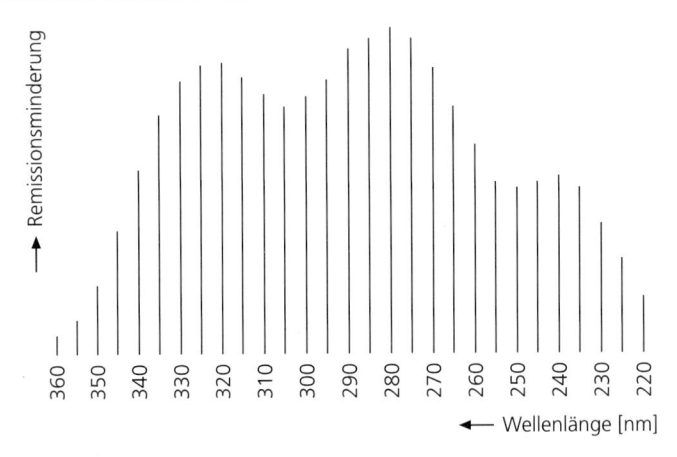

Abb. 21.4 Remissionsspektrum von Chinin

aufgetragen und die Platte entwickelt. Anschließend wird das Remissionsminimum des Substanzflecks bei unterschiedlichen Wellenlängen gemessen. Die Remissionsminima, aufgetragen in Abhängigkeit von der Wellenlänge, werden als **Remissionsspektrum** bezeichnet (Abb. 21.4). Neuere DC-Scanner können mithilfe entsprechender Software Remissionsspektren automatisch messen.

Aufnahme des Remissionsspektrums

Eine geeignete Messwellenlänge ergibt sich bei einem Maximum des Remissionsspektrums. Treten bei dieser Wellenlänge Störpeaks durch andere, unvollständig abgetrennte Substanzen auf, so kann eine Messung bei anderen Wellenlängen versucht werden. Der Substanzfleck wird mit einem Lichtstrahl abgetastet, dessen Länge und Breite durch einen Spalt auf die Größe des Substanzflecks abgestimmt wird.

Auswahl von Messwellenlänge und Spaltgröße

Substanzen, die bei Bestrahlung mit UV-Licht zur Fluoreszenz (Kap. 12) angeregt werden, können mithilfe eines Kantenfilters gemessen werden. Unter einem Kantenfilter versteht man ein Filter, das nur für die Strahlung oberhalb einer bestimmten Wellenlänge durchlässig ist.

Messung der Eigenfluoreszenz der Analysensubstanzen

Dünnschichtplatten (HPTLC-Platten)

Zur quantitativen Direktauswertung von Dünnschichtchromatogrammen sollten **HPTLC**-Platten (Platten für die Hochleistungs-Dünnschichtchromatographie, Kap. 21.1.1) verwendet werden, die eine höhere Trenneffizienz besitzen. Ihre gleichmäßige Beschichtung vermindert das Untergrundsignal bei der Messung. Bei Bedarf sollten die Platten in dem verwendeten Fließmittel oder in Methanol **vorgewaschen** werden. Aufgrund der geringeren Korngröße, des geringen Porenvolumens und der höheren Auflösung liegt die optimale Trennstrecke der HPTLC-Platten bei ca. 5 cm. Die benötigten Substanz-

Eigenschaften und Vorbehandlung der verwendeten Platten

Trennstrecke und Substanzmengen — mengen liegen um den Faktor 10–1000 niedriger als bei Normalplatten, da das Verfahren einerseits sehr empfindlich, andererseits die Belastbarkeit der HPTLC-Platten geringer als bei konventionellen DC-Platten ist.

Auftragen der Substanz

Positionierung der Analysensubstanzen und Kalibrierlösungen — Wichtig beim Auftragen der Substanz auf die DC-Platte ist die exakte **Positionierung** des Startflecks und die reproduzierbare Dosierung der Probenlösung. Mithilfe von **Positioniergeräten** ist es möglich, den Substanzfleck mit weniger als 1 mm Abweichung aufzutragen. Zur Dosierung werden Glas- oder Platin/Iridium-Festvolumenkapillaren von 0,1 bis 1 µl Inhalt verwendet, ferner können Mikroliterspritzen benutzt werden. Außerdem kann die Substanzlösung mithilfe spezieller Geräte bandenförmig auf die Startzone der DC-Platte aufgesprüht werden.

Entwicklung der Dünnschichtchromatogramme

Vorteile der Entwicklung in Horizontalkammern — Anstelle der vertikalen Entwicklung in Glaströgen (Kap. 21.1.2) werden die HPTLC-Platten für quantitative Bestimmungen üblicherweise horizontal chromatographiert. Dazu werden **Linearkammern** (Abb. 21.5) verwendet, in denen die mit der Schicht nach unten liegenden HPTLC-Platten von zwei Seiten her entwickelt werden. Das Fließmittel wird mithilfe von Glassinterplatten (Fritten) auf die HPTLC-Platte transportiert. Die Vorteile der Linearkammer liegen darin, dass auf einer Platte die doppelte Probenzahl getrennt werden kann und dass sich bei der Entwicklung von zwei gegenüberliegenden Seiten die Fließmittelfronten in der Mitte treffen und so eine gerade Linie bilden. Eine gerade Fließmittelfront ist für die instrumentelle Auswertung vorteilhaft. Außerdem kann die Dampfphase in der Linearkammer besser kontrolliert werden als bei der herkömmlichen Entwicklung im Trog, da ihr Volumen geringer ist.

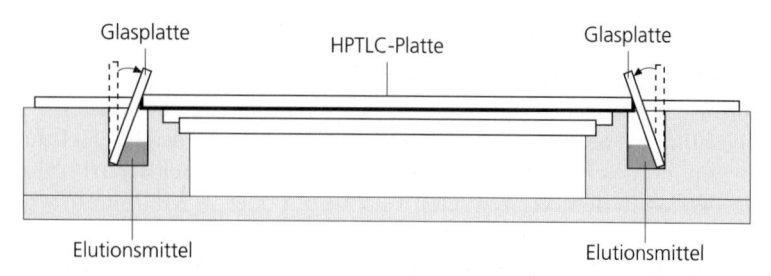

Abb. 21.5 Linearkammer zur Entwicklung von HPTLC-Platten

Für spezielle Anwendungen existieren Entwicklungskammern, bei denen das Fließmittel durch Pumpen oder anderer Fördersysteme auf die Platte transportiert wird. Hohe Auflösungen werden z. B. mit einem Gerät zur **automatischen Mehrfachentwicklung** (automated multiple development; AMD System, Fa. Camag) erreicht. Mithilfe dieses Gerätes wird das DC mit Fließmitteln abnehmender Polarität mehrfach in einer Richtung entwickelt. Nach jedem Lauf wird die Platte getrocknet, der nachfolgende Lauf führt jeweils über eine etwas größere Trennstrecke als der vorhergehende. Bei dieser **Gradientenentwicklung** erreicht man eine fokussierende Substanztrennung, d. h. es entstehen gegenüber der normalen Entwicklung schmalere und schärfere Substanzzonen, die sich genauer quantitativ messen lassen. Außerdem können Substanzen mit stark unterschiedlicher Polarität auf einer Platte getrennt werden.

Forced-flow-Technik

Automatische Mehrfachentwicklung

Fokussierung der Substanzzonen durch AMD

Quantitative Auswertung der Dünnschichtchromatogramme

Die Messung der Remissionsgrad-Ortskurve erfolgt in Elutionsrichtung der Platte (Abb. 21.6). Im Allgemeinen empfiehlt sich die Messung der **Peakhöhe**, die im Gegensatz zur GC und HPLC oft genauere Werte liefert als die **Peakfläche**. Die quantitative Auswertung wird mithilfe von Kalibrierkurven (Abb. 21.7) durchgeführt, die auf der gleichen Platte gemessen werden müssen wie die Probe (Abb. 21.6). Im Gegensatz zur Absorptionsmessung in der Photometrie (Kap. 11)

Auswertung von Peakhöhe oder Peakfläche?

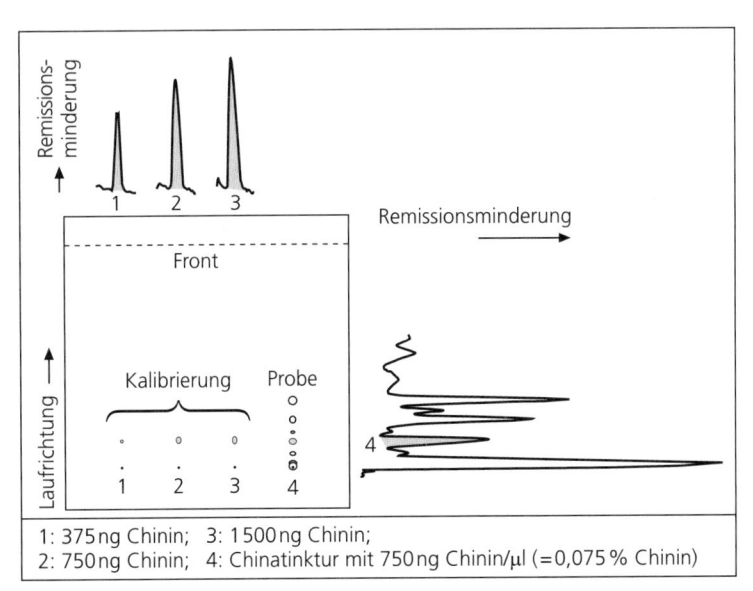

Abb. 21.6 Quantitative, dünnschichtchromatographische Bestimmung von Chinin in Chinatinktur; Dünnschichtchromatogramm und Remissionsgrad-Ortskurven (Messwellenlänge: 280 nm)

1: 375 ng Chinin; 3: 1500 ng Chinin;
2: 750 ng Chinin; 4: Chinatinktur mit 750 ng Chinin/µl (= 0,075 % Chinin)

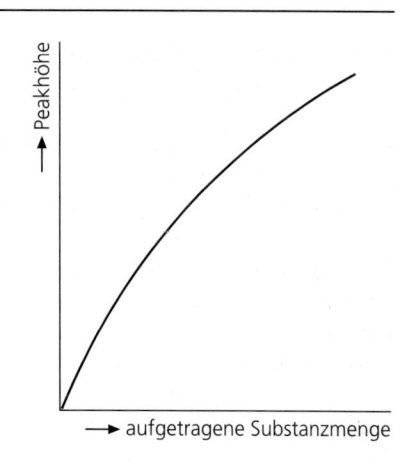

Abb. 21.7 Typischer Verlauf einer Kalibrierkurve bei der quantitativen Direktauswertung eines Dünnschichtchromatogramms

Kalibrierung, Verlauf der Kalibrierfunktion

verlaufen die Kalibrierkurven bei der Remissionsmessung nicht linear. Das Arzneibuch schreibt die Verwendung von mindestens drei Referenzlösungen (Kalibrierlösungen) vor, deren Konzentrationen den erwarteten Wert der Untersuchungslösung mit ca. 80, 100 und 120 % einschließen sollen.

21.2.3 Fehlermöglichkeiten

Bei der Durchführung der quantitativen Dünnschichtchromatographie besteht eine Vielzahl von Fehlermöglichkeiten, die jedoch bei sorgfältiger Durchführung der Methode kontrollierbar sind. Die bei der Messung anfallenden großen Datenmengen lassen sich sehr gut mithilfe von Laborrechnern oder Mikrocomputern verarbeiten.

Vermeidung von Messfehlern

Korrektur chromatographischer Fehler

Fehler, die durch den chromatographischen Vorgang bedingt sind (β-Fronten, Kap. 21.1.2, gekrümmte Fließmittelfronten), lassen sich häufig durch die **Data-Pair-Technik** (Lit. 15) ausgleichen. Dabei werden die gleichen Kalibrier- und Analysenlösungen auf jeweils zwei verschiedenen Positionen der Platte aufgetragen. Eine weitere Möglichkeit zur Korrektur von Auftrage- oder Chromatographiefehlern besteht darin, mithilfe eines Rechners das Remissionsminimum eines jeden Flecks auf der HPTLC-Platte anzusteuern. Schwankungen im Plattenuntergrund können eliminiert werden, indem vor dem Auftragen der Substanzen der Plattenuntergrund gemessen und als Basislinie elektronisch gespeichert wird. Ein weiteres Verfahren zur Korrektur von Matrixeinflüssen ist der Zweiwellenlängen-Scan, bei dem das Chromatogramm bei zwei verschiedenen Wellenlängen gemessen wird und die Daten der zweiten Messung von denen der ersten Messung abgezogen werden.

Optimierung der Auswertung

21.2.4 Anwendung der quantitativen Dünnschichtchromatographie in der Pharmazie

Durch die weitgehende Automatisierung (automatische Auftragegeräte, durch Mikrocomputer gesteuerte Messung und Auswertung) hat sich die DC auch zu einem leistungsfähigen **quantitativen** Analysenverfahren entwickelt. Aufgrund des sehr hohen Probendurchsatzes innerhalb kurzer Zeit (auf eine HPTLC-Platte können bis zu 72 Proben aufgetragen werden) eignet sich das Verfahren insbesondere zum Einsatz in der pharmazeutischen Qualitätskontrolle, bei der große Analysenzahlen anfallen (z. B. Gehaltskontrolle von Tabletten, Chargenprüfungen u. Ä.).

Stellenwert der Messmethode in der pharmazeutischen Analytik

Aufgrund der niedrigen Bestimmungsgrenze, die nur von wenigen anderen Verfahren erreicht wird, wird das Verfahren häufig zur Bestimmung des Blutplasmaspiegels von Arzneimitteln (**Drug Monitoring**) oder zur Rückstandsanalytik in Lebensmitteln (z. B. Diethylstilbestrol in Kalbfleisch) angewandt. Im Arzneibuch wird die Methode z. B. zur Gehaltsbestimmung von Phosphatidylcholin in entöltem Sojalecithin eingesetzt.

Monographie im DAB 2007

Literatur über Dünnschichtchromatographie

1) Europäisches Arzneibuch, Grundwerk 2005 (Ph. Eur. 5.0) + Nachträge 5.1 bis 5.6; Deutscher Apotheker Verlag, Stuttgart (2007)
2) Arzneibuch-Kommentar; Wissenschaftliche Erläuterungen zum Europäischen Arzneibuch und zum Deutschen Arzneibuch; Urheber: Böhme, Horst Bearb. v. Hartke, Klaus / Hartke, Helga / Wichtl, Max; Wissenschaftliche Verlagsgesellschaft, Stuttgart (2007)
3) http://www.pheur.org/knowledge.htm bzw. http://www.edqm.eu/site/page_628.php
4) Deutscher Arzneimittel-Codex (DAC) 1986, Ergänzungsbuch zum Arzneibuch, Federf. hrsg. v. Bundesvereinigung Deutscher Apothekerverbände (ABDA) Govi-Verlag, Eschborn (2006)
5) E. Stahl: Dünnschichtchromatographie – Ein Laboratoriumshandbuch, 2. Aufl.; Springer Verlag, Berlin, Heidelberg, New York (1967)
6) E. Hahn-Deinstrop: Dünnschichtchromatographie: praktische Durchführung und Fehlervermeidung. Verlag Wiley-VCH, Weinheim (1998)
7) P. Rohdewald, G. Rücker, K.W. Glombitza: Apothekengerechte Prüfvorschriften (mit 11. Ergänzungslieferung). Deutscher Apothekerverlag, Stuttgart (2006)
8) P. Pachaly: DC-Atlas, Dünnschichtchromatographie in der Apotheke; 1.–5. Lieferung. Wiss. Verlagsges., Stuttgart (2002)
9) F. Geiss: Fundamentals of Thin Layer Chromatography. Dr. A. Hüthig Verlag, Heidelberg, Basel, New York (1987)
10) H. Jork, W. Funk, W. Fischer, H. Wimmer: Dünnschichtchromatographie, Reagenzien und Nachweismethoden; Bd. 1a, 2. Aufl.. VCH Verlagsgesellschaft mbH, Weinheim (1991)
11) K. Günther: GIT Suppl. 3, 6–12 (1986)
12) E. Hahn-Deinstrop: Dünnschichtchromatographie im DAB: Offizielle DC-Methoden und sinnvolle Alternativen. Dtsch. Apoth.-Ztg. 135 (Teil 1): 2589–2595; (Teil 2): 2680–2693 (1995)

Arzneibücher und Arzneibuchkommentare

Weiterführende Literatur und Sammlungen von Arbeitsvorschriften

Literatur über quantitative Dünnschichtchromatographie

13) D. Ropte, B. Volkmann: Dünnschichtchromatographie im DAB: Innovationen bei der DC-Prüfung im DAB. Dtsch. Apoth.-Ztg. 135, 2956–2958 (1995)
14) H.P. Frey, K. Zieloff: Qualitative und quantitative Dünnschichtchromatographie. VCH Weinheim (2000)
15) R.E. Kaiser (Hrsg.): Einführung in die Hochleistungs-Dünnschichtchromatographie HPDC. Institut für Chromatographie, Bad Dürkheim (1976)
16) A. Zlatkis, R.E. Kaiser (Hrsg.): High performance thin layer chromatography. Elsevier, Amsterdam (1977)
17) S. Ebel, E. Geitz, D. Klarner, J. Hocke, M. Kaal: Einführung in die quantitative DC: Grundlagen, Möglichkeiten, Automatisierung, Teil 1–9; Kontakte (Merck) 1980 (1), S. 11; 1980 (2), S. 12; 1981 (1), S. 44; 1981 (2), S. 34; 1981 (3), S. 19; 1982 (1), S. 39; 1983 (1), S. 53; 1983 (2), S. 40; 1984 (2), S. 20
18) H. Jork, H. Wimmer: Quantitative Auswertung von Dünnschichtchromatogrammen (Literatursammlung). Vogel Verlag, Würzburg (1982)

Elektrochemische Analysenmethoden IV

Verzeichnis der Symbole
Teil IV: Elektrochemische Analysenmethoden

A	Elektrodenoberfläche	p	Ligandenzahl eines Komplexes
$c(X)$	Stoffmengenkonzentration von X*⁾	$p(X)$	Druck des Gases X
$a(X)$	Aktivität von X	r	Radius
C	elektrische Kapazität	Q	elektrische Ladung (Elektrizitätsmenge)
D	Diffusionskoeffizient		
e	Ladung des Elektrons (Elementarladung)	R	elektrischer Widerstand oder Gaskonstante
E	elektrische Feldstärke	S	Entropie
EMK	Elektromotorische Kraft einer Zelle	η	dynamische Viskosität
		ϱ	spezifischer elektrischer Widerstand
f	Aktivitätskoeffizient oder Frequenz		
		t	Zeit oder Celsius-Temperatur
F	Faraday-Konstante	T	absolute Temperatur oder Titrationsgrad
ΔG	molare freie Reaktionsenthalpie		
G	elektrischer Leitwert	u	Ionenbeweglichkeit
I	elektrische Stromstärke	U	an einer Elektrode messbare oder anliegende elektrische Spannung
I_D	Stromstärke des Diffusionsgrenzstromes		
I_{Sp}	Spitzenstromstärke	$U(Ox/Red)$	Reduktionspotential einer Elektrode gegen Bezugselektrode
I_{an}	anodische Stromstärke		
I_{kath}	kathodische Stromstärke	$U°(\ldots/\ldots)$	Normalpotential einer Elektrode
κ	elektrische Leitfähigkeit	$U^*(\ldots/\ldots)$	Standardpotential einer Elektrode
k	Proportionalitätsfaktor	U_E	Elektrolysespannung an einer Zelle
K	Gleichgewichtskonstante		
$L(XY)$	Löslichkeitsprodukt von XY	U_Z	Zersetzungsspannung einer elektrolytischen Zelle
λ	molare Ionenleitfähigkeit		
Λ	molare Leitfähigkeit	v	Ionenwanderungsgeschwindigkeit oder Spannungsvorschubgeschwindigkeit
Λ^*	Äquivalentleitfähigkeit		
m	Masse oder Ausflussgeschwindigkeit des Quecksilbers		
		χ	Molenbruch
M	molare Masse	z	Zahl der Elektronen pro Formelumsatz oder Ladungszahl von Teilchen
$n(X)$	Stoffmenge von X		
ν	stöchiometrischer Koeffizient		

*⁾ Gemäß DIN 32 625 sollen bei Angaben der Stoffmengenkonzentration Größengleichungen wie $c(1/5\ KMnO_4) = 0,1\ mol \cdot l^{-1}$ verwendet werden.

Die elektrochemischen Analysenmethoden beruhen auf physikalischen oder chemischen Vorgängen, die in **elektrochemischen Zellen** unter **Ladungsaustausch** an den Elektroden ablaufen, wobei die zu bestimmenden Substanzen meist in einem Elektrolyten gelöst vorliegen. Elektrochemische Zellen bestehen im Wesentlichen aus zwei **Elektroden**, die in den Elektrolyten hineinragen. Wie andere chemische Reaktionen können Umsetzungen in der Zelle selbsttätig ablaufen oder durch Vorgabe entsprechender Bedingungen, hier durch außen angelegte Spannungen oder Ströme, erzwungen werden. Folgende an elektrochemischen Zellen messbare oder von außen vorgebbare Größen werden zu qualitativen oder quantitativen Bestimmungen von Substanzen herangezogen:

Elektrochemische Zellen

Elektroden

- **Spannung** der Zelle
- Durch die Zelle fließende elektrische **Stromstärke**
- Durch die Zelle transportierte **elektrische Ladung** (Elektrizitätsmenge)
- **Elektrischer Widerstand** der Zelle
- **Wanderungsgeschwindigkeit** (bzw. -strecken) von Ionen im elektrischen Feld.

Messgrößen

Die elektrische Messgröße kann entweder **direkt** zur quantitativen Bestimmung oder im Rahmen einer Titration zur **Indizierung von Äquivalenzpunkten** herangezogen werden. So dient die auf spontanen Prozessen beruhende Eigenspannung einer elektrochemischen Zelle passender Bauart sowohl bei der **Potentiometrie** als auch bei der **potentiometrischen Titration** als Messgröße. Derartige **elektrometrische Indizierungsverfahren** sind bei fast allen klassischen Titrationen möglich. Die **Elektrogravimetrie** verwendet den elektrischen Strom nur als Hilfsmittel: Nach Abscheidung mittels elektrischen Stromes erfolgt eine Wägung der vollständig abgeschiedenen Stoffmenge. Bei der **Coulometrie** dient die zum vollständigen Stoffumsatz notwendige Elektrizitätsmenge (Ladung) als Messgröße. Die **Konduktometrie** beruht auf der elektrischen Leitfähigkeit der Analysenlösung, die **Elektrophorese** auf dem Wanderungsverhalten der Analysensubstanz im elektrischen Feld.

Direktverfahren

Indizierung von Äquivalenzpunkten

Elektrochemische Analysenverfahren

Ein mit elektrochemischen Vorgängen in der Zelle verbundener Strom heißt **Faraday'scher Strom**. Er steht in Beziehung zu der an die Zelle angelegten Spannung. Die physikalischen und chemischen Vorgänge in einer Zelle hängen auch von Art und Größe ihrer Elektroden ab. Folgende Elektrodentypen sind wichtig:

Faraday'scher Strom

- Elektroden, denen von außen Spannungen aufgeprägt werden können (in einem gewissen Spannungsbereich), ohne dass sich ein Stromfluss ergibt (**polarisierbare Elektroden**). Erst bei charakteristischen Spannungen treten an diesen Elektroden Umsetzungen der zu analysierenden Substanzen, die zu einem Stromfluss führen, ein.

Elektrodentypen

- **Mikroelektroden**, an denen bei Stromfluss Veränderungen der Zusammensetzung der umgebenden Lösung auftreten.
- Elektroden, die unabhängig von der Stärke des hindurchfließenden Stromes ihre Spannung gegenüber der Analysenlösung beibehalten (**Bezugselektroden**).

Vorgegebene Größe und Messgröße

An eine elektrochemische Zelle kann von außen eine Spannung oder eine Stromstärke angelegt und die sich ergebende Stromstärke bzw. Spannung gemessen werden. Die angelegte Spannung wird bei einigen Analysenverfahren zeitlich verändert (**Scan**). Zusammen mit diesen Arbeitsweisen ergibt sich bei Verwendung der möglichen Kombinationen von Elektrodentypen eine Vielzahl elektrochemischer Analysenverfahren. Schema IV gibt einen Überblick. Speziellere elektrochemische Bestimmungsverfahren sind in Schema IV nicht erfasst.

Elektrochemische Analysenverfahren

Komplexe Methoden wie die **cyclische Voltammetrie**, **Pulspolarographie** oder die **Wechselspannungsvoltammetrie**, bei denen zusätzliche veränderliche Spannungen an die Zellen gelegt werden, können trotz erheblicher praktischer Bedeutung im Rahmen dieses Buches nur unvollständig Berücksichtigung finden. Insgesamt können etwa 70 elektrochemische Analysenverfahren unterschieden werden. Eine klassifizierende Nomenklatur wurde von der IUPAC vorgeschlagen (Übersicht in Lit. 24.1). Mit dem Fortschritt der Elektronik wurden einfach zu bedienende leistungsfähige Geräte für die elektroanalytischen Verfahren entwickelt. Im Folgenden sind sowohl die theoretischen Grundlagen der Elektrochemie als auch die Prinzipien der Anordnungen berücksichtigt (Kap. 22, Lit. 1–14).

Elektrochemie und pharmazeutische Analytik

In der pharmazeutischen Analytik gewinnen elektrochemische Verfahren bei Identitäts- und Reinheitsprüfungen sowie bei Gehaltsbestimmungen von Arzneistoffen Bedeutung. Auch in die Arzneibücher finden elektrometrische Methoden zunehmend Eingang. Das Deutsche und das Europäische Arzneibuch lassen die Endpunkte vieler Titrationen **potentiometrisch** oder mit anderen **elektrochemischen** (auch „elektrometrischen") Methoden indizieren (Kap. 23, Lit. 6–9). Anwendung findet auch die **Elektrophorese**. Die **Polarographie** wird als empfindliche Spurenmethode u.a. von der U.S. Pharmacopeia (USP 30) eingesetzt. Voltammetrie und Potentiometrie finden auch bioanalytische Anwendung sowie bei der in-vivo Elektrochemie (Kap. 22, Lit. 15).

Elektrochemische Analysenmethoden

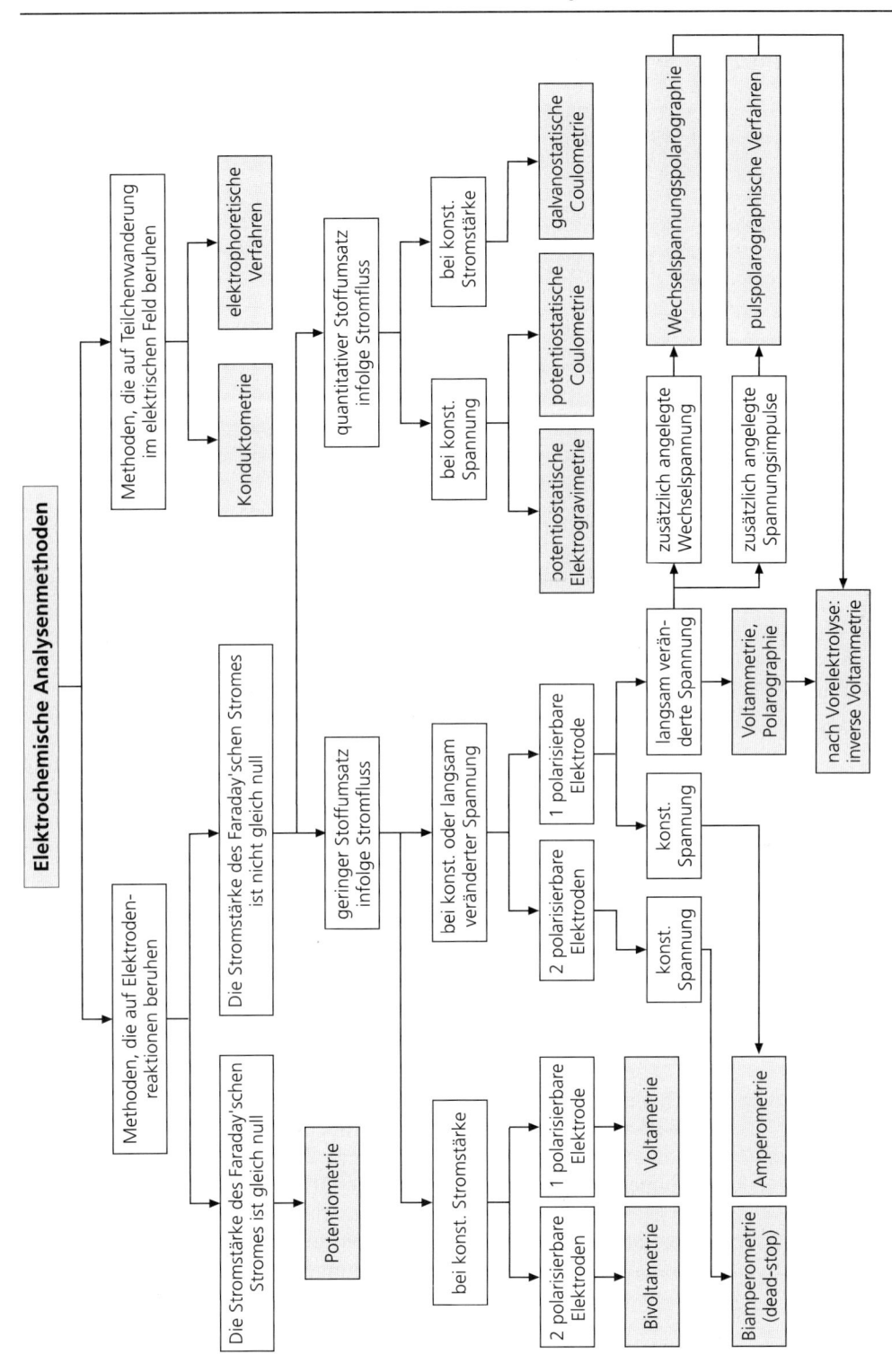

Schema IV Systematik der wichtigsten elektrochemischen Analysenmethoden (grau: die in diesem Buch behandelten Methoden)

22 Allgemeine Einführung in die Elektrochemie

22.1 Elektrodenvorgänge

Taucht man ein Metallstück in eine Lösung ein, die (außer Anionen) nur das Kation des betreffenden Metalls enthält, so laufen zwei Vorgänge ab:

- Metallatome gehen unter **Elektronenabgabe** (Oxidation) als Kationen in Lösung, während die Elektronen auf dem Metallstück zurückbleiben und dieses **negativ aufladen**:

Metallauflösung: Oxidation

$$\text{Metallatome} \rightarrow \text{Metallkationen} + \text{Elektronen}$$

- Metallkationen der Lösung **nehmen Elektronen** auf (Reduktion) und scheiden sich als Metallatome am Metallstück ab. Dieser Vorgang versucht, das Metallstück **positiv aufzuladen**:

Metallabscheidung: Reduktion

$$\text{Metallkationen} + \text{Elektronen} \rightarrow \text{Metallatome}$$

Welcher dieser beiden konkurrierenden Vorgänge zunächst überwiegt, hängt von der Art des Metalls und von der Konzentration der Lösung ab. Lädt sich das Metallstück unter Wirkung der beiden beschriebenen Vorgänge insgesamt negativ auf, so verlangsamt sich der zuerst genannte Vorgang, während der zweite zunimmt, bis gleiche Ladungsumsätze pro Zeiteinheit erreicht sind. Entsprechendes gilt bei positiver Auflagung des Metallstückes: Anfangs überwiegt der zweite Vorgang. In beiden Fällen stellt sich ein **elektrochemisches Gleichgewicht** ein, das zur Ausbildung einer negativen oder positiven Ladung des Metalls und einer entgegengesetzten Ladung in der Lösung führt. Wie andere chemische Gleichgewichte stellt das elektrochemische Gleichgewicht ein **dynamisches Gleichgewicht** dar. Charakteristisch ist dabei, dass trotz des bestehenden Gleichgewichtes dem Betrag nach gleiche **Austauschströme** an der Elektrode in beiden Richtungen (innerhalb der Zelle) fließen. Ein äußerer Strom fließt nicht, da die Ströme sich wegen ihrer entgegengesetzten Richtung aufheben (Es ist ohnehin kein äußerer Stromkreis vorhanden). Soll jedoch das sich einstellende Gleichgewichtspotential (s. Kap. 22.2) mittels eines äußeren Stromkreises gemessen werden, so muss die in diesem fließende Stromstärke viel kleiner (hochohmiges Messgerät) als die Austauschströme sein, da andernfalls das Gleichgewicht gestört und das Elektrodenpotential hierdurch verändert wird.

Elektrochemisches Gleichgewicht

Austauschströme

Notwendigkeit der hochohmigen Spannungsmessung

Elektrodenvorgänge

Auflösung des Elektrodenmetalls (z.B. Zn^{2+}/Zn-Elektrode)

Metallabscheidung (z.B. Ag^+/Ag-Elektrode)

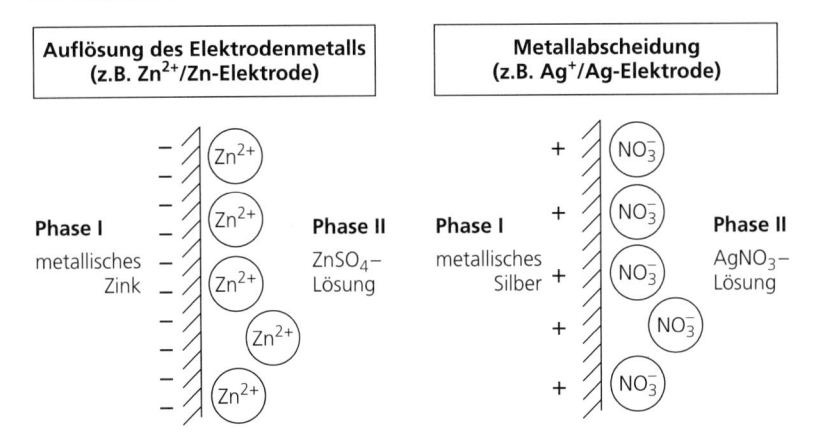

Phase I: metallisches Zink — Phase II: $ZnSO_4$-Lösung

Phase I: metallisches Silber — Phase II: $AgNO_3$-Lösung

Abb. 22.1 Ausbildung von Ladungsdoppelschichten an der Grenzfläche Metall/Lösung

Die entgegengesetzten Ladungen auf dem Metallstück und in der Lösung üben Anziehungskräfte aufeinander aus. Daher sind Ladungen an der Phasengrenze zwischen Metall und Lösung lokalisiert. Es kommt zur Ausbildung einer **Ladungsdoppelschicht** (Abb. 22.1). Auf der Lösungsseite der Doppelschicht bedeutet dies ein Überwiegen von Kationen bzw. Anionen im Vergleich zum Inneren des Elektrolyten. Es soll nicht unerwähnt bleiben, dass kompliziertere Modelle der Phasengrenzschicht lösungsseitig von mehreren Zonen ausgehen (Solvenszone, Ionenzone, diffuse Ionenzone). Das Metallstück wird, nicht ganz zutreffend, häufig als **Elektrode** bezeichnet: Die geschilderten Vorgänge machen jedoch deutlich, dass **beide Phasen** (Metall und Lösung) für die Aufladung des Metalls bzw. der Lösung verantwortlich sind. Daher genauer:

■ Eine Elektrode ist ein System, das aus (mindestens) zwei Phasen besteht.

Die Metallphase einer Elektrode, über die der Anschluss zu einem äußeren Stromkreis erfolgen kann, heißt **Pol** (oder **Klemme**) der Elektrode. Im Gegensatz zu chemischen Redoxreaktionen, bei denen der Elektronenaustausch zwischen gelösten Reaktionspartnern stattfindet, ist bei den oben beschriebenen Reaktionen ein in die Lösung eintauchender Leiter am Elektronenaustausch beteiligt. Die an der Elektrode stattfindende **elektrochemische Reaktion** erfolgt in der **Phasengrenzschicht**. Derjenige Teil der Elektrodenreaktion, bei dem Teilchen durch die Phasengrenze hindurchtreten, heißt **Durchtrittsreaktion**. Die als Beispiele genannten Elektrodenreaktionen sind **heterogene Reaktionen**, da sich die Reaktionspartner in verschiedenen Phasen befinden. Wie andere chemische Reaktionen verlaufen sie mit endlicher Geschwindigkeit.

Ionenelektroden · Die oben betrachteten Metall/Metallsalz-Elektroden stellen **Ionenelektroden** dar: Durch die Grenze zwischen den Phasen treten Ionen hindurch. Man unterscheidet hiervon die **Redoxelektroden** (vgl. Kap. 22.3.3), wie die in eine Fe^{3+}/Fe^{2+}-Lösung eintauchende Platinelektrode, die die Rolle eines **Elektronenüberträgers** zwischen Fe^{2+} und Fe^{3+} wahrnimmt. Hier treten nicht Ionen, sondern Elektronen durch die Phasengrenze. Die Reaktionspartner Fe^{2+} und Fe^{3+} befinden sich in der gleichen Phase – die Reaktion verläuft **homogen**.

Redoxelektroden

Homogene Elektrodenreaktion

22.2 Elektrodenpotentiale; Nernst'sche Gleichung

Phasengrenze: Potentialdifferenz

Die in Kap. 22.1 betrachtete Ladungsdoppelschicht an der Phasengrenze einer Elektrode (Abb. 22.1) erzeugt zwischen den Phasen eine **Potentialdifferenz (Spannung)**. Diese ist ein Maß für die Triebkraft der zugrunde liegenden elektrochemischen Reaktion. Betrachtet man die Zn^{2+}/Zn-Elektrode, so leuchtet ein, dass eine Erhöhung der Zn^{2+}-Konzentration der Elektrolytlösung der Auflösungstendenz des Elektrodenmetalls, d.h. der Bildung von Zn^{2+}-Ionen entgegenwirkt. Die sich einstellende Potentialdifferenz ist deshalb **konzentrationsabhängig**. Betrachtet man verschiedene Elektrodenmetalle, so liegt nahe, dass bei jeweils gleicher Metallsalz-Konzentration die Potentialdifferenz durch den **Charakter des Elektrodenmetalls** – entsprechend seiner Neigung in Ionen überzugehen – beeinflusst wird. Ebenso muss sich die Zahl der pro Metallatom ausgetauschten **Ladungen** auf die Potentialdifferenz auswirken.

Einflussgrößen auf Potentialdifferenz

Eine quantitative Beziehung für die Potentialdifferenz von Ionenelektroden, welche die oben genannten Einflüsse berücksichtigt, wurde 1889 von W. Nernst abgeleitet, der für seine Arbeiten über die elektromotorische Wirkung der Ionen und die Theorie der galvanischen Elemente 1920 den Nobelpreis erhielt. Für den Fall der betrachteten Zn^{2+}/Zn-Elektrode im elektrochemischen Gleichgewicht lautet die **Nernst'sche Gleichung**:

Nernst'sche Gleichung für Zn^{2+}/Zn-Elektrode

$$U(Zn^{2+}/Zn) = U^0(Zn^{2+}/Zn) + \frac{RT}{2F} \ln c(Zn^{2+}) \qquad \text{(Gl. 22.1)}$$

$U(Zn^{2+}/Zn)$ = Elektrodenpotential im Gleichgewicht (V)
$U^0(Zn^{2+}/Zn)$ = Normalpotential des Zinks (V)
$c(Zn^{2+})$ = Zinkionenkonzentration $(mol \cdot l^{-1})$*)
T = absolute Temperatur (K)
F = Faraday-Konstante $(96\,487\, C \cdot mol^{-1})$
R = Gaskonstante $(8{,}314\, J \cdot mol^{-1} \cdot K^{-1})$

---

*) Da als Numerus eines Logarithmus nur ein Zahlenwert auftreten darf, sind in Ausdrücken wie Gl. 22.1 grundsätzlich dimensionslose relative Konzentrationen, Aktivitäten bzw. Drücke zu verwenden.

Die Gleichung besagt, dass die Potentialdifferenz an einer Zn^{2+}/Zn-Elektrode von der Konzentration der Zinkionen abhängt. Gl. 22.1 gilt für die elektrochemische Reaktion

$$Zn^{2+} + 2e^- \rightarrow Zn$$

Betrachtet man den allgemeinen Fall einer elektrochemischen Gleichgewichtsreaktion

$$dD + eE + \ldots + ze^- \rightarrow pP + qQ \ldots$$

so lautet die Nernst'sche Gleichung bei Einsetzen der Zahlenwerte für R und F sowie – aus praktischen Zwecken – Verwendung des dekadischen Logarithmus:

$$U(D, E\ldots/P, Q\ldots) = U^*(D, E\ldots/P, Q\ldots) + \frac{f}{z} \lg \frac{a^d(D) \cdot a^e(E) \ldots}{a^p(P) \cdot a^q(Q) \ldots}$$

Nernst'sche Gleichung allgemein

(Gl. 22.2)

$a(X)$	= Aktivität des Reaktionsteilnehmers X ($mol \cdot l^{-1}$)
$U(D, E\ldots/P, Q\ldots)$	= Elektrodenpotential im Gleichgewicht (V)
$U^*(D, E\ldots/P, Q\ldots)$	= Standardpotential (V)
z	= Zahl der Elektronen pro Formelumsatz
f	= 0,057 V bei 15 °C
f	= 0,058 V bei 20 °C
f	= 0,059 V bei 25 °C

In der allgemein gültigen Gl. 22.2 werden **Aktivitäten** (a) anstelle von Konzentrationen verwendet. Ändert sich der Quotient im logarithmischen Ausdruck um eine Dekade, so ändert sich das Potential U der Elektrode um f/z, bei 25 °C und $z = 1$ also um 59 mV. Bei kleinen Konzentrationen[*] können die Aktivitäten näherungsweise durch die Konzentrationen ersetzt werden. Vergleicht man mit der speziellen Gl. 22.1, so wird deutlich, dass auch dort die Zahl der pro Zinkatom freigesetzten Elektronen im Nenner des Faktors des logarithmischen Ausdruckes auftritt. Weiterhin fällt auf, dass in Gl. 22.1 keine Aktivität bzw. Konzentration für Zinkmetall erscheint. Naturgemäß ist die **Aktivität reiner Phasen** (Flüssigkeiten, Festkörper) nicht variabel, sodass dieser Anteil in den Ausdruck für das **Standardpotential** U^* übernommen werden kann. Dies bedeutet, dass im logarithmischen Ausdruck die Aktivität reiner Phasen gleich 1 gesetzt wird.

Konzentration und Aktivität

Aktivität reiner Phasen

---

[*] Dies gilt auch für Fremdionen. Diesbezügliche Bedeutung der Ionenstärke s. Lehrbücher der Physikalischen Chemie (Lit. 10 bis 14).

Gasphasen: Fugazität

Sind **Gasphasen** an der Ausbildung der Elektrodenpotentiale beteiligt, so tritt anstelle der Aktivität deren **Fugazität** (vgl. Lehrbücher der physikalischen Chemie), die entsprechend der Konzentration von Lösungen näherungsweise durch den **Druck** des Gases ersetzt werden kann. Im Falle gasumspülter Metallelektroden (z. B. wasserstoffumspülte Platinelektrode, vgl. Kap. 22.3.2) ist der Druck des Gases gleich dem auf dem Elektrolyten lastenden Außendruck. Das Auftreten der absoluten Temperatur T vor dem Logarithmus gibt nicht die vollständige **Temperaturabhängigkeit** des Elektrodenpotentials an, da das Potential U^* seinerseits temperaturabhängig ist. Hervorzuheben ist, dass im **Zähler** von Gl. 22.2 die **Aktivitäten der oxidierten Formen** sowie der Stoffe (z. B. **Protonen**) stehen, die sich zusammen mit den Elektronen auf der einen Seite der Reaktionsgleichung befinden, im **Nenner die Aktivitäten der reduzierten Formen**.

Temperaturabhängigkeit des Elektrodenpotentials

Galvanische Kette

Es ist nicht möglich, das Potential einer einzelnen Elektrode zu messen. Eine Messung gelingt nur, wenn die Elektrode mit einer zweiten Elektrode zu einer **galvanischen Kette** zusammengeschaltet und deren Zellspannung gemessen wird. Da infolge Stromfluss Veränderungen der Zellspannung auftreten, muss die Messung im stromlosen Zustand erfolgen (**Leerlaufspannung der Kette**). Um verschiedene Elektroden miteinander vergleichen zu können, wird die Spannungsmessung unter standardisierten Bedingungen (z. B. 25 °C, 1,013 bar, 1-aktive bzw. 1-normale Lösungen) unter Verwendung von **Bezugs- oder Vergleichselektroden** mit reproduzierbarem, konstantem Potential vorgenommen. Beziehen sich die Angaben auf die „Normalwasserstoffelektrode" (vgl. Kap. 22.3.2), so spricht man von **Normalpotentialen** (U^0 in Gl. 22.1), bei Messung gegen eine **Standardwasserstoffelektrode** (und Bezug auf Aktivitäten) von **Standardpotentialen** (U^* in Gl. 22.2). Beide Begriffe werden jedoch häufig nicht deutlich unterschieden (Kap. 22.3.2 u. 22.3.3).

Leerlaufspannung der Kette, Messung

Bezugs-, Vergleichselektroden

Normalpotentiale Standardpotentiale

22.3 Arten von Elektroden

22.3.1 Metall(ionen)elektroden

Ionenelektroden

Metallelektroden (genauer: Metallionenelektroden) wie die Zn^{2+}/Zn-Elektrode oder die Ag^+/Ag-Elektrode (vgl. Kap. 22.1 und 22.2) stellen **Ionenelektroden** dar. Einen Sonderfall von Metallelektroden bilden die **Amalgamelektroden**, bei denen Quecksilber als Pol der Elektrode fungiert, an der Elektrodenreaktion nimmt es jedoch nicht teil. Das an der elektrochemischen Reaktion beteiligte Metall (z. B. Zn) liegt als Amalgam gelöst vor, sodass in der Nernst'schen Gleichung seine Amalgamkonzentration(aktivität) zu berücksichtigen ist.

Amalgamelektroden

Elektroden 1. Art

Die bisher betrachteten Metallelektroden werden auch als **Elektroden 1. Art** bezeichnet. Ist das Elektrodenmetall von einer Schicht eines seiner schwer löslichen Salze umgeben, so ist die Elektrodenreaktion mit einer chemischen Gleichgewichtsreaktion, nämlich dem **Löslichkeitsgleichgewicht** des Salzes, verbunden. Die Ionenaktivität des Kations wird durch das entsprechende Löslichkeitsprodukt und die Ionenaktivität des Anions in der Lösung bestimmt. Solche Elektroden heißen **Elektroden 2. Art**.

Elektroden 2. Art

Elektroden 2. Art

Die **Silber/Silberchlorid-Elektrode** besteht aus einem Silberdraht, der mit einer AgCl-Schicht bedeckt ist und in eine KCl-Lösung eintaucht. Es laufen folgende Reaktionen ab:

Durchtrittsreaktion (Phasengrenze): $\quad Ag^+ + e^- \rightleftharpoons Ag$
Gekoppeltes Löslichkeitsgleichgewicht: $\quad AgCl \rightleftharpoons Ag^+ + Cl^-$
Gesamt-Elektrodenreaktion: $\quad AgCl + e^- \rightleftharpoons Ag + Cl^-$

Reaktionsschritte an der Silber/Silberchlorid-Elektrode

Für eine Silberelektrode 1. Art (Ag-Metall in AgNO$_3$-Lösung) ergibt die Nernst'sche Gleichung (Gl. 22.1 bzw. 22.2) bei 25 °C:

$$U(Ag^+/Ag) = U^*(Ag^+/Ag) + 0{,}059 \cdot \lg a(Ag^+) \quad \text{(Gl. 22.3)}$$

Nernst'sche Gleichung für Silberelektrode 1. Art

Die Konzentration $a(Ag^+)$ an der Phasengrenze des Elektrodenpols ergibt sich mit dem Löslichkeitsprodukt:

$$a(Ag^+) = \frac{L(AgCl)}{a(Cl^-)}$$

Bedeutung des Löslichkeitsproduktes

Durch Einsetzen von $a(Ag^+)$ in Gl. 22.3 ergibt sich:

$$U(Ag^+/AgCl/Ag) = U^*(Ag^+/Ag) + 0{,}059 \cdot \lg \frac{L(AgCl)}{a(Cl^-)}$$
$$\text{(Gl. 22.4)}$$

Nernst'sche Gleichung für Silberelektrode 2. Art

Zusammenfassen der konstanten Glieder ergibt das Standardpotential der Elektrode 2. Art:

$$U^*(Ag^+/AgCl/Ag) = U^*(Ag^+/Ag) + 0{,}059 \cdot \lg L(AgCl)$$
$$\text{(Gl. 22.5)}$$

Standardpotential der Silber/Silberchloridelektrode

Das **Standardpotential der Silber/Silberchloridelektrode** ist also nicht identisch mit dem Standardpotential für die in Gl. 22.3 behandelte Silberelektrode 1. Art. Es hängt vom Löslichkeitsprodukt der AgCl-Phase ab. Die Gleichung für das Potential der Silber/Silberchloridelektrode wird damit:

$$U(Ag^+/AgCl/Ag) = U^*(Ag^+/AgCl/Cl^-) - 0{,}059 \cdot \lg a(Cl^-)$$
$$\text{(Gl. 22.6)}$$

Potential der Silber/Silberchloridelektrode

Das Potential der Silber/Silberchloridelektrode wird (über das Löslichkeitsprodukt des AgCl) durch die Chloridionenaktivität bestimmt. Hierauf beruht die Bedeutung solcher Elektroden: Bei großer Anionenaktivität (hier an Chlorid) ist ihr Potential praktisch konstant.

Kalomelelektrode

Eine weitere Elektrode 2. Art ist die **Kalomelelektrode**, die durch die Phasen

$$\text{Hg}/\text{Hg}_2\text{Cl}_2(\text{fest})/\text{Cl}^- \text{ (in Lösung)}$$

symbolisiert werden kann. Elektrodenmetall ist Quecksilber, das von einer Schicht von festem Hg_2Cl_2 (angeteigt mit Hg) bedeckt ist. Elektrolyt ist eine mit Hg_2Cl_2 gesättigte KCl-Lösung (Abb. 22.2). Die Fritte stellt die ionenleitende Verbindung zum Elektrolyten der Gegenelektrode her und verhindert eine rasche mechanische Mischung der beiden Lösungen. Das Potential dieser Elektrode ergibt sich analog zur Ableitung für die Ag/AgCl-Elektrode mit Hilfe der Nernst'schen Gleichung:

Potential der Kalomelelektrode

$$U(\text{Hg}_2^{2+}/\text{Hg}_2\text{Cl}_2/\text{Hg}) = U^*(\text{Hg}_2^{2+}/\text{Hg}_2\text{Cl}_2/\text{Hg}) - 0{,}059 \cdot \lg a(\text{Cl}^-)$$

(Gl. 22.7)

Bedeutung der Elektroden 2. Art: Bezugselektroden GKE, SCE, NKE

Die Bedeutung der Silber/Silberchlorid-Elektrode und der Kalomelelektrode liegt in der guten Reproduzierbarkeit ihrer Potentiale, sodass sie sich als **Bezugselektroden** eignen. Die Konzentrationen der KCl-Lösungen sind konstant zu halten. Verwendet werden die **gesättigte Kalomelelektrode** (GKE; saturated calomel electrode, SCE), die **Normalkalomelelektrode** (NKE) mit 1 mol KCl/l oder auch die **0,1 M-Kalomelelektrode**, deren 0,1 molare KCl-Lösung einer Chloridionenaktivität von 0,077 mol $\cdot$ l^{-1} (bei 25 °C) entspricht.

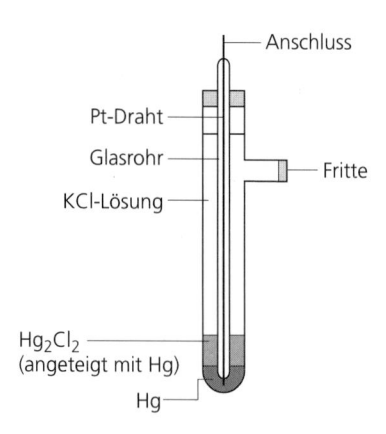

Abb. 22.2 Prinzipieller Aufbau einer Kalomelelektrode

22.3.2 Gaselektroden

Abb. 22.3 zeigt den prinzipiellen Aufbau einer **Gaselektrode**, bei der ein Metallblech (Elektrodenmetall) mit einem eingeleiteten Gas (z. B. Wasserstoff) umspült wird. Als Elektrodenmetall dient meist Platin, dessen Oberfläche elektrolytisch platiniert, d. h. mit einer Schicht von fein verteiltem Platin bedeckt ist. Dieses besitzt die Fähigkeit, Gase wie Wasserstoff zu lösen oder zu adsorbieren. Eine wichtige Gaselektrode ist die **Wasserstoffelektrode**. Der in der Elektrodenoberfläche gelöste Wasserstoff vermag (wie ein Metall) Ionen (Protonen) in die Elektrolytlösung zu entsenden. Platin wirkt dabei auch als Katalysator. Es stellt sich das folgende elektrochemische Gleichgewicht ein (Durchtrittsreaktion ist eine Ionenreaktion):

Aufbau einer Gaselektrode

Wasserstoffelektrode

$$2H^+ + 2e^- \rightleftarrows 2H \rightleftarrows H_2$$

Die Nernst'sche Gleichung gem. Gl. 22.2 für die Wasserstoffelektrode lautet:

Potential der Wasserstoffelektrode

$$U(H^+/H_2) = U^*(H^+/H_2) + \frac{0{,}059}{2} \cdot \lg \frac{a^2(H^+)}{p(H_2)} \qquad (Gl.\ 22.8)$$

$p(H_2)$ = Wasserstoffdruck

Nernst wählte als Bezugselektrode zur Messung der **Normalpotentiale** von Elektroden die Wasserstoffelektrode bei einer Protonenkonzentration von $1\,\text{mol} \cdot l^{-1}$ und einem Wasserstoffdruck von 1 atm ($= 0{,}101\,\text{MPa} = 1{,}013\,\text{bar}$) (**Normalwasserstoffelektrode**). Diese erhielt dadurch definitionsgemäß für alle Temperaturen das Potential null. Später wurde die Wasserstoffelektrode mit einer Protonenaktivität von $1\,\text{mol} \cdot l^{-1}$ – z. B. ist eine 1-aktive Salzsäure bei 25 °C 1,153-

Normalwasserstoffelektrode

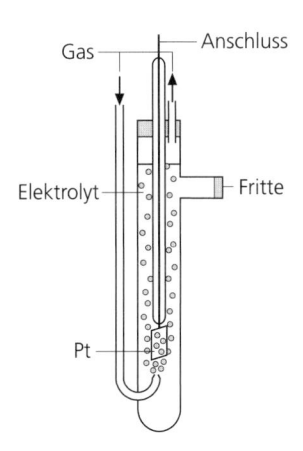

Abb. 22.3 Prinzipieller Aufbau einer Gaselektrode

molar – bei einem Druck von 1,013 bar*⁾ als Bezugselektrode festgelegt (**Standardwasserstoffelektrode**, SHE). Wegen der umständlicheren Handhabung von Gaselektroden erfolgt die Messung von Zellspannungen in der Praxis meist unter Verwendung von Elektroden 2. Art als Bezugselektroden.

Standardwasserstoffelektrode

Wie Gl. 22.8 zeigt, kann die Wasserstoffelektrode im Prinzip (vgl. Kap. 23.1.1) zur Bestimmung der **Wasserstoffionenaktivität (bzw. des pH-Werts)** von Lösungen dienen. Die Platinoberfläche kann jedoch durch Stoffe wie CN^- oder H_2S vergiftet werden. Auch können Stoffe wie Nitrat, die mit Wasserstoff Redoxreaktionen eingehen, stören. Die pH-Messung wird in solchen Lösungen fehlerhaft. Bei der praktischen Messung werden daher leichter zu handhabende Elektroden, wie die **Glaselektrode** (vgl. Kap. 23.2) verwendet.

Bestimmung des pH-Werts mit der Wasserstoffelektrode

Glaselektrode

22.3.3 Redoxelektroden

Ein inertes Metall wie Platin, das in eine Lösung eintaucht, kann von Lösungsbestandteilen Elektronen aufnehmen oder an diese abgeben und dadurch ein Potential gegenüber der Lösung annehmen. Eine solche Anordnung heißt **Redoxelektrode**.

Was ist eine Redoxelektrode?

Redoxsystem Fe^{3+}/Fe^{2+}

Taucht ein Platinblech in die Lösung eines Reduktionsmittels wie Fe^{2+} ein, so nimmt es die bei der Oxidation von Fe^{2+} zu Fe^{3+} freiwerdenden Elektronen auf und wird damit negativ geladen. Im Gegensatz zur Oxidation des Zinkmetalls in Abb. 22.1 ist das Platin nicht an der chemischen Reaktion beteiligt. Umgekehrt kann die Reduktion eine Fe^{3+}-Lösung zu positiver Auflladung des Platins führen. Liegt ein Gemisch beider Ionenarten vor, so konkurrieren die Vorgänge, wobei sich am Platin das der Nernst'schen Gleichung entsprechende **Redoxpotential** einstellt:

Redoxpotential des Systems Fe^{3+}/Fe^{2+}

$$U(Fe^{3+}/Fe^{2+}) = U^*(Fe^{3+}/Fe^{2+}) + 0{,}059 \cdot \lg \frac{a(Fe^{3+})}{a(Fe^{2+})}$$

(Gl. 22.9)

Das Standardpotential U^* wird dann erhalten, wenn Oxidations- und Reduktionsmittel in gleicher Aktivität vorliegen ($\lg[a(Fe^{3+})/a(Fe^{2+})] = 0$).

---

*⁾ Von IUPAC wurde ein Druck von 1 bar empfohlen. Bezugstemperatur ist meist 25 °C.

Redoxsystem MnO_4^-/Mn^{2+}

Ein anderes wichtiges analytisches Beispiel eines Redoxvorganges ist die Reaktion:

$$MnO_4^- + 8H^+ + 5e^- \rightleftarrows Mn^{2+} + 4H_2O$$

Taucht ein Platinblech in eine MnO_4^-/Mn^{2+}-Lösung ein, so bildet sich im Gleichgewicht folgendes Redoxpotential aus:

$$U(MnO_4^-/Mn^{2+}) = \\ = U^*(MnO_4^-/Mn^{2+}) + \frac{0{,}059}{5} \cdot \lg \frac{a(MnO_4^-) \cdot a^8(H^+)}{a(Mn^{2+})} \quad (Gl.\ 22.10)$$

Redoxpotential des Systems MnO_4^-/Mn^{2+}

Da die **Wasserstoffionenaktivität** mit der 8. Potenz in den logarithmischen Ausdruck eingeht, wird das Redoxpotential des MnO_4^-/Mn^{2+}-Systems stark durch den pH-Wert der Lösung beeinflusst. Je kleiner der pH-Wert, desto höher ist das Redoxpotential. Umgekehrt bewirkt die Erhöhung der Mn^{2+}-Aktivität eine Erniedrigung des Redoxpotentials. Diese und entsprechende Einflüsse haben besondere Bedeutung bei der Titration von Fe^{2+} nach Reinhardt-Zimmermann (vgl. Lehrbücher der analytischen Chemie).

pH-Einfluss

An vielen Redoxreaktionen sind Protonen (oder Hydroxidionen) beteiligt. Solche Redoxsysteme lassen sich daher prinzipiell auch zur pH-Bestimmung heranziehen. So erteilt eine Lösung von Chinhydron – dem 1:1-Gemisch von Chinon und Hydrochinon – einem eintauchenden Platinblech ein pH-abhängiges Redoxpotential (wegen Oxidation des Hydrochinons durch Luftsauerstoff nur für pH-Werte unter 8 brauchbar). In der Praxis wurde die **Chinhydron-Elektrode** ebenso wie die Wasserstoffelektrode durch die einfacher zu handhabenden Glaselektroden verdrängt.

pH-Messung mit Redoxelektroden

Chinhydron-Elektrode

Werden zwei Redoxsysteme wie Fe^{3+}/Fe^{2+} und MnO_4^-/Mn^{2+} – beispielsweise im Rahmen einer Redoxtitration – kombiniert (gemischt), so reagieren die Systeme miteinander bis zur Einstellung eines Gleichgewichtes, das aus thermodynamischen Gründen durch **gleiche Redoxpotentiale der beteiligten Systeme** gekennzeichnet ist. Die große analytische Bedeutung der Redoxelektroden liegt in der **Indizierung** der vielfältigen **Redoxtitrationen** (vgl. Kap. 23.3.4).

Gemische von Redoxsystemen

Analytische Bedeutung der Redoxelektroden

22.4 Elektrochemische Zellen

Die Messung des Potentials einer einzelnen Elektrode (**Einzelpotential**) ist nicht direkt, sondern nur gegenüber einer **Bezugselektrode** möglich. Eine Anordnung aus zwei Elektroden (**Halbzellen**) wird

Einzelpotential

Halbzelle

Galvanische Kette oder **Galvanische Zelle** genannt. Als Sonderfall können galvanische Zellen aus zwei Elektroden bestehen, die sich nur in den Ionenkonzentrationen ihrer Elektrolyte unterscheiden. Solche Zellen heißen **Konzentrationsketten**.

Neben der Potentialmessung an galvanischen Zellen zum Zweck von Aktivitäts-(Konzentrations)bestimmungen betrachtet die Elektroanalytik auch die Wirkung von außen an die Zelle gelegter Spannungen oder aufgeprägter Ströme, die sich in nichtspontanen elektrolytischen Prozessen äußern können (**Elektrolytische Zellen**). Zwischen galvanischen und elektrolytischen Zellen besteht jedoch kein grundsätzlicher Unterschied: Die äußeren Bedingungen bestimmen welche Zelle vorliegt.

22.4.1 Aufbau der galvanischen Zelle

Abbildung 22.4 zeigt den prinzipiellen Aufbau galvanischer Zellen. Die Elektrode, deren Potential bestimmt werden soll, nennt man **Mess- oder Indikatorelektrode**. Gelegentlich wird die Indikatorelektrode auch als **Arbeitselektrode** bezeichnet. Meist wird dieser Ausdruck jedoch für stromdurchflossene Elektroden gebraucht. Um eine mechanische Vermischung der in der Regel unterschiedlichen Elektrolytlösungen 1 und 2 zu vermeiden, sind beide Halbzellen durch ein **Diaphragma (Fritte)** getrennt (Abb. 22.4 links). Als ionenleitende Verbindung kann auch eine **Salzbrücke** (auch: Stromschlüssel, z. B. mit KCl Lösung gefülltes Glasrohr) zwischen den Elektrodenräumen (Abb. 22.4 rechts) verwendet werden.

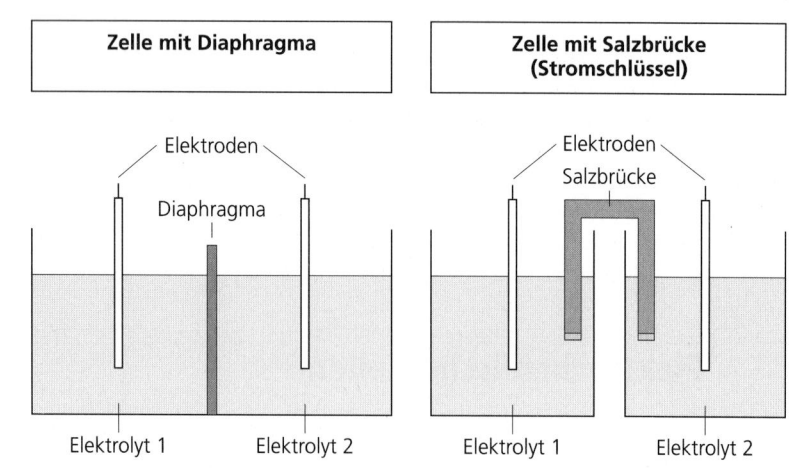

Abb. 22.4 Prinzipieller Aufbau galvanischer Zellen

Zum Zweck der Messung der Elektrodenspannungen wird eine der beiden Elektroden als **potentialkonstante Bezugselektrode** ausgelegt. Läuft an einer Elektrode eine **Oxidation** ab, so bezeichnet man die Elektrode als **Anode**. An dieser wird dementsprechend negative Ladung aus der Lösung abgeleitet bzw. positive Ladung in die Lösung gebracht. Findet eine **Reduktion** als Elektrodenreaktion statt, so liegt eine **Kathode** vor. Die gleiche Elektrode (z. B. Ag^+/Ag) kann daher je nach Reaktionsrichtung Kathode oder Anode sein. So betrachtet können die Bezeichnungen Anode und Kathode sowohl für galvanische als auch für elektrolytische Zellen verwendet werden. Die Anode einer galvanischen Zelle ist negativ, die Kathode positiv geladen.

Bezugselektrode

Anode

Kathode

22.4.2 Spannung der galvanischen Zelle; Elektrochemische Spannungsreihe

Zwischen den **Polen** einer galvanischen Zelle besteht im stromlosen Zustand eine **Leerlaufspannung**, die (abgesehen vom Vorzeichen, s. DIN 1323) als **elektromotorische Kraft** (EMK) bezeichnet wird. Es ist darauf hinzuweisen, dass die EMK im physikalischen Sinn keine Kraft, sondern eine Spannung darstellt. Wie bei der Wasserstoffelektrode erläutert, werden die **Halbzellenspannungen** auf die **Standardwasserstoffelektrode** bezogen angegeben.

Leerlaufspannung

EMK

Das zu verwendende **Vorzeichen** von Elektrodenpotentialen wurde in der IUPAC-Konvention von Stockholm (1953) festgelegt. Zur Erläuterung dieser Konvention bestehe die linke Halbzelle in Abb. 22.4 aus der Standardwasserstoffelektrode, die rechte Halbzelle aus der betrachteten Elektrode. Läuft bei einem Schließen des äußeren Stromkreises (mittels eines Widerstandes) an der betrachteten rechten Elektrode spontan eine Reduktion ab (Kathode), so erhält das Elektrodenpotential dieser Elektrode positives Vorzeichen, im Falle einer spontan ablaufenden Oxidation (Anode) negatives Vorzeichen. Da ein so definiertes **positives** Elektrodenpotential anzeigt, dass eine Reduktion als spontane Reaktion an der Elektrode (gegenüber der Wasserstoffelektrode) abläuft, nennt man diese Potentiale **Reduktionspotentiale**. Führt man entsprechende Messungen unter Standardbedingungen (hinsichtlich der Aktivitäten, Druck, Temperatur) durch und ordnet nach den so erhaltenen Standardpotentialen, so erhält man die **elektrochemische Spannungsreihe** (Tab. 22.1; Lit. 10 bis 14). Gemäß der Tabelle läuft an einer Cu^{2+}/Cu-Elektrode gegenüber der Wasserstoffelektrode (unter Standardbedingungen) spontan eine Reduktion des Cu^{2+} ab. Sie ist damit positiver Pol und Kathode der galvanischen Zelle während eine Zn^{2+}/Zn-Elektrode gegenüber der Wasserstoffelektrode spontan negativer Pol und Anode der Zelle wäre. Das negative Potential für die Zn^{2+}/Zn-Elektrode in Tab. 22.1 zeigt an, dass hier spontan **keine** Reduktion erfolgt.

Vorzeichen von Elektrodenpotentialen

Spannungsreihe

Tab. 22.1 Elektrochemische Spannungsreihe: Standardelektrodenpotentiale (R Realpotentiale) für einige analytisch wichtige Redoxsysteme

Reduktionspotentiale analytisch wichtiger Redoxsysteme

Schematische Reaktion (Reduktion)	Realbedingungen	Standardpotential U^* (V)
$MnO_4^- + 8H^+ + 5e^- \rightarrow Mn^{2+} + 4H_2O$		+1,51
$PbO_2 + 4H^+ + 2e^- \rightarrow Pb^{2+} + 2H_2O$		+1,46
$Ce^{4+} + e^- \rightarrow Ce^{3+}$	0,5 M-H_2SO_4	+1,44 R
	1 M-HCl	+1,28 R
$Cl_2 + 2e^- \rightarrow 2Cl^-$		+1,36
$Cr_2O_7^{2-} + 14H^+ + 6e^- \rightarrow 2Cr^{3+} + 7H_2O$		+1,33
$O_2 + 4H^+ + 4e^- \rightarrow 2H_2O$		+1,23
$NO_3^- + 3H^+ + 2e^- \rightarrow HNO_2 + H_2O$	1 M-HNO_3	+0,92 R
$Hg^{2+} + 2e^- \rightarrow Hg$		+0,85
$Ag^+ + e^- \rightarrow Ag$		+0,80
$Fe^{3+} + e^- \rightarrow Fe^{2+}$		+0,77
$H_3AsO_4 + 2H^+ + 2e^- \rightarrow H_3AsO_3 + H_2O$		+0,56
$I_3^- + 2e^- \rightarrow 3I^-$		+0,54
$Cu^{2+} + 2e^- \rightarrow Cu$		+0,34
$Hg_2Cl_2(\downarrow) + 2e^- \rightarrow Hg_2^{2+} + 2Cl^-$		+0,27
$AgCl(\downarrow) + e^- \rightarrow Ag + Cl^-$		+0,22
$2H^+ + 2e^- \rightarrow H_2$		**0,00**
$Pb^{2+} + 2e^- \rightarrow Pb$		−0,13
$Ni^{2+} + 2e^- \rightarrow Ni$		−0,25
$Cd^{2+} + 2e^- \rightarrow Cd$		−0,40
$Zn^{2+} + 2e^- \rightarrow Zn$		−0,76
$Al^{3+} + 3e^- \rightarrow Al$		−1,71
$Na^+ + e^- \rightarrow Na$		−2,71
$Li^+ + e^- \rightarrow Li$		−3,0

Bezug: Standardwasserstoffelektrode

Einfluss von Lösungspartnern auf das Elektrodenpotential

Die Elektrodenpotentiale sind auch vom **Gegenion** oder anderen **Lösungspartnern** abhängig, weil Dissoziation, Assoziation, Solvation, Komplexbildung und andere gekoppelte Gleichgewichte die Konzentrationsverhältnisse der Elektrode verändern. Bei der praktischen Messung von Elektrodenspannungen treten deshalb in Abhängigkeit von Fremdionengehalten Abweichungen von den in Tab. 22.1 angegebenen Potentialen auf. Die angegebenen Potentiale der Metallelektroden beziehen sich (soweit relevant) auf saure Lösungen. Für praktische Zwecke arbeitet man oft mit **Realpotentialen** (vgl. Tab. 22.1), die unter bestimmten Konzentrationsbedingungen gemessen werden.

Realpotentiale

Die in der amerikanischen Literatur häufiger verwendeten **Formalpotentiale** beziehen sich gewöhnlich auf Standardkonzentrationen der in der Nernst'schen Gleichung auftretenden Stoffe und auf praktisch gewählte Konzentrationen an Begleitelektrolyten (siehe z. B. Kap. 22, Lit. 10).

Formalpotentiale

Die Standardpotentiale von Halbzellen wie in Tab. 22.1 sind zur Berechnung von Halbzellenspannungen mithilfe der Nernst'schen Gleichung (Gl. 22.2) von Bedeutung. Außerdem gestatten sie die Berechnung der elektromotorischen Kraft von Zellen mit beliebiger Elektrodenkombination. Thermodynamisch (s. Lehrbücher der physikalischen Chemie, Lit. 10 bis 14) besteht zwischen der elektromotorischen Kraft und der **molaren freien Reaktionsenthalpie ΔG** der Zellreaktion die Beziehung:

Bedeutung der Standardpotentiale

$$\Delta G = -z \cdot F \cdot \text{EMK} \qquad (\text{Gl. 22.11})$$

EMK und freie Reaktionsenthalpie der Zellreaktion

ΔG = molare freie Reaktionsenthalpie
EMK = elektromotorische Kraft
z = bei der Zellreaktion ausgetauschte Anzahl von Ladungen

Die rechte Seite der Gleichung bedeutet die bei molarem Formelumsatz von der Zelle gelieferte elektrische Energie. Bekanntlich ist die freie Enthalpie ΔG für freiwillig ablaufende Reaktionen negativ. Die elektromotorische Kraft ist daher ebenfalls ein Maß für die Triebkraft der Gesamtreaktion in der galvanischen Zelle und ist daher mit dem Gl. 22.11 entsprechenden Vorzeichen zu definieren:

EMK spontaner Zellreaktionen positiv

$$\text{EMK} = U_{\text{K,red}} - U_{\text{A,red}} \qquad (\text{Gl. 22.12})$$

Definition der EMK

EMK = elektromotorische Kraft der Zelle
$U_{\text{K,red}}$ = Reduktionspotential der Kathode
$U_{\text{A,red}}$ = Reduktionspotential der Anode

Bei der Berechnung nach Gl. 22.12 werden wegen des Vorzeichens der EMK (s. Gl. 22.11) Reduktionspotentiale (vgl. Tab. 22.1) eingesetzt (Berechnungsbeispiel vgl. Kap. 24.1). In der Elektroanalytik stehen meist Spannung und Polarität einer Elektrode gegenüber einer Bezugselektrode im Vordergrund der Betrachtung. Solche Spannungsangaben werden zur Unterscheidung von der EMK im folgenden mit U bezeichnet.

Werden Halbzellenspannungen gegen eine Kalomelektrode oder Silber/Silberchloridelektrode gemessen, so ist eine **Umrechnung** auf die Standardwasserstoffelektrode mithilfe von Tab. 22.2 möglich. Wie die Tabelle angibt, zeigen diese Elektroden positive Potentialdifferenzen gegen die Standardwasserstoffelektrode. Entsprechend unterscheiden sich die Potentialdifferenzen gegenüber anderen Halbzellen.

Umrechnung von Zellspannungen bei Änderung der Bezugselektrode

So beträgt z. B. das Elektrodenpotential einer Zn^{2+}/Zn-Elektrode unter Standardbedingungen gegenüber einer Standardwasserstoffelektrode nach Tab. 22.1 $-0{,}76$ V, während bei Verwendung einer Ag/AgCl/1 M-KCl-Bezugselektrode eine Spannung von $-0{,}76 - 0{,}24 = -1{,}00$ V gemessen wird.

Tab. 22.2 Potentialdifferenzen von Kalomel- und Silber/Silberchloridelektroden gegen die Standardwasserstoffelektrode

Elektrolyt:	0,1 M–KCl	1 M–KCl	ges. KCl-Lösung
Ag/AgCl-Elektrode	0,289 V	0,237 V	0,198 V
Hg/Hg_2Cl_2-Elektrode	0,334 V	0,281 V	0,242 V

Diffusionspotentiale

An der Phasengrenze der im Allgemeinen unterschiedlichen Elektrolyte der beiden Halbzellen einer galvanischen Zelle bilden sich **Diffusionspotentiale** aus, die auf dem unterschiedlichen Wanderungsverhalten von Kationen und Anionen beruhen. Diese Diffusionspotentiale beeinträchtigen die Genauigkeit der Bestimmung der Zellspannung galvanischer Ketten. Sie können vermindert werden, indem man zwischen die beiden Halbzellen als ionenleitende Verbindung eine **Salzbrücke** mit der Lösung eines inerten Elektrolyten bringt, der nur geringe Unterschiede des Wanderungsverhaltens seiner Ionen zeigt (z. B. KCl, NaCl). In der Analytik ist das Auftreten von Diffusionspotentialen zu beachten, wenn Absolutmessungen von Spannungen vorgenommen werden.

22.4.3 Elektrolytische Umsetzungen

Anlegen einer äußeren Gegenspannung an eine galvanische Zelle

Schließt man an eine galvanische Zelle einen äußeren Stromkreis in Form eines Widerstandes, so laufen in der Zelle die in Kap. 22.4.2 behandelten spontanen Vorgänge ab. Legt man wie in Abb. 22.5 statt des Widerstandes eine **äußere Gegenspannung** (Pluspol an Pluspol und Minuspol an Minuspol) an die Zelle, so läuft weiterhin eine Oxidation des Cd ab, solange die äußere Spannung kleiner bleibt als die EMK der Zelle (Für das Beispiel in Abb. 22.5 errechnet sich bei 1-aktiven Lösungen eine EMK von 0,64 V). Die Cd^{2+}/Cd-Elektrode ist wegen der ablaufenden Oxidation **Anode** der galvanischen Zelle. Über Arbeitselektrode (s. Kap. 22.4.1) und äußeren Stromkreis fließen die bei der Oxidation freigesetzten Elektronen zur Gegenelektrode. Auf die Arbeitselektrode bezogen wird der fließende Strom entsprechend als **anodisch** bezeichnet.

Anodischer Strom

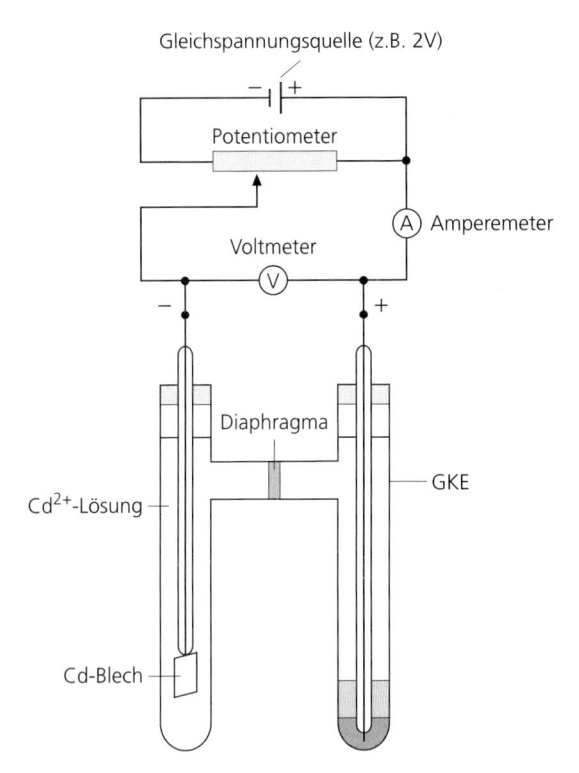

Abb. 22.5 Anlegen einer regelbaren äußeren Spannung an eine elektrolytische Zelle, bestehend aus einer Cd/Cd^{2+}-Elektrode und einer gesättigten Kalomelelektrode (GKE)

In Abb. 22.6 ist die **Strom-Spannungs-Kurve** für diesen Versuch dargestellt. In Diagrammen dieser Art trägt man die Stromstärke I gegen die angelegte Spannung U, hier der Cadmiumelektrode gegenüber der GKE, auf. In der Elektrochemie ist es üblich, negative Spannungen nach rechts (x-Achse) sowie kathodische Ströme nach oben (y-Achse) aufzutragen. Erhöht man den Betrag der angelegten Spannung mit dem Potentiometer, so wird zunächst die anodische Stromstärke (Kurvenast a in Abb. 22.6) kleiner, bis schließlich kein Strom fließt (Schnittpunkt b in Abb. 22.6). Dies ist der Fall, wenn die Beträge von angelegter Spannung und EMK übereinstimmen. Die gegengeschaltete äußere Spannung hebt dann die Wirkung der elektromotorischen Kraft der Zelle gerade auf. Man spricht daher auch von der **Leerlaufspannung** der Zelle.

Erhöht man die äußere Gegenspannung jedoch über den Wert der EMK der Zelle hinaus (im Beispiel der Abb. 22.6 über 0,64 V), so zeigt das Amperemeter einen Stromfluss umgekehrter (kathodischer) Richtung an (Kurvenast c in Abb. 22.6). An der Cd^{2+}/Cd-Elektrode der Abb. 22.5 läuft nicht mehr die spontane Oxidation des Cd, son-

Strom-Spannungs-Kurve

Leerlaufspannung der Zelle

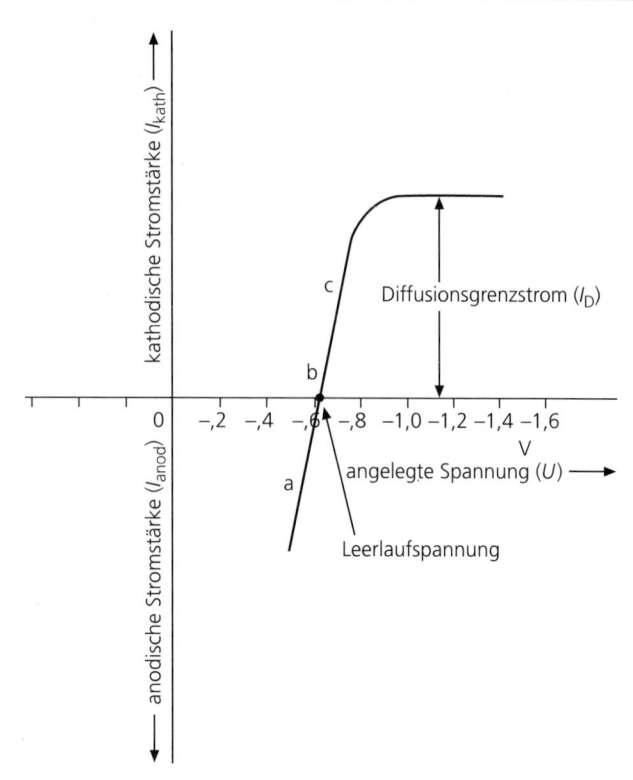

Abb. 22.6 Strom-Spannungs-Kurve der Zelle Cd/Cd²⁺//GKE (*U* Spannung der Cadmiumelektrode gegen GKE, Erläuterung im Text)

Elektrolytische Zelle

Elektrolyse

Elektrogravimetrie

Kathodischer Strom

Diffusionsgrenzstrom

Poggendorff'sche Kompensationsmethode

dern eine erzwungene **Reduktion des Cd²⁺** ab. Die Zelle arbeitet jetzt als **elektrolytische Zelle**. Die Cd²⁺/Cd-Elektrode ist zu einer **Kathode** geworden. Durch **Elektrolyse (Zersetzung)** des Elektrolyten erfolgt Abscheidung von Cadmiummetall ($Cd^{2+} + 2e^- \rightarrow Cd$). Der äußere Stromkreis versorgt die Reaktion über die Elektrode mit den zur Reduktion notwendigen Elektronen. Vollständige Abscheidung durch Elektrolyse mit anschließender Wägung ist Gegenstand der **Elektrogravimetrie**.

Der **kathodische Strom** steigt zunächst bei weiterer Erhöhung des Betrages der angelegten Spannung annähernd linear an und geht dann in den Bereich des **Diffusionsgrenzstromes** (s. u.) über. Strom-Spannungs-Kurven wie Abb. 22.6 werden z. B. in gerührter Lösung erhalten.

Bei geeichtem Potentiometer kann mit dieser Anordnung bei Abgleich auf Stromstärke null die Leerlaufspannung bzw. EMK von Zellen bestimmt werden (**Poggendorff'sche Kompensationsmethode**), wobei das Voltmeter nicht benötigt wird. Die Methode besitzt wegen der Verfügbarkeit hochohmiger elektronischer Spannungsmessgeräte nur noch didaktischen Wert (vgl. Kap. 23, Potentiometrie).

M. Faraday erkannte 1833 die Zusammenhänge zwischen der bei elektrolytischen Vorgängen umgesetzten Masse und der transportierten elektrischen Ladung (**Faraday'sches Gesetz**):

$$m = \frac{M}{z \cdot F} \cdot Q \qquad \text{(Gl. 22.13)}$$

Faraday'sches Gesetz

m = Masse der umgesetzten Substanz
Q = transportierte elektrische Ladung
M = molare Masse
z = Elektronenzahl pro Teilchenumsatz
F = Faraday-Konstante ($96\,487\ \text{C} \cdot \text{mol}^{-1}$)

Die Gleichung besagt, dass zwischen Masse m der umgesetzten Substanz und der dabei transportierten elektrischen Ladung Q Proportionalität besteht. Ist die durch die Zelle fließende Stromstärke I zeitlich konstant, so gilt für Q:

$$Q = I \cdot t \qquad \text{(Gl. 22.14)}$$

Ladung bei konstanter Stromstärke

I = Stromstärke
t = Zeit

Der mit der Umsetzung verbundene Strom I wird auch **Faraday'scher Strom** genannt. Gl. 22.13 und 22.14 bilden die Grundlage der **galvanostatischen** (I = konstant) **Coulometrie** (vgl. Schema IV und Kap. 25), bei der die Masse m in Gl. 22.13 über die bei konstanter Stromstärke leicht messbare Ladung Q (Gl. 22.14) bestimmt wird.

Faraday'scher Strom

Galvanostatische Coulometrie

Zersetzungsspannung

Die zur Zersetzung in einer Elektrolysezelle mindestens erforderliche äußere Gegenspannung (Abb. 22.6) nennt man auch **Zersetzungsspannung** der Zelle. Nur unter bestimmten Bedingungen stimmt diese mit der **Leerlaufspannung** der Zelle überein. In diesem Fall kann der Zahlenwert der Zersetzungsspannung nach Gl. 22.12 unter Anwendung der Nernst'schen Gleichung für beide Elektroden berechnet werden (prakt. Beispiel vgl. Kap. 24). Es ist hervorzuheben, dass entsprechend der Nernst'schen Gleichung die Zersetzungsspannung einer Zelle von den Konzentrationen der Elektrolyte abhängt.

Verwendet man anstelle des Cadmiumblechs in Abb. 22.5 eine kleine Edelmetallelektrode (z. B. aus Pt oder Hg), so wird in gerührter Cd^{2+}-Lösung die in Abb. 22.7 oben gezeigte Strom-Spannungs-Kurve anstelle der Kurve in Abb. 22.6 erhalten. Wegen des Fehlens des Cd-Bleches kann hier keine anodische Auflösung von Cd-Metall erfolgen, sodass kein anodischer Strom beobachtet wird. Auffällig ist, dass bereits vor Erreichen der Spannung U_Z ein kathodischer Strom

Definition der Zersetzungsspannung

fließt. Ursache hierfür ist die fehlende Kompensation durch Cd-Auflösung. Wie Abb. 22.7, oben zeigt, ist es im Gegensatz zu Abb. 22.6 schwierig, eine Spannung anzugeben, bei der ein Stromfluss einsetzt. Als **Zersetzungsspannung** U_Z definiert man deshalb hier den durch **Extrapolation** des annähernd linearen Teils der Strom-Spannungs-Kurve mit der x-Achse erhaltenen Schnittpunkt. In Abb. 22.6 dagegen wird die Zersetzungsspannung unmittelbar als Schnittpunkt der Strom-Spannungs-Kurve mit der Spannungsachse erhalten.

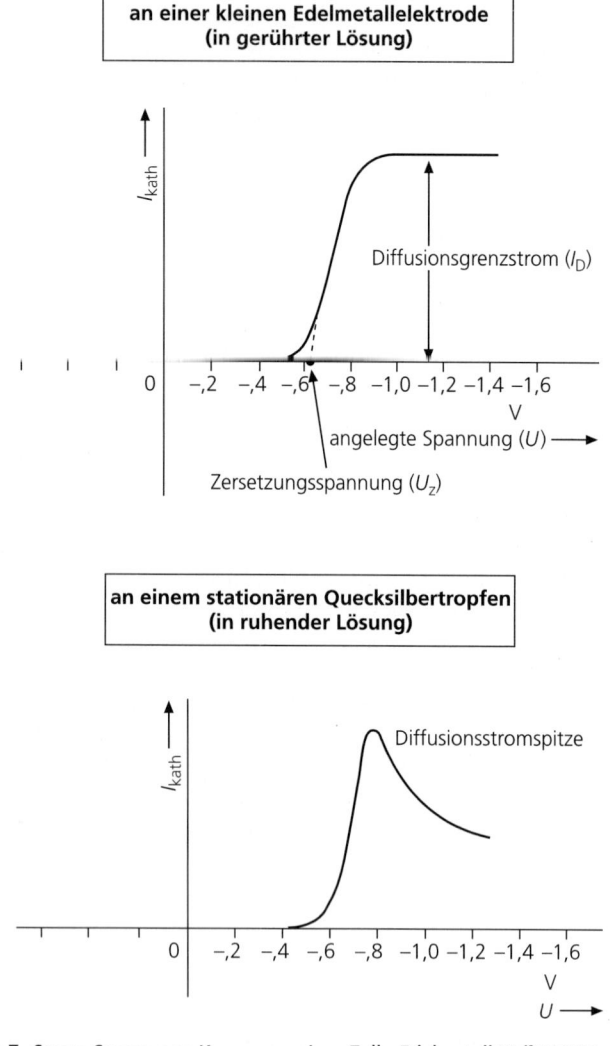

Abb. 22.7 Strom-Spannungs-Kurven an einer Zelle Edelmetall/Cd^{2+}//GKE

Außer dem Strom vor Erreichen der Zersetzungsspannung kann (selbst in einer Cd^{2+}-freien Lösung) ein sog. **Reststrom** (vgl. Kap. 26) auftreten, der durch Reduktion von **Verunreinigungen der Lösungen oder gelöstem Sauerstoff** bedingt ist. In diesem Fall ergibt sich die Zersetzungsspannung aus dem Schnittpunkt der extrapolierten Stromspannungskurve und dem extrapolierten Reststromverlauf.

Reststöme

Konzentrationspolarisation an Elektroden

Infolge von elektrochemischen Umsetzungen treten bei Stromfluss in der Elektrodenumgebung Veränderungen der Konzentration ein, die durch aus der Lösung herbeidiffundierende Teilchen nur teilweise ausgeglichen werden. Durch Reduktion gelöster Kationen **verarmt** die Elektrodenumgebung (**Diffusionszone**) an diesen. In unserem Beispiel wird die Elektrodenumgebung ärmer an Cd^{2+}-Ionen, die zu Cd-Metall reduziert werden. Entsprechend treten auch **Anreicherungen** auf. Man bezeichnet die Spannungsänderung infolge der stofflichen Veränderung der Elektrodenumgebung als **Konzentrationspolarisation**.

Konzentrationspolarisation

Verarmung der Elektrodenumgebung

Anreicherung

Diffusionsgrenzstrom

Steigert man durch Verändern der angelegten Spannung (s. Abb. 22.6 und Abb. 22.7 oben) die kathodische Stromstärke, so wird – auch in gerührter Lösung – schließlich ein Zustand erreicht, bei dem die Konzentration des umgesetzten Stoffes in der unmittelbaren Elektrodenumgebung praktisch null wird. Eine weitere Spannungserhöhung kann dann keine Stromstärkeerhöhung bewirken. Man erhält einen konstanten **Diffusionsgrenzstrom** (s. Abb. 22.6 und 22.7 oben).

Entstehung des Diffusionsgrenzstromes

Im **Spannungsbereich in dem der Diffusionsgrenzstrom** (bei stationären Elektroden in gerührten Lösungen) auftritt, werden alle zur Elektrode wandernden Teilchen des umgesetzten Stoffes reduziert (oder oxidiert). Der **Konzentrationsabfall in der Verarmungszone** wird stationär. In ruhender Lösung hingegen breitet sich an stationären Elektroden die Verarmungszone bei fließendem Strom immer weiter in die Lösung aus (das Konzentrationsgefälle verändert sich), die Stromstärke sinkt ab. Es entsteht eine **Diffusionsstromspitze** (Abb. 22.7 unten). Solche Strom-Spannungs-Kurven werden bei der **Voltammetrie** an Stationärelektroden gemessen (vgl. Kap. 26.2.2). Auf den konstanten Diffusionsgrenzströmen an der **Quecksilbertropfelektrode** basiert die **Polarographie** (vgl. Kap. 26).

Spannungsbereich des Diffusionsgrenzstromes

Diffusionsstromspitze

Voltammetrie Polarographie

Überspannungen

Oft ist zu einer Elektrolyse ein höherer Betrag der Zersetzungsspannung erforderlich, als es dem aus der Nernst'schen Gleichung entsprechend den Lösungskonzentrationen ermittelten Gleichgewichtspotential entspricht. Die in diesen Fällen zur Zersetzung **zusätzlich erforderliche Spannung** nennt man **Überspannung**. Für das Auftreten von Überspannungen können verschiedene Ursachen genannt werden:

- Ist die Elektrodenumgebung infolge **Stromfluss**, in unserem Beispiel an Cd^{2+}-Ionen, **verarmt** (im Vergleich zum Inneren der Lösung), so gilt für die Spannung der Elektrode (sofern elektrochemisches Gleichgewicht besteht) dennoch die Nernst'sche Gleichung, allerdings mit der verkleinerten Konzentration in der Elektrodenumgebung. Die Differenz zwischen Elektrodenpotential im stromlosen Zustand und der infolge Verarmung im stromdurchflossenen Zustand an einer Elektrode ausgebildeten Spannung wird **Konzentrations(Diffusions)überspannung oder -polarisation** genannt. Entsprechende Abweichungen treten bei Anreicherungen in der Elektrodenumgebung auf.
- Langsame **vorgelagerte Reaktionen** können ebenfalls zur Erniedrigung von Konzentrationen in der Elektrodenumgebung führen und dadurch **Reaktionsüberspannungen**, die ebenfalls Konzentrationsüberspannungen darstellen, hervorrufen.
- Insbesondere bei **Beteiligung von Gasen** an Elektrodenreaktionen beobachtet man, dass ein Stromfluss und damit auch die Zersetzung der Lösung erst auftritt, wenn die angelegte Spannung den Betrag der Leerlaufspannung erheblich überschreitet. Ursache dieser Beobachtung ist eine **Hemmung der Durchtrittsreaktion** (vgl. Kap. 22.2), die die **Durchtrittsüberspannung** hervorruft.

Polarisierbare Elektroden

Elektroden, an denen die o.g. Überspannungen auftreten, werden **polarisierbar** genannt, weil man ihnen von außen eine Spannung aufprägen kann. Häufig werden unter dem Begriff Überspannung nur die zuletzt genannten Durchtrittsüberspannungen verstanden. An **ideal polarisierbare** Elektroden lassen sich (in einem gewissen Bereich) Spannungen anlegen, ohne dass Ströme fließen oder Stromstärkeänderungen eintreten. Teilchen wie Cd^{2+} in unseren Versuchen, die der Polarisierbarkeit einer Elektrode infolge ihrer Umsetzung entgegenwirken, heißen **Depolarisatoren**.

Die Durchtrittsüberspannung dient zum Aufbringen der **Aktivierungsenergie** der gehemmten Reaktion. Bei stark gehemmten Durchtrittsreaktionen spricht man von **irreversiblen** Elektroden oder Systemen. Wird der Verlauf der Strom-Spannungs-Kurve ausschließlich durch Diffusion bestimmt, so liegt eine **reversible** Elektrode vor (näheres vgl. Kap. 26).

Im Vergleich zu den Verhältnissen bei Gaselektroden sind die Überspannungen bei (kathodischer) Abscheidung von Metallen geringer.

Die hohe **Durchtrittsüberspannung des Wasserstoffs** ermöglicht in **wässriger Lösung** die Abscheidung von Metallen, die unedler sind als Wasserstoff. Die Werte der Überspannung hängen stark vom Elektrodenmetall, von der Stromdichte (Stromstärke pro cm² Elektrodenoberfläche) und von der Temperatur ab. Tab. 22.3 gibt einen Überblick.

Durchtrittsüberspannung des Wasserstoffs

Tab. 22.3 Überspannungen bei Entwicklung von Wasserstoff und Sauerstoff an verschiedenen Metallen und bei verschiedenen Stromdichten (25 °C)

Elektroden-metall	Überspannung H_2(V) in 1 M-H_2SO_4 (nach [a])			Überspannung O_2(V) in 0,5 M-H_2SO_4 (nach [b])		
	bei Stromdichte (mA/cm²)			bei Stromdichte (mA/cm²)		
	1	100	1000	1	10	1000
Pt (platiniert)	0,015	0,04	0,05	0,35	0,52	0,76
Pt (glatt)	0,024	0,29	0,68	0,72	0,85	1,49
Ag	0,48	0,88	1,09			
Cu	0,48	0,80	1,25	0,42	0,58	0,79
Graphit	0,60	0,98	1,22			
Ni	0,56	1,05	1,24			
Zn	0,72		1,23			
Pb	0,52	1,18	1,26			
Hg	0,88	1,07	1,11			

[a] gerundet nach A. Page in Handbook of Analytical Chemistry, ed. L. Meites, McGraw-Hill Book Company, New York, 1963
[b] gerundet nach International Critical Tables of Numerical Data, Vol. 6, National Academy of Sciences, McGraw-Hill Book Company, New York, 1929
s.a. A. Hickling and S. Hill, Trans. Faraday, Soc. **46**, 550, 1950.

Während Wasserstoff an (platinierten) Platinelektroden nur eine relativ geringe Überspannung aufweist, beträgt die Überspannung des Sauerstoffs bei einer Stromdichte von 10 mA/cm² etwa 0,5 V. Bei der Abscheidung von Metallen, z. B. von Cu an Platinelektroden, ist, nachdem die Elektrode verkupfert ist, die Überspannung an Kupfer maßgebend. Das Auftreten von Überspannungen, insbesondere die hohe Überspannung des Wasserstoffs an Quecksilber, besitzt hinsichtlich des **Polarisierbarkeitsbereiches** erhebliche Bedeutung bei der **Polarographie** (Quecksilbertropfelektrode, vgl. Kap. 26).

Wasserstoff- und Sauerstoffüberspannung an Platin

Bedeutung der Wasserstoffüberspannung an Quecksilber

Nichtpolarisierbare Elektroden

Im Zusammenhang mit dem Auftreten von Überspannungen wurde erläutert, dass an polarisierbare Elektroden in einem gewissen Bereich gegenüber einer Gegenelektrode Spannungen angelegt werden kön-

Nichtpolarisierbar: Bezugselektroden

nen, ohne dass (von Restströmen abgesehen) ein Stromfluss zustande kommt. **Bezugselektroden** sollen auch unter Stromfluss ihr Potential möglichst unverändert beibehalten, d. h. sie müssen möglichst **nichtpolarisierbar** sein. Durch entsprechende Bauweise (z. B. große Elektrodenoberfläche um die Stromdichte klein zu halten; Elektroden 2. Art) versucht man dies zu erreichen.

22.4.4 Elektrolytische Leitfähigkeit

Ionenleitung
Leiter 2. Klasse

Elektrolytlösungen (Elektrolyte) vermögen den elektrischen Strom zu leiten. Da diese Leitfähigkeit von Ionen getragen wird, bezeichnet man die Elektrolyte im Gegensatz zu den elektronenleitenden Metallen als **Leiter 2. Klasse**. Bekanntlich hängt der elektrische Widerstand R eines metallischen Leiters von seiner Länge l und seinem Querschnitt A ab (s. Gl. 22.15). Den Proportionalitätsfaktor ϱ (Rho), der charakteristisch für das leitende Material ist, bezeichnet man als **spezifischen elektrischen Widerstand**:

Spezifischer elektrischer Widerstand

Elektrischer Leitwert
Elektrische Leitfähigkeit

$$R = \varrho \cdot \frac{l}{A}; \quad G = \frac{1}{R}; \quad \kappa = \frac{1}{\varrho} \qquad (Gl. 22.15)$$

R = elektrischer Widerstand (Ohm, Ω)
G = elektrischer Leitwert (Siemens, S; S = Ω^{-1}, amerik. häufig mho)
ϱ = spezifischer elektrischer Widerstand (Ω cm)
κ = elektrische Leitfähigkeit (S · cm^{-1})
l = Länge des Leiters (cm)
A = Querschnitt des Leiters (cm^2)

Leitfähigkeitszelle
Zellkonstante

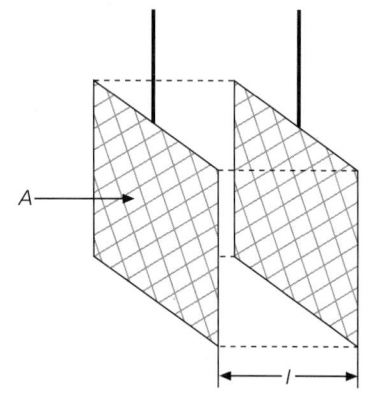

Abb. 22.8 Prinzip einer Leitfähigkeitszelle zur Bestimmung der Leitfähigkeit von Elektrolyten

Der **elektrische Leitwert** G ist der Kehrwert des elektrischen Widerstandes R. Ebenso ist die **elektrische Leitfähigkeit** κ (Kappa) der Kehrwert des **spezifischen** elektrischen Widerstandes ϱ. Die Größen ϱ bzw.

κ stellen den Widerstand bzw. den Leitwert eines Würfels von 1 cm Kantenlänge aus dem betreffenden Stoff dar. Gl. 22.15 ist auch für Elektrolyte gültig. Der Wert l/A heißt in diesem Fall **Zellkonstante** einer entsprechenden **Leitfähigkeitszelle** (s. Abb. 22.8).

Die elektrische Leitfähigkeit einer Lösung hängt von ihrer **Konzentration** ab. Die Leitfähigkeit ist umso größer je mehr Ionen frei beweglich sind. **Wegen Dissoziation, Assoziation und Solvatation** der Ionen und damit verbundener Effekte ist die Leitfähigkeit von Elektrolyten jedoch nicht proportional zur Konzentration. Abb. 22.9 zeigt den Zusammenhang zwischen der Konzentration einiger analytisch wichtiger Elektrolyte und der Leitfähigkeit. Bei Konzentrationen bis $1\ \text{mol}\cdot\text{l}^{-1}$ besteht ein annähernd linearer Zusammenhang. Bei hohen Konzentrationen können die Wechselwirkungen sogar eine Abnahme der Leitfähigkeit bewirken.

Einfluss von Dissoziation, Assoziation und Solvatation auf die Leitfähigkeit

Molare Leitfähigkeit, Äquivalentleitfähigkeit

Um verschiedene Elektrolyte besser vergleichen zu können, definiert man die **molare Leitfähigkeit** Λ (Lambda) unter Bezug auf Lösungen der Konzentration $1\ \text{mol}\cdot\text{l}^{-1}$:

$$\Lambda = \frac{\kappa \cdot 1000}{c}; \quad \Lambda^* = \frac{\kappa \cdot 1000}{c \cdot z \cdot \nu} \qquad \text{(Gl. 22.16)}$$

Definitionen: molare Leitfähigkeit, Äquivalentleitfähigkeit

Λ = molare Leitfähigkeit ($S \cdot cm^2 \cdot mol^{-1}$)
Λ^* = Äquivalentleitfähigkeit ($S \cdot cm^2 \cdot mol^{-1}$)
c = Konzentration des Elektrolyten ($mol \cdot l^{-1}$)
ν (Ny) = stöchiometrischer Koeffizient der Kationen bzw. Anionen im Elektrolytmolekül
z = Ladungszahl der Kationen oder Anionen

Der Faktor 1000 dient der Umrechnung von $1\ cm^3$ auf 1 l. Das Produkt $z \cdot \nu$ stellt die Zahl der positiven bzw. negativen Ladungen dar, die beim Lösen eines Elektrolytmoleküls vorliegen.

Die Äquivalentleitfähigkeit Λ^* bezieht die Leitfähigkeit auf Lösungen mit 1 mol Ladungen von Kationen oder Anionen pro Liter.

Abbildung 22.10 zeigt an Beispielen die Äquivalentleitfähigkeit in Abhängigkeit von der Konzentration. Die **Konzentrationsabhängigkeit der molaren Leitfähigkeit** wird für kleinere Konzentrationen starker Elektrolyte durch das **Kohlrausch'sche Quadratwurzelgesetz** beschrieben:

Starke Elektrolyte: Kohlrausch'sches Quadratwurzelgesetz

$$\Lambda = \Lambda_\infty - k \cdot \sqrt{c} \qquad \text{(Gl. 22.17)}$$

Λ_∞ = molare Leitfähigkeit bei unendlicher Verdünnung (Grenzwert)
c = Konzentration des Elektrolyten ($mol \cdot l^{-1}$)
k = Proportionalitätsfaktor

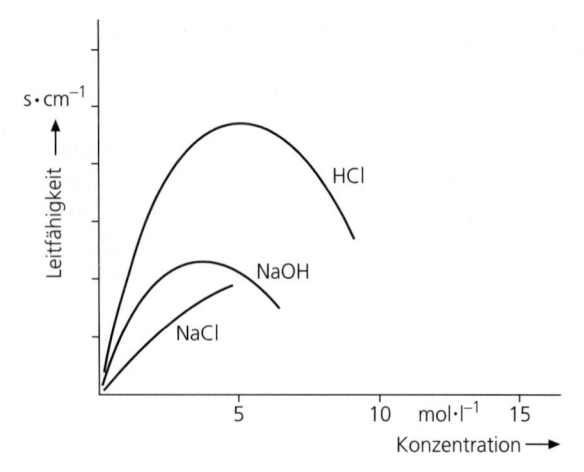

Abb. 22.9 Abhängigkeit der Leitfähigkeit starker Elektrolyte von der Konzentration (schematisch)

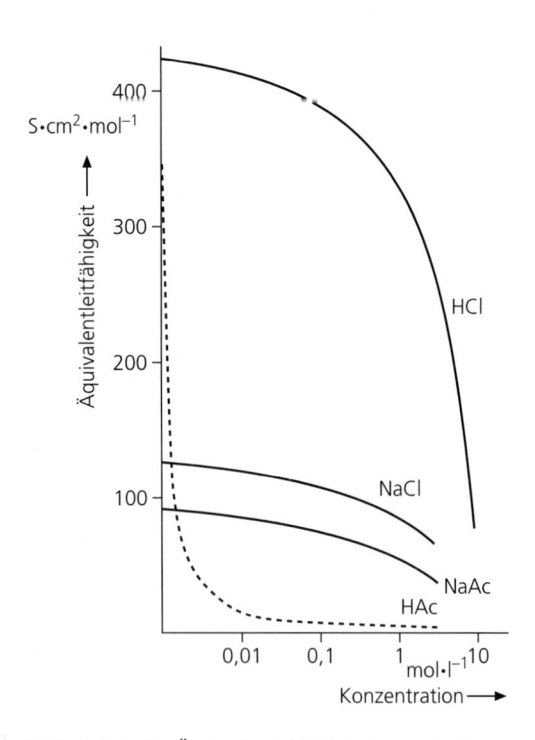

Abb. 22.10 Abhängigkeit der Äquivalentleitfähigkeit von der Konzentration bei starken und schwachen Elektrolyten (NaAc Natriumacetat, HAc Essigsäure)

Bei unendlicher Verdünnung wird die Leitfähigkeit (Abb. 22.9) gleich null während die Äquivalentleitfähigkeit die in Abb. 22.10 erkennbaren Grenzwerte annimmt. Der Faktor k (Gl. 22.17) wird im Allgemeinen mit der Ladung der Ionen größer, wächst also in der Reihe $NaCl$, Na_2SO_4, $MgSO_4$. Die molare Leitfähigkeit **starker und schwacher Elektrolyte** nimmt bei zunehmender Verdünnung – außer bei hohen Konzentrationen starker Elektrolyte – zu. Bei starken Elektrolyten ist die Änderung der molaren Leitfähigkeit beim Verdünnen wesentlich weniger ausgeprägt als bei schwachen. Abb. 22.10 zeigt dies am Beispiel von Essigsäure: Beim Verdünnen erfolgt bei sehr kleinen Konzentrationen ein steiler Anstieg der Äquivalentleitfähigkeit bzw. molaren Leitfähigkeit, weil dabei der **Dissoziationsgrad** der Essigsäure stark zunimmt.

Konzentrationsabhängigkeit der Leitfähigkeit und der Äquivalentleitfähigkeit

Unterschiede bei starken und schwachen Elektrolyten

Dissoziation

Ionenbeweglichkeit, molare Ionenleitfähigkeit, Ionenäquivalentleitfähigkeit

Die Leitfähigkeit von Elektrolyten beruht auf der **Ionenwanderung** im elektrischen Feld (**Migration**). Als **Ionenbeweglichkeit** u wird definiert:

$$u = \frac{v}{E} \qquad (Gl.\ 22.18)$$

Migration

Definition: Ionenbeweglichkeit

u = Ionenbeweglichkeit ($cm^2 \cdot s^{-1} \cdot V^{-1}$)
v = Ionenwanderungsgeschwindigkeit ($cm \cdot s^{-1}$)
E = Feldstärke ($V \cdot cm^{-1}$)

Die Ionenbeweglichkeit u ist gleich der **Ionenwanderungsgeschwindigkeit** v bei Feldstärke $1\ V \cdot cm^{-1}$. Das Produkt aus Ionenbeweglichkeit und transportierter Ladung pro Mol Ionen ($= z \cdot F$) heißt **molare Ionenleitfähigkeit** λ:

$$\lambda = u \cdot z \cdot F \qquad (Gl.\ 22.19)$$

Definition: molare Ionenleitfähigkeit

Dividiert man durch die Ionenladung z, so erhält man die **Ionenäquivalentleitfähigkeit**.

Die molare Leitfähigkeit Λ von Elektrolytlösungen setzt sich aus den molaren **Ionenleitfähigkeiten** der Kationen (λ_+) und der Anionen (λ_-) zusammen. Die Ionenleitfähigkeit der Kationen oder Anionen eines Elektrolyten ist das Produkt aus ihrer molaren Ionenleitfähigkeit und ihrem stöchiometrischen Koeffizienten im Molekül. Bei unendlicher Verdünnung gilt:

$$\Lambda_\infty = v_+ \cdot \lambda_{+,\infty} + v_- \cdot \lambda_{-,\infty} \qquad (Gl.\ 22.20)$$

Ionenäquivalentleitfähigkeit

Leitfähigkeit des Elektrolyten als Summe der Ionenleitfähigkeiten

Λ_∞ = molare Leitfähigkeit des Elektrolyten bei unendlicher Verdünnung

$\nu_{+,-}$ = stöchiometrische Koeffizienten der Kationen bzw. Anionen des Elektrolyten

$\lambda_{+,-,\infty}$ = molare Ionenleitfähigkeiten der Kationen bzw. Anionen bei unendlicher Verdünnung

Elektrizitätsleitung in Elektrolyten: unabhängige Ionenwanderung

Gleichung 22.20 drückt die Elektrizitätsleitung in Elektrolyten durch **unabhängige Wanderung** von Kationen und Anionen aus, die jedoch nur bei niedrigen Konzentrationen annähernd zutrifft.

Ionenleitfähigkeit von H_3O^+ und OH^-

Die Ionenleitfähigkeiten verschiedener Ionen können sich beträchtlich unterscheiden. Herausragend sind die **Ionenleitfähigkeiten von H_3O^+-Ionen** und von **OH^--Ionen**, die überwiegend auf einer Ladungsweiterleitung über **Wasserstoffbrückenketten** beruhen (s. Lehrbücher der physikalischen Chemie). Tab. 22.4 zeigt die Ionenleitfähigkeiten einiger analytisch wichtiger Ionen bei unendlicher Verdünnung. Mithilfe solcher Tabellen und Gl. 22.20 lassen sich die molaren Leitfähigkeiten beliebiger Elektrolyte (bei unendlicher Verdünnung) berechnen.

Tab. 22.4 Molare Ionenleitfähigkeiten ($S \cdot cm^2 \cdot mol^{-1}$) einiger Ionen bei unendlicher Verdünnung (gerundet, wäßrige Lösung, 25 °C).

Kation	$\lambda_{+,\infty}$	Anion	$\lambda_{-,\infty}$
H_3O^+	350	OH^-	200
Na^+	50	Cl^-	76
K^+	74	NO_3^-	72
NH_4^+	74	CH_3COO^-	41
Ag^+	62		

22.4.5 Anhang: Ein Ersatzschaltbild der elektrochemischen Zelle

Die elektrochemischen Analysenverfahren beruhen auf der Messung elektrischer Größen an elektrochemischen Zellen unter verschiedenen Bedingungen. Die gegenseitige Abhängigkeit der an einer elektrochemischen Zelle messbaren Größen lässt sich anhand eines Ersatzschaltbildes besser verstehen (s. Abb. 22.11). Sieht man zunächst von den **Kondensatoren C_D** des Ersatzschaltbildes ab, so besteht die Zelle aus

Die Zelle als Reihenschaltung von 3 Widerständen

einer **Reihenschaltung** der drei Widerstände R_{F1}, R_L und R_{F2}. Eine an die Zelle gelegte Spannung U teilt sich bei Stromfluss in die drei Anteile U_1, $I \cdot R_L$ und U_2 auf (s. Abb. 22.11), wobei U_1 und U_2 die Elektrodenpotentiale darstellen, ggf. jeweils vergrößert um auftretende Überspannungen. $I \cdot R_L$ ist der Spannungsabfall im Lösungsinneren.

Ohm'scher Lösungswiderstand

Der **Lösungswiderstand R_L** verhält sich bei Stromfluss wie ein **Ohm'scher Widerstand**, d.h. der an ihm auftretende Spannungsabfall ist proportional der durch die Zelle fließenden Stromstärke I. Die **Faradaywiderstände** R_F hingegen symbolisieren die elektrochemischen Vorgänge an den Elektroden. Sie stellen **nichtlineare Widerstände** dar, d. h. angelegte Spannungen und resultierende Stromstärken gehorchen nicht dem Ohm'schen Gesetz. Dies findet seinen Ausdruck in der Form der (nichtlinearen) Strom-Spannungs-Kurven (z. B. Abb. 22.7, oben).

Faradaywiderstand nichtlinear

Soll wie in der **Potentiometrie** U gemessen werden (vgl. Kap. 23), so sind zur Vermeidung von Messfehlern U_2 konstant und $I \cdot R_L$ klein zu halten. Letzteres gelingt, wenn annähernd bei Stromstärke null gearbeitet wird (Voltmeter mit hohem Innenwiderstand).

Spannungsfehler bei der Potentiometrie

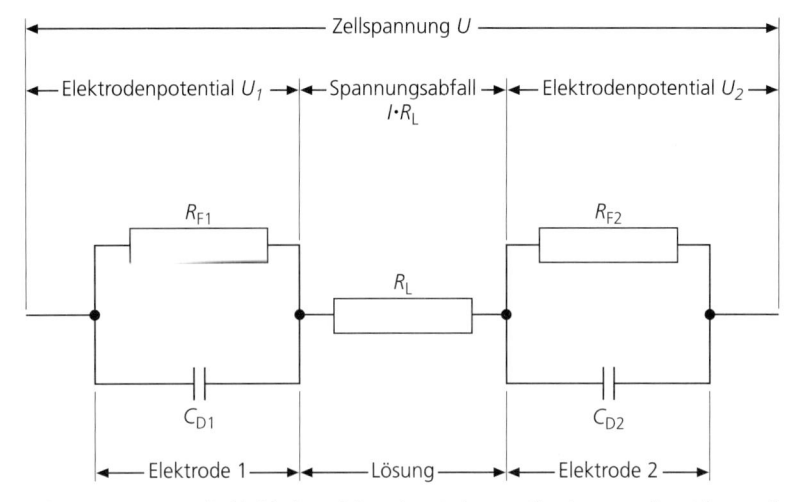

Abb. 22.11 Ersatzschaltbild der elektrochemischen Zelle (R_F Faradaywiderstand, R_L Lösungswiderstand, C_D Doppelschichtkapazität)

Soll bei einer **Elektrolyse** durch Wahl einer bestimmten Elektrodenspannung gezielt eine Umsetzung (Trenneffekte!) erfolgen, so stört der stromstärkeabhängige Spannungsabfall $I \cdot R_L$. Das Mittel der Kleinhaltung der Stromstärke scheidet aus, wenn ein quantitativer Stoffumsatz (**Elektrogravimetrie**, vgl. Kap. 24; **Coulometrie**, vgl. Kap. 25) erzielt werden soll. Hingegen kann der Lösungswiderstand durch großflächige Elektroden und Zusätze von **Leitsalzen** vermindert werden.

Fehlerquellen des Elektrolysepotentials bei Elektrogravimetrie und Coulometrie

Die Methode der Wahl zur Kompensation von Spannungsabfällen in der Lösung und der Gegenelektrode besteht jedoch in einer **Dreielektrodenanordnung**, bei der das Potential der **Arbeitselektrode** mittels einer dritten Elektrode (stromlos) kontrolliert und durch ein äußeres **Regelsystem** eingehalten wird (**Potentiostatisierung**, vgl. Kap. 24).

Bedeutung einer Potentiostatisierung

Auch in Leitelektrolyten wie KCl bilden sich bei Anlegen einer Zellspannung **Ladungsdoppelschichten** an den Elektroden aus. Neben den Faraday'schen Vorgängen gleichen die Elektroden einem gela-

Kondensatoreigenschaften von Elektroden

denen **Kondensator**, d.h. sie besitzen eine **Doppelschichtkapazität C_D** (Abb. 22.11), die dem **Faradaywiderstand parallel** liegt. Die Doppelschichtkapazität tritt bei Messungen nicht in Erscheinung, bei denen Elektrodenspannung und Elektrodenoberfläche konstant bleiben.

Parallelschaltung

Störende Doppelschichtkapazität bei der Polarographie

Bei der **Polarographie** (vgl. Kap. 26) wird prinzipiell der **Faradaywiderstand** einer Elektrode (z. B. R_{F1}) beobachtet. Da die Doppelschichtkapazität C_D zu diesem parallel liegt und sich Oberfläche und Spannung bei diesem Verfahren an der Tropfelektrode ändern (vgl. Kap. 26), bedingt der **kapazitive Ladestrom** eine Limitierung der Bestimmungsgrenzen.

Störende Elektrodenpotentiale bei der Konduktometrie

Bei der **Konduktometrie** (vgl. Kap. 28) ist der Lösungswiderstand R_L Messgröße. Hier stören die Spannungen U_1 und U_2. Führt man die Messung des Lösungswiderstandes mithilfe von **Wechselspannungen** ausreichender Frequenz durch, so stellen die Doppelschichtkondensatoren niederohmige Parallelwiderstände zu den Faradaywiderständen dar, sodass der Gesamtwiderstand der Zelle praktisch durch R_L gegeben ist.

Allgemeine Literatur über Elektrochemie

Elektrochemie und elektrochemische Analytik

1) G. Henze, R. Neeb: Elektrochemische Analytik, Springer-Verlag, Heidelberg (1986)
2) J. O'M. Bockris, A. K. N. Reddy: Modern electrochemistry (2nd ed), Plenum Press, New York (1998)
3) J. Koryta, J. Dvorak, and L. Kavan: Principles of electrochemistry (2nd ed.), WILEY VCH, New York (1993)
4) A. J. Bard, L. R. Faulkner: Electrochemical Methods, Chap. 11, John Wiley & Sons, NY (1980)
5) D. T. Sawyer, A. Sobkowiak, J. L. Roberts: Electrochemistry for Chemists (2nd ed), WILEY-VCH, New York (1995)
6) P. H. Rieger: Electrochemistry (2nd ed), Chapman & Hall, New York (1994)
7) C. H. Hamann, W. Vielstich: Elektrochemie, WILEY-VCH, Weinheim, New York (2005)
8) H. A. Strobel, W. R. Heinemann: Chemical Instrumentation: A Systematic Approach, Jon Wiley & Sons, NY (1989)
9) H. H. Willard, L. L. Merrit, J. A. Dean, F. A. Settle: Instrumental Methods of Analysis, Wadsworth Publishing Company, Belmont California (1988)

Physikalische Chemie

10) W. J. Moore: Grundlagen der Physikalischen Chemie, Walter de Gruyter, Berlin, New York (1990)
11) R. Brdička: Grundlagen der Physikalischen Chemie, WILEY-VCH, Weinheim (1990)
12) G. Wedler: Lehrbuch der Physikalischen Chemie, WILEY-VCH, Weinheim, New York (2004)
13) P. W. Atkins, J. de Paula: Physikalische Chemie, WILEY-VCH, Weinheim, New York (2006)
14) B. Ross: Allgemeine und physikalische Chemie für Pharmazeuten und Naturwissenschaftler, Thieme Verlag, Stuttgart (1988)

Klinische Chemie

15) J. Wang: Electroanalytical Techniques in Clinical Chemistry and Laboratory Medicine, WILEY-VCH, New York (1988)

23 Potentiometrie

Potentiometrische Messungen zu analytischen Zwecken werden in zwei Varianten ausgeführt: **Direktpotentiometrie** und **potentiometrische Titration**:

1. Bei der **Direktpotentiometrie** wird in elektrochemischen Zellen die **Konzentration** von Substanzen durch Messung der **Spannung** der Zellen (Potentialdifferenz) bestimmt.
2. Bei der **potentiometrischen Titration** wird die Lösung in einer elektrochemischen Zelle nach **klassischen Verfahren titriert** und die **Veränderung der Spannung** der Zelle (Potentialdifferenz) zur Aufstellung einer Titrationskurve oder zur Erkennung des Titrationsendpunktes herangezogen.

Was ist: Direktpotentiometrie?

Potentiometrische Titration?

Potentiometrische Direktmessungen (**Direktpotentiometrie**) sind bei vielen elektrochemisch zugänglichen Systemen analytisch anwendbar. Besondere Bedeutung besitzen **pH-Messungen mit Glaselektroden** und Messungen der Konzentration vieler Ionenarten mit **ionenspezifischen Elektroden**. Veränderungen von Zellspannungen im Verlauf von Titrationen (**potentiometrische Titration**) lassen sich zur Indizierung von Säure-Base-, Redox-, Fällungs- und Komplexbildungstitrationen anwenden. Potentiometrische Messungen gehören zu den in der instrumentellen Analytik am häufigsten angewandten Methoden. Auch in den Arzneibüchern finden potentiometrische Methoden vielfach Anwendung (Europäisches Arzneibuch, Ziff. 2.2.20).

Anwendungsbereich von Direktpotentiometrie und potentiometrischer Titration

23.1 Grundlagen der Direktpotentiometrie

Bei direktpotentiometrischen Messungen werden Konzentrationen (genauer: Aktivitäten) mit Hilfe der **Nernst'schen Gleichung** (Gl. 22.2) aus Potentialmessungen errechnet bzw. entsprechenden **Kalibrierkurven** entnommen. Die galvanische Zelle besteht aus einer **Indikator (Mess-)elektrode** und einer **Bezugs(Referenz-, Vergleichs-)elektrode**. Die **Leerlaufspannung** U der Zelle ist entsprechend Gl. 22.12 und bei Berücksichtigung eines **Diffusionspotentials** (vgl. Kap. 22.4.2) gegeben durch:

Direktpotentiometrie und Nernst'sche Gleichung

$$U = U_{Ind} - U_{Bez} + U_D \quad \text{(Gl. 23.1)}$$

Spannung der potentiometrischen Messzelle

U_{Ind} = Spannung der Indikatorelektrode
U_{Bez} = Spannung der Bezugs(Referenz)elektrode
U_{D} = Diffusionspotential an der Grenze zwischen den Halbzellen

Auswirkung von Diffusionspotentialen bei direktpotentiometrischen Messungen

Das **Diffusionspotential** (U_{D}) kommt bei Diffusion infolge von Konzentrationsgradienten durch unterschiedliche Beweglichkeit der Kationen und der Anionen (z. B. Na^+ und Cl^-) an der Grenze zwischen den Halbzellen zustande. Es kann über 10 mV betragen und damit beträchtliche Messfehler verursachen. U_{Ind} ist für die verschiedenen Elektrodenarten durch die in Kap. 22.2 und 22.3 aufgeführten Nernst'schen Gleichungen gegeben. Bei konstanter Ionenstärke gilt für viele direktpotentiometrische Bestimmungen näherungsweise eine einfache Gleichung der Form:

Gleichung für viele direktpotentiometrische Bestimmungen

$$U = K + \frac{f}{z} \cdot \lg c \qquad (\text{Gl. 23.2})$$

U = Spannung der Indikatorelektrode gegen Bezugselektrode
c = Konzentration der zu bestimmenden Ionenart
K = Konstante
f, z = Bedeutung siehe Gl. 22.2

Gleichung 23.2 erhält man aus Gl. 23.1 nach Einsetzen der Nernst'schen Gleichung und Zusammenfassen aller konstanten Glieder (U_{Bez}, U^*, U_{D}, lg der Aktivitätskoeffizienten) zu einer Konstanten K. Der tatsächliche Verlauf der Zellspannungs-Konzentrations-Beziehung (Auftrag von U gegen lg c) kann wegen der Verwendung der Konzentration anstelle der Aktivität von der Geradenform abweichen (Kalibrierkurve). Bei Messungen von **Anionenkonzentrationen**, z. B. mit Elektroden 2. Art erscheint die potentialbestimmende Konzentration c im Nenner des logarithmischen Ausdruckes.

Als Indikator(Mess)elektroden dienen die in Kap. 22.3 betrachteten Elektrodenarten. Einige spezielle Elektroden zur Bestimmung des pH-Wertes und andere ionenspezifische Elektroden werden im Folgenden besprochen.

23.1.1 Messung von pH-Werten

pH-Wert: konventionelle pH-Skala

Der pH-Wert wird bekanntlich definiert als der mit (-1) multiplizierte dekadische Logarithmus der Wasserstoffionen(Hydroxoniumionen)-aktivität. Der mit der Aktivität definierte pH-Wert wird gelegentlich mit paH bezeichnet (nicht IUPAC). Da jedoch die Aktivität einzelner Ionenarten wegen des unvermeidlichen Einflusses von Gegenionen praktisch schwer zugänglich ist, wurde mithilfe von **Standardpufferlösungen**

Standardpufferlösungen

(s. a. Lit. 10) durch internationale Konvention eine **empirische (konventionelle) pH-Skala** festgelegt (DIN 19260/61/66/68). Zu bestimmende pH-Werte von Lösungen errechnen sich danach aufgrund der Beziehung:

$$\mathrm{pH} = \mathrm{pH_s} - \frac{U - U_\mathrm{s}}{U_\mathrm{N}} \qquad (Gl.\ 23.3)$$

Symbol nach DIN	Bedeutung	Symbol nach AB
$\mathrm{pH_s}$	pH-Wert eines Standards	$\mathrm{pH_s}$
U_N	Elektrodensteilheit (V/pH)	k
U	Zellspannung mit Messlösung (V)	E
U_s	Zellspannung mit Standardlösung (V)	E_s

Die **Elektrodensteilheit** U_N entspricht dem Faktor f in Gl. 22.2 und ist wie dieser temperaturabhängig. Sie bedeutet die Spannungsänderung pro pH-Einheit. Sie wird gemäß DIN 19268 durch Messung der Kettenspannungen in zwei der Standardpufferlösungen bestimmt. Ebenfalls temperaturabhängig ist infolge der Änderung des Ionenprodukts des Wassers der Neutralpunkt der pH-Skala.

Das Arzneibuch (Lit. 6 bis 9) lässt den pH-Wert neben der Indikatormethode nach der potentiometrischen Methode gemäß Gl. 23.3 mithilfe von 9 Referenz(Standard)pufferlösungen bestimmen, die im pH-Bereich von 1,7 bis 12,5 liegen (Ziffer 2.2.3). Das Arzneibuch gibt k-Werte temperaturabhängig in einer Tabelle an. In nichtwässrigen Lösungen ist die mittels der wässrigen Pufferlösungen festgelegte pH-Skala gegenstandslos. Eine entsprechende Standardisierung wäre aber möglich.

pH-Elektroden

Als Messelektroden zur pH-Bestimmung können prinzipiell alle Elektroden verwendet werden, deren Potential in eindeutiger Weise von der Protonenkonzentration der Lösung abhängt. Die **Wasserstoffelektrode** wurde in der Einführung (vgl. Kap. 22.3) besprochen. Verwendbar sind auch **die Chinhydronelektrode** (vgl. Kap. 22.3) oder die **Antimonelektrode**, die aus einem Antimonstab besteht, der mit Antimonoxid bedeckt ist. Die Elektrode ist vor allem in nichtwässrigen Systemen sowie als Mikroelektrode in biologischen Systemen von Bedeutung. Bei der Wahl der Elektrodenart kommt es u. a. auf einfache Handhabung, schnelles Ansprechen, Genauigkeit und möglichst geringe Beeinflussung durch andere Ionenarten an. Diese Kriterien werden insgesamt von **Glaselektroden** am besten erfüllt, die meist als **Einstabmessketten** mit integrierter Bezugselektrode im Gebrauch sind.

Glaselektroden

Abbildung 23.1 zeigt schematisch eine Anordnung mit Glaselektrode zur Messung von pH-Werten. Die Funktionsweise von Glaselektroden beruht auf **Austauschgleichgewichten** zwischen Alkaliionen der

Quellschicht

Konditionierung

Notwendigkeit hochohmiger (leistungsloser) Spannungsmessung

Glasmembran (Dicke 0,05 bis 0,5 mm) und Protonen der Messlösung. Austauschvorgänge erfolgen **in der inneren und der äußeren Quellschicht** (Dicke bis ca. 100 nm) der Membran, die durch Aufbewahrung in bestimmten Elektrolytlösungen **konditioniert** sein muss (bestimmter Quellungszustand). Die ausgebildeten Potentialdifferenzen an den Grenzflächen der Glasmembran gehorchen bei speziellen Glassorten der Nernst'schen Gleichung. Die Glasmembran weist materialbedingt einen hohen Ohm'schen Widerstand auf. Um einen Ohm'schen Spannungsabfall in der Glasmembran zu vermeiden, dürfen daher bei der Spannungsmessung nur sehr kleine Ströme fließen, d. h. der Innenwiderstand des äußeren Messgerätes muss sehr hoch sein. Mit der Entwicklung extrem hochohmiger Messgeräte können heute robustere (dickere) Glasmembranen verwendet werden. An der Glaselektrode treten die folgenden Potentialdifferenzen auf (vgl. Abb. 23.1):

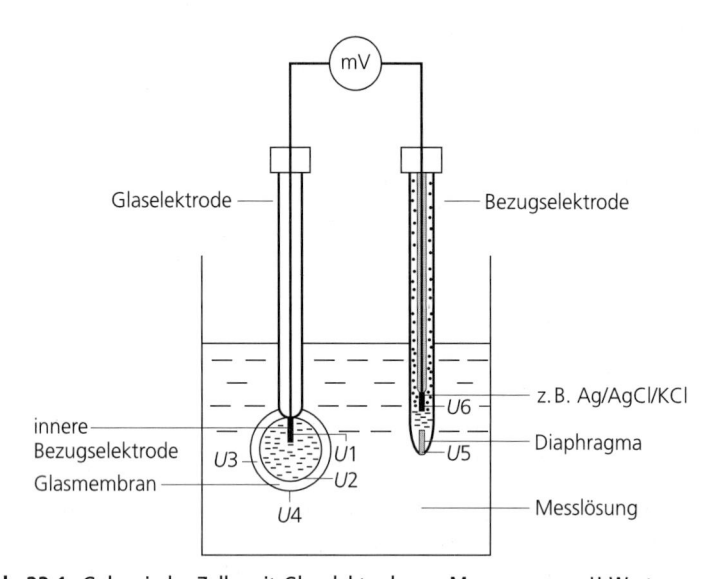

Abb. 23.1 Galvanische Zelle mit Glaselektrode zur Messung von pH-Werten

An Glaselektroden auftretende Potentialdifferenzen

- $U1$: Potentialdifferenz der inneren Bezugselektrode (Ableitelektrode, z. B. Ag/AgCl/KCl)
- $U2$: Potentialdifferenz an der inneren Phasengrenze Glasmembran-KCl-Lösung
- $U3$: Asymmetriepotential durch Inhomogenitäten der Glasmembran
- $U4$: Potentialdifferenz an der äußeren Phasengrenze Glasmembran-Messlösung
- $U5$: Diffusionspotential am Diaphragma der Bezugselektrode
- $U6$: Potentialdifferenz der Bezugselektrode.

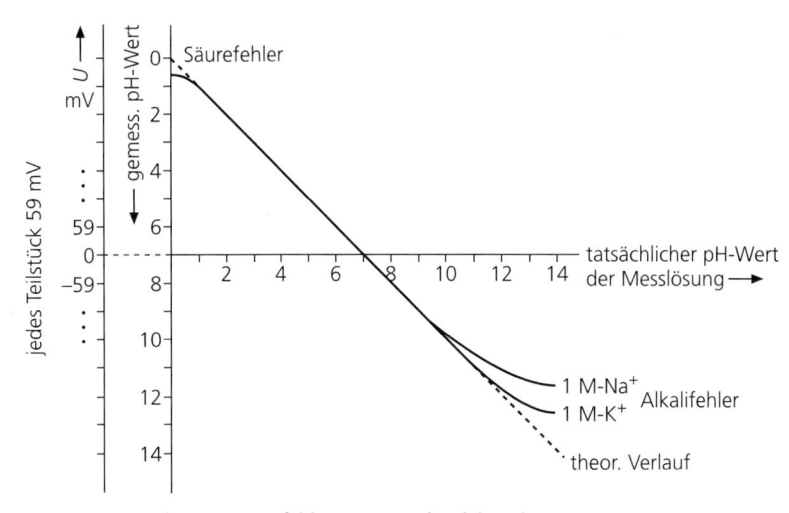

Abb. 23.2 Alkali- und Säurefehler von pH-Glaselektroden

Die Funktionsweise der Glaselektrode beruht auf der Potentialdifferenz $U4$ zwischen Messlösung und Außenseite der Glasmembran.

Im Idealfall sind alle übrigen Potentialdifferenzen konstant und gehen in die Konstante K von Gl. 23.2 ein ($z = 1$). Bei der Wahl von Elektrodengläsern ist deren **chemische Beständigkeit** sowie die Abhängigkeit ihres Potentials von **Fremdionengehalten** der Messlösung wichtig. Insbesondere **Alkalifehler** (DIN: **Querempfindlichkeit gegenüber Alkaliionen**), die auf dem Ansprechen der Glasmembran auf Alkaliionen beruhen, verursachen eine Verringerung der Elektrodensteilheit im alkalischen Bereich (abgeflachte Kalibrierkurve über pH = 9, vgl. Abb. 23.2). Man verwendet deshalb in diesem Bereich lithiumhaltige Gläser. In stark sauren Lösungen können **Säurefehler** auftreten (DIN: **Querempfindlichkeit gegenüber Anionen**, vgl. Abb. 23.2) die ebenfalls zu Abweichungen von der konstanten Elektrodensteilheit (f/z in Gl. 23.2) führen. Durch Verwendung besonderer Gläser (uran-, titan-, lithium-, bariumhaltige) sind jedoch Bestimmungen im gesamten pH-Bereich von 0 bis 14 möglich. $U2$ hängt vom pH-Wert der Innenlösung in der Glaselektrode ab. Um diesen konstant zu halten, werden der Innenlösung **Puffer** zugesetzt. Das **Asymmetriepotential** $U3$ rührt von ungleichen inneren und äußeren Schichten der Glasmembran her und kann sich durch Alterung oder Austrocknen der Membran verändern.

Eine in wässriger Lösung konditionierte Glaselektrode ergibt auch in **nichtwässrigen Lösungen**, solange die Quellschicht erhalten bleibt, Messwerte, die aber den Charakter von scheinbaren pH-Werten tragen. Solche pH-Messungen mit Glaselektroden können zur Indizierung potentiometrischer Titrationen in wasserfreier Essigsäure angewandt werden (vgl. Kap. 23.3, Lit. 5).

Randnotizen: Alkalifehler · Säurefehler · pH-Messbereich von Glaselektroden · Pufferung der Innenlösung · Einsatz von Glaselektroden in nichtwässrigen Lösungen

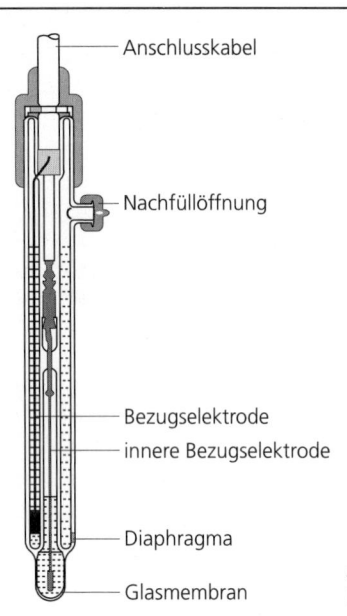

Abb. 23.3 Konstruktion einer Glaselektroden-Einstabmesskette (nach Werkbild Ingold)

Einstabmessketten

Aufbau von Einstabmessketten

Als Gegenelektroden zur Glaselektrode eignen sich die Silber/Silberchlorid- oder die Kalomelelektrode. Aus Gründen der einfacheren Handhabung werden Bezugselektrode und Glaselektrode zu einer **Einstabmesskette** zusammengefasst: Der Schaft der Glaselektrode in Abb. 23.1 wird mit einem zweiten koaxialen Glasrohr umgeben. Der entstehende Zwischenraum enthält die Bezugselektrode, die über ein seitlich angebrachtes **Diaphragma** mit der Messlösung in Kontakt steht (Abb. 23.3). Die Einstabmesskette besitzt (wie auch die getrennte Anordnung zweier Elektroden) einen **Nullpunkt** (vgl. Abb. 23.2), d. h. einen pH-Wert, bei dem die Spannung der Kette null ist. Gewöhnlich liegt dieser Nullpunkt bei pH = 7 (25 °C). Er kann sich mit der Zeit verschieben. pH-Meter besitzen deshalb eine Einrichtung zum manuellen oder automatischen **Nullabgleich**. In **nichtwässrigen Lösungen** sind Einstabmessketten wegen zu hoher Diffusionspotentialdifferenzen ungeeignet.

Nullpunkt der Einstabmesskette

Einstabmessketten in nichtwässrigen Lösungen

23.1.2 Konzentrationsbestimmungen mit ionenspezifischen Elektroden

Das Potential eines blanken Silberdrahtes reagiert auf die **Silberionenkonzentration** der Lösung und eignet sich dadurch grundsätzlich zur Bestimmung der Silberionenkonzentration. Fehlerträchtig ist dabei jedoch die Beeinflussung des Potentials durch anwesende **Redoxsysteme** oder eine **Vergiftung** der Metalloberfläche durch Lösungsbestandteile. Es wurden deshalb **ionenspezifische Elektroden** entwickelt, die auf anderen Prinzipien beruhen. Obwohl das Zustandekommen der Potentialdifferenzen nicht immer eindeutig erklärt werden kann, finden diese ionenspezifischen Elektroden in der Praxis umfangreiche Anwendung (Lit. 14 bis 27). Etwa 50 Ionenarten insbesondere auch Anionen können heute mit ionenspezifischen Elektroden bestimmt werden. Auch gasförmige Stoffe wie H_2S, NO_2 oder NH_3 und Neutralstoffe wie Glucose oder Penicilline sind mit speziellen Elektrodenkonstruktionen erfassbar. Ionenspezifische Elektroden sprechen auf die **Aktivität der freien Ionen** an, die z. B. durch Komplexbildung erheblich verändert werden kann. Messungen mit ionenspezifischen Elektroden zählen zu den häufigen Labormethoden. Das Arzneibuch lässt ionenselektive (s. u.) Elektroden (Ziff. 2.2.36) bei direktpotentiometrischen Bestimmungen von Fluorid, Iodid und Nitrat verwenden (Tab. 23.1). Auch bei Titrationen werden ionenselektive Elektroden eingesetzt (z. B. Gehaltsbestimmungen von Sulfaten, Tab. 23.1). Die folgenden Typen von Elektroden können unterschieden werden:

Elektroden 1. Art als ionenspezifische Elektroden

Umfang der Anwendung

Ionenselektive Elektroden sprechen auf Aktivität an freien Ionen an

Glasmembranelektroden, Natriumelektrode

Wie beim Alkalifehler erwähnt, können auch andere Kationen das Elektrodenpotential der pH-Glaselektrode mitbestimmen. Durch Verwendung bestimmter Glassorten wird erreicht, dass z. B. Na^+ bevorzugt ausgetauscht und so eine **Na^+-empfindliche Elektrode** erhal-

Natriumelektrode: Ausnutzung des Alkalifehlers der pH-Glaselektrode

Tab. 23.1 Beispiele potentiometrischer Bestimmungen von Ionenkonzentrationen mit ionenselektiven Elektroden im Arzneibuch (nach Lit. 7)

Monographie bzw. Stoff	Prüfung Bedingungen	Erfasste Funktionen
Acesulfam-Kalium Calciumascorbat Calciumphosphat Wasser zum Verdünnen konzentrierter Haemodialyselösungen Flucytosin Isofluran Vinorelbintartrat	Reinheit Fluoridselektive Elektrode Referenz: Silber/Silberchlorid-Elektrode	F^-
Diosmin	Iodidselektive Elektrode	I^-
Hydroxyethylcellulose	Reinheit Nitratselektive Elektrode Referenz: Silber/Silberchlorid- Elektrode	NO_3^-
Natrium-, Kaliumsulfat (Titration mit $PbNO_3$-Lösung)	Bleiselektive Elektrode Referenz: Silber/Silberchlorid-Elektrode	SO_4^- (über Pb^{2+})

ten wird. Um den pH-Einfluss zu vermindern, arbeitet man bei höheren pH-Werten (z. B. pH > pNa + 3). Es besteht naturgemäß eine **Querempfindlichkeit** gegen andere Alkaliionen, Ag^+, NH_4^+ sowie gegen Erdalkaliionen. Je nach Art des Membranglases kann die Elektrode z. B. im Verhältnis 1000 : 1 für Na^+, in geringerem Maß auch für K^+, Ag^+ oder andere Ionen selektiv arbeiten. Zutreffender als **ionenspezifisch** ist deshalb die Bezeichnung **ionenselektiv** oder **ionensensitiv** für diese Elektroden. Der mit der Na^+-Elektrode erfassbare Konzentrationsbereich reicht von 1 bis 10^{-7} mol Na^+/l. Das Elektrodenpotential solcher Elektroden gehorcht Gleichungen vom Typ der Nernst'schen Gleichung, wobei die Querempfindlichkeiten in den logarithmischen Ausdruck als **Selektivitätskonstante** eingehen (Lit. 14, 20). Das Bauprinzip der hier besprochenen Elektroden entspricht Abb. 23.1.

Festkörper(„solid-state")-Membranelektroden

Werden **Einkristalle oder Presslinge** schwerlöslicher Ionenverbindungen in Lösungen der beteiligten Ionen eingetaucht, so bilden sich an der Phasengrenze durch Löslichkeitsgleichgewichte wie bei Elektroden 2. Art Potentialdifferenzen aus. Besitzen die Einkristalle gleichzeitig ausreichende elektrische Leitfähigkeit, so lassen sich mit diesen Stoffen Elektroden aufbauen, die selektiv auf die beteiligten Ionenarten reagieren. Wichtiges Beispiel für solche Festkörpermembran-

Festkörpermembranelektroden

a: Fluoridelektrode	b: Ag_2S-Elektrode	c: Flüssigmembranelektrode	d: Gassensitive Elektrode
Anschluss — Kunststoffschaft, Innenelektrolyt (NaF/NaCl), Ableitelektrode (Ag/AgCl), LaF_3-Einkristall	Anschluss — Kunststoffschaft, Kontaktanschluss, Ag_2S-Pressling	Anschluss — inneres Rohr, äußeres Rohr, Bezugselektrode, Elektrolyt mit Lösung des zu bestimmenden Metallions, Reservoir, ionenselektive poröse Membran, ionenaustauscher in organischem Medium	Anschlüsse — Innenelektrolyt, Gegenelektrode (z. B. Ag/AgCl), pH-Elektrode oder andere ionenselektive Elektrode, dünne Flüssigkeitsschicht, gasdurchlässige Membran

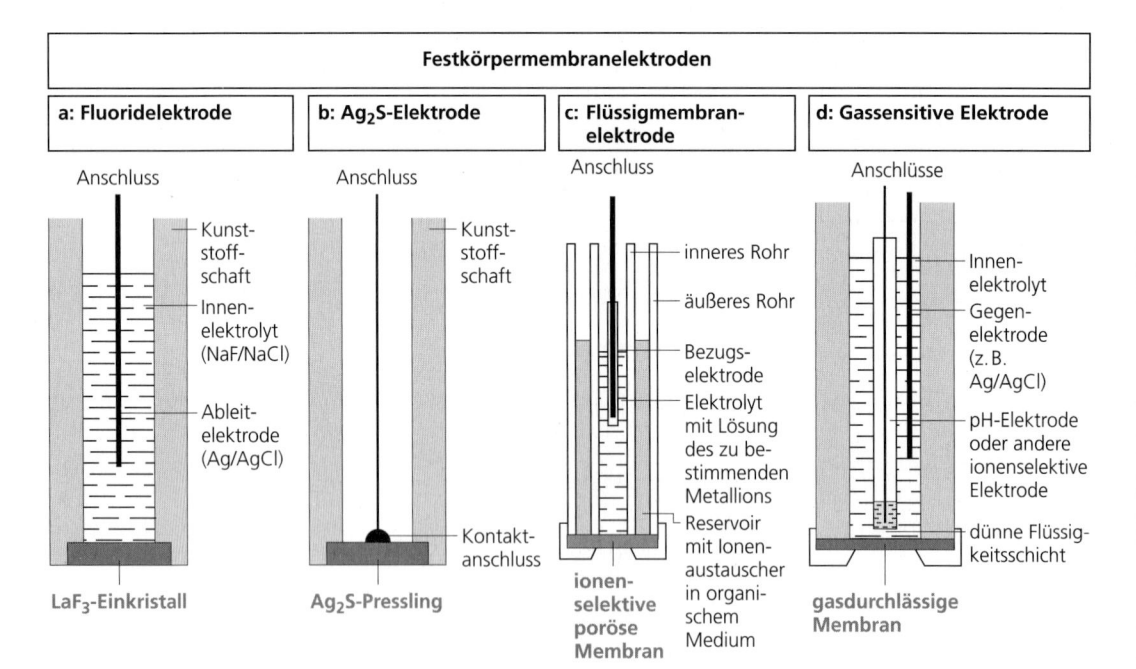

Abb. 23.4 Schematischer Aufbau ionenselektiver Elektroden.

Querempfindlichkeit gegen 1-wertige Ionen

Ionenspezifisch ionenselektiv ionensensitiv

Elektroden 2. Art als ionenselektive Elektroden

elektroden ist die **Ag₂S-Elektrode** (Abb. 23.4b), die sowohl auf Ag^+ als auch auf S^{2-} sensitiv wirkt. Durch Mischen von Ag_2S mit anderen schwerlöslichen Silbersalzen (Mischpresslinge) wie Halogeniden, Pseudohalogeniden oder auch Kupfer-, Cadmium- oder Bleisulfiden können Elektroden konstruiert werden, die auf andere Anionen bzw. Kationen ansprechen. Die Bestimmungsgrenzen dieser Elektroden liegen im Bereich von 10^{-6} bis 10^{-8} mol/l.

Ein zwecks Verbesserung der Ohm'schen Leitfähigkeit europiumdotierter Einkristall des sehr schwerlöslichen LaF_3 wird bei der Konstruktion einer hoch selektiven **Fluoridelektrode** verwendet (Abb. 23.4a). Der **Konzentrationsbereich** der Fluoridelektrode ist durch das Löslichkeitsprodukt des LaF_3 bestimmt und reicht bis 10^{-6} mol/l. Andere Halogenide, Phosphat und Sulfat stören selbst in 1000fachem Überschuss nicht. Die einzige nennenswerte **Querempfindlichkeit** besteht gegenüber OH^-.

Flüssigmembranelektroden

Mit organischen, zum **Ionenaustausch** befähigten Substanzen, die in hydrophoben organischen Lösungsmitteln gelöst sind, lassen sich ebenfalls ionensensitive Membranen herstellen (Lit. 14 bis 19). Als **mechanischer Träger** dieser Austauschphasen dient eine poröse Substanz oder auch PVC. Neben dem Ionenaustauschvorgang spielen bei den Flüssigmembranelektroden selektivierende **Verteilungsvorgänge** zwischen der organischen Phase, mit der die Membran getränkt ist und Messlösung eine Rolle. Auf diesem Prinzip beruhen die ionensensitiven **Flüssigmembranelektroden** (Abb. 23.4c). Auf der Basis von Phosphorsäuredialkylestern lassen sich Elektroden aufbauen, die für zweiwertige Kationen wie Ca^{2+} selektiv arbeiten. Durch Modifikation des organischen Lösungsmittels kann die Selektivität so gestaltet werden, dass sie die Bestimmung der **Wasserhärte** (auch Summe von Ca^{2+} und Mg^{2+}) gestatten.

In PVC-Membranen lässt sich eine Vielzahl, auch neutraler Stoffe einbetten, die auch nach anderen Prinzipien (z. B. durch Molekülhohlräume) ionenselektive Eigenschaften aufweisen (**Ionophore**; Lit. 21). Auf der Einlagerung in die elektronenreichen **Hohlräume von Valinomycin** (z. B. in Diphenylether gelöst) beruht eine gegenüber Na^+ hoch selektiv arbeitende **K^+-Elektrode**, die wie auch die Calciumelektrode Bedeutung in der klinischen Chemie erlangt hat (Lit. 14, 26). Durch Einbettung anionenaustauschender Verbindungen können auch Anionen wie NO_3^-, NO_2^-, BF_4^- oder ClO_4^- bestimmt werden. Als Ionophore haben hier Phenanthrolinkomplexe und für Kationen wie Li^+, Na^+ auch Kronenether Bedeutung erlangt (Lit. 14). Solche Elektroden haben Bedeutung in der Wässer- und Umweltanalytik.

Gassensitive Membranelektroden

Prinzip gassensitiver Membranelektroden

Wird die Umgebung einer pH-Elektrode mittels einer gasdurchlässigen, wasser- und elektrolytundurchlässigen Membran abgegrenzt, so kann die von durchtretenden Gasen wie NH_3, CO_2 oder SO_2 verursachte pH-Änderung zur Bestimmung der Gase herangezogen werden. Die Membranen verfügen über **gasdurchlässige Poren** oder das Gas gelangt über einen **Lösevorgang** im Membranmaterial ins Elektrodeninnere. Auch andere ionensensitive Elektroden (z. B. die Ag_2S-Elektrode zur Bestimmung von H_2S) oder Redoxelektroden (z. B. NO_2^-/NO_3^- zur Bestimmung von NO_2) werden als Innenelektroden verwendet.

Biosensoren

Immunelektroden

Hochspezifische biologische Mechanismen **wie enzymatische Katalysen, Immunreaktionen** oder **Umsetzungen durch Mikroorganismen** lassen sich ebenfalls als selektive Elemente einsetzen (Lit. 14, 17, 23 bis 25). Enzyme können durch Adsorption, kovalente Bindung, crosslinking oder mechanisch an Trägern immobilisiert werden. Ein **Transducer** setzt dann durch den biologischen Vorgang bewirkte chemische oder physikalische Veränderungen in elektrische Signale um. Umgibt

Enzymelektroden

man eine ionenselektive Elektrode mit einem **enzymhaltigen Gel**, so können **Reaktionsprodukte enzymatischer Reaktionen** wie H^+, F^-, NH_3 oder H_2O_2 erfasst werden. Ein Beispiel für solche **Enzymelek-**

Beispiel: Glucoseelektrode

troden ist die Bestimmung von D-**Glucose** über das bei Umsetzung mit Glucoseoxidase entstehende H_2O_2, das seinerseits bei enzymatischer Umsetzung (Meerrettichperoxidase) mit Organofluorverbindungen über das freigesetzte F^- mit einer F^--selektiven Elektrode bestimmt wird. Viele weitere enzymatische Abbaureaktionen gestatten die Bestimmung von Stoffen mit Biosensoren über Abbauprodukte: Aminosäuren, Harnstoff (Urease; NH_4^+ oder CO_3^{2-}), Creatinin (Creatinase, Sarcosinoxidase; H_2O_2), Acetylcholin (-esterase; pH), Penicillin (Penicillinase; pH), Nitrit (Nitritreduktase; NH_4^+), Sulfat (Sulfatreduktase; HS^- mit Ag_2S-Elektrode) oder Salicylsäure (Salicylat-Hydrolase; CO_2). Steht kein direkt arbeitendes Enzym zur Verfügung, so können in **Multienzymsensoren** durch Enzymkaskaden mit einem Transducer nachweisbare Stoffe erzeugt werden.

Multienzymsensoren

FET-Sensoren

Prinzip der FET-Sensoren

Bei Isolierschicht-Feldeffekttranssistoren („MOSFETs") wird der Stromfluss im „n-Kanal" zwischen „Source" und „Drain" praktisch leistungslos durch eine zwischen Gate und Substrat angelegte Spannung gesteuert (z. B. Lit. 28).

CHEMFETs

Ersetzt man das Gate durch eine der oben besprochenen ionenselektiven Elektroden, so entstehen Halbleitersensoren („CHEMFET",

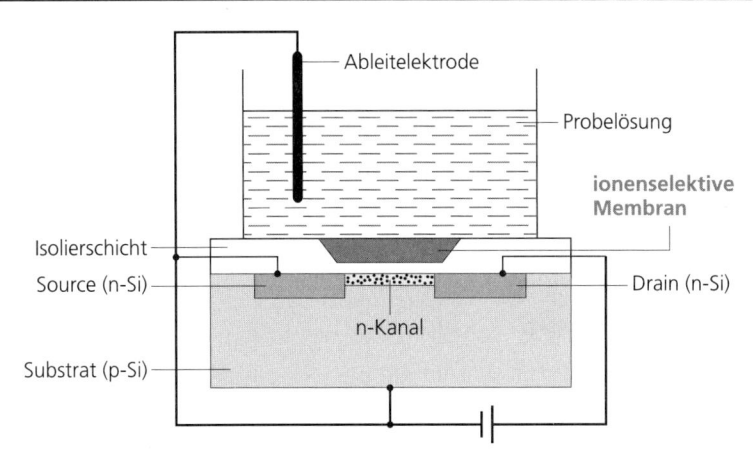

Abb. 23.5 Prinzip eines FET-Sensors

„ISFET", Abb. 23.5), die u. a. wegen ihrer Miniaturisierbarkeit zu einer Revolutionierung in der Sensortechnik geführt haben. Neben den ionenselektiven ISFETs erhält man mit o. g. Membrantypen Enzymmembran-FETs („ENFETs"), Antigen-/Antikörpermembran-FETs („IMFETs") oder gassensitive FETs („GASFETs") (Lit. 16, 21, 22). Die Kombination der Halbleiter-Mikroelektronik mit den zuvor besprochenen bioselektiven Mechanismen öffnet neue Wege des Einsatzes stoffspezifischer Sensoren. Beträchtliche Verbreitung haben **FET-Glucose-Biosensoren** (elektrochemischer „Federhalter") zur Selbstkontrolle von Diabetikern gefunden.

ISFETs

ENFETs
IMFETs
GASFETs

23.2 Durchführung direktpotentiometrischer Messungen

Das Prinzip potentiometrischer Messungen wurde in der Einführung (vgl. Kap. 22.4.2) erläutert. **Innenwiderstände** ionenselektiver Elektroden liegen zwischen 100 Kiloohm und einigen 100 Megohm. Die **Messung der Leerlaufspannung** von Zellen bei so hohen Innenwiderständen erfordert Messung bei Stromstärke null, die entweder mittels der **Poggendorff'schen Methode** (Abb. 22.5) oder heute einfacher mit direktanzeigenden Messgeräten mit (im Verhältnis zu den Elektrodenwiderständen) **hohem Innenwiderstand** (z. B. $> 10^{12}$ Ohm) erreicht werden kann. Abb. 23.6 zeigt oben das Prinzip eines solches Gerätes, unten eine entsprechende Schaltung mit Operationsverstärkern (z. B. Lit. 28, 22.8).

Innenwiderstand der Messelektroden

Erforderlicher Innenwiderstand der Messgeräte

Abb. 23.6 Messanordnung für potentiometrische Messungen

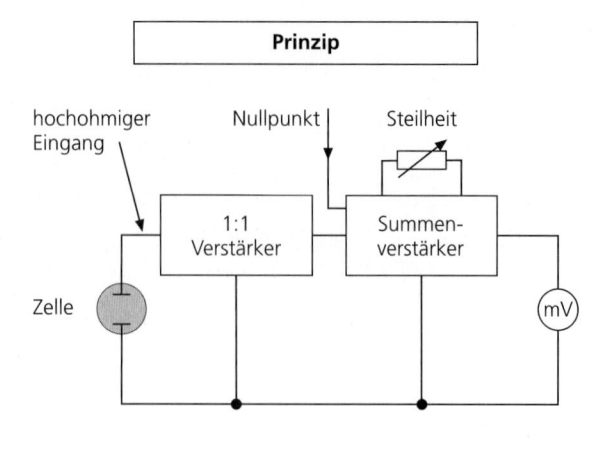

Prinzipieller Aufbau von Geräten für potentiometrische Messungen

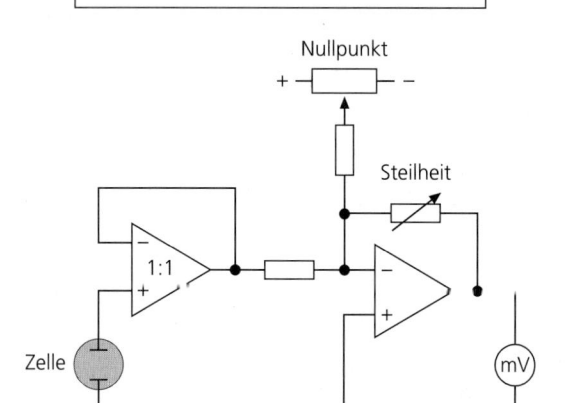

pH-Messung nach Arzneibuch

Fehler pro mV

Der „1:1-Verstärker" hat die Aufgabe der hochohmigen Spannungsmessung. **Steilheits- und Nullpunkteinstellung** erfolgen am Summenverstärker. Die Messung von pH-Werten erfolgt meist mit Glaselektroden bzw. Glaselektroden-Einstabmessketten. Das Arzneibuch (Ziffer 2.2.3) lässt eine getrennte Anordnung ohne genaue Spezifizierung von Mess- und Bezugselektrode (gewöhnlich eine Glaselektrode und z. B. eine gesättigte Kalomelelektrode) verwenden. Fehler in der Spannungsmessung oder Änderungen der Diffusionspotentialdifferenz von nur 1 mV verursachen bei der Direktpotentiometrie Bestimmungsfehler von etwa 4 % (genauer: $4 \cdot z$ %; z siehe Gl. 22.2).

Kalibrierung der Messgeräte

Außer einer in Millivolt geteilten, besitzen **pH-Meter** gewöhnlich eine in pH-Einheiten geteilte Skala. Wegen der Temperaturabhängigkeit der **Nernstspannung** (Gl. 23.3) verfügen pH-Meter über eine Einrichtung, mit der die **Elektrodensteilheit** (Kap. 23.1.1) eingestellt wird. Auch besitzen die pH-Elektroden selten genau die theoretische Steilheit. Der **Potentialnullpunkt** von Elektrode bzw. Gesamtsystem (Abb. 23.3) liegt meist nicht exakt bei pH = 7. Elektrodensteilheit und Systemnullpunkt sind deshalb mithilfe mehrerer Messungen in Standardpufferlösungen zu ermitteln. Die Kalibrierung ionenselektiver Elektroden erfolgt entsprechend.

Einstellung von Elektrodensteilheit und -nullpunkt

Auswertung der Direktpotentiometrie

Nach Kalibrierung der potentiometrischen Anordnung kann die Bestimmung unbekannter **Konzentrationen** durch Messung der Zellspannung entsprechend Gl. 23.2 erfolgen. Da die Indikatorelektroden auf **Aktivitäten** ansprechen, ist die Bestimmung von **Konzentrationen** mithilfe einer unter gleichen Bedingungen (Anordnung, Temperatur, Ionenstärke) aufgenommenen Kalibrierkurve zuverlässiger. Auch die **Standardzumischmethode** wird angewandt (z. B. Lit. 3). Gemäß Arzneibuch (Ziffer 2.2.3) wird die Apparatur zur pH-Bestimmung zunächst gegen einen „primären Referenzpuffer" (Kaliumhydrogenphthalat, pH = 4,00 bei 20 °C) und eine weitere Pufferlösung eingestellt. Der dann gemessene pH-Wert eines dritten Referenzpuffers, der zwischen den beiden ersten liegt, darf nicht mehr als 0,05 pH-Einheiten von seinem bekannten Wert abweichen. **Die „Empfindlichkeit"***) des Messgerätes soll nach Arzneibuch mindestens 0,05 pH-Einheiten oder 3 mV sein. Höhere Absolutgenauigkeiten als 0,01 pH-Einheiten sind bei der Bestimmung von pH-Werten kaum zu erreichen. Änderungen von pH-Werten lassen sich bis auf 0,001 pH-Einheiten verfolgen.

Ermittlung der Konzentration

Kalibrierkurve

Einstellung der pH-Anordnung nach Arzneibuch

Genauigkeit der pH-Messung

23.3 Grundlagen potentiometrischer Titrationen

Der pH-Wert ändert sich im Bereich des **Äquivalenzpunktes** einer Säure-Base-Titration mehr oder weniger sprunghaft. Denkt man sich die Titration in der in Abb. 23.1 dargestellten Prinzipanordnung durchgeführt, so kann die pH-Änderung potentiometrisch verfolgt werden. Die hiermit mögliche Indizierung von Titrationsendpunkten wird als **potentiometrische Titration** bezeichnet. Bei Verwendung der anderen in Kap. 22.3 betrachteten Elektroden oder der in Kap. 23.1.2 betrach-

Potentiometrische Titration

---

*) Zur korrekten Definition der Empfindlichkeit von Verfahren beachte Kap. 2.1.1

teten ionenselektiven Elektroden als Messelektroden anstelle der Glaselektrode in Abb. 23.1, lassen sich auch die Konzentrationsänderungen vieler anderer Titrationen potentiometrisch indizieren. Da zwischen Potential und Aktivität aufgrund der Nernst'schen Gleichung (Gl. 22.2) ein logarithmischer Zusammenhang besteht, verlaufen **potentiometrische Titrationskurven** (z. B. Abb. 23.7) wie die klassischen Titrationskurven, bei denen der Logarithmus der (Rest)konzentration bzw. -aktivität des Titranden gegen die Titratorzugabe aufgetragen ist.

Verlauf potentiometrischer Titrationskurven

Neben einer größeren **Genauigkeit** der Endpunktserkennung gegenüber Farbindikatoren können potentiometrische Indizierungen eingesetzt werden, wenn Farbindikatoren nicht zur Verfügung stehen, ihr Umschlag, z. B. bei **Bestimmung kleiner Konzentrationen**, zu unscharf oder in trüben bzw. gefärbten Lösungen nicht sichtbar ist. Eine Kalibrierung wie bei direktpotentiometrischen Bestimmungen ist nicht erforderlich, da **relative Potentialänderungen** beobachtet werden. Allerdings kann es in der Routineanalytik weniger zeitaufwendig sein, auf eine bestimmte Zellspannung („**Endpunkttitration**") zu titrieren (z. B. Lit. 3). In diesem Fall ist eine Kalibrierung notwendig. Neben der genaueren Erkennung der Endpunkte von Einzelbestimmungen sind mit potentiometrischer Indizierung **Simultantitrationen** möglich, bei denen klassische Indizierungsverfahren häufig nicht zur Verfügung stehen.

Vorteile potentiometrischer Titrationen

Potentiometrische Endpunkttitration

23.3.1 Säure-Base-Titrationen

Potentiometrische Säure-Base-Titrationskurven

Trägt man die mittels einer pH-Elektrode gemessenen Potentiale gegen das Volumen an zugegebener Maßlösung auf, so werden Titrationskurven wie Abb. 23.7 erhalten. In der Abbildung sind gleichzeitig die Spannungen einer Wasserstoffelektrode (siehe Gl. 22.8) sowie einer Glaselektrodenmesskette aufgetragen. Die zu $pK_a = 8$ gehörige Titrationskurve lässt die Grenzen der Methode erkennen. Der Spannungsverlauf bei der Titration starker und schwacher Basen verhält sich entsprechend. **Gemische** von Säuren (bzw. von Basen) lassen sich potentiometrisch simultan titrieren, wenn sich ihre pK_a-Werte hinreichend unterscheiden. Abb. 23.7 unten zeigt dies an einem Gemisch einer starken und einer schwachen Säure. Entsprechendes gilt für mehrbasige Säuren oder mehrsäurige Basen.

Titration von Säure-Base-Gemischen

Grundlagen potentiometrischer Titrationen

Einzeltitrationen von 20 ml 0,1 M-Salzsäure und 20 ml schwacher 0,1 M-Säure mit 0,1 M-NaOH

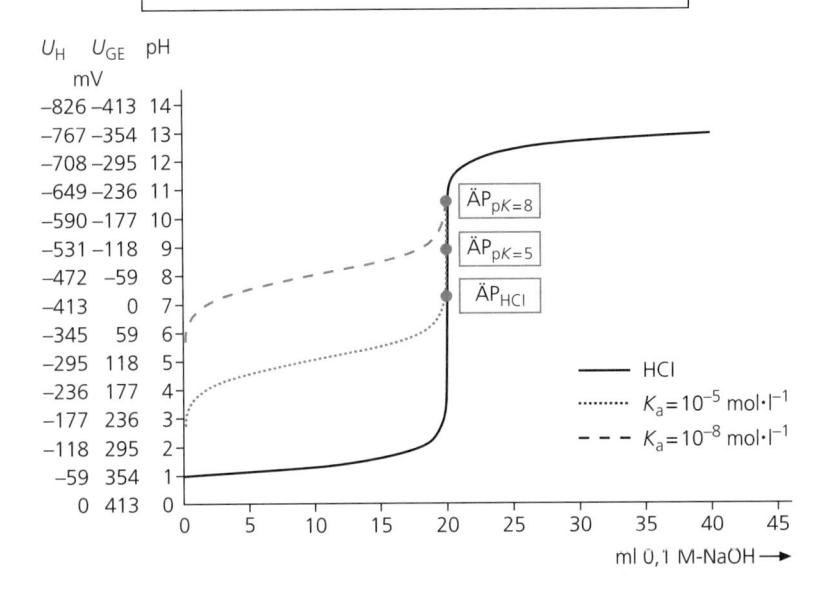

Titration eines Gemisches von 10 ml 0,2 M-Salzsäure und 10 ml einer schwachen 0,2 M-Säure (pK_a=5) mit 0,1 M-NaOH

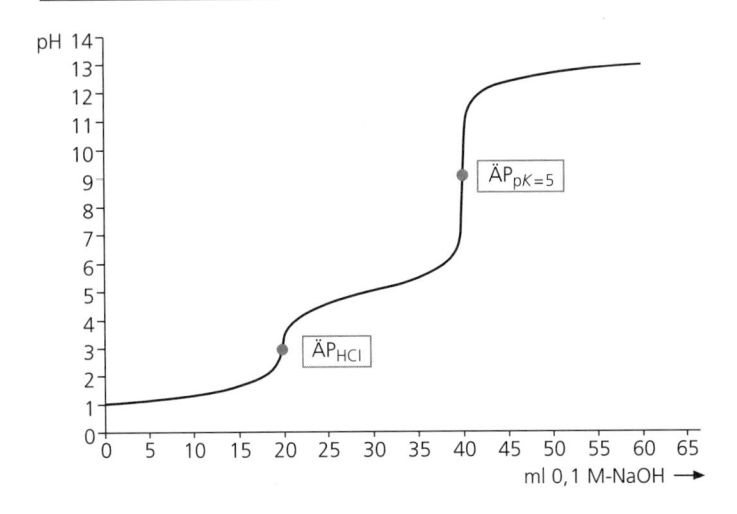

Abb. 23.7 Potentiometrische Titrationskurven von Säure-Base-Titrationen (ÄP Äquivalenzpunkt, U_H Spannung einer Wasserstoffelektrode (1 bar) gegen Standardwasserstoffelektrode gemessen, U_{GE} Spannung einer Glaselektrodenmesskette mit Potentialnullpunkt bei pH = 7

Säure-Base-Titrationen in nichtwässrigen Lösungen

Wirkungen nichtwässriger Lösungsmittel

Bekanntlich werden starke Säuren wie HCl, HNO_3 oder $HClO_4$ in wässriger Lösung auf die Säurestärke von H_3O^+ nivelliert (Basen analog). Stärker saure Lösungsmittel als Wasser können differenzierend wirken. Schwache Säuren (bzw. Basen) werden in basischen (sauren) Lösungsmitteln zu stärkeren Säuren (Basen) als in Wasser. Die Titrationskurven sind daher beim Äquivalenzpunkt steiler. Die Titrationsstufen mehrbasischer schwacher Säuren mit $\Delta pK < 2$ lassen sich in wässriger Lösung nicht getrennt erfassen. Lösungsmittel niedriger Dielektrizitätskonstante vergrößern die Differenzen der pK-Werte. Diese Effekte werden durch Titration in nichtwässrigen Lösungsmitteln ausgenutzt.

Potentiometrische Indizierbarkeit in nichtwässriger Lösung

Die potentiometrische Methode eignet sich auch zur **Endpunkterkennung** bei Titrationen in nichtwässrigen Lösungen. Viele schwache Basen können z. B. in Ameisensäure, Essigsäure, Ethylenglycol, Dioxan, Methylisobutylketon, Aceton oder Acetonitril, schwache Säuren in Lösungsmitteln wie Ethylendiamin, Pyridin, Dimethylformamid, Pyridin, Propanolen, Ethanol oder Methanol titriert werden. Als Titratoren dienen für Basen Mineralsäuren oder starke organische Säuren, für Säuren Alkalialkanolate oder Tetrabutylammoniumhydroxid in nichtwässriger Lösung. Es werden ebenfalls stufenförmige Titrationskurven erhalten.

pH-Skala in nichtwässrigen Medien

Die pH-Skala des pH-Meters ist jedoch ungültig. Die auftretenden Zellspannungen können auch in anderen Bereichen liegen (Lit. 5, 12), sodass besser im Millivoltbereich des Spannungsmessers gearbeitet wird. **Glaselektroden** sind in vielen Fällen verwendbar, in anderen Fällen sind **Metall/Metalloxidelektroden** geeigneter.

Verwendbare Indikatorelektroden

Bezugselektroden mit Diaphragmen können wegen hoher und schwankender Diffusionspotentialdifferenzen oder Ausfällungen im Diaphragma unbrauchbar sein. Man verwendet dann Anordnungen mit **Salzbrücken** (Zwischenelektrolyte) oder Zellen **ohne Überführung** (Lit. 5), bei denen sich Indikator- und Bezugselektrode im gleichen Elektrolyten befinden. Hinsichtlich der Theorie der Säure-Base-Titrationen in nichtwässrigen Lösungen muss auf Literatur der klassischen quantitativen Analyse verwiesen werden (Lit. 1, 2 5).

Verwendbare Bezugselektroden

23.3.2 Fällungstitrationen

Indikator- und Bezugselektroden für Fällungstitrationen

Auch die Veränderungen von Ionenkonzentrationen im Verlauf von Fällungstitrationen können potentiometrisch verfolgt werden. Als **Indikatorelektrode** dient häufig das Metall, dessen Kation an der Fällung teilnimmt (z. B. Ag oder Hg). Die **Bezugselektroden** sind so zu wählen, dass mit aus dem Diaphragma austretendem Elektrolyt (z. B. KCl) keine Reaktion erfolgt (z. B. Fällung von AgCl). Nötigenfalls kann ein Zwischenelektrolyt verwendet werden. Der Verlauf von argentometrischen Titrationskurven ist in Abb. 23.8 dargestellt.

Verlauf der Ag⁺-Aktivität

Potentiometrische Titration

Potentiometrische
Titrationskurven
von Fällungstitrationen

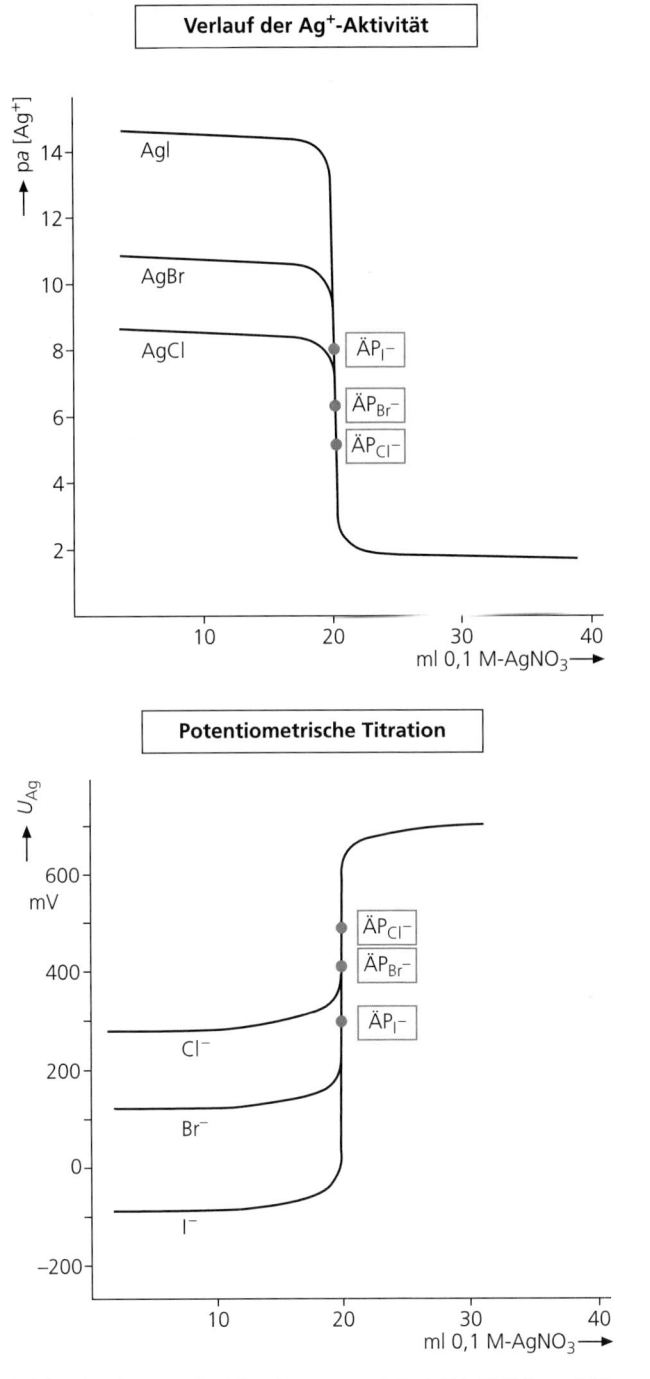

Abb. 23.8 Titrationskurven der Titrationen von 20 ml 0,1 M-Halogenidlösung mit 0,1 M-AgNO$_3$-Lösung (schematisch, ÄP Äquivalenzpunkt, U_{Ag} Spannung der Silberelektrode gegen die Normalwasserstoffelektrode).

Potentiometrie

Potential bei Fällungstitrationen

Für das Halbzellenpotential bei **Titration von Cl^- mit Ag^+** und Verwendung einer Ag/AgCl-Elektrode als Indikatorelektrode gilt Gl. 22.6. Für die übrigen Halogenide gelten entsprechende Gleichungen. Abb. 23.8 zeigt oben die Änderung der Aktivität der Silberionen bei Fällung der Halogenide mit $AgNO_3$ und unten den Potentialverlauf. Die Silberionenkonzentrationen und Potentiale im Anfangsbereich der Titrationen sind bei gleicher Halogenidkonzentration durch die unterschiedlichen **Löslichkeitprodukte** bestimmt. Auch die **Potentiale der Äquivalenzpunkte** leiten sich von den aus Abb. 23.8 oben ersichtlichen unterschiedlichen Konzentrationen der Silberionen ab.

Simultantitrationen

Titration von Halogenidgemischen

Äquivalenzpunkte

Auch **Gemische von Halogeniden** lassen sich potentiometrisch simultan titrieren. Es fällt zunächst das schwerstlösliche Silberhalogenid (vgl. Abb. 23.9, AgI) aus, dessen Löslichkeitsprodukt in Verbindung mit der jeweils noch vorhandenen Halogenidaktivität das Potential der Silberelektrode bestimmt. Im Anstiegsbereich der Titrationskurve des ausfallenden Halogenids wird dann, u. U. vor dessen **Äquivalenzpotential**, das Löslichkeitsprodukt des nächsten Silberhalogenids erreicht. Wie ein Vergleich von Abb. 23.9 mit den Titrationskurven der einzelnen Halogenide (vgl. Abb. 23.8 unten) verdeutlicht, stimmt lediglich der Wendepunkt der Titrationskurve des zuletzt ausfallen-

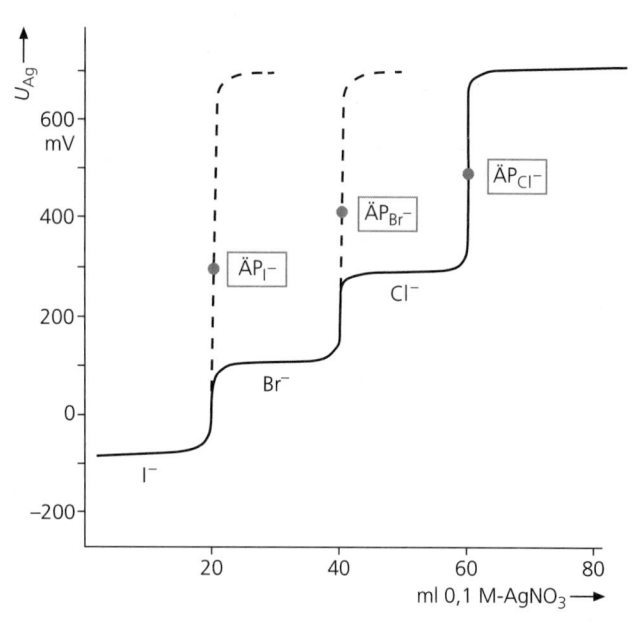

Abb. 23.9 Titrationskurve von 20 ml eines Gemisches von I^-, Br^- und Cl^- (jeweils 0,1 M); Bezeichnungen wie Abb. 23.8 (schematisch)

den Halogenids mit dem der Einzelbestimmung überein. Die einzelnen Titrationsstufen verlaufen bei nicht zu ungünstigen Konzentrationen jedoch so steil, dass der Titratorverbrauch dennoch abgelesen werden kann.

23.3.3 Komplexometrische Titrationen

Metallelektroden oder ionenspezifische Elektroden gestatten auch Indizierungen komplexometrischer Titrationen. Besondere Bedeutung besitzt die indirekte Indizierung von Edetat(Y^{4-})-Titrationen mit einer **Hg^{2+}/Hg-Elektrode**. Ist der HgY^{2-}-Komplex stabiler als der Edetat-Komplex des zu titrierenden Kations, so gibt man der Lösung vor Beginn der Titration etwas HgY^{2-}-Komplex zu. Ist der HgY^{2-}-Komplex weniger stabil, wird Hg^{2+} zugegeben. In beiden Fällen tritt mit dem Y^{4-}-Überschuss bei Überschreiten des Äquivalenzpunktes ein scharfer Potentialsprung auf. Hg^{2+} bzw. HgY^{2-} üben die Funktion eines „potentiometrischen Indikators" aus.

Indikatorelektroden bei komplexometrischen Bestimmungen

„Potentiometrischer Indikator"

23.3.4 Redoxtitrationen

Die in Abb. 22.4 skizzierte galvanische Zelle enthalte zwei Platinelektroden, die rechte Halbzelle 1 M–Ce^{4+}-Lösung und die linke Halbzelle 1 M–Fe^{2+}-Lösung. Die rechte Halbzelle (Ce^{4+}) besitzt gem. Tab. 22.1 das positivere Potential. Verbindet man die Elektroden außen mit einem Draht, so fließt in diesem positive Ladung, geliefert von der Reduktion des Ce^{4+} zu Ce^{3+}, zur linken Elektrode (bzw. Elektronen von links nach rechts). An der linken Elektrode wird Fe^{2+} zu Fe^{3+} oxidiert. Dies setzt sich so lange fort, bis die Potentiale beider Halbzellen übereinstimmen. Die chemische Reaktion zwischen Ce^{4+} und Fe^{2+} ist im **Gleichgewicht**. Wird die Reaktion so durchgeführt, dass man beide Lösungen unmittelbar zusammengießt, so ist das Ergebnis das Gleiche: **Die Redoxpotentiale des Ce^{4+}/Ce^{3+}-Paares und des Fe^{3+}/Fe^{2+}-Paares stimmen überein.** Diese Potentialgleichheit stellt sich in jeder Phase einer Redoxtitration ein.

Potentiale der Redoxsysteme sind während der Titration gleich

Eine in das Titrationsgemisch eintauchende **Platinelektrode** zeigt gegen eine Bezugselektrode (z. B. gesättigte Kalomelelektrode) dieses Redoxpotential an und gestattet damit die Verfolgung des Titrationsverlaufes (Abb. 23.10-I). Es genügt, wenn die Metallelektrode auf eines der beiden Redoxsysteme anspricht. Falls keines der beiden an der Redoxtitration beteiligten Systeme elektrochemisch aktiv ist, kann durch **Rücktitration** mit einem elektrochemisch aktiven System potentiometrisch indiziert werden.

Messung des Redoxpotentials des Gemisches

Formuliert man Gl. 22.3 für beide Redoxpaare und berücksichtigt die Übereinstimmung der Aktivitäten von Fe^{3+} und Ce^{3+} einerseits und von Fe^{2+} und Ce^{4+} andererseits beim Äquivalenzpunkt, so ergibt eine einfache Rechnung das **Potential beim Äquivalenzpunkt** ($U_{ÄP}$) als Mittelwert der beiden Standardpotentiale:

Potential beim Äquivalenzpunkt valenzsymmetrischer Titrationen

$$U_{\text{ÄP}} = \frac{U^*(\text{Ce}^{4+}/\text{Ce}^{3+}) + U^*(\text{Fe}^{3+}/\text{Fe}^{2+})}{2} \quad \text{(Gl. 23.4)}$$

Setzt man die Werte für U^* aus Tab. 22.1 ein, so ergibt sich für das Potential am Äquivalenzpunkt:

$$U_{\text{ÄP}} = \frac{1{,}44 + 0{,}77}{2} = 1{,}105 \text{ V}$$

Mithilfe dieses Potentials kann auch das **Aktivitätsverhältnis** von Fe^{3+} zu Fe^{2+} am **Äquivalenzpunkt** errechnet werden (vgl. Gl. 19.11):

Aktivitätsverhältnis beim Äquivalenzpunkt

$$1{,}105 = 0{,}77 + 0{,}059 \cdot \lg \frac{a(\text{Fe}^{3+})}{a(\text{Fe}^{2+})}; \quad \lg \frac{a(\text{Fe}^{3+})}{a(\text{Fe}^{2+})} = 5{,}678;$$

$$\frac{a(\text{Fe}^{3+})}{a(\text{Fe}^{2+})} = 4{,}8 \cdot 10^5$$

Verläuft die Redoxreaktion nicht (wie bei Ce^{4+} und Fe^{2+}) im **Molverhältnis 1:1**, sondern z. B. wie bei der Titration von Fe^{2+} mit MnO_4^- (in saurer Lösung) im Verhältnis 5 Fe^{2+} : 1 MnO_4^- (**valenzasymmetrische Titration**), so gestaltet sich die Gleichung für das Äquivalenzpotential etwas komplizierter:

Äquivalenzpotential valenzasymmetrischer Titrationen

$$U_{\text{ÄP}} = \frac{U^*(\text{Fe}^{3+}/\text{Fe}^{2+}) + 5 \; U^*(\text{MnO}_4^-/\text{Mn}^{2+})}{6} + \frac{0{,}059}{6} \cdot \lg a^8(\text{H}^+)$$

$$\text{(Gl. 23.5)}$$

Das Potential am Äquivalenzpunkt der **Titration mit Permanganat** (Abb. 23.10-II) hängt bei Beteiligung von Protonen an den Redoxreaktionen auch **von der H^+-Aktivität** der Titrationslösung ab. Für $a(\text{H}^+) = 1 \text{ mol} \cdot \text{l}^{-1}$ ergibt Gl. 23.5 mit Tab. 22.1 ein Äquivalenzpotential bei 1,39 V. Entsprechendes gilt für andere Redoxsysteme mit Beteiligung von Protonen an der Redoxreaktion (z. B. $\text{Cr}_2\text{O}_7^{2-}/\text{Cr}^{3+}$).

pH-Abhängigkeit von Redox-Äquivalenzpotentialen

Das **Potential zu Beginn der oben genannten Titrationen** wird durch die Aktivität der vorgelegten Fe^{2+}-Lösung bestimmt. Gemäß Gl. 22.3 bzw. der speziellen Gl. 22.9 betrüge das Redoxpotential einer reinen Fe^{2+}-Lösung $(-)\infty$. Ein solches Potential würde zur Umsetzung mit dem Lösungsmittel führen, bis sich der Betrag des Potentials durch das gebildete Fe^{3+} entsprechend verringert hätte. Aus thermodynamischen Gründen ist es nicht möglich, eine absolut reine Lösung eines Redoxpartners herzustellen. Die Fe^{2+}-Lösung enthält stets eine Spur von Fe^{3+}. Das Potential vor Beginn der Redoxtitration ist deshalb nicht genau angebbar.

Grundlagen potentiometrischer Titrationen

I: Titration mit $c(Ce^{4+}) = 0{,}1\ \text{mol} \cdot l^{-1}$
II: Titration mit $c(1/5\ MnO_4^-) = 0{,}1\ \text{mol} \cdot l^{-1}$

Potentiometrische Titrationskurven von Redoxtitrationen

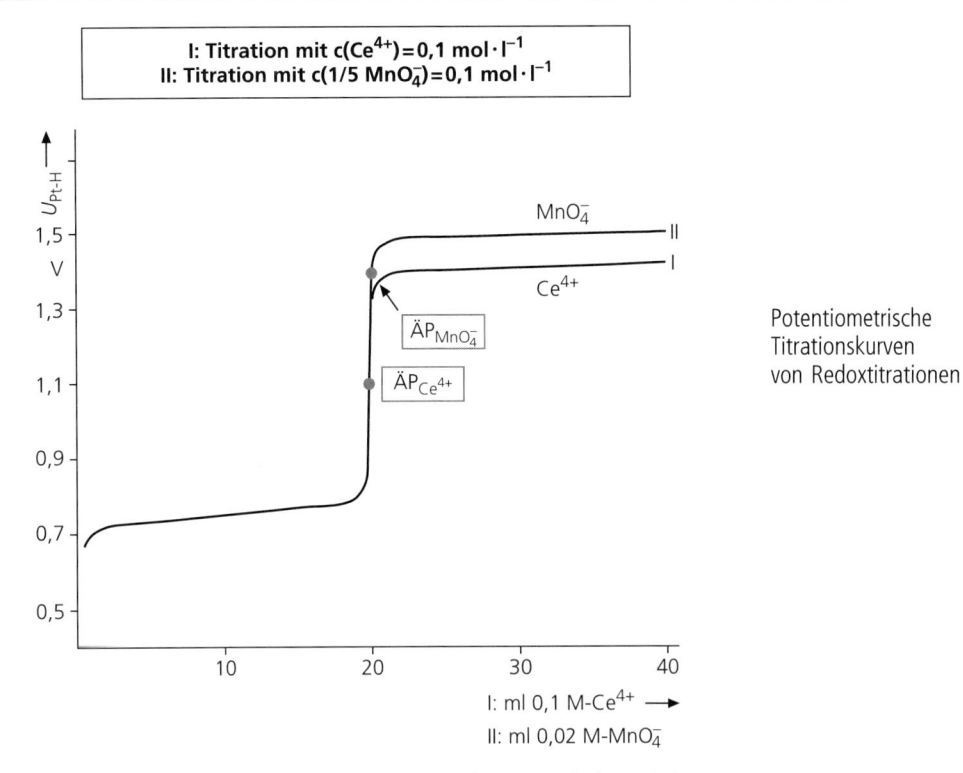

Abb. 23.10 Redoxtitration von 20 ml einer 0,1 M-Fe^{2+}-Lösung (schematisch, $U_{Pt\text{-}H}$ Spannung der Pt-Indikatorelektrode gegen Normalwasserstoffelektrode)

Ist die Hälfte des Fe^{2+} umgesetzt, liegt also gleich viel Fe^{3+} vor, so stimmt das Redoxpotential der Lösung nach Gl. 22.9 mit $U^*(Fe^{3+}/Fe^{2+})$ überein (vgl. Abb. 23.10-I). Das Standardpotential des Titrators (z. B. Ce^{4+}, MnO_4^-) wird erreicht, wenn dieser im entsprechenden Überschuss zugegeben wurde. Die Potentialsprünge im Bereich des Äquivalenzpunktes gestatten auch hier die Indizierung. In Abb. 23.10-II ist erkennbar, dass der Äquivalenzpunkt valenzasymmetrischer Titrationen (wie von Fe^{2+} mit MnO_4^-) nicht in der Mitte der Stufe der potentiometrischen Kurve liegt. Wegen der Lage der Standardpotentiale ist der Potentialsprung bei Titration mit MnO_4^- günstiger.

Potential der halbtitrierten Lösung

23.4 Durchführung potentiometrischer Titrationen

Prinzipielle Anordnung für potentiometrische Titrationen

Die prinzipielle Anordnung für potentiometrische Titrationen entspricht Abb. 23.1, ergänzt durch eine **Rührvorrichtung** sowie eine **Bürette**. Bei manchen Titrationen wird auch eine Heizvorrichtung benötigt. Die Titration erfolgt gewöhnlich in einem Volumen von 50 bis 200 ml. Je nach Art der Titration wird die **Glaselektrode** in Abb. 23.1 durch eine andere **Indikatorelektrode** (vgl. Kap. 23.3) ersetzt. Bei **argentometrischen Titrationen** dient ein Silberdraht oder Silberblech, bei **Redoxtitrationen** meist Platin oder Gold als Elektrode. Letztere werden vor der Titration durch Eintauchen in konz. HNO_3 und mehrmaliges Abspülen mit Wasser gereinigt. Bei **Säure-Base-Titrationen** werden gewöhnlich Einstabmessketten verwendet, bei Titrationen in nichtwässrigen Lösungen getrennte Elektrodenanordnungen. Als **Bezugselektroden** dienen meist die Kalomelelektrode oder die Silber/Silberchlorid-Elektrode (Zwischenelektrolyt vgl. Kap. 23.1.1). Zur **Spannungsmessung** dienen, wie bei der Direktpotentiometrie, Geräte entsprechend Abb. 23.6.

Verwendete Indikatorelektroden, Bezugselektroden und Geräte

Durchführung der potentiometrischen Titration

Nach jeder Reagenzzugabe wird die Spannung abgelesen und aufgetragen. Zu Beginn der Titration gibt man die Maßlösung in größeren Portionen zu, bis sich die Zellspannung deutlicher ändert. Dann werden die Schritte kleiner gewählt. Bei automatisierter Reagenzzugabe können die Titrationskurven direkt mit einem Schreiber (anstelle des Millivoltmeters in Abb. 23.6) registriert werden. Nach Zugabe von Maßlösung muss die Einstellung des Reaktionsgleichgewichtes und des Gleichgewichtspotentials abgewartet werden. Dies kann, besonders in der Nähe des Äquivalenzpunktes, mehrere Minuten dauern.

Potentiometrische Titrationen nach Arzneibuch

Das Arzneibuch (Lit. 6 bis 8) behandelt die potentiometrische Titration unter Ziffer 2.2.20. Ihre Durchführung entspricht im Wesentlichen obiger Beschreibung. Die Bezeichnung „einfaches Potentiometer" für die Spannungsmessvorrichtung ist irreführend. Dies bezieht sich vermutlich auf eine Poggendorff'sche Kompensationsschaltung (vgl. Kap. 22.4.3, Abb. 22.5). Als **Messelektroden** (Indikatorelektroden) lässt das Arzneibuch die Glaselektrode, metallische Silber-, Quecksilber-, Gold- und Platinelektroden verwenden. Auch Anordnungen mit zwei Indikatorelektroden sieht das Arzneibuch vor. Hierbei befindet sich eine der Indikatorelektroden gewöhnlich in einer getrennten (über eine Salzbrücke verbundenen) Referenzlösung (differentialpotentiometrische Titration). Als **Bezugselektroden** dienen im Allgemeinen die Silber/Silberchlorid-Elektrode und die Kalomelelektrode sowie die Quecksilbersulfatelektrode. Für Säure-Base-Titrationen sieht das Arzneibuch, wenn nichts anderes angegeben ist, kombinierte Glaselektroden vor.

Auswertung potentiometrischer Titrationskurven

Die potentiometrischen Titrationskurven zeigen nicht in jedem Fall so ideale Formen wie in den schematischen Abbildungen 23.7 bis 23.10 und verlaufen keineswegs immer symmetrisch. Das Äquivalenzpotential stimmt auch nicht genau mit dem Punkt größter Steigung der theoretischen Titrationskurve überein. Zudem können elektrochemische Effekte, Verdünnungseffekte u. a. die Gestalt der potentiometrischen Kurve beeinflussen. Zeigt die Titrationskurve symmetrische Gestalt und sind die an der Ausbildung der potentiometrischen Titrationskurve beteiligten Redoxsysteme reversibel, so stimmen Äquivalenzpotential und Wendepunkt der Kurve überein. In diesem Fall besitzt der 1. Differentialquotient (1. Ableitung) der potentiometrischen Kurve beim Äquivalenzpotential ein Maximum, die 2. Ableitung eine Nullstelle.

Gestalt der Titrationskurven

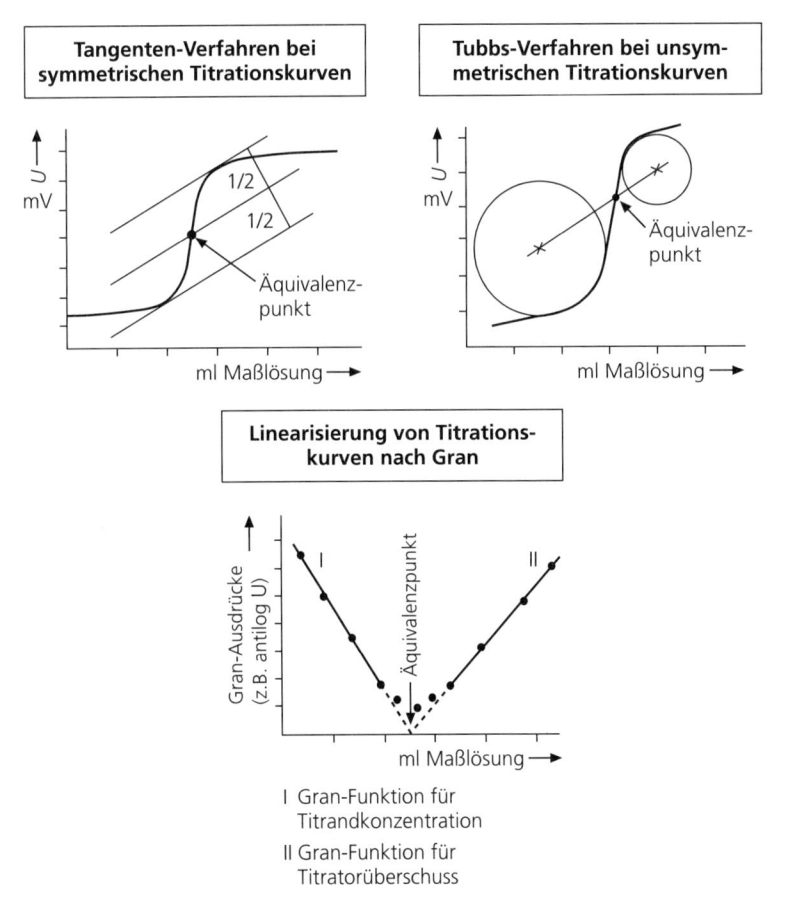

Bestimmung der Endpunkte auf potentiometrischen Kurven

Abb. 23.11 Graphische Verfahren zur Bestimmung von Äquivalenzpunkten auf potentiometrischen Kurven.

Die Ableitungen der Titrationskurven gestatten bei undeutlich ausgeprägten Wendepunkten eine bessere Erkennung und eine **Automatisierung der Titrationen**. Zur **Bestimmung der Äquivalenzpunkte** auf der potentiometrischen Kurve wird eine Reihe graphischer Methoden angewandt (vgl. Abb. 23.11):

Tangenten-Verfahren
- Beim **Tangenten-Verfahren** legt man an die obere und untere Krümmung der Titrationskurve parallele Tangenten an. Der Schnittpunkt der Mittelparallelen mit der Titrationskurve gibt den Äquivalenzpunkt an (vgl. Abb. 23.11 links). Dieses Verfahren hat grundsätzlich **symmetrische Titrationskurven** zur Voraussetzung. Verdünnungseffekte führen hier zu Fehlern.

Tubbs-Verfahren
- Beim **Tubbs-Verfahren** legt man bei **unsymmetrischen Titrationskurven** (mithilfe von Schablonen) passende Kreise in die obere und untere Krümmung und ermittelt deren Mittelpunkte. Der Schnittpunkt der Verbindungslinie der Kreismittelpunkte mit der Titrationskurve ergibt den Äquivalenzpunkt (vgl. Abb. 23.11 rechts).

Gran-Verfahren
- Beim **Gran-Verfahren** (vgl. Abb. 23.11 unten) werden die Äste der Titrationskurve ober- und unterhalb des Äquivalenzpunktes durch Auftrag eines **Gran-Ausdruckes** gegen das Volumen an Maßlösung **linearisiert**. Im Prinzip stellt der Gran-Ausdruck vor dem Äquivalenzpunkt eine **zur Restmenge bzw. Konzentration des Titranden proportionale Größe** dar. Entsprechend sind Gran-Ausdrücke, die den oberen Ast der Titrationskurve linearisieren, **proportional zum Überschuss an Titrator**. Die Extrapolation des Gran-Auftrages auf null (Schnittpunkt mit der Maßlösungsachse) liefert den Verbrauch an Titrator. Für die verschiedenen Typen potentiometrischer Titrationen gelten unterschiedliche Gran-Ausdrücke (vgl. Lit. 3). Das Verfahren nach Gran bietet Vorteile bei Titrationen kleiner Konzentrationen.

Tab. 23.2 Beispiele potentiometrischer Titrationen im Arzneibuch (Stand: 2005/1) mit HClO$_4$-Maßlösung in nichtwässriger Lösung; Lösungsmittel: wasserfreie Essigsäure, evtl. weitere Lösungsmittel; Abk. vgl. Tab. 23.7.

Monographie bzw. Stoff	Bedingungen Lösungsmittel	erfasste Funktionen
Aminosäuren		
Asparagin, Aspartam*, Glutamin, Glycin, Methionin	HCOOH	α-NH$_2$ (bzw. COO$^-$) * β-NH$_2$
Penicillamin, Baclofen	–	γ-NH$_2$
Carbocistein, Threonin, Tyrosin	HCOOH	α-NH$_2$
Lysin, Lysinacetat, -hydrochlorid	HCOOH	α-NH$_2$, ε-NH$_2$ bzw. Anion

Tab. 23.2 (Fortsetzung): Beispiele potentiometrischer Titrationen im Arzneibuch (Stand: 2005/1) mit HClO$_4$-Maßlösung in nichtwässriger Lösung; Lösungsmittel: wasserfreie Essigsäure, evtl. weitere Lösungsmittel; Abk. vgl. Tab. 23.7.

Monographie bzw. Stoff	Bedingungen Lösungsmittel	erfasste Funktionen
Amine, Hydrazine		
Aminoglutethimid, Atenolol, Atropin, Carvedilol, Ciprofloxacin, Cisaprid*, Lidocain, Noscapin, Phenylephrin, Salbutamol, Sulpirid, Terfenadin	* MEK	$\rangle$N, $\rangle$NH oder —NH$_2$
Perphenazin, Pholcodin		2 $\rangle$N—
Carbidopa		Hydrazin-N
Hexetidin		—NH$_2$, $\rangle$N—
Pteridin-, Purin-, Pyridin-, Pyrimidin-, Imidazol-, Chinazolinderivate, Benzodiazepine u. a.		
Aciclovir, Albendazol*, Bifonazol, Bisacodyl, Chlordiazepoxid, Clofazimin**, Cytarabin, Ethionamid, Fenbendazol, Mebendazol***, Metronidazol, Methaqualon, Minoxidil, Pyrimethamin, Temazepam****, Tiabendazol, Tinidazol, Triamteren*, Trimethoprim	* HCOOH ** Act, DCM *** HCOOH, MEK **** Nitroethan	—N=
Clozapin, Itraconazol, Ketoconazol		—N=, $\rangle$N—
Salze		
Nitrate: Econazol-, Miconazol-, Methylatropinium-, Naphazolin-, Pilocarpin-		NO$_3^-$
Phosphate: Chloroquin-, Histamin-*, Primaquinbisdihydrogen-	* HCOOH	2 H$_2$PO$_4^-$
Sulfate: Amfetamin-, Atropin-, Betanidin-, Chloroquin-, Hyoscyamin-, Isoprenalin-*, Morphin-, Salbutamol-**	* IBMK ** HCOOH	SO$_4^{2-}$
Natrium: Closantel-*, Diclofenac-, Saccharin-, -cromoglicat**	* MEK ** Dx, Eg, 2-Prop.	Anion bzw. Dianion
Kalium: Acesulfam-, Dikaliumclorazepat*	* DCM	(*Di)Anion, *+ —N=
Aspartate: Kaliumhydrogen-	HCOOH	COO$^-$, α-NH$_2$
Arginin-, Ornithin-		COO$^-$, 2 α-NH$_2$
Benzoate: Metronidazol-, Natriummethyl-4-hydroxy-		COO$^-$
Maleate: Ergometrin-, Levomepromazin-, Prochlorperazin-*, Timolol-, Trimipramin-		COO$^-$ * 2 COO$^-$
Brompheniramin, Chlorphenamin, Dexchlorpheniramin-, Mepyramin-		COO$^-$, —N=
Ammonium**glycyrrhizat**, Cleboprid**malat**, Cisaprid**tartrat**, Clemastin**fumarat**, Clomifen**citrat**, Dihydrocodein**hydrogentartrat**, Erythromycin**stearat***, Flecainid**acetat**, Natrium**salicylat**, Natrium**valproat**, Physostigmin**salicylat***	* CHCl$_3$	COO$^-$
Calcium**panthothenat**, Doxylamin**hydrogensuccinat**, Metoprolol-, Ergotamin**tartrat**, Formoterol**fumarat**		2 COO$^-$
Chlorhexidin**diacetat**, -**digluconat**		2 COO$^-$, 2 —N=

23.5 Pharmazeutische Anwendungen potentiometrischer Titrationen

Anwendungsbereich potentiometrischer Indizierung

Wie im Vorausgehenden erläutert wurde (Kap. 23.4), können Titrationen potentiometrisch verfolgt werden, wenn Ausgangsstoffe oder Produkte der maßanalytischen Umsetzung an einer Elektrode zu einer **elektrochemischen Indikatorreaktion** befähigt sind, die es gestattet, relevante Konzentrationsänderungen zu beobachten. In speziellen Fällen können zugegebene **potentiometrische Indikatoren** (vgl. Kap. 23.3, komplexometrische Titrationen) diese Aufgabe übernehmen. Die Änderung eines Oxidationszustandes von Teilchen bei der Maßreaktion ist keine notwendige Bedingung für potentiometrische Indizierbarkeit. Die Endpunkte nahezu aller klassischen Titrationen lassen sich potentiometrisch ermitteln. Die potentiometrische Indizierung bietet folgende Vorteile gegenüber klassischen Methoden der Endpunkterkennung:

Vorteile der potentiometrischen Indizierung

- Bestimmung kleinerer Konzentrationen und schwächerer Säuren und Basen.
- Indizierungen auch in trüben oder gefärbten Lösungen.
- Viele Gemische lassen sich potentiometrisch indiziert simultan titrieren.
- Selektive Bestimmungen neben sonst störenden Begleitstoffen.
- Es können Maßlösungen eingesetzt werden, für die keine klassische Indizierungsmöglichkeit besteht.
- Die potentiometrische Indizierung (außer bei den o. g. Indikatorzusatzmethoden) bringt keine Veränderung des Titrationsgemisches mit sich.
- Automatisierbarkeit von Titrationen.

Einige Hundert potentiometrische Titrationen im Arzneibuch

Die prinzipielle Anwendung wurde in Kap. 23.3 behandelt. Eine umfassende Darstellung der Anwendungen potentiometrischer Indizierungen ist hier nicht möglich (vgl. z. B. Lit. 4, 5 und Kap. 22, Lit. .3). In der Arzneibuchanalytik werden potentiometrische Titrationen zunehmend eingesetzt. Das Arzneibuch (Ziffer 2.2.20) lässt inzwischen bei einigen Hundert Monographien potentiometrisch titrieren (Lit. 6, 7, 8, 9). Das Hauptanwendungsgebiet liegt bei Säure-Base-Titrationen in meist nichtwässrigen Lösungen (Tab. 23.2 bis 23.5, Stand 2005/1). Daneben werden auch einige Komplex- und Fällungstitrationen (Tab. 23.6) sowie Redoxtitrationen (Tab. 23.7) potentiometrisch indiziert.

Titrationen von Basen mit Perchlorsäure in wasserfreier Essigsäure (u. a.)

Viele Aminosäuren, Amine, Stickstoffheterocyclen und Salze werden in wasserfreier Essigsäure (z. T. im Gemisch mit weiteren Lösungsmitteln) mit Perchlorsäure titriert (Tab. 23.2). Bei den Monoaminomonocarbonsäuren wird die Carboxylatgruppe (und damit indirekt die $-NH_2$-Gruppe), bei Salzen entsprechend die Anionen und ggf. weitere basische Funktionen protoniert. Chlorid wird unter den angegebenen Bedingungen nicht mit erfasst (s. Lysinhydrochlorid, Benserazidhydrochlorid). Bei den monocyclischen und bicyclischen Stickstoffheterocyclen reagiert typisch der Iminstickstoff (—N=).

Tab. 23.3 Beispiele potentiometrischer Titrationen mit HClO$_4$-Maßlösung im Arzneibuch (Stand: 2005/1) im wasserfreien Medium unter Zusatz von Acetanhydrid; Abk. vgl Tab. 23.7.

Monographie bzw. Stoff	Bedingungen Lösungsmittel	erfasste Funktionen
Hydrochloride		
Dextropropoxyphen-, Orphenadrin-, Selegilin-, Suxamethoniumchlorid	–	Cl$^-$ bzw. 2 Cl$^-$
Azelastin-, Benfluorex-, Buflomedil-, Dequaliniumchlorid, Diltiazem-, Diprophyllin-, Dobutamin-, Dopamin-, Fluphenazindi-, Isoprenalin-, Labetalol-, Mefloquin-, Metformin-*, Noradrenalin-, Prazosin-, Propaphenon-, Pyridoxine-, Sotalol-, Thiaminchlorid-	HCOOH * +AcN	Cl$^-$ bzw. 2 Cl$^-$
Cyclizin-	HCOOH	Cl$^-$, $>$N—
Chlorhexidindi-	HCOOH	2 Cl$^-$, N=
Alfuzosin-, Buprenorphin-, Carbachol, Dosulepin-, Edrophoniumchlorid, Etilefrin-, Hydroxyzindi-, Mexiletin-, Oxybuprocain-, Oxymetazolin-, Proguanil-**, Propacetamol-, Tetryzolin-, Thioridazin-, Tiaprid-, Ticlopidin-, Tilidin-, Tramadol-, Xylometazolin-	HAc	Cl$^-$ bzw. 2 Cl$^-$ ** Cl$^-$, —N=
Bromide		
Pancuronium	–	Br$^-$ bzw. 2 Br$^-$
Neostigmin-, Propanthelin-, Pyridostigmin-	HAc	
Sonstige Salze		
Betahistindi-, Bromocriptin-, Dihydroergotamin-, Pefloxacin*mesilat; Deptropincitrat; Ethacridin-, Guanethidinmono-, Pentazosinlactat**; Ketotifenhydrogenfumarat, Physostigminsulfat; Pyrantelembonat, Thiaminnitrat***; Zolpidem-, KNa-Tartrat; Na-Stearat	HAc **+Dx ***HCOOH	Anion * + $>$N ***+ —N=
Chininsulfat	CHCl$_3$	+ —N=
Benzodiazepine		
Clonazepam, Nitrazepam	–	—N=
Bromazepam, Flunitrazepam, Lorazepam, Oxazepam	HAc	2 —N=
Alprazolam, Midazolam	HAc	
Purine, Purindione, Pyrazin-, Pyridin-, Pyrimidin-, Xanthinderivate u.a.		
Pyrazinamid	–	—N=
Adenin, Adenosin, Clioquinol, Coffein*, Etofyllin, Flucytosin, Flumazenil, Methylnicotinat, Nicethamid, Pentoxifyllin, Picotamid**, Pyroxycam	HAc, *+ Toluol	**2—N=
Diprophyllin, Proxyphyllin	HCOOH	
Sonstige Verbindungen		
Amisulprid, Metoclopramid, Reserpin, Zopiclon	HAc	$>$N—
Colchicin	Toluol	$>$C=O (?)

Tab. 23.4 Beispiele potentiometrischer Titrationen mit NaOH-Maßlösung im Arzneibuch (Stand: 2005/1); Abk. vgl Tab. 23.7.

Monographie bzw. Stoff	Bedingungen Lösungsmittel	erfasste Funktionen
Anorganische Säuren		
Natrium-, Kaliumdihydrogenphosphat	W	$H_2PO_4^-$
Natrium-, Kaliummonohydrogenphosphat	W/M-HCl/Rücktitration	$H_2PO_4^-$ (1.+2. ÄP)
Salpetersäure, Schwefelsäure	W	
Phenole		
Benzbromaron, Nifuroxazid*, Vanillin**	Meth/W, DMF/W, **Eth/W	-OH
Carbonsäuren, Acylaminosäuren, Aminodicarbonsäuren, Sulfonsäuren		
Acamprosat,	W	-SO$_3$H (Ionenaust.)
Acetyltyrosin, Äpfelsäure**, 4-Aminobenzoesäure, Caprylsäure, Carbomere, Enalaprilmaleat**, Lactobionsäure, Lisinopril, Mesalazinsäure, Probenecid, Trichloressigsäure, Valproinsäure		-COOH **2 -COOH
Aceclofenac, Acetyltryptophan, Caprylsäure, Flurbiprofen, Sulindac, Triflusal	Eth oder Meth	
Cilazapril, Ciprofibrat, Etacrynsäure, Ketoprofen, Ramipril	Meth/W oder Eth/W	
Nalidixinsäure	DCM/2-Prop/W/ NaOH eth	
Hydroxamsäuren, Imide, Sulfonamide		
Allantoin, Clazuril*, Nimesulid**	W, *+THF, **+Acet.	$>$NH
Ciclopirox	Meth	-OH
Acetazolamid	DMF/ NaOH eth	-NH$_2$
Diazoxid,	DMF/W	$>$NH
Omeprazol	Eth/W	$>$NH
Silbersalz- (bzw. -komplex)-Bildner		
Ethinylestradiol, Mestranol, Lynestrol, Norethisteronacetat, Norgestrel	AgNO$_3$/THF	$\equiv$CH
Thiamazol	AgNO$_3$/W	$>$NH
Phenytoin-Natrium	H$_2$SO$_4$/Meth/AgNO$_3$	$>$NH (1.+2. ÄP)
Propylthiouracil	AgNO$_3$/W	2 $>$NH bzw. -SH
Hydrochloride schwacher Basen, z. B.:		
Histidin-, Ranitidin,-	W	Kation
Amantadin-, Ambroxol-, Amilorid[Hg]-, Amitriptylin-, Apomorphin[Hg]-, Bromhexin-, Bubivacain-**, Chlorpromazin-, Clonidin-*, Codein-, Cocain-, Desipramin-, Diphenoxylat-*, Emetin-, Ephedrin-, Ethylmorphin[Hg]-, Imipramin-, Histamindi[Hg]-, Lidocain[Hg]-, Loperamid-, Meclozidindi-, Mepivacain-, Naloxon-*, Naphazolin-, Noscapin[Hg]-, Oxyprenolol[Hg]-, Pilocarpin-, Phenylephrin-, Propranolol, Trifluoperazindi[Hg]-	Eth (meist + HCl als Diff.) *eth NaOH **+W, eth NaOH [Hg] vormals acidimetrisch mit Hg(II)-acetat-Zusatz	
Chlorcyclizin-, Esketamin-, Ketamin-, Biperiden-	Meth (+ HCl als Diff.) Eth, KOH eth	

Tab. 23.5 Beispiele potentiometrischer Titrationen mit Tetrabutylammoniumhydroxid- oder Alkalialkanolat-Maßlösungen in nichtwässrigen Lösungen im Arzneibuch (Stand: 2005/1); Abk. vgl Tab. 23.7.

Monographie bzw. Stoff	Bedingungen Lösungsmittel	erfasste Funktionen
Carbonsäuren (auch phenyloge), Phenole	TBAOH	
Biotin*, Enoxolon, Flumequin, Oxolinsäure	DMF, *+Eth	-COOH
Etodolac**, Tretinoin*	*Act, **Meth	
Dithranol	Pyr	phenyloge Carbons.
Hymecromon*, Rutosid**	*2-Prop, **DMF	-OH, **2 -OH
Kationsäuren	TBAOH	
Phentolaminmesilat	2-Prop	Kation
Codergocrin-, Dihydroergocristinmesilat*	Pyr	*+-OH (halbacetal.)
Carbonsäureamide, Pyrimidin-, Purinderivate u. a.	TBAOH	
Azathioprin, Idoxuridin, Lorazepam, Mercaptopurin	DMF	⟩NH
Niclosamid	Act/Meth	
Sulfonamide	TBAOH	
Bendroflumethiazid, Hydrochlorothiazid	DMSO	⟩NH, -NH$_2$
Chlorothiazid	DMF, 1. ÄP	-NH$_2$ (?)
Chlortalidon	Act	-NH$_2$
Alkalialkanolate		
Bufexamac	Li-methanolat/DMF	-OH
Phenytoin	Na-methanolat/DMF	⟩NH (N-3)

Acetanhydrid wird im Gemisch mit Lösungsmitteln wie Ameisensäure, Essigsäure u. a. zur Beseitigung von Wassergehalten oder auch alleine als Lösungsmittel eingesetzt. In Gegenwart von Acetanhydrid lassen sich schwächere Basen titrieren als in wasserfreier Essigsäure. Auf diese Weise werden u. a. Halogenide bzw. Hydrohalogenide und andere Salze sowie Stickstoffheterocyclen erfasst (Tab. 23.3). Die Methode stellt eine weniger umweltbelastende Alternative zu den Titrationen von Halogeniden unter Zusatz von Quecksilber(II)-acetat dar. Neben Acetanhydrid ist die selektive Bestimmung von tertiären Aminen durch Acylierung primärer oder sekundärer Amine (Bildung wenig basischer Amide) möglich. Auch alkalimetrische Titrationen von Säuren mittels Natriumhydroxid- oder Tetrabutylammoniumhydroxid-Maßlösung lässt das Arzneibuch in zahlreichen Fällen potentiometrisch indizieren (Tab. 23.4, 23.5). In wässriger Lösung werden Dihydrogenphosphate, unter Rücktitration auch Monohydrogenphosphate und Kationsäuren von Hydrochloriden (meist in ethanolischer Lösung) titriert (etwa 70 Monographien). Im Arzneibuch wurde die Bestimmungsmethode für Halogensalze organischer Basen unter Zusatz von Quecksilber(II)-acetat bis auf wenige Ausnahmen durch umweltfreundlichere acidimetrische Bestimmungen in wasserfreier Essig-

Verwendung von Acetanhydrid

Alkalimetrische Titrationen mit potentiometrischer Indizierung im Arzneibuch

Halogensalze organischer Basen

säure/acetanhydrid mit Perchlorsäure oder alkalimetrische Bestimmungen der Kationen, meist in Ethanol, mit NaOH-Maßlösung mit potentiometrischer Indizierung ersetzt. Die USP und andere Arzneibücher lassen die Methode jedoch noch verwenden. Eine Reihe alkalimetrischer Titrationen erfolgt gemäß Arzneibuch in aprotischen, amphiprotischen oder basischen Lösungsmitteln (oder deren Gemischen). Letztere gestatten die Bestimmung auch sehr schwacher Säuren wie bestimmter Carbonsäureamide, -imide, Sulfonamide oder Phenole. Ethin-H, schwache NH- und SH-acide Gruppen werden auch unter Silbernitratzusatz titriert.

Potentiometrische Indizierung von Komplex-, Fällungs- und Redoxtitrationen im Arzneibuch

Auch einige Komplex- und Fällungstitrationen lässt das Arzneibuch potentiometrisch indizieren (Tab. 23.6). Die Gehaltsbestimmung von Penicillinen erfolgte gemäß Arzneibuch 1997 nach alkalischer Spaltung zu Penicillosäuren durch potentiometrische Titration (Hg- oder Pt-Messelektrode und einer Quecksilbersulfat-Bezugselekt-

Tab. 23.6 Beispiele potentiometrischer Indizierungen von Komplex- und Fällungstitrationen im Arzneibuch

Monographie bzw. Stoff	Bedingungen	Maßlösung	Elektroden	Bestimmung
Reinheitprüfungen (z. B. Ca-Levofolinat, Colestyramin, Etodolac, Iohexol)	meist W/ HNO_3	M-$AgNO_3$	Ag/Hg(I)-sulfat	Cl^-, Br^-, I^-
Einstellung M-$AgNO_3$	+ M-NaCl			Ag^+ (Rücktitr.)
Metrifonat	Eth/W/HNO_3 Eth/NH_2eth/W/HNO_3	0.01 M-$AgNO_3$ 0.1 M-$AgNO_3$	Ag	Chlorid-Verunr. gebund. Chlor
Thiamphenicol Lomustin	Eth/Hydr. KOH/W/HNO_3 W/KOH/HNO_3	0.1 M-$AgNO_3$	Ag/Hg(I)-sulfat	gebund. Chlor
Amidotrizoesäure-Dihydrat Natriumamidotrizoat Iopansäure	Hydr. NaOH/Zn/H_2SO_4	0.1 M-$AgNO_3$	Ag/Hg(I)-sulfat	gebund. Iod
Iohexol, Iopamidol, Ioxaglinsäure	Hydr. NaOH/Zn/HAc	0.1 M-$AgNO_3$	Ag/AgCl Ag/Hg(I)-sulfat	gebund. Iod
Homatropinmethylbromid, Hyoscinbutylbromid Ipratropiumbromid	W W/HNO_3	0.1 M-$AgNO_3$	Ag/AgCl	Bromid
Levomethadonhydrochlorid Natriumchlorid Trimethazidindihydrochlorid	W/HAc W W/HNO_3	Ag	Chlorid	
Nitroprussidnatrium	W/verd. H_2SO_4	0.1 M-$AgNO_3$	Ag/Hg(I)-sulfat	Nitroprussid
Disulfiram	Act/KNO_3	0.1 M-$AgNO_3$	Ag/AgCl	1:2-Komplex
Deferoxaminmesilat	W/H_2SO_4	0.1 M-NH_4Fe(III)-sulfat	Pt/Kalomelel.	Fe(III)-Komplex

Tab. 23.7 Beispiele potentiometrischer Indizierungen von Redoxtitrationen im Arzneibuch

Monographie	Bedingungen	Maßlösung	Elektroden	Oxidation von
Calciumdobesilat Etamsylat	W/H_2SO_4	0.1 M-Ce(IV)sulfat		Hydrochinonderiv.
Hydralazinhydrochlorid	W/HCl	0.05 M-KIO_3	Pt/Kalomelel.	Hydrazin
Captopril	W	0.05 M-I_2	komb. Pt-El.	—SH

Abk.: AcA = Acetanhydrid, AcN = Acetonitril, Act = Aceton, DCM = Dichlormethan, DMF = Dimethylformamid, Dx = Dioxan. Eg = Ethylenglycol, eth = ethanol. Lösung, HAC = Essigsäure, IBMK = Isobutylmethylketon, MEK = Methylethylketon, Meth = Methanol, NH_2eth = Aminoethanol, Eth = Ethanol, Pyr = Pyridin, THF = Tetrahydrofuran, W = Wasser, Hydr. = der Bestimmung vorausgehende Hydrolyse, Acet. = Acetylierung, Diff. = Differenzbestimmung zwischen 2 Äquivalenzpunkten zur Berücksichtigung eines Gehalts an freien Säuren oder Basen.

rode) mit $Hg(NO_3)_2$-Lösung. Allgemein können R-S-H-Gruppen (hier nach Öffnung des Thiazolidinringes) mittels $Hg(NO_3)_2$-Lösung unter Verwendung von Edelmetall-Indikatorelektroden (z. B. auch Au) potentiometrisch titriert werden. Es bilden sich mit den Abbauprodukten der Penicilline Hg-Komplexe im Verhältnis 1 : 1 und 2 : 1. Wegen der Umweltbelastung der Methode werden diese Bestimmungen nunmehr mithilfe der Flüssigchromatographie vorgenommen. Auch einige Redoxtitrationen werden gemäß Arzneibuch potentiometrisch (Tab. 23.7) indiziert.

Das Arzneibuch lässt die Aktivität des Enzyms Chymotrypsin durch Verfolgung der Hydrolyse von Acetyltyrosinethylester mittels potentiometrischer Titration (Konstanthalten von pH = 8 durch ständigen Zusatz von 0,02 M-NaOH und Ablesen des Verbrauchs nach je 30 s) ermitteln. Ein weiteres Beispiel potentiometrischer Indizierbarkeit (z. B. an Goldelektroden) stellt die Titration aromatischer Amine mit $NaNO_2$-Lösung dar (Diazotierungstitration).

Literatur über Potentiometrie

1) J.S. Fritz, G.H. Schenk: Quantitative analytische Chemie. Vieweg Verlagsgesellschaft, Braunschweig (1989)
2) U.R. Kunze, G. Schwedt: Grundlagen der quantitativen Analyse. Thieme Verlag, Stuttgart (1990)
3) S. Ebel, W. Parzefall: Experimentelle Einführung in die Potentiometrie. Verlag Chemie, Weinheim (1975)
4) E.P. Serjeant: Potentiometry and Potentiometric Titrations. John Wiley & Sons, New York (1984)
5) I. Gyenes: Titrationen in nichtwässrigen Medien. Ferdinand Enke Verlag, Stuttgart (1970)
6) Europäisches Arzneibuch, Grundwerk 2005 (Ph. Eur. 5.0) + Nachträge 5.1 bis 5.6; Deutscher Apotheker Verlag, Stuttgart (2007)

Quantitative Analyse und Potentiometrie allgemein

pH-Wert

7) Europäisches Arzneibuch CD-Rom 5.1
8) Deutsches Arzneibuch 2006 (DAB 2006) Amtliche Ausgabe. Deutscher Apotheker Verlag, Stuttgart
9) H. Böhme, K. und H. Hartke, M. Wichtl: Arzneibuch-Kommentar, Wissenschaftliche Verlagsgesellschaft mbH, Stuttgart
10) R. G. Bates: The Modern Meaning of pH, in Critical Reviews in Analytical Chemistry **10**, 247 (1981)
11) Pure Appl. Chem. **57**, 531 (1985)
12) H. Galster: pH-Messung. Wiley-VCH, Weinheim (1990)
13) R. Degner, S. Leibl: pH messen. WILEY-VCH, Weinheim, New York (1999)

Ionenselektive Elektroden

14) K. Cammann, H. Galster: Das Arbeiten mit ionenselektiven Elektroden. Springer-Verlag, Berlin (1996)
15) P. Gründler: Chemische Sensoren. Eine Einführung für Naturwissenschaftler und Ingenieure. Springer-Verlag, Berlin (2004)
16) K. Cammann, N. Buschmann, Chr. Dumschat, G. Högg, U. Karst, B. Roß: Chemosensoren – Ein kritischer Blick auf den heutigen Stand, in Analytiker Taschenbuch Bd. 15. Springer-Verlag, Berlin (1997)
17) U. Bilitewski: Prinzipien und Einsatzmöglichkeiten von Enzymelektroden, in Analytiker-Taschenbuch Bd. 17. Springer-Verlag, Berlin, New York (1998)
18) D. Ammann: Ion-selective microelectrodes: principles, design, and application. Springer, Berlin (1986)
19) M. A. Arnold, R. L. Solsky: Ion-Selective Electrodes. Anal. Chem. **58**, 84 R (1986)
20) Y. Umezawa (Ed): CRC handbook of ion-selective electrodes: selectivity coefficients. CRC, Boca Raton (1990)
21) P. Bergveld, A. Sibbald: Analytical and biomedical applications of ion-selective field-effect transistors (Wilson and Wilson's Comprehensive Analytical Chemistry, Vol. 23). Elsevier, New York (1988)
22) F. Oehme: Ionenselektive Elektroden. Hüthig-Verlag, Heidelberg (1999)
23) F. Scheller, F. Schubert: Biosensoren. Birkhäuser-Verlag, Berlin (1989)
24) A. P. F. Turner, I. Karube, G. S. Wilson, (Eds.). Biosensors. Oxford Press, New York (1987)
25) J. G. Schindler: M. M. Schindler, Bioelektrochemische Membranelektroden. Walter de Gruyter, Berlin (1983)
26) F. Honold, B. Honold: Ionenselektive Elektroden, Grundlagen und Anwendungen in Biologie und Medizin. Birkhäuser-Verlag, Basel (1991)
27) V. V. Cosofret, R. P. Buck: Pharmaceutical Applications of Membrane Sensors. CRC, BocaRaton (1992)

Elektronik

28) E. Böhmer: Elemente der angewandten Elektronik, 13. A.. Vieweg-Verlag, Braunschweig, Wiesbaden (2007)

24 Elektrogravimetrie

Bei der **Elektrogravimetrie** werden Stoffe durch **vollständige** kathodische oder anodische **Abscheidung** und nachfolgende **Wägung** bestimmt.
 Die Abscheidung erfolgt meist an **Platinelektroden**. Kathodisch abgeschiedene **Metalle** oder anodisch erhaltene **Metalloxide** (u.a.) werden nach den Prinzipien der Gravimetrie ermittelt. Neben einer hinreichenden **Haftfestigkeit** auf der Elektrode müssen die Niederschläge den sonst in der Gravimetrie zu stellenden Anforderungen genügen. Die Abscheidung einer zu bestimmenden Substanz kann mehrere Stunden dauern. Die Vollständigkeit der Abscheidung wird durch entsprechende **Indizierung**, z. B. Tüpfeln, kontrolliert, häufig jedoch ohne Kontrolle durch Einhalten bestimmter empirischer Arbeitsvorschriften unterstellt. Grundsätzlich ist die Elektrogravimetrie bei konstanter Gleichspannung (**potentiostatisch**) oder bei konstantem Gleichstrom (**galvanostatisch**) möglich. Bei Gemischen lassen sich durch Wahl geeigneter Elektrolysespannungen Trenneffekte erzielen.
 Obwohl mithilfe der Elektrogravimetrie sehr genaue Bestimmungen möglich sind, besitzt sie – nicht zuletzt wegen der verhältnismäßig langen Elektrolysedauer – eher historischen Wert. Ihre Grundlagen sind jedoch zum Verständnis moderner elektroanalytischer Verfahren wichtig und werden deshalb ausführlicher behandelt, als es ihrem analytischen Stellenwert entspricht (Lit. 1 bis 6). In der Arzneibuchanalytik wird die Elektrogravimetrie nicht eingesetzt.

Marginalien: Prinzip der Elektrogravimetrie; Elektrolysedauer; Vollständigkeit der Abscheidung; galvanostatische, potentiostatische Elektrogravimetrie; praktische Bedeutung der Elektrogravimetrie

24.1 Grundlagen der Elektrogravimetrie

Wie im allgemeinen Teil (vgl. Kap. 22.4.3) erläutert, kann die in der galvanischen Zelle ablaufende **spontane Zellreaktion** umgekehrt werden, indem man der EMK der Zelle eine äußere Spannung entgegen schaltet, deren Betrag den der EMK der Zelle übersteigt. Die prinzipielle Anordnung zu einer solchen **Elektrolyse** wurde in Abb. 22.5 dargestellt. Als **Zersetzungsspannung** U_Z einer elektrolytischen Zelle wurde die äußere Minimalspannung definiert, bei der die Elektrolyse gerade noch nicht einsetzt (Stromstärke = 0, vgl. Abb. 22.7). Sofern keine **Überspannungen** auftreten (vgl. Kap. 22.4.3), stimmt ihr Betrag mit dem der EMK der Zelle überein, der mithilfe der Nernst'schen Gleichung aus den **konzentrationsabhängigen** Elektrodenspannungen berechnet werden kann.

Marginalien: Elektrolyse: Umkehren der spontanen Zellreaktion durch äußere Gegenspannung; Zersetzungsspannung

Beispiel: Elektrolyse einer Kupfersulfat-Lösung

Berechnungsbeispiel

Betrachten wir die Elektrolyse einer schwefelsauren Lösung ($c[\frac{1}{2}H_2SO_4] = 1$ mol·l^{-1}), die 0,1-molar an $CuSO_4$ ist. Die Zelle enthalte eine Cu- und eine Pt-Elektrode. Gemäß Gl. 22.2 und Tab. 22.1 errechnen sich die Halbzellenreduktionsspannungen dieser Zelle wie folgt:

Cu-Elektrode: $Cu^{2+} + 2e^- \rightarrow Cu$

$$U_1 = 0{,}34 + \frac{0{,}059}{2} \cdot \lg 0{,}1 = 0{,}31 \text{ V}$$

Pt-Elektrode: $\quad O_2 + 4H^+ + 4e^- \rightarrow 2H_2O \quad U_2 = 1{,}23$ V

Spontan liefe in diesem Elektrolyten die Reduktion von O_2 (an der Pt-Elektrode) und die Oxidation der eintauchenden Cu-Elektrode zu Cu^{2+}-Ionen ab. Gemäß Gl. 22.12 errechnet sich die EMK dieser Zelle zu:

Zersetzungsspannung bei der Anfangskonzentration

$$\text{EMK} = U_2 - U_1 = 1{,}23 - 0{,}31 = 0{,}92 \text{ V}$$

Um umgekehrt Kupfer abzuscheiden, müsste, wenn keine Überspannungen auftreten, die außen gegengeschaltete Spannung (negativer Pol der Spannungsquelle an der Kupferelektrode) mehr als die Zersetzungsspannung von 0,92 V betragen. Die zur elektrogravimetrischen Bestimmung erforderliche, weitgehend quantitative Abscheidung des Kupfers, z. B. bis zu einer Restkonzentration von 10^{-6} mol·l^{-1} Cu^{2+} bedeutet für die Halbzellenspannung U_1:

$$U_1 = 0{,}34 + \frac{0{,}059}{2} \cdot \lg 10^{-6} = 0{,}34 - 0{,}18 = 0{,}16 \text{ V}$$

Bei dieser **Restkonzentration** ergibt sich deshalb ein Betrag der Zersetzungsspannung U_Z von:

Zersetzungsspannung bei der Restkonzentration

$$U_Z = 1{,}23 - 0{,}16 = 1{,}07 \text{ V}$$

Überspannungen und Ohm'scher Spannungsabfall

Auftretende **Überspannungen** und der Ohm'sche **Spannungsabfall** in der Lösung vergrößern den Betrag der erforderlichen Elektrolysespannung (vgl. Kap. 22.4.3 und 22.4.5) über diese Werte. Wegen Verarmung der umgesetzten Ionenart infolge des Stoffumsatzes (**Konzentrationsüberspannung**) wäre in der Nernst'schen Gleichung, genauer betrachtet nicht die Konzentration im Pool der Lösung, sondern die kleinere Konzentration an den Elektrodenoberflächen zu berücksichtigen.

Strom-Spannungs-Kurven einer Elektrolyse

Die Verhältnisse bei der Elektrolyse einer sauren Kupfersulfat-Lösung lassen sich anhand der **Strom-Spannungs-Kurve** verstehen. In

Abb. 24.1 zeigt Kurve I die theoretische Strom-Spannungs-Kurve und Kurve II den Verlauf bei Berücksichtigung von Überspannungen und eines Spannungsabfalles in der Lösung für eine Cu^{2+}-Lösung zu Beginn einer Elektrolyse. Die Kurven III und IV beschreiben den Verlauf der Strom-Spannungs-Kurven bei infolge fortschreitender Elektrolyse abnehmenden Kupferkonzentrationen. Kurve V stellt die **Strom-Spannungs-Kurve des Wasserstoffes** (an Kupfer) dar, die sich der Kupferstufe überlagert und den Anstieg im oberen Teil der Kurven II bis IV verursacht. In der Praxis benutzt man **großflächige Elektroden**, um die **Verarmung** zu vermindern. Eine Ausdehnung der Verarmungszone in die Lösung wird auch durch **Rühren** verringert. Die **Diffusionsgeschwindigkeit** der umzusetzenden Teilchen erhöht man durch **Steigerung der Temperatur**. Diese Maßnahmen sollen auch die Elektrolysestromstärke im Interesse kürzerer **Elektrolysezeiten** vergrößern.

Verarmung

Elektrodengröße

Temperatureinfluss

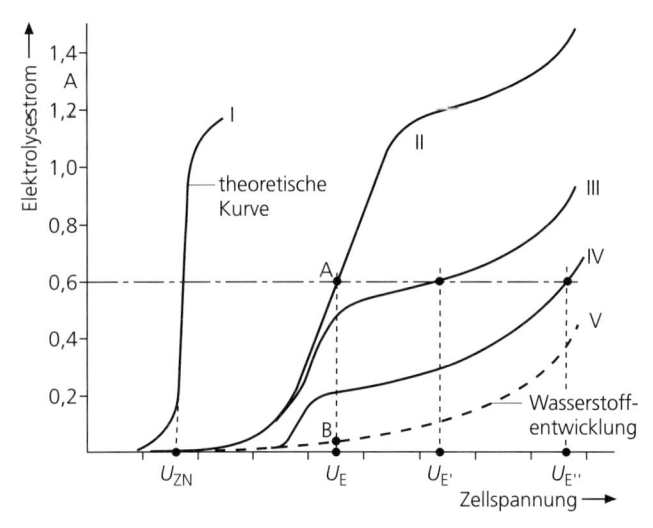

Abb. 24.1 Strom-Spannungs-Kurven (schematisch) der Elektrolyse von sauren Kupfersulfat-Lösungen in einer Zelle mit zwei Pt-Elektroden (gerührte Lösung, – – – Strom-Spannungs-Kurve der Wasserstoffentwicklung an Cu; weitere Erläuterungen im Text)

Bei der Durchführung einer Elektrolyse sind mehrere Varianten möglich, die zwischen folgenden **Grenzfällen** liegen:

- Elektrolyse bei konstanter Stromstärke (**galvanostatische Elektrolyse**)
- Elektrolyse bei konstanter Spannung (**potentiostatische Elektrolyse**).

Durchführungsvarianten einer Elektrolyse

Elektrogravimetrie

Galvanostatische Elektrolyse

Wird der Zelle ein konstanter Elektrolysestrom (**galvanostatisch**) aufgeprägt (z. B. 0,6 A in Abb. 24.1), so stellt sich zu Beginn der Elektrolyse die Elektrolysespannung U_E (Lot durch Schnittpunkt A in Abb. 24.1) ein. Nimmt die Kupferkonzentration der Lösung infolge der Kupferabscheidung ab, so verringert sich der maximale Elektrolysestrom („**Grenzstrom**") des Kupfers (vgl. Kap. 26.2) und sinkt schließlich unter die aufgeprägte Stromstärke (s. Abb. 24.1, Kurve III). Dies bewirkt eine beträchtliche Verschiebung der Elektrolysespannung nach $U_{E'}$ (Abb. 24.1), also in den Bereich beginnender Zersetzung des Wassers. Ist die Cu^{2+}-Konzentration auf 1/10 ihres Anfangswertes abgesunken, so wird, wie Abb. 24.1 (Kurve IV) zeigt, ein beträchtlicher Teil des Stromes für die Wasserstoffentwicklung verbraucht. Die Elektrolysespannung hat sich jetzt nach $U_{E''}$ verschoben. Bei geeigneter Konzentration an Nitrat in der Lösung lässt sich dessen einsetzende Reduktion dazu heranziehen, die Verschiebung der Elektrolysespannung abzufangen.

Grenzstrom

Ursachen instabiler Elektrolysespannungen

Galvanostatische Elektrolyse und Trenneffekte

Die Verschiebung der Elektrolysespannung bei der galvanostatischen Elektrolyse ist nicht nur wegen der Wasserstoffentwicklung ungünstig, sondern vor allem, wenn **Trenneffekte** zwischen zwei abscheidbaren Kationen erzielt werden sollen. Die galvanostatische Elektrolyse bildet jedoch die Grundlage der **Coulometrischen Titration** (vgl. Kap. 25).

Elektrolytische Trennung am Beispiel von Ni/Zn

Abbildung 24.2 zeigt schematisch die Strom-Spannungs-Kurve einer Lösung, die Nickel- und Zinkionen in etwa gleicher Konzentration enthält. Die selektive Abscheidung des Nickels kann nur bei einer Elektrolysespannung erreicht werden, die zwischen den beiden Stufen liegt (bei etwa $-1,1$ V). Die Verschiebung der Elektrolysespannung lässt sich durch die **potentiostatische Elektrolyse** vermeiden. Hierbei wird das **Potential der Arbeitselektrode** durch ein **Regelsystem** konstant gehalten (vgl. Kap. 22.4.5 und 24.2.3).

Potentiostatische Elektrolyse

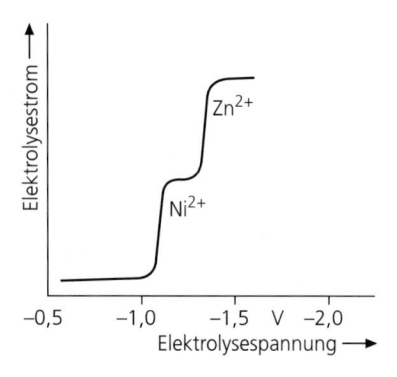

Abb. 24.2 Strom-Spannungs-Kurve eines Gemisches von Nickel- und Zinkionen in ammoniakalischer (gerührter) Lösung (Elektrolysespannung = Spannung der Kathode gegen die gesättigte Kalomelelektrode GKE)

24.2 Instrumentelle Anordnung und Durchführung elektrogravimetrischer Bestimmungen

Mit dem in Abb. 24.3 gezeigten Aufbau können elektrogravimetrische Bestimmungen auf einfache Weise durchgeführt werden. Als Zelle kann ein Becherglas (200 ml) mit zwei konzentrischen Platinzylindern (Durchmesser: ca. 2 bzw. 3,5 cm, Höhe 5 bis 6 cm) als Elektroden dienen. Als äußere Kathode wird gewöhnlich ein Platinnetz, als innere Anode ein Platinblech verwendet. Als Spannungsquelle genügt eine Batterie, die Ströme von mehreren Ampere zu liefern vermag, in Serienschaltung mit einem Schiebewiderstand entsprechender Belastbarkeit und einem Amperemeter zur Strommessung. Hinzu kommt eine Rühr- und bei vielen Elektrolysen eine Heizvorrichtung mit Thermometer. Die Elektroden werden vor der Bestimmung in Salpetersäure, Wasser und Alkohol gereinigt und bis zur Massekonstanz getrocknet.

Einfache Anordnung zur Elektrogravimetrie

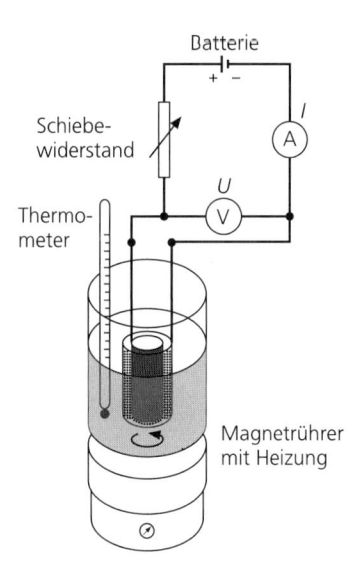

Abb. 24.3 Schema einer einfachen Anordnung für elektrogravimetrische Bestimmungen

Die Serienschaltung von Zelle, Widerstand und Spannungsquelle in Abb. 24.3 ergibt je nach Auslegung der Schaltung mehr oder weniger konstante Elektrolysestromstärken („**quasigalvanostatisch**"). Obwohl diese Arbeitsweise gegenüber einer Potentialkontrolle Nachteile aufweist, werden Anordnungen nach Abb. 24.3 wegen ihrer Einfachheit in Praktika z. B. bei der gleichzeitigen Bestimmung von Kupfer (kathodisch als Cu) und Blei (anodisch als PbO_2) angewandt. Der Trenneffekt ist hier durch die anodische und kathodische Abscheidung gegeben.

Elektrolyse bei konstanter Spannung (potentiostatisch)

Notwendigkeit der Potentialkonstanz für Trenneffekte

Soll ein elektrolytischer Abscheidungsprozess selektiv erfolgen, so kommt nur die Elektrolyse bei konstanter Spannung in Betracht. Hierzu kann mit **2- oder 3-Elektrodenanordnungen** gearbeitet werden. Bei der weniger aufwendigen **2-Elektrodenanordnung** legt man an die Zelle eine konstante Elektrolysespannung an. Mithilfe der modernen Elektronik stehen Netzgeräte mit elektronisch geregelter Spannung bei ausreichender Stromstärke zur Verfügung, an die die Elektrolysezelle ohne weitere Bauelemente direkt angeschlossen werden kann.

2-Elektrodenanordnung Nachteile

Der **Spannungsabfall in der Lösung** ($I \cdot R_L$) wird bei der 2-Elektrodenanordnung nicht kompensiert. Ein weiterer Nachteil besteht darin, dass die **Gegenelektrode** vom gesamten Zellstrom durchflossen wird und deshalb kaum als **Bezugselektrode** – eine Bezugselektrode soll bei möglichst kleiner Stromdichte arbeiten – zu betrachten ist. Trotz äußerer konstanter Spannung ist bei dieser Methode das Potential der Arbeitselektrode schlecht definiert.

Potentiostatanordnung

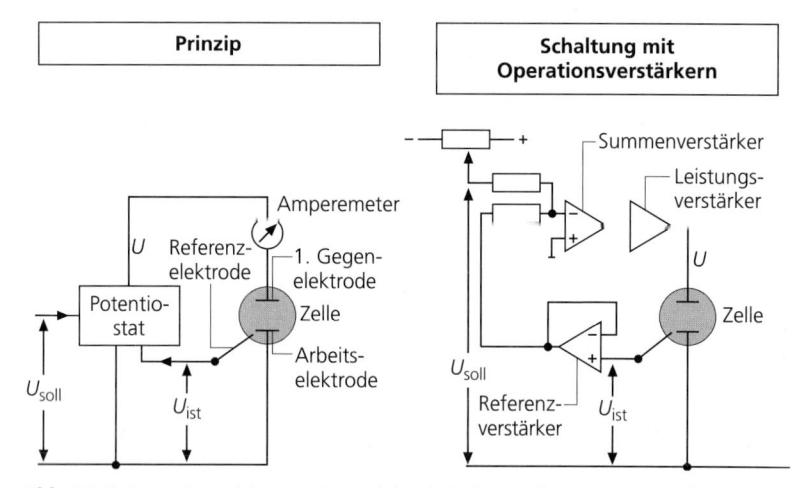

Abb. 24.4 Potentiostatisierung einer elektrolytischen Zelle mit 3 Elektroden

3-Elektrodenanordnung

Potentiostatisierung

Die Methode der Wahl für die Elektrogravimetrie und andere elektrochemische Verfahren, die bei konstanter Spannung arbeiten sollen, besteht in der **Kontrolle des Potentials der Arbeitselektrode** mittels der Referenzelektrode einer **3-Elektrodenanordnung** (Abb. 24.4 links). In Abb. 24.4 ist rechts eine entsprechende Schaltung mit Operationsverstärkern skizziert. Das wesentliche Merkmal des **Potentiostaten** besteht im Vorhandensein **zweier** Gegenelektroden, deren eine vom gesamten Elektrolysestrom durchflossen wird. Die zweite Gegenelektrode ist als **Bezugs(Referenz)elektrode** (z. B. Elektrode 2. Art) ausgelegt. Sie dient ausschließlich zur Messung des Potentials der

Arbeitselektrode (an der die Abscheidung erfolgt) und bleibt durch Anschluss an den (1 : 1) **Referenzverstärker** mit sehr hochohmigem (+)-Eingang praktisch stromlos. Dadurch werden **Diffusionspolarisation** der Referenzelektrode und ein stromflussbedingter Spannungsabfall in der Lösung vermieden. Der Summenverstärker regelt Spannung U so, dass U_{ist} und U_{soll} gleich groß gehalten werden.

24.3 Anwendungsbereich der Elektrogravimetrie

Kathodische Einzelbestimmungen

Die Elektrogravimetrie eignet sich vornehmlich zur **Einzelbestimmung** von Metallen durch **kathodische Abscheidung** aus Lösungen, die ausschließlich Kationen dieses Metalls (und das Gegenion sowie geeignete Elektrolyte) enthalten. Der Bestimmung zugänglich sind vor allem edlere Metalle wie Ag, Au und Cu. Infolge der hohen **Wasserstoffüberspannung** sind aber auch unedlere Metalle wie Mn, Ni, Pb oder Zn bestimmbar. Die Wahl eines **Begleitelektrolyten** ist dabei oft von entscheidender Bedeutung für die Niederschlagsstruktur (z. B. Lit. 1) sowie für die Vermeidung von Störungen (z. B. Wasserstoffentwicklung). Ein Beispiel für die Elektrogravimetrie stellt die Abscheidung des Kupfers aus schwefel- oder salpetersaurer, chloridfreier Lösung dar (Kap. 24.1). Die analytische Chemie kennt kaum genauere Bestimmungsmethoden als diese.

Kathodische Metallabscheidungen

Bedeutung der Wasserstoffüberspannung

Beispiel: Cu-Bestimmung

Anodische Einzelbestimmungen

Kationen wie Pb^{2+} oder Mn^{2+} können anodisch zu Pb^{4+} bzw. Mn^{4+} oxidiert werden (Lit. 4, 5). Auf der Anode entstehen Niederschläge von **Oxidhydraten**, die sich durch Trocknen bei höherer Temperatur in **Oxide** überführen lassen, die die gravimetrische Bestimmung erlauben. Die Überführung in PbO_2 gelingt nicht stöchiometrisch. Anstelle des theoretischen Faktors (0,8662) für Pb wird deshalb die Analyse mit **empirischen Faktoren** ausgewertet (0,8595 bis 0,8660, je nach Bedingungen). Wegen unvollständiger Abscheidung des Pb werden **empirische Korrekturen** vorgenommen (z. B. +0,4 mg Pb je 100 ml Elektrolytlösung). In salzsaurer und schwach salpetersaurer Lösung erfolgt die Bleiabscheidung (als Metall) teilweise an der **Kathode**. Dies lässt sich zum Zweck der anodischen Bleibestimmung unterbinden, wenn an der Kathode eine Reaktion abläuft, die zu einer weniger negativen Kathodenspannung führt, bei der die Reduktion von Pb^{2+} nicht stattfindet. Möglichkeiten hierfür sind ein hoher Cu^{2+}-Gehalt (Cu^{2+}-Reduktion potentialbestimmend) oder eine stark salpetersaure Elektrolytlösung (12 bis 15 ml konz. HNO_3/100 ml; Nitrat-Reduk-

Anodische Metalloxid-Abscheidungen

Beispiel: Pb-Bestimmung

Vermeidung der Störung der anodischen PbO_2-Abscheidung

tion potentialbestimmend). So lässt sich die ausschließlich anodische Abscheidung des Blei(IV) als Oxidhydrat erzwingen.

Eine Variante anodischer Bestimmungen beruht auf der anodischen Erzeugung von Ionen, z. B. von Ag^+-Ionen, die mit gelösten Ionen, z. B. Halogenid-Ionen anodische Niederschläge bilden und so die Bestimmung der betreffenden Anionen erlauben.

Simultanbestimmungen, Trennungen

Wie oben erwähnt, sind in speziellen Fällen, wie bei **Kupfer und Blei**, gleichzeitige Abscheidungen an Kathode und Anode möglich. Vorliegen von viel Kupfer neben wenig Blei ist dabei Voraussetzung, da sonst Blei auch kathodisch abgeschieden wird. Ist Kupfer nicht im Überschuss vorhanden, so scheidet man zunächst aus stark salpetersaurer Lösung anodisch das vorhandene Blei als Oxidhydrat ab, wobei die Kupferabscheidung unterbleibt. Anschließend wird das kathodisch entstandene Nitrit, das die Kupferabscheidung beeinträchtigt und den anodischen Niederschlag wieder auflösen kann, durch Zugabe von Harnstoff zerstört, die Lösung verdünnt und Kupfer abgeschieden.

Elektrolytische Trennungen: ausreichende Differenzen der Zersetzungsspannungen

Bei potentiostatischer Arbeitsweise (vgl. Kap. 24.2) und Wahl einer entsprechenden **Elektrolysespannung** lassen sich Metalle selektiv abscheiden, wenn die **Zersetzungsspannungen** ihrer Lösungen sich (ähnliche Konzentration der zu trennenden Stoffe vorausgesetzt) bei elektrochemisch einwertigen Umsetzungen um ca. 300 mV, zweiwertigen um 150 mV und dreiwertigen um etwa 100 mV Standardpotentialdifferenz unterscheiden. Zur besseren Trennung oder Vermeidung der Wasserstoffentwicklung werden bei aufeinanderfolgenden Abscheidungen unterschiedlicher Metalle oft die Lösungsbedingungen (z. B. Komplexbildung) gewechselt.

Ni/Zn-Trennung

Ein Beispiel einer elektrogravimetrischen Trennung stellt die Bestimmung von Nickel und Zink an einer Platinkatode durch **aufeinander folgende** Elektrolyse dar (vgl. Abb. 24.2); das edlere Nickel (vgl. Tab. 22.1) lässt sich zuerst abscheiden. Wegen der relativ kleinen Überspannung des Wasserstoffs an Nickel ist dies nicht in saurer Lösung möglich. Nach Abscheiden und Wägen des Nickels wird bei höherer (kathodischer) Spannung Zink abgeschieden und bestimmt. Dies ist möglich, weil Wasserstoff an der Zinkelektrode eine höhere Überspannung aufweist. Grundsätzlich sind auch bei anodischen Prozessen solche Trenneffekte möglich.

Literatur über Elektrogravimetrie

1) H. Kienitz, R. Bock, W. Fresenius, W. Huber, G. Tölg: Analytiker-Taschenbuch, Band 1, Springer-Verlag, Berlin–Heidelberg–New York (1980), S. 124
2) J. J. Lingane: Electroanalytical Chemistry, Interscience Publishers Inc., New York (1983)
3) I. M. Kolthoff, E. B. Sandell: Quantitative Chemical Analysis, Macmillan Company, New York, London, Toronto (1969), S. 928, 1040
4) G. W. Ewing: Instrumental Methods of Chemical Analysis, McGraw Hill, New York (1985)
5) H. Biltz, W. Biltz, 10. Aufl., überarb. von H. Auterhoff: Ausführung quantitativer Analysen. S. Hirzel Verlag, Stuttgart (1983), S. 20, 139
6) G. O. Müller: Lehrbuch der angewandten Chemie, Bd. 3., S. Hirzel Verlag, Leipzig (1971), S. 241, 362

25 Coulometrie

Prinzip der Coulometrie

Bei der **Coulometrie** werden Stoffmengen aus der elektrischen **Ladung** bestimmt, die zur **vollständigen Umsetzung** der Stoffe erforderlich ist.

Wie die Elektrogravimetrie ist die Coulometrie (Lit. 1 bis 10, 14 und Kap. 22, Lit. 1) durch die **quantitative elektrochemische Umsetzung** einer im Elektrolyten enthaltenen Teilchenart gekennzeichnet. Im Unterschied zur Elektrogravimetrie wird die Stoffmenge nicht gewogen, sondern über die zum Umsatz erforderliche elektrische **Ladung** ermittelt. Die Ladung ist nach dem **Faraday'schen Gesetz** (Gl. 22.13) der Stoffmenge bzw. Masse proportional. Die **Ladung** wird aus Stromstärke und Elektrolysezeit berechnet (Gl. 22.14). Dies ist nur dann richtig, wenn der fließende elektrische Strom vollständig für die betreffende Umsetzung wirksam wird. Analytisch wurde das Faraday'sche Gesetz im Rahmen der Coulometrie erst mehr als 100 Jahre nach seiner Entdeckung (1833) ausgewertet.

Coulometrie und Faraday'sches Gesetz

Die Coulometrie ist in zwei Varianten durchführbar:

Varianten der Coulometrie: galvanostatisch, potentiostatisch

- **Potentiostatische Coulometrie** (konstante Elektrolyse**spannung**)
- **Galvanostatische Coulometrie** (**Coulometrische Titration**, konstante Elektrolyse**stromstärke**).

Die prinzipielle Anordnung zur **Coulometrie bei konstanter Spannung** entspricht Abb. 22.5, ergänzt um einen Schalter im Zellstromkreis zum Ein- und Ausschalten des Stromes. Die Prinzipanordnung zur **Coulometrie bei konstanter Stromstärke** zeigt Abb. 25.2 oben. Die elektrische Schaltung gleicht der der galvanostatischen Elektrogravimetrie.

Anwendungsbereich der Coulometrie

Während bei der Elektrogravimetrie nur Redoxprozesse auswertbar sind, die zu Abscheidungen auf einer Elektrode führen, ist die Coulometrie grundsätzlich bei allen stöchiometrisch eindeutig verlaufenden **Redoxreaktionen an Elektroden** zu verwenden. Die Vielfalt der coulometrisch zugänglichen Reaktionen wird durch die Möglichkeit der **elektrochemischen Erzeugung von Reagenzien** (z. B. H^+ oder OH^- für Säure-Base-Titrationen oder von sonst schwer zu handhabenden Stoffen wie Cl_2 und Br_2) erhöht. Hiervon leitet sich die Bezeichnung „**Coulometrische Titration**" ab. Die Vollständigkeit der Umsetzungen kann durch klassische oder elektrochemische **Indizierung** kontrolliert werden.

Coulometrische Titration

Die coulometrische Titration weist hinsichtlich der **Genauigkeit** ähnliche Vorteile wie die Elektrogravimetrie auf: Sie erreicht, da die entscheidenden Messgrößen – Zeit und Stromstärke – sehr genau erfassbar sind, Unsicherheiten von nur 0,1 bis 1 %. Im Vergleich zu klassischen Titrationen entfallen die **Einstellung** und Probleme der **Stabilität** und **Lagerung** von Maßlösungen. Dies gilt vor allem bei Verwendung sehr verdünnter Maßlösungen, während die Erzeugung und genaue Messung kleiner Stromstärken auf keine Probleme stößt. Daher sind Bestimmungen im **Mikrogrammbereich** möglich. Selbst unübliche Reagenzien wie Ag^{2+}, Mn^{3+} oder Cu^+ können erzeugt werden.

Vorteile der Coulometrie

Gemessen an ihren Möglichkeiten hat die Coulometrie bisher in der Pharmazie nur wenig Anwendung gefunden (vgl. jedoch Lit. 1, 3). Sowohl das Arzneibuch (Ziffer 2.5.32) als auch die U.S. Pharmacopeia (Lit. 11) lassen die **Wasserbestimmung nach Karl Fischer** coulometrisch (mit anodisch aus Iodid erzeugtem Iod) bei elektrometrischer Indizierung durchführen. Verbreitung haben **coulometrische Detektoren** in der **HPLC** (z. B. Lit. 15, 16) und als **Gasanalysatoren** gefunden. Durch besondere Bauarten wird dabei ein weitgehend vollständiger Umsatz beim Passieren des Detektors erreicht. Elektrochemische Detektoren eignen sich auf Grund der funktionellen Gruppen zu Nachweis und Bestimmung von Arzneistoffen in besonderer Weise. Es werden bei hohen Selektivitäten beachtliche Nachweis- und Bestimmungsgrenzen im Nanomol-Bereich erzielt (Lit. 16).

Coulometrie in der Arzneibuchanalytik

Wasser nach Karl Fischer

Coulometrische Detektoren

25.1 Grundlagen der Coulometrie

Bestimmung der Ladung in der Coulometrie

Bei der Bestimmung der Ladung unterscheiden sich die Coulometrie bei konstanter Stromstärke und bei konstanter Spannung:

- Ist die **Stromstärke konstant** (galvanostatische Coulometrie, coulometrische Titration), so ergibt sich die Ladung einfach als **Produkt aus Stromstärke und Elektrolysezeit**. Kommerzielle Geräte für die coulometrische Titration verfügen daher neben einem Wahlschalter für die **Stromstärkeeinstellung** über eine **Zeitmesseinrichtung**. Die Zeitmessung beginnt mit dem Einschalten des Elektrolysestromes und endet am beobachteten Endpunkt.

Ladungsbestimmung: galvanostatisch

- Schwieriger ist die Bestimmung der Ladung bei **konstanter Elektrolysespannung** (potentiostatische Coulometrie), bei der die Elektrolysestromstärke nach einer Exponentialfunktion abnimmt. Die durch einen Stromkreis transportierte elektrische Ladung Q ist bei veränderlicher Stromstärke durch das **Zeitintegral der Stromstärke** gegeben (Gl. 25.1):

potentiostatisch

$$Q = \int_0^{t_E} I_E \, dt \qquad \text{(Gl. 25.1)}$$

Q = zum quantitativen Stoffumsatz erforderliche elektrische Ladung
I_E = Elektrolysestromstärke
t_E = Zeit bis zum Endpunkt der coulometrischen Titration

Die Bestimmung der Ladung bei der potentiostatischen Coulometrie kann heute sehr genau mit elektronischen Integratoren erfolgen.

Trenneffekte und Stromausbeute

Definition: Stromausbeute, Bedeutung

Die Wahl der **Elektrolysespannung** ist von entscheidender Bedeutung für die **potentiostatische Coulometrie**, da nur die Umsetzung des zu bestimmenden Stoffes ablaufen darf. Finden **Nebenreaktionen** wie die Wasserstoffentwicklung (vgl. Kap. 24.1) statt, so wird nur ein Teil der gemessenen Stromstärke durch die erwünschte elektrochemische Reaktion verbraucht. Das Verhältnis von tatsächlich umgesetzter Stoffmenge zu der theoretisch (entsprechend der gemessenen elektrischen Ladung) umgesetzten Stoffmenge heißt **Stromausbeute**. Für Zersetzungsspannungen, Elektrolysespannungen und -ströme gilt grundsätzlich das bei der Elektrogravimetrie Gesagte.

Die **galvanostatische Coulometrie** (Coulometrische Titration) birgt analog der galvanostatischen Elektrogravimetrie (vgl. Kap. 24.2) bei fortschreitender Elektrolyse die Gefahr der **Verschiebung der Elektrolysespannung** in Bereiche störender Nebenreaktionen, die die **Stromausbeute** vermindern. Bei der anodischen Elektrogravimetrie des Bleis (vgl. Kap. 24.3) wurde erläutert, dass sich das Potential der Kathode durch einen hohen HNO_3-Gehalt der Lösung so begrenzen lässt, dass die kathodische Bleiabscheidung unterbleibt. Ohne solche Möglichkeiten wäre die coulometrische Titration nicht durchführbar. Man benutzt einen sog. **Zwischenstoff**, der zweierlei Aufgaben erfüllen muss:

Zwischenstoff

Aufgaben des Zwischenstoffs

- ■ **Limitierung des Elektrodenpotentials** mithilfe einer Spannungsabfangreaktion auf einen Bereich ohne störende Parallelreaktionen.
- ■ Bei einer eintretenden elektrochemischen Umsetzung des Zwischenstoffes entstehende Produkte wirken als **Titrator des zu bestimmenden Stoffes**.

Beispiele für die Wirkung des Zwischenstoffs

Zwei Beispiele

1. Zu bestimmendes **Arsenit** kann mit anodisch aus Iodid-Lösung (Zwischenstoff) erzeugtem **Iod** zu Arsenat oxidiert werden. **Stärke** dient als Indikator. Das Elektrodenpotential wird durch den **Zwischenstoff I^-** limitiert.

Arsenit iodometrisch

Es laufen folgende Reaktionen ab:
Spannungsabfangreaktion und Reagenzerzeugung (anodisch):
$$2I^- \rightarrow I_2 + 2e^-$$

Maßreaktion: $AsO_3^{3-} + I_2 + H_2O \rightarrow AsO_4^{3-} + 2H^+ + 2I^-$

2. **Eisen(II)** lässt sich mit anodisch aus einer Cer(III)-Lösung (**Zwischenstoff**) erzeugtem **Cer(IV)** zu Eisen(III) oxidieren. Das Elektrodenpotential wird durch den **Zwischenstoff** Ce^{3+} begrenzt. Spannungsabfangreaktion und Reagenzerzeugung (anodisch):

$$Ce^{3+} \rightarrow Ce^{4+} + e^-$$

Maßreaktion: $\quad Ce^{4+} + Fe^{2+} \rightarrow Ce^{3+} + Fe^{3+}$

Eisen(II) cerimetrisch

Aufgrund der Standardpotentiale (vgl. Tab. 22.1) sollte die elektrochemische Oxidation von Eisen(II) leichter erfolgen als die des Zwischenstoffes Cer(III). Bei der Bestimmung liegen jedoch keine Standardbedingungen vor: Die Zwischenstoffe werden (damit ihre Diffusionsgrenzstromstärke nicht überschritten wird) in relativ hohen Konzentrationen (im Vergleich zu dem zu bestimmenden Stoff) eingesetzt. Auch wenn größere Konzentrationen (z. B. an Arsen(III) oder Eisen(II)) zu bestimmen sind, wird wegen der Abnahme ihrer Konzentrationen im Verlauf der Titration ein Übergang von der **direkten Oxidation** an der Elektrode zur **indirekten Oxidation** unter Beteiligung des Zwischenstoffes stattfinden. Auch ist bei vielen Stoffen die elektrochemische Umsetzung an der Elektrode gehemmt. Wenn beide Wege mit gleichen stoffmengenbezogenen Ladungsumsätzen ablaufen, ist es jedoch gleichgültig, ob die Oxidation des zu bestimmenden Stoffes direkt an der Elektrode oder indirekt über ein elektrochemisch erzeugtes Reagenz erfolgt. Man nennt die coulometrische Titration (mit Zwischenstoff bzw. Reagenzerzeugung) auch „**Indirekte Coulometrie**".

Funktionsweise des Zwischenstoffes

Indirekte Coulometrie

Verminderungen der Stromausbeute können durch unerwünschte elektrochemische **Parallelreaktionen** oder durch chemische **Folgereaktionen** entstehen. Beispiele für Parallelreaktionen sind bei anodischen Bestimmungen die Auflösung des Elektrodenmaterials oder die Entstehung von Sauerstoff, bei kathodischen Bestimmungen die Wasserstoffentwicklung oder die Reduktion von gelösten Verunreinigungen oder Sauerstoff. Auch die **Umkehrung der Bestimmungsreaktion an der Gegenelektrode** führt zu falschen Analysenergebnissen. Zur Vermeidung gegenläufiger Umsetzungen durch an der Gegenelektrode entstehende Produkte wird die Elektrolysezelle meist durch ein **Diaphragma** oder sogar durch ein Zwischengefäß geteilt. Den Konzentrationen der Zwischenstoffe und den Elektrodengrößen (Stromdichte) sind praktische Grenzen gesetzt. Die coulometrische Titration ist daher nicht für hohe Konzentrationen an zu bestimmender Substanz geeignet.

Verminderungen der Stromausbeute

Störung durch Produkte der Gegenelektrode: Diaphragma

25.2 Durchführung coulometrischer Bestimmungen

Coulometrische Zellen

Potentiostatische Coulometrie:

Dreielektroden-Anordnung

Entlüftung

Soll eine **Coulometrie bei konstanter Spannung** durchgeführt werden, so wird die Zweielektrodenzelle durch eine **Referenzelektrode** zur Kontrolle des Arbeitselektrodenpotentials ergänzt. Von speziellen Fällen abgesehen, ist die coulometrische Zelle mithilfe eines **Diaphragmas** geteilt (vgl. Abb. 25.1). Zur Beschleunigung des Umsetzungsvorganges und zur Verminderung der **Diffusionspolarisation** wird die **Elektrolytlösung** gerührt. Kathodische Bestimmungsvorgänge störender, gelöster Sauerstoff kann durch Einleiten von Inertgasen wie N_2 entfernt werden (**Entlüftung**, vgl. Kap. 26, Polarographie).

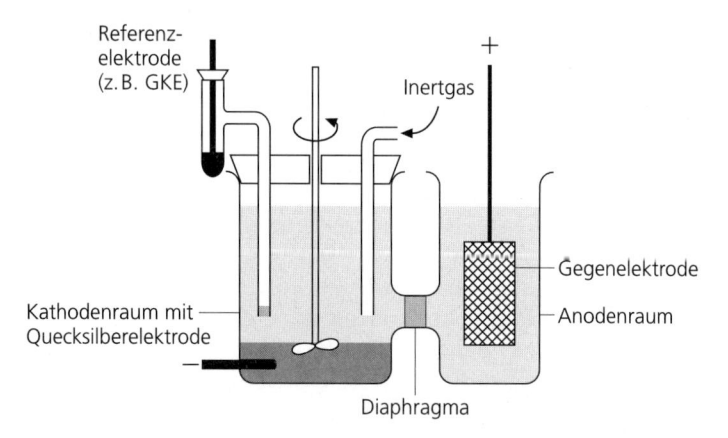

Abb. 25.1 Beispiel einer coulometrischen Zelle mit Dreielektrodenanordnung. GKE = gesättigte Kalomelelektrode

Elektroden

Arbeitselektroden

Referenzelektrode

Als **Arbeitselektroden** werden gewöhnlich solche aus **Platin** verwendet, in Sonderfällen **auch Quecksilber** (Bodenquecksilber, vgl. Abb. 25.1) oder **Silber**. Für die **Elektrodengröße** und **-form** gilt das bei der Elektrogravimetrie Gesagte. Bei der potentiostatischen Coulometrie ist im Gegensatz zur coulometrischen Titration, wie oben erwähnt, eine potentialkonstante **Bezugselektrode** erforderlich. Wird mit einer **Dreielektrodenanordnung** gearbeitet, so braucht nur die stromlose **Referenzelektrode** als Bezugselektrode ausgebildet zu sein. Als stromdurchflossene Gegenelektrode kann bei der Dreielektrodentechnik in einer geteilten Zelle eine einfache Metallelektrode dienen.

Indizierung der Endpunkte coulometrischer Titrationen

Die **Indizierung der Äquivalenzpunkte** bei coulometrischen Bestimmungen kann sowohl nach den üblichen **klassischen Verfahren** (z. B. mittels Iod-Stärke-Reaktion bei Titration mit coulometrisch erzeugtem Iod) oder nach den in diesem Buch behandelten **elektrometrischen Methoden** erfolgen. Die Zelle enthält dann neben den zur Coulometrie erforderlichen Elektroden zusätzlich **Indikatorelektroden**. Bei der potentiostatischen Coulometrie ist im Prinzip keine gesonderte Indizierungsmethode erforderlich, da die Stromstärke gegen Null geht. Bei der galvanostatischen Coulometrie tritt infolge der Änderung der Konzentrationsverhältnisse des Zwischenstoffes am Äquivalenzpunkt ein **Potentialsprung** auf, der mit einer Indikatorelektrode beobachtet und zur Indizierung herangezogen werden kann.

Indizierung klassisch

Indizierung elektrometrisch

25.3 Instrumentelle Anordnung

Coulometrie bei konstanter Stromstärke (coulometrische Titration)

Die Instrumentation der galvanostatischen Coulometrie (coulometrische Titration) gestaltet sich einfacher als die der potentiostatischen. Zur Erzielung eines konstanten Zellstromes genügt eine Spannungsquelle so hoher Spannung, dass sich in einem einfachen **Serienstromkreis** mit der Zelle und einem relativ hochohmigen und deshalb strombestimmenden Serienwiderstand eine praktisch konstante Stromstärke ergibt (vgl. Abb. 25.2). Die **Stromstärke** kann durch Veränderung des Serienwiderstandes oder der Spannung der Spannungsquelle (vgl. Abb. 25.2 oben) gewählt werden. Kommerzielle Geräte besitzen Stromstärkebereiche von 1 µA bis 1 A. Moderne Geräte erzeugen wählbare konstante Stromstärken mithilfe elektronischer Schaltungen (z. B. Abb. 25.2 unten, Lit. 13). Die **Zeitmessung** erfolgt mithilfe einer im Coulometer eingebauten **Stoppuhr**, die mittels einer elektrometrischen Indizierungsanordnung angehalten wird. Gleichzeitig wird auch der Elektrolysestrom abgeschaltet. Bei visueller Beobachtung des Endpunktes kann durch manuelles Ein- und Ausschalten regelrecht mit Strom „titriert" werden. Serienbestimmungen sind möglich, indem man zur titrierten Lösung die nächste Probe hinzufügt und erneut titriert. Die Methode eignet sich zur Automatisierung. Moderne Geräte passen (bei entsprechender Integration) die Stromstärke dem Titrationsverlauf an (Lit. 13).

Galvanostatische Coulometrie: einfach realisierbar

Stromstärkebereich

Zeitmessung

Coulometrie bei konstanter Spannung (potentiostatische Coulometrie)

Die Spannungserzeugung zur potentiostatischen Coulometrie (mit 3 Elektroden) kann mit einer ähnlichen Apparatur erfolgen, wie sie bei

Einfache Anordnung

Widerstand (z. B. 10 kΩ)
Zelle
Spannungsquelle (z. B. 100 V)
Amperemeter
Schalter

Anordnung mit Operationsverstärker

Widerstand R
Schalter
Zelle
Spannungsquelle U
Amperemeter
$I_z = \dfrac{U}{R}$

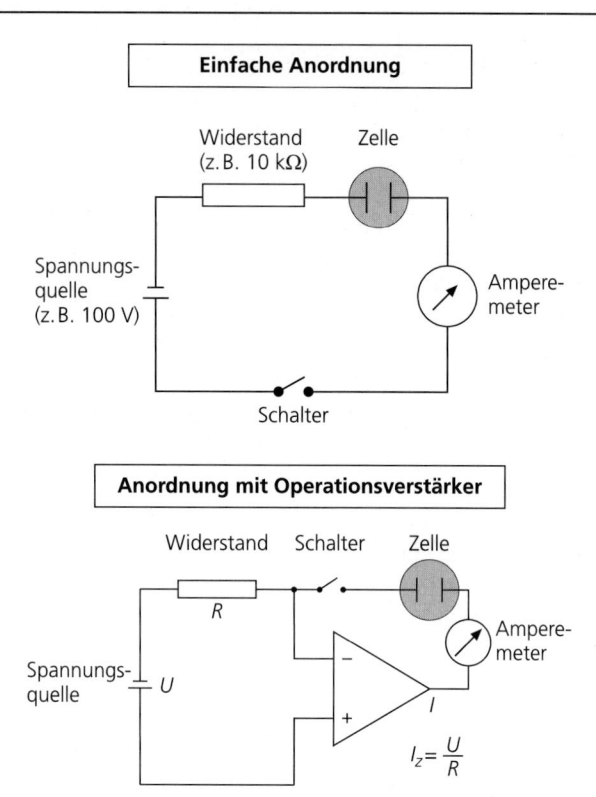

Abb. 25.2 Anordnungen zur galvanostatischen Coulometrie

der Elektrogravimetrie beschrieben wurde (Prinzip vgl. Abb. 24.4 links). Die Bestimmung der umgesetzten Ladung geschieht mithilfe von **Coulometern**. Sie werden prinzipiell **in Serie** zur coulometrischen Zelle geschaltet, damit sie vom gleichen Strom durchflossen werden. Früher wurden elektrochemische Coulometer eingesetzt, heute erfolgt die Bestimmung der Ladung mit **Analog- oder Digitalintegratoren**.

25.4 Anwendungen der Coulometrie

Die potentiostatische Coulometrie bzw. die coulometrische Titration lassen sich in Analogie zu den klassischen Titrationen einsetzen bei:

- Bestimmung von Elementen bzw. Ionen als Primärreaktion
- Säure-Base-Reaktionen
- Fällungsreaktionen
- Komplexbildungsreaktionen
- Redoxreaktionen.

Coulometrische Bestimmung: Reaktionstypen

Durch potentiostatische Coulometrie ist eine ganze Reihe von **Edelmetallionen** wie Au^{3+}, Pt^{4+}, Ag^+ u.a. sowie Cu^{2+}, Pb^{2+}, Ni^{2+} neben **Begleitelektrolyten** wie HCl, $HClO_4$, KCl, NH_3/NH_4Cl durch **Reduktion zum Metall** bestimmbar. Die Reduktion erfolgt an Platin- oder Quecksilberkathoden durch „**Primärreaktion**", d.h. ohne Erzeugung eines Reagenzes (s. Lit. 5). Eine Haftfestigkeit an der Elektrode wie bei der Elektrogravimetrie ist nicht erforderlich. Auch **Wertigkeitsänderungen** von Ionen können zu ihrer Bestimmung dienen.

Bestimmungen durch Primärreaktion

Säure-Base-Reaktionen

Als Reagenzien können H^+- bzw. OH^--Ionen erzeugt werden:

$$2H_2O + 2e^- \rightarrow 2OH^- + H_2 \quad \text{(kathodisch)}$$

bzw. $$2H_2O \rightarrow 4H^+ + O_2 + 4e^- \quad \text{(anodisch)}$$

Erzeugung von Säure-Base-Reagenzien

Mit diesen sind coulometrisch bestimmbar:

- Starke Säuren
- Starke Basen
- Schwache Säuren wie Essigsäure, Benzoesäure, Sulfanilsäure, Borsäure (Mannitzusatz), Kaliumhydrogenphthalat auch in nichtwässrigen Lösungsmitteln und Kationsäuren (Lit. 2, 3)
- Schwache Basen wie Ammoniak, aliphatische Amine, Alkaloide, Antihistaminika, Lokalanaesthetika (Lit. 2) auch in org. Lösungsmitteln; Na_2CO_3 (CO_2-Bestimmung nach Absorption, TOC = total organic carbon).

Anwendungsbereich coulometrischer Säure-Base-Titrationen

Als **Elektrolyte** zur Erzeugung der Reagenzien (H^+, OH^-) dienen KCl (z.B. 1 mol·l^{-1}) oder Na_2SO_4 (z.B. 0,5 mol·l^{-1}). Als nichtwässrige Lösungsmittel werden z.B. Tetrahydrofuran (für schwache org. Säuren) oder Acetonitril (für schwache org. Basen) verwendet. Da in Elektrolyten wie KCl und Na_2SO_4 bei Verwendung von 2 Platinelektroden sowohl H^+- als auch OH^--Ionen erzeugt werden, ist eine Teilung der coulometrischen Zelle mittels eines Diaphragmas erforderlich.

Elektrolyte

Fällungsreaktionen

Fällungsreagenzien: coulometrisch erzeugt

Auch Fällungsreagenzien können coulometrisch erzeugt werden:

$$Ag \rightarrow Ag^+ + e^- \quad \text{(anodisch)}$$
$$2\,Hg \rightarrow Hg_2^{2+} + 2\,e^- \quad \text{(anodisch)}$$
$$Hg \rightarrow Hg^{2+} + 2\,e^- \quad \text{(anodisch)}$$
$$[Fe(CN)_6]^{3-} + e^- \rightarrow [Fe(CN)_6]^{4-} \quad \text{(kathodisch)}$$

Anwendungsbeispiele

In den drei ersten Reaktionen wird das **Elektrodenmaterial** anodisch oxidiert (Silber- bzw. Quecksilberelektrode). Soweit nicht leichter oxidierbare Verunreinigungen in der Lösung vorhanden sind, beträgt die **Stromausbeute** dieser Reaktionen 100 %. Ag^+-Ionen können zur Fällung von Halogeniden (z. B. Chloridbestimmung, meist in nichtwässrigen Lösungen) oder Thiolen, Hexacyanoferrat(II) zur Bestimmung von Metallionen wie Zn^{2+} eingesetzt werden. Hg^{2+} ermöglicht die Bestimmung von Barbitursäuren, Thiolen, Cystein und nach Hydrolyse auch von Penicillinen (vgl. Tab. 23.6). Die coulometrische

Klinische Chemie Umweltanalytik

Chloridbestimmung findet Anwendung in der klinischen Chemie (Lit. 12) und der Umweltanalytik (AOX = Adsorbierbare Organische Halogenverbindungen).

Komplexbildungsreaktionen

Auch **Komplexbildner** können coulometrisch freigesetzt werden, wie die folgende Gleichung schematisch am Beispiel eines vorgelegten Hg^{2+} (oder Bi^{3+}) Komplexes zeigt:

Komplexbildner, coulometrisch erzeugt

$$[Hg(EDTA)]^{2-} + 2\,e^- \rightarrow Hg + (EDTA)^{4-}$$

Anwendungsbeispiele

Die Umsetzung läuft in gepufferter ammoniakalischer Lösung unter Beteiligung von NH_3 ab. Mit dem freigesetzten EDTA können Kationen wie Ca^{2+}, Zn^{2+} oder Cu^{2+} komplexometrisch titriert werden.

Redoxreaktionen

Coulometrisch können auch Redoxreagenzien erzeugt werden. Beispiele für solche Bestimmungen sind:

Iodometrie

- **mit Iod**:
  Titration von As^{3+}, Sb^{3+}, S^{2-}, $S_2O_3^{2-}$, Ascorbinsäure, Metamizol, Penicillinen (z. B. Lit. 2, 5), Wasser nach Karl-Fischer (Arzneibuch Ziffer 2.5.32) (Lit. 10, 11, 17).

Bromometrie, Chlorometrie

- **mit Brom** oder **Chlor**:
  Titration von As^{3+}, Sb^{3+}, I^-, SO_2, Hydrazinderivaten wie Isonicotinsäurehydrazid oder Thiolen (z. B. von Acetyl-L-cystein, Oxidation zur Sulfonsäure mit Chlor); durch Addition an olefi-

nische Doppelbindungen (z. B. von Barbituraten); durch elektrophile Substitution an Aromaten (z. B. bei Phenolderivaten oder Sulfonamiden; weitere s. Lit. 2, 3)

- mit **Cer⁴⁺**: Cerimetrie
 Titration von As^{3+}, Sb^{3+}, I^-, Fe^{2+}, Phenothiazinen (Lit. 2)
- mit **Fe²⁺**: Weitere Beispiele
 Titration von Ce^{4+}, MnO_4^-, CrO_4^{2-}, NO_3^-
- mit **Ti³⁺**:
 Titration von Fe^{3+}, U^{4+}, V^{5+}
- mit **Sn²⁺**: Titration von Fe^{3+}, Cu^{2+}
- mit **Mn³⁺**:
 Titration von Fe^{2+}, As^{3+}, V^{4+}.

Literatur über Coulometrie

1) K. Abresch, I. Claassen: Die coulometrische Analyse. Verlag Chemie GmbH, Weinheim (1961)
2) S. Ebel: Coulometrie und coulometrische Titrationen. Pharmazie in unserer Zeit **5**, 539 (1976)
3) Metrohm Appl. Bull. Nr. B 58, Coulometrische Analysenmethoden. Deutsche Metrohm, Filderstadt
4) I. Gyenes: Titrationen in nichtwässrigen Lösungen. Ferdinand Enke Verlag, Stuttgart (1970), S. 315
5) G. Kraft in H. Kienitz, R. Bock, W. Fresenius, W. Huber, G. Tölg: Analytiker Taschenbuch Band 1. Springer-Verlag, Berlin (1980), S. 127
6) P. Gründler in H. Kienitz, R. Bock, W. Fresenius, W. Huber, G. Tölg: Analytiker Taschenbuch Band 15, Springer-Verlag, Berlin (1997), S. 41
7) E. Pungor, G. Horvai: A Practical Guide to Instrumental Analysis. CRC, Boca Raton (1994)
8) C.L. Wilson, D.W. Wilson: Coulometric Analysis. Elsevier, Amsterdam (1975)
9) J.E. Harrar: Techniques, Apparatus und Analytical Applications of Controlled Potential Coulometry, in Electroanalytical Chemistry, Vol. 8, ed. A.J. Bard, Marcel Decker, New York (1975)
10) E. Scholz. Metrohm Information 3/90, 19, 3 (1990)
11) USP 30, The United States Pharmacopeia (2007)
12) G. Pindur, U. Pindur: Klinische Chemie. Wiss. Verlagsges., Stuttgart (1991), S. 231
13) D.J. Curran: Controlled-Current Coulometry, Kap. 25 in P.T. Kissinger, W.R. Heineman: Laboratory Techniques in Electroanalytical Chemistry (2nd ed). Dekker, New York (1996), S. 739
14) L. Meites: Controlled-Potential Electrolysis and Coulometry, Kap. 5 in B.W. Rossiter, J.F. Hamilton: Physical Methods of Chemistry, 2nd ed. Vol. 2: Electrochemical Methods. Wiley, New York (1986), S. 433
15) I.N. Acworth, M. Naoi, H. Parvez, S. Parvez (Ed.): Coulometric Electrode Array Detectors for HPLC (Progress in HPLC-HPCE, Vol. 6). VSP, Utrecht, Netherlands (1997)
16) R.J. Flanagan, D. Perrett, R. Whelpton: Electrochemical Detection in HPLC: Analysis of Drugs and Poisons. Royal Society of Chemistry, Cambridge (2005)
17) Europäisches Arzneibuch, Grundwerk 2005 (Ph. Eur. 5.0) + Nachträge 5.1 bis 5.6; Deutscher Apotheker Verlag, Stuttgart (2007)

26 Voltammetrische Verfahren; Polarographie

26.1 Einführung in die Voltammetrie und Polarographie

Prinzip der Voltammetrie Strom-Spannungs-Kurven

Verändert man an einer elektrolytischen Zelle die außen angelegte **Spannung** und trägt die jeweils fließende **Stromstärke gegen die Spannung** auf, so erhält man (unter bestimmten Bedingungen) **Strom-Spannungs-Kurven** wie in Abb. 22.7. Diese Strom-Spannungs-Kurven erlauben die **qualitative** und **quantitative Bestimmung** der umgesetzten Stoffe. Folgende Fälle sind zu unterscheiden:

Stationärelektrode: voltammetrische Spitzen

- **Voltammetrie an stationären Elektroden:**
Man erhält **spitzenförmige** Strom-Spannungs-Kurven (Abb. 22.7 unten). Die **Spitzenstromstärke** dient zur quantitativen, das **Spitzenpotential** (Abb. 26.3 links) zur qualitativen Bestimmung von Substanzen.

Quecksilbertropfelektrode: polarographische Stufen

- **Voltammetrie an der Quecksilbertropfelektrode (Polarographie):**
Man erhält **stufenförmige** Strom-Spannungs-Kurven (Abb. 22.7 oben). Der **Diffusionsgrenzstrom** dient zur quantitativen, das **Halbstufenpotential** (Abb. 26.7 oben) zur qualitativen Bestimmung von Substanzen.

*Volta**mm**etrie Volt**am**etrie*

Die Bezeichnung Volta**mm**etrie (z. B. Kap. 22, Lit. 1) als Oberbegriff für diese Verfahren ist eine Kurzbeschreibung des Messprinzips: **Volt-Ampero-Metrie**. Es muss darauf aufmerksam gemacht werden, dass der Begriff Volt**am**etrie für andere, noch zu behandelnde Methoden verwendet wird (vgl. Kap. 27).

Strom-Spannungs-Kurven

Diffusionsgrenzstrom und Spitzenstrom: konzentrationsproportional

Wie in der allgemeinen Einführung in die Elektrochemie (vgl. Kap. 22.4.3) erörtert wurde, führt die **endliche Geschwindigkeit** zur Elektrode wandernder Teilchen bei Steigerung der Zellspannung nicht mehr zu einer Steigerung der **Stromstärke**, sobald alle an der Elektrode ankommenden Teilchen elektrochemisch umgesetzt werden. An Quecksilbertropfelektroden bildet sich ein **Diffusionsgrenzstrom** aus (Abb. 22.7 oben). Dieser ist der **Lösungskonzentration** der umgesetzten Teilchen **proportional**. Auch der bei ruhender Lösung erhaltene **Spitzenstrom** (vgl. Abb. 26.3 unten) der **Stromspitze** erweist sich als proportional zur Konzentration der Lösung.

Die in Abb. 22.7 oben definierte **Zersetzungsspannung** ist aufgrund ihrer Konzentrationsabhängigkeit zur Identifizierung von Stoffen ungeeignet. Jene Zellspannung, bei der die Zellstromstärke die **Hälfte des Diffusionsgrenzstromes** beträgt, ist jedoch unabhängig von der Konzentration. Dieses **Halbstufenpotential** (vgl. Abb. 26.2, links) kann zur Identifizierung der umgesetzten Teilchen dienen. Ähnlich ist auch das **Spitzenpotential** der Strom-Spannungs-Kurve in ruhender Lösung (vgl. Abb. 26.3) nicht von der Konzentration, sondern von der Art der umgesetzten Teilchen abhängig. Kommerzielle Geräte zur Aufnahme von Strom-Spannungs-Kurven erzeugen im Allgemeinen einen **Spannungsvorschub** (linear scan) zum Abfahren des interessierenden Spannungsbereiches und registrieren den dabei fließenden Strom in Form der Strom-Spannungs-Kurve.

Halbstufenpotential und Spitzenpotential: konzentrationsunabhängig

Quecksilbertropfelektrode, Polarographie

Erst die von J. Heyrovsky 1922/23 entwickelte **Quecksilbertropfelektrode** ergab reproduzierbare stufenförmige Strom-Spannungs-Kurven. Heyrovsky nannte das Verfahren **Polarographie**. **Die Polarographie stellt damit einen Spezialfall der Voltammetrie mit Tropfelektrode dar.**

Bedeutung der Quecksilbertropfelektrode

Polarographie: Spezialfall der Voltammetrie

Abbildung 26.1 zeigt die prinzipielle Anordnung zur Polarographie und die Funktion der Tropfelektrode. Sie besteht aus einer **Glaskapillare** von 12 bis 15 cm Länge und ca. 0,05 mm Innendurchmesser, die über einen Schlauch mit einem **Hg-Vorratsgefäß** verbunden ist.

Prinzip der Geräte zur Aufnahme von Strom-Spannungs-Kurven

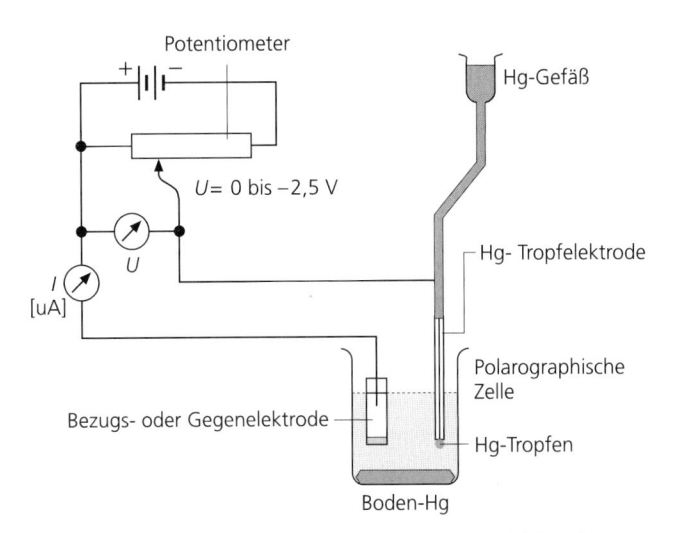

Abb. 26.1 Prinzipielle polarographische Anordnung mit Tropfelektrode. U Spannung der Tropfelektrode gegen Bezugselektrode, I Zellstromstärke

Infolge des Quecksilberdruckes wachsen am Kapillarende Quecksilbertropfen heran, die etwa alle 3 Sekunden abtropfen. Der Vorteil der Tropfelektrode ist die ständige, reproduzierbare Erneuerung der Quecksilbertropfen und damit der Elektrodenoberfläche. Der besondere Mechanismus von Oberflächenwachstum und Wanderung der Teilchen zu dieser Oberfläche führt zu den stufenförmigen Strom-Spannungs-Kurven (**polarographische Stufen**, vgl. z. B. Abb. 26.2 links).

Polarographie und Voltammetrie arbeiten mit **Mikroarbeitselektroden**, d. h. mit Elektroden kleiner Oberfläche. Diese bieten den Vorteil, dass der Stoffumsatz während der Bestimmung, gemessen am Gesamtgehalt der Lösung, gering bleibt und die Aufnahme von **Polarogrammen** einer Probelösung nahezu beliebig oft wiederholt werden kann. 1959 erhielt J. Heyrovsky für seine Arbeiten den Nobelpreis.

Kapazitiver Ladestrom

Die Quecksilbertropfelektrode bringt einen Nachteil mit sich: Der Oberflächenzuwachs des Tropfens muss wie ein wachsender Kondensator (vgl. Abb. 22.11, Ersatzschaltbild der elektrolytischen Zelle) auf die anliegende Zellspannung aufgeladen werden. Es fließt ein **kapazitiver Ladestrom**. Ein solcher Ladestrom tritt auch dann auf, wenn die Spannung geändert wird. Der kapazitive Ladestrom („**Grundstrom**") überlagert sich dem Messsignal („**Faraday'scher Strom**") und schränkt damit die Bestimmungsgrenze der Voltammetrie ein. Es hat deshalb nicht an Versuchen gefehlt, das Verhältnis von Ladestrom zu Faraday'schem Strom zugunsten des Faraday'schen Stromes zu verbessern.

Folgende Verfahren können genannt werden:
- **Tastpolarographie:** Die Strommessung erfolgt nur in einem Zeitintervall am Tropfenende weil dort das relative Oberflächenwachstum und damit der Ladestrom am kleinsten sind.
- **Derivativverfahren:** Durch Ableitungsbildung werden lineare Anstiege des Grundstromes mathematisch beseitigt.
- **Ladestromkompensation:** Ein dem linearen Ladestromanteil entgegengesetzter Anstieg wird elektronisch erzeugt und addiert. Die nichtlinearen Ladestromanteile bleiben dabei jedoch unkompensiert.
- **Pulsverfahren:** Bei Anlegen eines Spannungsimpulses klingt der resultierende Ladestrom schneller ab als der Faraday'sche Strom. Die Pulsverfahren messen deshalb den Strom gegen Ende des angelegten Impulses. Im Falle der **Pulspolarographie** werden die Pulse erst gegen Ende des Tropfenlebens angelegt.
- **Inverse Voltammetrie:** Eine Verbesserung des Verhältnisses von Grundstrom und Faraday'schem Strom kann auch durch eine Anreicherung erzielt werden. Durch Wahl einer bestimmten Span-

nung lässt man dem eigentlichen Bestimmungsvorgang eine **Elektrolyse**, z. B. die Abscheidung eines Metalles an einer stationären Arbeitselektrode vorausgehen. Nach Beendigung der Elektrolyse wird dann durch umgekehrten (inversen) Spannungsvorschub der **Auflösungsstrom** der vorher angereicherten Substanz gemessen.

Inverse Voltammetrie

Anwendungsbereich der Voltammetrie bzw. Polarographie

Der Anwendungsbereich der Voltammetrie ist sehr umfangreich, da viele **Elemente in Oxidationsstufen** vorkommen, die einer elektrochemischen Umsetzung zugänglich sind. Gleiches gilt für **organische Verbindungen**, deren **funktionelle Gruppen** elektrochemisch aktiv sind. Es ist hervorzuheben, dass auch **neutrale Moleküle** an Elektroden umgesetzt werden können. Da die Voltammetrie **qualitative und quantitative Daten** liefert, sind sowohl **Identitäts-, Reinheits-** als auch **Gehaltsbestimmungen** möglich.

Welche Stoffe sind grundsätzlich durch Voltammetrie bestimmbar?

Viele **Arzneistoffe** wurden polarographisch bzw. voltammetrisch untersucht (vgl. Kap. 26.4). Das Arzneibuch lässt im Gegensatz zu anderen Pharmakopöen (z. B. USP 24) polarographische Methoden nicht verwenden. Die voltammetrischen Verfahren bilden jedoch die Grundlage anderer im Arzneibuch vorgeschriebener elektrometrischer Indizierungsverfahren.

Voltammetrie in der Pharmazie, Arzneibücher

Die **Bestimmungsgrenze der** voltammetrischen Verfahren reicht von etwa 10^{-5} mol·l^{-1} bei der einfachen **Gleichspannungspolarographie** über ca. 10^{-8} mol·l^{-1} bei den pulspolarographischen und komplexen Wechselspannungsverfahren (vgl. Kap. 26.5) bis etwa 10^{-10} mol·l^{-1} bei der **inversen Voltammetrie**. Zur Durchführung der Bestimmungen genügen wenige Milliliter Lösung. **Puls- und komplexe Wechselspannungsverfahren** (s. Kap. 26.5.3) übertreffen in vielen Fällen die Nachweisgrenzen der Atomabsorptionsspektroskopie (vgl. Kap. 9), beträchtlich. Die Methoden ergänzen sich im Anwendungsbereich gegenseitig. Die **Unsicherheit der Bestimmungen** kann mit 1 bis 3 % angegeben werden, soweit sie, wie bei anderen Verfahren, nicht von Konzentrationsverhältnissen und vom Untergrund eingeschränkt wird. Der Einsatz voltammetrischer Detektoren in der HPLC verbindet die hohe Trennleistung dieser Methoden und die niedrigen Nachweisgrenzen der Voltammetrie.

Bestimmungsgrenzen voltammetrischer Verfahren

Voltammetrische Detektoren in der HPLC

26.2 Grundlagen der Voltammetrie

26.2.1 Grundlagen der Gleichspannungspolarographie

Diffusionsgrenzstrom, Ilkovič-Gleichung

Der Stofftransport zur Arbeitselektrode einer elektrolytischen Zelle kann nach mehreren Mechanismen ablaufen:

Mechanismen des Stofftransportes zur Elektrode:

- **Diffusion:** Diese beruht auf der ungeordneten thermischen Bewegung der gelösten Teilchen. Sie wirkt bei Vorhandensein von Konzentrationsunterschieden (z. B. Konzentrationsgefälle zur Elektrode) in Richtung eines Konzentrationsausgleiches. Für den Diffusionsvorgang gelten das 1. und 2. Fick'sche Gesetz (s. Lehrbücher der physikalischen Chemie). Diffusion setzt keine elektrische Ladung von Teilchen voraus.

Diffusion

Migration

- **Migration:** Wanderung geladener Teilchen im elektrischen Feld. Die Richtung der Wanderung hängt vom Vorzeichen der Teilchenladung ab.

Konvektion

- **Konvektion:** Mechanische Strömung der Lösung, z. B. aufgrund thermisch bedingter Dichtegradienten oder bei Rühren.

Der besondere Mechanismus des Stofftransportes zur Tropfelektrode führt zur Ausbildung stufenförmiger Strom-Spannungs-Kurven. Die durch eine Elektrode fließende Stromstärke nimmt mit der Elektrodenoberfläche zu. Es kommt daher infolge des Tropfvorganges zu periodischen **Stromstärkeschwankungen** (**Tropfoszillationen**). Unter der Bedingung ausschließlich **diffusionskontrollierten Transportes** zur Elektrode gilt für die mittlere Diffusionsgrenzstromstärke (= Höhe der polarographischen Stufe) die von D. Ilkovič 1934 abgeleitete und nach ihm benannte Gleichung:

Diffusionsgrenzstrom: Ilkovič-Gleichung

$$I_D = 607 \cdot z \cdot D^{1/2} \cdot m^{2/3} \cdot t^{1/6} \cdot c \qquad (Gl.\ 26.1)$$

I_D = mittlere Diffusionsgrenzstromstärke (µA)
z = Zahl der pro Teilchen umgesetzten Ladungen
D = Diffusionskoeffizient ($cm^2 \cdot s^{-1}$)
m = Ausflussgeschwindigkeit des Quecksilbers ($mg \cdot s^{-1}$)
t = Tropfzeit (s)
c = Konzentration ($mmol \cdot l^{-1}$)

Konzentrationsproportionalität

Wichtigstes Merkmal der Ilkovič-Gleichung ist die **Proportionalität von Konzentration c und Diffusionsgrenzstromstärke I_D**. Dies bedeutet, dass beim Auftragen von I_D gegen c **lineare Kalibrierkurven** erhalten werden. Daraus kann durch Messung von I_D die unbekannte Konzentration einer Lösung bestimmt werden. Wesentlich ist auch die Proportionalität zwischen Diffusionsgrenzstromstärke I_D und pro Teilchen umgesetzter **Ladungszahl** z. Als zweite Stoffgröße geht der **Diffusionskoeffizient** D der Teilchen in die Gleichung ein. Er hängt von Teilchengröße, Viskosität, Zusammensetzung und Temperatur der Lösung ab, sodass die Grenzströme z. B. durch **Komplexbildung** beeinflusst werden (s. u.). Das Produkt $m^{2/3} t^{1/6}$ charakterisiert die Tropfelektrode („**Kapillarkonstante**").

Die **Temperatur** erscheint nicht in der Ilkovič-Gleichung. Dennoch beeinflusst sie die Diffusionsgrenzstromstärke mit 1 bis 2 % pro Grad, da alle Größen der Gleichung außer z temperaturabhängig sind. Für genaue Messungen ist deshalb die Temperatur konstant zu halten (Thermostatisierung). m und t in der Ilkovič-Gleichung hängen von der **Niveauhöhe** des Quecksilbers (vgl. Kap. 26.3.1) ab. Allerdings ist der Einfluss auf I_D wegen der Potenzen, in der m und t auftreten, nicht sehr groß.

Reine **Diffusionskontrolle** des Teilchentransportes zur Elektrode ist eine Voraussetzung für die Gültigkeit der Ilkovič-Gleichung. Andere Transportmechanismen müssen daher vermieden werden. Die Wanderung im elektrischen Feld (Migration, s. o.) lässt sich durch Gegenwart eines mindestens 50 bis 100 fachen Überschusses inerter Elektrolyte („**Grundlösung**") ausschalten, die den Spannungsabfall und damit die elektrische Feldstärke in der Lösung reduzieren. Neben dieser Wirkung beeinflusst die Grundlösung den **chemischen Zustand** der umzusetzenden Spezies (z. B. Komplexbildung, Reaktionsverhalten, s. u.). Der Wahl der Grundlösung kommt deshalb hinsichtlich Bestimmungsgrenzen und Selektivität (s. unter Halbstufenpotential) erhebliche Bedeutung zu.

Der Quecksilberzustrom in den Tropfen führt zu konvektiven Strömungsvorgängen in der unmittelbaren Tropfenumgebung. Hierdurch gelangen mehr Teilchen zur Elektrode als durch reine Diffusion. Als Folge treten **polarographische Maxima** im Anstiegsbereich über der Stufe auf, die die Auswertung behindern oder verfälschen. Ausgeprägte Maxima werden z. B. bei der Reduktion von gelöstem Sauerstoff erhalten. Durch geringe Zusätze von hochmolekularen Stoffen („**Maximadämpfer**") wie Gelatine oder oberflächenaktiven Substanzen (z. B. Triton X 100) zur Grundlösung lassen sich die Maxima vermeiden.

Halbstufenpotential, Gleichung der polarographischen Stufe

Wie in Kap. 26.1 erläutert wurde, dient das Halbstufenpotential der polarographischen Stufe zur **Identifizierung** der umgesetzten Teilchen. Zum Verständnis der Bedeutung des Halbstufenpotentials betrachten wir die Gleichung der polarographischen Strom-Spannungs-Kurve für den Fall, dass die oxidierte Form des umgesetzten Stoffes in Lösung vorliegt (z. B. Cd^{2+}):

Gleichung für die polarographische Stufe

$$U = U^* + \frac{0{,}059}{z} \cdot \lg \frac{f_{Ox} \cdot D_{Red}^{1/2}}{f_{Red} \cdot D_{Ox}^{1/2}} + \frac{0{,}059}{z} \cdot \lg \frac{I_D - I}{I} \quad \text{(Gl. 26.2)}$$

U = Zellspannung (V)
U^* = Standardpotential (V)
z = Zahl der pro Teilchen umgesetzten Ladungen
$f_{Ox, Red}$ = Aktivitätskoeffizienten von oxidierter bzw. reduzierter Form
$D_{Ox, Red}$ = Diffusionskoeffizienten von oxidierter bzw. reduzierter Form
I = Stromstärke (A)
I_D = Diffusionsgrenzstromstärke (A)

Anhand von Gl. 26.2 ist erkennbar, dass für $I = I_D/2$ eine Spannung, das **Halbstufenpotential**, erhalten wird, die von der Konzentration des umgesetzten Stoffes und auch von anderen Versuchsparametern wie z. B. der Ausflussgeschwindigkeit m des Quecksilbers oder der Tropfzeit t unabhängig ist. Die Diffusionskoeffizienten stimmen häufig für reduzierte und oxidierte Form des Depolarisators weitgehend überein. Werden weiterhin die Aktivitätskoeffizienten f_{Ox} und f_{Red} als gleich angenommen, so lautet Gl. 26.2 vereinfacht:

Vereinfachte Gleichung der polarographischen Stufe

$$U = U^* + \frac{0{,}059}{z} \cdot \lg \frac{I_D - I}{I} \quad \text{(Gl. 26.3)}$$

Für das Halbstufenpotential $U_{1/2}$ wird mit $I = I_D/2$ der zweite Summand der Gl. 26.3 null. Es gilt:

$$U_{1/2} = U^* \quad \text{(Gl. 26.4)}$$

Halbstufenpotential und Standardpotential stimmen überein

Stufenform bei Gemischen der Partner reversibler Redoxsysteme

Gleichung 26.4 besagt, dass das Halbstufenpotential $U_{1/2}$ (unter den genannten Bedingungen) mit dem **Standardpotential U^*** des Redoxsystems übereinstimmt. Liegen beide Redoxpartner gelöst vor, so werden **anodische und kathodische Diffusionsgrenzströme** erhalten. Für das Potential in der Mitte der Gesamtstufe gilt Gl. 26.4 ebenfalls. Abb. 26.2 rechts, zeigt dies am Beispiel von Polarogrammen von Fe^{2+} und Fe^{3+} allein sowie von Fe^{2+}/Fe^{3+}-Gemischen. Für alle Polarogramme dieser Gemische gilt das gleiche Halbstufenpotential.

Komplexbildung

Die Zusammensetzung der Grundlösung beeinflusst nicht nur den Diffusionsgrenzstrom, sondern kann auch die **Lage des Halbstufen-**

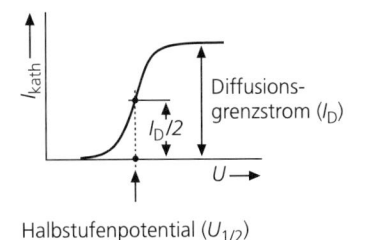

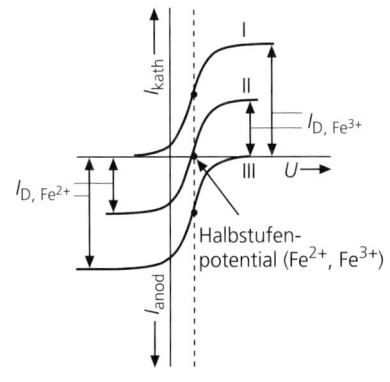

Abb. 26.2 Halbstufenpotential und Diffusionsgrenzstrom polarographischer Stufen. $I_{D,Fe^{2+}}$ Diffusionsgrenzstrom von Fe^{2+}, $I_{D,Fe^{3+}}$ Diffusionsgrenzstrom von Fe^{3+}

potentials verändern. Dieses kann sich durch **Komplexbildung** der umzusetzenden Teilchen mit **Bestandteilen der Grundlösung** verschieben. Mithilfe der Nernst'schen Gleichung lässt sich unter Berücksichtigung des Komplexbildungsgleichgewichtes eines Kations für einfache Fälle folgende angenäherte Beziehung herleiten:

$$\Delta U_{1/2} = -\frac{0{,}059}{z} \cdot \lg(X^p \cdot K) \qquad \text{(Gl. 26.5)}$$

$\Delta U_{1/2}$ = Verschiebung des Halbstufenpotentials durch Komplexbildung
p = Zahl der Liganden im Komplexion
X = Konzentration des Komplexbildners
K = Bildungskonstante des Komplexes

Gleichung 26.5 lässt erkennen, dass das Halbstufenpotential durch Komplexbildung negativ verschoben wird und die Verschiebung von Art und Konzentration des Komplexbildners abhängt. Mit Gl. 26.5 wird auch deutlich, dass die Angabe von Halbstufenpotentialen nur in Verbindung mit einer bestimmten **Grundlösungsangabe** sinnvoll ist (Kap. 26.4). Die Komplexbildung bietet Möglichkeiten zur Erhöhung der **Selektivität** bei Trennungen. Der Wahl der Grundlösung kommt deshalb besondere Bedeutung zu.

Verschiebung des Halbstufenpotentials durch Komplexbildung

Bedeutung der Komplexbildung für Trenneffekte

26.2.2 Grundlagen der Voltammetrie an stationären Elektroden

Spitzenstromstärke, Randles-Ševčik-Gleichung

Wie in Kap. 22 erläutert wurde, hat in ruhender Lösung die an **stationären (Mikro)Elektroden** gemessene Strom-Spannungs-Kurve die Form einer **Stromspitze** (vgl. Abb. 22.7 unten und 26.3). Anstelle der Ilkovič-Gleichung gilt für die **Spitzenstromstärke** (bei Diffusionskontrolle) die von J. E. B. Randles und A. Ševčik 1948 angegebene und nach ihnen benannte Gleichung:

Randles-Ševčik-Gleichung

$$I_{Sp} = k \cdot z^{1/2} \cdot D^{1/2} \cdot A \cdot v^{1/2} \cdot c \qquad \text{(Gl. 26.6)}$$

I_{Sp} = Spitzenstromstärke
k = Proportionalitätsfaktor
v = Spannungsvorschubgeschwindigkeit (mV/s)
A = Elektrodenoberfläche
D = Diffusionskoeffizient
z = Zahl der pro Teilchen umgesetzten Ladungen
c = Depolarisatorkonzentration

Spitzenstrom konzentrationsproportional

Verglichen mit der Ilkovič-Gleichung zeigt die Randles-Ševčik-Gleichung ebenfalls **Proportionalität von Konzentration des Depolarisators und charakteristischer Stromstärke I_{Sp}**. Diese nimmt jedoch mit der Spannungsvorschubgeschwindigkeit v zu. Anstelle der Parameter der Tropfelektrode erscheint in der Randles-Ševčik-Gleichung die Elektrodenoberfläche. Bei der Aufstellung einer Kalibrierkurve sind diese Größen konstant zu halten.

Charakteristische Größen der voltammetrischen Spitze

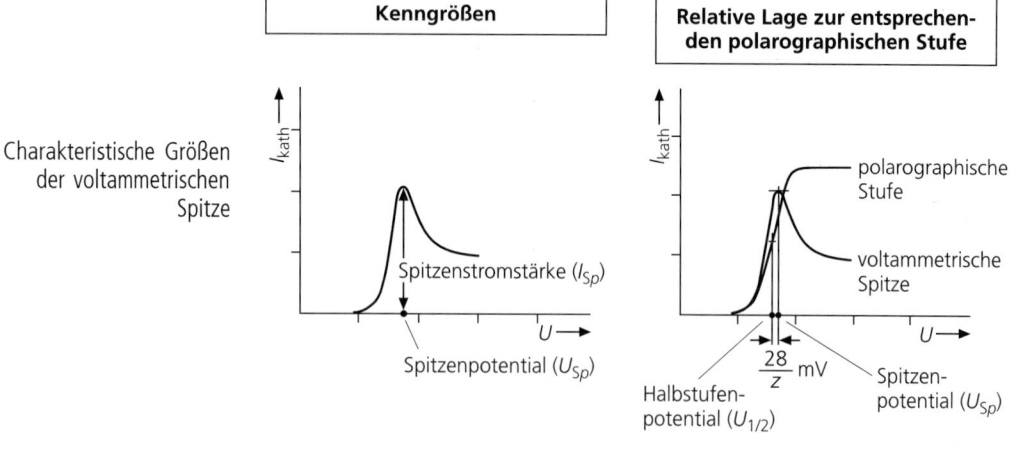

Abb. 26.3 Kathodische voltammetrische Spitze an Stationärelektrode

Da bei der Voltammetrie an stationären Elektroden keine Stromoszillationen infolge eines Tropfvorganges zu glätten sind, kann die Aufnahme der Strom-Spannungs-Kurven relativ schnell erfolgen. Der gesamte Spannungsvorschub lässt sich auch gegen Ende eines einzigen Tropfenlebens an der Quecksilbertropfelektrode vornehmen.

Spitzenpotential und Halbstufenpotential

In Abb. 26.3 ist rechts die relative Lage der kathodischen Strom-Spannungs-Kurven dargestellt, wie man sie für den gleichen Depolarisator einerseits an einer Stationärelektrode, andererseits unter vergleichbaren Bedingungen an einer Tropfelektrode erhält. Bei reiner Diffusionskontrolle gilt die Beziehung:

$$U_{Sp} = U_{1/2} - \frac{0{,}028}{z} \qquad \text{(Gl. 26.7)}$$

Differenz von Halbstufenpotential und Spitzenpotential

Das Potential der kathodischen Stromspitze liegt gemäß Gl. 26.7 um $28/z$ mV negativer als das zugehörige polarographische Halbstufenpotential. Bei anodischen Stromspitzen liegt das Spitzenpotential entsprechend um $28/z$ mV positiver ($+$ in Gl. 26.7).

26.2.3 Der voltammetrische Grundstrom

Wie in Kap. 22.4.3 (vgl. Tab. 22.3) erläutert wurde, können an Metall- und anderen Elektroden aufgrund von **Überspannungseffekten** in einem gewissen Bereich Spannungen angelegt werden, ohne dass ein Stromfluss durch die Zelle zustande kommt (**polarisierbare Elektrode**). Besonders ausgedehnt ist der **kathodische Polarisierbarkeitsbereich** bei **Quecksilber**. Faraday'sche Ströme fließen nur dann, wenn Depolarisatoren vorhanden sind und an der Quecksilberelektrode umgesetzt werden. Die Grenzen der Polarisierbarkeitsbereiche von Elektroden sind gegeben am:

Polarisierbarkeitsbereiche von Elektrodenmaterialien

- Negativen Ende durch die **Wasserstoffentwicklung** oder die Reduktion des Kations der Grundlösung
- Positiven Ende durch die **Auflösung des Elektrodenmaterials** oder die **Sauerstoffentwicklung**.

Ursachen der Begrenzung der Polarisierbarkeitsbereiche

Beide Grenzen der Polarisierbarkeitsbereiche hängen sowohl vom **Elektrodenmaterial** als auch von der **Zusammensetzung der Grundlösung** ab (vgl. Hg in Abb. 26.4 und Tab. 22.3). Für Quecksilberelektroden liegt die kathodische Grenze der Polarisierbarkeit in stark saurer Lösung bei etwa $-1{,}0$ V, in alkalischer Lösung (oder Alkalisalz-Lösung) bei $-1{,}7$ bis $-2{,}0$ V und in Grundlösungen quartärer Ammoniumsalze bis zu fast $-3{,}0$ V. Die positive Polarisierbarkeitsgren-

Einfluss der Grundlösung auf den Polarisierbarkeitsbereich

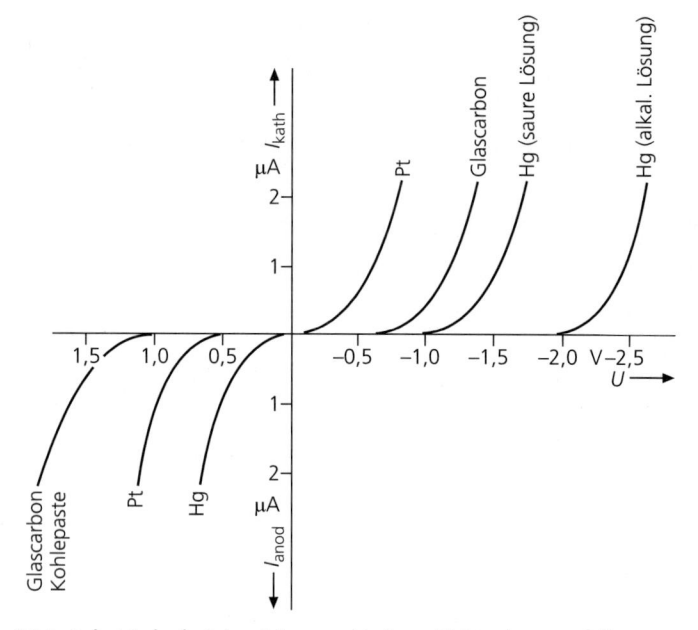

Abb. 26.4 Polarisierbarkeitsbereiche verschiedener Elektrodenmaterialien

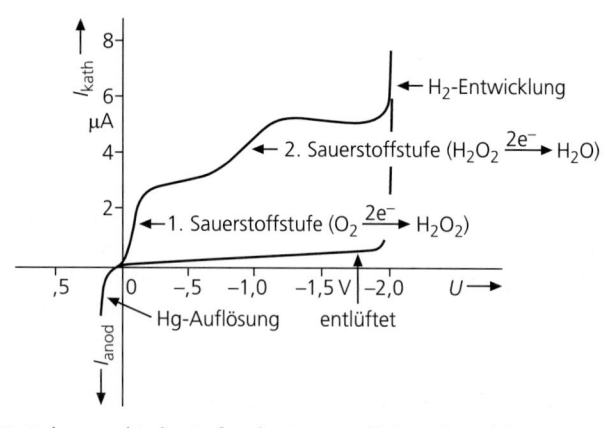

Abb. 26.5 Polarographische Stufen des Sauerstoffs in nichtentlüfteter 0,1 M-KCl-Lösung und Grundstrom in der entlüfteten Lösung

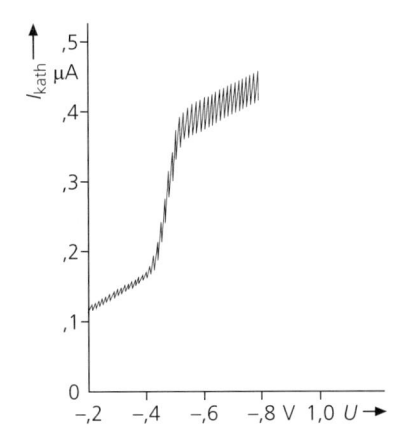

Abb. 26.6 Polarogramm mit Grundstromverlauf und Tropfoszillationen

wird bei 0 bis 0,4 V erreicht. Komplexbildner in der Grundlösung, die die Quecksilberauflösung erleichtern, verschieben diese Grenze negativ. Die Quecksilberelektrode eignet sich deshalb überwiegend für **Reduktionsreaktionen** sowie leicht erfolgende Oxidationen wie die der Ascorbinsäure.

Zur Untersuchung von **Oxidationsreaktionen** verwendet man Platinelektroden (Polarisierbarkeitsbereich etwa von $+0,6$ V bis $-0,4$ V). Ein stärker positiver Potentialbereich ist mit Kohlepasteelektroden und Glascarbonelektroden (s. Lit. 3, 17, 20) zugänglich (vgl. Abb. 26.4).

Außer den genannten Strömen, die die Grenzen des Polarisierbarkeitsbereiches festlegen, treten auch innerhalb dieses Bereiches Grundströme auf, die bei kleineren Konzentrationen die Nachweis- bzw. Bestimmungsgrenze der Voltammetrie einschränken:

- **Faraday'sche Restströme** durch Spuren gelöster Verunreinigungen wie Cu^{2+}
- **Faraday'sche Ströme** durch Reduktion von gelöstem **Sauerstoff**
- **Kapazitive Ladeströme** (Kap. 26.1) der Doppelschichtkapazität.

Durch entsprechende Reinheit der Grundlösungen lassen sich die zuerst genannten Restströme verringern. Gelöster **Sauerstoff** wird in **zwei Stufen** (1. Stufe bei $-0,05$ V (saure Lösung) bis $-0,02$ V (alkalische Lösung); 2. Stufe bei $-0,7$ V (sauer) bis $-1,0$ V (alkalisch)), die eine Beeinträchtigung von Polarogrammen darstellen, reduziert (vgl. Abb. 26.5). Die positivere Sauerstoffstufe zeigt außerdem ausgeprägte **Maxima** (vgl. Kap. 26.2.1). Der gelöste Sauerstoff kann durch Einleiten von Inertgasen wie N_2 (**Entlüftung**), oder in alkalischen oder neutralen Lösungen durch Zugabe von Na_2SO_3 beseitigt werden.

Ein typisches Polarogramm mit Tropfoszillationen und Grundstromverlauf zeigt Abb. 26.6.

Quecksilberelektrode: überwiegend für Reduktionen

Oxidationen: Platinelektrode, Kohleelektroden

Ursachen für Grundströme

Sauerstoffmaxima

Entlüftung der Grundlösung

Polarogramm

26.2.4 Auswertung voltammetrischer Strom-Spannungs-Kurven; Simultanbestimmungen

Treten bei der Aufnahme voltammetrischer Strom-Spannungs-Kurven keine nennenswerten Grundströme auf, so können Diffusionsgrenzstrom, Spitzenstrom, Halbstufenpotential bzw. Spitzenpotential wie in Abb. 26.2 bzw. Abb. 26.3 links beschrieben, abgelesen werden. Bei kleineren Konzentrationen ist die Bestimmung dieser Größen, wie bei anderen analytischen Verfahren, nicht ohne Berücksichtigung des Grundlinien(Grundstrom)verlaufes möglich. Abb. 26.7 zeigt die Auswertung praktisch erhaltener **Voltammogramme**.

Polarographische Stufe (Quecksilbertropfelektrode)

Ermittlung von Diffusionsgrenzstrom und Halbstufenpotential des Polarogramms

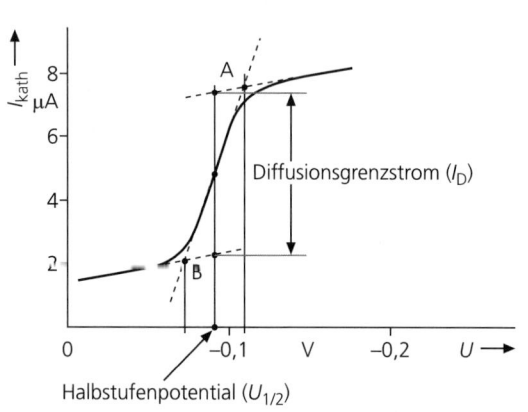

Voltammetrische Spitze (Stationärelektroden)

Ermittlung des Spitzenstromes

Abb. 26.7 Auswertung voltammetrischer Strom-Spannungs-Kurven

Im Falle eines **Polarogramms** ermittelt man zunächst durch Extrapolation die beiden Tangentenschnittpunkte A und B (vgl. Abb. 26.7 oben, Tropfoszillationen weggelassen). Das **Halbstufenpotential** liegt in der Mitte zwischen den Potentialen von A und B. Der **Diffusionsgrenzstrom** I_D wird beim Halbstufenpotential zwischen den beiden Tangenten des Grundstromverlaufes gemessen. Die Tangenten können entweder an den oberen oder unteren Rand der Oszillationen angelegt oder durch die Mitte geführt werden.

Die Auswertung der **voltammetrischen Spitzen** erfolgt gewöhnlich durch Extrapolation des Grundstromverlaufes vor der Spitze (Abb. 26.7 unten). Bei gekrümmtem Grundlinienverlauf können durch Extrapolation der Krümmung genauere Ergebnisse erzielt werden.

Auswertung voltammetrischer Spitzen

Voltammetrie von Gemischen

Enthält die Elektrolysenlösung mehrere voltammetrisch aktive Substanzen (Depolarisatoren), so **addieren** sich ihre Strom-Spannungs-Kurven. Im Falle zweier reduzierbarer Stoffe werden **Polarogramme** ähnlich Abb. 24.2 registriert. Bei der Auswertung der negativeren Stufe gilt die Diffusionsgrenzstromstärke der 1. Stufe als Basislinie. Zahlreiche Depolarisatoren werden in mehreren **getrennten Stufen** reduziert bzw. oxidiert. Die entstehenden Polarogramme zeigen die gleiche Form wie Gemische von Depolarisatoren.

Voltammetrische Spitzen überlagern sich entsprechend (vgl. Abb. 26.8), jedoch ist die Auswertung der 2. Spitze erschwert, da sie die Abklingkurve der 1. Spitze als Grundlinie besitzt.

Auswertung überlagerter polarographischer Stufen bzw. voltammetrischer Spitzen

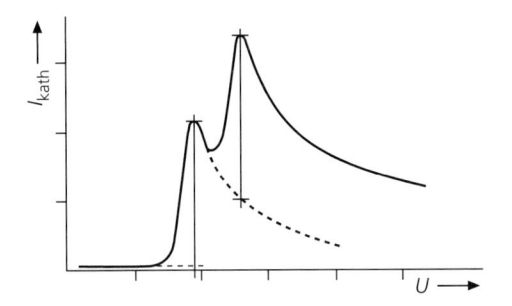

Abb. 26.8 Überlagerung und Auswertung zweier voltammetrischer Spitzen

26.2.5 Voltammogramme bei nichtreversiblen Elektrodenvorgängen

Die bisher besprochenen Beziehungen und Diagramme gelten für ausschließlich **diffusionskontrollierte** Elektrodenprozesse. Bei kleiner Reaktionsgeschwindigkeit der Elektrodenreaktion (oder damit gekop-

Voltammetrische Verfahren; Polarographie

pelter Reaktionen) läuft der Elektrodenprozess zumindest nicht ausschließlich diffusionskontrolliert ab. Dies beeinflusst die Gestalt der Voltammogramme erheblich.

Die **polarographischen Stufen** (vgl. Abb. 26.9 oben) verlaufen mit abnehmender Geschwindigkeit der Elektrodenreaktion weniger steil (s. Kurven I bis III). Das **Halbstufenpotential dieser** Stufen wird bei Zunahme des Irreversibilitätsgrades negativer, bei anodischen Prozessen sind positivere Potentiale erforderlich (Überspannungen). Enthält die Lösung die reduzierte und die oxidierte Form eines Redox-

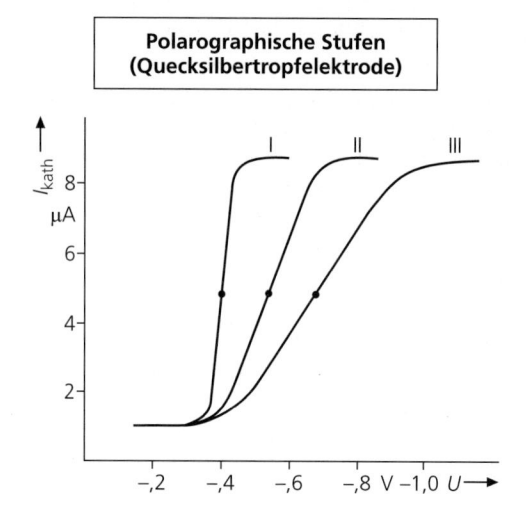

Einfluss des Irreversibilitätsgrades auf Halbstufenpotential und Diffusionsgrenzstrom

Gestalt von Voltammogrammen bei nicht ausschließlicher Diffusionskontrolle

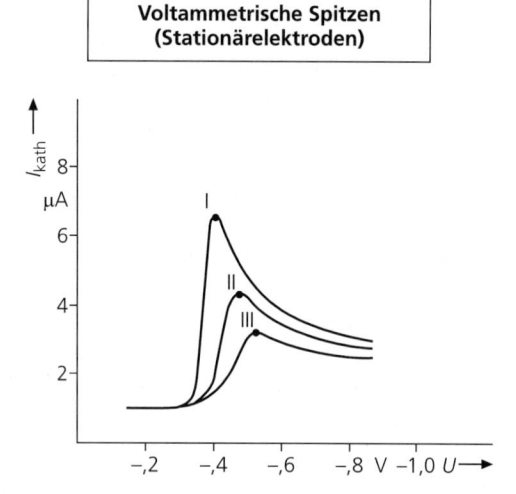

Abb. 26.9 Voltammetrische Strom-Spannungs-Kurven bei abnehmender Diffusionskontrolle (von I nach III)

paares, so wird bei reversibler Elektrodenreaktion eine **Gesamtstufe** erhalten (Abb. 26.2 rechts, II). Bei nichtreversibler Elektrodenreaktion erscheinen kathodische und anodische Stufe nicht verschmolzen, sondern als **getrennte Stufen** mit unterschiedlichen Halbstufenpotentialen. Die **Diffusionsgrenzstromstärke** wird jedoch unabhängig vom Irreversibilitätsgrad erreicht, da mit wachsender Überspannung schließlich Diffusionskontrolle eintritt. Bei stark irreversibler Reaktion können Stufen ganz fehlen.

Der Anstieg der voltammetrischen Kurven an **Stationärelektroden** (vgl. Abb. 26.9 unten) wird bei zunehmender Irreversibilität ähnlich den polarographischen Stufen flacher und die **Spitzenpotentiale** verschieben sich bei kathodischen Vorgängen ins Negativere, bei anodischen Prozessen entsprechend ins Positivere. Im Gegensatz zur Polarographie tritt eine solche Verschiebung außerdem bei Erhöhung der Spannungsvorschubgeschwindigkeit auf. Insbesondere ist auch die **Spitzenstromstärke** abhängig von den kinetischen Parametern der Elektrodenreaktion. Der **Temperatureinfluss** auf die voltammetrischen Kenngrößen ist bei kinetischer Kontrolle der Elektrodenvorgänge deutlich größer als bei reiner Diffusionskontrolle.

Einfluss des Irreversibilitätsgrades bei voltammetrischen Spitzen

Die Zusammensetzung der **Grundlösung**, insbesondere ihr pH-Wert, besitzt erheblichen Einfluss auf die Reversibilität der Elektrodenprozesse. Insbesondere die elektrochemischen Umsetzungen **organischer Substanzen** verlaufen in vielen Fällen irreversibel. Aus dem Verlauf der anodischen und kathodischen voltammetrischen Kurven können Schlüsse auf die Kinetik der Elektrodenreaktionen gezogen werden (**Cyclische Voltammetrie** Lit. 16 bis 18, Kap. 22, Lit. 1).

Einfluss der Grundlösung auf die Reversibilität der Elektrodenprozesse

26.2.6 Cyclische Voltammetrie

Reaktionsprodukte von Reduktionen oder Oxidationen an der Stationärelektrode können sich, sofern nicht gerührt wird, nur durch die verhältnismäßig langsame Diffusion aus der Elektrodenumgebung entfernen. Kehrt man daher die Richtung des Spannungsvorschubes nach Durchlaufen einer voltammetrischen Spitze um, so werden diese Reaktionsprodukte reoxidiert (bzw. reduziert). Es entsteht – im Fall einer vorausgehenden Reduktion – eine „**inverse**" anodische Spitze. Das Gesamtdiagramm nennt man „**cyclisches Voltammogramm**" s. Abb. 26.10).

Prinzip der cyclischen Voltammetrie

In der Abbildung beginnt ein kathodischer Spannungsvorschub bei A. Es entsteht zunächst die kathodische Spitze. Bei Erreichen von B kehrt sich die Richtung des Spannungsvorschubes um, es entsteht eine anodische Spitze unter Oxidation des zuvor gebildeten Reduktionsproduktes. Bei reversibler Elektrodenreaktion beträgt die **Differenz der Spitzenpotentiale** $59/z$ mV und die beiden Spitzenströme sind gleich groß. Ist die Elektrodenreaktion jedoch irreversibel, so ist die Differenz der Spitzenpotentiale größer und der anodische Peak flacht sich ab (s. Kap. 26.2.5). Die anodische Spitze kann auch ganz

Differenz der Spitzenpotentiale anodisch-kathodisch

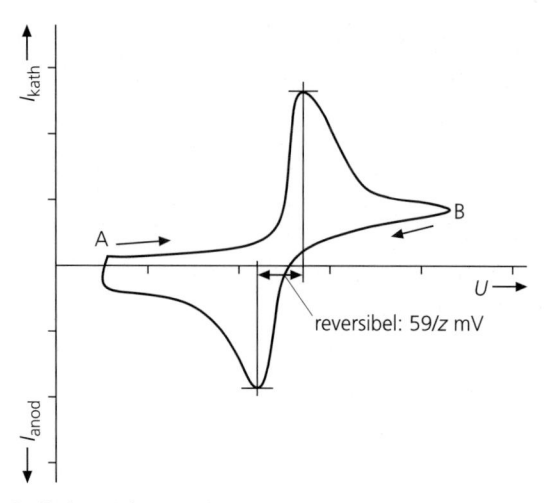

Abb. 26.10 Cyclisches Voltammogramm

Verhältnis der Spitzenströme anodisch/kathodisch	verschwinden. **Spitzenpotentialdifferenz** und **Verhältnis der Spitzenströme** gestatten daher auf einfache Weise Rückschlüsse auf die Kinetik der Elektrodenreaktion sowie auf das Redoxverhalten anorganischer, organischer und biochemischer Substanzen.
Auswirkungen von Folgereaktionen	Geht das anfängliche Reaktionsprodukt einer Reduktion **Folgereaktionen**, z. B. mit dem Medium ein, so vermindert sich die anodische Spitzenhöhe und es können weitere voltammetrische Spitzen durch Reaktionsprodukte der Folgereaktionen auftreten. Zur Untersuchung des **Oxidationsverhaltens** von Stoffen kann der erste Spannungsvorschub auch anodisch sein. Veränderungen der Spannungsvorschubgeschwindigkeit sowie Wiederholung der cyclischen Spannungsdurchläufe bieten weitere Möglichkeiten zur Untersuchung der Kinetik von Elektrodenreaktionen bzw. des Reaktionsverhaltens von Substanzen (Lit. 17, 18).
Mehrfachcyclen	

26.3 Durchführung voltammetrischer Bestimmungen

26.3.1 Voltammetrische Zellen

Größe voltammetrischer Zellen, prinzipieller Aufbau	Da die voltammetrischen Methoden nur mit geringem Stoffumsatz verbunden sind, kann die voltammetrische Zelle verhältnismäßig klein, gewöhnlich mit wenigen Millilitern Inhalt, gestaltet werden. Möglich sind auch Mikrozellen, die mit Bruchteilen eines Milliliters arbeiten. **Voltammetrische Detektoren** für die HPLC (vgl. Kap. 20.2.7) sind als **Durchflusszellen** mit wenigen Mikrolitern Volumen aufgebaut.
Voltammetrische Detektoren für die HPLC	

Voltammetrische Arbeitselektroden

Je nach untersuchtem **Potentialbereich** werden in der Voltammetrie vor allem **Quecksilberelektroden sowie** Elektroden aus **Edelmetallen** wie **Platin oder Gold** und verschiedenartige **Kohleelektroden** (z. B. aus **glasartigem Kohlenstoff oder Kohlepasteelektroden**) eingesetzt. Im Gebrauch sind auch **rotierende Festelektroden** (Näheres Lit. 22.1).

Materialien für Arbeitselektroden

Rotierende Festelektroden

Quecksilberelektroden können nicht nur als **Tropfelektroden**, sondern auch als **Stationärelektroden** eingesetzt werden. An einer stehenden oder hängenden Kapillare (Innendurchmesser etwa 0,1 mm) wird ein Quecksilbertropfen mithilfe geeigneter Dosiervorrichtungen erzeugt. Quecksilberelektroden besitzen nahezu ideale Eigenschaften hinsichtlich Oberflächenbeschaffenheit, Reproduzierbarkeit und günstigem Grundstromverlauf.

Vorteile von Quecksilberelektroden

Quecksilbertropfelektrode

Der Bau der Quecksilbertropfelektrode ist in Kap. 26.1 beschrieben. Die **Tropfzeit** der Elektrode ist hauptsächlich durch die Dimensionen der Tropfkapillare gegeben. Sie lässt sich mit der **Niveauhöhe** des Vorratsgefäßes regulieren. Durch Senken des Gefäßes kann der Tropfvorgang (z. B. über Nacht) verlangsamt werden. (Die Elektrode soll stets langsam weitertropfen). Die Niveauhöhe des Vorratsgefäßes (Abstand unteres Kapillarende – Spiegel im Niveaugefäß) soll bei den Messungen nicht kleiner als 40 cm eingestellt werden, da der Tropfvorgang sonst unregelmäßig wird. Im Falle der **Diffusionskontrolle** des Elektrodenvorgangs ist die mittlere Diffusionsgrenzstromstärke **proportional zur Quadratwurzel der Niveauhöhe** des Quecksilbers (Lit. 1). Durch Untersuchung dieser Abhängigkeit können auf einfache Weise andere Kontrollmechanismen erkannt werden.

Niveauhöhe und Tropfzeit

Niveauhöhe und Diffusionsgrenzstrom

Bei den Tast- oder Pulsverfahren (vgl. Kap. 26.5) ist eine Synchronisation von Schaltvorgängen mit dem Tropfwachstum erforderlich. Dazu wird die Tropfzeit häufig durch **mechanisches Abklopfen** kontrolliert. Neuere Geräte verwenden ventilgesteuerte Quecksilberelektroden. Die Messung erfolgt bei diesen Elektroden bei unterbrochenem Tropfenwachstum und damit konstanter Oberfläche. Solche Elektroden ergeben wegen des fehlenden Ladestromes infolge Oberflächenvergrößerung auch für die Gleichstrompolarographie bessere Bestimmungsgrenzen.

Synchronisation des Tropfvorganges

Ventilgesteuerte Tropfelektroden

Bezugselektroden

Die Spannungsmessung an der Zelle zur Bestimmung von Halbstufen- bzw. Spitzenpotentialen erfolgt gegenüber einer Bezugs(Referenz)elektrode. Hierzu eignen sich die im allgemeinen Teil (Kap. 22.3) besprochenen Elektroden 2. Art. Im Gebrauch sind vor allem **Silber/**

In der Voltammetrie häufig verwendete Bezugselektroden

Silberchlorid-Elektroden und **Kalomelelektroden**. Benutzt werden auch **Quecksilber/Quecksilbersulfat-Elektroden**, deren Potential um etwa 400 mV positiver ist als das der gesättigten Kalomelelektrode.

Vermeidung von Konzentrations-Polarisation an der Bezugselektrode

Zur Vermeidung einer (**Konzentrations-**)**Polarisation** dürfen diese Elektroden nicht mit hohen **Stromdichten** betrieben werden. In 2-Elektroden-Zellen wird dies durch entsprechend große Oberfläche der Gegenelektrode erreicht. Besonders einfach ist es, das großflächige **Bodenquecksilber** der polarographischen Zelle als Gegenelektrode zu verwenden. Dies ist möglich, wenn die Grundlösung Anionen enthält, die mit dem Bodenquecksilber Elektroden 2. Art bilden (z. B. Halogenide). Die Methode der Wahl stellen jedoch **3-Elektrodenanordnungen** dar, bei denen die **Referenzelektrode** nur zur leistungslosen Potentialkontrolle der **Arbeitselektrode** dient, während der Zellstrom über die **Hilfselektrode** fließt (vgl. Kap. 22.4.5 und 24.2).

Bodenquecksilber als Bezugselektrode

3-Elektrodenanordnungen

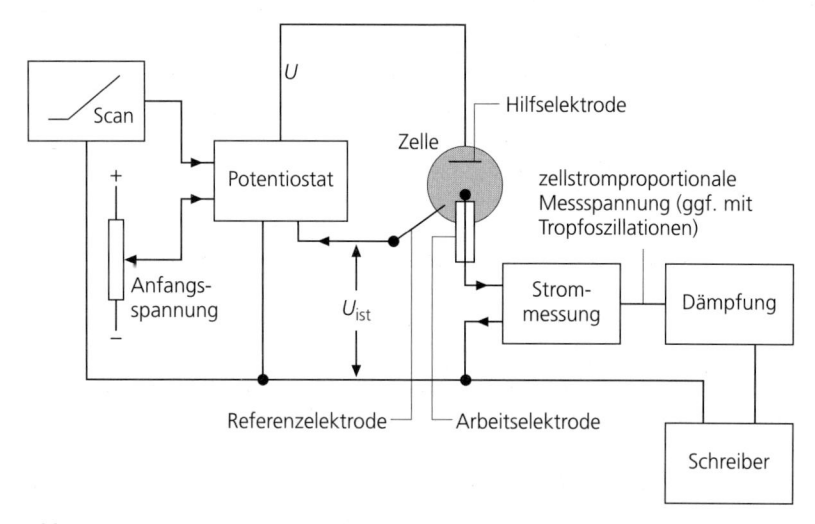

Abb. 26.11 Blockschema eines Gerätes zur Gleichspannungsvoltammetrie mit 3 Elektroden

26.3.2 Instrumentelle Anordnung

Prinzip einer gleichspannungsvoltammetrischen Anordnung

Das Prinzip einer gleichspannungsvoltammetrischen Anordnung mit zwei Elektroden ist in Abb. 26.1 dargestellt. Die Aufnahme einer Strom-Spannungs-Kurve kann mit dieser einfachen Anordnung durch schrittweises Verändern der eingestellten Spannung und jeweiliges Ablesen der Stromstärke erfolgen. Für potentiostatisierte Anordnungen mit drei Elektroden gilt das in Abb. 24.4 links dargestellte Blockschema.

Kommerzielle Geräte verändern die Spannung mit wählbaren Vorschub-Raten automatisch (**Scan-Generator**) und registrieren – gegebenenfalls unter Dämpfung der Tropfoszillationen – den Zellstrom nach Verstärkung mithilfe von Schreibern. Abb. 26.11 zeigt das Schaltschema einer solchen Anordnung. Wie bei vielen anderen analytischen Verfahren, erfolgt heute die Spannungserzeugung, Steuerung (z. B. der Tropfzeitkontrolle) und Messdatenerfassung mithilfe von PC's.

Prinzip kommerzieller Geräte

26.3.3 Experimentelle Durchführung

Zur Aufnahme einer Strom-Spannungs-Kurve wird die grundelektrolythaltige Probelösung in die Zelle gefüllt, bei der Polarographie, falls erforderlich, mit wenigen Tropfen **Maximadämpfer-Lösung** (Kap. 26.2.1) versetzt und meist durch Einleiten eines Inertgases (z. B. N_2, H_2) ca. 15 min. **entlüftet**. Die Zellspannung ist dabei so eingestellt, dass noch keine Umsetzung abläuft, gewöhnlich bei der **Startspannung** für die aufzunehmende Strom-Spannungs-Kurve. Nach Beenden der Inertbegasung wird, falls mit einer stationären Quecksilberelektrode gearbeitet wird, zunächst die **Elcktrode** gebildet. Bei der Polarographie wird der **Spannungsvorschub** (s. u.) sofort eingeschaltet und die Strom-Spannungs-Kurve registriert.

Dämpfung von Maxima

Entlüftung

Ablauf einer voltammetrischen Messung

26.4 Anwendungen der Voltammetrie

Voltammetrie bzw. Polarographie lassen sich grundsätzlich zur Identifizierung und quantitativen Bestimmungen aller Stoffe einsetzen, die an einer Elektrode oxidiert oder reduziert werden. **Da der Transportmechanismus zu und von der Elektrode auf Diffusion beruht, stellt eine Ladung der Teilchen keine Voraussetzung für die voltammetrische Bestimmbarkeit dar.** Prinzipiell der Bestimmung zugänglich sind deshalb in allen Potentialbereichen neben **Kationen auch Anionen und Neutralmoleküle**, soweit sie dort elektrochemisch umgesetzt werden. Zur Identifizierung von Stoffen wird in der **Polarographie** das **Halbstufenpotential**, in der **Voltammetrie** an Stationärelektroden das **Spitzenpotential** herangezogen. Die quantitative polarographische Bestimmung erfolgt auf der Grundlage der Proportionalität von **Diffusionsgrenzstrom** (Stationärelektroden: **Spitzenstromstärke**) und Konzentration.

Grundsätzlicher Anwendungsbereich der Voltammetrie

Kationen, Anionen Neutralmoleküle

Bedeutung von Halbstufenpotential und Diffusionsgrenzstrom für Identifizierung und Bestimmung

Die nachfolgende Darstellung beschränkt sich im Wesentlichen auf pharmazeutisch wichtige Beispiele. Zur Identifizierung wichtige Halbstufen- bzw. Spitzenpotentiale sowie andere Angaben zum voltammetrischen Verhalten von Stoffen finden sich in zahlreichen Handbüchern und Monographien (z. B. Lit. 1 bis 9, Kap. 22, Lit. 1).

26.4.1 Voltammetrie anorganischer Substanzen

Kationen

Polarographisches Spektrum

Viele anorganische Kationen sind voltammetrisch bzw. polarographisch bestimmbar. Für Bestimmbarkeit und Selektivität kommt der Wahl der **Grundlösung** erhebliche Bedeutung zu. Abb. 26.12 zeigt schematisch das Polarogramm eines Gemisches von Kationen. Man spricht auch vom **polarographischen Spektrum**.

Für das Auftreten getrennter Stufen gelten die bei der Elektrogravimetrie bzw. Coulometrie genannten Gesichtspunkte. Die Stufen verschiedener Kationen (z. B. von Sn^{2+} und Pb^{2+}) können bei gleichen Potentialen auftreten, sodass nur gemeinsame Stufen erhalten werden. Wie Abb. 26.12 für Cu^{2+} zeigt, kann ein Kation auch in getrennten Stufen reduziert werden.

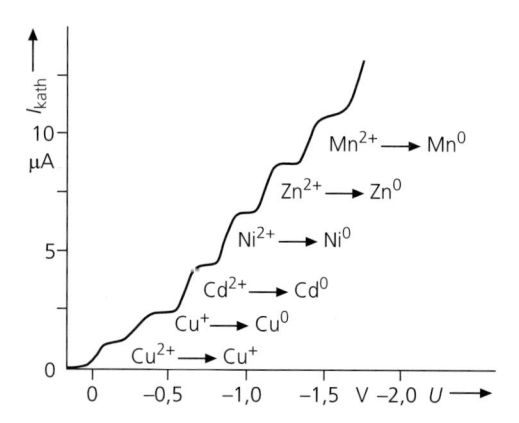

Abb. 26.12 Schematisches Polarogramm eines Kationengemisches

Typische Grundlösungen

Als **Grundlösungen** werden häufig Mineralsäuren verwendet, ebenso Alkali- oder Erdalkalisalze von Mineralsäuren und Puffersysteme wie NH_3/NH_4X in unterschiedlicher Konzentration (Untergrenze etwa $0{,}1 \text{ mol} \cdot l^{-1}$). Daneben enthalten die Grundlösungen oft **Komplexbildner**.

Komplexbildner in der Grundlösung

Tabelle 26.1 gibt polarographische Daten für einige wichtige Kationen an. Die Darstellung in der Tabelle beschränkt sich auf einfache Grundlösungen, obwohl Bestimmungen in komplexen Systemen häufig besser ausgebildete und getrennte Polarogramme ergeben (Lit. 1 bis 9, Kap. 22, Lit. 1). Die Verschiebung der Halbstufenpotentiale durch **Komplexbildung** kann einerseits Trennungen von Stufen begünstigen oder Stufen werden in günstigere Potentialbereiche verschoben (z. B. aus dem Gebiet der Quecksilberauflösung oder der Wasserstoffentwicklung heraus; vgl. Gl. 26.5).

Tab. 26.1 Polarographische Bestimmung anorganischer Kationen (Halbstufenpotentiale gegen gesättigte Kalomelelektrode, 25 °C; * = gut ausgeprägte Stufe; Lit. 1 bis 5, 19, 20, Kap. 22, Lit. 1)

Kation	Reaktion	Grundlösung	Halbstufen-potential [V]	Bemerkungen
As^{3+}	$As^{3+} \rightarrow As$	1 M-HCl	ca. $-0,43$	2. Stufe bei $-0,66$
Cd^{2+}	$Cd^{2+} \rightarrow Cd$	1 M-HCl	ca. $-0,64$	*
		1 M-KCl	ca. $-0,62$	*
	Cd^{2+}-Komplex	1 M-NH_3/		
		1 M-NH_4Cl	ca. $-0,81$	*
Co^{2+}	$Co^{2+} \rightarrow Co$	1 M-NH_3/		
		1 M-NH_4Cl	ca. $-1,3$	
Cu^{2+}	$Cu^{2+} \rightarrow Cu^+$	1 M-KCl	ca. $-0,21$	vgl. Cu^+
	$Cu^{2+} \rightarrow Cu$	1 M-H_2SO_4	ca. 0	
	Cu^{2+}-Komplex	1 M-NH_3,		
		1 M-NH_4Cl	ca. $-0,25$	*
Cu^+	$Cu^+ \rightarrow Cu$	1 M-KCl	ca. $-0,23$	*
	Cu^+-Komplex	1 M-NH_3/		
		1 M-NH_4Cl	ca. $-0,49$	*
Mn^{2+}	$Mn^{2+} \rightarrow Mn$	1 M-KCl	ca. $-1,58$	
		1 M-KSCN	ca. $-1,59$	
		1 M-KCN	ca. $-1,33$	
Ni^{2+}	$Ni^{2+} \rightarrow Ni$	1 M-KCl	ca. $-1,1$	
		1 M-KSCN	ca. $-0,69$	*
		1 M-KCN	ca. $-1,35$	*
Pb^{2+}	$Pb^{2+} \rightarrow Pb$	1 M-KCl	ca. $-0,44$	*
		0,1 M-KNO_3	ca. $-0,38$	*
		1 M-NaOH	ca. $-0,76$	
		0,5 M-Na-tartrat, pH = 9	ca. $-0,61$	pH-abhängig
Sn^{2+}	$Sn^{2+} \rightarrow Sn$	1 M-KCl	ca. $-0,46$	*
		1 M-HCl	ca. $-0,48$	*
		0,5 M-Na-tartrat,	ca. $-0,57$	
		pH = 9	ca. $-0,86$	pH-abhängig
Zn^{2+}	$Zn^{2+} \rightarrow Zn$	1 M-KCl	ca. $-1,0$	*
		2 M-Essigs./ 2 M-NH_4-acetat	ca. $-1,1$	
		1 M-NaOH	ca. $-1,61$	
		1 M-NH_3/ 1 M-NH_4Cl	ca. $-1,35$	*
		0,5 M-Na-tartrat, pH = 9	ca. $-1,15$	*

Anionen

Kathodische Reduzierbarkeit von Anionen

Anionen können ebenfalls aufgrund ihres Redoxverhaltens voltammetrisch bzw. polarographisch bestimmt werden. Eine Reihe von Anionen wird (trotz ihrer negativen Ladung) an der Quecksilberkathode reduziert. Tab. 26.2 gibt polarographische Daten einiger Anionen an.

Beispiele: Nitrat, Nitrit

Die Reduktion von Anionen erfolgt häufig irreversibel. In einfachen Grundlösungen ist z.B. die Reduktion von **Nitrat oder Nitrit** stark gehemmt. Nur in Gegenwart höherwertiger Kationen wie La(III), Mo(VI) oder U(VI) werden polarographische Stufen erhalten. Je nach Bedingungen erfolgt Reduktion bis zur Stufe von Ammonium, Hydroxylamin oder Stickstoff. Nitrit und Nitrat können auch nach Umsetzung mit aktivierten Aromaten bestimmt werden. Die Reduktion der Reaktionsprodukte erfolgt diffusionskontrolliert in saurer Lösung über Hydroxylaminderivate in zwei Stufen, in alkalischer Lösung nur bis zum Hydroxylaminderivat. In der Pharmazie besitzt die Methode Bedeutung bei der Bestimmung organischer Nitroverbindungen (vgl. Kap. 26.4.2).

Tab. 26.2 Polarographische Bestimmung anorganischer Anionen (Halbstufenpotentiale gegen gesättigte Kalomelelektrode; Lit.1 bis 5, 19, Kap. 22, Lit. 1)

Anion	Reaktion	Grundlösung	Halbstufen-potential [V]	Bemerkungen
NO_2^-	s. Text (Kap. 26.4.1)	0,01 M-HCl/ 0,2 M-NaCl	ca. $-0,96$	katalytische Reduktion neben U(VI)
	$R-NO + 2e^- \rightarrow R-NHOH$	z.B. H_2SO_4/ H_2O/Essigs. 5 : 4 : 1		R = Aromat pH-abhängig
	$+ 2e^- \rightarrow R-NH_2$			
NO_3^-	s. Text (Kap. 26.4.1)	0,01 M-HCl/ 0,2 M-NaCl	ca. $-0,96$	s. NO_2^-
	$R-NO_2 + 4e^- \rightarrow R-NHOH$	z.B. H_2SO_4/ H_2O/Essigs. 6 : 3 : 1		R = Aromat pH-abhängig
	$+ 2e^- \rightarrow R-NH_2$			
SO_3^{2-}	$SO_3^{2-} + 2e^- \rightarrow SO_2^{2-}$	0,1 M-Essigs./ Na-acetat	ca. $-0,67$	pH-abhängig
IO_3^-	$IO_3^- + 6e^- \rightarrow I^-$	0,1 M-$CaCl_2$	ca. $-1,0$	pH-abhängig
CrO_4^{2-}	$CrO_4^{2-} + 3e^- \rightarrow Cr^{3+}$	1 M-NaOH	ca. $-0,85$	

Neutralmoleküle

Auch **ungeladene Moleküle** sind aufgrund ihres Redoxverhaltens voltammetrisch bestimmbar. Als Beispiele seien genannt:

O_2, O_3, H_2O_2, Cl_2, NO, NO_2, SO_2

Die voltammetrische Bestimmung von Gasen unter Verwendung spezieller Membranelektroden bildet die Grundlage der amperometrischen Sensoren (siehe Kap. 27.2.1).

Voltammetrische Bestimmbarkeit von Neutralmolekülen

26.4.2 Voltammetrie organischer Verbindungen

Viele organische Verbindungen lassen sich voltammetrisch bzw. polarographisch untersuchen (Lit. 1 bis 7, 19 bis 29b, 22.1). Für die elektrochemische Reaktivität sind die **funktionellen Gruppen** verantwortlich. Ihre **Halbstufenpotentiale** werden durch aktivierende Effekte im Molekül beeinflusst.

Organische Verbindungen: funktionelle Gruppen für voltammetrische Aktivität verantwortlich

Voltammetrisch inaktive organische Verbindungen können durch **Einführung funktioneller Gruppen** in elektroaktive Verbindungen umgewandelt werden (s. u.). Die Selektivität voltammetrischer Verfahren ist häufig so groß, dass auch Glieder homologer Reihen simultan bestimmt werden können. Voltammetrische Verfahren sind zur Analyse pharmazeutischer Wirkstoffe besonders geeignet (Lit. 21 bis 27). Einsatzmöglichkeiten bestehen auch in der Lebensmittelchemie (Lit. 21, 32), Biochemie (Lit. 28, 31), Insektizid-, Pestizid- und Rückstandsanalytik (Lit. 31, 33) und der klinischen Chemie (Lit. 34).

Voltammetrische Bestimmungen in Pharmazie, Lebensmittelchemie, Biochemie, Umweltanalytik, klinischer Chemie

Umsetzungen organischer Verbindungen in wässrigen Lösungen sind häufig nicht reversibel. Darin liegt begründet, dass die polarographischen Halbstufenpotentiale funktioneller Gruppen stärker von den Versuchsparametern abhängen, als bei reversibel umgesetzten anorganischen Stoffen. Die Verwendung **organischer Lösungsmittel** schränkt die Verwendung von Leitsalzen (Löslichkeit) ein. Man verwendet Alkohole, Ketone, Dimethylformamid, Ethylendiamin u.a., meist gemischt mit Wasser. Da bei organischen Reaktionen häufig Protonen beteiligt sind, spielt der **pH-Wert** der Grundlösung ebenfalls eine wichtige Rolle hinsichtlich des Reaktionsverlaufes und der Lage der Halbstufenpotentiale. Um pH-Veränderungen in der Reaktionsschicht der Elektrodenumgebung zu vermeiden, werden häufig **Puffersysteme** verwendet. Als **Leitelektrolyte** dienen u.a. Säuren wie HCl oder $HClO_4$, quartäre Ammoniumsalze, Alkalihalogenide und -phosphate. Wegen geringerer Leitfähigkeit der nichtwässrigen Lösungen sind gewöhnlich **3-Elektrodenanordnungen** mit Potentiostatisierung erforderlich (vgl. Kap. 26.3.2).

Für Voltammetrie organischer Stoffe häufig verwendete Lösungsmittel

Einfluss des pH-Werts, Puffersysteme, Leitsalze

Tab. 26.3 Elektrochemische Reduktion funktioneller Gruppen bzw. organischer Stoffklassen an Quecksilberelektroden (Lit. 1 bis 7, 20 bis 24, 29, 29a, 29b, Kap. 22, Lit. 1)

funkt. Gruppe, Stoffklasse	Reaktion, Anmerkungen	Beispiele
Olefinische Doppelbindungen (Dreifachbindungen ähnlich)	$R_4R_3C=CR_1R_2 \xrightarrow{e^-} [R_4R_3C=CR_1R_2]^{-\cdot} \xrightarrow{e^-, 2H^+}$ CH–CH oder Dimere nur bei konjugierten oder durch stark elektronegative Substituenten aktivierten Doppelbindungen	Maleinsäure Fumarsäure Vitamin A Vitamin D Stilbene Cumarine Corticoide Ethacrynsäure Testosteron
Aldehyde	$R-CHO \xrightarrow{2e^-, 2H^+} R-CH_2OH$ oder Glycole wenig aktive Carbonylgruppen nach Azomethinbildung	Acetaldehyd Benzaldehyd Citral Salicylaldehyd Streptomycin Vanillin, Aldosen
Ketone	$R_1R_2C=O \xrightarrow{e^-} [R_1R_2C=O]^{-\cdot} \xrightarrow{e^-, 2H^+}$ CH–OH oder Dimere wenig aktive Carbonylgruppen nach Azomethinbildung	α,β-ungesättigte Ketone Progesteron Butyrophenone Chromonderivate Piperidindione Tetracycline (Aureomycin) Ketosen
Chinone (Chinonimine ähnlich)	$O=C_6H_4=O \xrightarrow{2e^-, 2H^+} HO-C_6H_4-OH$	Benzochinon 1,2-Naphthochinon-4-sulfonat, Vitamin K Anthrachinone, Adrenochrom
C=N-Doppelbindungen	$R_1R_3C=N-R_2 \xrightarrow{2e^-, 2H^+} R_1R_3CH-NH-R_2$	N-Heterocyclen Azomethine 1,4-Benzodiazepine Triazine
N=N-Doppelbindungen	$R_1-C_6H_4-N=N-C_6H_4-R_2 \xrightarrow{2e^-, 2H^+} R_1-C_6H_4-NH-NH-C_6H_4-R_2$ p-Amino- und p-Hydroxyazobenzol bis zum Amin bzw. Hydroxyanilin	Azoverbindungen Sulfamidochrysoidin Salazosulfadimidin
Carbonsäuren Carbonsäureester	$R_1-COO-R_2 \xrightarrow{4e^-, 4H^+} R_1-CH_2-OH + R_2-OH$ nur bei Konjugation oder anderer Aktivierung reduzierbar	Oxalsäure Zimtsäure Phthalsäure und ihre Ester

Tab. 26.3 Elektrochemische Reduktion funktioneller Gruppen bzw. organischer Stoffklassen an Quecksilberelektroden (Fortsetzung)

funkt. Gruppe, Stoffklasse	Reaktion, Anmerkungen	Beispiele
Hydrazide (auch: Hydroxamsäuren)	$R-C(=O)-NH-NH_2 \xrightarrow{2e^-, 2H^+} R-C(=O)-NH_2 + NH_3$ nur aktivierte N—N-Bindungen	Isonicotinsäurehydrazid Deferoxamin
Nitrosoverbindungen (auch: N-Nitrosoverbindungen)	$R-NO \xrightarrow{2e^-, 2H^+} R-NHOH$ $\xrightarrow{2e^-, 2H^+} R-NH_2$ Reduktion leichter als bei Nitroverbindungen, Nebenreaktionen	aliphatische und aromatische C- und N-Nitrosoverbind.
Nitroverbindungen	$R-NO_2 \xrightarrow{4e^-, 4H^+} R-NHOH$ $\xrightarrow{2e^-, 2H^+} R-NH_2$	Nitroimidazol-, Chloramphenicol-, Nitrofuranderivate Parathion Nitrazepam Flunitrazepam Clonazepam Azathioprin Nitrofurantoin Isosorbiddinitrat
Aminoxide	$R_2 \backslash \overset{R_1}{N} \rightarrow O \xrightarrow{2e^-, 2H^+} R_2\backslash\overset{R_1}{N} + H_2O$ (mit R_3)	Nicotin-N-Oxid Chlordiazepoxid Amitriptylin-N-oxid
Peroxide Hydroperoxide	$R_1-O-O-R_2 \xrightarrow{2e^-, 2H^+} R_1-OH + R_2-OH$	Persäuren Ascaridol
Disulfide	$R_1-S-S-R_2 \xrightarrow{2e^-, 2H^+} R_1-SH + R_2-SH$	Cystin Glutathion (ox. Form) Disulfiram
Sulfoxide Sulfone Sulfonamide Sulfonsäureester	$R-SO_2-R \xrightarrow{4e^-, 4H^+} R-S-R$ nur bei Konjugation mit Doppelbindungen Spaltung von S—N oder C—S, Reduktion zu Sulfinsäurederivaten	Acetazolamid p-Toluolsulfonamide
Halogenverbindungen	$R-CH_2-X \xrightarrow{2e^-, 2H^+} R-CH_3 + HX$ (X = Cl, Br, I) Aktivierung durch C= leichter in der Reihenfolge: Cl < Br < I	Carbromal Bromisoval DDT Thyroxin Hexachlorcyclohexan

Der **Polarisierbarkeitsbereich** der Quecksilbertropfelektrode (vgl. Kap. 26.2.3) erlaubt bei organischen Verbindungen fast ausschließlich **Reduktionen**. Nur leicht erfolgende **Oxidationen** wie die von **Ascorbinsäure** oder **Tocopherol** liegen im Polarisierbarkeitsbereich von Quecksilberelektroden. Bei Verwendung von **Platinelektroden** oder **Carbonelektroden** (vgl. Abb. 26.4) und organischen Lösungsmitteln kann hingegen mit positiven Arbeitselektrodenspannungen bis zu fast 3 V gearbeitet werden.

Arbeitselektroden in der organischen Voltammetrie

Kathodische Bestimmungen organischer Substanzen – Reduktionen

Tabelle 26.3 zeigt eine Auswahl der an Quecksilberelektroden möglichen reduktiven Umsetzungen wichtiger funktioneller Gruppen. Die Reaktionsabläufe sind häufig komplizierter als sich dies im Rahmen einer Tabelle darstellen lässt und auch von den Reaktionsbedingungen abhängig. Ebenso sind spezielle Bedingungen der Bestimmung von Einzelsubstanzen und Halbstufenpotentiale der funktionellen Gruppen in der Tabelle nicht angegeben, da sie erheblich von Substituenten abhängen (vgl. Lit. 1 bis 7, 22, 27, 29, 29a, 29b). Die rechte Spalte der Tab. 26.3 nennt einige pharmazeutisch wichtige Beispiele oder Substanzgruppen:

Alkane

Die C—C-Bindungen **gesättigter Kohlenwasserstoffe** sind elektrochemisch wegen des verfügbaren Potentialbereiches nicht reduzierbar. **C—N- und C—O-Bindungen** sind nur schwer reduktiv spaltbar.

Halogenverbindungen

Leichter erfolgt die Spaltung bei **C—X-Bindungen** (X = Halogen). Die Reaktion (vgl. Tab. 26.3) konkurriert mit Dimerisierungen. Mehrere Halogenatome im Molekül erleichtern die Reduktion. **Isolierte**

Alkene Alkine

C,C-Doppel- und **C,C-Dreifachbindungen** sind ebenfalls nicht reduzierbar. Hingegen sind **konjugierte** und **kumulierte Mehrfachbindungen** bei Potentialen negativer als −1,8 V elektrochemisch aktiv. Dies trifft auch bei **Konjugation mit Carbonylfunktionen** oder **aromatischen Systemen** zu. Die Reduktionen verlaufen nicht immer als 2-Elektronenschritte (vgl. Tab. 26.3). **Aromaten** werden nur als kondensierte

Aromaten

Systeme oder bei vorliegender Seitenkettenkonjugation reduziert.

Aldehyde, Ketone

Aktivierte Carbonylfunktionen von Aldehyden und Ketonen werden reduziert (Potentiale meist zwischen −1 V und −2 V). Das elektrochemische Verhalten hängt jedoch stark von den Bedingungen ab. Einfache aliphatische Aldehyde wie Formaldehyd werden nur in alkalischer Lösung reduziert. Als Produkte entstehen einwertige – oder unter Dimerisierung – mehrwertige Alkohole. Die Reduktion **α,β-ungesättigter aliphatischer Aldehyde** erfolgt in zwei Stufen. Zunächst wird die C,C-Doppelbindung reduziert, dann die Carbonylfunktion. Dimerisierung erfolgt nicht.

Aromatische Aldehyde

Aromatische Aldehyde werden je nach Bedingungen in einer oder zwei 1-elektronigen oder einer 2-elektronigen Stufe reduziert. Auch Dimere treten auf. Die **α,β-ungesättigten aliphatischen Ketone** werden zunächst an der C,C-Doppelbindung reduziert. Dabei entstehen Ketone oder – durch Dimerisierung – Diketone. **Diketone** ergeben in einer 2-elektronigen Stufe Endiole. Die Reduktion **aromatischer Ketone** in saurer Lösung entspricht dem Reaktionsschema in Tab. 26.3. Es treten 2 Stufen auf, die bei Übergang zu alkalischen Lösungen zu einer 2-elektronigen Stufe zusammenrücken (vgl. Lit. 5). **Chinone** (vgl. Tab. 26.3) werden meist reversibel über die Stufe der Semichinone reduziert; je nach Bedingungen werden jedoch auch zwei 1-elektronige, getrennte Stufen beobachtet (vgl. Lit. 5). Entsprechend werden **Hydrochinone** zu Chinonen oxidiert. Die Reduktion der Chinone erfolgt zwischen 0 V und −1 V.

Chinone

Hydrochinone

Azomethin- und Azogruppen sind ebenfalls polarographisch im Potentialbereich von −0,3 V bis −2,0 V aktiv. In diese Gruppe fallen die pharmazeutisch wichtigen **Benzodiazepine** (vgl. Lit. 21), außerdem **Oxime, Hydrazone, Semicarbazone, Aldimine, Ketimine** und **N-Heterocyclen** wie **Pyridine, Chinoline, Pyrimidine** und **Triazine**. Die Reaktionsabläufe entsprechen schematisch Tab. 26.3. **o- und p-Amino-** oder **-Hydroxyazoverbindungen** werden jedoch zu Amino- bzw. Hydroxyanilinen weiterreduziert (vgl. Lit. 22.1). **Aktivierte Hydrazidfunktionen** werden zu Amiden reduziert.

Stickstoffverbindungen

Die Reduktion **aromatischer Nitroverbindungen** wird in Kap. 26.4.1 betrachtet. Bei **aliphatischen Nitroverbindungen** in saurer Lösung liegt die zweite Stufe im Bereich der Wasserstoffentwicklung. Hingegen werden in alkalischer Lösung zwei Stufen erhalten. Die Art der Reaktionsprodukte hängt vom pH-Wert ab (Lit. 22.1). Durch **Einführung von Nitro- oder Nitroso-Gruppen** können voltammetrisch inaktive Stoffe bestimmt werden (vgl. Tab. 26.5). **Oxide tertiärer Amine** werden zum Amin reduziert. Dies kann (nach Oxidation mit Peroxiden, vgl. Tab. 26.5) zur Bestimmung tertiärer Amine benutzt werden.

Nitro- und Nitrosoverbindungen

Bestimmung durch Einführung von Nitro- oder Nitrosogruppen

Aminoxide

Organische **Peroxide** sind leicht reduzierbar (−0,1 V bis −0,5 V). Weniger leicht erfolgt die Reduktion von **Hydroperoxiden** (−0,2 V bis −1,0 V). Peroxide ergeben häufig zwei getrennte, Hydroperoxide hingegen nur eine Reduktionsstufe. **Disulfide** lassen sich an Platinelektroden unter Spaltung der Disulfidbindung reversibel zu Thiolen reduzieren. An Quecksilberelektroden verläuft die Reduktion irreversibel über Bildung von Quecksilberverbindungen. **Sulfonsäuren** sind nicht voltammetrisch aktiv, ihre Derivate nur bei Konjugation mit Doppelbindungen. Gleiches gilt für **Sulfone**.

Peroxide
Hydroperoxide

Disulfide

Sulfonsäuren, Sulfone

Anodische Bestimmungen organischer Substanzen – Oxidationen

Voltammetrische Bestimmungen können bei einigen Stoffklassen auch oxidativ (anodisch) erfolgen (Tab. 26.4). Auch hier sind die Halbstufenpotentiale von den Bedingungen, insbesondere vom pH-Wert abhängig. Die Oxidationen sind in den meisten Fällen wegen der Quecksilberoxidation nicht an Quecksilberelektroden sondern nur an Carbon-, Platin- oder anderen Edelmetallelektroden möglich.

Tab. 26.4 Elektrochemische Oxidation funktioneller Gruppen bzw. organischer Stoffklassen an Edelmetall- oder Carbonelektroden (Lit. 1 bis 7, 20 bis 24, 29, 29a, 29b, Kap. 22 Lit. 1)

funkt. Gruppe, Stoffklasse	Reaktion, Anmerkungen	Beispiele
ungesättigte aliphatische, aromatische KWS polycyclische Aromaten N-Heterocyclen	radikalische Entfernung eines π-Elektrons	Cyclohexen, Vitamin A Benzol Anthracen Indole, Chinoline Tryptophan, Serotonin B-Vitamine
Phenole	Ph–OH $\xrightarrow{-e^-, -H^+}$ Ph–O•	Phenol, Kresole Nitrophenole halogenierte Phenole Salicylsäure Tocopherole
Polyphenole Polyphenolether	HO–C$_6$H$_4$–OH $\xrightarrow{-2e^-, -2H^+}$ O=C$_6$H$_4$=O ortho-Verbindungen analog	Hydrochinon Brenzcatechin Catecholamine Lignine
aromatische Aldehyde	Ph–CHO $\xrightarrow{-2e^-, -3H^+ \; + H_2O}$ Ph–COO$^-$ alkal. Lsg., Hg-Tropfelektrode	Benzaldehyd
Endiole	HO–CR=CR'–OH $\xrightarrow{-2e^-, -3H^+}$ O=CR–CR'=O auch an Hg-Elektroden möglich	Ascorbinsäure
aromatische Amine	Ph–NRR' $\xrightarrow{-e^-}$ Ph–N$^+$RR' ↔ •=N$^+$RR' (chinoid) Dimerisierungen und Weiteroxidation zu chinoiden Strukturen	Anilin, Toluidine Aminobenzoesäuren Aminoacetophenone Anthranilsäure o-Phenetidin
Amide	komplexe Mechanismen	Barbitursäurederivate
Hydrazinderivate Hydrazide	RR'N–NRH $\xrightarrow{-2e^-, -2H^+}$ RN=NR	Procarbazin Isoniazid
Thiole Thioether Thiocarbonylverb.	Oxidation zu Disulfiden u.a., Oxidation zu Sulfoxiden, Sulfonen	Cystein, Penicillamin Phenothiazine Thiomersal Thiobarbiturate

Aromatische Kohlenwasserstoffe lassen sich im Potentialbereich von etwa + 0,5 bis + 2,0 V (gegen SCE) nach einem Radikalmechanismus oxidieren, wobei die kondensierten Aromaten leichter oxidierbar sind (+ 0,5 bis + 0,8 V). **Phenole** werden bei Spannungen von + 0,4 bis + 0,9 V in 1-elektroniger radikalischer Reaktion oxidiert. Leichter erfolgt die Oxidation der **Polyphenole** (+ 0,2 bis + 0,6 V). **Aromatische Aldehyde** wie Benzaldehyd werden bereits an der Quecksilbertropfelektrode zur Säure oxidiert. Auch **Endiole** wie Ascorbinsäure lassen sich an der Tropfelektrode bestimmen (− 0,2 bis + 0,3 V). **Aromatische und auch aliphatische Amine** sind an Festelektroden nach unterschiedlichen Mechanismen oxidierbar (ca. 0,5 bis 1,5 V). Diese Oxidationen werden bei der **elektrochemischen Detektion** nach HPLC-Trennungen genutzt. Aromatische Amine sind im Potentialbereich von ca. + 0,5 bis + 1,0 V bestimmbar. **Amide** sind schwerer oxidierbar als Amine (um + 2 V). Relativ leicht elektrochemisch oxidierbar sind **Thiole, Thioether und Thiocarbonylverbindungen** (− 0,3 bis + 0,7 V).

Einige Stoffklassen bilden, wenn das Elektrodenmetall (Hg, Ag) anodisch oxidiert wird, mit den gebildeten Metallionen **schwerlösliche Verbindungen**. Obwohl der zur Elektrode diffundierende Niederschlagsbildner selbst nicht elektrochemisch umgesetzt wird, entstehen anodische Stufen, deren Höhen seiner Konzentration proportional sind. Verbindungsbildung zu schwerlöslichen oder komplexen Verbindungen mit Quecksilberionen (oder anderen Schwermetallionen) zeigen Aminosäuren, Amide (Barbiturate, Hydantoine, Uracile), Thioamide, Thiole, Thioharnstoffderivate und andere Schwefelverbindungen.

Randnotizen: Oxidierbarkeit: aromatische Kohlenwasserstoffe; Phenole; Aromatische Aldehyde; Endiole; Amine; Amide; Thioverbindungen; Bestimmungen bei Verbindungsbildung mit Ionen des Elektrodenmetalls

Indirekte Bestimmungen

Elektrochemisch inaktive organische Substanzen können durch **Einführung aktiver funktioneller Gruppen** voltammetrisch bestimmt werden. Hierbei lassen sich zwei Wege unterscheiden (Tab. 26.5):

- Veränderung vorhandener inaktiver funktioneller Gruppen (z. B. Oxidation)
- Neueinführung voltammetrisch aktiver Substituenten.

Auf diese Weise ist eine beträchtliche Zahl von Arzneistoffen bestimmbar (Tab. 26.5, Lit. 27 und Kap. 22, Lit. 1).

Randnotiz: Einführung elektrochemisch aktiver Gruppen

Tab. 26.5 Voltammetrische Bestimmungsmöglichkeiten durch Einführung elektrochemisch aktiver Gruppen in organische Moleküle

Reaktion	Erläuterungen	Beispiele
Oxidationen	mit H_2O_2, Br_2 oder $KMnO_4$ zu N-Oxiden	tert. Amine (z. B. Codein) Lidocain Hydrazinderivate (z. B. Nialamid, Iproniazid, Isoniazid)
	mit Br_2 oder HNO_3	Phenothiazine Purinderivate (z. B. Coffein, Theobromin)
	mit HIO_4 zu HCHO zu Chinonen	vicinale Glycole Adrenalin Noradrenalin
Nitrierung	mit HNO_3/H_2SO_4; bei Bestimmung in alkalischer Lösung stört Reagenzüberschuss nicht	Anilide (z. B. Phenacetin, Paracetamol) Methadon Phenazon Hydantoine (z. B. Phenytoin) Phenobarbital Primidon Morphinderivate
	nitrierende Spaltung	Chlorprothixen
Einführung von Substituenten mit Nitrogruppen	Umsetzung mit 3,5-Dinitro-benzoylchlorid oder -anhydrid	Phenole Alkohole Mercaptane Thiophenole prim. und sek. Amine
N-Nitrosierung	Umsetzung mit $NaNO_2/H_2SO_4$	Anilide (z. B. Phenacetin) sek. Amine (z. B. Ketamin, Tetracain)
Azomethinbildung	Umsetzung mit Ammoniak, Hydrazin, Hydroxylamin, prim. Aminen, Girard-Reagenzien	Aldehyde Ketone Ketosteroide Pyridoxal
	Umsetzung mit Formaldehyd	Aminosäuren
Bromierung	Addition von Br_2	Olefine Citronensäure
	Substitution durch Br	Sulfonamide Phenole

26.4.3 Voltammetrie in der pharmazeutischen Analytik

Während die Domäne der Polarographie sonst mehr im anorganischen Bereich liegt, wird sie in der pharmazeutischen Analytik meist zur Bestimmung organischer Substanzen eingesetzt. Ein Grund hierfür ist, dass **Arzneistoffe durch ihre funktionellen Gruppen häufig voltammetrisch aktive Funktionen** enthalten oder solche eingeführt werden können. Die Anwendbarkeit voltammetrischer bzw. polarographischer Methoden in der pharmazeutischen Analytik ist daher vielfältig und besitzt den Vorzug, dass häufig keine Vortrennung erforderlich ist (Lit. 22 bis 27, 29, 29a, 29b). Weitere Vorzüge sind niedrige Nachweisgrenzen, damit geringer Substanzbedarf und hohe Selektivität. Die Auswertung für **Gehaltsbestimmungen** oder **Reinheitsprüfungen** kann mittels **Kalibrierkurven** oder nach der **Standardadditionsmethode** erfolgen. Unter definierten Bedingungen können Halbstufenpotentiale zu **Identitätsprüfungen** dienen.

Arzneistoffe: voltammetrisch aktive Funktionen

Die rechten Spalten der Tab. 26.3 bis 26.5 enthalten Beispiele für die pharmazeutische Anwendung voltammetrischer bzw. polarographischer Verfahren. Voltammetrische Methoden sind in der pharmazeutischen Analytik auch deshalb geeignet, weil häufig einfache Gemische vorliegen, die ohne Vortrennung analysiert werden können (z. B. USP 30: Azathioprine Sodium, Cysteine Hydrochloride Injection, Cefamandole Nafate for Injection, Dichlorphenamide Tablets). Viele **Gemische** lassen sich nach Versetzen mit Grundlösung direkt polarographieren. Auch **ätherische Öle** können oft nach Verdünnen mit Ethanol und Versetzen mit Grundelektrolyt ohne Trennung polarographiert werden.

Beispiele voltammetrisch bestimmbarer Arzneistoffe

Beispiele aus USP 30

Feste Arzneiformen, z. B. Tabletten, lassen sich in Suspension, nach Filtration oder Zentrifugieren geeigneter Lösungen bestimmen, soweit die Hilfsstoffe nicht stören (z. B. USP 30: Procarbazine Hydrochloride Capsules). Gehalte **öliger oder fetthaltiger Arzneiformen** wie Salben, Cremes und anderer halbfester Arzneiformen wie Suppositorien sowie pflanzlicher Drogen sind nach entsprechender Extraktion bestimmbar (Lit. 19). **Anorganische Bestandteile** von Zubereitungen lassen sich häufig direkt oder nach Veraschen der Proben bestimmen.

Bestimmungen in pharmazeutischen Zubereitungen

Enthalten die Analysenproben störende Stoffe, so ist z. B. eine **Vortrennung durch Chromatographie** möglich. Im Falle der Papier- und Dünnschichtchromatographie (Kap. 21) können die Flecke ausgeschnitten bzw. ausgekratzt werden. Bei der Säulenchromatographie (HPLC, Kap. 20) verwendet man **voltammetrische (amperometrische,** vgl. Kap. 27) **Detektoren** am Säulenende. Auch komplexere polarographische Methoden wie Puls- und Wechselstrompolarographie (vgl. Anhang 26.5) werden in der pharmazeutischen Analytik angewandt, z. B. zur Bestimmung von Cefalexin, Chlorhexidin, Metronidazol, Testosteron, Thiamin u. a. (s. Lit. 26).

Voltammetrische Detektion in der Chromatographie

26.5 Anhang: Spezielle voltammetrische Verfahren

Bestimmungsgrenzen der Voltammetrie: Verhältnis von Faraday'schem Strom zu Grundstrom

Eine Verbesserung von Bestimmungsgrenzen und Selektivität der einfachen Gleichspannungspolarographie kann, wie oben erläutert, durch eine **Vergrößerung des Verhältnisses von Faraday'schem Strom** zum **Grundstrom** erreicht werden. Prinzipielle Möglichkeiten hierzu sind (vgl. Kap. 26.1, 26.3):

- Vergrößerung des Faraday'schen Stromes
- Verkleinerung des kapazitiven Ladestromes bzw. Grundstromes.

Methoden zur Verbesserung der Bestimmungsgrenzen: Inverse Voltammetrie, Pulspolarographie

Zur Erreichung dieser Ziele wurde eine ganze Reihe von Verfahren entwickelt. So wird bei der **inversen Voltammetrie** der Faraday'sche Strom durch eine Vorelektrolyse erhöht. Bei den **pulspolarographischen Verfahren** wird der Faraday'sche Strom erst nach weitgehendem Abklingen des kapazitiven Ladestromes gemessen. Kombiniert man beide Methoden, so gelangt man zu Bestimmungsgrenzen von 10^{-11} mol·l^{-1}. Auf der Überlagerung einer Wechselspannung kleiner Amplitude und Messung des fließenden Wechselstromes beruht die **Wechselspannungsvoltammetrie**. Dieser Ansatz führte zu einigen komplexen Verfahren mit niedrigen Bestimmungsgrenzen und besonderen Trennmöglichkeiten.

26.5.1 Inverse Voltammetrie

Prinzip der inversen Voltammetrie: Vorelektrolyse zur Anreicherung

Bei der inversen Voltammetrie an **Stationärelektroden** (Lit. 13 bis 15, Kap. 22, Lit. 1) lässt man zur Erhöhung der Empfindlichkeit dem eigentlichen **Bestimmungsvorgang** eine **Anreicherung** des abgeschiedenen Metalls in Form einer **Elektrolyse unter definierten Bedingungen** (Zellspannung, Zeit, Rühren) vorausgehen. Im Vergleich zur Voltammetrie erfolgt der Spannungsvorschub beim Bestimmungsvorgang in **umgekehrter Richtung**. Das entstehende Signal resultiert aus der Auflösung des vorher angereicherten Metalls.

Bedingungen bei der Vorelektrolyse

Vortrennungseffekte

Die **Elektrolysespannung** wird gewöhnlich 0,2 bis 0,4 V negativer als das Halbstufenpotential der zu bestimmenden Substanz gewählt und gestattet so neben der **Anreicherung** auch **Vortrennungseffekte**. Der Anreicherungseffekt, der bis zum Tausendfachen der Lösungskonzentration betragen kann, ist in Abb. 26.13 schematisch dargestellt. Zur Anreicherung und nachfolgenden Bestimmung bestehen folgende Möglichkeiten (Näheres s. Lit. 13 bis 15, Kap. 22, Lit. 1):

Anreicherung durch Metallabscheidung

Anodic stripping

- **Reduktion von Kationen** unter Bildung eines **metallischen Niederschlages** oder **Amalgams** an der Stationärelektrode. Bei Spannungsvorschub in anodischer („**inverser**") Richtung löst sich das vorher niedergeschlagene Metall auf („**anodic stripping**", Abb.

26.13). Es entsteht ein anodisches Voltammogramm, dessen **Spitzenhöhe** der Amalgamkonzentration und damit – wegen definierter Elektrolysebedingungen – indirekt auch der **Lösungskonzentration proportional** ist. Beispiele: Abscheidung von Sn, Pb, Cu, Ag, Au, Zn, Cd, Hg, Fe, Mn, Co, Ni, Sb, Bi.

- Durch **anodische Oxidation des Elektrodenmetalls** (z. B. Ag, Hg) lassen sich **Anionen** (z. B. Halogenide, Cyanid, Sulfid, Chromat, Oxalat, Barbiturate) als Niederschläge auf der Elektrode anreichern und durch kathodische inverse Voltammetrie bestimmen („**cathodic stripping**").

Anreicherung durch Oxidation des Elektrodenmetalls

Cathodic stripping

- Bildung **schwerlöslicher Niederschläge** durch Wertigkeitswechsel (auch: Reaktion mit Reagenzien nach Wertigkeitswechsel). Beispiele:

Anreicherung durch Wertigkeitswechsel

$Tl(OH)_3$, $Fe(OH)_3$, PbO_2, MnO_2.

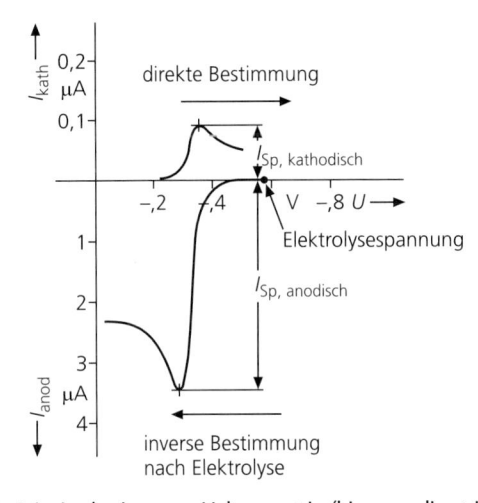

Abb. 26.13 Prinzip der inversen Voltammetrie (hier: anodic stripping)

26.5.2 Pulsverfahren

Ein an die elektrochemische Zelle gelegter **Spannungsimpuls**, z. B. einer Dauer von 100 ms, bewirkt (wenn bei der angewandten Spannung eine Elektrodenreaktion stattfindet) eine **Änderung des Faraday'schen Stromes** sowie einen **kapazitiven Ladestrom**. Beide Ströme klingen nach der Anwendung des Spannungsimpulses ab, jedoch verringert sich der kapazitive Strom viel schneller als der Faraday'sche Strom. Dieses schnellere **Abklingen** des kapazitiven Stromes wird bei den pulsvoltammetrischen Verfahren ausgenutzt. Man misst nach einer Wartezeit nach Anlegen des Spannungsimpulses nahezu allein den Faraday'schen Strom.

Prinzip der Pulsvoltammmetrischen Verfahren

Normale Pulspolarographie

Differentielle Pulspolarographie

Bei Verwendung einer **Tropfelektrode** (**Polarographie**) wird der Spannungsimpuls kurze Zeit **vor dem Tropfenabfall** angelegt (vgl. Abb. 26.14, oben, Tropfvorgang), weil hier das **Oberflächenwachstum** der Elektrode relativ am kleinsten ist (Ladestrom!). Bei der von G.C. Barker entwickelten **Normalen Pulspolarographie** legt man, von einem **Startpotential** vor einer Stufe ausgehend, von Tropfen zu Tropfen größere Spannungsimpulse an (Abb. 26.14, Zellspannung, linkes Bild). Diese ersetzen die bei der einfachen Gleichspannungsvoltammetrie kontinuierlich wachsende Spannung (Scan). Bei der **Differentiellen Pulspolarographie** (Lit. 10a) wird dem gleichspannungspolarographischen Scan jeweils ein **Spannungsimpuls gleichbleibender Höhe** (z.B. 20 mV, Abb. 26.14, Zellspannung, rechtes Bild) aufgeprägt.

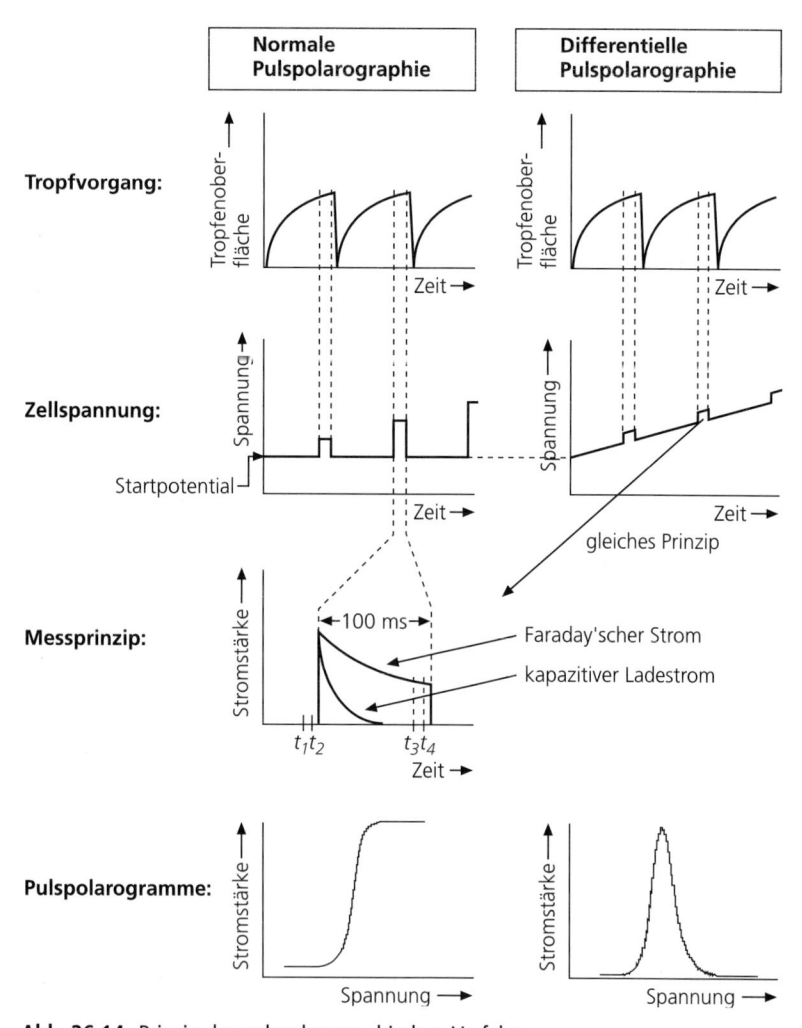

Abb. 26.14 Prinzip der pulspolarographischen Verfahren

Die **Messung der Stromstärke** erfolgt bei beiden Verfahren im Zeitintervall t_3 bis t_4 (Dauer z. B. 10 ms, vgl. Abb. 26.14, Messprinzip). Dort ist der kapazitive Ladestrom praktisch vollständig abgeklungen. Der Faraday'sche Strom wird gemessen. Bildet man die **Differenz** zur elektronisch gespeicherten Stromstärke im Messintervall t_1 bis t_2 (vor Anlegen des Spannungsimpulses, s. Abb. 26.14, Messprinzip), so werden die dargestellten Polarogramme erhalten (Abb. 26.14 unten). In analytischer Hinsicht ist wesentlich, dass die **Stufenhöhe** der Normalen Pulspolarographie und die **Spitzenhöhe** der differentiellen Pulspolarographie **proportional zur Depolarisatorkonzentration** sind.

Messprinzip der Pulsverfahren

Pulsüberlagerung und Messvorgänge müssen bei Verwendung der Tropfelektrode **synchron** zum Tropfvorgang erfolgen. Auch bei **stationären Elektroden** lassen sich Pulsverfahren anwenden. Die Pulspolarographie und -voltammetrie (Lit. 10, 10a, Kap. 22, Lit. 1) stellen aufgrund ihrer Nachweis- bzw. Bestimmungsgrenzen die **wichtigsten voltammetrischen Verfahren** dar und werden auch im amerikanischen Arzneibuch (USP 30) aufgeführt.

Synchronisation mit dem Tropfenwachstum

Bedeutung der Pulsverfahren

26.5.3 Wechselspannungsvoltammetrie

Bei der von B. Breyer entwickelten **Wechselspannungsvoltammetrie** (Lit. 11) **überlagert** man, ähnlich wie bei der differentiellen Pulsvoltammetrie, der an der Zelle liegenden **Gleichspannung** eine **Wechsel-**

Prinzip wechselspannungsvoltammetrischer Verfahren

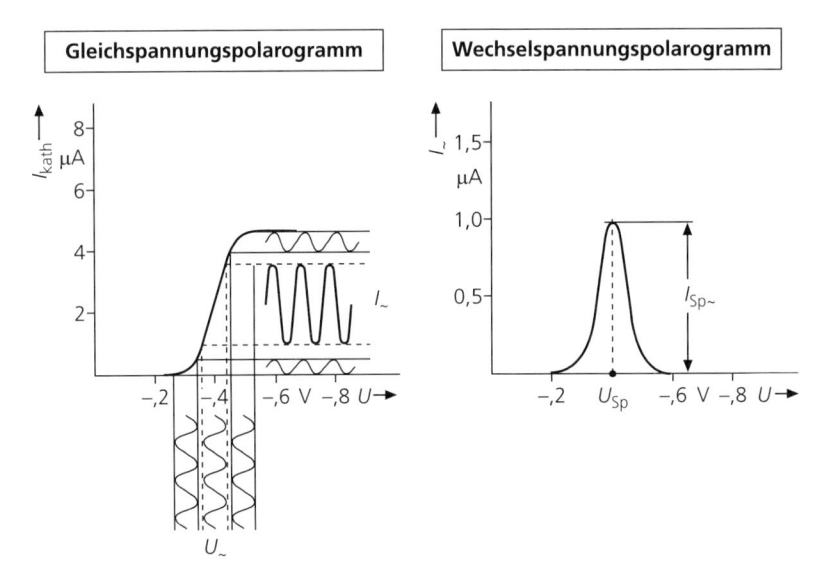

Abb. 26.15 Ableitung des Wechselspannungspolarogramms (rechts) aus dem Gleichspannungspolarogramm (links). U_{Sp} Potential beim Spitzenwechselstrom, $I_\sim$ Stromstärke des Zellwechselstromes, $I_{Sp\sim}$ Spitzenstromstärke des Zellwechselstromes, $U_\sim$ überlagerte Wechselspannung

spannung (Frequenz 5 bis 1000 Hz) kleiner Amplitude (5 bis 50 mV) und **misst den durch die Zelle fließenden Wechselstrom**.

Zustandekommen des Wechselspannungspolarogramms

Die im Rhythmus der angelegten Wechselspannung schwankende Zellspannung verursacht entsprechende Wechselstromschwankungen des Faraday'schen Stromes. Diese sind umso größer, je steiler die Stufe bei dem mit der anliegenden Gleichspannung eingestellten Arbeitspunkt ist (Abb. 26.15). Vorausgesetzt, die Elektrodenreaktion kann den Spannungsschwankungen folgen, wird ein Polarogramm von der Gestalt der **1. Ableitung** der gleichspannungspolarographischen Stufe mit einem **Maximum der Wechselstromstärke beim Halbstufenpotential** erhalten, wie in Abb. 26.15 schematisch dargestellt ist. Wie Gl. 26.8 zeigt, besteht zwischen der Spitzenhöhe des Wechselspannungspolarogramms ($I_{Sp\sim}$) und der Depolarisatorkonzentration (c) Proportionalität:

Form des Wechselspannungspolarogramms

Gleichung für die Spitzenstromstärke des Wechselspannungspolarogramms

$$I_{Sp\sim} = k' \cdot z^2 \cdot D^{1/2} \cdot m^{2/3} \cdot t^{1/6} \cdot U_\sim \cdot f^{1/2} \cdot c \qquad \text{(Gl. 26.8)}$$

$I_{Sp\sim}$ = Spitzenstromstärke des Wechselspannungspolarogramms
k' = Proportionalitätsfaktor
$U_\sim$ = überlagerte Wechselspannung
f = Frequenz der überlagerten Wechselspannung
Bedeutung von z, D, m, t, c wie Gl. 26.1

Vergleich mit der Ilkovič-Gleichung

Verglichen mit der Ilkovič-Gleichung wirkt sich hier die **Ladungsänderung** z in der zweiten Potenz auf den Spitzenwechselstrom aus. Die **Frequenz** f tritt in der Quadratwurzel auf.

Methoden zur Verbesserung der Bestimmungsgrenze von Wechselspannungsverfahren

Nachteilig bei der Wechselspannungsvoltammetrie ist der mit der angelegten Wechselspannung zwingend verbundene **Ladewechselstrom der Doppelschichtkapazität**, der die Bestimmungsgrenze des Verfahrens einschränkt. Zur Verbesserung der Bestimmungsgrenze nutzt man mithilfe der **phasenempfindlichen Gleichrichtung** die unterschiedliche Phasenlage von Faraday'schem Wechselstrom (45°) und kapazitivem Ladewechselstrom (90°) aus, wodurch eine weitgehende Eliminierung des kapazitiven Grundstromes und damit Bestimmungsgrenzen von ca. $5 \cdot 10^{-7}$ mol $\cdot$ l^{-1} erreicht werden.

Literatur über Voltammetrie

Allgemein (s.a. Kap. 22, Lit. 1)

1) L. Meites: Polarographic Techniques, Intersc. Publ., J. Wiley and Sons, New York (1965)
2) P. Kissinger, W.R. Heinemann: Laboratory Techniques in Electroanalytical Chemistry, 2. Aufl., Marcel Dekker, New York (1996)
3) A.M. Bond: Modern Polarogahic Methods in Analytical Chemistry. Marcel Decker, New York (1980)
4) R.C. Kapoor, B.S. Aggarwal: Principles of Polarography. J. Wiley and Sons, New York (1991)
5) J. Wang: Analytical Electrochemistry, 3. Aufl., Wiley-VCH, New Jersey (2006)

Anhang: Spezielle voltammetrische Verfahren

6) P. Zuman: Organic Polarographic Analysis. Pergamon Press, New York, (1964); Substituent Effects in Organic Polarography. Plenum Press, New York, (1967); Topics in Organic Polarography. Plenum Press, London (1970)
7) P. J. Elving: Voltammetry in Organic Analysis. Advances in Analytical Chemistry, Vol. 10, ed. C. N. Reilley, R. W. Murray. Intersc. Publ., J. Wiley and Sons, New York (1974)
8) I. Eisenhardt: Polarography and Voltammetry. VCH, Weinheim (1991)
9) C. G. Zoski (ed.): Handbook of Electrochemistry, Elsevier Science, Amsterdam, New York (2007)
10) H. W. Nürnberg und B. Kastening: Polarographische und voltammetrische Methoden. Methodicum Chimicum, Band 1/1 Analytik. Herausg. F. Korte, Thieme Verlag, Stuttgart (1973)
10a) H. W. Nürnberg: Differentielle Pulspolarographie, Pulsvoltammetrie und Pulsinversvoltammetrie, Analytiker-Taschenbuch, Band 2, Herausg. R. Bock, W. Fresenius, H. Günzler, W. Huber, G. Tölg. Springer Verlag, Berlin (1981) — Pulsvoltammetrie, Wechselspannungsvoltammetrie
11) B. Breyer, H. H. Bauer: Alternating Current Polarography and Tensametry. Interscience Publishers, New York (1963)
12) D. E. Smith: AC-Polarography and Related Techniques: Theory and Practice, in A. J. Bard, Electroanalytical Chemistry, Vol. I. M. Decker, New York (1966)
13) R. Neeb: Inverse Polarographie und Voltammetrie. Verlag Chemie GmbH, Weinheim (1969) — Inverse Voltammetrie, Cyclische Voltammetrie
14) W. F. Smyth: Stripping Voltammetry of Pharmaceutical Importance; in Electroanalysis in Hygiene, Environmental, Clinical and Pharmaceutical Chemistry, Elsevier Publ. Comp., Amsterdam (1980)
15) H. J. Haase. Elektrochemische Stripping-Analyse. Wiley-VCH, Weinheim (1996)
16) R. N. Adams: Electrochemistry at Solid Electrodes. M. Decker, New York (1969)
17) G. A. Mabbott: An Introduction to Cyclic Voltammetry; P. T. Kissinger, W. R. Heinemann, Cyclic Voltammetry. Journ. Chem. Education **60**, 697 (1983); D. E. Evans, K. M. O'Connell, T. A. Petersen und M. J. Kelly. Journ. Chem. Education **60**, 290 (1983)
18) D. K. Gosser: Cyclic Voltammetry: Simulation and Analysis of Reaction Mechanisms. Wiley-VCH, New York (1993)
19) R. Neeb: Bestimmung von Elementspuren in organischer Matrix mit Hilfe polarographischer Verfahren in Methodicum Chimicum, Band 1/2, Analytik. Hrsg. F. Korte. Thieme Verlag, Stuttgart (1973) — Anwendungen
20) Metrohm Appl. Bull. Nr. A 36, A 104, Polarographische Analysen Halbstufenpotentiale anorganischer Substanzen (1975/6); Nr. 111 d, Polarographische Bestimmung anorganischer Anionen; Nr. 73, Halbstufenpotentiale organischer Substanzen (1970), Metrohm AG, Herisau, Schweiz.
21) H. Oelschläger: Polarographic Analysis of Psychotropic Drugs. Bioelectrochemistry and Bioenergetics **10**, 25 (1983)
    H. Oelschläger: The Role of Electroanalytical Methods in Pharmacy and Food Analysis, in R. Kalvoda, R. Parsons, Electrochem. Res. Div. (Proceedings UNESCO Forum). Plenum Press, New York, S. 163 (1984)
22) H. Hoffmann, J. Volke: Polarographic Analysis in Pharmacy, in Electroanalytical Chemistry. Advances in Analytical Chemistry, Vol. 10 ed. Ch. Reilley, R. W. Murray. Intersc. Publ., J. Wiley and Sons, New York (1974)
23) H. Hoffmann: Grundlagen der polarographischen Arzneimittelanalyse. Pharmazie heute **2**, 35 (1976)
24) S. Ebel: Handbuch der Arzneimittelanalytik. Verlag Chemie, Weinheim (1977)
25) G. J. Patriarche, M. Chateau-Gosselin, J. M. Vandenbalck, P. Zuman: Electroanalytical Techniques in Pharmacy and Pharmacology, in Electroanalytical Chemistry, Vol. 11, ed. A. J. Bard, Marcel Decker, New York (1979)

26) R. K. Gilpin, L. A. Pachla: Pharmaceuticals and Related Drugs. Anal. Chem. **57**, 29 R (1985)
27) P. Surmann: Quantitative Analyse von Arzneistoffen und Arzneizubereitungen. Wiss. Verlagsges. mbH, Stuttgart (1998)
28) W. F. Smyth: Voltammetric Determination of Molecules of Biological Significance. J. Wiley & Sons, Chichester (1992)
29) P. M. Bersier in Analytiker-Taschenbuch Band 17. Springer Verlag, Berlin, Heidelberg, New York, S. 55 (1998)
29a) P. M. Bersier: Voltammetrische, polarographische und tensammetrische Analytik organischer und metallorganischer Stoffe in E. Nürnberg, P. Surmann (Hrsg.), Hagers Handbuch der pharmazeutischen Praxis Band 2. Springer Verlag, Berlin, Heidelberg, New York, S. 500 (1991)
29b) P. M. Bersier, J. Bersier: Analytical Voltammetry in Pharmacy. Comprehensive Analytical Chemistry, Vol. XXVII Analytical Voltammetry ed. M. R. Smyth. Elsevier Science Publ., Amsterdam, New York (2001)
30 H. Lund, O. Hammerich: Organic Electrochemistry, 4. Aufl., CRC, Boca Raton (2000)
31) W. F. Smyth: Voltammetric Determination of Molecules of Biological, Environmental and Pharmaceutical Importance, CRC, Crit. Rev. Anal. Chem. **18**, 155 (1987)
32) G. Schwedt: Elektrochemische Analysenmethoden für die Lebensmitteluntersuchung, Literaturdokumentation zur Chemischen Analytik, Heft 7. Vogel Verlag, Würzburg (1989)
33) R. Kalvoda: Electroanalytical Methods in Chemical and Environmental Analysis. Plenum Press, New York (1987)
34) J. Wang: Electroanalytical Techniques in Clinical Chemistry and Laboratory Medicine. Verlag Chemie, Weinheim (1988)
35) USP 30, The United States Pharmacopeia. The National Formulary NF 25 (2007)

27 Amperometrie und Voltametrie

27.1 Einführung in die amperometrischen und voltametrischen Indizierungsverfahren

Der Endpunkt einer Titration ließe sich grundsätzlich durch Verfolgung der Konzentration von Titrand oder Titrator – elektrochemische Aktivität vorausgesetzt – mittels der Polarographie (Kap. 26) erkennen. Das Verfahren wäre allerdings zeitraubend: Nach jeder Titratorzugabe müsste – zumindest im Bereich des Äquivalenzpunktes – ein Polarogramm aufgenommen werden. Die konzentrationsproportionalen **Diffusionsgrenzströme** I_D der so erhaltenen Polarogramme (vgl. Abb. 26.2 rechts) ergäben gegen den Verbrauch an Maßlösung aufgetragen, eine **Titrationskurve**. Bei der **amperometrischen Titration** (auch **Amperometrie mit einer Indikatorelektrode** genannt) oder der **voltametrischen Titration** (auch: **Voltametrie mit einer Indikatorelektrode** genannt) werden diese durch Wahl entsprechender Bedingungen direkt erhalten.

Was hat Amperometrie mit Polarographie zu tun?

Prinzip der Amperometrie

Man legt eine **feste Zellspannung im Diffusionsgrenzstrombereich polarographischer Stufen** von Reaktionspartnern der Titration an eine voltammetrische Zelle (Kap. 26) und misst den **Diffusionsgrenzstrom**, der der jeweiligen Konzentration der Reaktionspartner proportional ist, im Verlauf der Titration **gegen das Volumen der zugegebenen Maßlösung**. Die graphische Auftragung ergibt eine **amperometrische** Titrationskurve, aus der der Äquivalenzpunkt bestimmt werden kann.

Bei der **Voltametrie**, die von der in Kap. 26 behandelten **Voltammetrie** zu unterscheiden ist, wird die Strom-Spannungs-Beziehung umgekehrt ausgewertet.

Amperometrie: Strommessung im Grenzstrombereich

Voltammetrie und Voltametrie

Prinzip der Voltametrie

Man schickt einen **konstanten Strom** durch eine voltammetrische Zelle (Kap. 26) und misst die sich **einstellende Zellspannung** im Verlauf der Titration. Diese Spannung entspricht der gewählten konstanten Stromstärke auf der **Strom-Spannungs-Kurve**, deren Stufenhöhe sich während der Titration konzentrationsabhängig verändert (vgl. z. B. Abb. 26.2 rechts). Man erhält eine „**voltametrische**" Titrationskurve.

Was ist Voltametrie

Amperometrie und Voltametrie

Unterschied von Voltametrie und Potentiometrie

Wie die Potentiometrie misst die Voltametrie eine Zellspannung, die Voltametrie jedoch bei aufgeprägtem Strom. Für die Erkennung der Endpunkte genügen Messungen der **relativen Änderungen** von Stromstärke (Amperometrie) bzw. Zellspannung (Voltametrie). Ersetzt man die Bezugselektrode der voltammetrischen Zelle durch eine (zweite) polarisierbare Elektrode, so gelangt man zu der:

Amperometrie und Voltametrie mit zwei Indikatorelektroden

- **Amperometrie mit zwei Indikatorelektroden** (auch **Biamperometrie** oder **biamperometrische Titration, Dead-stop-Titration** genannt) und der
- **Voltametrie mit zwei Indikatorelektroden** (auch **Bivoltametrie, Bipotentiometrie** oder **bipotentiometrische Titration** genannt).

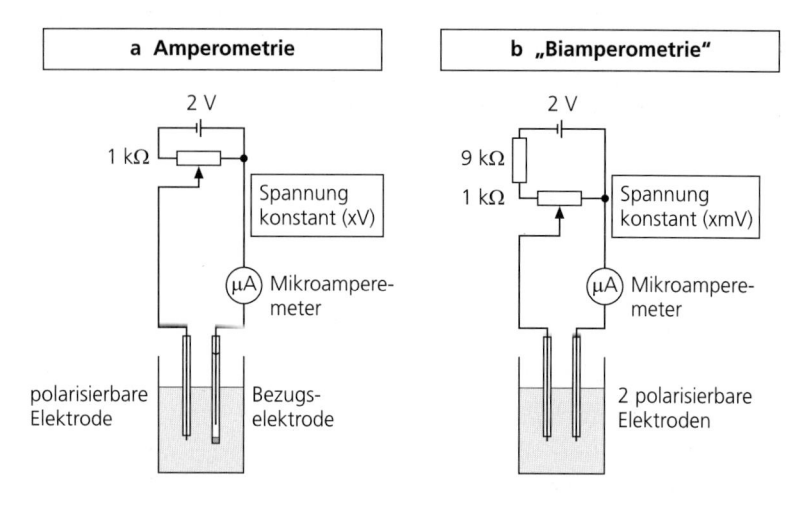

Messprinzipien der vier Verfahren

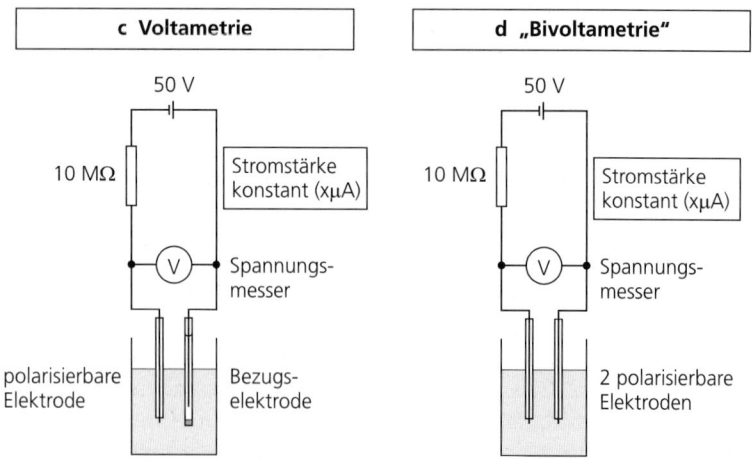

Abb. 27.1 Vier Messprinzipien bei amperometrischen und voltametrischen Verfahren

Die Bezeichnung dieser Verfahren ist uneinheitlich. Umschreibungen wie Amperometrie mit zwei Indikatorelektroden entsprechen IUPAC, sind jedoch recht umständlich. Oft werden daher die oben in Klammern angegebenen gebraucht. Irreführend ist wegen des genannten Unterschiedes zur Potentiometrie der Name Bipotentiometrie für die Voltametrie mit zwei Indikatorelektroden. Die **Messprinzipien** der vier skizzierten Verfahren sind in Abb. 27.1 a bis d nebeneinander gestellt. Die Entstehung der **Titrationskurven** wird in Kap. 27.2 abgeleitet.

Bezeichnung der Verfahren

Die biamperometrischen und bivoltametrischen Titrationskurven sind schärfer ausgeprägt, als bei den Verfahren mit nur einer polarisierbaren Elektrode. Diese Methoden werden deshalb in der Praxis bevorzugt. Die Verfahren können noch bei Konzentrationen bis 10^{-6} mol·l^{-1} ausgeführt werden. Vor allem **Redoxtitrationen** lassen sich biamperometrisch und bivoltametrisch indizieren. Möglich sind auch **Fällungs- und Komplexbildungstitrationen**. Für **Säure-Base-Titrationen** eignen sich die Verfahren nur in Sonderfällen (Lit. 1 bis 4).

Vorzüge der Verfahren mit zwei Indikatorelektroden

Anwendungsbereiche der Verfahren

In der pharmazeutischen Analytik sind amperometrische und voltametrische Verfahren vielfältig einsetzbar (vgl. Kap. 27.4). Das Arzneibuch, die USP 30 und andere Pharmacopoen lassen biamperometrische oder bivoltametrische Indizierungsmethoden u. a. bei der **Karl-Fischer-Titration** sowie bei der **Diazotitration primärer aromatischer Amine** anwenden.

27.2 Grundlagen und Anwendungsbereiche der amperometrischen und voltametrischen Verfahren

Wie in Kap. 27.1 erläutert wurde, können die Messwerte der Amperometrie und Voltametrie im Prinzip auf der für die jeweilige Phase einer Titration zutreffenden Strom-Spannungs-Kurve abgelesen werden. Aus der Veränderung der Strom-Spannungs-Kurven während der Titration lassen sich für alle vier Verfahren der Abb. 27.1 die Titrationskurven ableiten, wie im Folgenden gezeigt wird.

27.2.1 Amperometrie mit einer Indikatorelektrode

Bei der Amperometrie mit **einer** (polarisierbaren) Indikatorelektrode (Abb. 27.1 a) stellt man die **Spannung** so ein, dass **Diffusionsgrenzströme von Titrand oder Titrator** (oder beider) während der Titration gemessen werden können. Die Form der entstehenden **Titrationskurven** hängt davon ab, ob bei der gewählten Festspannung Titrand, Titrator und ihre Reaktionsprodukte **elektrochemisch aktiv** sind und ob dabei Reduktionen oder Oxidationen ablaufen. Zum Verständnis der Entstehung von Titrationskurven werden in Abb. 27.2 a bis c einige typische Fälle betrachtet.

Spannungswahl bei der Amperometrie

a Fällungstitration des elektroaktiven (reduzierbaren) Pb^{2+} mit elektroinaktivem SO_4^{2-}. ⟷ Bereich, in dem die Festspannung gewählt wird (Grenzstrombereich)

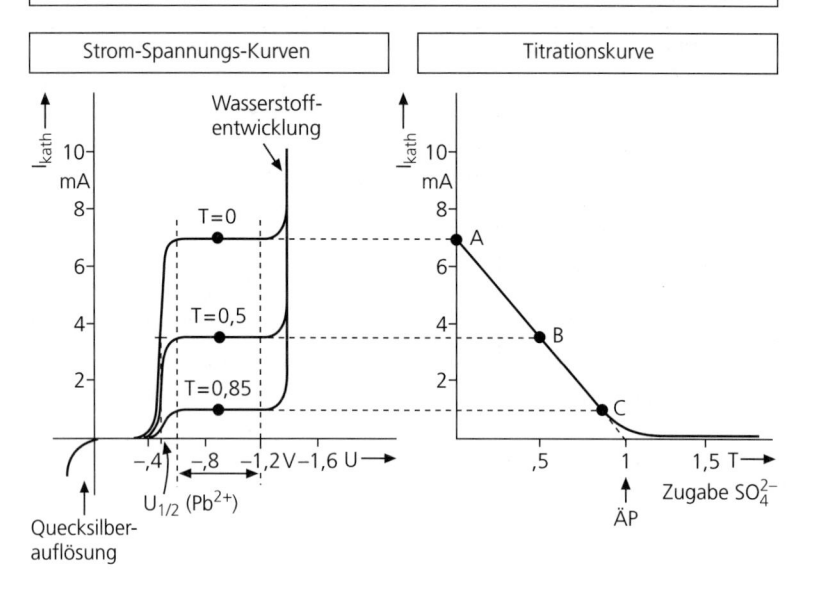

Strom-Spannungs-Kurven

I_{kath} / mA; Wasserstoffentwicklung; T=0; T=0,5; T=0,85; −,4 −,8 −1,2 V −1,6 U →; $U_{1/2}$ (Pb^{2+}); Quecksilberauflösung

Titrationskurve

I_{kath} / mA; A; B; C; ,5 1 1,5 T →; Zugabe SO_4^{2-}; ÄP

b Fällungstitration des elektroaktiven Pb^{2+} mit elektroaktivem $Cr_2O_7^{2-}$.
bei Spannung U_I: beide werden reduziert; Titrationskurve (–),
bei Spannung U_{II}: nur Titrator ($Cr_2O_7^{2-}$) wird reduziert; Titrationskurve (---)

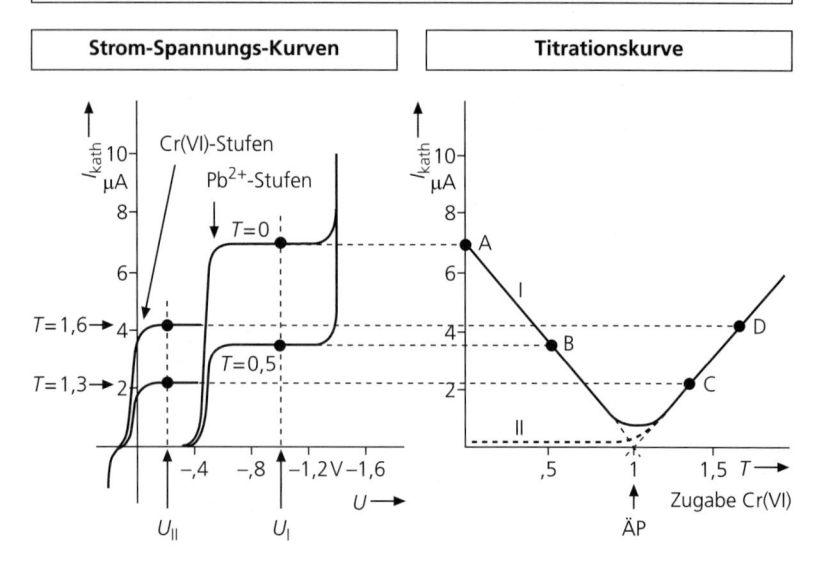

Strom-Spannungs-Kurven

I_{kath} / µA; Cr(VI)-Stufen; Pb^{2+}-Stufen; T=0; T=1,6; T=1,3; T=0,5; −,4 −,8 −1,2 V −1,6; U →; U_{II}; U_I

Titrationskurve

I_{kath} / µA; A; I; B; C; D; II; ,5 1 1,5 T →; Zugabe Cr(VI); ÄP

c Redoxtitration von Fe^{2+} mit Ce^{4+}.
Titrationskurve (–): Fe^{2+} bzw. Ce^{4+} elektrochemisch aktiv vorausgesetzt;
Titrationskurve (---): Ce^{4+} elektrochemisch inaktiv angenommen

Strom-Spannungs-Kurven	Titrationskurve

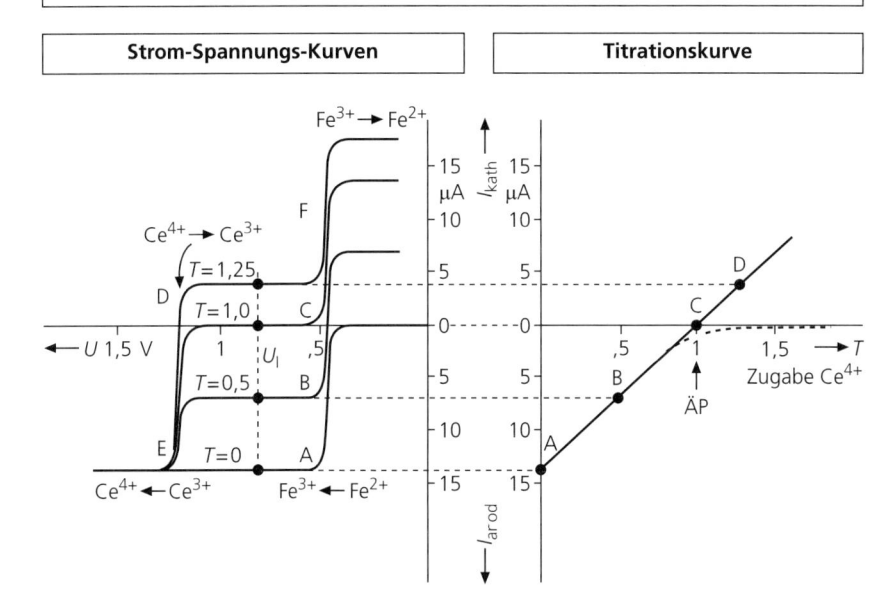

Abb. 27.2 Ableitung amperometrischer Titrationskurven von Fällungs- und Redoxtitrationen mithilfe der Strom-Spannungs-Kurven zu verschiedenen Phasen der Titration (schematisch). T Titrationsgrad

Fällungs- und Komplexbildungstitrationen

Abb. 27.2a zeigt rechts die Titrationskurve der **Fällungstitration** des **elektroaktiven** Pb^{2+} mit **elektroinaktivem** SO_4^{2-}. Zu Beginn der Titration gilt die mit $T = 0$ bezeichnete Strom-Spannungs-Kurve. Ist die Spannung der Arbeitselektrode (gegen die Bezugselektrode) im Grenzstrombereich der Pb^{2+}-Stufe gewählt (zwischen $-0{,}6$ und $-1{,}2$ V), so ergibt sich im Beispiel eine Stromstärke von 7 µA (Punkt A der Titrationskurve $T = 0$). Wurde die Hälfte des Pb^{2+} ausgefällt ($T = 0{,}5$), so hat sich dessen Diffusionsgrenzstrom ebenfalls auf die Hälfte (3,5 µA) verringert und ergibt Punkt B der Titrationskurve. Beim Titrationsgrad $T = 0{,}85$ wird entsprechend Punkt C erhalten. Wegen der unvollständigen Fällung des $PbSO_4$ verläuft die Titrationskurve im Äquivalenzbereich gekrümmt. Der **Äquivalenzpunkt** wird durch **Extrapolation** des linearen Verlaufs erkannt.

Titrationskurven von Fällungstitrationen bei elektroaktivem Titrand und -inaktivem Titrator

Ähnliche Titrationskurven wie in Abb. 27.2a werden auch bei der **komplexometrischen Titration** von (elektroaktiven) Kationen wie Pb^{2+}, Cd^{2+}, Ni^{2+} oder Bi^{3+} erhalten (vgl. Lit. 3, 7), wenn entsprechende Potentiale gewählt werden. Titriert man Pb^{2+} mit $Cr_2O_7^{2-}$,

Titrationskurven von Komplextitrationen

so sind **beide Reaktionspartner elektrochemisch reduzierbar**. Bis zum Äquivalenzpunkt ist in der Lösung allerdings nur Pb^{2+} vorhanden. Die Strom-Spannungs-Kurven (Abb. 27.2b) für $T = 0$ und $T = 0,5$ stimmen daher bis dahin mit Abb. 27.2a überein. Ist Spannung U_I ($= -1,0$ V) eingestellt, so ergibt sich mit den Punkten A und B (Abb. 27.2b rechts, Kurve I) der gleiche Titrationskurvenast wie in Abb. 27.2a. Nach dem Äquivalenzpunkt ($T > 1$) liegt in der Lösung Dichromat vor, dessen Strom-Spannungs-Kurven für $T = 1,3$ und $T = 1,6$ in Abb. 27.2b eingezeichnet sind. Die Diffusionsgrenzströme dieser beiden Stufen ergeben die Punkte C und D des Titrationskurvenastes I nach dem Äquivalenzpunkt (Abb. 27.2b rechts). Der Äquivalenzpunkt wird wiederum durch Extrapolation erhalten.

Wird die Zellspannung im Fall von Abb. 27.2b anstelle von U_I bei U_{II} also vor der Pb^{2+}-Stufe gewählt, so fließt vor dem Äquivalenzpunkt kein Strom und die Titrationskurve nimmt den Verlauf von Ast II in Abb. 27.2b. Nach dem Äquivalenzpunkt stimmt die Titrationskurve mit dem bei Spannung U_I beobachteten Ast überein. Titrationskurven wie Kurve II in Abb. 27.2b ergeben sich u. a. auch bei der Titration elektrochemisch inaktiver Titranden wie Mg^{2+} mit 8-Hydroxychinolin, Ni^{2+} mit Dimethylglyoxim oder von Arsenit mit Bromat (neben Bromid, Br_2 elektroaktiv, s. u.).

Die an den Ordinaten der Abb. 27.2 angegebenen Stromstärken sollen zur Orientierung dienen. Sie hängen vom Konzentrationsbereich, in dem die Titration erfolgt, und u. a. von der Elektrodenoberfläche ab. Grundströme sind in den Abb. 27.2 nicht berücksichtigt. Bei der praktischen Auswertung muss jedoch mit **Grund(Rest)strömen** gerechnet werden. Sie können z. B. bewirken, dass in Abb. 27.2a rechts von ÄP die Stromstärke nicht Null beträgt, sondern den Wert des Reststromes annimmt. Die **Verdünnung** im Verlauf der Titrationen führt zu nichtlinearem Verlauf der Titrationskurvenäste.

Redoxtitrationen

Bei **Redoxtitrationen** können **Titrand, Titrator** und auch ihre **Reaktionsprodukte** Diffusionsgrenzströme ergeben. Das Zustandekommen der Titrationskurven ist daher komplizierter als bei Fällungstitrationen oder Komplexbildungstitrationen. In Abb. 27.2c ist die Ableitung der Titrationskurven am Beispiel der Titration von Fe^{2+} mit Ce^{4+} dargestellt. Bei der Betrachtung ist angenommen, dass sowohl Fe^{2+} und Ce^{3+} elektrochemisch oxidierbar, als auch Fe^{3+} und Ce^{4+} reduzierbar sind. Die Festspannung sei bei U_I (ca. 0,8 V) gewählt. Zu **Beginn der Titration** ($T = 0$) enthält die Lösung ausschließlich Fe^{2+}, das bei der eingestellten Spannung zu Fe^{3+} oxidiert wird. Dies entspricht der anodischen Stufe A der Strom-Spannungs-Kurven bzw. Punkt A der Titrationskurve. Bei halbtitrierter Lösung liegen Fe^{2+}, Ce^{3+} und Fe^{3+} in gleicher Konzentration vor ($= 1/2$ der Ausgangskonzentration des Fe^{2+}). Bei U_I fließt nur der Diffusionsgrenzstrom des Fe^{2+} (Stufe B), der jetzt die Hälfte der Stufe A beträgt. Dies ergibt Punkt B der Titrationskurve. Am **Äquivalenzpunkt** ($T = 1,0$) ist bei der eingestellten Spannung U_I weder das vorhandene Ce^{3+} oxidierbar (Stufen E bei ca. 1,2 V), noch das Fe^{3+} reduzierbar (Stufen F bei ca. 0,5 V). Die Stromstärke ist daher null, die Titrationskurve hat einen **Nulldurchgang** (Punkt C). Bei weiterer Titratorzugabe liegt Ce^{4+} in der Lösung vor, das bei U_I zu Ce^{3+} reduziert wird und damit die kathodische Stufe D bzw. Punkt D der Titrationskurve ergibt.

Die Äste der Titrationskurve vor und nach dem Äquivalenzpunkt sind bei Spannung U_I durch die Oxidation von Fe^{2+} bzw. die Reduktion von Ce^{4+} gegeben. Ausgeprägtere Titrationskurven werden bei Redoxtitrationen erhalten, wenn Reaktionspartner **elektrochemisch inaktiv** sind. Dies kann durch Wahl des Titrators oder anderer Bedingungen erreicht werden (vgl. Abb. 27.2c: --- = Verlauf des Titrationskurvenastes nach dem Äquivalenzpunkt bei elektrochemisch inaktivem Ce^{4+}). Neben den in Abb. 27.2 abgeleiteten Titrationskurven können weitere Kurvenformen auftreten, die sich aus dem elektrochemischen Verhalten der Reaktionspartner ergeben (z. B. bei anderen Spannungen).

Gegenüber der potentiometrischen Titration bietet die amperometrische Vorteile infolge stabilerer Messwerte im Bereich der Äquivalenzpunkte und des linearen Verlaufs der Zweige der Titrationskurvenäste (vgl. Kap. 23.4 Linearisierung potentiometrischer Titrationskurven nach Gran). Die **Bestimmungsgrenze** amperometrischer Titrationen ist durch die Restströme bestimmt. Ist das elektrochemische Verhalten der Bestandteile eines Gemisches ausreichend unterschiedlich, so sind auch simultane Indizierungen möglich (z. B. Fällung einer inaktiven Ionenart nach Fällung einer aktiven Ionenart mit einem aktiven Titrator). Das Arzneibuch führt in Ziff. 2.2.19 die Amperometrie mit einer und mit zwei Indikatorelektrode(n) auf (vgl. Kap. 27.3).

Amperometrische Sensoren

Auf dem amperometrischen Messprinzip beruht eine Reihe von Sensoren zur Bestimmung von gelösten Gasen wie H_2, O_2, Cl_2, CO, NH_3, HCN, H_2S u. a. Die Messung mit amperometrischen Sensoren unterscheidet sich von der in Kap. 23.1.2 behandelten Direktpotentiometrie an ionenselektiven Elektroden in zwei wesentlichen Punkten:

- Der amperometrische Sensor besteht (ähnlich einer Einstabmesskette) aus einer polarisierbaren Arbeitselektrode **und** einer Bezugselektrode. Er stellt daher eine vollständige Messkette dar.
- Entsprechend dem Messprinzip der Amperometrie wird an die Sensormesskette eine geeignete äußere Polarisationsspannung angelegt und der sich ergebende Strom gemessen.

Clark'scher Sauerstoffsensor

Der Aufbau eines amperometrischen Sensors sei am Beispiel des **Clark'schen Sauerstoffsensors** erläutert. Der Sensor ist vom Bauprinzip her ähnlich den in Abb. 23.4d gezeigten Gas-Membranelektroden: In der Probe gelöster Sauerstoff dringt durch eine dünne Membran (z. B. PTFE, Dicke ca. 50 μm) in eine schmale Schicht des Innenelektrolyten (z. B. KCl) zwischen der Membran und einer Edelmetallarbeitselektrode (z. B. Pt oder Au) ein. Im Innenelektrolyten befindet sich neben der (polarisierbaren) Indikatorelektrode eine Gegen(Bezugs)-elektrode, die beim Clark'schen Sensor aus Silber besteht. Die Funktion der Clark'schen Elektrode beruht aufgrund der angelegten Polarisationsspannung auf der Reduktion des eingedrungenen Sauerstoffs an der Edelmetallkathode.

Anwendung in Medizin und HPLC

Andere amperometrische Gassensoren beruhen auf Oxidations-, Komplexbildungs- oder Fällungsreaktionen. Durch Vorschalten einer Enzymmembran (z. B. Glucoseoxidase) werden auch amperometrische Sensoren für biochemische Stoffe (z. B. für Glucose) erhalten, die in der Medizin eingesetzt werden. Amperometrische Sensoren finden auch Verwendung als Sensoren bei der HPLC (Lit. 6). Die verwendeten Stationärelektroden (wie z. B. Au) können durch Reduktions- oder Oxidationsprodukte (z. B. von Zuckern, Glucose) bedeckt oder vergiftet werden. In solchen Fällen wendet man eine „pulsed amperometric detection" an, bei der das angelegte Potential zwischen dem Detektionspotential und Reinigungspotentialen variiert wird (Lit. 12).

27.2.2 Amperometrie mit zwei Indikatorelektroden

Abb. 27.1b zeigt das Messprinzip **der Amperometrie mit zwei Indikatorelektroden („Biamperometrie")** genannt. Es unterscheidet sich von der Amperometrie (vgl. Kap. 27.2.1) wie folgt:

Messprinzip der Biamperometrie

- Anwendung einer **zweiten polarisierbaren** Elektrode anstelle der Bezugselektrode.

Indikatorelektroden

- Die an die Zelle gelegten Spannungen betragen meist nur 10 bis 100 mV. Als **Elektroden** dienen gewöhnlich zwei identische stationäre Edelmetallelektroden (z. B. Platin).

Für die Wirkungsweise dieser Anordnung ist charakteristisch:

- Infolge des Fehlens einer Bezugselektrode sind die **Einzelpotentiale** der beiden Elektroden **gegenüber der Lösung** von außen nicht festgelegt. Lediglich die **Differenz** der Einzelpotentiale gegen die Lösung wird von außen vorgegeben.

Funktionsprinzip der Biamperometrie

- Beide Elektroden werden naturgemäß von der **gleichen Stromstärke**, aber in **entgegengesetzter** Richtung (in die eine Elektrode hinein, aus der anderen Elektrode heraus) durchflossen.

- Ein Zellstrom kann nur dann fließen, wenn **an beiden Elektroden bei der vorgegebenen Spannungsdifferenz elektrochemische Umsetzungen** möglich sind. Im Gegensatz zur Amperometrie mit nur einer Indikatorelektrode müssen daher im Titrationsgemisch (mindestens) **zwei elektroaktive Spezies** vorhanden sein, deren eine oxidiert und deren andere reduziert werden kann.

Titrationskurven

Eine Ionenart (oder ein Neutralmolekül) kann an einer der beiden (polarisierbaren) Elektroden nur dann reduziert bzw. oxidiert werden, wenn die Elektrode gegenüber der Lösung ein geeignetes Potential aufweist. Soll ein Strom durch die Zelle fließen, so müssen solche Bedingungen **an beiden Elektroden** vorliegen: An der einen Elektrode ein für eine Reduktion, an der anderen Elektrode ein für eine Oxidation vorhandener Teilchenarten passendes Potential. Bei der relativ kleinen, von außen aufgeprägten Differenz der beiden Elektrodenpotentiale können sich diese Bedingungen i. A. nur dann ergeben, wenn ein reversibles Redoxpaar in der Lösung vorliegt. In diesem Fall „floaten" die Elektrodenpotentiale (unter Einhaltung der vorgegebenen Spannungsdifferenz) zu Werten, bei denen anodischer und kathodischer Strom gleich sind. Nur in Sonderfällen können Partner verschiedener Redoxsysteme einen biamperometrischen Stromfluss bewirken (bei eng benachbarten Halbstufenpotentialen). Stellt man sich die Zelle um eine Bezugselektrode ergänzt vor, die eine Beobachtung der Potentiale der beiden polarisierbaren Elektro-

Bedingung für Stromfluss bei der Biamperometrie: Vorliegen eines reversiblen Redoxsystems

Potentiale der polarisierbaren Elektroden

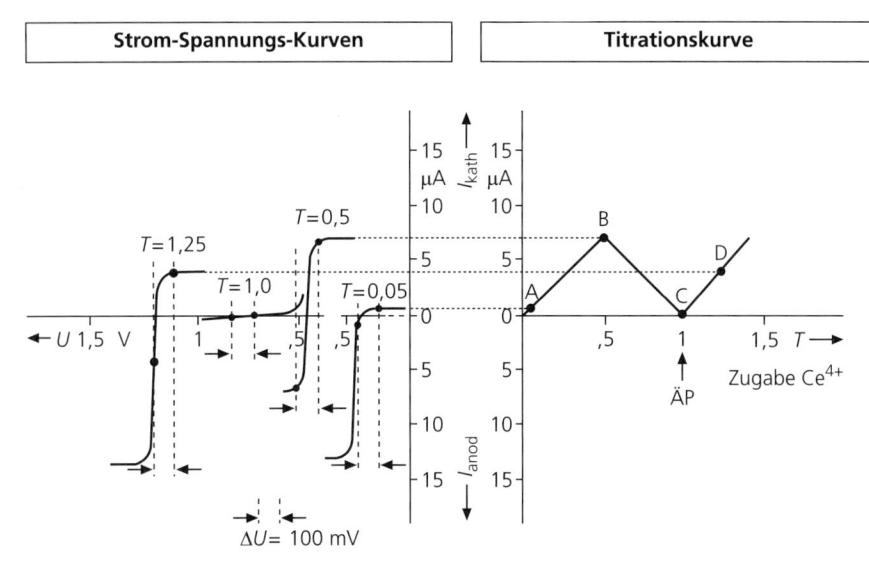

Abb. 27.3 Ableitung einer biamperometrischen Titrationskurve am Beispiel der Titration von Fe^{2+} mit Ce^{4+} (schematisch). Spannung $\Delta U = 100$ mV, T Titrationsgrad

den gestattet, so können die Vorgänge anhand der Strom-Spannungs-Kurven der Abb. 27.2c abgeleitet werden. Zur einfacheren Betrachtung sind in Abb. 27.3 nur jene Ausschnitte der Strom-Spannungs-Kurven im Bereich der Schnittpunkte mit der Spannungsachse dargestellt, die – titrationsgradabhängig – für den jeweiligen Stromfluss verantwortlich sind.

Zustandekommen biamperometrischer Titrationskurven

Das Zustandekommen von Titrationskurven der Amperometrie mit zwei Indikatorelektroden sei wiederum am Beispiel der Titration von Fe^{2+} mit Ce^{4+} erläutert (Abb. 27.3): Zu **Beginn der Titration** liegt in der Lösung nur Fe^{2+} vor, das anodisch oxidiert werden kann. Da keine reduzierbare Teilchenart vorliegt, ist die Stromstärke **null**. Erst nach Zugabe von Titrator ist reduzierbares Fe^{3+} zugegen und ein Strom kann durch die Zelle fließen (vgl. Abb. 27.3 rechts). In der Abbildung ordnet sich die an die Zelle gelegte Spannungsdifferenz ΔU so um den Nulldurchgang der Strom-Spannungs-Kurve des jeweiligen Titrationsgrades an, dass anodischer und kathodischer Strom gleich sind. Hierdurch ergeben sich auch die Potentiale der beiden Elektroden gegen die Lösung (hier in der Nähe des Halbstufenpotentials der Fe^{2+}/Fe^{3+}-Stufe). Die Stromstärke wird dabei von der jeweils kleineren der beiden Konzentrationen bestimmt. Am **Anfang der Titration** (z. B. bei $T = 0{,}05$) ist es die Fe^{2+}/Fe^{3+}-Stufe, die die Spannungsachse schneidet. Am Nulldurchgang verläuft die Stufe zu dieser Phase der Titration relativ flach und ergibt daher nur eine **kleine Stromstärke** (Punkt A der Titrationskurve).

Bei **halbtitrierter Lösung** ($T = 0{,}5$) durchstößt die Fe^{2+}/Fe^{3+}-Stufe die Spannungsachse **steil** (Punkt B der Titrationskurve in Abb. 27.3). Es wird daher ein **Stromstärkemaximum** erreicht. Danach führt die abnehmende Fe^{2+}-Konzentration wieder zur Verkleinerung der Stromstärke.

Beim **Äquivalenzpunkt** wird die **Stromstärke null** weil das dort vorliegende Gemisch von reduzierbarem Fe^{3+} und oxidierbarem Ce^{3+} wegen der Unterschiedlichkeit ihrer Redoxpotentiale bei der an die Zelle gelegten geringen Spannungsdifferenz nicht zu einem Stromfluss führen kann (Punkt C). Dies äußert sich in dem flachen Verlauf der Strom-Spannungs-Kurve bei $T = 1$. Bei Zugabe eines Ce^{4+}-Überschusses kann jetzt kathodisch Ce^{4+} reduziert und anodisch Ce^{3+} oxidiert werden. Nach Überschreiten des Äquivalenzpunktes stellt die Ce^{3+}/Ce^{4+}-Stufe den **Nulldurchgang**. Die Stromstärke steigt infolge der Steilheit der Stufe an (Punkt D der Titrationskurve bei $T = 1{,}25$). Das Potential der Indikatorelektroden (gegen eine fiktive Bezugselektrode) liegt jetzt im **Bereich des Halbstufenpotentials** der Ce^{3+}/Ce^{4+}-Stufe. Dies bedeutet, dass nach dem Äquivalenzpunkt das Ce^{3+}/Ce^{4+}-Redoxpaar die Stromstärke bestimmt.

Gestalt realer biamperometrischer Titrationskurven

Reale biamperometrische Titrationskurven haben etwas andere Formen als die in Abb. 27.3 rechts schematisch abgeleitete Kurve. Werden **kleine Spannungen** (z. B. $\Delta U = 20$ mV) angelegt, so erhält

Grundlagen der amperometrischen und voltametrischen Verfahren

a Titrand- und Titratorsystem reversibel

b nur Titratorsystem reversibel (z.B. Karl-Fischer- oder Diazo-Titration)

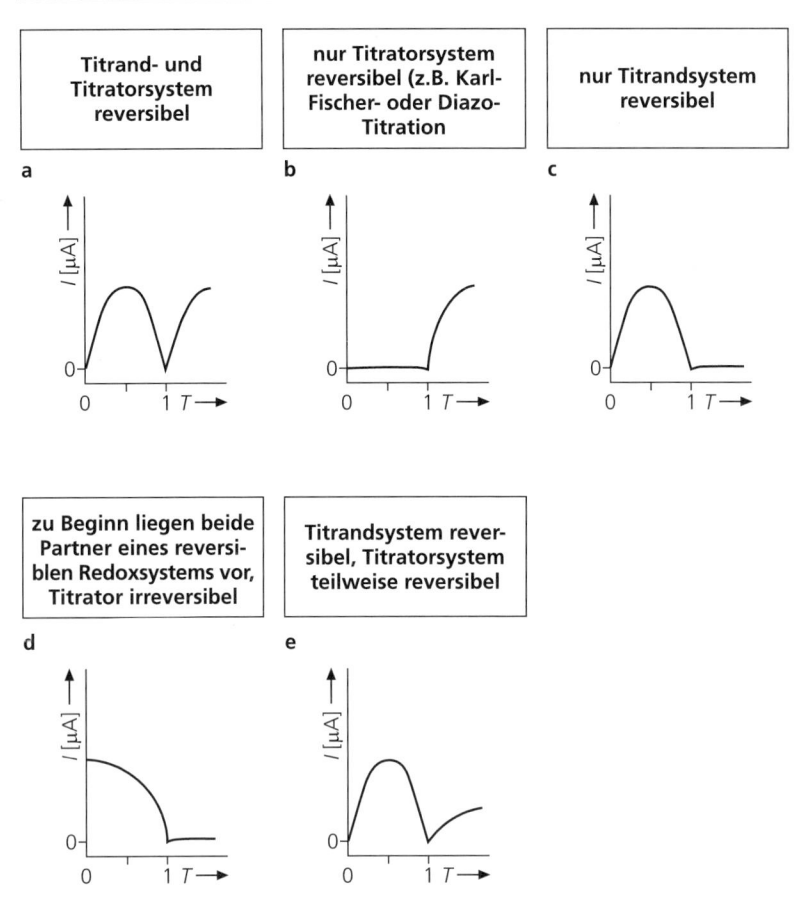

c nur Titrandsystem reversibel

d zu Beginn liegen beide Partner eines reversiblen Redoxsystems vor, Titrator irreversibel

e Titrandsystem reversibel, Titratorsystem teilweise reversibel

Abb. 27.4 Grundtypen biamperometrischer Titrationskurven bei kleiner Spannung zwischen den Elektroden (z. B. $\Delta U = 20$ mV). I kathodische oder anodische Stromstärke, T Titrationsgrad

man **gekrümmte Zweige der Titrationskurven** (vgl. Abb. 27.4). Lediglich im Anfangsbereich und im Bereich des Äquivalenzpunktes werden annähernd lineare Teilstücke beobachtet. Die Nichtlinearität stört die Erkennung des Endpunktes nicht, da die genannten Teilstücke sehr steil verlaufen. In Abb. 27.4 sind die Grundtypen von Titrationskurven der Amperometrie mit zwei Indikatorelektroden dargestellt.

Dead-stop-Titrationen

Sind der Titrand elektrochemisch inaktiv und der Titrator aktiv, so verläuft der linke Ast der Titrationskurve flach (Stromstärke klein), während nach dem Äquivalenzpunkt (Überschuss des elektrochemisch aktiven Titrators) ein Stromstärkeanstieg (Abb. 27.4 b) auftritt.

Sonderfall: Dead-stop-Titration

Von dieser Form biamperometrischer Titrationskurven rührt die Bezeichnung **Dead-stop-Titration** her. **Dead** beschreibt, dass bis zum Äquivalenzpunkt die Stromstärke fast Null beträgt und dann plötzlich ansteigt (stop). Die Bezeichnung wird jedoch auch allgemein für biamperometrische Titrationen gebraucht. Kurven wie in Abb. 27.4b werden u. a. bei der **Diazotitration primärer aromatischer Amine** und der **Wasserbestimmung nach Karl Fischer** (Arzneibuch, Halbmikrobestimmung Ziff. 2.5.12) beobachtet (Kap. 27.4).

Biamperometrische Titrationskurven bei irreversiblem Titratorsystem

Gehört der Titrator einem **irreversiblen Redoxsystem** an, so verläuft die Titrationskurve **nach** dem Äquivalenzpunkt flach (Abb. 27.4c). Bei der Titration von Iod mit Thiosulfat liegen solche Verhältnisse vor. Im Überschuss vorhandenes Iodid bewirkt jedoch einen Anfangsverlauf nach Abb. 27.4d. Bei teilweiser Reversibilität des Titrators entsteht nach dem Äquivalenzpunkt ein mittlerer Verlauf (Abb. 27.4e). Dann kann das Anlegen größerer Spannungen (z. B. $\Delta U = 100$ mV und mehr) für die Ausbildung der Titrationskurven günstiger sein.

Anwendungsbereich der Biamperometrie

Die Domäne biamperometrischer Indizierungen bilden zahlreiche **Redoxtitrationen**. Ein Vergleich der Titrationskurven 27.4a und 27.2c zeigt die Überlegenheit der Biamperometrie. Möglich sind jedoch auch **komplexometrische Titrationen** und **Fällungstitrationen** (Lit. 3, 4). So kann Ag^+ unter Verwendung von zwei metallischen Silberelektroden mit Cl^- titriert werden. Die Titrationskurve entspricht Abb. 27.2d. Auch **Simultantitationen** sind bei biamperometrischer Indizierung möglich. Die Arbeitsweise mit zwei polarisierbaren Indi-

Nichtwässrige Medien

katorelektroden eignet sich besonders in **nichtwässrigen Medien**, da die Probleme mit Bezugselektroden vermieden werden. Während bei der Amperometrie die linearen Titrationskurvenäste entfernt vom Äquivalenzpunkt aufgenommen und extrapoliert werden, genügt es bei der Biamperometrie, den scharf ausgeprägten Verlauf im Bereich der Äquivalenzpunkte zu beobachten, wobei an die Konstanz der experimentellen Bedingungen geringere Anforderungen zu stellen sind.

27.2.3 Voltametrie mit einer Indikatorelektrode

Abb. 27.1c zeigt das Messprinzip der Voltametrie mit einer Indikatorelektrode. Im Gegensatz zur Amperometrie wird eine **bestimmte**

Prinzip der Voltametrie

Zellstromstärke vorgegeben und die resultierende **Zellspannung der Indikatorelektrode** gegenüber einer Bezugselektrode **gemessen**. Es handelt sich deshalb im Prinzip um ein **galvanostatisches** Verfahren (vgl. Kap. 22, Schema IV). Je nach Material der Arbeitselektrode können **kathodische oder anodische Ströme** (Kap. 22.4.3) angewandt werden. Die Titrationskurven können wiederum durch Betrachtung der Strom-Spannungs-Kurven der Abb. 27.2c rechts am Beispiel der Tit-

Entstehung voltametrischer Titrationskurven

ration von Fe^{2+} mit Ce^{4+} abgeleitet werden. In Abb. 27.5 sind die wesentlichen Teilstücke dieser Strom-Spannungs-Kurven zu verschiedenen Phasen der Titration dargestellt. Die zwischen Indikator- und

Bezugselektrode messbare Spannung lässt sich auf der Strom-Spannungs-Kurve am Schnittpunkt mit der eingestellten Stromstärke (hier: $I_{anod} = 1\,\mu A$ gewählt) ablesen. Wie Abb. 27.5 zeigt, ist die Form der Titrationskurven den in der Potentiometrie erhaltenen ähnlich.

Vergleich mit potentiometrischen Titrationskurven

Die voltametrische Indizierung kann sowohl bei **Redox-, Fällungs-** als auch **Komplextitrationen** durchgeführt werden. Im Vergleich zur Potentiometrie täuschen die bei der Voltametrie angewandten kathodischen oder anodischen Ströme einen etwas früheren oder späteren **Endpunkt** vor. Um diese Fehler klein zu halten, dürfen die angewandten Stromstärken nicht zu groß gewählt werden. Die **Potentialeinstellung** erfolgt rascher als bei der Potentiometrie. Dennoch bietet die Methode keine nennenswerten Vorteile.

Anwendungsbereich

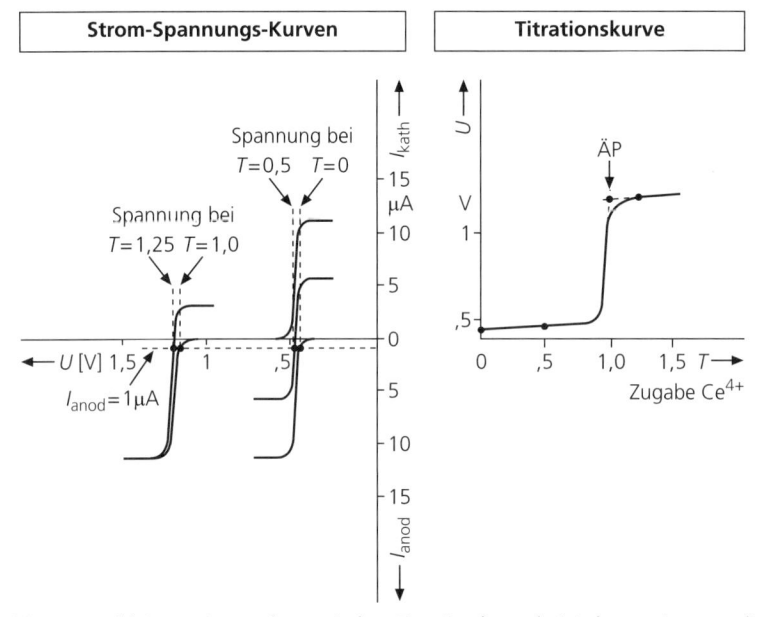

Abb. 27.5 Ableitung einer voltametrischen Titrationskurve bei Anlegen eines anodischen Stromes am Beispiel der Titration von Fe^{2+} mit Ce^{4+}; vollständige Strom-Spannungs-Kurven und Bedeutung der Stufen vgl. Abb. 27.2c (schematisch). ΔU zwischen den Elektroden gemessene Spannung, I_{anod} angelegte anodische Stromstärke (hier: 1 µA gewählt). T Titrationsgrad

27.2.4 Voltametrie mit zwei Indikatorelektroden

Die Anordnung zur Voltametrie mit zwei Indikatorelektroden („Bivoltametrie") unterscheidet sich von der voltametrischen Anordnung im Vorhandensein der **zweiten polarisierbaren Elektrode** anstelle der Bezugselektrode. Die elektrolytische Zelle stimmt also mit dem Zellaufbau zur Biamperometrie (Kap. 27.2.2) überein. Der Unterschied zur Biamperometrie besteht lediglich darin, dass hier eine **konstante**

Prinzip der Bivoltametrie

Amperometrie und Voltametrie

Stromstärke angelegt und die sich **ergebende Spanungsdifferenz der beiden Elektroden gemessen** wird.

Entstehung bivoltametrischer Titrationskurven

Abb. 27.6 zeigt schematisch die Ableitung der bivoltametrischen Titrationskurve aus den Strom-Spannungs-Kurven zu verschiedenen Phasen der Titration wiederum am Beispiel der Bestimmung von Fe^{2+} mit Ce^{4+}. Die zu der jeweiligen Phase einer Titration zwischen den Elektroden messbare Spannung ergibt sich aus den beiden **Schnittpunkten der anodischen und betragsgleichen kathodischen Stromstärkeniveaus** (– – – in Abb. 27.6) **mit den Stufen**. Flacher Verlauf der Kurven im Bereich des Nulldurchgangs ergibt hohe, steiler Verlauf kleine Spannungsdifferenzen.

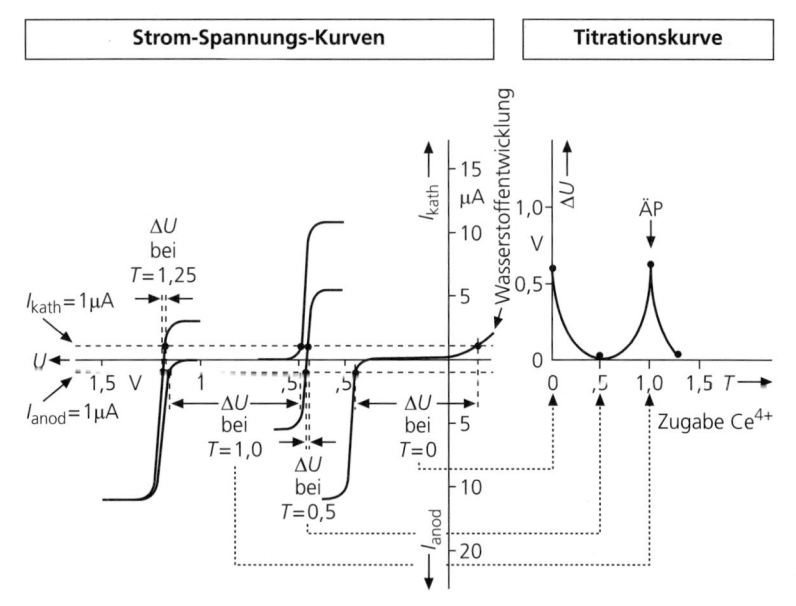

Abb. 27.6 Ableitung einer bivoltametrischen Titrationskurve bei Anlegen einer Zellstromstärke von 1 μA am Beispiel der Titration von Fe^{2+} mit Ce^{4+}; vollständige Strom-Spannungs-Kurven und Bedeutung der Stufen vgl. Abb. 27.2c (schematisch). ΔU zwischen den Elektroden gemessene Spannung, T Titrationsgrad

Vergleich biamperometrischer und bivoltametrischer Titrationskurven

Man erkennt, dass sich die Titrationskurve in Abb. 27.6 rechts aufgrund des **inversen Messprinzips** gegenläufig zur biamperometrischen Kurve verhält (vgl. Abb. 27.4a). Abb. 27.7 zeigt dies anhand einiger weiterer bivoltametrischer Titrationskurven (vgl. Abb. 27.4). Anstelle eines Stromstärkeminimums oder -anstieges wird der **Endpunkt bei der Bivoltametrie** an einer **Spannungsspitze**, einem **Spannungsabfall** oder **-plateaubeginn** erkannt.

Auch bei der Bivoltametrie stellt die zwischen den Elektroden messbare Spannung die Differenz aus dem anodischen und dem katho-

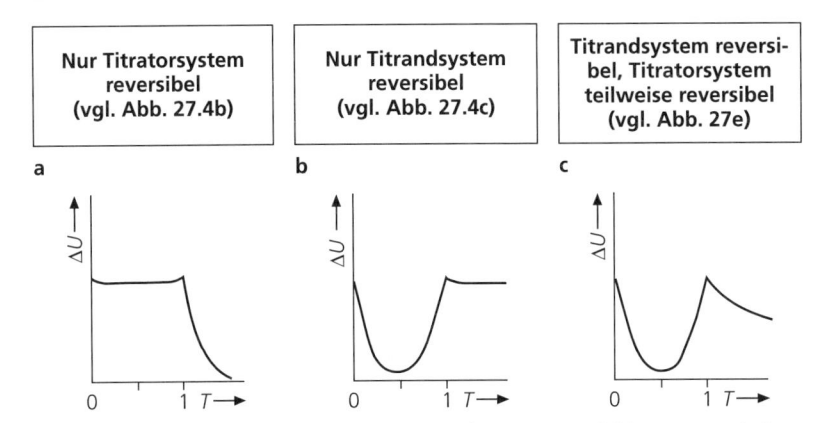

Nur Titratorsystem reversibel (vgl. Abb. 27.4b)	Nur Titrandsystem reversibel (vgl. Abb. 27.4c)	Titrandsystem reversibel, Titratorsystem teilweise reversibel (vgl. Abb. 27e)
a	b	c

Abb. 27.7 Vergleich bivoltametrischer Titrationskurventypen mit biamperometrischen Titrationskurven. ΔU zwischen den Elektroden gemessene Spannung, T Titrationsgrad

dischen Elektrodenpotential dar, das mit den jeweiligen Redoxprozessen verbunden ist. Wie bei der Biamperometrie sind die Beträge von anodischer und kathodischer Stromstärke notwendigerweise gleich. Im Gegensatz zur Voltametrie verursacht der ebenfalls konstante Polarisationsstrom der Bivoltametrie bei reversiblen Redoxsystemen keinen systematischen Fehler bei der Endpunkterkennung. Gegenüber der Biamperometrie bietet die Bivoltametrie als hinsichtlich des Messprinzips inverse Methode keine Vorteile.

Vergleich Bivoltametrie – Voltametrie – Biamperometrie

27.3 Durchführung amperometrischer und voltametrischer Titrationen mit einer und mit zwei Indikatorelektroden

27.3.1 Messanordnungen und experimentelle Durchführung

Amperometrie und Voltametrie lassen sich im Prinzip mit den in Abb. 27.1 gezeigten Anordnungen praktisch durchführen. Damit der Zellstromkreis nicht durch den Spannungsmesser belastet wird, erfordern die voltametrischen Methoden ebenso wie die Potentiometrie **hochohmige Spannungsmesser**. Der apparative Aufwand ist daher bei voltametrischen Methoden größer als bei amperometrischen. Konstante Spannungen und Stromstärken können auch mit den in vorausgehenden Kapiteln besprochenen elektronischen Anordnungen erzeugt werden, insbesondere lässt sich die **Amperometrie** mithilfe eines **Polarographen** durchführen.

Praktische Durchführung von Amperometrie und Voltametrie

Experimentelle Bedingungen

Für Titrationen sind die in Abb. 27.1 dargestellten Messanordnungen um eine **Bürette**, eine **Rührvorrichtung** sowie eine **Entlüftungseinrichtung** (vgl. Polarographie, Kap. 26.2.3) zu ergänzen. Auch die sonstigen Versuchsbedingungen (z. B. **Grundelektrolyte**) entsprechen der Voltammetrie bzw. Polarographie. Im Gegensatz zur Polarographie hängen die Messwerte jedoch nicht von Bedingungen wie Grundelektrolytkonzentration, Kapillardaten usw. ab. Als Grundelektrolyt genügen häufig die bis zum Äquivalenzpunkt entstandenen Produkte. Soweit erforderlich, wird unter **Sauerstoff- oder Feuchtigkeitsausschluss** (z. B. Karl-Fischer-Titration) gearbeitet.

Möglichkeit zu Mikrotitrationen

Die Titrationen werden in den üblichen Volumen von 25 bis 100 ml ausgeführt, jedoch sind mit entsprechenden Zellen auch **Mikrotitrationen** indizierbar. Die Größenordnung der bei **voltametrischen Verfahren** zu wählenden **Stromstärken** dürfen bei Konzentrationen von $0,1 \text{ mol} \cdot l^{-1}$ und Elektrodenoberflächen von 10 mm^2 maximal 10 µA betragen, bei kleineren Konzentrationen entsprechend weniger. Die günstigste **Spannungsdifferenz für die Biamperometrie** wird am besten empirisch ermittelt. Ebenso kann die optimale **Festspannung** für eine **amperometrische Indizierung** durch Aufnahme der Strom-Spannungs-Kurven der Reaktionspartner unter den Bedingungen der Titration bestimmt werden.

Anzulegende Stromstärken und Spannungen bei Bivoltametrie bzw. Biamperometrie

Verdünnungseffekte führen zu Abweichungen der Titrationskurven vom theoretischen Verlauf. Die Lage der Äquivalenzpunkte bleibt unbeeinflusst, jedoch kann die **Extrapolation** der Titrationskurven beeinträchtigt werden. Die Verdünnungskorrektur ist nicht erforderlich, wenn mit ausreichend konzentrierten Titrator-Lösungen (Konzentrationsverhältnis der Lösungen von Titrand zu Titrator mindestens 1:10; Mikrobürette) gearbeitet wird. Voraussetzung für die Linearität amperometrischer Titrationskurven ist auch die Konstanz der experimentellen Bedingungen (z. B. Rühren, Temperatur), jedoch nur für die Dauer der jeweiligen Titration.

Verdünnungseffekte

Gemäß Arzneibuch (Ziffer 2.2.19) werden bei der Amperometrie mit einer Indikatorelektrode vor dem Endpunkt 80 % des (vermutlich) erforderlichen Volumens an Maßlösung in mindestens drei Anteilen zugegeben. Die Messpunkte müssen auf einer Geraden liegen. Nach dem Endpunkt werden ebenso mindestens drei Punkte in einem Volumen-Stromstärke-Diagramm aufgetragen. Der Endpunkt ergibt sich durch Extrapolation der beiden hierdurch erhaltenen Geraden. Bei der Amperometrie mit zwei Indikatorelektroden wird die Gesamt--titrationskurve registriert.

Amperometrische und biamperometrische Bestimmung von Endpunkten gem. Arzneibuch

27.3.2 Elektroden und Zellen

Um den Stoffumsatz nicht zu beeinflussen, werden bei amperometrischen und voltametrischen Titrationen **Mikroarbeitselektroden**, d. h. Elektroden mit kleiner Oberfläche eingesetzt. Daher genügen Stromstärken von wenigen Mikroampere zur Polarisation. Verwendung finden vor allem die **Quecksilbertropfelektrode** (vgl. Kap. 26.3.1) sowie die **rotierende Platinelektrode**. Daneben werden auch Elektroden aus anderen Edelmetallen (Au, Ag) sowie aus Graphit oder **Glascarbon** verwendet. Bei biamperometrischen oder bivoltametrischen Indizierungen kommt meist ein Paar weitgehend gleicher Elektroden zum Einsatz.

Als **Bezugselektroden für Amperometrie und Voltametrie mit einer Indikatorelektrode** eignen sich die in den vorausgehenden Kapiteln behandelten Elektrodentypen, wie Kalomel- oder Silber/Silberchlorid-Elektroden. Ebenso wie z. B. bei der Polarographie (vgl. Kap. 26.3.1) dürfen bei der Amperometrie verwendete Bezugselektroden durch die fließenden Ströme nicht nennenswert polarisiert werden. Ebenso darf keine chemische Beeinflussung der durchgeführten Titration durch die Elektrodenfüllung auftreten (evtl. Zwischenelektrolyt).

Bezugselektroden für Amperometrie, Voltametrie

27.3.3 Durchführung amperometrischer Methoden des Arzneibuchs

Das Arzneibuch beschreibt eine Anordnung zur Amperometrie und deren Ausführung (Ziffer 2.2.19). Als regulierbare Spannungsquelle kann am einfachsten eine Spannungsteilerschaltung dienen (vgl. Abb. 27.1 a). Die Zellspannung kann am Potentiometerabgriff mit einem Voltmeter gemessen werden. Gemäß Arzneibuch wird die Spannung der Amperometrie so gewählt, dass der Diffusionsstrom der elektrochemisch aktiven Substanz fließt, womit zweifellos der Diffusions**grenz**strom gemeint ist.

Alternativ kann gemäß Arzneibuch die Anordnung zur Amperometrie mit einer Indikatorelektrode auch aus dieser Messelektrode und einer Hilfselektrode bestehen, während die Spannung der Messelektrode gegen eine zusätzliche stromlose Bezugselektrode eingestellt wird (Prinzip vgl. Abb. 24.4). Wie erwähnt, sieht das Arzneibuch auch bei der Karl-Fischer-Methode und (neben der Verwendung von Indikatoren) bei der Bestimmung des Stickstoffs in primären aromatischen Aminen u. a. die amperometrische Indizierung der Endpunkte vor.

Anordnungen zur Amperometrie gemäß Arzneibuch

Wasserbestimmung durch Karl-Fischer-Titration

Bei der **Karl-Fischer-Methode** (Grundlage s. Kap. 27.4) werden zwei (polarisierbare) **Platinelektroden** verwendet. Die Indizierung erfolgt **biamperometrisch**. Die Beschreibung der dabei zu verwendenden Anordnung des Arzneibuches (Ziffer 2.5.12) entspricht sonst sinngemäß der unter Amperometrie beschriebenen. Als Amperemeter kann bei gängigen Elektroden ein Gerät mit 20 µA Meßbereich gewählt werden. Laut Vorschrift wird die Spannung so eingestellt, dass ein

Biamperometrische Anordnung zur Indizierung der Karl-Fischer-Titration

„niedriger Anfangsstrom" fließt. Die einzustellende Spannung liegt bei 20 bis 40 mV (vgl. Kap. 27.2.2).

Tab. 27.1 Anwendungen amperometrischer bzw. biamperometrischer Indizierungen in der pharmazeutischen Analytik; Lit. 5, 6, 10, Kap. 22, Lit. 1; 23 Lit. 7, 8; 26 Lit. 22, 24

Methode	Anwendungen/Beispiele
Argentometrische Titrationen	Halogenide, Pseudohalogenide, Ag^+, Thiole, Thiobarbitursäuren, Barbitursäuren, Theophyllin, Theobromin
Mercurimetrische*) Titrationen	Thiole, Penicillin (nach Hydrolyse), Barbitursäuren, Glutathion, Methylthiouracil, Salicylate, Phenazon
Fällungstitrationen mit Pb^{2+} mit SO_4^{2-} mit $[Fe(CN)_6]^{2-}$ mit 8-Hydroxychinolin mit Dimethylglyoxim mit Silicowolframsäure	 Sulfat, Chromat, Oxalat Pb^{2+}, Ba^{2+} Zn^{2+} Mg^{2+}, Cu^{2+}, Zn^{2+}, Fe^{3+} Ni^{2+} Alkaloide und andere Stickstoffbasen (Antihistaminika, Spasmolytika, Phenothiazine)

Nitritometrie	Natriumnitrit (Einstellung)
	Stickstoff in primären aromatischen Aminen
	Arzneibuch:
	  Benzocain
	  Dapson
	  Procain-, Procainamidhydrochlorid
	  Succinylsulfathiazol (nach Hydrolyse)
	  Sulfacetamid-Natrium
	  Sulfadiazin, -doxin, -dimidin, -guanidin, -merazin, -methizol, -methoxazol, -methoxypyridazin, -thiazol, Sulfanilamid, Sulfisomidin
	  Acetanilid, Phenacetin (nach Hydrolyse), Benzodiazepine (nach Hydrolyse), Aminoacridinderivate, Primaquin, Hydrazinderivate (Isoniazid, Isocarboxazid)

Bromometrische und Bromatometrische Titrationen	Barbiturate mit ungesättigter Seitenkette Ascorbinsäure, AsO_3^{3-} Phenol-, Anilinderivate (p-Aminobenzoesäureester, Tetracain)
Iodometrische Titrationen	Ascorbinsäure, Gentisinsäure, Wasser nach Karl Fischer
Redoxtitrationen mit $K_3[Fe(CN)_6]$	Adrenalin, Isoniazid
Redoxtitrationen mit Ce^{4+}	α-Tocopherol, Paracetamol (nach Hydrolyse), Phenothiazine

*) nicht mehr zeitgemäß

Stickstoff in primären aromatischen Aminen

Zur vorgesehenen elektrometrischen Indizierung des Endpunktes bei der Bestimmung des **Stickstoffs in primären aromatischen Aminen** (Grundlagen s. Kap. 27.4) finden sich weder in den Allgemeinen Methoden noch in den betreffenden Monographien des Arzneibuches nähere Angaben (Ziffer 2.5.8). Die im Vorausgehenden besprochenen Methoden des Arzneibuches können jedoch auch bei der Bestimmung des Stickstoffes in primären aromatischen Aminen zur amperometrischen oder biamperometrischen Indizierung angewandt werden. Pharm. Int. I gibt dabei für die Spannungsdifferenz der Pt-Elektroden 50 bis 100 mV an. Die Indizierung kann auch potentiometrisch mittels einer Platinelektrode erfolgen.

Biamperometrische Anordnung zur Indizierung der Bestimmung des Stickstoffs in primären aromat. Aminen

27.4 Pharmazeutische Anwendungen amperometrischer und voltametrischer Indizierungsmethoden

Die Anwendungsbereiche amperometrischer bzw. voltametrischer Titrationen in der pharmazeutischen Analytik sind vielfältig. Redox-, Fällungs- und Komplexbildungstitrationen **anorganischer und organischer Stoffe** können mithilfe elektrochemisch aktiver Reagenzien auch dann indiziert werden, wenn die zu bestimmende Substanz selbst nicht elektrochemisch aktiv ist oder nur langsam elektrochemisch reagiert. In letzterem Fall kann auch die **Rücktitration** eines Reagenzüberschusses zum Ziel führen. Umgekehrt ist bei elektrochemisch aktivem Titrand kein aktiver Titrator erforderlich.

Anwendbarkeit von Amperometrie und Voltametrie in der pharmazeutischen Analytik

Tab. 27.1 gibt Anwendungsbeispiele für amperometrische Titrationen in der pharmazeutischen Analytik. Die amperometrische Indizierung **iodometrischer Titrationen** wird durch das reversible I_2/I^--Redoxsystem ermöglicht, während Thiosulfat inaktiv ist (an Pt-Elektroden). Auch bei inaktivem Titrand gestattet das Br_2/Br^--System die Indizierung von **Titrationen mit Bromat**. Am Äquivalenzpunkt bromometrischer und bromatometrischer Titrationen (z. B. von Phenol-, Anilinderivaten oder ungesättigten Verbindungen) tritt freies Brom neben Bromid auf. Das **Hexacyanoferrat(II/III)-Redoxsystem** ermöglicht die Indizierung von **Fällungstitrationen** (Zn^{2+}) und **Redoxtitrationen**. Die amperometrische Indizierung der in Tab. 27.1 erwähnten **Fällungstitrationen von Stickstoffbasen** mit Silicowolframsäure beruht auf der Reduzierbarkeit der Heteropolysäure. Ebenso ist 8-Hydroxychinolin an der Quecksilbertropfelektrode reduzierbar.

Beispiele

Karl-Fischer-Titration mit elektrometrischer Indizierung

Iod und Schwefeldioxid reagieren gemäß der Gleichung:

$$I_2 + SO_2 + 2H_2O \rightleftarrows SO_4^{2-} + 2I^- + 4H^+$$

Grundlagen und Durchführung der Karl-Fischer-Titration (Arzneibuch, Ziffer 2.5.12)

Da die Reaktion nur bei Gegenwart von Wasser und unter dessen Verbrauch abläuft, lässt sie sich zur Bestimmung von Wassergehalten heranziehen. Quantitative Umsetzung wird erzielt, wenn die entstehenden Protonen abgefangen werden. Hierzu eignet sich Pyridin, das außerdem durch **Adduktbildung** mit SO_2 und Iod zur Stabilisierung der Reagenzlösung beiträgt.

Zur Verbesserung der **Löslichkeit** polarer Substanzen wird Pyridin im Gemisch mit Lösungsmitteln wie Methanol verwendet. In Gegenwart von Methanol beträgt das stöchiometrische Verhältnis von I_2 und H_2O 1:1 (Molverhältnis). Die Bestimmung lässt sich mit getrennten Lösungen von Iod und SO_2 oder mit einer gemeinsamen Lösung durchführen. Gemäß Arzneibuch wird eine gemeinsame Lösung in Pyridin/Ethylenglycolmonomethylether (Karl-Fischer-Lösung) verwendet. Schwefeldioxid wird im Überschuss eingesetzt. Vor Gebrauch ist der Wirkwert der Karl-Fischer-Lösung durch Einstellung gegen bestimmte Mengen Wasser zu ermitteln. Wegen der langsamen Gleichgewichtseinstellung und der Toxizität des Pyridins werden heute meist andere Basen wie Diethanolamin, Imidazol oder Alkalisalze organischer Säuren (z. B. Natriumsalicylat) eingesetzt (Lit. 8, 9, 11).

Biamperometrische Indizierung der Karl-Fischer-Titration

Neben der visuellen Erkennung des Reagenzüberschusses kann die Karl-Fischer-Titration u. a. **biamperometrisch indiziert** werden. Bei Methode A des Arzneibuches ist von den vor dem Endpunkt der Bestimmung vorliegenden Spezies nur I^- (anodisch) elektroaktiv. Wegen des Fehlens einer kathodischen Reaktionsmöglichkeit bleibt die Stromstärke bis zum Endpunkt gleich null. **Erst mit dem Auftreten freien Iods nach dem Äquivalenzpunkt liegt ein** reversibles **Redoxpaar vor**, das einen plötzlichen **Stromanstieg** hervorruft. Die Titrationskurve hat die Form von Abb. 27.4b. Bei Rücktitration (Methode B) wird eine Kurve wie Abb. 27.4d erhalten. Die Durchführung von Wasserbestimmungen nach Karl-Fischer ist in Kap. 27.3.3 beschrieben.

Nitritometrische Titration in primären aromatischen Aminen

Grundlagen und Beispiele der nitritometrischen Titration von Stickstoffverbindungen

Die Endpunkte von Titrationen primärer und sekundärer Amine, Hydrazinderivate und Pyrazolone mit salpetriger Säure lassen sich elektrometrisch indizieren (vgl. Tab. 27.1). Primäre aromatische Amine reagieren nach der Bruttogleichung (Diazotitration):

$$ArNH_2 + HNO_2 + H^+ \rightleftarrows ArN_2^+ + 2H_2O$$

Wirksame Agenzien bei dieser Reaktion sind aus HNO_2 und Halogenwasserstoffen gebildete Nitrosylhalogenide, wobei das Bromid rascher reagiert als Chlorid. Dem Titrationsgemisch wird daher Kaliumbromid zugesetzt. Wegen der Instabilität der freien salpetrigen Säure werden Titrationen durch Zugabe von Nitrit zur (salz)sauren Lösung durchgeführt. Das Arzneibuch (Ziffer 2.5.8) lässt Gehalte von Lokalanästhetika der p-Aminobenzoesäureester-Gruppe, bei dem Antimykotikum Dapson und einer Reihe von Sulfonamiden durch Diazotitration bestimmen (vgl. Tab. 27.1).

Die Indizierung des Endpunktes der Diazotitration kann gemäß Arzneibuch elektrometrisch erfolgen (s. a. Lit. 5). Bei biamperometrischer Durchführung werden Titrationskurven wie in Abb. 27.4b erhalten. Vor dem Äquivalenzpunkt ist die Stromstärke praktisch gleich null. Ein Stromfluss setzt erst bei Erreichen des Endpunktes ein (Dead-stop). Wie in Kap. 27.2.2 erläutert wurde, sind bei einer angelegten Spannungsdifferenz von wenigen Millivolt Redoxpartner unterschiedlicher Redoxsysteme nur in Sonderfällen befähigt, einen biamperometrischen Stromfluss zu bewirken. Dies wird bei der Bestimmung primärer aromatischer Amine für Br^-, HNO_2 und $NOBr$ diskutiert. In Anbetracht des KBr-Überschusses in der Lösung kann nach Erreichen des Äquivalenzpunktes mit der Bildung von Br_2 gerechnet werden. Die Beteiligung des reversiblen Br^-/Br_2-Redoxpaares an dem beim Endpunkt einsetzenden Stromfluss ist daher möglich. Die apparative Durchführung der Bestimmung des Stickstoffes in primären aromatischen Aminen ist in Kap. 27.3.3 beschrieben.

Biamperometrische Indizierung der nitritometrischen Titration

Literatur über Amperometrie und Voltametrie

1) J. T. Stock: Amperometric Titrations. Krieger Publishing Company, New York (1975)
2) F. Oehme, W. Richter: Instrumentelle Titrationstechnik. Dr. A. Hüthig-Verlag, Heidelberg (1983)
3) G. Charlot, J. Badoz-Lambling, B. Tremillon: Electrochemical Reactions. Elsevier Publishing Company, Amsterdam–New York (1962)
4) G. Kraft, J. Fischer: Indikation von Titrationen. Walter de Gruyter, Berlin–New York (1972)
5) Europäisches Arzneibuch, Grundwerk 2005 (Ph. Eur. 5.0) + Nachträge 5.1 bis 5.6; Deutscher Apotheker Verlag, Stuttgart (2007)
   Europäisches Arzneibuch CD-Rom 5.1
   Deutsches Arzneibuch 2006 (DAB 2006) Amtliche Ausgabe. Deutscher Apotheker Verlag, Stuttgart
   H. Böhme, K. und H. Hartke, M. Wichtl: Arzneibuch-Kommentar, Wissenschaftliche Verlagsgesellschaft mbH, Stuttgart
6) R. J. Flanagen, D. Perrett, R. Whelpton: Electrochemical Detection in HPLC: Analysis of Drugs and Poisons. Royal Society of Chemistry, Cambridge (2005)
7) G. Schwarzenbach und H. Flaschka: Die komplexometrische Titration. F. Enke-Verlag, Stuttgart (1985)
8) E. Scholz: Karl-Fischer-Titration. Springer Verlag, Berlin (1984)
9) E. Scholz: Hydranal-Praktikum. Riedel-de-Haën, Seelze (1987)
10) P. Surmann: Quantitative Analyse von Arzneistoffen und Arzneizubereitungen. Wiss. Verlagsges., Stuttgart (1987), S. 46
11) P. Bruttel, Regina Schlink: Wasserbestimmung durch Karl-Fischer-Titration. Metrohm AG, Herisau (2006)
12) W. M. LaCourse: Pulsed Electrochemical Detection in High-Perfoamnce Liquid Chromatography. Wiley&Sons, New York (1997)

28 Konduktometrie

28.1 Grundlagen der Konduktometrie

Prinzipien: Konduktometrie konduktometrische Titration

Bei der Konduktometrie wird die **elektrische Leitfähigkeit** von Elektrolytlösungen zur Bestimmung ihres **Elektrolytgehaltes (Absolutmessung)** oder bei Titrationen zur **Erkennung des Endpunkts (konduktometrische Indizierung)** herangezogen.

Prinzipielle Anwendungen der Konduktometrie

Wie früher ausgeführt wurde (vgl. Kap. 22.4.4), unterscheiden sich die **Ionenleitfähigkeiten** verschiedener Ionenarten beträchtlich. Dennoch stellt die elektrolytische Leitfähigkeit eine unspezifische Größe dar, die weder zu Identitätsprüfungen noch zu selektiven Konzentrationsbestimmungen brauchbar ist. Gehalte von Lösungen, die nur **einen** Elektrolyten enthalten sowie **Konzentrationsänderungen** in Gemischen lassen sich jedoch mit hoher Empfindlichkeit erfassen.

Gesamtleitfähigkeit = Summe der Teilleitfähigkeiten

Entscheidend für die konduktometrische Indizierbarkeit von Titrationen sind einerseits die **Leitfähigkeiten der beteiligten Ionenarten** und andererseits der Umstand, dass sich die **Gesamtleitfähigkeit** eines Elektrolyten aus den **Teilleitfähigkeiten** der gelösten Ionenarten zusammensetzt. Der konduktometrischen Beobachtung sind deshalb grundsätzlich Reaktionen zugänglich, bei denen

- Sich die **Zahl** der Ladungsträger verändert oder
- Ladungsträger durch solche mit erheblich anderer Ionenleitfähigkeit ersetzt werden.

Typische Anwendungen der Konduktometrie

Typische Anwendungen der Konduktometrie sind Indizierungen bei **Säure-Base-Titrationen**, **Fällungstitrationen** und **komplexometrischen Titrationen** (Lit. 1 bis 9, Kap. 22, Lit. 1). Auch Indizierungen in **nichtwässrigem Medium** (Kap. 22, Lit. 7) und **Simultantitrationen** sind möglich. Die konduktometrische Indizierung ist bei kleinen Konzentrationen des Titranden häufig geeigneter als andere Methoden. Bei **Redoxtitrationen** ist die Konduktometrie meist unbrauchbar, da sich die Leitfähigkeiten der auftretenden Ionenarten nicht hinreichend unterscheiden.

Konduktometrie im Arzneibuch

Das Europäische und das Amerikanische Arzneibuch (USP 30) lassen die Konduktometrie zur Reinheitsprüfung von Medien (z. B. Wasser für Injektionszwecke) verwenden.

28.2 Durchführung konduktometrischer Messungen

Der **Gesamtwiderstand** einer elektrolytischen Zelle setzt sich aus der **Impedanz** (= komplexer Widerstand) der beiden Elektroden und dem in der Konduktometrie ausschließlich interessierenden **Ohm'schen** Lösungswiderstand zusammen (vgl. Kap. 22.4.4, Abb. 22.11). Dieser lässt sich mithilfe an die Zelle angelegter **Wechselspannungen** bestimmen, da die Doppelschichtkapazitäten der Elektroden (vgl. Abb. 22.11) – wie jeder Kondensator – bei hinreichend hoher Messfrequenz einen kleinen Wechselstromwiderstand besitzen, sodass der Zellwiderstand annähernd mit dem Lösungswiderstand übereinstimmt. Durch die raschen Polaritätswechsel der angelegten Wechselspannung werden Elektrolyse und **Konzentrationspolarisation** an den Elektroden vermieden. Die praktisch angewandten **Frequenzen** reichen von etwa 50 Hz bis 20 kHz.

Messgröße und Messprinzip der Konduktometrie

Messfrequenzen

Konduktometrische Titrationen werden auch mit Hochfrequenz im Bereich von 10^5 bis 10^6 Hz (Hochfrequenztitration, oszillometrische Titration) durchgeführt (Lit. 6, 8). Diese Methode besitzt den Vorzug, dass die Elektroden nicht in die Lösung eintauchen müssen, sondern, z. B. gegenüberliegend, an den äußeren Gefäßwänden angebracht werden können. Äußere Elektrode, Gefäßwand und Lösungsgrenzfläche bilden dabei jeweils Kondensatoren, die für die hohen Frequenzen nur kleine Widerstände darstellen.

Hochfrequenztitration

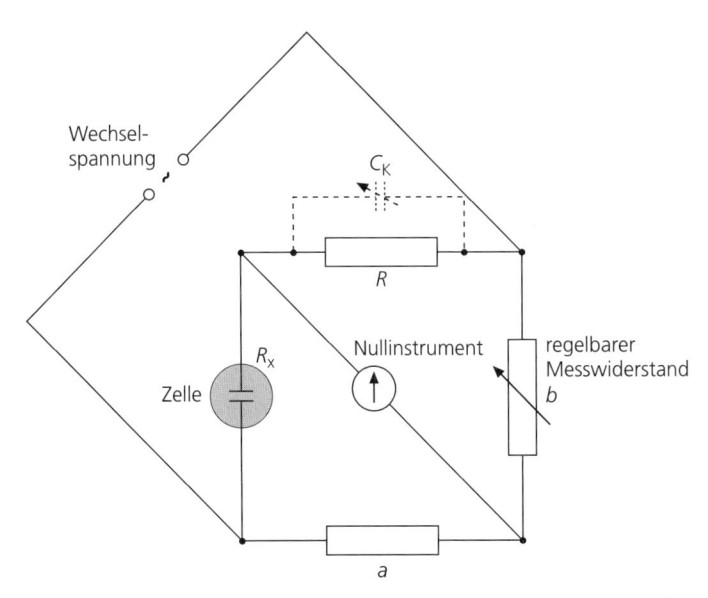

Abb. 28.1 Wheatstone'sche Messbrücke (R_x unbekannter Widerstand der elektrolytischen Zelle)

28.2.1 Instrumentelle Anordnung

Direkte Messung des Zellwechselstromes

Die Verfolgung des Wechselstromwiderstandes elektrolytischer Zellen kann, ähnlich der Messung Ohm'scher Widerstände, mithilfe **Wheatstone'scher Brückenschaltungen** (vgl. Abb. 28.1) oder – bei modernen Geräten – durch **direkte Messung des bei einer bestimmten Wechselspannung fließenden Wechselstromes** erfolgen (Abb. 28.2). Die an die Zelle gelegte Wechselspannung beträgt einige hundert Millivolt.

Funktionsweise der Wheatstone'schen Messbrücke

Bei der Wheatstone'schen Messbrücke (vgl. Abb. 28.1) wird das **Widerstandsverhältnis zweier Stromzweige** bei abgeglichenem Nullinstrument (Wechselstrominstrument) verglichen. Widerstand b wird so lange verändert, bis das Messinstrument stromlos ist. Dann liegen die Anschlüsse des Messgeräts in beiden Leitungszweigen auf gleicher Spannung, und es gilt

$$\frac{R_x}{R} = \frac{a}{b} \qquad \text{(Gl. 28.1)}$$

R_x = gesuchter Widerstand der Zelle
R; a; b = bekannte Widerstände der Messbrücke

Die Methode besitzt – im Gegensatz zur direkten Strommessung – den Nachteil des manuellen Abgleichs. Infolge der teilweise kapazitiven Eigenschaften der elektrolytischen Zelle ist zum Nullabgleich nach dem in Abb. 28.1 gezeigten Prinzipschaltbild zusätzlich zur Veränderung des Widerstandes b auch ein Abgleich des Kondensators C_K erforderlich. Bei der direkten Strommessung (Abb. 28.2) legt man mithilfe eines Potentiostaten eine konstante Wechselspannung an die Zelle und misst den an einem Serienwiderstand auftretenden stromstärkeproportionalen Spannungsabfall.

28.2.2 Messzellen

Das Prinzip einer **konduktometrischen Messzelle** wurde in Kap. 22.4.4 dargestellt. Der praktische Aufbau richtet sich nach dem Anwendungsfall. Drei typische Bauarten konduktometrischer Zellen bzw. Anordnungen zeigt Abb. 28.3.

Bedeutung der Zellkonstanten

Soll die Leitfähigkeitsmessung, z. B. zur Beurteilung eines Wassers oder allgemein zu direkten konduktometrischen Bestimmungen (vgl. Kap. 28.3.1) herangezogen werden, so muss die **Zellkonstante** (vgl. Kap. 22.4.4) der Leitfähigkeitszelle bestimmt werden. Dies kann mithilfe bestimmter Lösungen, z. B. einer KCl-Lösung (Lit. 4), geschehen. Auch das Arzneibuch lässt die Zellkonstanten mit KCl-Referenzlösungen oder anderen Referenzmaterialien bestimmen (Ziffer 2.2.38). Je nach Leitfähigkeitsbereich werden Leitfähigkeitszellen mit

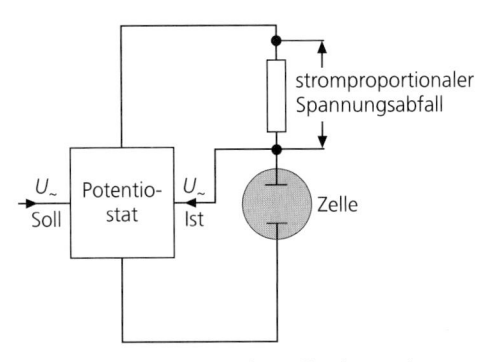

Abb. 28.2 Prinzip der direkten Messung des Zellwiderstandes

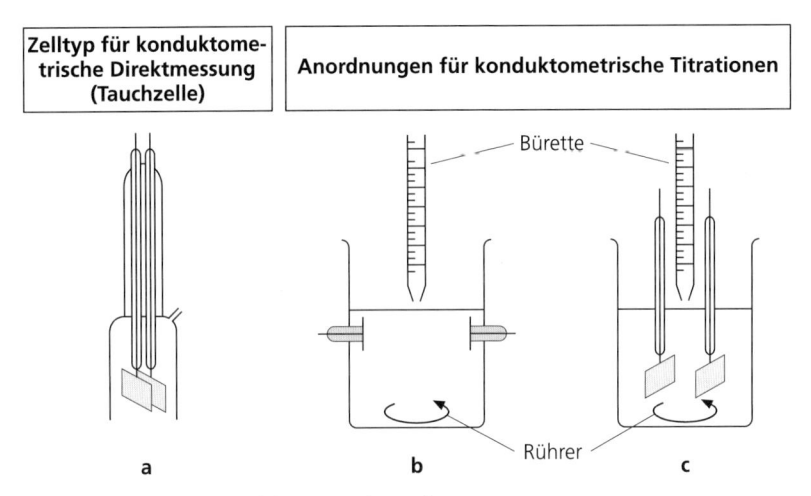

Abb. 28.3 Bauarten konduktometrischer Zellen

unterschiedlichen Zellkonstanten eingesetzt. Bei **konduktometrischen Titrationen** – hier kommt es nur auf relative Messungen an – verwendet man häufig zwei in das Titrationsgefäß eingeschmolzene Elektroden (Abb. 28.3b) oder zwei getrennte Elektroden (Abb. 28.3c).

Als Elektroden dienen meist **Platinbleche**, deren Oberfläche zur Verminderung von Polarisation durch **Platinierung** (vgl. Kap. 22.4.3) vergrößert ist. Die Oberfläche beträgt einige cm^2. Da die elektrolytische Leitfähigkeit mit 1 bis 3 % · K^{-1} von der Temperatur abhängt, ist vor allem bei absoluten konduktometrischen Messungen (vgl. Kap. 28.3.1) eine **Thermostatisierung** der Messzellen erforderlich.

Elektrodenmaterial

28.3 Anwendungen der Konduktometrie

28.3.1 Absolute Leitfähigkeitsmessungen

Anwendungen der Direktkonduktometrie

Konduktometrische **Direktmessungen** werden in der Praxis zur **Untersuchung von Wässern** (Lit. 3), bei der **Elementaranalyse** auf Kohlenstoff und Schwefel (Lit. 5), bei der **Kjeldahlbestimmung** von Stickstoff und allgemein bei der Analyse von Lösungen, die nur **einen** starken Elektrolyten enthalten (Lit. 4), angewandt.

Reinheit von Wässern

Die Leitfähigkeit stellt ein Kriterium für den **Gesamtelektrolytgehalt eines Wassers** (z. B. deionisiertes Wasser, Meerwasser, Schwimmbadwasser) dar. Beträchtlichen Einfluss hat naturgemäß auch der pH-Wert (z. B. CO_2-Gehalt) des Wassers. In Glasapparaturen monodestilliertes Wasser besitzt Leitfähigkeiten um 10 µS · cm^{-1}, in Quarzapparaturen bidestilliertes Wasser solche von etwa 0,5 µS · cm^{-1}.

Anwendungen in Arzneibüchern

Auch das Arzneibuch (Ziffer 2.2.38; Kap. 27, Lit. 5) und andere Pharmakopöen, wie z. B. USP 30 ziehen die Leitfähigkeit zur Reinheitsprüfung von Wässern heran. Bei ionenchromatographischen Trennungen in der HPLC (Kap. 20) wird die Leitfähigkeitsmessung als Detektionsprinzip (Kap. 20.2.7) verwendet.

Anwendung bei Elementaranalysen, Kjeldahlbestimmungen

In der Elementaranalyse wird durch Verbrennung von Kohlenstoff gebildetes **Kohlendioxid** in eine Alkalihydroxid-Lösung eingeleitet, deren Leitfähigkeit sich hierbei verringert. Ähnlich kann gebildetes **Schwefeldioxid** durch Oxidation in Wasserstoffperoxidlösung in Schwefelsäure übergeführt werden (Leitfähigkeitserhöhung). Beim Kjeldahlaufschluss entstehender **Ammoniak** kann in Borsäure-Lösungen absorbiert werden. Das gebildete Ammoniumborat bewirkt eine Erhöhung der Leitfähigkeit.

28.3.2 Konduktometrische Titrationen

Anwendungsbereich konduktometrischer Titrationen

Die elektrische Leitfähigkeit eines Titriergemisches setzt sich aus den **konzentrationsabhängigen Ionenleitfähigkeiten** der enthaltenen **Kationen und Anionen** zusammen (vgl. Kap. 22.4.4). Ändern sich bei einer Titration die Leitfähigkeiten der Ionen oder ihre Konzentration hinreichend, so kann die Konduktometrie zur Indizierung des **Endpunktes** der Ionenreaktion herangezogen werden. Dies ist wegen ihrer herausragenden **Leitfähigkeit** vor allem bei Beteiligung von H_3O^+**-Ionen** oder OH^-**-Ionen** gegeben (Tab. 22.4). **Simultantitrationen** sind ebenfalls möglich. Ungünstig ist die konduktometrische Titration bei Gemischen mit hohem **Fremdionengehalt**, da deren Leitfähigkeitsänderung während der Titration relativ klein bleibt.

H_3O^+- und OH^--Ionen

Anwendbarkeit in nichtwässrigen Medien

Im **Vergleich zur Potentiometrie** kann die konduktometrische Indizierung bei der Titration **sehr schwacher Säuren**, **sehr verdünnter** Lösungen oder auch in **nichtwässrigen Lösungen** (Kap. 23, Lit. 6) Vorteile bieten. Sie ist auch einsetzbar, wenn die potentiometrische Indizierung nicht möglich ist. Für **Redoxtitrationen** ist die konduktometrische Indizierung auch wegen hoher Fremdionengehalte weniger brauchbar. Die Genauigkeit von Titrationen mit konduktometrischer Indizierung liegt in günstigen Fällen bei 0,2 bis 0,3 %.

Trägt man die Leitfähigkeit des Titrationsgemisches gegen den Verbrauch an Maßlösung auf, so entstehen **Titrationskurven** (vgl. Abb. 28.4 bis 28.7), deren Verlauf sich bei Berücksichtigung der Einzelleitfähigkeiten der Ionenarten, Konzentrationen und beteiligten Gleichgewichten ableiten läßt. Dazu soll das allgemeine Reaktionsschema betrachtet werden:

$$(A^+ + B^-) + (C^+ + D^-) \leftrightarrows (A^+ + D^-) + (C^+ + B^-)$$

Eine Änderung der Gesamtleitfähigkeit tritt z. B. dann ein, wenn $(A^+ + D^-)$ wenig dissoziiert ist.

Säure-Base-Titrationen

Titration starker Säuren mit starken Basen

Titriert man eine starke Säure (z. B. HCl) mit einer starken Base (z. B. NaOH), so erhält man die in Abb. 28.4 gezeigte Titrationskurve I/II. Die Gerade V beschreibt den konstanten Leitfähigkeitsanteil der Chloridionen (B^- in der Reaktionsgleichung s.o.). Vor dem Äquivalenzpunkt werden die H_3O^+-Ionen (A^+) durch die viel schlechter leitenden Natriumionen ersetzt, sodass die Gesamtleitfähigkeit insgesamt gemäß Zweig I abnimmt. Nach Erreichen des Äquivalenzpunktes steigt die Leitfähigkeit aufgrund der Zugabe der gut leitenden OH^--Ionen (D^-) wieder steil an. Die Äste III und IV beschreiben die Leitfähigkeit der H_3O^+- und OH^--Ionen allein.

Entstehung konduktometrischer Titrationskurven von Säure-Base-Titrationen

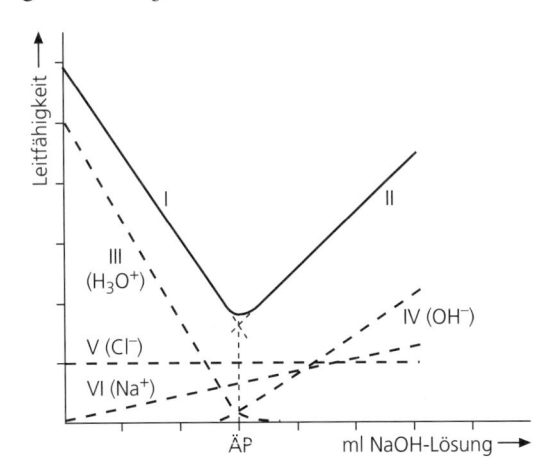

Abb. 28.4 Titrationskurve von HCl mit NaOH-Lösung. ÄP Äquivalenzpunkt; -- Leitfähigkeiten der Reaktionsteilnehmer

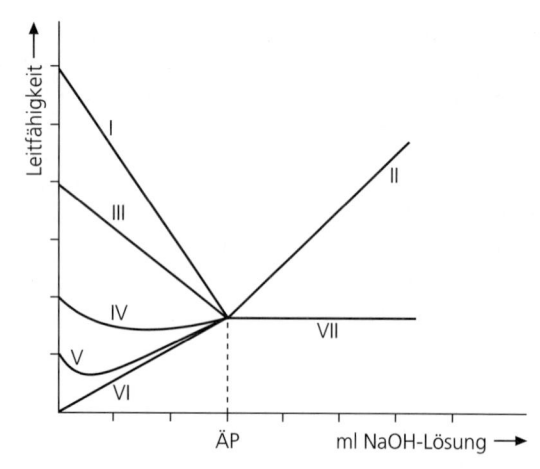

Abb. 28.5 Schematische Darstellung des Verlaufs konduktometrischer Titrationskurven von Säuren unterschiedlicher Dissoziationskonstanten bei Titration mit NaOH (II) und NH_3 (VII). I starke Säure, III $K_a = 10^{-2}$ mol · l^{-1}, IV $K_a = 10^{-3}$ mol · l^{-1}, V $K_a = 10^{-5}$ mol · l^{-1}, VI $K_a = 10^{-8}$ mol · l^{-1}

Linearität der Titrationskurvenäste

Die in Abb. 28.4 dargestellten Titrationskurvenäste verlaufen nur bei nicht zu hohen Konzentrationen des Titrationsgemisches annähernd linear. Bei höheren Konzentrationen treten Abweichungen entsprechend dem Kohlrausch'schen Quadratwurzelgesetz (Kap. 22.4.4) auf. Die **Volumenvergrößerung** bei der Titration beeinträchtigt ebenfalls die Linearität der Kurvenzweige. Um Volumenvergrößerungen zu vermeiden, wird gewöhnlich mit Mikrobüretten und konzentrierten Maßlösungen gearbeitet.

Titration schwacher Säuren und schwacher Basen

Konduktometrische Titrationskurven schwacher Säuren und Basen

Bei Titration schwacher Säuren mit starken Basen wie NaOH stellt $(A^+ + B^-)$ in der Reaktionsgleichung (s.o.) die mehr oder weniger undissoziierte Säure dar. Je nach **Dissoziationskonstante** der Säure werden vor Erreichen des Äquivalenzpunktes die Kurvenzweige III bis VI in Abb. 28.5 erhalten. Kurvenzweig V entspricht der Titration von Essigsäure, VI der Titration sehr schwacher Säuren wie Borsäure. Der Verlauf der Kurvenzweige ist auch von der Konzentration der vorgelegten Säuren abhängig. Zweig VII zeigt den Verlauf bei Titration mit NH_4OH-Lösung. Die nach dem Äquivalenzpunkt zugefügte Ammoniaklösung, $(C^+ + D^-)$, ergibt als wenig dissoziierende Base (NH_4OH) keine Erhöhung der Leitfähigkeit.

Je kleiner die Dissoziationskonstante der zu titrierenden Säure, desto kleiner ist auch die H_3O^+-Ionenkonzentration und damit die Leitfähigkeit zu Beginn der Titration. Daneben ist die Leitfähigkeit in der Nähe des Äquivalenzpunktes der Titration sehr schwacher Säuren durch **Hydrolyse** der entstehenden Salze überhöht. Dennoch kann der Äquivalenzpunkt bei hinreichend linearem Kurvenverlauf durch Extrapolation der Kurvenäste bestimmt werden. Die Titrationskurven schwacher Basen zeigen einen analogen Verlauf.

Verdrängungstitrationen

Auch Salze schwacher Säuren (z. B. Natriumacetat) oder schwacher Basen (z. B. Ammoniumchlorid) lassen sich konduktometrisch titrieren. Der typische Kurvenverlauf ist schematisch in Abb. 28.6 dargestellt.

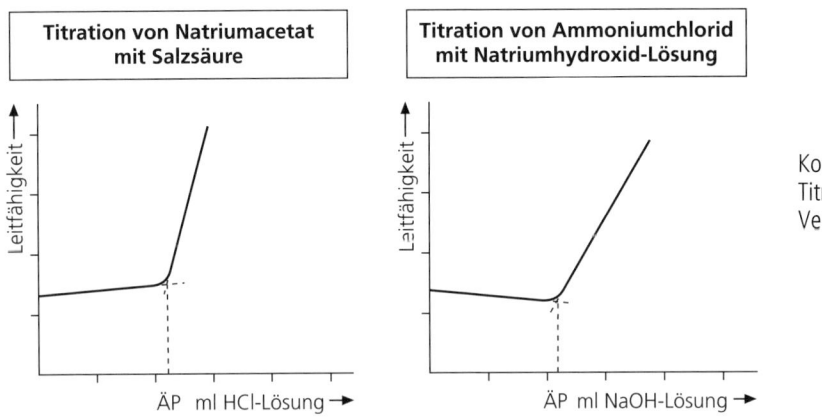

Konduktometrische Titrationskurven bei Verdrängungstitrationen

Abb. 28.6 Konduktometrische Titrationskurven von Salzen

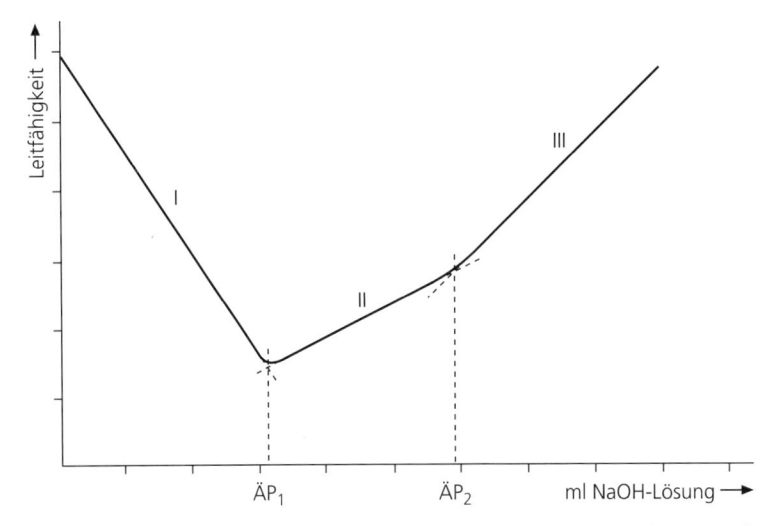

Abb. 28.7 Konduktometrische Titrationskurve bei Titration eines Gemisches von Salzsäure und Essigsäure mit Natriumhydroxid-Lösung (schematisch). $ÄP_1$, $ÄP_2$ Äquivalenzpunkte

Bei der Titration des Natriumacetats mit Salzsäure treten vor Erreichen des Äquivalenzpunktes an die Stelle der Acetationen die besser leitenden Chloridionen (vgl. Tab. 22.4). Die entstehende Essigsäure ist weitgehend undissoziiert, sodass die Leitfähigkeit insgesamt ansteigt (Abb. 28.6, links). Bei Titration von Ammoniumchlorid mit Natriumhydroxidlösung werden Ammoniumionen durch Natriumionen ersetzt, die eine etwas geringere Ionenleitfähigkeit besitzen. Da das gebildete NH_4OH wenig zur Gesamtleitfähigkeit beiträgt, vermindert sich die Gesamtleitfähigkeit.

Simultantitrationen

Gemische starker und schwacher Säuren simultan

Vergleicht man in Abb. 28.5 die Kurvenzweige I und V, so liegt auf der Hand, dass Gemische starker und schwacher Säuren simultan titrierbar sind. Bei einem Gemisch von Salzsäure und Essigsäure wird beispielsweise die in Abb. 28.7 dargestellte Titrationskurve erhalten.

Fällungs- und Komplexbildungstitrationen

Fällungstitrationen

Konduktometrische Fällungstitration

$(A^+ + D^-)$ in der schematischen Reaktionsgleichung (s.o.) leistet auch dann keinen Beitrag zur Leitfähigkeit, wenn es im Rahmen einer Fällungstitration eine schwerlösliche Verbindung mit hinreichend kleinem **Löslichkeitsprodukt** darstellt. Die konduktometrischen Titrationskurven von Fällungstitrationen ähneln schematisch Abb. 28.6. Der Kurvenverlauf vor Erreichen des Äquivalenzpunktes hängt wiederum davon ab, wie sich die Ionenleitfähigkeiten der ersetzten Ionen unterscheiden. Der Anstieg nach Erreichen des Äquivalenzpunktes kommt durch den Konzentrationsanstieg des Fällungsgegenions zustande.

Komplexbildungstitrationen

Konduktometrische Komplextitration

Ähnlich den Fällungstitrationen lassen sich Komplexbildungstitrationen konduktometrisch indizieren. Gleiches gilt bei Bildung schwach dissoziierter Verbindungen wie $Hg(CN)_2$ oder $HgCl_2$.

Literatur über Konduktometrie

1) F. Oehme: Angewandte Konduktometrie. Dr. A. Hüthig-Verlag, Heidelberg (1964)
2) H. Jander, O. Pfundt: Die konduktometrische Maßanalyse. Ferdinand Enke-Verlag, Stuttgart (1945)
3) L. A. Hütter, Wasser und Wasseruntersuchung: Verlag Diesterweg Salle Sauerländer, Frankfurt a. M. (1990)
4) Metrohm Application-Bulletin, 102d. Metrohm AG, Herisau, Schweiz (1975)

4a) P. Bruttel: Konduktometrie – Leitfähigkeitsmessung. Monographie Metrohm AG, Herisau (2004)
5) F. Korte ed.: Methodicum Chimicum, Bd. 1/1 Analytik. Georg Thieme Verlag, Stuttgart (1973), S. 184
6) K. Cruse, R. Heber: Hochfrequenztitration. Verlag Chemie, Weinheim (1957)
7) J. Schuppan: Anwendungen der Konduktometrie. Akademie-Verlag, Berlin (1980)
8) O. Klug, B. A. Lopatin: New Developments in Conductimetric and Oscillometric Analysis (Wilson and Wilson's Comprehensive Analytical Chemistry, Vol. 21). Elsevier Science Ltd. Amsterdam, (1988)
9) Leitfähigkeits-Fibel, Einführung in die Konduktometrie. Wissenschaftlich-Technische-Werkstätten GMBH, Weilheim (1997)

29 Elektrophoretische Verfahren

Grundprinzip der elektrophoretischen Verfahren

Die elektrophoretischen Verfahren beruhen auf **der Wanderung geladener Teilchen einer Lösung**, einer **kollodialen Lösung** oder **einer Dispersion in einem elektrischen Feld** (**Migration**). Die unterschiedliche Geschwindigkeit von Teilchen ergibt **Trennungseffekte**, die sich analytisch und präparativ auswerten lassen. Neben den zu trennenden Stoffen ist gewöhnlich ein Grund(Leit)elektrolyt vorhanden (Lit. 1).

Ausgehend von diesem Grundprinzip, lassen sich zwei Gruppen elektrophoretischer Verfahren unterscheiden:

Trägerfreie Elektrophorese

1. **Trägerfreie Elektrophorese** (nach A. Tiselius): Die elektrophoretische Wanderung findet in einer **Pufferlösung** statt. Für die verschiedenen Teilchenarten bilden sich **wandernde Fronten** aus (Abb. 29.1 oben).

Trägerelektrophorese

2. **Trägerelektrophorese:** Die elektrophoretische Wanderung der Teilchen erfolgt auf einem **Träger** (**Gele**, **Papier**). Der Träger endet in den Elektrodenpufferlösungen (Abb. 29.1 unten). Hauptaufgabe des Trägers ist die Unterbindung der Konvektion. Durch den Träger treten zusätzliche Effekte auf: Adsorption, elektroosmotischer Fluss (s. Kap. 29.1) oder Verzögerung der Wanderung. Der Träger kann neben dem elektrophoretischen Trennmechanismus zusätzliche Trenneffekte bewirken. Mit entsprechenden Gelen können Molekularsiebeffekte ausgenutzt werden (Lit. 9, 10). Adsorptionen am Träger wirken sich jedoch eher nachteilig auf die elektrophoretischen Trennungen aus (Tailing).

Funktionsweise einer Apparatur zur trägerfreien Elektrophorese

Bei der **trägerfreien Elektrophorese** befindet sich die Untersuchungslösung in einem U-Rohr (Abb. 29.1 oben). Sie wird in beiden Schenkeln des Rohres mit (spezifisch leichteren) **Pufferlösungen** überschichtet, in die die Elektroden eintauchen. Die angewandten elektrischen **Feldstärken** betragen einige Volt pro Zentimeter. Das Trennergebnis kann z. B. durch Messung der Brechzahl (Kap. 4), photometrisch (Kap. 11) oder konduktometrisch (Kap. 28) beobachtet werden. Die Methode wird zur Bestimmung von **Beweglichkeiten** von langsam diffundierenden Stoffen (mit hohen relativen Molekülmassen, z. B. Proteingemischen) angewandt. Es wird keine vollständige Trennung der Teilchenarten erzielt. Lediglich die am schnellsten und die am langsamsten wandernden Teilchen werden teilweise rein erhalten („**Grenzflächenelektrophorese**"). Die durch die Joule'sche Wärme begünstigte Konvektion und Diffusion wirken störend auf die Trennung.

Trennergebnis Anwendung

Grenzflächenelektrophorese

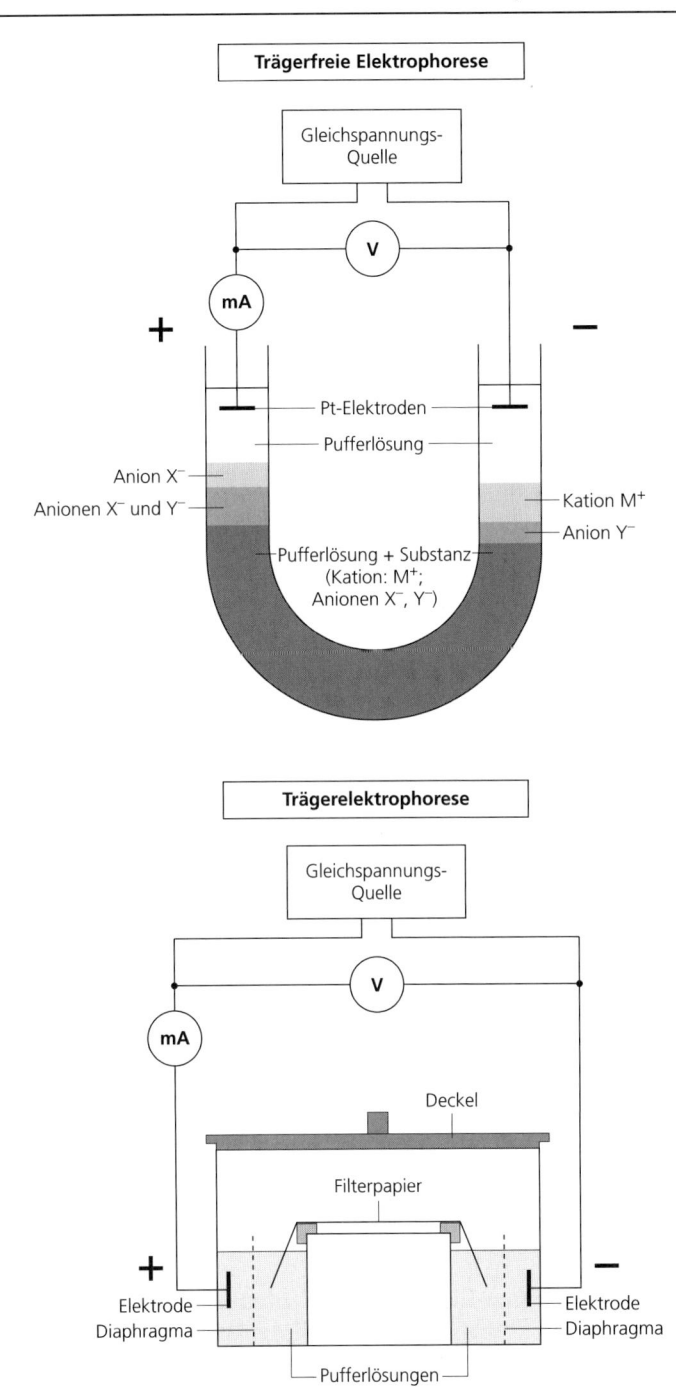

Abb. 29.1 Grundsätzliche Anordnungen zur Elektrophorese

Folgende **Trägerverfahren** können unterschieden werden, die fast alle in das Arzneibuch (Kap. 27, Lit. 5) Eingang gefunden haben:

Trägerverfahren

- Papierelektrophorese
- Celluloseacetatelektrophorese
- Polyacrylamidgelelektrophorese („PAGE")
- Agargelelektrophorese
- Agarosegelelektrophorese
- Stärkegelelektrophorese
- Aluminiumoxid oder Kieselgel als horizontale Dünnschichtplatten.

Papierelektrophorese

Trägerelektrophoretische Verfahren werden häufiger angewandt als trägerfreie. Abb. 29.1 unten, zeigt die Anordnung einer **Papierelektrophorese**. An dem mit Elektrolytlösung getränkten Filterpapierstreifen liegt eine **Gleichspannung** von hundert (und mehr) Volt. Das Substanzgemisch wird an einer bestimmten Stelle des Trägers

Auftragung der Probe

(z. B. strichförmig) aufgetragen. Man erhält ein **Elektropherogramm** (Abb. 29.3, „**Zonenelektrophorese**"). Farblose Substanzen können durch **Anfärben** sichtbar gemacht werden. Auch **photometrische** Aus-

Zonenelektrophorese

wertung mit Scannern (Kap. 21.2) ist möglich. Bei solchen Flächenelektrophoresen kommt es durch Verdunstung des Lösungsmittels einerseits zu einer Strömung zur Mitte hin, andererseits zu Ionenstärkegradienten.

Säulenelektrophorese

Säulenelektrophorese

Trägerelektrophoresen können auch in Säulen, die entsprechend gefüllt sind, durchgeführt werden (**Säulenelektrophorese**, Abb. 29.2a). Wird die Probe z. B. oben auf eine Säule gegeben, so bilden sich wan-

pH-Wert bei Zonenelektrophorese konstant

dernde Zonen aus. Auch hierbei handelt es sich um eine **Zonenelektrophorese**. Der **pH-Wert** ist der auf der gesamten Wanderungsstrecke durch Verwendung eines einheitlichen Puffers (**Leitelektrolyt**) kon-

Leitelektrolyt

stant. Diffusion und Konvektion wirken sich bei trägerfreier Durchführung nachteiliger aus als bei den Trägerverfahren.

Kapillarelektrophorese

Nachteile klassischer Elektrophoreseverfahren

Die bisher vorgestellten Elektrophoresetechniken ergeben zwar gute Trennungen, zeigen aber u. a. die Nachteile langer Vorbereitungs- und Analysenzeiten sowie einer schlechten Reproduzierbarkeit. Dies änderte sich grundlegend durch die Einführung von engen Kapillaren (meist Quarz) als Wanderungsstrecke (**Kapillarelektrophorese**, CE, s.

Anordnung zur Kapillarelektrophorese

Lit. 13 bis 19, zur prinzipiellen Anordnung siehe Abb. 29.2b). Bei Kapillaren lässt sich störende Konvektion infolge Joule'scher Wär-

Säulenelektrophorese

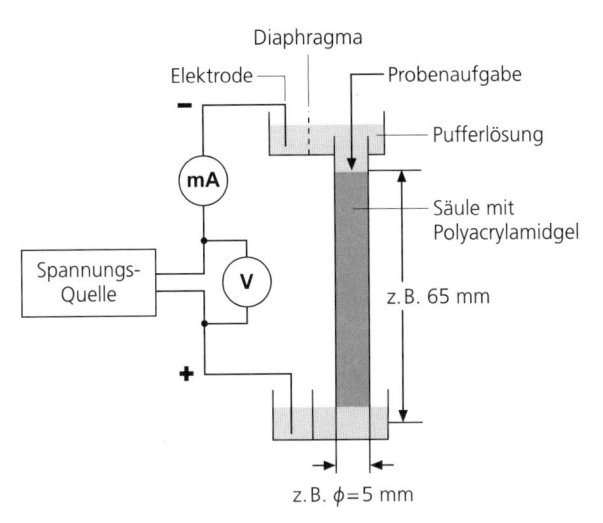

Abb. 29.2a

Kapillarelektrophorese

Abb. 29.2b

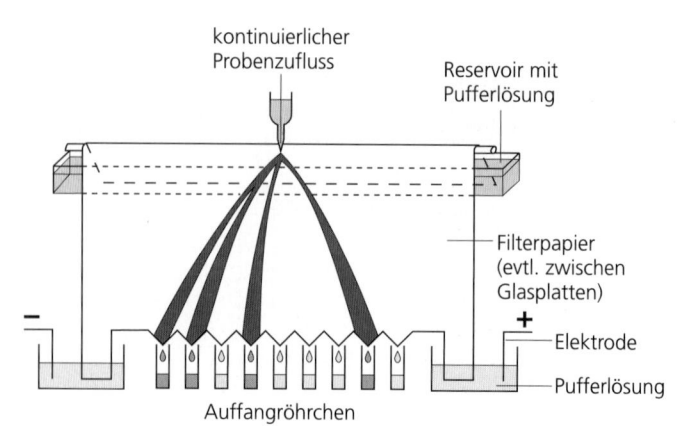

Abb. 29.2c

Abb. 29.2 Durchführungsvarianten der Elektrophorese

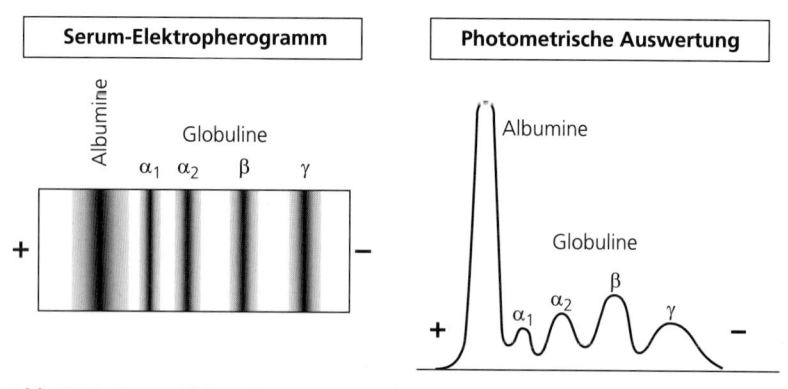

Abb. 29.3 Serum-Elektropherogramm und seine photometrische Auswertung

Elektroosmotischer Fluss

meentwicklung durch Kühlung weitgehend ausschalten. Der an der Wandung von Quarzkapillaren auftretende elektroosmotische Fluss (s. Kap. 29.1) führt zu einem günstigeren Strömungsprofil als es in der HPLC vorliegt (Zonenverbreiterung!). Die bei einigen Techniken (s.u.) erforderliche Unterbindung des elektroosmotischen Flusses lässt sich andererseits durch Beschichtung der inneren Kapillarwand erreichen.

Elektrophoretische Verfahren 653

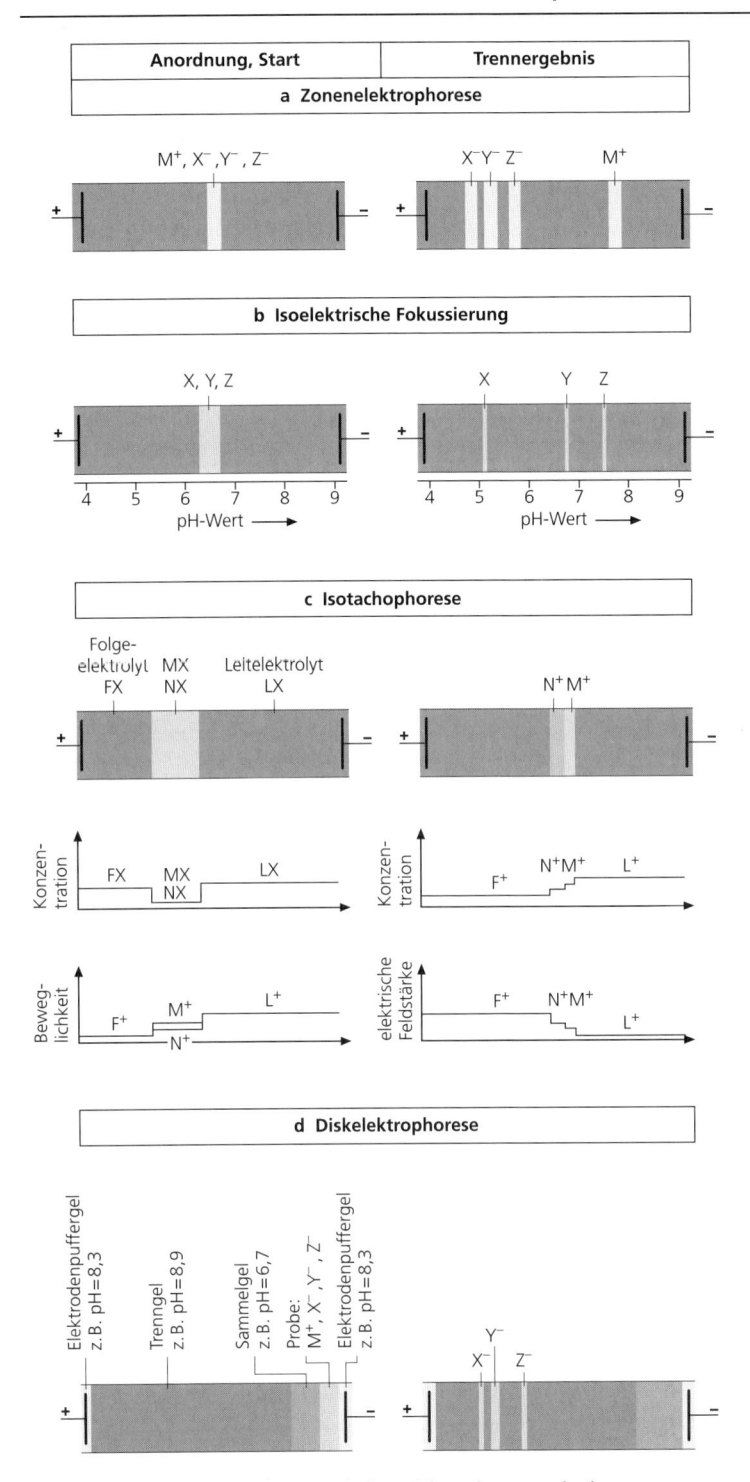

Abb. 29.4 Prinzipien weiterentwickelter Elektrophoresetechniken

Zweidimensionale Verfahren, kontinuierliche Elektrophorese

Zweidimensionale Verfahren

Kontinuierliche Elektrophorese

Präparative Elektrophorese

Bei den **zweidimensionalen** Verfahren (Prinzip in Abb. 29.2c) ordnet man das elektrische Feld senkrecht zu einem zweiten Prozess an. Lässt man z. B. bei einer absteigenden Chromatographie (Kap. 20) oder einem absteigenden Fließvorgang ein horizontales elektrisches Feld einwirken, so werden Komponenten einer **kontinuierlich** (oben) aufgetragenen Substanz in **Wanderungsbahnen** aufgetrennt, die am unteren Ende der Wanderungsstrecke kontinuierlich eluiert werden können (Lit. 6, 8). Durch Zahnung des Trägers am unteren Ende können die **Fraktionen** in Auffangröhrchen abtropfen (vgl. Abb. 29.2c). Dieses Verfahren ist **präparativ** auswertbar. Auch das Arzneibuch sieht zweidimensionale Verfahren vor (s.a. Immunelektrophoresen). Hinsichtlich weiterer zweidimensionaler Elektrophoreseverfahren wird auf die Literatur verwiesen (z. B. Lit. 2, 7).

Weiterentwickelte Elektrophoresetechniken

Die Variation experimenteller Parameter wie der Gerätekonstruktion, des pH-Wertes, elektrischer Feldstärkegradienten und Kombination des elektrophoretischen Trennvorganges mit anderen Trennmechanismen führte zu einer ganzen Reihe elektrophoretischer Methoden:

- Isoelektrische Fokussierung
- Isotachophorese
- Disk-Elektrophorese
- Mizellare elektrokinetische Chromatographie
- Immunelektrophorese.

Isoelektrische Fokussierung

Prinzip der isoelektrischen Fokussierung

Trenneffekt: pI

Anwendungsbereich

Bei der **isoelektrischen Fokussierung** (IEF, s. Abb. 29.4b) werden mit bestimmten **Puffergemischen** (Polyaminopolycarbonsäuren, Ampholine®) in Feldrichtung stabile **pH-Gradienten** erzeugt, die spezielle Trenneffekte bei Stoffen mit unterschiedlichen **isoelektrischen Punkten** ergeben (Lit. 7, 8, 8a, 12). **Ampholyte wie Aminosäuren** oder **Peptide** wandern bis zu ihren isoelektrischen Punkten, bei denen sie fokussiert (konzentriert) werden. Der Trenneffekt der isoelektrischen Fokussierung beruht daher nicht auf den elektrophoretischen Beweglichkeiten, sondern auf den isoelektrischen Punkten (pI) der Substanzen. Unterschiede von 0,02 pH-Einheiten reichen für Trennungen aus. Die isoelektrische Fokussierung eignet sich nur zur Trennung zwitterionischer Stoffe. Der Mechanismus der isoelektrischen Fokussierung unterbindet gleichzeitig die zonenverbreiternde Wirkung einer Diffusion.

Isotachophorese

Durch Verwendung mehrerer Elektrolyte (Leitelektrolyt, Folgeelektrolyt) wird bei der **Isotachophorese** (ITF, S. Abb. 29.4c) erreicht, dass Stoffe als scharf getrennte Zonen **mit gleicher Geschwindigkeit** wandern (Lit. 5, 7, 8, 8a, 12). Dies kommt dadurch zustande, dass auf der Trennstrecke Bereiche mit unterschiedlichen Feldstärken entstehen. In den Zonen größter Beweglichkeit stellt sich die kleinste, in der am wenigsten mobilen Zone die größte Feldstärke ein. Sollen z. B. Kationen getrennt werden, so enthält der **Leitelektrolyt** (an der Kathode) Kationen mit größerer, der **Folgeelektrolyt** (an der Anode) Kationen mit kleinerer Beweglichkeit als jene der zu trennenden Kationen. Das Anion dient zur Einstellung der gewünschten Pufferbedingungen. Die Isotachophorese eignet sich zur Trennung kationischer **oder** anionischer Stoffe. Ähnlich der isoelektrischen Fokussierung unterbindet der Mechanismus der Isotachophorese die zonenverbreiternde Wirkung der Diffusion.

Prinzip der Isotachophorese: Wanderung mit gleicher Geschwindigkeit

Leitelektrolyt Folgeelektrolyt

Disk-Elektrophorese

Bei der „**Disk**"-Elektrophorese (Abb. 29.4d) wird mithilfe diskontinuierlicher Trägerstrecken und Pufferzonen in einer Säule (pH-, Porengröße- und Ionenstärke-Abstufung, durch Übereinanderschichten unterschiedlich zusammengesetzter Gele) gearbeitet. Zunächst wird in einem **Sammelgel** entsprechender Zusammensetzung nach Art einer Isotachophorese die Auftrennung in mit konstanter Geschwindigkeit (ohne weitere Trennung) wandernde scharfe Substanzscheiben (disks) erreicht. An der Grenze zum **Trenngel** ändern sich pH-Wert und Porengröße. Jetzt erfolgt bei konstanter Feldstärke die eigentliche Trennung z. B. von Proteinen aufgrund von Größe und/oder Ladung (Lit. 5, 7, 8). Das Arzneibuch lässt vor der eigentlichen Trennstrecke Anreicherungsgele bei niedriger Ionenstärke des Grundelektrolyten verwenden, in denen aufgrund der dort höheren elektrischen Feldstärke eine Konzentrierung der aufgegebenen Probenzone erreicht wird (Kap. 27, Lit. 5).

Funktionsweise der Disk-Elektrophorese

Mizellare elektrokinetische Chromatographie

Nachdem bei der Elektrophorese naturgemäß nur geladene Teilchen wandern bzw. getrennt werden, setzte man Tenside ein, um Neutralstoffe in geladene Teilchen zu überführen. Tenside liegen in Lösung bei kleinen Konzentrationen als einzelne Moleküle, ab einer kritischen Tensidkonzentration als kugelförmige (bis gestreckte) Mizellen vor, in denen sich (in wässriger Lösung) die hydrophoben Tensidenden in der Mizelle zum Zentrum gerichtet zusammenlagern. Die Zahl der sich zusammenlagernden Moleküle liegt in der Größenordnung von 5 bis 100, ihr typischer Durchmesser bei 25 bis 50 µm. Die hyd-

Aufbau und Bildung von Mizellen

rophilen Molekülteile der Tenside befinden sich in wässrigen Lösungen außen. Ionische Tenside führen zu elektrophoretisch wanderungsfähigen Mizellen. Zur Bildung negativ geladener Mizellen wird meist Natriumdodecylsulfat verwendet.

Mizellen im elektrischen Feld

Neutralteilchen verteilen sich nach Art einer Extraktion zwischen Mizelleninnerem und wässriger Phase. Die **Verteilungskoeffizienten** bilden daher die Grundlage der Trenneffekte. In wässrigem Medium wird die Wanderung hydrophober Stoffe mit den Mizellen begünstigt. Insoweit entspricht der Vorgang der Umkehrphasenchromatographie. Die Wanderung ist jedoch dem elektroosmotischen Fluss (s. Kap. 29.1) überlagert. Die Mizellen bilden eine pseudostationäre Phase, die im Gegensatz zur Chromatographie unter der Wirkung des angelegten elektrischen Feldes wandert. Gelöste Neutralstoffe wandern in Abwesenheit der Mizellen mit der Geschwindigkeit des elektroosmotischen Flusses (gewöhnlich in Richtung Kathode). Negativ geladene Mizellen, die grundsätzlich zur Anode wandern, werden von dem schnelleren osmotischen Fluss in Gegenrichtung mitgenommen, sodass sie effektiv gegenüber den Neutralteilchen **verzögert** in Richtung Kathode wandern. Hydrophile Stoffe (niedrige Verteilungskoeffizienten) wandern daher bei der **mizellaren elektrokinetischen Chromatographie** insgesamt schneller als hydrophobe Stoffe (hohe Verteilungskoeffizienten).

Funktionsweise der mizellaren elektrokinetischen Chromatographie

Trennung von Neutralteilchen

Hydrophobe Stoffe: verzögerte Wanderung

Zur Steigerung der Selektivität können die Mizellen und die sonstigen Bedingungen bei der mizellaren elektrokinetischen Chromatographie (MEC) vielfältig variiert werden (z. B. Mizellen aus gemischten Tensiden). Auch an geladene Teilchen (z. B. Proteine) lagern sich Tenside wie das anionische Natriumdodecylsulfat (SDS) an. Die Eigenladung von Proteinen wird dabei überdeckt. Durch thermische Behandlung sowie Reduktion (Spaltung) von Disulfidbrücken wird bei Wanderung der denaturierten Proteine über eine siebende Gelstrecke (z. B. PAGE) eine Sortierung nach Größe erreicht (SDS-PAGE). Die mizellare elektrokinetische Chromatographie kann auch als Kapillarchromatographie durchgeführt werden (MECC, Lit. 14 bis 19). Es werden mit der MECC häufig bessere Trennungen und kürzere Analysenzeiten erreicht als mit der HPLC. Die MECC wird im pharmazeutischen, medizinischen, forensischen, biochemischen und Umweltbereich eingesetzt (Lit. 16).

Variation der Mizellen

MECC

Immunelektrophoresen

Die Immunelektrophorese vereint zwei Methoden, z. B. folgt einer Gelelektrophorese eine Immundiffusion. Man lässt elektrophoretisch getrennten Antigenen **Antikörper** entgegendiffundieren (Lit. 6, 7). Je nach Selektivität der Antikörper kommt es zur Ausbildung spezifischer **Präzipitationszonen** (Arzneibuch: **Elektroimmunoassay, Rocket-Immunelektrophorese** (Ziffer 2.7.1)). Die Immunelektrophorese ist in dieser Form eine qualitative Technik. Das Arzneibuch sieht weiterhin

Funktionsweise von Immunelektrophoresen

Elektro(Rocket)-immunoassay

eine **gekreuzte Immunelektrophorese** vor, bei der zunächst eine Gelelektrophorese und dann senkrecht dazu eine zweite Elektrophorese in einem Gel mit einem zum Antigen korrespondierenden Antikörper niedriger Konzentration ausgeführt wird. Aus der Breite bzw. Fläche des Präzipitationspeaks ergibt sich die Antigenmenge.

Gekreuzte Immunelektrophorese

In der Bioanalytik, insbesondere der Proteinanalytik, pharmazeutischen Analytik und der klinischen Chemie haben elektrophoretische Methoden erhebliche Bedeutung erlangt. Das Arzneibuch (Kap. 27, Lit. 5) und andere Pharmacopoen (z. B. USP 30) lassen sowohl die Grenzflächenelektrophorese, zonenelektrophoretische Verfahren, Kapillarelektrophorese, zweidimensionale Verfahren sowie Immunelektrophoresen verwenden (Ziffern 2.2.31 und 2.7.1).

Anwendungsbereich elektrophoretischer Methoden

29.1 Grundlagen elektrophoretischer Verfahren

Wenn auch bei den Trägerelektrophoresen, insbesondere bei der Kapillarelektrophorese mit pseudostationären Trägern (Mizellen), der Chromatographie entsprechende Prozesse ablaufen und im apparativen Aufbau Parallelen zu chromatographischen Verfahren bestehen, so sind die treibenden Kräfte der elektrophoretischen Wanderung und des elektroosmotischen Flusses (s.u.) doch elektrischer Natur.

Auf geladene Teilchen wirkt im elektrischen Feld die Kraft

$$F = E \cdot z \cdot e \quad \text{(Gl. 29.1)}$$

Kraft auf ein Teilchen im elektrischen Feld

F = am geladenen Teilchen angreifende Kraft
E = elektrische Feldstärke
z = Zahl der Elementarladungen pro Teilchen (+ oder −)
e = Elementarladung

Der elektrischen Kraft entgegen wirken bei wandernden Teilchen **Reibungskräfte**, die bei kugelförmigen Teilchen durch das **Stokes'sche Gesetz** gegeben sind:

$$F_R = 6 \cdot \pi \cdot r \cdot \eta \cdot v \quad \text{(Gl. 29.2)}$$

Stokes'sches Gesetz

F_R = Reibungskraft am wandernden Teilchen
r = Radius des Teilchens
η = Viskosität des Mediums (Eta)
v = Wanderungsgeschwindigkeit

Unter der Wirkung beider Kräfte ($F = F_R$) kommt es zu einer **konstanten Wanderungsgeschwindigkeit** v. Mit Gl. 22.18 erhält man daraus die **Ionenbeweglichkeit u** (oft nur Beweglichkeit genannt) der Teilchen, die das Wanderungsverhalten unter den betreffenden Bedingungen charakterisiert.

Elektrophoretische Verfahren

Geschwindigkeit und Ionenbeweglichkeit

$$v = \frac{E \cdot z \cdot e}{6 \cdot \pi \cdot r \cdot \eta} \quad \text{(Gl. 29.3)} \qquad u = \frac{z \cdot e}{6 \cdot \pi \cdot r \cdot \eta} \quad \text{(Gl. 29.4)}$$

Einflussfaktoren

Nach Gl. 29.4 hängt die **Ionenbeweglichkeit** u von Teilchen von ihrer **Ladung, Größe** und den **Eigenschaften des Mediums** ab. Unterschiedliche Ionenbeweglichkeit (vgl. Kap. 22.4.4) ergibt nach einer Wanderungszeit **Trennungen** von Teilchenarten. Reale Teilchen zeigen Abweichungen von der Kugelgestalt. Größe und Ladung der Teilchen werden infolge **Solvatisierung** und **Ionenhülle** durch das Medium verändert. Die Wanderung der Teilchen wird zusätzlich durch die Hülle von Gegenionen gebremst, die prinzipiell entgegengesetzt wandern. Gl. 29.2 gilt daher für reale Teilchen nur mit Einschränkungen. Die Ionenbeweglichkeiten hängen auch von der **Temperatur (Viskosität), der Ionenstärke, Komplexbildung (Ionengröße, -ladung)** und **Dissoziation** ab.

Elektrophoretische Wanderung schwacher Elektrolyte

Verzögerte Wanderung schwacher Elektrolyte

Auch die Kationen bzw. Anionen **schwacher Elektrolyte** wandern unter der Wirkung des elektrischen Feldes. Sie gelangen in Gebiete, in denen die undissoziierte Form zunächst nicht vorliegt und gehen deshalb dort überwiegend in den undissoziierten Zustand über. Erst nach Anreicherung der undissoziierten Form stehen wieder Kationen bzw. Anionen in nennenswerter Konzentration zur Weiterwanderung zur Verfügung. Dieser Mechanismus bewirkt eine **verzögerte Wanderung schwacher Elektrolyte** in Abhängigkeit von ihrer **Dissoziationskonstanten** und vom pH-Wert. Insbesondere bei Ampholyten (z. B. Eiweißen) wird die Ladung der Teilchen beträchtlich durch den pH-Wert des Mediums beeinflusst. Die Elektrophorese wird daher in **Pufferlösungen** von bestimmtem pH-Wert durchgeführt. Beim **isoelektrischen Punkt** von Ampholyten erfolgt keine Wanderung.

Elektroosmosmotischer Fluss

Entstehung und Richtung des osmotischen Flusses

Die Innenwand einer Quarzglaskapillare einer Elektrophoreseanordnung lädt sich aufgrund von Polarisationsvorgängen negativ auf, während sich aus der wässrigen Phase positive Gegenionen zu einer Doppelschicht anlagern. Die diffuse positive (lösungsseitige) Ladungsschicht wandert infolge der angelegten Spannung unter Mitnahme der Wassermoleküle zur Kathode. Es kommt also zu einer Strömung des Mediums in kathodischer Richtung (**Elektroosmotischer Fluss, Elektroosmose**). Ihre Geschwindigkeit ist häufig größer als jene der elektrophoretischen Wanderung und ist wie diese proportional zur Feldstärke. Neutralmoleküle wandern mit gleicher Ge-

Wirkung des elektroosmotischen Flusses

schwindigkeit, positive Ionen mit größerer, negative Ionen mit kleinerer Geschwindigkeit als der elektroosmotische Fluss. Der elektroosmotische Fluss kann bewirken, dass **alle gelösten Teilchen**, positiv geladene, negativ geladene und neutrale Teilchen **nach einer Seite** wandern und dort detektiert werden können. Eine Trennung neutraler Teilchen erfolgt hierdurch allerdings praktisch nicht.

Der osmotische Fluss hängt erheblich vom pH-Wert ab und kann durch Zugabe oberflächenaktiver Stoffe verändert oder sogar umgekehrt werden. Auch durch eine Beschichtung der Kapillare oder eine Gelfüllung lässt sich der elektroosmotische Fluss modifizieren. So hat Polyacrylamid-Gel den Vorzug, neben nur geringer Adsorption, den elektroosmotischen Fluss weitgehend zu unterbinden.

Beeinflussung des elektroosmotischen Flusses

Auflösung

Die Geschwindigkeit des elektroosmotischen Flusses in der Kapillare ist im Gegensatz zum laminaren oder parabolischen Strömungsprofil der HPLC weitgehend einheitlich und trägt damit sehr viel weniger zu einer Zonenverbreiterung bei. Die Auflösung der Kapillarzonenelektrophorese ist dadurch günstiger als die der HPLC. Es werden 10^5 bis 10^6 theoretische Böden bei Analysenzeiten von weniger als 10 min erreicht. Diffusions- und Adsorptionsvorgänge an der Quarzglaskapillare wirken sich nachteilig auf die Zonenbreiten aus. Hinsichtlich der Diffusionsvorgänge sind niedrige Temperaturen günstiger. Insbesondere muss die unter Einfluss des elektrischen Feldes erzeugte **Joule'sche Wärme** durch Thermostatisierung abgeführt werden. Durch Wahl optimaler pH-Werte, Erhöhung der Ionenstärke des Elektrolyten sowie Zusätze von Tensiden lässt sich die störende Adsorption vermindern.

Zahl der theoretischen Böden bei der Kapillarelektrophorese

Wirkung von Adsorption und Konvektion

Joule'sche Wärme

29.2 Durchführung elektrophoretischer Verfahren

Instrumentelle Anordnung

Die prinzipiellen Anordnungen zur Elektrophorese zeigen die Abb. 29.1 und Abb. 29.2. Es kann bei **konstanter Stromstärke** oder bei **konstanter Spannung** gearbeitet werden. Zur **Niederspannungselektrophorese** werden regelbare Spannungsquellen (z. B. bis 450 V, 150 mA) benötigt. Bei Kapillarelektrophoresen werden sehr hohe Spannungen im Bereich von 30 kV (∼ 500 V/cm) an die Kapillare gelegt. Die **Elektroden** bestehen aus Edelstählen, Platin oder Kohle. Die Vorgänge in den Elektrodenräumen sind für die Elektrophorese nicht von Bedeutung. Die **Elektrodenräume** sind jedoch, um Wechselwirkungen mit Zersetzungsprodukten zu vermeiden, von den an den Träger anschließenden **Pufferräumen** durch **Diaphragmen** oder enge Öffnungen getrennt. Die leitende Verbindung zwischen

Prinzipieller Aufbau elektrophoretischer Verfahren

Elektroden, angelegte Spannungen

Elektrodenpufferräume

Trägermaterial und den Pufferreservoirs wird mit getränkten Filterpapierstreifen oder „Dochten" hergestellt. Bei der aufeinander folgenden Aufnahme von Elektropherogrammen ist es günstig, wegen der Zersetzungsprodukte in den Elektrodenräumen, die Pole der Spannungsquelle an der elektrophoretischen Zelle jeweils zu vertauschen.

Kühlung **Wärme**, die durch den fließenden elektrischen Strom entsteht, wird mit **Kühlsystemen** abgeführt. Dies kann durch Thermostatisierung der Platten, auf oder zwischen denen der Träger liegt, erreicht werden. Bei der **Säulenelektrophorese** verwendet man innere und äußere **Kühlrohre**, sonst den Träger direkt umgebende nicht leitende, mit der Probelösung nicht mischbare Kühlflüssigkeiten. Diese Kühlungsmethode wird bei der Hochspannungselektrophorese angewandt (Lit. 4). Bei Kapillarelektrophoresen lässt sich die Kühlung naturgemäß sehr effizient gestalten.

Trennstrecken, Träger

Formen der Trennstrecken Die **Träger** werden **horizontal** oder auch **vertikal** als dünne Schichten auf isolierenden Platten, als **Folien** und in Form von **Platten**, **Zylindern** oder **Blöcken** (Stärkeblockelektrophorese) eingesetzt. Das Arzneibuch (Ziffer 2.2.31) lässt u.a. Röhren von 7,5 cm Länge und 0,5 cm Innendurchmesser verwenden (Polyacrylamidgelelektrophorese (PAGE), Kap. 27, Lit. 5). Vielfach verwendet werden Celluloseacetatfolien (**CAF Elektrophorese**). Gele werden dabei in Schichtdicken von einigen Millimetern aufgetragen. **Säulenverfahren** eignen sich zur Trennung größerer Substanzmengen (einige Gramm). Polymergele werden häufig direkt auf der Platte aus Monomeren hergestellt. Wie bei einer Säulenchromatographie kann die in der Säule befindliche Lösung (nach Abschalten der Spannung) fraktioniert abgelassen werden. Die **Wanderungsgeschwindigkeiten** liegen unter 1 mm/min. Die Trennvorgänge können deshalb mehrere Stunden in Anspruch nehmen. Gegenüber der Papierelektrophorese ergeben sich mit Celluloseacetatträgern kürzere Elektrophoresezeiten. Eine erhebliche Verringerung der Elektrophoresedauer ermöglicht die **Hochspannungselektrophorese** (bis 10 000 V) bzw. die Kapillarelektrophorese.

Puffer

Häufig verwendete Pufferlösungen Günstige elektrophoretische **Trennungsbedingungen** bestehen, wenn der **pH-Wert** des verwendeten Puffers im Bereich der pK_a-Werte der zu trennenden Stoffe liegt. Als **Puffer** werden u.a. 5,5-Diethylbarbitursäure, Essigsäure, Zitronensäure, Phosphorsäure oder Borsäure im Gemisch mit ihren Alkalisalzen verwendet. Die eingesetzten **Pufferkonzentrationen** liegen bei 0,01 bis 0,1 mol·l^{-1}. Für Basen werden häufig Phosphatpuffer mit pH = 2,5, für saure Substanzen Boratpuffer mit pH = 9,5 verwendet. Bei den einfachen Trägerverfahren werden in den Elektrodenräumen, zur **Trägerimprägnierung** und für die Probenlösung gewöhnlich die gleichen Puffer verwendet. Gele werden vor Gebrauch mit dem betreffenden Puffer hergestellt (Lit. 4). Um ein Trocknen der Pufferlösung auf dem Träger zu verhindern, befindet sich dieser in einer Kammer (vgl. Dünnschichtchromatographie, Kap. 21).

Anfärbung

Substanzzonen auf dem Träger werden, ähnlich wie in der Dünnschichtchromatographie (Kap. 21), durch Anfärben des fertigen Elektropherogramms sichtbar gemacht. Zur Anfärbung von Proteinen werden die Träger in **Färbelösung** (u.a. Amidoschwarz 10B, Coomassie Blau, Toluidinblau oder Ponceau S) eingelegt (z. B. für 10 min). Meist wird mit einem **Fixativ**, z. B. Trichloressigsäure behandelt, um Diffusion aus dem Träger zu verhindern. — Anfärbemethoden

Der Wanderungsverlauf lässt sich direkt verfolgen, indem man den Proben mitwandernde **Referenzfarbstoffe** zugibt. So kann bei Serumelektrophoresen mit Bromphenolblau (0,02 %) versetzt werden, das die Wanderung von Albumin charakterisiert. Mittels der Anfärbung werden Substanzmengen von weniger als 1 μg sichtbar. — Referenzfarbstoffe

Praktische Durchführung einer Trägerelektrophorese

In die anodische und die kathodische Kammer wird die betreffende Pufferlösung pipettiert (gleiche Füllhöhe, um Strömung im Träger zu vermeiden). Passende Folienstreifen werden zunächst durch Tränken mit Puffer und Absaugen überschüssigen Puffers mit Fließpapier konditioniert, in die elektrophoretische Zelle eingelegt und die Probelösung sowie Referenzsubstanzen mittels Kapillare, Mikropipette oder Auftragestempel punkt- oder strichförmig auf die markierte **Startlinie** aufgebracht. Sollen Stoffe mit entgegengesetzter Wanderungsrichtung (Ladung) getrennt werden, so bringt man die Substanz ungefähr in der **Mitte** des Trägers auf. Danach wird die Spannung angelegt. Nach einer empirisch festgelegten Zeit, z. B. 20 min, bei Laufstrecken von 5 bis 10 cm, wird abgeschaltet, die Streifen entnommen, angefärbt und ausgewaschen. Die Elektropherogramme werden getrocknet und **quantitativ ausgewertet** durch (Lit. 3): — Arbeitsweise

- Ausschneiden, Eluieren und photometrische Messung
- Direkte photometrische Messung des vorbeibewegten Elektropherogramms und Planimetrieren oder Integration der Peakflächen (vgl. Abb. 29.3 und Kap. 21).

Bei der zweiten Methode ist zu berücksichtigen, dass unterschiedliche Stoffe mit unterschiedlicher Intensität angefärbt werden. Die Integrale der gemessenen Peakintensitäten repräsentieren daher im Allgemeinen nicht unmittelbar die Konzentrationsverhältnisse in der Probe. — Auswertung

Kapillarelektrophorese

Vorteile der Kapillartechnik

Die o. g. elektrophoretischen Prinzipien wie Zonenelektrophorese (mit und ohne Träger), Gelelektrophorese, mizellare elektrokinetische Chromatographie, Isotachophorese oder isoelektrische Fokussierung sind als Kapillarelektrophoresen realisierbar (Lit. 13 bis 19). Besondere Vorzüge der Kapillartechnik gegenüber den Makromethoden sind die Reproduzierbarkeit, einfachere Thermostatisierung, Automatisierbarkeit und Arbeiten mit kleinsten Probenmengen. Da das Kapillarvolumen nur wenige µl beträgt, werden Probenmengen im Nanoliterbereich eingespritzt.

Probenmengen

Gelgefüllte Kapillaren

Neben der Zonenelektrophorese in unbeschichteten oder beschichteten Kapillaren (s. u.), die als trägerfreie Elektrophorese betrachtet werden kann, werden auch gelgefüllte Kapillaren verwendet. Hierdurch wird u.a. der massendiskriminierende Effekt von Gelen (Molekularsiebeffekte) genutzt. Die Methode wird in Fällen gleicher Ladungs-/Massen-Verhältnisse der zu trennenden Spezies angewandt (Polysaccharide, Nukleinsäuren, DNA-Fragmente).

Kapillaren

Kapillaren zur Elektrophorese

Quarzglas ist das u.a. wegen seiner Bearbeitbarkeit, UV-Durchlässigkeit und Wärmeleitvermögen für elektrophoretische Kapillaren meistverwendete Material. Die Innendurchmesser der Kapillaren liegen in der Größenordnung von 20 bis 200 µm (Standard 50 bis 75 µm, präparativ bis 200 µm), die Außendurchmesser bei 250 bis 400 µm. Die Längen der Kapillaren liegen zwischen 10 und 100 cm. Sie können zu Spulen aufgewickelt werden. Zum Schutz sind die Kapillaren mit einem Mantel von Polyimid (ca. 20 µm) umgeben. Proteine werden an der Quarzwand der Kapillaren stark adsorbiert. Gearbeitet wird in solchen Fällen auch mit **beschichteten Kapillaren**. Die Beschichtung kann durch oberflächenaktive Zusätze zum Elektrolyten oder durch chemische Bindung von Polymermolekülen (z. B. **Polyacrylamid, Polyethylenglycol**) an die Silanolgruppen des Glases erfolgen. Der elektroosmotische Fluss kann durch solche Beschichtung vermindert oder sogar umgekehrt werden.

Injektionssysteme

Wie wird injiziert?

Die Injektion der Probelösung kann bei der Elektrophorese durch Einfließen unter Druck, Vakuum oder durch elektrokinetische Injektion erfolgen. Grundlage der letzteren sind die gleichen Transportprozesse wie bei der Elektrophorese selbst: elektrophoretische Wanderung und elektroosmotischer Fluss. Durch Anlegen der Spannung an einen Seitenarm der Kapillaren wird die Injektion ausgelöst. Die Injektionsvolumina liegen im Nanoliterbereich.

Detektorsysteme

Als Detektoren kommen in der Elektrophorese Brechzahldetektoren, elektrochemische (potentiometrische, konduktometrische, amperometrische) oder spektroskopische (UV/Vis-Absorption, Fluorimetrie, MS, IR-Raman) Systeme in Betracht. Das Arbeiten mit den Kapillaren zwingt zu starker Miniaturisierung. UV/Vis-Detektion kann z. B. durch Fokussierung des Lichtes in die Kapillare unter Mehrfachreflexion erfolgen. Auch radiochemische Detektionsmethoden werden angewandt.

Wie wird detektiert?

29.3 Anwendungen elektrophoretischer Verfahren

Verbreitete **Anwendung** finden elektrophoretische Verfahren in der **Biochemie, der klinischen Chemie, der Umweltanalytik und zur Identitäts- und Reinheitsprüfung von Arzneistoffen** (Lit. 3, 16, 18). Das Spektrum der Anwendung elektrophoretischer Methoden reicht von der anorganischer Kationen und Anionen bis zu Biopolymeren und lebenden Zellen. Typische Anwendungen der Elektrophoreseverfahren sind die Identifizierung bzw. Trennung von **Proteinen, Peptiden** und **Enzymen** (z. B. Lit. 4, 8a, 12, 16) in Körperflüssigkeiten. Aminosäuren, Nukleinsäuren, Zucker (als Boratkomplexe), Farbstoffe, Alkaloide lassen sich elektrophoretisch trennen. Das **Trennvermögen** elektrophoretischer Verfahren ist bei diesen Substanzgruppen dem anderer Methoden häufig überlegen. Nachteilig ist die lange Dauer und begrenzte Reproduzierbarkeit elektrophoretischer Bestimmungen auf makroskopischen Trägern. Mit Einführung der Kapillarverfahren änderte sich dies grundlegend.

Anwendungsbereiche der elektrophoretischen Verfahren

Nachweisgrenzen, Reproduzierbarkeit, Analysendauer und Automatisierbarkeit sind gegenüber anderen Verfahren hervorragend. Massen im ng-Bereich werden identifiziert bzw. getrennt. Mittels der Kapillarelektrophorese lassen sich Peptide, Proteine, Nukleinsäuren, SDS-Proteine und DNA-Fragmente (gelgefüllte Kapillaren; Gensequenzierung), Neurotransmitter oder Hormone analysieren und viele Arzneistoffe wie Acetylsalicylsäure, Paracetamol, Porphyrine, Morphin und Cocain (s. Lit. 14, 16, 18) trennen. Neben der Analyse von **Metallionen, Anionen (Kapillarionenelektrophorese)** lassen sich Reinheitsprüfungen von **Antibiotika** vorteilhaft mittels der Isotachophorese durchführen (Lit. 5). Zwitterionische Substanzen werden mit der isoelektrischen Fokussierung auch unter Anwendung der Kapillarmethode bis zu pI-Unterschieden von 0,02 getrennt. Ebenso lassen sich isoelektrische Punkte bestimmen. Mit der mizellaren elektrokinetischen Chromatographie können Naturstoffe wie Flavonoide (und -glykoside), Purine (in Körperflüssigkeiten), DNA, IgG-Antikörper, Nukleinsäuren und Sulfonylharnstoffe, Cocain, Morphin oder halo-

Tab. 29.1 Beispiele elektrophoretischer Methoden im Arzneibuch (Stand Nachtrag 5.1, 2005)

Monographie	Elektrophoresemethode	Art der Prüfung
Albuminlösung, Immunglobulin vom Menschen	Immunelektrophorese Celluloseacetatgelelektrophorese	Identitätsprüfung Proteinzusammensetzung
[^{201}Tl]Thalliumchlorid-Injektionslösung	Celluloseacetatgelelektrophorese	Radiochemische Reinheit
[^{51}Cr]Edetat-Injektionslösung	Papierelektrophorese	Radiochemische Reinheit
Antithrombin-III-Konzentrat vom Menschen	Agarosegel-Elektrophorese	Prüfung der Validierung Heparinbindende Fraktion
Heparin-Calcium Heparin-Natrium	Agarose-Zonenelektrophorese	Identitätsprüfung
DNA – rekombinationstechnisch hergestellte Produkte	2-dimensionale Gelelektrophorese Kapillarelektrophorese SDS-PAGE	Peptidkartierung chem. Reinheit des Proteinproduktes
Tetracosactid	Cellulosegelelektrophorese zweidimensional gekoppelt mit DC	Identität
Hepatitis-B-Impfstoff	SDS-PAGE	Identität Antigengehalt
Glucagon	Polyacrylamidgelelektrophorese	Identitätsprüfung, Reinheitsprüfung auf verwandte Proteine
Interferon-alfa-2-Lösung	SDS-PAGE Isoelektrische Fokussierung	Reinheitsprüfung auf abweichende Molekülmassen Identität
Somatropin-Lösung	Isoelektrische Fokussierung	Identität, Reinheit
Alteplase zur Injektion	SDS-PAGE Isoelektrische Fokussierung	Typ I-/Typ II-Gehalt Einheitlichkeit der Molekülmikroheterogenität
Allergenzubereitungen	Isoelektrische Fokussierung, SDS-PAGE, Immunelektrophorese	Identität

Elektrophorese im Arzneibuch

genierte Nitroaromaten und Polyaromaten analysiert werden (Lit. 16). Durch Einsatz chiraler Selektoren sind auch Enantiomerentrennungen neutraler Verbindungen möglich.

Das Arzneibuch lässt nicht nur die Grenzflächen- und die Zonenelektrophorese (Ziffer 2.2.31) im Makromaßstab in Monographien anwenden, sondern auch Tensidzusatzmethoden wie bei der Natriumdodecylsulfat/Polyacrylamidgelelektrophorese (SDS-PAGE), die Kapillarelektrophorese (Ziffer 2.2.47), isoelektrische Fokussierung (Ziffer 2.2.54) und zweidimensionale Immunelektrophoreseverfahren (z.B. Peptidkartierung (Ziffer 2.2.55) bei rekombinationstechnisch hergestellten Produkten (vgl. Tab. 29.1).

Literatur über Elektrophorese

1) R. Blaich: Analytische Elektrophoreseverfahren. Thieme-Verlag, Stuttgart (1978)
2) A.T. Andrews: Electrophoresis: Theory, Techniques and Biochemical and Clinical Applications. Clarendon Press, Oxford (1988)
3) L. Hallmann: Klinische Chemie und Mikroskopie. Georg Thieme Verlag, Stuttgart (1980)
4) B.M. Michov: Elektrophorese. Theorie und Praxis. DeGruyter, Berlin (1999)
5) Th. Stiefel: Isotachophorese, in Analytiker-Taschenbuch, Bd. 3, Hrsg. R. Bock, W. Fresenius, H. Günzler, W. Huber, G. Tölg. Springer-Verlag, Berlin–Heidelberg–New York (1983)
6) R. Bock: Methoden der Analytischen Chemie, Bd. 1: Trennungsmethoden. Verlag Chemie, Weinheim (1974)
7) H. Wagner, E. Blasius: Praxis der elektrophoretischen Trennmethoden. Springer-Verlag, Berlin (1989)
8) K.E. Geckeler, H. Eckstein: Analytische und präparative Labormethoden. Vieweg Verlag, Braunschweig (1987), 5. 250f
8a) K.E. Geckeler, H. Eckstein: Bioanalytische und biochemische Labormethoden. Springer-Verlag, Berlin (1998)
9) D.M. Gersten: Gel Electrophoresis: Proteins. John Wiley & Sons, New York (1996)
10) A. Chrambach: The Practice of Quantitative Gel-Electrophoresis. VCH, Weinheim (1985)
11) R.A. Mosher, D.A. Saville, W. Thormann: The Dynamics of Electrophoresis. VCH, Weinheim (1992)
12) R. Westermeier: Electrophoresis in Practice. 3.A., A Guide to methods and Applications of DNA and Protein Separations, Wiley-VCH. Weinheim (2004)
13) H. Wätzig: Die Kapillarelektrophorese – eine leistungsfähige analytische Trenntechnik. in Analytiker-Taschenbuch, Bd. 21, Hrsg. H. Günzler, A.M. Bahadir, R. Borsdorf. Springer-Verlag, Berlin–Heidelberg–New York (2000)
14) M.G. Khaledi (ed.): High-Performance capillary electrophoresis. John Wiley & Sons, New York (1998)
15) R. Kuhn, S. Hoffstetter-Kuhn: Capillary Electrophoresis: Principles and Practice. Springer-Verlag, Berlin (1993)
15a) R. Kuhn: Kapillarelektrophorese, in Analytiker-Taschenbuch, Bd. 13, Hrsg. H. Günzler, A.M. Bahadir, R. Borsdorf. Springer-Verlag, Berlin–Heidelberg–New York (1995)
16) P. Camilleri: Capillary Electrophoresis, Theory and Practice. CRC-Press, Boca Raton (1998)
17) H. Engelhardt, W. Beck, T. Schmitt: Capillary electrophoresis. Springer-Verlag, Berlin (2000)
18) G. Lunn: Capillary Electrophoresis Methods for Pharmaceutical Analysis. Wiley Interscience, New York (2000)
19) R. Weinberger: Practical Capillary Electrophoresis. Academic Press, San Diego, London (2007)

Thermische Analysenmethoden

V

Verzeichnis der Symbole
Teil V: Thermische Analysenmethoden

C_p	Wärmekapazität (bei konstantem p)
c_p	spezifische Wärme (bei konstantem p)
H	Enthalpie
ΔH	Enthalpieänderung
m	Masse
p	Druck
T	absolute Temperatur
T_G	Glasübergangstemperatur
T_h	Ofentemperatur
T_K	Kristallisationstemperatur
T_{pr}	Temperatur der Probe
T_r	Temperatur der Referenzsubstanz
T_S	Schmelztemperatur
T_Z	Zersetzungstemperatur
t	Zeit
χ	Molenbruch

30 Grundlagen der thermischen Analysenmethoden

30.1 Einführung in die Methoden

Schmelzen, Erstarren, Verdampfen aber auch Erwärmen ohne Phasenänderung sind bekanntlich Vorgänge, die mit Aufnahme oder Abgabe thermischer Energie verbunden sind. Die seit langer Zeit zu Identitäts- und Reinheitsprüfungen herangezogene Bestimmung von Schmelz- und Siedetemperaturen zählt im Prinzip zu den thermischen Analysenmethoden. Es gibt weitere charakteristische Vorgänge, die von Wärmeeffekten begleitet sind:

- Modifikationsänderungen
- Kristallisation, Rekristallisation
- Glasübergänge
- Zersetzung
- Trocknung, Dehydratisierung
- Chemische Reaktionen.

mit Wärmeeffekten verbundene Vorgänge

Die thermischen Analysenmethoden ziehen neben den Temperaturen, bei denen sie auftreten, u.a. die exothermen oder endothermen Wärmeeffekte solcher Vorgänge zur Charakterisierung von Stoffen heran und können allgemein wie folgt beschrieben werden.

Bei den thermischen Analysenmethoden wird eine (meist feste) Substanz mittels einer äußeren Heizvorrichtung einem Temperaturprogramm unterworfen und eine physikalische oder chemische Eigenschaft der Substanz als Funktion der Temperatur oder der Zeit gemessen.

Grundprinzip thermischer Analysenmethoden

Die **Thermogravimetrie** (TG) untersucht die Massenveränderung der Substanz unter dem Einfluss des äußeren Temperaturprogramms. Bei Ableitungsbildung der TG-Kurve gelangt man zur **Differentialthermogravimetrie** (DTG). Diese Methoden sind nützlich zu Reinheitsprüfungen, zur Bestimmung von Wassergehalten oder organischen Bestandteilen sowie zur Untersuchung von Zersetzungsvorgängen. Durch Kopplung mit Methoden zur Analyse der entstehenden Gase (GC, FT-IR oder MS) werden weitere Informationen erhalten.

Thermogravimetrie

Differentialthermogravimetrie

Die **Differenzthermoanalyse** (DTA) misst die Temperaturdifferenz zwischen der Probe und einer Referenzsubstanz, die sich im gleichen Ofen befinden, unter der Wirkung des äußeren Temperaturprogramms. Meist wird bei linear ansteigender Ofentemperatur gegen die Zeit registriert. Diese Temperaturdifferenz ist ein qualitatives Maß

Differenzthermoanalyse

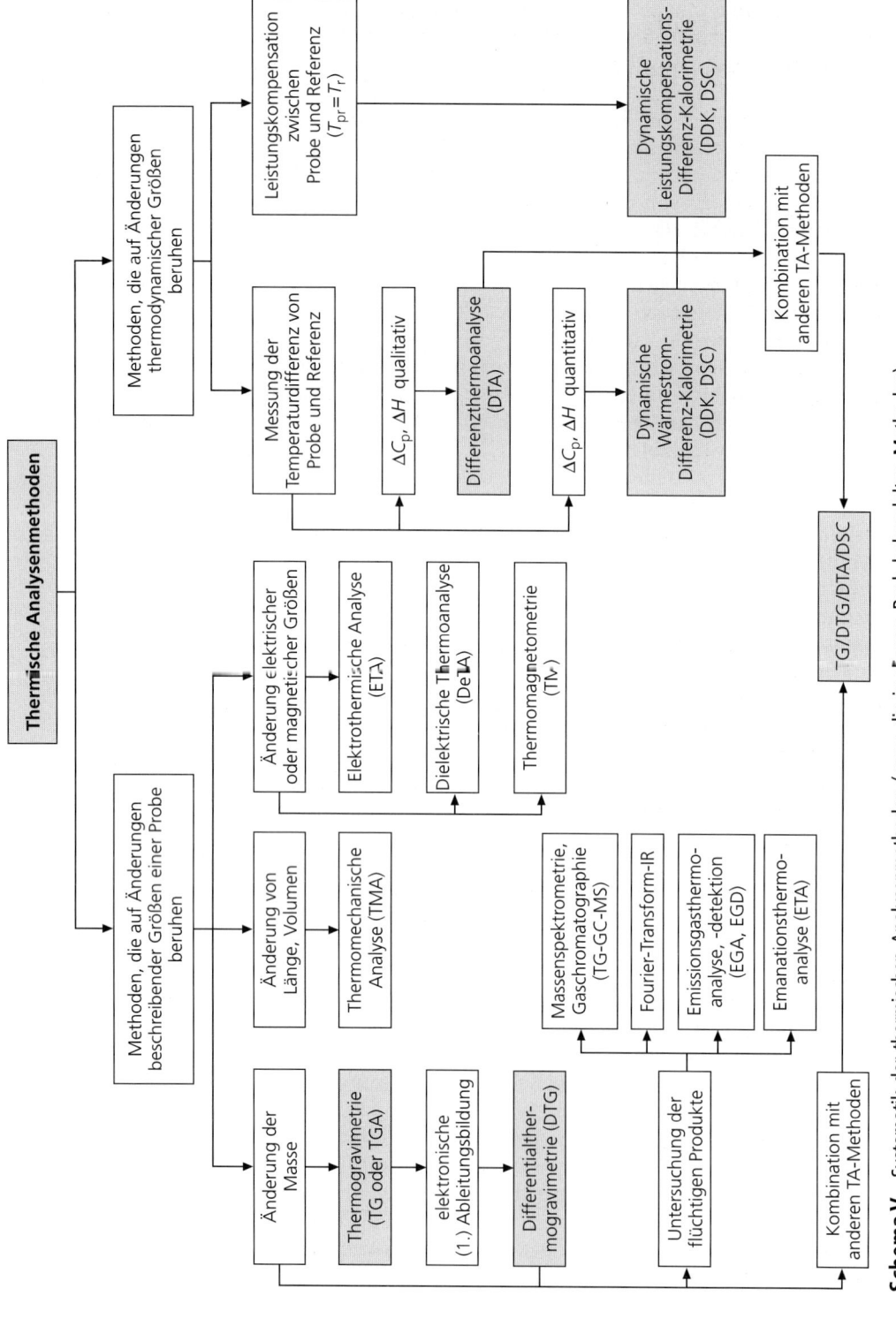

Grundlagen der thermischen Analysenmethoden

Schema V. Systematik der thermischen Analysenmethoden (grau: die in diesem Buch behandelten Methoden)

für die Enthalpieänderungen endothermer und exothermer Vorgänge in der Probe. Bei der **Differenzscanningkalorimetrie** (engl.: DSC, deutsch: DDK) wird die Wärmeflussdifferenz zwischen Probe und Referenzsubstanz während des Temperaturprogramms quantitativ erfasst. Der Unterschied von DTA und DDK liegt daher Bauart bedingt in der Kalibrierbarkeit der Geräte für den Wärmefluss. Je nach Messprinzip unterscheidet man dabei die „**Dynamische Wärmestrom-Differenz-Kalorimetrie**" von der „**Dynamischen Leistungskompensations-Differenz-Kalorimetrie**" (Lit. 1)*⁾. Dynamische Differenz-Kalorimetrie

Die große Zahl beobachtbarer physikalischer oder chemischer Messgrößen wie **Masse** bzw. **Stoffmenge** der Probe, **thermische Ausdehnung, spezifische Wärmekapazität, Wärmeleitfähigkeit, elektrische Leitfähigkeit, dielektrische Größen, Länge, Volumen, Dichte, Viskosität** u.a. führt zu einer Vielfalt von Analysenmethoden (z. B. „**Elektrothermische Analyse**" (ETA); „**Dielektrische Thermoanalyse**" (DeTA); „**Thermomechanische Analyse**" (TMA) (Lit. 1 bis 7, 10). Schema V gibt einen Überblick über die Systematik der thermischen Analysenmethoden.

Messgrößen bei thermischen Analysenmethoden

Eine Systematik thermischer Analysenmethoden

In der Lebensmittel- (Lit. 14), Arzneistoff- (Lit. 12, 13, 19) und Arzneibuchanalytik (Lit. 22 bis 25) werden Bestimmungen von Schmelz-, Erstarrungs- und Siedetemperaturen oder auch von Trocknungsverlusten im Rahmen von Identitäts- und Reinheitsprüfungen seit jeher angewandt. Moderne Arzneibücher lassen Umwandlungsvorgänge von Substanzen mittels Thermogravimetrie, Differenzthermoanalyse oder Differential-Scanning-Kalorimetrie (Ph. Eur. 5, USP 30, JP 14; Lit. 22–25) untersuchen. Thermische Methoden werden als einfache und **schnelle Verfahren bei der Charakterisierung von Stoffen, Qualitätskontrolle, Qualitätssicherung und Schadensanalyse** eingesetzt. Der Kristallinitätsgrad von Metallen, Legierungen und **Polymeren** (Lit. 5, 7, 9, 15), der ein wichtiger Gesichtspunkt für deren mechanische Gebrauchseigenschaften (z. B. Schlagzähigkeit, Durchsichtigkeit) ist, lässt sich mit thermischen Analysenmethoden (vor allem DSC) ermitteln. Ebenso lassen sich Glasübergangstemperaturen (Erweichungspunkte) feststellen oder Vernetzungsprozesse verfolgen. Die Thermogravimetrie gestattet je nach Atmosphäre Aussagen über die thermische oder oxidative Stabilität von Stoffen (Lit. 8), über Gehalte an Wasser oder Lösemitteln, Weichmachern oder Füllstoffen. Sie besitzt ebenso große Bedeutung bei der Überprüfung von Rohstoffen wie bei der Qualitätskontrolle von Fertigprodukten.

Thermische Analysenmethoden in der Arzneibuchanalytik

Bedeutung der thermischen Analysenmethoden

30.2 Grundprinzipien

In der vorausgehenden Einführung wurden die mit Wärmeeffekten verbundenen Vorgänge, die die Grundlage thermischer Analysenmethoden bilden, aufgeführt. Das grundsätzliche Messprinzip der Thermoanalyse ist in Abb. 30.1, oben skizziert.

---
*) Literaturangaben siehe Kap. 33

Apparative Anordnung

Temperaturfühler (T_{pr})

Probe   Ofen (T_h)

Masse

Waage

Prinzipielle Anordnung zu thermischen Analysenmethoden

Thermogravimetrische Kurve

T_{pr} bzw. m

endothermer Vorgang (z. B. Schmelzen)

exothermer Vorgang (z. B. Oxidation)

Probenmasse m

Probentemperatur T_{pr}

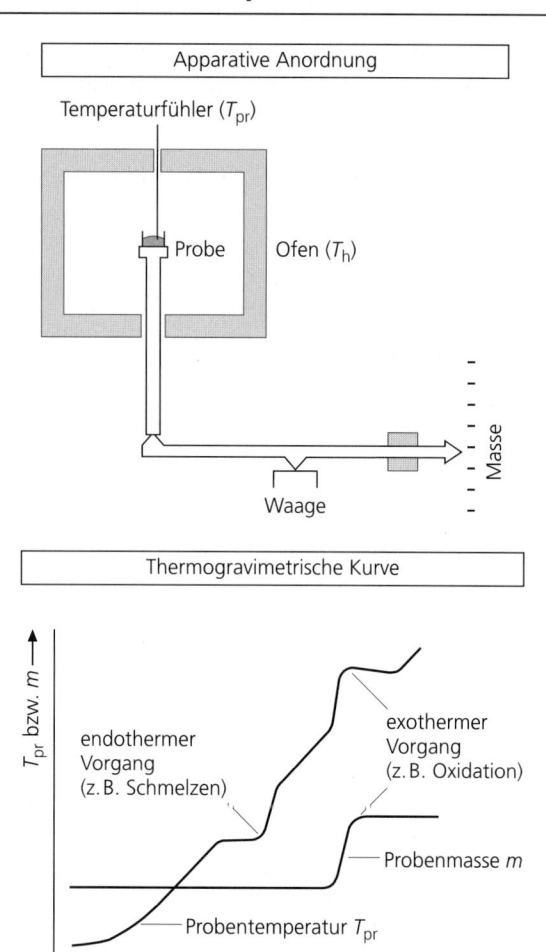

T_h oder t →

Abb. 30.1 Grundprinzip thermoanalytischer Messungen.

Mechanismen der Wärmeübertragung im Ofen

Die **Wärmeübertragung** zwischen Ofen und Probe geschieht durch Wärmestrahlung, Konvektion oder Wärmeleitung, z. B. über die im Ofen befindliche Atmosphäre oder über **thermische Widerstände** wie Drähte, Bänder oder Platten. Wird der Ofen (z. B. mit 5 °C pro Minute) aufgeheizt, so folgt die Probentemperatur (T_{pr}) bei inerten Substanzen (die keine Zustandsänderungen eingehen) mit einer **Verzögerung** bzw. **Temperaturdifferenz**, die u.a. von der **Wärmekapazität** der Probe und der Heizrate abhängt, der Ofentemperatur T_h. Treten in der Probe bei bestimmten Temperaturen Energie verbrauchende (z. B. Schmelzen) oder Energie liefernde Prozesse (z. B. Oxidation) auf, so entstehen die in Abb. 30.1 unten erkennbaren Temperatur-Haltepunkte bzw. -überhöhungen. Bei konstanter Heizrate kann der Auftrag der Probentemperatur gegen die Ofentemperatur oder gegen die

Temperaturdifferenz zwischen Probe und Ofen

Zeit erfolgen. Messungen dieser Art sind Gegenstand der **Thermoanalyse**. Trägt man die mit der Waage bestimmte Probenmasse m gegen die Ofentemperatur auf, so entsteht die in Abb. 30.1 unten ebenfalls eingezeichnete „**thermogravimetrische Kurve**" (typisch für den Anstieg: eine Oxidation durch die umgebende Atmosphäre unter Massenzunahme).

Thermogravimetrische Kurve

30.3 Modifikationsübergänge und Thermodynamik

Ein Feststoff kann **amorph** oder in mehreren **kristallinen** Formen („**Polymorphie**", bei Elementen „**Allotropie**") vorkommen, die nach außen sehr unterschiedlich in Erscheinung treten können (Beispiel Kohlenstoff: Ruß, Graphit, Diamant). Die einzelnen Kristallformen („**Modifikationen**"), die auf unterschiedliche Anordnung der Moleküle in der Elementarzelle des Kristalls zurückgehen, unterscheiden sich energetisch. Lassen sich zwei Modifikationen **reversibel** ineinander umwandeln, so heißen sie „**enantiotrop**", andernfalls „**monotrop**". Die Schmelztemperatur und andere physikalische Eigenschaften wie **Löslichkeit, Lösekinetik** hängen von der jeweiligen Form des Feststoffes ab. Der amorphe Zustand unterscheidet sich vom kristallinen dadurch, dass kein Ordnungszustand wie im Kristall vorliegt. Kommt eine Substanz in Form mehrerer Hydrate vor, so nennt man sie „**pseudopolymorph**". Der Begriff wird jedoch auch bei variablen Anteilen des Solvens gebraucht. Das Arzneibuch lässt Polymorphie (Ziffer 5.9) u. a. mit der Thermischen Analyse (Ziffer 2.2.34) untersuchen.

amorph, kristallin

Modifikationen

enantiotrope und monotrope Umwandlungen

pseudopolymorph

Amorphe Stoffe weisen keine scharf definierten Schmelztemperaturen auf, sondern gehen in einem mehr oder weniger großen **Temperaturbereich** („**Glasübergangstemperatur**" T_G) vom hochviskosen Glaszustand in einen niedrigerviskosen Flüssigkeitszustand über. Charakteristisch für solche Glasübergänge (z. B. eines Polymers) ist ein **Anstieg der Wärmekapazität**. Bei weiterem Erwärmen des Polymers kann die Aktivierungsenergie für einen Kristallisationsvorgang erreicht werden: Die metastabile (und höher energetische) amorphe Form geht unter Abgabe einer latenten Wärmemenge in eine Kristallform über (**Kristallisationstemperatur** T_K). Auch Kristallformen können sich im metastabilen Zustand befinden. Oberhalb der Kristallisationstemperatur können Polymere unter Wärmeaufnahme schmelzen (**Schmelztemperatur** T_S).

Glasübergangstemperatur

Wärmekapazität

Kristallisationstemperatur

Schmelzen von Polymeren

Die erläuterten drei Arten von Übergängen, Glasübergang, Kristallisation und Schmelzen sind von charakteristischen **Wärmeeffekten** (Änderung der Wärmekapazität, Umwandlungsenthalpien) begleitet. Thermische Übergänge, bei denen eine latente Wärme und meist auch eine Änderung der Wärmekapazität auftreten, werden **Übergänge erster Art** genannt. Umwandlungen wie Glasübergänge, bei denen sich

Wärmeeffekte

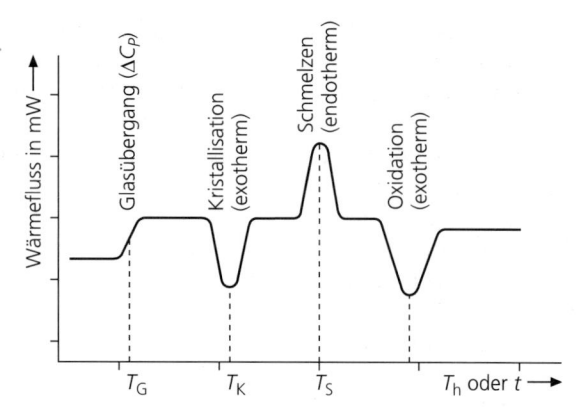

Abb. 30.2 Wärmefluss zur Probensubstanz bei verschiedenen Umwandlungsvorgängen

Übergänge erster und zweiter Art

nur die Wärmekapazität ändert, jedoch keine latente Wärme auftritt ($\Delta H = 0$), heißen **Übergänge zweiter Art**. In Abb. 30.2 ist der Wärmefluss zu einer Probe in Abhängigkeit von der Ofentemperatur (bzw. der Zeit bei linearer Heizrate) dargestellt. Die Messung dieser Wärmeeffekte ist Gegenstand der kalorimetrischen thermischen Analysenmethoden (rechts in Schema V).

Wärmeflussleistung

Enthalpieänderung

Der Wärmefluss stellt seiner Art nach eine auf den Tiegel oder vom Tiegel übertragene Leistung dar und wird daher in Watt (bzw. Milliwatt) gemessen. Die Enthalpieänderung ΔH eines Umwandlungsvorganges wird durch **Integration des Wärmeflusses** über die Zeit (Fläche innerhalb des Peaks) erhalten.

Metastabile Arzneistoffe

Arzneistoffe werden wegen der besseren Löslichkeit oder Bioverfügbarkeit häufig amorph oder in höher energetischen metastabilen Modifikationen eingesetzt. Metastabile Modifikationen können bei Temperaturen, bei denen die entsprechende Aktivierungsenergie zur Verfügung steht, unter Energieabgabe in eine stabilere Form übergehen und sind hierdurch thermoanalytisch zu erkennen.

Die thermischen Analysenmethoden lassen sich in zwei Gruppen einteilen (s. Schema V):

Eine Gruppeneinteilung der Verfahren

1. Messung der Veränderung beschreibender physikalischer Größen der Probe wie Masse, Stoffmenge, Länge, Volumen u.a. mit der Temperatur
2. Messung thermodynamischer Größen (oder ihrer Veränderung) wie charakteristischer Übergangstemperaturen, der Wärmekapazität oder der Enthalpie der Probe mit der Temperatur.

Die Ursachen der Veränderung dieser Größen liegen neben den Modifikations- und anderen Zustandsänderungen einerseits in rein physikalischen Vorgängen wie **Trocknen** eines Wassergehaltes, als auch chemischen **Reaktionen** der Probe wie der **Abgabe von Kristallwasser**, **Zersetzungsvorgängen** oder **Reaktionen mit der umgebenden Gasphase** (**z. B. Oxidation**, Lit. 8). Auch bei diesen Reaktionen kann Wärme sowohl freigesetzt als auch verbraucht werden. Wesentlich für den Wert der thermischen Methoden ist, dass z. B. bei organischen Substanzen das Auftreten von **Modifikations- und Zustandsänderungen** oder Zersetzungsvorgängen nicht eine Ausnahme darstellt, sondern eher die Regel ist. Da dies bei charakteristischen Temperaturen eintritt, liefern die thermischen Methoden neben Reinheitskriterien, Hinweise zur Identität, Polymorphie oder Haltbarkeit von Substanzen. Die technische Perfektion dieser vom Prinzip her einfachen Methoden ist heute so weit vorangetrieben, dass sie erheblichen Stellenwert in der Qualitätssicherung besitzen.

Arten von Übergängen

Informationen durch thermische Methoden

Die **Messprinzipien** beider Gruppen von Verfahren sind unterschiedlich. Während bei der ersten Gruppe die Messgröße (z. B. die Masse oder die Länge) selbst erfasst wird, ist bei der zweiten Gruppe eine direkte oder indirekte Messung des Wärmeflusses zu oder von der Probe notwendig (Kalorimetrie). Hervorzuheben ist, dass diese Methoden mit Probemengen im mg-Maßstab auskommen. Eine indirekte Messung der von der Probe aufgenommenen oder abgegebenen Wärme kann so erfolgen, dass aus diesem limitierten Wärmefluss resultierende Temperaturabweichungen der Probe von der Temperatur einer Vergleichsprobe beobachtet werden. Mit dieser **Differenzthermoanalyse** (DTA) lassen sich charakteristische Temperaturen einerseits und andererseits Wärmeeffekte qualitativ bestimmen.

Probemengen

Wärmemessung durch limitierten Wärmefluss

31 Thermogravimetrie

31.1 Grundlagen der Thermogravimetrie

Prinzip der Thermogravimetrie

Bei der Thermogravimetrie (TG) wird eine Probe mittels einer äußeren Heizvorrichtung einem meist linearen Temperaturprogramm unterworfen und die Massenveränderung (oder die Geschwindigkeit ihrer Änderung) als Funktion der Temperatur oder der Zeit gemessen.

In Kap. 30 wurden die für die thermischen Analysenmethoden grundlegenden Übergänge aufgeführt. Nur ein Teil dieser Vorgänge ist mit Änderungen der Probenmasse verbunden, wobei diese eine Reinsubstanz oder ein Gemisch sein kann. Durch elektronische Ableitungsbildung der m/T_h-Kurve gelangt man zur **Differentialthermogravimetrie** (DTG, s.a. Schema V), die eine feinere Auflösung der thermogravimetrischen Effekte ergibt. Eine Kombination der Thermogravimetrie mit der Thermoanalyse ist besonders aufschlussreich.

Differentialthermogravimetrie

31.2 Durchführung der Thermogravimetrie

Das Prinzip einer thermogravimetrischen Anordnung wurde in Abb. 30.1 oben skizziert. Abb. 31.1 zeigt schematisch zwei Ausführungsformen thermogravimetrischer Geräte mit stehender und hängender Anordnung. Sie bestehen aus dem **Ofen** einschließlich einer entsprechenden Temperatursteuerung, einem **Probentiegel**, der sich auf der **Thermowaage** befindet und einem **Begasungssystem**, mit dem eine inerte oder auch reaktive Atmosphäre innerhalb des Ofens geschaffen werden kann. Auch Ausführungen in waagrechter Bauart und Durchströmung sind in Gebrauch. Wenn auch das Prinzip der Thermogravimetrie einfach ist, so wird bei der technischen Realisierung ein beträchtlicher Aufwand erforderlich.

Prinzipielle Anordnung thermogravimetrischer Geräte

Die verwendeten Öfen lassen gewöhnlich Temperaturen von Raumtemperatur oder tiefer bis 1500 °C und mehr zu. Die elektrische Heizung der Öfen wird gemäß dem eingegebenen Temperaturprogramm durch ein Rechnersystem geregelt. Die meist konstanten **Heizraten** reichen von 0,01 bis 100 °C pro Minute. Die Geräte lassen auch die Untersuchung von **Abkühlvorgängen** zu. Zum Probenwechsel können die Öfen mit besonderen Kühlvorrichtungen im Zeitraum von ca. 15 Minuten von 1500 °C heruntergekühlt werden.

Öfen Temperaturbereich Heizraten

Stehendes Wägesystem

Probentiegel
Heizung
Thermowaage
Spülgas

Hängendes Wägesystem

Thermowaage
Spülgas
Probentiegel
Heizung

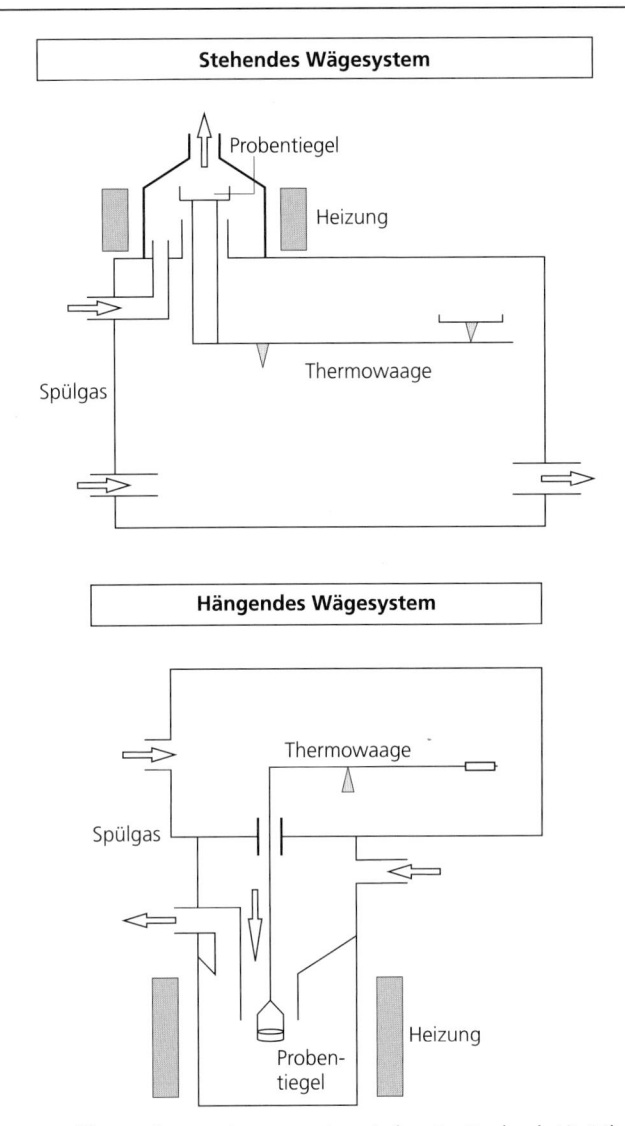

Abb. 31.1 Ausführungsformen thermogravimetrischer Geräte (nach Lit. 16)

Die **Temperaturmessung** erfolgt je nach Bauart des Geräts mit **einem Thermoelement** in der Nähe der Probe, an der Standfläche der Probe oder in der Probe selbst. Soweit nicht, wie in Abb. 30.1 oben direkt in der Probe gemessen wird, weicht die Temperatur der Messstelle etwas von der Probentemperatur ab. Es ist deshalb eine Kalibrierung erforderlich. Die **Temperaturkalibrierung** kann mittels der Schmelztemperaturen von Metallen (z. B. Indium 156,6 °C, Zinn 233,3 °C, Zink 419,6 °C, Aluminium 660,3 °C) oder mithilfe der Curie-Umwandlungstemperaturen ferromagnetischer Metalle (z. B. Nickel, be-

Temperaturmessung, Ort

Temperaturkalibrierung

stimmte Referenzlegierungen) erfolgen. Die Thermowaage wird zu diesem Zweck mit einem entsprechenden Magnetfeld im Bereich des Probentiegels ausgestattet, sodass das Erreichen der Curie-Temperatur durch eine scheinbare Massenänderung angezeigt wird. Moderne TG- bzw. DTG-Geräte gestatten auch Temperaturprogramme mit isothermen Phasen zur besseren Auflösung nahe beieinander liegender Übergänge.

Spülung des Ofens

Das **Spülen des Ofens mit einem Inertgas** besitzt im Interesse guter Reproduzierbarkeiten und niedriger Bestimmungsgrenzen durch Schaffung einer kontinuierlichen Atmosphäre (z. B. Abtransport von Zersetzungsprodukten) erhebliche Bedeutung. Nicht zuletzt erfolgt bei der Thermogravimetrie der Wärmefluss zur Probe meist über die Atmosphäre innerhalb des Ofens. Als inertes Spülgas wird **Stickstoff** eingesetzt. Für oxidative Zersetzungsuntersuchungen werden **Luft oder Sauerstoff** als Spülgase verwendet. Auch mit Spülgaswechsel, synchron zum Temperaturprogramm, wird gearbeitet. Strömungs- und Auftriebseffekte des Spülgases werden möglichst durch entsprechende Bauart der Geräte bzw. Kompensation vermieden. Bei vielen Geräten ist auch Arbeiten unter Druck oder im Vakuum möglich. Die Wärmeübertragung erfolgt dann über thermische Widerstände.

Spülgase

Spülgaswechsel

Einflussgrößen auf thermoanalytische Ergebnisse

Thermoanalytische Ergebnisse werden von einer beträchtlichen Zahl von Parametern beeinflusst, die daher im Rahmen von Messreihen konstant zu halten sind. Dies gilt auch für die Probe selbst, wie z. B. ihre physikalische und chemische Homogenität. So kann unterschiedliche Korngröße zu einer Verflachung der thermogravimetrischen Stufen führen. Eine Überlagerung zu messender Effekte z. B. durch adsorbierte Feuchtigkeit oder Lösungsmittel lässt sich durch vorausgehendes Trocknen der Substanz, möglichst unter den Startbedingungen des Thermogramms, vermeiden.

Probenvorbereitung

Thermowaagen Funktionsweise

Als **Waagen** werden meist solche mit automatischem Nullabgleich nach Art eines **Drehspulinstrumentes** oder eines anderen elektromagnetischen Prinzips eingesetzt. Die Waage wird je nach Bauart zu Messbeginn mechanisch tariert. Der Spulenstrom ist der Masse proportional. Das Wägesystem muss thermisch vom Ofen isoliert sein. Dies wird z. T. durch das Spülgas und durch Wasserkühlung erreicht. Der **Wägebereich** reicht vom Mikrogrammbereich bis zum Grammbereich. Die Auflösung liegt bei 1 µg. Probemengen von 1 bis 20 mg lassen sich, ebenso wie Massen im g-Bereich mittels der Thermowaagen ohne weiteres handhaben. Mit **Torsionswaagen** kann auch im µg-Bereich gearbeitet werden. Die **Massenkalibrierung** erfolgt mittels kleiner Eichgewichte oder durch Untersuchung der Zersetzung von Referenzmaterialien (s. Kap. 31.3, Calciumoxalatmonohydrat). Das Arzneibuch lässt die Überprüfung der Temperaturskala und die Massenkalibrierung mittels geeigneter Referenzsubstanzen vornehmen (Ziffer 2.2.34, Lit. 23).

Wägebereich

Massenkalibrierung

Die Auswahl des **Tiegelmaterials** muss sich vor allem danach richten, dass es nicht mit der Probe reagiert. Daneben darf es nicht selbst

Massenänderungen unterliegen und muss eine für den untersuchten Temperaturbereich ausreichende Schmelztemperatur aufweisen. Als Tiegel dienen solche aus Aluminium (zur einmaligen Verwendung, insbesondere für organische Stoffe), Silber, Gold, Platin, Graphit, Al_2O_3, Quarz u.a. Das **Tiegelvolumen** liegt zwischen 0,1 und einigen ml, der Durchmesser bei etwa 0,5 bis 1,5 cm. Es ist eine Reihe unterschiedlicher Tiegelformen in Gebrauch, auf die hier nicht eingegangen werden soll (z. B. Lit. 1). Für die Behandlung der Tiegel vor ihrer Verwendung gelten im Prinzip die in der Gravimetrie üblichen Regeln. Zudem dürfen die Tiegel auch mechanisch nicht beschädigt sein. Dies gilt insbesondere für ihre Standfläche.

Tiegel
Tiegelmaterial
Tiegelvolumen

31.3 Anwendungen der Thermogravimetrie

Die Thermogravimetrie eignet sich zur Untersuchung von **Zersetzungsvorgängen**, der **Zersetzungskinetik**, **Temperaturstabilität (Alterungssimulation)**, **Oxidationsstabilität** oder zu **Gehaltsbestimmungen**, **Charakterisierungen und Identifizierungen, z. B. von Polymeren**. Sie erlaubt auch die Bestimmung von flüchtigen Begleitstoffen (Wasser, Lösungsmittel), Hydratwasser oder der Asche und von Füll- oder Zusatzstoffen. Zersetzungskinetische Daten werden durch Aufnahme von TGA-Kurven bei mehreren Heizraten erhalten. Die Methode lässt sich in vielen Bereichen der anorganischen, organischen und pharmazeutischen Chemie einsetzen. Im Gegensatz zum Trocknungsverlust lässt sich mithilfe der Thermogravimetrie zwischen physikalisch und chemisch (Hydratwasser) gebundenem Wasser unterscheiden.

Anwendungsbereich der Thermogravimetrie

Polymere

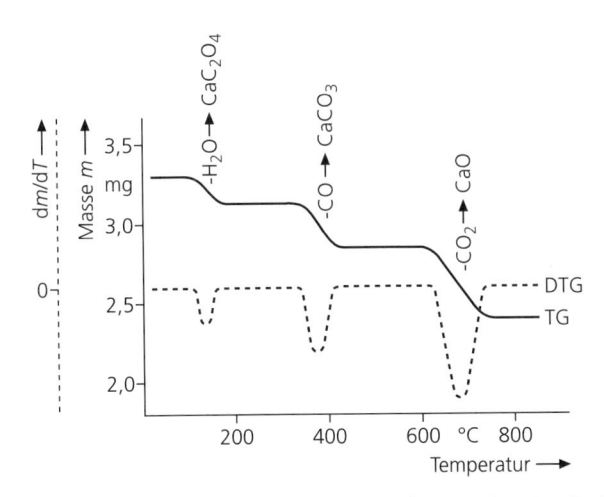

Abb. 31.2 TG- und DTG-Zersetzungskurven von Calciumoxalat-Monohydrat (nach Lit. 18)

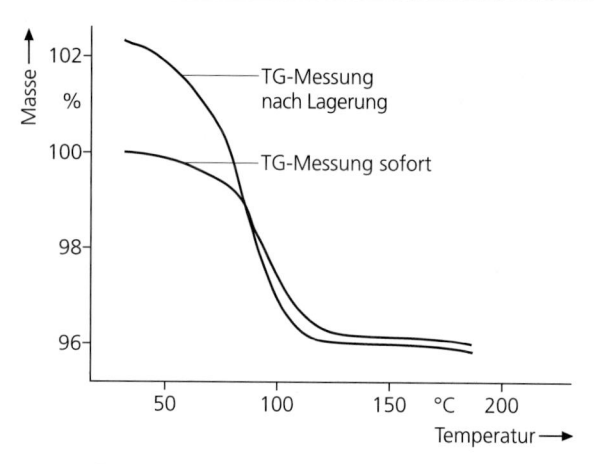

Abb. 31.3 TG eines hygroskopischen Arzneistoffes sofort und nach Lagerung vermessen (nach Lit. 19)

Calciumoxalat

Die TG- und DTG-Kurven der Zersetzung von Calciumoxalat ($CaC_2O_4 \cdot H_2O$) sind in Abb. 31.2 dargestellt. Die 1. Stufe der TG-Kurve zeigt die Abspaltung des Hydratwassers. Dies kann zur **Massenkalibrierung der Thermowaage** bei Massen von wenigen mg herangezogen werden. Die beiden folgenden Stufen entsprechen der Abspaltung von CO und dann von CO_2. Da solche Zersetzungsreaktionen (z. B. für unterschiedliche Carbonate) bei unterschiedlichen Temperaturen erfolgen, sind mittels der Thermogravimetrie auch **Simultanbestimmungen** möglich.

Arzneibuch: Massenkalibrierung

Hygroskopie

Auch das **hygroskopische Verhalten** von Stoffen unter definierten Lagerbedingungen kann mit der Thermogravimetrie verfolgt werden. Abb. 31.3 zeigt die Feuchtigkeitsaufnahme eines Arzneistoffes am Beispiel einer Lagerung von 15 Stunden bei 30 °C (nach Lit. 19). Das Arzneibuch lässt **Trocknungsverluste** zur Reinheitsprüfung bei Vindesinsulfat, Vincristinsulfat, Vinblastinsulfat, Typhus-Polysaccharid- und Meningokokken-Polysaccharid-Impfstoff mithilfe der Thermogravimetrie bestimmen (nach Lit. 23).

Arzneibuch: Trocknungsverluste

Beispiel: Aspartam

Das Schmelz- und Zersetzungsverhalten des Süßstoffes Aspartam ist in Abb. 31.4 gezeigt. Bis etwa 110 °C verliert die Substanz anhaftendes Wasser. Die Stufe bei etwa 130 °C entspricht der Massenabnahme durch Abgabe von Hydratwasser. Bei etwa 190 °C zersetzt sich die Substanz unter Abgabe von Methanol. Die DDK-Kurve wird in Kap. 33 besprochen.

Polymere

Häufige Anwendung der Thermogravimetrie ist die Charakterisierung und Untersuchung (z. B. thermische Stabilität) von **Polymeren**. Abb. 31.5 zeigt die TG-Zersetzungskurven von 7 Polymeren unter geeigneten Messbedingungen (nach Lit. 20).

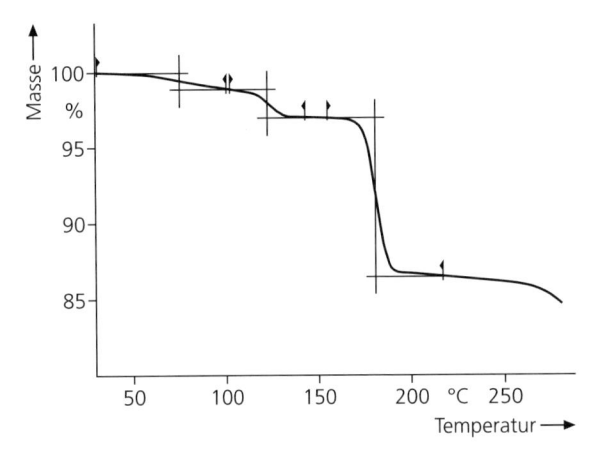

Abb. 31.4 TG-Zersetzungskurven von Aspartam (nach Lit. 19)

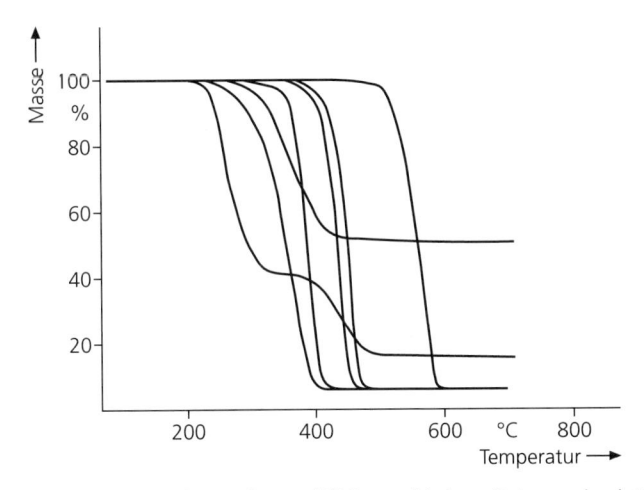

Abb. 31.5 TG-Kurven zur thermischen Stabilität verschiedener Polymere (nach Lit. 20a)

32 Thermoanalyse, Differenzthermoanalyse

32.1 Grundlagen der Thermoanalyse

Prinzip der TA

Bei der **Thermoanalyse** (TA) wird eine Substanz in einem Ofen aufgeheizt oder abgekühlt und die Probentemperatur gegen die Ofentemperatur oder gegen die Zeit aufgetragen. Als Thermische Analyse (z. B. Arzneibuch Ziffer 2.2.34) werden auch die Thermogravimetrie und die übrigen in Schema V aufgeführten Verfahren bezeichnet.

Thermogramm

In Abb. 30.1 unten wurde ein entsprechendes Thermogramm dargestellt. Wie die Abbildung erkennen lässt, weist das T_{pr}/T_h-Diagramm einen störenden Grundlinienanstieg auf. Durch Differenzbildung zur Ofentemperatur (Auftrag von $T_{pr} - T_h$) lässt sich dieser weitgehend beseitigen. Eine bessere Methode stellt jedoch die Differenzthermoanalyse (DTA) dar.

Prinzip der DTA

Bei der **Differenzthermoanalyse** (DTA) werden eine inerte Referenzsubstanz und die Probe (jeweils in einem Tiegel) gleichzeitig in einem Ofen aufgeheizt oder abgekühlt und die Temperaturdifferenz zwischen beiden Tiegeln gemessen. Die Temperaturdifferenz wird gegen die Ofentemperatur, die Probentemperatur oder gegen die Zeit aufgetragen.

Richtung der Wärmeeffekte

Im Gegensatz zur Thermogravimetrie führen **alle** in Kap. 30 aufgeführten Übergänge bei der Differenzthermoanalyse prinzipiell zu Wärmeeffekten. Bereits das Aufheizen einer inerten Substanz ohne Umwandlungsvorgänge führt aufgrund ihrer Wärmekapazität zu charakteristischen Wärmeeffekten. Es werden positive und negative Signale erhalten, je nachdem, ob ein Vorgang endotherm oder exotherm verläuft. Die Differenzthermoanalyse ist hinsichtlich der Wärmeeffekte eine qualitative oder halbquantitative Methode.

32.2 Durchführung der Differenzthermoanalyse

Prinzipielle Durchführung der DTA

Bei der Differenzthermoanalyse befindet sich in dem in Abb. 30.1 dargestellten Ofen zusätzlich zu dem Probentiegel ein weiterer Tiegel mit Referenzsubstanz. Das Prinzip ist in Abb. 32.1 dargestellt. Bei der praktischen Realisierung gibt es zahlreiche Ausführungsformen der Geräte (z. B. Lit. 1). Der Wärmefluss geschieht in Abb. 32.1 zu beiden Tiegeln über die Atmosphäre im Ofen. Wie auch bei den übrigen thermischen Verfahren werden definierte Atmosphären eingesetzt, die auch hier inert oder reaktiv sein können. Die $(T_{pr}-T_h)/T_h$-Diagramme haben die Gestalt wie in Abb. 30.2.

Die Proben- und Referenztemperatur werden mit **Thermoelementen** oder anderen Temperatursensoren gemessen, die sich in der Probe, am Boden unter den Tiegeln oder in unmittelbarer Nähe derselben befinden und daraus **durch Gegeneinanderschalten der Thermoelemente** die Temperaturdifferenz erhalten. Diese Temperaturdifferenz wird dann gegen die an einer bestimmten Stelle im Ofen gemessene Temperatur, die die Vorgabetemperatur des Temperaturprogramms möglichst zutreffend repräsentiert, aufgetragen.

Temperaturmessung, Ort

Die Ofenheizung der Geräte wird meist durch ein äußeres Regelsystem so gesteuert, dass die Probentemperatur linear ansteigt. Bei **linearem Temperaturprogramm** wird meist gegen die Zeit aufgetragen. Die Regelung gestattet auch hier bei vielen Geräten **isotherme Abschnitte**. Die Ausprägung der erhaltenen Diagramme hängt, z. B. bei Zersetzungsvorgängen, naturgemäß neben der Gerätekonstruktion (vor allem dem thermischen Widerstand zwischen Ofen und Proben) und der Probenmenge erheblich von der angewandten Heizrate (Grad pro Minute) ab. Kleine Wärmekapazitäten der Probe ergeben schmale und hohe Messsignale.

Temperatursteuerung

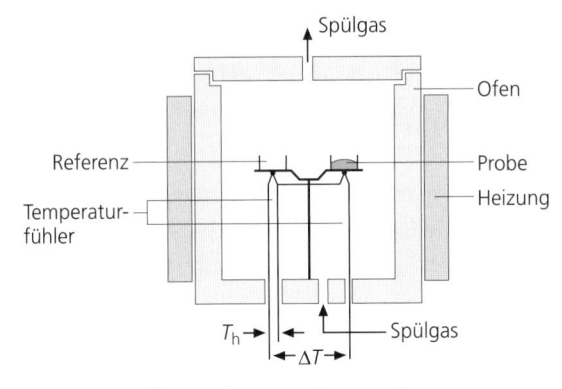

Abb. 32.1 Prinzip einer Differenz-Thermoanalyseanordnung

Geräteprinzip der DTA und TG/DTA

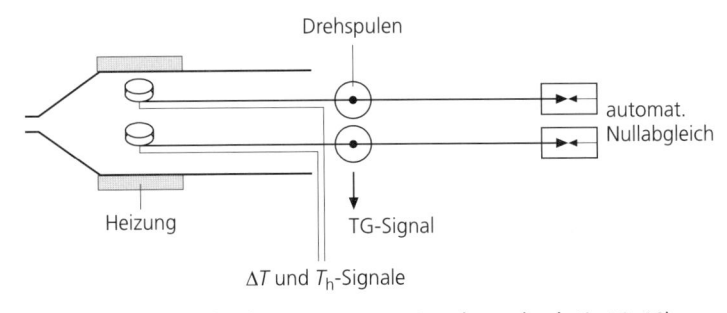

Abb. 32.2 Prinzip einer kombinierten TG/DTA-Anordnung (nach Lit. 16, 20)

Eigenschaften der Referenzprobe

Außer den untersuchten thermischen Effekten der Probe sollten zu Probe und Vergleichsprobe im Interesse der Differenzbildung der Signale möglichst gleich große Wärmeströme fließen. Naturgemäß soll sich daher die Referenzprobe zwar **inert** verhalten, sonst aber gleiche thermische Eigenschaften wie die Probe selbst besitzen. Dies gilt vor allem für die Wärmekapazitäten. Als Referenzsubstanzen dienen häufig Aluminiumoxid, Siliciumcarbid oder Magnesiumoxid. Bei kleineren Genauigkeitsansprüchen wird häufig gegen einen leeren Referenztiegel als Vergleich gemessen. Die mangelnde Gleichheit der thermischen Eigenschaften kann teilweise durch entsprechende Gerätekalibrierung ausgeglichen werden.

Kombination thermischer Methoden

Die Differenzthermoanalyse liefert bei relativ einfachem Aufbau der Geräte als ergänzende Methode wertvolle Hinweise über die Ursachen der bei der Thermogravimetrie beobachteten Effekte. Abb. 32.2 zeigt das Prinzip einer kombinierten Anordnung (ähnlich Lit. 20b), mit der thermogravimetrische und differenzthermoanalytische Bestimmungen gleichzeitig erfolgen können. Das Wägesystem arbeitet, wie in Kap. 31.2 besprochen, nach dem Prinzip des elektromagnetischen Nullabgleichs. Die beiden als Probentiegel dienenden Wägeschalen sind mit Thermofühlern versehen, die das Temperaturdifferenzsignal ergeben.

32.3 Anwendungen der Differenzthermoanalyse

Bedeutung der Richtung der Wärmeeffekte

Die in der Thermo- bzw. Differenzthermoanalyse erhaltenen Signale lassen hinsichtlich ihrer Richtung, der Temperaturen, bei denen sie auftreten und ihrer Ausprägung Rückschlüsse auf zugrunde liegende Vorgänge zu. Die Form der erhaltenen DTA-Kurven kann häufig zur qualitativen Charakterisierung von Stoffen herangezogen werden. Auch Gemische lassen sich häufig mittels dieser Methoden untersuchen. DTA-Kurven vermögen auch einen raschen Aufschluss über die thermische Stabilität von Stoffen zu geben. Die Differenzthermoanalyse wird in der Industrie in erheblichem Umfang eingesetzt. Sie ergänzt häufig, z. B. bei der Untersuchung von Polymeren oder anorganischen Mineralien, die thermogravimetrische Analyse.

33 Kalorimetrische Verfahren

Bei der Differenzthermoanalyse äußern sich Wärmeeffekte der Probe infolge der Wärmeleitung vom Ofen zur Probe über thermische Widerstände (im Allgemeinen die Atmosphäre im Ofen) im Auftreten von Temperaturdifferenzen zwischen Probe und Referenz. Die kalorimetrischen Verfahren haben das gleiche Aufbauprinzip, jedoch sind die Geräte so konstruiert, dass nicht nur ein qualitatives Signal entsteht, sondern der **Wärmefluss quantitativ** gemessen werden kann.

Vergleich von DTA und den kalorimetrischen Verfahren

33.1 Grundlagen der Dynamischen Differenz-Kalorimetrie

Die **Dynamische Differenz-Kalorimetrie** (DDK, DSC) misst die Differenz der Wärmeströme zu dem Probentiegel und einem Referenztiegel, die sich im gleichen Ofen befinden.

Prinzip der DDK-Verfahren

Zur Bestimmung der Wärmeströme werden zwei Varianten angewandt:

1. Die Dynamische **Wärmestrom**-Differenz-Kalorimetrie ermittelt die Wärmestromeffekte in der Probe **aus der Temperaturdifferenz** zwischen Probe und Referenztiegel.
2. Bei der Dynamischen **Leistungskompensations**-Differenz-Kalorimetrie steuert ein äußeres Regelsystem getrennte Heizungen von Probe- und Referenztiegel so, **dass Probentemperatur und Referenztiegeltemperatur** während des Temperaturprogramms **gleich bleiben**. Die erforderliche **elektrische Leistungsdifferenz** zwischen Probe- und Referenz-Heizung dient als Maß der Heizleistung, die für Wärmeeffekte in der Probe erforderlich ist.

Prinzip der Dynamischen Wärmestrom-Differenz-Kalorimetrie

Prinzip der Dynamischen Leistungskompensations-Differenz-Kalorimetrie

Der wesentliche Unterschied zwischen Differenz-Thermoanalyse und Dynamischer Differenz-Kalorimetrie besteht, wie bereits erwähnt, darin, dass letztere Geräte so konstruiert sind, dass eine **Kalibrierung** der Wärmestromdifferenz möglich ist.

Bei der Dynamischen Wärmestrom-Differenz-Kalorimetrie ist die Wärmestromdifferenz zwischen Probe- und Referenztiegel **proportional der zwischen den Tiegeln gemessenen Temperaturdifferenz**.

Proportionalität von Wärmestromdifferenz und Temperaturdifferenz

Übergangs- und Reaktionsenthalpien

Notwendige Probemengen

Größenordnung der Heizleistungen

Die Dynamische Wärmestrom-Differenz-Kalorimetrie und die Dynamische Leistungskompensations-Differenz-Kalorimetrie liefern bei Integration der bei einer Umwandlung auftretenden Wärmeströme quantitative Daten über die **Übergangs- bzw. Reaktionsenthalpien**. Es ist hervorzuheben, dass diese Enthalpieänderungen an Probemengen von wenigen Milligramm gemessen werden können. In den Diagrammen wird die Wärmestromdifferenz (Heizleistungsdifferenz) in W, mW oder mW/mg gegen die Probentemperatur aufgetragen. Die auftretenden Leistungsdifferenzen liegen in der Größenordnung von mW/mg bzw. W/g. Die Höhe der peakartigen Signale kann zur Bestimmung von Umwandlungs- bzw. Reaktionsgeschwindigkeiten benutzt werden. Auch Phasendiagramme lassen sich bei kleinsten Probemengen durch Untersuchung von Gemischen in unterschiedlichem Verhältnis mit Hilfe von DDK-Messungen erstellen.

33.2 Durchführung der Dynamischen Differenz-Kalorimetrie

Auch bei diesen Methoden wird Probe und Referenzprobe durch den Ofen ein **Temperaturprogramm** mit meist konstanter Heizrate vorgegeben. Erhöht sich die Temperatur der Probe infolge einer Wärme liefernden Umwandlung, so nimmt der Wärmezustrom vom Ofen her entsprechend ab (und umgekehrt). Abb. 33.1 und 33.2 zeigen den prinzipiellen Aufbau von Geräten für die beiden Varianten der DDK. Die **Messung der Temperaturdifferenz** zwischen Probe und Referenz erfolgt wie bei der Differenzthermoanalyse mit gegeneinander geschalteten Temperatursensoren. Die Geräte können im Miniaturmaßstab ausgelegt werden. Bei der in Abb. 33.1 skizzierten **Dynamischen Wärmestrom-Differenz-Kalorimetrie** befinden sich Proben- und Referenztiegel in **einem** Ofenraum. Der **Wärmestrom** erfolgt über definier-

Prinzip der DDK-Geräte

Wärmestrom über definierte thermische Widerstände

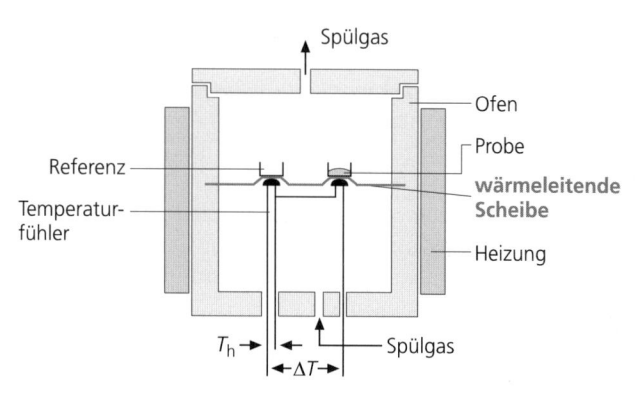

Abb. 33.1 Prinzip eines Gerätes zur Wärmefluss-DDK mit wärmeleitender Scheibe

te und für beide **Tiegel möglichst gleiche Wärmewiderstände** in Form einer **beheizten Scheibe** (z. B. aus Konstantan), auf der die Tiegel stehen. Es gibt neben dem Scheibensystem eine Reihe anderer Bauarten. Wichtig ist, dass die Geräte in thermischer Hinsicht symmetrisch ausgelegt sind.

thermische Symmetrie

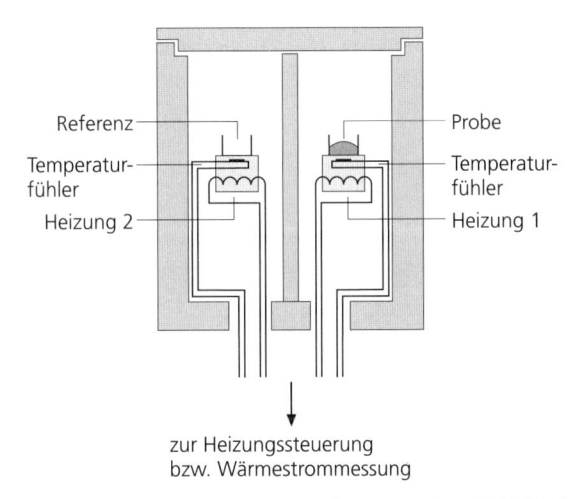

Abb. 33.2 Prinzip eines Gerätes zur Leistungskompensations-DDK (Spülung weggelassen)

Bei der **Dynamischen Leistungskompensations-Differenz-Kalorimetrie** (Abb. 33.2) befinden sich die Tiegel in getrennten Öfen. Jeder Ofen kann eine Grundheizung liefern (in der Abbildung nicht eingezeichnet), die gezeichneten Heizspiralen die zusätzliche Heizleistung zur Leistungskompensation so dass die Temperaturdifferenz gleich null wird. Neben dem Regelsystem zur Vorgabe des Temperaturprogrammes ist hier ein weiteres zur Leistungskompensation, d. h. zur Steuerung der Heizstromstärken erforderlich. Die Stromstärken der Zusatzheizkreise dienen zur Bestimmung der Wärmestromdifferenzen. Die Temperaturmessung der Tiegel erfolgt in den gezeichneten Anordnungen am Boden der Tiegel.

Geräteaufbau der dynamischen Leistungskompensations-Differenz-Kalorimetrie

Wie erläutert, ist die zu messende Wärmestromdifferenz bei der Wärmestrom-Differenz-Kalorimetrie der Temperaturdifferenz zwischen Probe- und Referenztiegel proportional. Die Fläche bzw. das Integral des bei einem Übergang erhaltenen Peaks entspricht der Enthalpieänderung. Die Kalibrierung erfolgt mithilfe von Substanzen, deren kalorische Daten bekannt sind. **Hochreines Indium** dient häufig diesem Zweck, da es einen einzelnen scharfen Schmelzpeak ergibt (Lit. 24). Seine Schmelztemperatur (156,6 °C) dient zur Temperaturkontrolle, seine Schmelzenthalpie zur Kalibrierung des Wärmestro-

Kalibrierung der Wärmestromdifferenz

Einflussfaktoren mes. Der Kalibrierfaktor sollte von den übrigen Durchführungsparametern z. B. der Probenmasse, der Heizrate oder der Ofenatmosphäre möglichst unabhängig sein. Die Unabhängigkeit der gemessenen Enthalpien von der Heizrate kann ebenfalls mittels einer metallischen Probe (z. B. einige mg Zn-Metall) kontrolliert werden. Grundsätzlich sind alle DDK-Untersuchungen für die experimentellen Parameter, wie Art und Geschwindigkeit des Spülgasflusses, Tiegelmaterial, untersuchter Temperaturbereich u. a. zu kalibrieren. Auch die Probenmasse ist von Bedeutung. Bei größerer Masse werden die Peaks nicht nur naturgemäß breiter und höher, sondern verschieben sich auch zu höheren Temperaturen. Es sollten daher in Messreihen etwa gleiche Probenmassen verwendet werden.

33.3 Anwendungen der Dynamischen Differenz-Kalorimetrie

Anwendungsbereich der DDK Die auftretenden Umwandlungs- und Reaktionsenthalpien können zusammen mit den Temperaturen, bei denen die Effekte auftreten, **zur Identifizierung, Reinheitsprüfung und Charakterisierung** von Substanzen, zur Bestimmung des **Glasüberganges**, des **Kristallinitätsanteils**, der **Denaturierung von Proteinen** oder der **oxidativen Stabilität** dienen. DDK-Untersuchungen können auch **isotherm** durchgeführt werden und liefern dann Daten über die Zersetzungs- oder Reaktionskinetik, Alterung bzw. Stabilität eines Stoffes bei einer bestimmten Temperatur. Der Start der betreffenden Reaktion kann durch die o. g. Variation des Spülgases (z. B. Umschaltung von Stickstoff auf Sauerstoff) oder durch sehr schnelles Aufheizen auf die dann isotherm belassene Temperatur erfolgen.

Kombination von TG und DDK Da DDK und DTG bzw. TG unterschiedliche Größen messen, werden auch sie häufig zwecks vollständigerer Charakterisierung einer Substanz in Kombination angewandt. Abb. 33.3 zeigt die DDK-Kurve von Aspartam. Die TG-Kurve wurde in Abb. 31.4 präsentiert.

Schmelz- und Zersetzungskurven Der bei ca. 250 °C im DDK-Diagramm erkennbare Peak entspricht dem Schmelzen des vorher entstandenen Zersetzungsproduktes. Zu diesem Peak gibt es im TG-Diagramm naturgemäß (wegen der fehlenden Massenänderung) kein Pendant.

Polymorphie Pseudopolymorphie Auch **Polymorphie** und **Pseudopolymorphie** von Arzneistoffen und Wechselwirkungen von Bestandteilen einer Zubereitung lassen sich auf diese Weise untersuchen. Abb. 33.4 zeigt dies für Sulfapyridin. Die Stufe der Glasumwandlung bei etwa 55 °C ist im Bild nur schwach ausgeprägt. Bei ca. 105 °C erfolgt Kristallisation einer vorhandenen metastabilen Phase. Schmelzen der **metastabilen Modifikation** erfolgt bei ca. 175 °C, das der **stabilen Modifikation** verursacht den Peak bei ca. 190 °C. Das Arzneibuch führt die DSC und andere thermische Analysemethoden zur Untersuchung der Polymorphie unter Ziffer

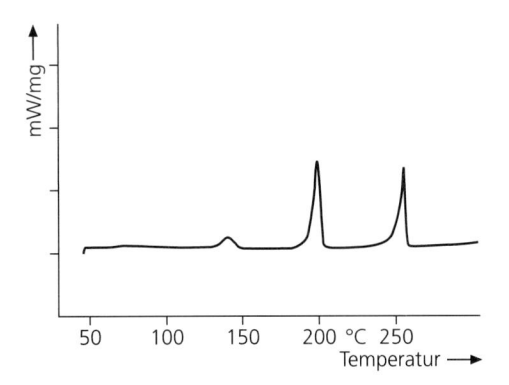

Abb. 33.3 DDK-Schmelz- bzw. Zersetzungskurve von Aspartam (nach Lit. 19, vgl. Abb. 31.4)

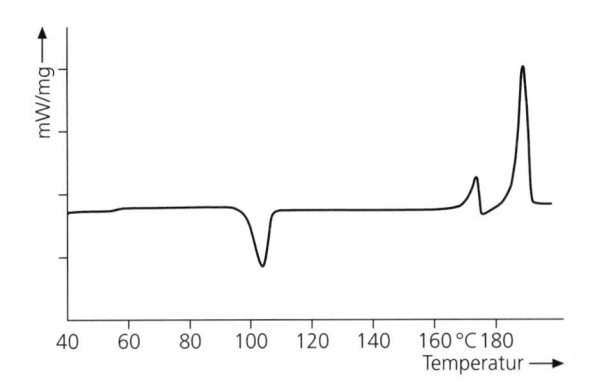

Abb. 33.4 Polymorphie von Sulfapyridin (nach Lit. 19)

5.9 auf. Die USP schreibt u. a. die Untersuchung von high und low density polyethylene sowie von polyethylene-terephthalate und polypropylen (Verpackungsmaterialien) mittels der DDK vor.

DDK-Untersuchungen sind neben der DTG die am häufigsten angewandten thermischen Analysenmethoden zur Charakterisierung von **Polymeren**. Abb. 33.5 zeigt die Schmelzkurven einiger Polyethenglycole **unterschiedlicher Molekülmassen bzw. Kettenlängen**. Die Gestalt der Peaks ist durch unterschiedliche Homogenität bzw. Reinheit der untersuchten Stoffe bedingt. Wie man erkennen kann, lassen sich die niedrigermolekularen Verbindungen besser unterscheiden, da die Schmelztemperaturen bei Molekülmassen über 2000 eng zusammen liegen.

Der **Kristallinitätsgrad eines Polymers**, der von großer Bedeutung für dessen mechanische Eigenschaften ist, lässt sich (bei bekannter Schmelzwärme der reinkristallinen Substanz) aus der Schmelzenthalpie bestimmen. Unter bestimmten Voraussetzungen besteht **Proportionalität zwischen Schmelzenthalpie und Kristallinitätsgrad**. Eine vor-

Bedeutung für die Untersuchung von Polymeren

Bestimmbarkeit bzw. Charakterisierung von Kettenlängen

Bestimmung von Kristallinitätsgraden eines Polymeres

Amorphe Anteile

ausgehende Nachkristallisation lässt sich über deren Enthalpieänderung ebenfalls berücksichtigen. Ein **amorpher Anteil** kann an der **Wärmekapazitäts-Änderung** des Glasüberganges erkannt werden. Anteile von Copolymeren, die der Verbesserung der Eigenschaften dienen (z. B. Polyethen in Polypropen) lassen sich ebenfalls mit DDK-Untersuchungen der Schmelzenthalpien bestimmen. Abb. 33.6 zeigt die DDK-Untersuchung eines Polyethenterephthalats mit Glasübergang (ca. 73 °C), Kristallisationspeak (ca. 150 °C) und Schmelzpeak (ca. 254 °C).

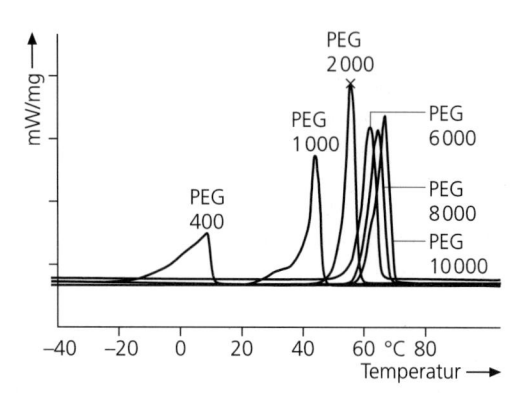

Abb. 33.5 DDK-Schmelzkurven von Polyethenglycolen (nach Lit. 19)

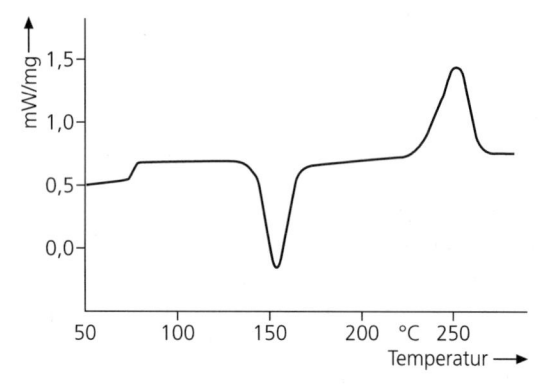

Abb. 33.6 Glasübergang, Kristallisation und Schmelzen von Polyethenterephthalat (nach Lit. 21)

Der Schmelzverlauf einer Substanz im DDK-Diagramm ist aufschlussreicher als die herkömmlichen Methoden der Schmelztemperaturbestimmung. Bei zunehmender Verunreinigung einer **Substanz flachen sich die DDK-Kurven im Anstieg** ab. Abb. 33.7 zeigt dies für Phenacetin, das mit 4-Aminobenzoesäure verunreinigt ist. Man erkennt den flacheren Verlauf bei zunehmender Verunreinigung. Bei ca. 113 °C ist der Schmelzpeak des Eutektikums zu erkennen. Das Arzneibuch lässt Reinheitsprüfungen von Substanzen mittels der DDK durchführen. Grundlage dieser Methode ist das van't Hoff'sche Gesetz zur Erstarrungstemperaturerniedrigung von Lösungen (s. Lehrbücher der physikalischen Chemie). Unter der Voraussetzung, dass keine feste Lösung auftritt, Substanz und Verunreinigung ein Eutektikum bilden und sich die Substanz vor dem Schmelzen nicht zersetzt, gilt:

Reinheitsprüfungen mittels DDK

$$\frac{dT}{d\chi} = \frac{RT_R^2}{\Delta H_s} \qquad \text{(Gl. 33.1)}$$

T = absolute Temperatur in K
T_R = Schmelztemperatur der Reinsubstanz
T_M = Schmelztemperatur der verunreinigten Substanz
R = Gaskonstante
χ = Molenbruch der Verunreinigung (Chi)
ΔH_s = Schmelzenthalpie der Hauptkomponente
K = Verteilungskoeffizient der Verunreinigung zwischen fester und flüssiger Phase

Die **Schmelzenthalpie ΔH_s der Reinsubstanz** wird als Fläche des DDK-Peaks erhalten. Aus Gl. 33.1 ergibt sich der Molenbruch der Verunreinigung zu (Bedingung: nur kleine Temperaturerniedrigung):

$$\chi = \frac{(T_R - T_M)\Delta H_s}{RT_R^2} \qquad \text{(Gl. 33.2)}$$

Die Temperaturdifferenzen sind allerdings klein, sodass sie nicht direkt hinreichend genau messbar sind. Hingegen lässt sich die bereits bei kleinen Gehalten an Verunreinigungen auftretende starke Peak-Verbreiterung heranziehen. Der Molenbruch der Verunreinigung wird nach der „**Teilflächenmethode**", die man unter den Bedingungen: keine Löslichkeit der Verunreinigung im Feststoff und Löslichkeit der Verunreinigung in der Schmelze (Lit. 1, 17, 24), bestimmt. Die Methode beruht im Prinzip darauf, dass aus der jeweils aufgewandten Enthalpie bei der betreffenden Temperatur der geschmolzene Anteil der Substanz berechnet werden kann. Man erhält folgende Beziehung:

Prinzip der Methode

$$T = T_R - \frac{\chi \cdot RT_R^2}{\Delta H_s} \cdot \frac{1}{F} \qquad \text{(Gl. 33.3)}$$

F = geschmolzener Teil der Gesamtprobe (bzw. Flächenanteil)

Gl. 33.3 wird ausgewertet, indem man bei verschiedenen Schmelzzuständen T die Flächen- bzw. Enthalpie-Anteile bestimmt und T gegen 1/F aufträgt. Aus der Steigung der erhaltenen Geraden lässt

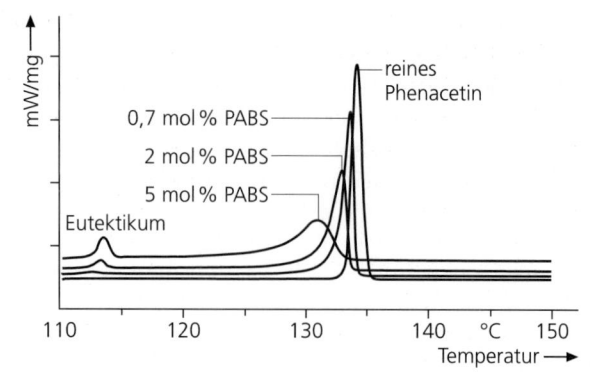

Abb. 33.7 DSC-Schmelzkurven von Phenacetin unterschiedlicher Reinheit (PABS = p-Aminobenzoesäure; Grafik nach Lit. 19)

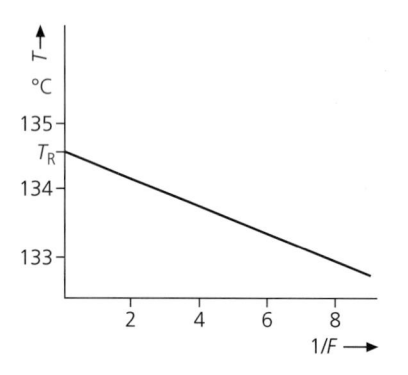

Abb. 33.8 Reinheitsbestimmung von Phenacetin durch Auftrag von T gegen die reziproken Flächenanteile ($1/F$) einer Schmelzkurve

sich der Molenbruch χ der Verunreinigung berechnen. T_R wird als Ordinatenabschnitt erhalten und ΔH_s ergibt sich aus der Peakfläche der Reinsubstanz. Die Reinheitsbestimmungen werden bei modernen Geräten durch entsprechende Software geleistet. Meist werden gekrümmte Kurven erhalten, die durch Korrekturen (Berücksichtigung der Schmelzenthalpie des Eutektikums) linearisiert werden. Es ist hervorzuheben, dass auch diese Bestimmungen an Probemengen von 1 bis 2 mg durchgeführt werden können. Die Prüfung der Reinheit von Ausgangsstoffen für Arzneistoffsynthesen ist eine wichtige Anwendung der DDK-Methoden.

33.4 Kopplungssysteme

Durch Analyse der bei den thermischen Analysenmethoden entstehenden Gase können in Verbindung mit dem kontrollierten Temperaturprogramm und den gewonnenen thermischen Daten weitergehende Informationen über die untersuchten Proben erhalten werden. Als gebräuchlichste Kopplungssysteme mit der thermischen Analyse werden **Massenspektroskopie** (Kap. 16) oder **Fourier-Transformations-Infrarotspektroskopie** (Kap. 13.3.3) mit Gasmesszellen angewandt.

Kopplung thermischer Analysenmethoden mit MS und FT-IR

Wenn auch die Kopplungen vom Prinzip her einfach sind, so wirft doch ihre Realisierung eine Reihe von technischen Problemen auf: Die thermischen Analysenmethoden werden meist bei Atmosphärendruck in definierter Gasatmosphäre in einem u. U. weiten Temperaturbereich durchgeführt, während z. B. die Quadrupol-Massenspektrometrie (Kap. 16.5.2) praktisch im Vakuum arbeitet. Es muss also einerseits eine erhebliche Druckreduzierung erfolgen und auf dem Weg in das Massenspektrometer darf die Gaszusammensetzung nicht infolge anderer Druck- und Temperaturbedingungen durch Kondensation verändert werden, da sie sonst nicht mehr repräsentativ für die aus der Probe entstandenen Zersetzungsgase ist. Dies lässt sich nur bei kurzem und entsprechend beheizten Gaswegen zwischen thermischer Analyse und MS- bzw. FT-IR-Gerät erreichen. Die Druckreduzierung erfolgt mithilfe von Kapillaren oder Düsen (Skimmern), die für Temperaturen bis zu 2000 °C ausgelegt sein müssen.

Technische Realisierung der Kopplung

Literatur über thermoanalytische Verfahren

1) W. F. Hemminger, H. K. Cammenga: Methoden der Thermischen Analyse. Springer Verlag, Berlin (2001)
2) G. Widmann, R. Riesen: Thermoanalyse. Wiley-VCH, Weinheim (1990)
3) Robert F. Speyer: Thermal Analysis of Materials. Marcel Dekker, New York (1994)
4) G. W. H. Höhne, W. Hemminger, H.-J. Flammersheim: Differential Scanning Calorimetry. Springer Verlag, Berlin (2003)
5) T. Hatakeyama (ed.), et al: Handbook of Thermal Analysis. J. Wiley & Sons, New York (1999)
6) P. K. Gallagher (ed.): Handbook of Thermal Analysis and Calorimetry, Vol. 1. Elsevier Science, Amsterdam (2002)
7) P. J. Haines (ed.): Principles of Thermal Analysis and Calorimetry. Royal Society of Chemistry, Cambridge (2002)
8) A. T. Riga (ed.), G. H. Patterson (ed.): Oxidative Behavior of Materials by Thermal Analytical Techniques (Astm Special Technical Publication, 1326). Amer. Society for Testing (1997)
9) T. Hatakeyama, F. X. Quinn: Thermal Analysis: Fundamentals and Applications to Polymer Science, 2nd edition. J. Wiley & Sons, New York (1999)
10) A. Kettrup: Thermogravimetrie – Differenzthermoanalyse, in Analytiker-Taschenbuch, Bd. 4. Springer Verlag, Berlin (1984)
11) H. Utschick: Anwendungen der Thermischen Analyse. Ecomed Verlag, Landsberg (1996)
12) J. L. Ford, P. Timmins: Pharmaceutical Thermal Analysis: Techniques and Applications (Ellis Horwood Series in Pharmaceutical Technology). Ellis Horwood, Chichester (1989)
13) D. Q. M. Craig (ed.), M. Reading (ed.): Thermal Analysis of Pharmaceuticals. CRC, Boca Raton (2006)

14) V. R. Harwalkar, C.-Y. Ma (ed.): Thermal Analysis of Foods. Elsevier Applied Food Schience Series, Amsterdam (1991)
15) G. W. Ehrenstein, G. Riedel, P. Trawiel: Praxis der Thermischen Analyse von Kunststoffen. Hanser Verlag, München (2003)
16) C3-Analysentechnik GmbH, Dokumentation Thermische Analyse (1998)
17) D. Schenk in E. Nürnberg, P. Surmann: Hagers Handbuch der pharmazeutischen Praxis, Band 2. Springer-Verlag, Berlin (1991), S. 62
18) Linseis GmbH. Werksbroschüre Thermoanalyse-Produktreihe
19) Mettler-Toledo GmbH, Analytical, Applikationssammlung Thermische Analyse Pharmazeutika
20) Dokumentation Seiko Instruments
    a) SSC5200H-Serie, Systeme für die thermische Analyse;
    b) Seiko Instruments, SII; Exstar 6000, TG/DTA System
21) Netzsch-Gerätebau, Technische Dokumentation DSC 204
22) USP 30, The United States Pharmacopeia. The National Formulary (2007)
23) Europäisches Arzneibuch, Grundwerk 2005 (Ph. Eur. 5.0) + Nachträge 5.1 bis 5,6; Deutscher Apotheker Verlag, Stuttgart (2007)
    Europäisches Arzneibuch CD-Rom 5.1
    Deutsches Arzneibuch 2006 (DAB 2006) Amtliche Ausgabe. Deutscher Apotheker Verlag, Stuttgart
24) H. Böhme, K. und H. Hartke, M. Wichtl: Arzneibuch-Kommentar, Wissenschaftliche Verlagsgesellschaft mbH, Stuttgart
25) Japanese Pharmacopoeia, Fourteenth Edition, English version 2001, http://jpdb.nihs.go.jp/jp14e/index.html

Sachregister

A

AA'BB'-System 256
AAS 84f., 87
AAS-Gerät 85
Abbe-Refraktometer 49f.
Ableitungsspektroskopie 154
Abschirmung 243
Abschirmungskegel 246
Absorbance 97
Absorption 47, 85, 97, 99
–, zirkulardichroistische 63, 65
Absorptionsbanden 96, 106
–, Aussehen 106
–, Feinstruktur 106
Absorptionskoeffizient 85, 131
–, molarer 98f., 133
Absorptionskurve 95
–, β-Strahlung 382
Absorptionsmaxima 95, 106, 131
Absorptionsmessung, Fehler 127
Absorptionsspektrometer 101, 186
–, Lichtquelle 102
Absorptionsspektroskopie 47
Absorptionsspektrum 47, 91, 95f.
absorptivity 99
Abspaltung von CO 332
AB-System 256f.
ABX-System 256, 258
–, AB-Teil 258
Acetylen-Kopplung 262
ADH-Verfahren 152
Adsorption 395
–, spezifische 140
Adsorptionschromatographie 395, 461
Adsorptionsisotherme 396
Agarosegel-Elektrophorese 664
Aktivität 373f., 383, 395
–, reiner Phasen 501
Alkine, UV-Vis-Spektren 112
Alkoholbestimmung 216
Alkylspaltung 325
Alkyl-Serie 336, 342
Alkylspaltung 343
Allylspaltung 326
Alterungssimulation 679
Amalgamelektroden 502
AME 310
Amperometrie 618

–, Anordnung 631
–, Anwendungen 635
–, Anwendungsbereich 619
–, Durchführung 631
– gemäß Arzneibuch 633
–, Messprinzip 618
– mit einer Indikatorelektrode 617, 619
– –, Arbeitselektroden 633
– –, Bezugselektroden 633
– –, Fällungstitration 620f.
– –, Komplexbildungstitrationen 621
– –, Redoxtitration 621f.
– , Titrationskurven 621
– mit zwei Indikatorelektroden 618, 624
– –, Ableitung einer biamperometrischen Titrationskurve 625
– –, Anwendungsbereich, Biamperometrie 628
– –, Äquivalenzpunkt 626
– –, Elektroden 624
– –, Funktionsprinzip 624
– –, Messprinzip 624
– –, nichtwässrige Medien 628
– –, Simultantitrationen 628
– –, Titrationskurven 625, 627
– –, –, Gestalt 626
– –, –, irreversibles Titratorsystem 628
–, pharmazeutische Analytik, Anwendungen 634
–, Prinzip 617
amperometrische Gassensoren 624
– Sensoren 623
– –, Glucose 624
– Titration 617
amu 310, 317
Analysator 58, 319f.
–, elektrostatischer 355
–, Flugzeit- 354, 356f.
–, Quadrupol- 356
Analysatoren (MS) 355
Analysenmethoden, optische 41
–, spektroskopische 41
Ångström 45
Ångström-Einheit 45
Anisdin-Zahl 138

Anistropie des Magnetfeldes, Carbonylgruppe 248
–, Doppelbindung 248
–, Dreifachbindung 248
Anode 509
anodic stripping 610
anodischer Strom 512
Anregung 46, 77
90°-Anregungsimpuls 300
Anregungs-Monochromator 171
Anregungsspektrum 166f.
Antigen-Antikörper-Komplex 384
Antimonelektrode 529
Antipoden 56
APCI 310
APCI-MS 364, 368f.
Äquivalentdosis 373
Äquivalentleitfähigkeit, schwache Elektrolyte 522
–, starke Elektrolyte 522
Arbeitsbereich 7
Arbeitselektroden 508, 525
–, voltammetrische 595
–, –, Gold 595
–, –, Platin 595
–, –, Quecksilberelektrode 595
–, –, rotierende Festelektrode 595
– in der organischen Voltammetrie, Carbonelektroden 604
– –, Platinelektroden 604
– –, Quecksilbertropfelektroden 604
arithmetischer Mittelwert 15
Aromaten, UV-Vis-Spektren 113
Asymmetriezentrum 56
atmospheric pressure chemical ionisation (APCI) 310, 368, 460
atmospheric pressure ionisation (API) 460
Atomabsorptionsspektrometer 85
Atomabsorptionsspektroskopie 41, 72, 84ff., 88f., 100
–, flammenlose 86
–, Hydrid-Technik 86
–, Kaltdampf-Technik 86
^{13}C-Atome, chemische Verschiebung 280, 291ff.
–, Resonanzfrequenz 280
Atome, thermische Anregung 72
Atomemissionsspektroskopie 72, 77ff., 80, 82

atomic mass unit 310
Atomisierung 73, 77, 84
Atomisierungseinrichtung 86
Atomkanone 350
Atommassen 310
–, mittlere 311
–, relative 311
Atomspektroskopie 47
ATR-Technik 189
attenuated total reflexion 189
Auflösung, chromatographische 407
Auflösungsvermögen (MS) 323
– von Spektrometern 131
Auftrittspotential 312
Ausgleichsgerade 28, 140
Ausreißer 16, 21
Ausreißertests 21
Ausschlusschromatographie 457, 465
Ausschlussvolumen 466
äußeres Magnetfeld 228
Austauschstrom 498
Auswertung, Polarogramm 591
–, polarographische Stufe 590
–, voltammetrische Spitze 590 f.
Avogadro-Konstante 311

B

Balsamum canadense 54
Bandenspektren 96, 182
base peak 318
Basislinientrennung 408
Basispeak 318
bathochrom 45
Becquerel 373
Beer'sches Gesetz 98
Benzylspaltung 326, 343
Bereich 33
Beschleunigungselektroden 319
Beschleunigungsspannung 320, 322
Besetzungsunterschied 231 f.
Bestimmungsbereich 19, 30, 32
Bestimmungsgrenze 7, 19, 26, 32 f., 35
– bei Messgeräten 36
Beta-Imager 379
Betriebsfrequenz 242
– des Spektrometers 236
– von ^{1}H-NRM-Spektrometern 236
Bezugselektroden 496, 502, 504, 509
–, nichtpolarisierbare 520
–, Umrechnung von Zellspannungen 511
–, Voltammetrie 595
Biamperometrie 618
–, Anwendungsbereich 628

–, Spannungsdifferenz 632
biamperometrische Titration 618
biamperometrische Titrationskurve, Ableitung 625
–, irreversibles Titratorsystem 628
Biegeschwingungen 94, 178
Bioanalytik 122
Biolumineszenz 176
Biosensoren, Enzymelektroden 536
–, Immunelektroden 536
Bipotentiometrie, Messprinzip 618
bipotentiometrische Titration, Messprinzip 618
Bivoltametrie, Messprinzip 618
bivoltametrische Titrationskurven, Ableitung 630
Blauverschiebung 44
Blindwerte 35
Blutalkohol-Gehalt 152
Böden, theoretische 402
Bodenhöhe 401
–, effektive 403
–, theoretische 403
Bodenquecksilber 596
Bodenzahl 401
–, effektive 403
–, theoretische 402
Bogenspektrograph 75
Bogenspektrum 74
Bohrloch-Szintillationszähler 379, 381
Boltzmann-Gleichung 77, 232
Boltzmann-Konstante 78
Bouguer-Lambert'sches Gesetz 98
Bq 373
Brechungsindex 48 f., 51
Brechungsindexdetektor 51, 459
Brechzahl 48, 51
–, absolute 48
–, relative 48
Brechzahldetektor 51
^{1}H-Breitband-Entkopplung 297
Bremsstrahlung 383

C

CAD 361
CAF-Elektrophorese 660
Carbonsäure-Regel 117, 119
Carbonylverbindungen, UV-Vis-Spektren 116
Carbowax® 425
Carrier 385
cathodic stripping 611
^{13}C-Atome, chemische Verschiebung 280, 291 ff.
–, Resonanzfrequenz 280
CD 68
CD-Modulator 68

CD-Regeln 68
CD-Spektrum 63
Celluloseacetatgelelektrophorese 664
Charge-Transfer-Komplexe 147
Charge-Transfer-Maxima 148
Charge-Transfer-Spektren 147
CHEMFETs 536
Chemilumineszenz 176
chemische Ionisation 310, 348
– bei Atmosphärendruck 364, 368 f.
chemische Referenzsubstanzen 212
chemische Verschiebung 240 ff., 245 f.
–, Auswertung 267
–, δ [ppm] 241
–, Maßsystem 240
–, Ursachen 243
Chinhydron-Elektrode 507, 529
chirale Lösungsmittel 269
Chiralitätszentrum 56
chiroptische Analysenmethoden 53 ff.
– Erscheinungen 62
^{13}C,^{1}H-Korrelation, zweidimensionale 303
Chromatogramm, äußeres 393, 398
–, inneres 393, 398, 475
Chromatographie 36, 391
–, Abkürzungen 415
–, Adsorptions- 461
–, Affinitäts- 467
–, Ausschluss- 457, 465
–, Dünnschicht- 474
–, Fundamentalgleichung 408
–, Gas-fest- 416
–, Gas-flüssig- 416
–, historische Entwicklung 392
–, Hochleistungs-Flüssig- 446
–, Ionen- 464
–, Ionenaustausch- 464
–, Ionenpaar- 462
–, quantitative Dünnschicht- 484
–, Reversed-Phase- 450, 454
–, Symbole 390
–, Umkehrphasen- 450, 454
–, Verteilungs- 461
Chromophor 104
chromophores System 104
CI 310, 348, 373
– Massenspektrum 349
Circulardichroismus 63
Cirulardichroismus-Modulator 68
^{13}C-Kernresonanz-Spektroskopie 227
Clark'scher Sauerstoffsensor 624
Cluster-Ionen 352
^{13}C-NMR-Spektroskopie 227, 280 ff.
–, durch Pulsfolgen 300 f.

Sachregister

–, eindimensionale (1D)- 301
–, Entkopplungsverfahren 297
–, Lösungsmittel 296
–, Spin-Kopplungen 294
–, zweidimensionale (2D)- 302
Continuous Flow FAB-MS 365
Continuous-wave-Spektroskopie 236
Corona-Discharge-Nadel 368
Corona-Entladungsreaktion 368
correlation spectroscopy 271
COSY 271
Cotton-Effekt 69f.
Coulometer 574
Coulometrie 495
–, Anwendung 575
–, –, Fällungsreaktionen 576
–, –, Komplexbildungsreaktionen 576
–, –, Redoxreaktionen 576
–, –, Säure-Base-Reaktionen 575
–, Anwendungsbereich 568
– bei konstanter Spannung 568
– bei konstanter Stromstärke 568
–, Bestimmung der Ladung 568f.
–, –, coulometrische Titration 569
–, –, galvanostatische Coulometrie 569
–, –, potentiostatische Coulometrie 569
–, Durchführung 572
–, – bei konstanter Spannung 572
–, Erzeugung von Reagenzien 568
–, Faraday'sches Gesetz 568
–, galvanostatische 515, 568ff.
–, Grundlagen 569
–, indirekte 571
–, potentiostatische 568ff., 575
–, –, Coulometer 573
–, Prinzip 568
–, Wasser, nach Karl Fischer 569
–, zugängliche Reaktionen 568
coulometrische Detektoren 569
coulometrische Titration 568
–, Anordnung 573
–, Genauigkeit 568
–, Indizierung 568, 573
–, Nebenreaktionen 570
–, Stromausbeute 570
–, Stromstärkebereiche 573
–, Zeitmessung 573
–, Zwischenstoff 570
coulometrische Zelle, Arbeitselektroden 572
–, Bezugselektrode 572
–, Dreielektrodenanordnung 572
–, Referenzelektrode 572
CT-Komplexe 147
Curie 373
^{13}C-Verschiebung, Inkrement-Regeln 285

CW-Verfahren 236, 266
Cyaninfarbstoffe 112
cycles per second 231
cyclische Voltammetrie 496, 593
–, Differenz der Spitzenpotentiale 593
–, Prinzip 593
cyclisches Voltammogramm 593f.
–, Folgereaktionen 594
–, Verhältnis der Spitzenströme 594
Cyclodextrine 463

D

Dacheffekt 268
DADI-Massenspektrometrie 361
Dalton 310
Dampfraum-Probenaufgabe 420
Data-Pair-Technik 490
DC-Platte 475
DC-Scanner 485
DDK 671
Dead-stop-Titration 618, 627
Deformationsschwingungen 94, 178, 193f.
Dekonvolution von ESI-MS 367
Depolarisator 518, 591
Derivatisierungen (GC) 436
– (MS) 347
Derivatisierungsreagenzien 437f.
Derivativpolarographie 580
Derivativspektroskopie 154f.
Designqualifizierung 4f.
Desolvatisierung 366
Detektion (DC) 477, 481
Detektionsreagenz 482
Detektor 374
–, Brechungsindex- 459
–, chemischer Reaktions- 458
–, coulometrischer 569
–, elektrochemischer 459
–, Elektroneneinfang- 431
–, Flammenionisations- 430
–, Fluoreszenz- 458
–, HPLC 457
–, massenselektiver 432, 460
–, Photodioden-Array- 458
–, thermionischer 431
–, UV/Vis- 458
–, voltammetrischer 581, 594, 609
–, Wärmeleitfähigkeits- 429
deuterierte Lösungsmittel (^{1}H-NMR) 239
Deuterierungsreaktionen 268
Deuteriumatome, Kernresonanz 239
Deuterodimethylsulfoxid 269
Deuterierung 347
Dezimalkomma, Bedeutung 12

Dezimalpunkt, Bedeutung 12
Diagonalsignale 271
Diaphragma 508
Diastereomere 56
Diastereotopie 246
Diazotitration primärer aromatischer Amine 628
Dichrograph 67
Diederwinkel 263
Dien-Regel 109, 132
Differentialspektroskopie 154
Differentialthermogravimetrie (DTG) 669, 676
differentielle Pulspolarographie 612
Differenz-Kalorimetrie, dynamische 685
Differenzscanningkalorimetrie 671
Differenzthermoanalyse 675
–, Anwendungen 684
–, Durchführung 682
–, Geräteprinzip 683
–, Prinzip 682
–, Temperaturmessung 683
–, Temperatursteuerung 683
–, Vergleichsprobe 684
Differenzthermoanalyse (DTA) 669
Diffusion, Polarisation 518
–, Überspannung 518
Diffusionsgrenzstrom 514, 516, 582, 591
–, anodisch 584
–, Bedeutung 597
–, Einfluss des Irreversibilitätsgrades 592
–, kathodisch 584
–, Konzentrationsgefälle 517
–, Spannungsbereich 517
–, Temperatureinfluss 583
Diffusionskoeffizient 583
Diffusionskontrolle 583, 593
Diffusionspolarisation, Referenzelektrode 565
Diffusionspotential 512, 527
–, Auswirkung 512
–, Größenordnung 528
–, Messfehler 528
–, Verminderung 512
Diffusionsstromspitze 516f.
Diffusionszone 517
Direkteinlasssysteme 323
Direktpotentiometrie 527
–, Auswertung 539
–, Kalibrierkurve 539
–, Standardzumischmethode 539
Direktverfahren 495
Diskelektrophorese 653f.
–, Anreicherungsgele 655
–, Funktionsweise 655
Dispersion 49, 102, 130
Dissoziation, stoßaktivierte 361

Dissymmetrie-Faktor 65
D$_2$-O-Austausch 268
Doppelfokussierung 356, 359
Doppelmarkierung 385
Doppelresonanz 268
Doppelschichtkapazität 526
doppelt geladene Ionen 318
Dosierschleife 452
Dosis 373
Dotierung 378f.
Drehung, optische 53, 60
–, spezifische 56f., 60
Drehungswinkel 56f.
Drehwinkel 56
Dreielektrodenanordnung 525
DSC 671
2D-Spektren, J-aufgelöste 302
–, korrelierte 302
DTA s. Differenzthermoanalyse
DTG s. Differentialthermogravimetrie
Dublett 251f., 254, 294
– eines Dubletts 253
– eines Quartetts 253
– eines Tripletts 253
Dünnfilm-Säulen 426
Dünnschichtchromatographie 133, 172, 474
–, Anwendung 482
–, Hochleistungs- 476
–, quantitative 485
Dünnschichtchromatographie 392
Dünnschichtplatte 176, 475
Dünnschicht-Säulen 426
Durchflusszeit 399
Durchlässigkeit 97, 185
Durchlässigkeitsgrenzen von Lösungsmitteln (UV-Vis) 126
Durchtrittsreaktion 499, 503
Durchtrittsüberspannung 518
–, Sauerstoff 519
–, Wasserstoff 519
dynamische Differenz-Kalorimetrie 685
–, Charakterisierung von Polymeren 689
–, Durchführung 686
–, Eutectic Impurity Analysis 691
–, Glasübergang 690
–, Kristallinitätsgrad eines Polymers 689
–, Kristallisation 690
–, Messung der Temperaturdifferenz 686
–, Polymorphie 689
–, Prinzip 685f.
–, Schmelzen 690
–, Temperaturprogramm 686
–, Zersetzungskurve 689

dynamische Leistungskompensations-Differenz-Kalorimetrie 671
–, Anwendungsbereich 687f.
–, Gerätebau 687
–, Kalibrierung 687
dynamische Wärmestrom-Differenz-Kalorimetrie 671
dynamisches Gleichgewicht 498

E

EDA-Komplexe 147
Eddy-Diffusion 404
EDV-System 319
effektive Kraftflussdichte 243
EI 310
Eichgesetz 33
Eichkurve 81, 88
Eigenabsorption von Lösungsmitteln (IR) 187
Eigenfluoreszenz 173
EI-Massenspektren 317
–, Auswertung 345
–, Interpretation 334
EI-Massenspektrometer 318
EI-Massenspektrometrie 311, 313
–, Fragmentierungsreaktionen 324
EI-MD 311
EI-MS 348
Einlasssysteme 318f., 323
Einstabmesskette 529, 532
– in nichtwässriger Lösung 532
–, Nullpunkt 532
Einstrahlgeräte 87
Einstrahlphotometer 123
Eintauchkolorimeter 141
Einzelpotential 507
Eiweißbindung 277
electron impact 310
elektrische Leitfähigkeit 638
elektrochemische Analysenmethoden, Systematik 497
– Reaktion 499
– Spannungsreihe 509f.
elektrochemische Zelle 495
–, Ersatzschaltbild 524
elektrochemischer Federhalter 537
elektrochemisches Gleichgewicht 498
Elektrode 495
–, Ag$_2$S- 534
–, Amalgam- 502
–, Anode 509
–, Anreicherungen 517
–, Anwendung 533
–, Arbeits- 508
–, 1. Art 502
–, –, als ionenspezifische Elektroden 533

–, 2. Art 503
–, –, als ionenselektive Elektroden 534
–, Bezugs- 502, 504, 509, 527
–, Diffusionszone 517
–, Durchtrittsreaktion 503
–, Fluorid- 534
–, Flüssigmembran- 534
–, Gasphasen 502
–, gassensitive 534
–, ideal polarisierbare 518
–, Indikator- 508
–, Ionen- 500, 502
–, ionenselektive, Innenwiderstände 537
–, ionenspezifische 533
–, irreversible 518
–, Kalomel- 504
–, Kathode 509
–, Klemme 499
–, Konzentrationsgefälle 517
–, Konzentrationspolarisation 517
–, Mess- 508
–, Metall(ionen)- 502
–, nichtpolarisierbare 519
–, Normalkalomel- 504
–, Normalwasserstoff- 505
–, Phasen 499
–, Phasengrenze 500
–, Pol 499, 502
–, polarisierbare 495, 518
–, Potentialdifferenz 500
–, Redox- 500, 506
–, Referenz- 527
–, reversible 518
–, Silber/Silberchlorid- 503f.
–, Standardwasserstoff- 506
–, Vergiftung 506
–, Vergleichs- 502, 527
–, voltammetrische, Kohleelektrode 589
–, –, Platinelektrode 589
–, –, Quecksilberelektrode 589
–, Wasserstoff- 505
2-Elektrodenanordnung 564
3-Elektrodenanordnung 564
–, Arbeitselektrode 596
–, Hilfselektrode 596
–, Referenzelektrode 596
Elektrodenmaterial, Polarisierbarkeitsbereich 586
Elektrodenpotential, Einfluss von Lösungspartnern 510
–, IUPAC-Konvention 509
–, Temperaturabhängigkeit 502
–, Vorzeichen 509
Elektrodenreaktion 500
–, heterogene 499
Elektrodensteilheit 529

Sachregister 699

Elektrodenumgebung, Verarmung 517
Elektroenergie 335
Elektrogravimetrie 495
–, anodische Einzelbestimmungen 565
–, Anordnung 563
–, Anwendungsbereich 565
–, Bedeutung 559
–, Bestimmung von Kupfer und Blei 563
–, Durchführung 563
–, Elektroden 563
–, Elektrolysedauer 559
–, galvanostatisch 559
–, Grundlagen 559
–, Indizierung 559
–, kathodische Abscheidung 565
–, – Einzelbestimmung 565
–, potentiostatisch 559
–, Prinzip 559
–, Simultanbestimmungen, Kupfer und Blei 566
–, –, Nickel und Zink 566
–, Trenneffekt 563
–, Trennungen 566
–, –, Elektrolysespannung 566
–, Überspannungen 559
–, Wasserstoffüberspannung 565
–, Zersetzungsspannung 559
Elektroimmunoassay 656
Elektrolyse 514
– bei konstanter Spannung 564
–, Elektrolysezeiten 561
–, galvanostatische 561
–, –, Trenneffekte 562
–, 2- oder 3-Elektrodenanordnungen 564
–, potentiostatische 561
–, –, Gemische 562
–, Strom-Spannungs-Kurve 560
–, Temperatur 561
–, Überspannungen 560
–, Verarmung 561
–, Zersetzungsspannung 560
elektrolytische Zelle 509, 513 f.
–, Leerlaufspannung der Zelle 513
–, Strom-Spannungs-Kurve 513
elektromotorische Kraft 509
–, Definition 511
Elektronen-Anlagerungsspektren 355
Elektronenanregung 93 f.
Elektronendichte-Verteilung 278
Elektronen-Donator-Akzeptor-Komplexe 147
Elektroneneinfangdetektor 431
Elektronenspektren 96
Elektronenstoß-Ionenquelle 319

Elektronenstoß-Ionisation 310 ff., 348
Elektronenübergänge 93, 104
–, verbotene 106
Elektronenvolt 312, 373
π-Elektronen 108
Elektroosmose 658
elektroosmotischer Fluss 652
–, Beeinflussung 659
–, Entstehung 658
–, Richtung 658
–, Wirkung 658
Elektropherogramm 650
Elektrophorese 495
–, Anfärbemethoden 660
–, Anordnung 649, 659
–, –, Elektroden 659
–, –, Spannungen 659
–, Anwendungen 663
–, Arbeitsweise 660
–, Auswertung 660
–, Dauer 660, 663
–, Durchführung 659
–, Formen der Trennstrecken 660
, Grundlagen 657
– im Arzneibuch 664
–, kontinuierliche 654
– nach A. Tiselius 648
–, Puffer 660
–, Referenzfarbstoffe 660
–, Reproduzierbarkeit 663
–, Serum-Elektropherogramm 652
–, Stokes'sches Gesetz 657
–, trägerfreie 648
–, Trägermaterialien 660
–, Trägerpräparation 660
–, Trennstrecken 660
–, –, Formen 660
–, Trennvermögen 663
–, zweidimensionale 652, 654
–, Verfahren, Grundprinzip 648
–, Wanderung 657
–, –, schwache Elektrolyte 658
π-Elektronen 115
Elektrospray 310
Elektrospray-Ionisation (ESI) 364 f., 460
elektrostatische Fokussierung 310
element maps 360
Eletrode, Chinhydron- 507
Elliptizität 65 f.
–, molare 67
–, spezifische 67
Eluent 391
eluotrope Reihe 449
Elution, isokratische 469 f.
Elutionsgeschwindigkeit 468
Elutionsmittel 391, 450
–, Geschwindigkeit 404
Elutionsmittelgradient 469

Elutionsstärke 449
Emission 47
Emissions-Monochromator 171
Emissionsspektroskopie 47, 166
Emissionsspektrum 47, 72, 91
Emissionswahrscheinlichkeit 373
EMK 509, 514
–, Definition 511
–, Messung 514
Empfänger (IR) 187, 319
Empfängerspule 233, 235
Empfindlichkeit 7, 19, 29, 32, 412
–, analytische 34
Enantiomere 56
Endabsorption 132 f.
Endcapping 455
Endpunkttitration 540
Endwertmethode 152
Energieaufspaltung 229
Energiedosis 373
Energiequantelung 229
ENFETs 537
^{1}H-Entkopplungen, selektive 298
Entlüftung 589
Entschirmung 244
– des äußeren Feldes 243 f.
Entschirmungsbereich 247
Entwicklung, automatische Mehrfach- 489
–, Dünnschichtchromatogramm 480, 488
–, vertikale 488
Entwicklungskammer 480
Enzymaktivität 152
Enzymelektroden 536
Enzymimmunoassay 385
ESI-MS 364 f.
Eudralex 3
euotrope Reihe 478
Eutectic Impurity Analysis 691
Evolutionsphase 300
Evolutionszeit 300
Externer-Standard-Methode 411
Extinktion 97
–, spezifische 133
Extinktionskoeffizient, molarer 99

F

FAB 310
FAB-Ionenquelle 350
FAB-Massenspektrum 351
FAB-MS 350 ff.
Fällungstitrationen
–, potentiometrische 542
–, Simultantitrationen 646
Faraday'scher Strom 495, 515, 580
Faraday'sches Gesetz 515, 568
Faraday-Konstante 500

Faraday-Widerstand 525f.
Farbigkeit von Stoffen 46
Farbreaktionen 142
Farbstoffmethode 142
fast atom bombardment 310
Fast-Atom-Bombardment-Massenspektrometrie 350
fast ion bombardment 351
FD 310
Fehler, absolute 16
–, relative 16
–, systematische 15, 18, 25
–, zufällige 15, 17
Fehlerfortpflanzung 36
Fehlerfortpflanzungsgesetz 37
Fehlstrahlung 130
Feinstruktur 107, 131
Feld-Desorption 310, 350
Feld-Ionisation 310, 350
Feldsweep-Methode 236, 241
Fernes IR 179
Fernkopplungen 261f., 264, 277
Festkörper 534
Festkörpermembranelektroden, Ag_2S 534
–, Fluorid 534
FET-Glucose-Biosensor 537
FET-Sensoren 536
FI 310
FIB 351
FID 237
Filament 319
fingerprint 178
Fingerprint-Bereich 194f., 212
Flächennormalisierung 411
Flammenionisationsdetektor 430
Flammenphotometer 79
Flammenphotometrie 73, 77ff., 82
–, Messgeräte 79
Fließmittel 475
Flugzeit-Analysator
 s. Analysator, Flugzeit-
Flugzeit-Fokussierung 310
Fluoreszenz 105, 166, 378
–, DC 481
–, Lösungsmittel 171
Fluoreszenzdetektor 458
Fluoreszenzimmunoassay 175, 385
Fluoreszenzlicht 167
Fluoreszenzmarkierung 170, 174
Fluoreszenzquantenausbeute 168
Fluoreszenzspektrum 166f.
Fluoridelektrode, Konzentrationsbereich 535
–, Querempfindlichkeit 535
Fluorimeter 170
Fluorimetrie 91, 166ff.
fluorimetrische Analyse mit Kalibrierkurven 175
–, mit Referenzsubstanzen 174

Fluorophor 169
Fluotest-Lampen 172
Fluoreszenz und Struktur 169
Fluoreszenzdetektoren 176
Fluoreszenzintensität 168
Fluoreszenzmarkierung 176
Flussdichte, magnetische 320
Flüssigchromotographie 133
Flüssigkeitschromatographie 364
Flüssigkeitsszintillationszähler 379
Flüssigkeitsszintillationszählung 382
Flüssigmembranelektrode 534
–, Bedeutung 535
–, Funktionsweise 535
–, K^+-Elektrode 535
Fokussierung 319
–, elektrostatische 356
–, magnetische 321
–, Quadrupol- 356
Folgeelektrolyt 655
Folgespaltungen 332
Formalpotentiale 511
–, elektrochemische Zellen 511
Fourier-Transformation (FT) 190, 192f.,, 237, 359
Fourier-Transformations-Infrarotspektroskopie 190
Fragmentierung 309, 313
Fragmentierungsregel der geraden Elekronenzahl 315, 325, 342
Fragmentionen 336
Franck-Condon-Prinzip 107
free induction decay 237
Freiheitsgrade 184
Frequenz 42
Frequenzdomäne 190, 239
Frequenzsweep-Methode 236, 241
β-Front 479
F-Test 22, 27, 31
FT-ICR-MS 359
FTIR-Spektrometer 191
FTIR-Spektroskopie 190, 193, 239
FT-NMR-Spektroskopie 237
Funkenspektren 74
Funkenspektrograph 75
Funktionsqualifizierung 4f.
Funkwellen 44f.
F-Verteilung 23

G

galvanische Kette 502, 508
galvanische Zelle 508, 512
–, Anode 509, 512
–, Arbeitselektrode 512
–, Aufbau 508
–, Kathode 509
–, Spannung 509

galvanostatische Coulometrie, Nebenreaktionen 570
–, Stromausbeute 570
Gamma-Effekt 282
Gammaspektrometer 381
Gammaspektrometrie 380
Gammaspektrum 380, 382
Gasanalyse 216
Gaschromatograph 323, 417
–, Detektoren 428
–, Injektor 418
–, temperaturprogrammierbarer Injektor 420
Gaschromatographie 133, 345, 347, 363, 392, 416f.
–, Anwendung 443
–, Probenaufgabe 418
–, Sorbentien 423
–, Trennflüssigkeiten 424f.
–, Trennphasen 424
Gaschromatographie/Massenspektrometrie 356
Gaselelektrode, Aufbau 505
GASFETs 537
gassensitive Elektrode 534
gassensitive Membranelektroden, Innenelektroden 536
–, Prinzip 536
Gated Decoupling 298
Gauß'sche Glockenkurve 16f., 21
GC/IR-Kopplung 190
GC/MS-Kombination 432
GC-MS-Kopplung 363
Geiger-Müller-Zähler 375ff., 383
gekreuzte Immunelektrophorese 657
Gelchromatographie 465
Gelpermeationschromatographie 465
Gemischanalyse (MS) 362
Gerätestandardabweichung 22, 34
Germanium-Halbleiter-Detektor 381
Gerüstschwingungen 194
Gesamtfehler 36
Gesamtionisation 318, 342
Gesamtretentionszeit 399
Geschwindigkeit, Elutionsmittel 468
–, mobile Phase 468
Gesetz von Stokes 168
g/g-Kerne 227
Gittermonochromator 102
GKE 504
Glaselektrode 506, 529
–, Alkalifehler 531
–, Asymmetriepotential 531
–, Einstabsmesskette 529
–, –, Konstruktion 532
–, Funktionsweise 529, 531
– in nichtwässriger Lösung 531

–, Konditionierung 530
–, Nernst'sche Gleichung 530
–, Querempfindlichkeit 531
–, Säurefehler 531
–, Widerstand 530
Glasfibersonde 218 f., 220
Glasmembran 530
Glasmembranelektrode 533
–, Querempfindlichkeit 534
–, Selektivitätskonstante 534
Glasübergang 673
Glasübergangstemperatur 673
Gleichgewicht, dynamisches 498
–, elektrochemisches 498
Gleichgewichtspotential 498
Gleichspannungspolarographie 581
–, Grundlagen 582
Gleichspannungsvoltammetrie,
  Blockschema, Anordnung 596
Gleichung der polarographischen
  Stufe 583
Globar 186
Glucoseelektrode 536
Gradient 451
Gradientenelution 451, 469 f.
Gradientenmischer 451
Gran-Funktion 549
Grant-Paul-Regel 285 f.
Gran-Verfahren 550
Graphitrohrofen 86
Gray 373
Grenzflächenelektrophorese 648
Grenzkonzentration 26, 36
p,n-Grenzschicht 379
Grenzprüfungen 32, 142
Grenzstrom 562
Größenausschlusschromatographie
  465 f.
Größtfehler 37
Grundlösung 583
–, Entlüftung 589
–, Komplexbildner 589
–, Quecksilberauflösung 589
Grundschwingung 182
Grundstrom 580
g/u-Kerne 227
Gy 373
gyromagnetisches Verhältnis 227,
  231, 280

H

Halbantigene 385
Halbleiterdetektoren 379
Halbleiterzähler 379, 383
Halbschattenmethode 59
Halbschattenpolarimeter 58 f.
Halbstufenpotential 579, 583 f., 587,
  591

–, anorganische Anionen 600
–, anorganische Kationen 598
–, Bedeutung 597
–, Einfluss der Grundlösung 584 f.
–, Einfluss der Komplexbildung 584
–, Einfluss des Irreversibilitätsgrades
  592
–, Potentialdifferenz 587
–, Standardpotential 584
Halbwertszeit 371 f., 381
Halbzelle 507 f.
Halogenid-Pressling 189
Handspektroskop 75
Haptene 385
Harnanalytik 151
^{1}H-Breitband-Entkopplung 297
Head-Space-Probenaufgabe 420
Heliumionen 376
^{1}H-Entkopplungen, selektive 298
HETCOR 303
heterocyclische Verbindungen,
  UV-Vis-Spektren 120
heterogene Elektrodenreaktion 499
heteronuclear correlation 303
Hexadeuterobenzol 269
Heyrovsky, J. 579
H,H-COSY-Diagramm 271
H,H-COSY-Methode 239, 270
H,H-COSY-Spektrum 271
^{1}H-Kernresonanzspektroskopie 225
^{1}H-NMR-in-vivo-Hirn-Spektrum
  306
^{1}H-NMR-Signale von Lösungsmitteln 267
^{1}H-NMR-Spektren in wässriger
  Lösung 274
^{1}H-NMR-Spektrometer 36
–, Kontrolle 265
^{1}H-NMR-Spektroskopie 225 ff., 230
^{1}H-NMR-Spektrum 225, 240 ff.
Hochdruckgradient 452
Hochfeldverschiebung 243
Hochfrequenztitration 639
Hochleistungs-Flüssigkeitchromatographen 323, 447
–, Anwendung 470
–, Geräte 448
Hochleistungs-Flüssigkeitchromatographie 51, 124, 144, 176, 392, 446
hochohmige Spannungsmessung
  498
hochohmiges Messgerät 498
^{1}H-Off-Resonance-Entkopplung
  298
Hohlkathodenlampe 86
HOMO 104, 108, 112, 147, 312
homogene Elektrodenreaktion 500
Hooke'sches Gesetz 179
Horizontalkammer 477, 480
HPLC 446

HPLC/Massenspektrometrie 345
HPLC-MS-Kopplung 364, 460
HPTLC-Platten 476, 487
Hybridisierungsgrad 281
hypsochrom 45

I

ICP-Massenspektrometrie 310
ICR-Zelle 359
Identitätsprüfung 278
Ilkovič-Gleichung 582
–, Diffusion 582
–, Diffusionsgrenzstromstärke 582
–, Diffusionskoeffizient 582
–, Kalibrierkurven 582
Imaging-Plate-Technik 383
IMFETs 537
Immunelektrophorese 654, 664
–, Funktionsweise 656
–, gekreuzte 657
Immunoszintigraphie 386
90°-Impuls 233
Impulsspektroskopie 236 f., 266
Indikatorelektrode 508
Indikatorreaktion 152
indirekte Coulometrie 571
Indizierung, Äquivalenzpunkte 495
–, elektrometrische 495
Infrarot (IR) 44
–, fernes 44 f.
–, mittleres (MIR) 44
–, nahes (NIR) 44 f.
Infrarot-Spektrum 108
Inkrement-Regeln 281
–, Benzolderivate 289
–, Olefine 288
Inkrement-Regeln (^{13}C-NMR) 285
Installationsqualifizierung 4 f.
integrale Absorption 215
Integration, Reproduzierbarkeit 265
Integrationskurve 249
–, Auswertung 267
Integrator 432
Intensität einer Strahlung 373
Interferenz, destruktive 192
–, konstruktive 192
Interferogramm 190, 192, 237
Interkombinationsverbot 106
internal conversion 105
Interner-Standard-Methode 411 f.
Inverse Gated Decoupling 300
inverse Spektroskopie 304
inverse Voltammetrie 580, 610
–, anodic stripping 610
–, Anreicherung durch Metallabscheidung 610
–, – durch Oxidation des Elektrodenmetalls 611

702 Sachregister

–, – durch Wertigkeitswechsel 611
–, Bestimmungsvorgang 610
–, cathodic stripping 611
–, Elektrolysespannung 610
–, Prinzip 610f.
–, Vortrennungseffekte 610
In-vivo-Spektroskopie 305
Ionenäquivalentleitfähigkeit 523
Ionenbeweglichkeit 523, 657
Ionenchromatographie 464
Ionenelektrode 500, 502
Ionenfalle 357
Ionenleitfähigkeit, H_3O^+- 524
Ionenpaarchromatographie 462
Ionenpaarreagenz 463
Ionenquelle 318f.
ionenselektiv 534
ionenselektive Elektrode, Innenwiderstände 537
ionensensitiv 534
Ionenstrom 320
Ionenwanderung 523
Ionenwanderungsgeschwindigkeit 523
Ionen-Zyklotron-Resonanz-Analysatoren 359
Ionisation 309
–, chemische 348
–, primäre 374
–, sekundäre 375
– von Gasen 375
– von Molekülen 92
–, weiche 348
Ionisationsdetektoren 374
Ionisationskammer 375f.
Ionisierungspotential 312
Ion-Trap-Analysatoren 363
Ion-Trap-Detektor 357
Ion-Trap-Massenspektrometer 357
Ion-Trap-Massenspektrometrie 310, 357f.
Ion-Zyclotron-Resonanz-Zelle 359
IP 312
IPC-Massenspektrometrie 362
IR-A 44, 178
IR-aktive Schwingungen 183
IR-B 44, 179
IR-Banden funktioneller Gruppen 197ff., 205ff.
–, Aklkylgruppen 197
–, aromatische Ringe 198
–, Carbonylgruppen 201
–, Doppelbindungen 197
–, Dreifachbindungen und kumulierte Doppelbindungen 200
–, Hydroxylgruppen 200
–, stickstoffhaltige Atomgruppen 202
IR-Bereich 44f., 178
–, ferner 179

–, naher 178
–, normaler (mittlerer) 179
IR-C 44, 179
IR-inaktive Schwingungen 183
Irreversibilitätsgrad 593
Irrtumswahrscheinlichkeit 23
IR-Spektren 96
– durch Mehrfachreflexion 189
IR-Spektrometer 186
–, Kontrolle 195
IR-Spektroskopie 91, 100, 178ff.
– zur Identifizierung und Identitätsprüfung 212
IR-Spektrum 185f.
ISFETs 537
isoelektrische Fokussierung 653f., 663f.
–, Anwendungsbereich 654
–, Prinzip 654
–, Trenneffekt 654
isoelektrischer Punkt 157, 658
Isotachophorese 653f., 663
–, Anwendungsbereich 655
–, Prinzip 655
Isotopeneffekte 385
Isotopenpeaks 335f.
– von Chlor und Brom 335f.
Isotopenprofile 345
Isotopenverdünnungsanalyse 383
ITD 357
IUPAC-Nomenklatur für chromatographische Methoden 397

J

Jablonski-Termschema 96, 104, 166f.
J-modulierte Spin-Echo-Technik 301

K

Kalibrierempfindlichkeit 34
Kalibriergerade 28f.
Kalibrierkurve 28, 140f.
Kalibrierung (DC) 33ff., 441f., 490
–, Mehrpunkt- 412
Kalibrierungskurve 81
Kalomelelektrode 504, 512
–, Aufbau 504
–, 0,1 M- 504
–, Normal- 504
–, Potential 504
Kammersättigung 480
Kammerspannung 319
Kapazitätsfaktor 400
kapazitiver Ladestrom 526
–, Entstehung 580

Kapillarelektrophorese 323, 364, 651
–, Anordnung 650
–, Automatisierbarkeit 663
–, Detektorsysteme 663
–, Injektionssysteme 662
–, Kapillaren 662
–, Nachweisgrenzen 663
–, Vorteile 662
Kapillarionenelektrophorese 663
Kapillarkonstante 583
Kapillarsäulen 434
Kapillartrennsäulen 426
Karplus-Kurve 262f., 271ff.
Kathode 509, 514
kathodischer Strom 513f.
Kationen 314, 335
K^+-Elektrode 535
Kerninduktion 233
Kernmagnet 226
Kern-Overhauser-Effekt 297
Kernresonanz 225, 232
Kernresonanzsignal 233f.
Kernresonanzspektrometer 235
Kernresonanzspektroskopie 41, 225ff.
–, ^{13}C- 227
–, ^1H- 225
Kernresonanzspektrum 233
Kernspin 226f., 253
Kernspinquantenzahl 227, 229
Kernspin-Tomographie 305, 307
Kern-Zeeman-Niveaus 229
Keton-Regel 117f., 133
Kette, galvanische 508
–, –, Leerlaufspannung 502
–, Konzentrations- 508
Kieselgel 423, 455, 476
Kieselgur 423
Kiloelektronenvolt 373
Kohlenmonoxid in medizinischen Gasen 216
Kohlrausch'sches Quadratwurzelgesetz 521
Kollisionsaktivierung 361
Kollisionskomplexe 247
Kolorimeter 103, 122
Kolorimetrie 141
kolorimetrische Bestimmungen 141
Konduktometrie 495
–, Anordnung 640
–, Anwendungen 638
–, –, Elementaranalyse 642
–, –, Gesamtelektrolytgehalt eines Wassers 642
–, –, Kjeldahlbestimmung 642
–, Detektionsprinzip 642
–, Durchführung 639
–, Fällungstitrationen 638

–, komplexometrische Titrationen 638
–, Messfrequenzen 639
–, Messprinzip 639
–, Prinzipien 638
–, Redoxtitrationen 638
–, Säure-Base-Titrationen 638
–, Simultantitrationen 638
konduktometrische Direktmessung 641 f.
– Komplextitration 646
konduktometrische Messzellen, Bauarten 640
–, Elektroden 641
–, Zellkonstante 640
konduktometrische Titration 641, 643
–, Anordnung 641
–, Anwendungen 638
–, Anwendungsbereich 642
– Fällungstitration, Simultantitrationen 646
– in nichtwässrigen Medien 642
–, Prinzipien 638
–, Redoxtitrationen 643
–, Säure-Base- 643
–, schwache Säuren 642
–, schwache Säuren und Basen 644
–, Titrationskurven, Entstehung 643
–, Verdrängungstitrationen 645
– von Salzen 645
– von Säuregemischen 645
Konformationsanalyse 272
Konturdiagramm 303
konventionelle pH-Skala 528
Konventionsmethode 32
Konzentration, Polarisation 518
–, Überspannung 518
Konzentrationsketten 508
Konzentrationspolarisation 517 f.
–, Stromdichte 596
Konzentrierungszone 480
Konzept der lokalisierten Ladung 315, 341
Kopplung, Aldehyd- 261
–, allylische 261
–, *cis*- 261, 263
–, geminale 260 ff.
–, heteronukleare 294
–, homoallylische 261
–, homonukleare 294
–, *m*-Benzol- 261
–, *o*-Benzol- 261
–, *trans*- 261, 263
–, W- 261
–, vicinale 260 ff.
$^{13}C/^{1}H$-Kopplungen 295
$^{1}H/^{13}C$-Kopplungen 295
Kopplungskonstante 251, 260 f.
Korngröße 475

$^{13}C,^{1}H$-Korrelation, zweidimensionale 303
Korrelationskoeffizient, linearer 29
Korrelationsquadrat 271
Kováts-Index 439
Kraftkonstante 179, 181
Kreuzsignale 271
Kristallisation 674
Kristallisationstemperatur 673
Küvette (IR) 127, 187

L

Laborpräzision 7
Ladestrom 580
–, kapazitiver 526
Ladestromkompensation 580
Ladungsdoppelschicht 499, 525
Ladungsübertragung 147
Ladungsverteilung, alternative 316, 330
Lambert-Beer'sches Gesetz 85, 98 f., 140
–, Anwendungen 99
–, Herleitung 100
Längsdiffusion 405
Larmor-Gleichung 231, 236, 280
Laserdesorptions-Ionisation 354
–, matrixunterstützte 354
LDI 354
Leading 410
Leerlaufspannung 502, 514 f.
–, Berechnung 515
–, Bestimmung 515
–, Konzentrationsabhängigkeit 515
Leistungskompensations-Differenz-Kalorimetrie, Prinzip 685
Leistungsqualifizierung 5
Leitelektrolyse 601
Leitelektrolyt 655
Leiter 2. Klasse 520
Leitfähigkeit 520
–, Äquivalent- 521
–, elektrolytische 520
–, Ionenäquivalent- 523
–, Konzentrationsabhängigkeit 521
–, molare 521
–, starke Elektrolyte 522
Leitfähigkeitsdetektor 459
Leitfähigkeitsmessung 640
Leitfähigkeitszelle 520 f.
–, Zellkonstante 521
Leitsalze 525
Leitwert 520
Licht, elliptisch polarisiertes 66
–, linear polarisiertes 53, 66
–, monochromatisches 45
–, polychromatisches 45
–, zirkular polarisiertes 55

Lichtabsorption 46, 95 f.
Lichtbrechung 48
Lichtemission, quantitative Auswertung 77
Lichtgeschwindigkeit 42
Lichtleiter 219
Lichtquanten 43
limit of detection 19
– of quantitation 19
Linearität 7, 19, 28, 32 f.
linearity 19
Linearkammer 488
Linienbreite 79, 277
–, effektive 73
Linienspektren 72
Lissajous-Bahn 358
Lorentz-Kraft 320, 322
Löschgas 378
Loschmidt'sche Zahl 311
Lösungsmittel, Durchlässigkeitsgrenze 127
– MS 345
– UV-Vis 125
Lösungsmitteleinflüsse (UV) 117
Lösungsmittelfront 398
Lösungsmittelgradient 452
Lösungswiderstand 524
Lumineszenz 166
Lumineszenzindikator 172, 477
Lumineszenzminderung 481
– auf der Dünnschichtplatte 172
LUMO 104, 108, 112, 147

M

Macrogol 425
Magnet-Analysator 320 ff.
Magnet-Fokussierung 310 f.
–, Grundgleichung 323
magnetische Anisotropie 246
– Feldstärke 228
– Flussdichte 228, 236
– Induktion 228, 236
– Quantenzahl 230
magnetisches Moment 227
Magnetisierung, longitudinale 231
–, transversale 233
Magnetstrom-Scan 360
MAIKES 361
MALDI 310
MALDI-Ionenquelle 355
MALDI-MS 354, 357
MALDI-Post-Source-Decay-MS 355
MALDI-PSD-MS 355
Markierung durch Radionuklide 385
Masse/Ladungs-Verhältnis 317
Massenabschwächungskoeffizient 383

Massenbereich 324
Massendifferenz, geradzahlige 342
–, ungeradzahlige 342
Masseneinheiten, atomare 310, 317
Massen-Energieabsorptionskoeffizient 383
Massen-Fokussierung 309
Massenfragmentogramm 364
Massenlisten 321, 360
Massenspektren, physikalisch-organische Theorie 314, 324
Massenspektrometrie 92, 309ff., 345, 362f.
–, doppelt fokussierende 343, 359
–, hochauflösende, doppelt fokussierende 324
Massenspektroskopie 309
–, doppelt fokussierende 345
Massenspektrum 309, 317, 432
Massenübergang 405
Massenverteilungsverhältnis 400
Massenzahl 311
mass unit 310
Matrix 19, 27
Matrix-Assisted Laser Desorptions Ionisation 310
Maximadämpfer 583
McLafferty-Umlagerung 331, 333, 343
MEC 656
MECC 656
Mechanismen des Stofftransportes zur Elektrode, Diffusion 582
–, Konvektion 582
–, Migration 582
Median 16, 21
Medianwert 16
Megaelektronenvolt 373
Mehrfachentwicklung 481
Mehrfachionisierung 366
Mehrfachreflexion 189
Mehrkomponentenanalyse 174
Membranelektrode, Aufbau 534
–, Bestimmungsgrenzen 535
–, Festkörper- 534
–, Fluorid- 534
–, Flüssig- 534
–, gassensitive 534
–, Glas- 534
–, solid-state- 534
Memory-Effekt 346
Meßbereich 7
Meßelektrode 508
Meßergebnisse, Angabe 11
–, Anzahl der signifikanten Ziffern 13f.
–, Berechnung 13
–, Unsicherheit 13
Meßmethoden, radiochemische 373
Meßwerte, Angabe 11

–, Anzahl der Ziffern 11
Meta-Kopplungen 258, 262
Metallelektrode, gasumspülte 502
Metall(ionen)elektroden 502
metastabile Arzneistoffe 674
Methode der kleinsten Fehlerquadrate 28, 140
Michelson-Interferometer 190f.
Microbore-Säule (HPLC) 453
Migration 523
MIKES 361
Mikroarbeitselektroden 580
Mikroelektrode 496
Mikroküvetten 190
Mikroliterspritze 418
Mikron 45
Mikrowellen (MW) 44f.
Mikrowellenspektren 94
Millimikron 45
MIR 179
MIR-Technik 189
Mittelwert, arithmetischer 15
mizellare elektrokinetische Chromatographie 654f., 663
–, Funktionsweise 656
–, Mizellen im elektrischen Feld 656
–, Trenneffekte 656
mobile Phase s. Phase, mobile
Modifier 479
Modulation 190
molare Elliptizität 65
– Ionenleitfähigkeit 523f.
– Leitfähigkeit 521
Molekulargewicht 311
Molekularpeak 317
Molekularrefraktion 49
Molekularrotation 58
Molekülionen 92, 312, 334, 341
Molekülmasse 310
–, geradzahlige 335
–, relative 311, 313, 334
–, ungeradzahlige 335
Molekülrotationen 94
Molekülschwingungen 94, 178f., 193, 221
–, Kopplung 183
Molekülspektroskopie 47
–, Einführung 91f.
Molgewicht 311
Molmasse 311
Molmasse-Cluster 366
Molpeak 313, 317
Monochromator 87
–, Gitter 102
–, Prisma 102
Moving Belt 365
MS 309
MS/MS 362
mu 310
Multienzymsensoren 536

Multikanalphotometer 124
multiple internal reflectance 189
Multiple-Ion-Detection 364
Multipletts 251
Multiplizitätsregel 252f., 295
Mutter-Ion 361
Mutter-Ionen-Modus 361
M-X-Ionen 345
M-X-Signale 336ff.

N

Nachsilylierung 455
Nachweisempfindlichkeit 19
Nachweisgrenze 7, 19, 26, 32f.
– bei Messgeräten 35
NAD 151
NADH 151
NADH-Indikatorreaktion 153
NADH-Verfahren 150f.
Naher IR-Bereich 217
Nahes IR 178
Nanometer 45
Natrium-D-Linie 74
Natriumelektrode 533
–, Konzentrationsbereich 534
Natriumiodid-Szintillationsdetektor 381
Natriumtrimethylsilyltetradeuteropropionat 266
NDIR-Spektrometer 216
NDIR-Spektroskopie 216
Nernst'sche Gleichung 500f., 511, 527
–, Berechnung von Halbzellenspannungen 511
–, freie Reaktionsenthalpie 511
–, Silberelektrode 1. Art 503
–, – 2. Art 503
–, Wasserstoffelektrode 505
–, Zn^{2+}/Zn-Elektrode 500
Nernst-Stift 186
Nettoretentionszeit 399
Neutralmoleküle, stabile 325
Neutral-Verlust-Modus 361
Neutronenaktivierungsanalyse 386
Neutroneneinfang-Therapie 387
nichtdispersive IR-Spektroskopie 216f.
nichtreversible Elektrodenvorgänge 591
Nicol 54
Nicol'sches Prisma 53f., 58
Niederdruckgradient 452
Niederspannungselektrophorese 659
NIR 178, 182
NIR-Festkörper-Spektren 220
NIR-Geräte 217

NIR-Oberschwingungen 218
NIR-Referenzspektren-Bibliothek 219
NIR-Reflexionsspektroskopie 218f.
NIR-Spektroskopie 217ff.
–, Anwendungen 219
NKE 504
^{1}H-NMR-in-vivo-Hirn-Spektrum 306
^{1}H-NMR-Signale von Lösungsmitteln 267
^{1}H-NMR-Spektren in wässriger Lösung 274
NMR-Spektren von lebenden Geweben 305
^{1}H-NMR-Spektrometer 36
–, Kontrolle 265
NMR-Spektroskopie 225
–, ^{13}C- 227, 280ff.
–, ^{1}H- 225ff., 230
–, klinische 305
(1D)-NMR-Spektroskopie 301
(2D)-NMR-Spektroskopie 301f.
^{1}H-NMR-Spektrum 225, 240ff.
NMR-Tomographie 305
NOE 297
NOE-Differenzspektroskopie 270
NOESY-Aufnahmen 272
noise 35
normale Pulspolarographie 612
Normalisierung 411
Normalkalomelelektrode 504
Normalphasen 461
Normalpotential 500, 502, 505
Normalschwingungen 184
Normalverteilung 17, 21
Normalwasserstoffelektrode 502, 505
nuclear magnetic resonance spectroscopy 227
Nuclear-Overhauser-Effekt 270
Nujol 189
Nuklide 371
Nullpunktenergie 182

O

Oberschwingungen 182, 217
Obertöne 217
^{1}H-Off-Resonance-Entkopplung 298
Oktantenregel 68
Olefinspaltung 332
On-Column-Injektor 419
Oniumspaltung 326
Oniumumlagerung 333
optische Aktivität 55
– Drehung, zirkulare Doppelbrechung 66

Orbitale, entartete 113
ORD 70
ORD-Kurve 64, 70
Oszillatoren, anharmonische 179, 181
–, harmonische 179f.
–, rotierende 182
–, gekoppelte 182
Oxidationsstabilität 679

P

PAGE 660
paH-Wert 528
Papierchromatographie 392, 394
Papierelektrophorese 664
Para-Kopplungen 258, 262
parent peak 317
Particle Beam-Ionisation 365
parts per million 241
Pascual-Regel 249
Paste 187, 189
PDA-Detektor 124
Peak 398
–, Halbwertsbreite 401
cis-Peak 110, 198
Peakbreite 401
Peakhöhe 411
Peak-matching-Methode 359
Peaksymmetrie 409
Peakverbreiterung 403
Permeabilitätskonstante 228
PET/CT 387
PET-Verfahren 386
PET-Zentren 387
PFT-NMR-Spektroskopie 236f., 280
PFT-Technik 305
pH-Anordnung nach Arzneibuch, Einstellung 539
–, Genauigkeit 539
Phasen 391
–, mobile 391
–, –, Geschwindigkeit 404ff.
–, reine, Aktivität 501
–, stationäre 391
Phasengrenze, Lösung 499
–, Metall 499
Phasengrenzschicht 499
pH-Messung mit Chinhydron-Elektrode 507
– mit Redoxelektrode 507
–, Referenzpuffer 539
pH-Meter, Kalibrierung 539
–, Temperaturabhängigkeit 539
Phosphoreszenz 105, 166
Photodiode 125
Photodiodenarray-Detektor 149
Photodiodenarray-Spektrophotometer 103, 124

Photometer 103, 123
photometrische Mehrkomponentenanalyse 144
Photonen 43
pH-Skala 528
– in nichtwässrigen Medien 542
pH-Wert 528
–, Bestimmung 529
–, Indikatormethode 529
–, potentiometrische Methode 529
Planarchromatographie 474
Planck'sche Gleichung 43, 182
– Konstante 43
Platinelektrode, wasserstoffumspülte 502
Plus-Fourier-Transformations-Technik 305
^{31}P-NMR-Spektren der Leber 306
p,n-Zähldioden 379
Pockels-Zelle 58
Poggendorff'sche Kompensationsmethode 514, 537, 548
Polarimeter 58, 60
–, lichtelektrisches 59
Polarimeterrohr 59
Polarimetrie 53, 61
Polarisation 53
–, Diffusions- 517
–, Durchtritts- 517
–, Konzentrations- 517
–, Reaktions- 517
Polarisationsfilter 55
Polarisationsfolien 55
Polarisator 58
polarisierbare Elektrode 518
Polarisierbarkeit 222
Polarisierbarkeitsbereich 519
–, Einfluss der Grundlösung 587
Polarogramm 580
–, Grundstromverglauf 589
–, Tropfoszillationen 589
Polarographie 517, 579
–, Anordnung 579
–, Bestimmungsgrenze 581
–, Diffusionsgrenzstrom 578
–, Halbstufenpotential 578
polarographische Maxima, Maximadämpfer 583
polarographische Stufen, Entstehung 580
–, Faraday'scher Strom 580
–, Gleichung 583
–, Grundstrom 580
–, Ladestromkompensation 580
polarographisches Spektrum 598
Polyacrylamidgelelektrophorese 664
Polydimethylsiloxan 425
Polyene, UV-Vis-Spektren 108
Polymethinfarbstoffe 111

706 Sachregister

polymorphe Modifikationen (IR) 213
Polymorphie 219, 688
Polystyrolfilm 195
Porenvolumen 466
Positioniergeräte 488
positive mode 352
Positronenemissionstomographie 386
Potential 505
– beim Äquivalenzpunkt, pH-Abhängigkeit 546
–, Diffusions- 512
–, Einzel- 507
–, Formal- 511
–, Real- 510
–, Redox- 506
–, Reduktions- 509
–, Silber/Silberchloridelektrode 503 f.
Potentiometrie 495
– gemäß Arzneibuch 548
potentiometrische Titrationskurven 540
–, –, Säure-Base- 540
potentiometrische Indizierung, Gemische 552
–, Maßlösungen 552
–, selektive Bestimmungen 552
–, Vorteile 552
potentiometrische Messung, Bestimmungsfehler 538
–, Glaselektroden-Einstabmessketten 538
–, Messanordnung 538
–, Nullpunkteinstellung 538
–, Steilheitseinstellung 538
potentiometrische Titration 527, 539
–, Anordnung 548
–, Anwendung, Fällungs- 556
–, –, Komplex- 556
–, –, Redox- 557
–, –, Säure-Base- 553 ff.
–, Bezugselektroden 548
–, Durchführung 548
–, Fällungs-, Bezugselektroden 542
–, –, Gemische von Halogeniden 544
–, –, Indikatorelektrode 542
–, Indikatorelektroden 548
– in nichtwässrigen Lösungen 542, 552
–, –, Bezugselektroden 542
–, –, Indikatorelektrode 542
–, komplexometrische, Indikatorelektroden 545
–, pharmazeutische Anwendungen 550, 552
–, Redox-, Bezugselektroden 545

–, –, Indikatorelektroden 545
–, –, Messung des Redoxpotentials 545
–, –, Potential beim Äquivalenzpunkt 545
–, Säure-Base- 540
–, Simultan- 540
–, –, Gemische von Halogeniden 544
–, Spannungsmessung 548
potentiometrischer Indikator 545
Potentiostat 564
potentiostatische Coulometrie, Elektrolysespannung 570
–, Elektrolysespannung 570
–, Nebenreaktionen 570
–, Stromausbeute 570
–, Trenneffekte 570
Potentiostatisierung 525, 564
Präparationsphase 300
Präzessionsbewegung 228
Präzessionsdoppelkegel 229
Präzision 7, 15, 17, 20, 32 f.
Pressling 187, 189
Primärfragmentierung 313
Primärionisation 377
Probeneinlasssystem (HPLC) 452
Probenküvette 127
Proben-Matrix 27
Proportionalbereich 375
Proportionalität 19
Proportionalzähler 225, 375 f., 383
Protonen-Breitband-Entkopplung 297
Protonen-Entkopplung, gepulste 298
Protonen-Imaging 307
Protonen-Off-Resonance-Entkopplung 298
Protonen-Rausch-Entkopplung 297
Protonenresonanz 225
Protonenresonanzspektroskopie
Protonierung 276
Prozess-Validierung 8
Pseudopolymorphie 673, 688
Pulsfolgen 300
Puls-Fourier-Transformations-NMR-Spektroskopie 236 f., 280
Pulsfrequenzen 300
Pulspolarographie 496, 580
–, differentielle 612
–, normale 612
pulspolarographische Verfahren, Bestimmungsgrenzen 610
–, Prinzip 612
pulsvoltammetrische Verfahren, Bedeutung 613
–, Faraday'scher Strom 611
–, kapazitiver Ladestrom 611

–, Messprinzip 613
–, Prinzip 611
Pumpe 451
–, HPLC- 451

Q

Quadrantenregeln 68
Quadratwurzelgesetz 109, 112, 132
Quadrupol-Analysator 361, 363
Quadrupol-Fokussierung 310
Qualifizierung 4 f.
Qualitätsfaktor 374
Qualitätskontrolle von Arzneimitteln 30
Quantenausbeute 168
quantitative Bestimmungen (GC) 440
Quartett 251 f., 255, 294
Quarzküvetten 124
Quasimolekülionen 349, 366
Quecksilbertropfelektrode 517, 578 f.
–, Aufbau 580
–, Niveauhöhe 595
–, Polarisierbarkeitsbereich, Oxidationen, Ascorbinsäure 604
–, –, –, Tocopherol 604
–, –, Reduktionen 604
–, Synchronisation des Tropfvorganges 595
–, Tropfkapillare 595
–, Tropfzeit 582, 595
–, Vorteil 580
Quencher 379
Quenching 168, 172
Querempfindlichkeit 534
Quermagnetisierung 233

R

Racemattrennung 463
Rad 373
Radiant 56
Radikalionen 312
Radikalkationen 314, 335
radioaktives Zerfallsgesetz 371
Radioaktivität 371, 373 f., 383
–, spezifische 383
radiochemische Analysenmethoden 371 ff.
– Analysenverfahren 372
Radiodünnschichtscanner 383
Radioimmunoassay 384
Radioimmuntherapie 387
Radionuklide 371
–, medizinische Anwendungen 386
Radionuklidreinheit 383

Radiopharmaceutica 381
–, Analytik 371
Radiopharmaka, Analytik 381
Radiowellen 44f.
Raman-Banden 221
Raman-Spektrometer 222
Raman-Spektroskopie 178, 183, 221ff.
Raman-Spektrum 222
Raman-Streustrahlung 221
Randles-ŠSevčik-Gleichung 586
Rauheit 20
Raumluftüberwachung 216
Raumverbot 106
Rauschen 35
Rausch-Signale, Mittelwert 35
–, Standardabweichung 35
rd 373
RDA-Reaktion 330
Reaktand-Gas 348
Reaktionen auf der Dünnschichtplatte 173
Reaktionsüberspannung 518
Realpotential 510
recovery 25
Redoxelektrode 500, 506
–, analytische Bedeutung 507
–, Aufbau 506
–, Potential 506
Redoxpotential 506
–, Einfluss 507
–, System Fe^{3+}/Fe^{2+} 506
–, – MnO_4^-/Mn^{2+} 507
Redoxsystem, Fe^{3+}/Fe^{2+} 506
–, Gemische 507
–, MnO_4^-/MN^{2+} 507
–, Reduktionspotentiale 510
Redoxtitration 507
Reduktionspotentiale 510
reduzierte Masse 181
Referenzanalyse 27
Referenzelektrode 527
Referenzmethode 23
Reflexionsgitter 102
Refraktion 48
Refraktometer 49
Refraktometrie 48ff.
Regression 1. Art 28
Regressionskoeffizient 28f., 34
Reinelemente 336
Reinheit, radiochemische 383
–, radionukleare 383
Reinheitsprüfung 278
– von Wässern 642
Rekombination 375, 377
Relaxation 234
Relaxationszeit 234, 307
Remission 485f.
Remissionsgrad-Ortskurve 486
Remissionsminderung 486

Remissionsspektrum 486
repeatability 18
reproducibility 18
Reproduzierbarkeit 17f.
Requalifizierung 5
Resonanzabsorption 84
Resonanzlinie 84
Responsefaktor 411, 441
Reststrom 517
Retardationsfaktor 398
Retention 398
–, relative 400, 407
Retentionsfaktor 398
Retentionsindex 438
–, linearer 440
Retentionsvolumen 398
Retentionszeit 398
–, reduzierte 399
Retro-Diels-Alder-Reaktion 330, 346
Revalidierung 5, 31
Reversibilität der Eletrodenprozesse, Einfluss der Grundlösung 593
–, organische Substanzen 593
–, pH-Wert 593
R_F-Wert 398, 475, 478, 482
RIA 384f.
Richtigkeit 7, 15, 18, 23, 32f.
Richtungsaufspaltung 229
Richtungsquantelung 229
Ringversuche 22, 30
Robustheit 6, 20, 30, 32
robustness 20
Rocket-Immunelektrophorese 656
ROESY-Aufnahmen 272
Röntgenfluoreszenzspektroskopie 177
Röntgenstrahlen 44f.
Rotationsdispersion, anomale 70
–, normale 70
–, optische 64, 69
Rotationsniveau 106
Rotationsschwingungsspektren 96, 182
Rotationsseitenbanden 265
Rotverschiebung 45, 108
RP-Material 455, 462
Rückführbarkeit 18, 31
ruggedness 20

S

Saccharimeter 61
Salzbrücke 508
Sättigungsstrom 375
Sättigungszustand 234
Sauerstoff, polarographische Stufen 588
Sauerstoffmaxima 589

Sauerstoffsensor 624
Säulen, gepackte 433
Säulenbluten 427
Säulenchromatographie 392, 397, 446f.
Säulenelektrophorese 651
–, Leitelektrolyt 650
Säulenleistung 401
Säurebauch 201
Scan 496, 579
Schichtdicke (DC) 477
Schichtmaterial 476
Schlüsselbruchstücke 336, 339f., 345
Schreiber 319
Schwanzbildung 479
Schwingungen, entartete 185
Schwingungsquantenzahl 106, 182
SDS-PAGE 664
Sechswegeventil 452f.
Sektorfeld-Analysator, magnetischer 320
Sekundärionen 375
selectivity 19
Selektivität 7, 19, 27, 31ff.
–, chromatographische 407
Sendespule 235
sensitivity 19
Sensoren, amperometrische 623
–, Funktionsweise 623
Septum 418
Serien 72, 74, 336, 340, 345
Serum-Elektropherogramm 652
SFD 298
Shift-Technik 347
Shoolery-Regel 249
sichtbarer Bereich (Vis) 44
Sievert 373
Signal-Aufspaltungen 267
– erster Ordnung 250f., 255
– höherer Ordnung 256
–, Ursachen 253
Signale 317
Signal-Rausch-Verhältnis 35, 265, 412
signifikante Ziffern 11
Silber/Silberchlorid-Elektrode 503, 512
Siliciumchip 125
single frequency decoupling 298
Single-Ion-Detection 363
Singulett 251, 294
Singulett-Zustand 105
Smekal-Raman-Effekt 221
Snellius'sches Brechungsgesetz 48, 50
„solid-state"-Membranelektroden 534
Solvatochromie 126
Sorbens 391
α-Spaltung 326f., 343

β-Spaltung 326
Spannungsreihe, elektrochemische 509
Spannungs-Strom-Kurve 375 ff.
Spannungsvorschub 579
specifity 19
SPECT-Verfahren 386
Spektralanalyse 72, 75
Spektralapparate 75
Spektralbereiche 43 f.
spektrale Bandbreite 129
Spektrallinien 75
Spektralphotometer 101
Spektrometer 101, 122 f.
–, selbstregistrierendes 103
Spektrophotometer 101
Spektroskop 75
Spektrum 47
– der elektromagnetischen Wellen 43 f.
spezifische Drehung 56 f.
spezifischer elektrischer Widerstand 520
Spezifität 7, 19, 27, 31 ff.
Spin-Entkopplung 264, 268
Spin-Gitter-Relaxation 234
Spin-Gitter-Relaxationszeit 277
Spin-Kopplung 250 ff., 261
Spin-Spin-Kopplung 250
Spin-Spin-Relaxation 234
Spin-Spin-Relaxationszeit 277
Spin-Systeme 256
– erster Ordnung 252 f.
–, Nomenklatur 256
Spin-Verbot 106
Spitzenpotential 579, 587
–, Potentialdifferenz 587
Split-Injektor 419
Sprayverfahren 460
Stabilitätsuntersuchungen 277
Standard, innerer 440
–, interner 440
Standardabweichung 18, 20 f.
–, absolute 20
–, Berechnung 22
–, relative 18, 21
Standard-Additionsmethode 81, 88, 411
Standardelektrodenpotentiale 510
–, Tabelle 510
Standardpotential 501 f.
Standardpufferlösungen 528
Standardspektren 33
Standardsubstanz 23, 27 f., 31, 33
Standardwasserstoffelektrode 502, 506
Standardzumischmethode 81, 88
Stationärelektrode 517
–, voltammetrische Spitzen 578, 586
Stellen, signifikante 12 f.

Stephenson-Audier-Regel 316
Stickstoff in primären aromatischen Aminen 635 f.
Stokes'sche Linien 221
Stokes'sches Gesetz 168
Stoßionisation 375, 377
Strahl, außerordentlicher 54
–, ordentlicher 54
α-Strahlen 371
β-Strahlen 371
γ-Strahlen 44 f., 371
Strahlenschäden 92
Strahlenwichtungsfaktor 374
Strahlung, Art 381
–, Energie 381
–, Intensität 373
Streckschwingungen 94, 178
Streulicht 130
Strom, anodischer 512
–, Diffusionsgrenz- 514
–, Faraday'scher 515
–, kathodischer 513 f.
–, Rest- 517
Stromausbeute, Folgereaktionen 571
–, Parallelreaktionen, Auflösung des Elektrodenmaterials 571
–, –, Wasserstoffentwicklung 571
Stromschlüssel 508
Strom-Spannungs-Kurven 578
–, Diffusionskontrolle 592
Student-t-Test 25
Stufengradient 452
Substanzküvette 103, 187
Substrat-Protein-Wechselwirkungen 277
Summen-Interferogramm 192
Supressorsäule 465
Symbole 494
Symmetriefaktor 410
Symmetrieverbot 106 f.
System, chromophores 104
systematische Fehler 15
Systemstandardabweichung 22, 34
Szintigraphie 386
Szintillationsdetektoren 172, 378
Szintillationszähler 378, 383
Szintillatoren 378 f.

T

Tailing 409
10%-Tal 323
TA-MS 363
Tandem-Massenspektrometrie 362
Tangenten-Verfahren 549 f.
Target 319
TA s. Thermoanalyse
Tastpolarographie 580

Tautomeriegleichgewichte 276
α-Teilchen 376
β-Teilchen 376
Temperatur (GC) 434
– (HPLC) 469
Temperaturprogramm 435
Temperaturstabilität 679
Termschema 93
Tetramethylsilan 241 f., 244, 266
thermische Reaktionen (MS) 346
thermischer Abbau 334
Thermoanalyse, Arzneibuchanalytik 671
–, Bedeutung 671
–, Glasübergangstemperatur 673
–, Grundprinzip 669
–, Kristallisationstemperatur 673
–, Mechanismen der Wärmeübertragung 672
–, Messgrößen 671
–, Messprinzipien 671, 675
–, Modifikationsübergänge 673
–, Polymere 673
–, Polymorphie 673
–, Prinzip 682
–, Systematik 670
–, Trocknen 674
–, Übergänge erster Art 673
–, Übergänge zweiter Art 674
–, –, Kristallwasser 675
–, –, Modifikationsänderungen 675
–, –, Zersetzungsvorgänge 675
–, –, Zustandsänderungen 675
–, Umwandlungen, enantiotrope 673
–, Umwandlungen, monotrope 673
–, Wärmeeffekte 669
Thermoelement 187
Thermogravimetrie 669, 680
–, Anwendungsbereich 679
–, Begasungssystem 676
–, Durchführung 676
–, Heizraten 676
–, Hygroskopie 680
–, Polymere 680 f.
–, Prinzip 676
–, Probentiegel 676
–, Probenvorbereitung 678
–, Simultanbestimmungen 680
–, Spülgase 678
–, Temperaturbereich 676
–, Temperaturkalibrierung 677
–, Temperaturmessung 677
– (TG) 669
–, thermische Stabilität 680 f.
–, Trocknungsverluste 680
–, Zersetzungskurven 679, 681
thermogravimetrische Kurve 673
Thermospray 310
Thermospray-Ionisation 365

Sachregister

Thermowaagen, Funktionsweise 678
–, Massenkalibrierung 678
–, Tiegel 679
–, Tiegelmaterial 678
–, Tiegelvolumen 679
–, Torsionswaagen 678
–, Wägebereich 678
Tieffeldverschiebung 243
time of flight 357
Titration, coulometrische 569 f.
–, potentiometrische 495, 527
–, Reinhardt-Zimmermann 507
Titrationskurven, konduktometrische 643
–, potentiometrische, Auswertung 549
–, –, Fällungstitration 542 f.
–, –, Gemische 544
–, –, Redoxtitration 547
TMS 242, 244
Tochter-Ion 361
Tochter-Ionen-Modus 361
TOF 310, 354
TOF-Analysator 357
Toleranzen von Messgeräten 33
Tomographie 386
Torsionswinkel 263
Totalreflexion 50, 189
–, Grenzwinkel 49
Totzeit 378, 399
traceability 18
Tracer-Methoden 385
Trägerelektrophorese 648 f.
–, Agargel- 650
–, Agarosegel- 650
–, Aluminimoxid 650
–, Anfärben 650
–, Celluloseacetat- 650
–, Durchführung 661
–, Kieselgel 650
–, Papier- 650
–, Polyacrylamid- 650
–, Stärkegel- 650
trägerfreie Elektrophorese 648 f.
–, Apparatur 648
Trägergas 416
Trägergasgeschwindigkeit 434
Transmission 97, 185
transmittance 185
Trennbedingungen, GC 433
–, HPLC 467
Trenneffizienz 401
Trennfaktor 406 f.
Trennflüssigkeit 422
Trennleistung 401
Trennmaterial, poröses 454
–, sphorisches 454
Trennmechanismen, chromatographische 393

Trennphasen 433
Trennsäulen 421
–, gepackte 421
–, HPLC 453
–, Kapillar- 421
Trennstufenhöhe 401
Trennstufenzahl 401
Trennungen, chirale 463
triple stage quadrupole 361
Triplett 251 f., 255, 294
Triplett-Zustand 105
Tris(dipivaloylmethanato)-europium 270
Trockengas 366
Tropfelektrode, Tropfoszillationen 582
Tropyliumspaltung 326
TSQ-Geräte 361
t-Test 25 ff.
Tubbs-Verfahren 549 f.
t-Wert 25

U

Übergänge, verbotene 106
n→π*-Übergänge 104, 115 ff., 169
n→π*-*Übergänge 93, 104
n→σ*-Übergänge 104
π→π*-Übergänge 104, 115, 117, 169
π→TTT*-Übergänge 93, 104
σ→σ*-Übergänge 93
Übergangssignale 321, 340
Übergangsverbote 106
Übergangswahrscheinlichkeit 106
Überlappungsverbot 106
Überschussenergie 313
Überspannung 517 f.
–, Diffusions- 517
–, Durchtritts- 517
–, Konzentrations- 517
–, Reaktions- 517
–, Wasserstoff an Quecksilber 519
u/g-Kerne 227
Ultraviolett (UV), nahes 44
Umkehrphasen 455, 461 f.
Umlagerungen 331
Unfallwerte 21
Unsicherheit 15
–, absolute 11 f.
–, relative 11 f.
UR-Bereich 45
u/u-Kerne 227
UV-Bereich 45
UV-Spektren 96
UV/Vis-Detektor 458
UV-Vis-Reinheitsprüfungen 138
UV-Vis-Spektren, Auswertung 132
– – von Arzneistoffen 134, 158 ff.

UV-Vis-Spektroskopie 91, 104 ff., 133
–, Gehaltsbestimmungen 139 ff.
–, Identitätsprüfungen 134
–, klinisch-chemische Analyse 150
–, Lösungsmittel 125
–, pharmakokinetische Untersuchungen 153
–, Reinheitprüfungen 136
–, Stabilitätsuntersuchungen 154
–, toxikologische Analyse 149

V

Vakuum-Ultraviolett 44 f.
valenzasymmetrische Titration 546
Valenzschwingungen 94, 178, 193 f.
Validierung 4, 15 ff.
–, begleitende 8
– pharmazeutischer Analysenverfahren 31
–, retrospektive 8
Van-Deemter-Beziehung 403
Van-Deemter-Gleichung 405
Van-Deemter-Kurve 406
Varianz 20 f.
Variationskoeffizient 18, 20 f.
VCD-Spektroskopie 69
Verarmung 561
Verarmungszone 517
Verfahren, planarchromatographisches 474
Vergleichbarkeit 22
Vergleichsanalyse 27
Vergleichselektrode 502, 527
Vergleichsküvette 102, 127, 187
Vergleichspräzision 7, 18
Vergleichsstandardabweichung 18, 22, 30
^{13}C-Verschiebung, Inkrement-Regeln 285
Verschiebungs-Reagenzien 270
Verschiebungstechnik 345, 347
Verteilungschromatographie 394, 461
Verteilungskoeffizient 394
Verunreinigungen, Identifizierung 345
Verzögerungsfaktor 398
Verzweigungsverhältnis 373
Vibrational Optical Activity 179
Vibrations-CD-Spektroskopie 69
Vis-Bereich 44
Vis-Spektren 96
VOA 179
Voltammetrie 517, 578, 618
– an der Quecksilbertropfelektrode 578
– an stationären Elektroden 578

Sachregister

–, –, Grundlagen 586
–, –, Randles-Ševčik-Gleichung 586
–, –, Spitzenstromstärke 586
–, Anordnung 631
–, anorganische Substanzen 598
–, –, Anionen 600
–, –, Grundlösungen 598
–, –, Kationen 598
–, –, Neutralmoleküle 601
–, Anwendungen 597, 635
–, –, Arzneistoffe 609
–, –, Einführung funktioneller Gruppen 607
–, –, feste Arzneiformen 609
–, –, fetthaltige Arzneiformen 609
–, –, indirekte Bestimmungen 607
–, –, pharmazeutische Analytik
–, –, Nachweisgrenzen 609
–, –, ölige Arzneiformen 609
–, –, Vorzüge 609
–, Anwendungsbereich 581, 619
–, Bestimmungsgrenze 581
–, –, Faraday'sche Restströme 589
–, –, Faraday'sche Ströme 589
–, –, Ursachen 589
–, cyclische 496, 593
–, Diffusionsgrenzstrom 578
–, Durchführung 594, 597
–, Entlüftung 597
–, funktionelle Gruppen, elektrochemische Oxidation 606
–, Gemische 591
–, Grundlagen 582
–, inverse 580
–, kapazitive Ladeströme 589
–, Maximadämpfer 597
– mit einer Indikatorelektrode 617
– –, Anwendungsbereich 629
– –, Arzneistoffe 581
– –, funktionelle Gruppen 581
– –, organische Verbindungen 581
– –, Arbeitselektroden 633
– –, Bezugselektroden 633
– –, Prinzip 628
– –, Titrationskurven, Ableitung 629
– mit zwei Indikatorelektroden, bivoltammetrische Titrationskurven 630
– –, Prinzip 629
–, organische Substanzen, anodische Bestimmungen 605
–, –, Beispiele 602
–, –, kathodische Bestimmungen 604
–, –, pharmazeutische Anwendungen 602
–, –, Stoffklassen an Edelmetall- oder Carbonelektroden 606

–, –, Tabellen 602
–, organische Verbindungen 601
–, –, Einführung funktioneller Gruppen 601
–, –, funktionelle Gruppen 601
–, –, Lösungsmittel 601
–, –, pH-Wert der Grundlösung 601
–, Prinzip 617
–, Scan-Generator 597
–, Spannungsdifferenz 632
–, Spitzenpotential 578, 597
–, Spitzenstromstärke 578, 597
voltammetrische Detektoren 609
–, Durchflusszellen 594
– in der HPLC 581
voltammetrische Spitze, Einfluss des Irreversiblitätsgrades 593
–, Temperatureinfluss 593
voltammetrische Strom-Spannungs-Kurven, Auswertung 590
–, Diffusionsgrenzstrom 590
–, Halbstufenpotential 590
–, Simultanbestimmungen 590
–, Spitzenstrom 590
voltammetrische Titration 617
voltammetrische Titrationskurven 628
–, Ableitung 629
voltammetrischer Grundstrom, Auflösung des Elektrodenmaterials 587
–, Sauerstoffentwicklung 587
–, Wasserstoffentwicklung 587
Voltammogramme 590
–, diffusionskontrollierte Elektrodenprozesse 591
–, nichtreversible Elektrodenvorgänge 591
Voxel 307

W

Wärmeflussleistung 674
Wärmekapazität 672
Wärmeleitfähigkeitsdetektor 429
Wärmestrom-Differenz-Kalorimetrie, Prinzip 685
Wasserbestimmung nach Karl Fischer 628, 633, 636
–, coulometrisch 569
Wasserstoffbrücken 201
Wasserstoffbrückenbindungen 275
Wasserstoffelektrode 505, 529
–, Potential 505
Wasserstoffionenaktivität, pH-Wert-Bestimmung 506
Wechselspannungspolarogramm, Spitzenstromstärke 614

Wechselspannungsvoltammetrie 496, 610
–, Ableitung des Wechselspannungspolarogramms 613
–, Ladewechselstrom 614
–, phasenempfindliche Gleichrichtung 614
–, Potential beim Spitzenwechselstrom 613
–, Prinzip 613
–, Spitzenstromstärke des Zellwechselstromes 613
Wellenbewegung, elektromagnetische 42
Wellenlänge 42
–, Längeneinheiten 45
Wellenlängenanzeige, Fehler 128
–, Kontrolle 129
Wellenoptik 42
Wellenzahl 42, 186
Wellenzahldifferenz 107, 115, 132
Wert, richtiger 18, 23, 25
–, wahrer 18
Wheatstone'sche Messbrücke 639
–, Funktionsweise 640
Widerholstandardabweichung 18
Widerstand, spezifischer 520
Wiederfindung 15, 23, 25
Wiederfindungsrate 7, 25
Wiederholbarkeit 22
Wiederholbedingungen 15, 17
Wiederholpräzision 7, 18
Wiederholstandardabweichung 22
W-Kopplung 262, 264, 272

X

X-rays 44
X-Teil des ABX-Systems 259
p,n-Zähldioden 379
Zähler 374
Zählrate 374, 378, 383
Zeitdomäne 190, 192f., 237
Zellen, coulometrische 572
–, Elektrolyse 515
–, galvanische 508
–, konduktometrische 641
–, Leerlaufspannung 515
– ohne Überführung 542
–, Salzbrücke 508
–, Stromschlüssel 508
–, voltammetrische 594
–, –, Mikrozellen 594
–, –, prinzipieller Aufbau 594
–, Zersetzungsspannung 515
Zellkonstante 521
–, Leitfähigkeitszelle 521
Zellwiderstand, Messung 641
Zentrifugalkraft 322

Zerfallsgesetz 372
Zerfallskonstante 372
Zerfallskurven 382
Zersetzung 514
Zersetzungskinetik 679
Zersetzungsspannung 515f., 579
–, Berechung 515
–, Bestimmung 515

–, Konzentrationsabhängigkeit 515
Ziffern, signifikante 11f.
Zirkulardichroismus 61ff.
–, molarer 63
–, negativer 63
–, positiver 63
Zonenelektrophorese 650, 653

zufällige Fehler 15, 17
Zusatzmethode 81, 88
Zweikomponentenanalyse 145
Zweistrahlgeräte 87
Zweistrahl-Photometer 123
Zwischenkornvolumen 466
Zyklotron-Resonanzfrequenz 359